当代针灸特色疗法

（上）

王建林等◎主编

吉林科学技术出版社

图书在版编目（ＣＩＰ）数据

当代针灸特色疗法/ 王建林等主编. -- 长春：吉林科学技术出版社，2016.6
ISBN 978-7-5578-0811-2

Ⅰ．①当… Ⅱ．①王… Ⅲ．①针灸疗法Ⅳ．①R245

中国版本图书馆CIP数据核字(2016) 第133542号

当代针灸特色疗法

Dangdai zhenjiu tese liaofa

主　　编	王建林　薛正海　王旭光　杨东梅　李连洁　周　斌
副主编	刘文郁　柳秀峰　常万基　白　伟
	赵晓燕　曾　强　李共信　陈春海
出 版 人	李　梁
责任编辑	张　凌　张　卓
封面设计	长春创意广告图文制作有限责任公司
制　　版	长春创意广告图文制作有限责任公司
开　　本	787mm×1092mm　1/16
字　　数	984千字
印　　张	40.5
版　　次	2016年6月第1版
印　　次	2017年6月第1版第2次印刷

出　　版	吉林科学技术出版社
发　　行	吉林科学技术出版社
地　　址	长春市人民大街4646号
邮　　编	130021
发行部电话/传真	0431-85635177　85651759　85651628
	85652585　85635176
储运部电话	0431-86059116
编辑部电话	0431-86037565
网　　址	www.jlstp.net
印　　刷	虎彩印艺股份有限公司

书　　号	ISBN 978-7-5578-0811-2
定　　价	160.00元

主编简介

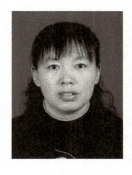

王建林

　　1972年出生。甘肃省中医院白银分院针灸科，副主任医师。1995年毕业于甘肃中医学院针灸推拿系，本科学历。擅长于针灸结合中药治疗面瘫、肩周炎、颈腰痛、痛经、闭经、小儿遗尿等针灸常见病、多发病。参与省级科研课题1项，市级2项，撰写发表论文7篇。

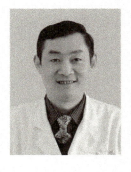

薛正海

　　1967年出生。安徽省第二人民医院中医针灸推拿科，副主任。1989年毕业于安徽中医学院中医系推拿专业，2001年毕业于安徽医科大学临床医学专业。长期从事针灸推拿临床工作，擅长针灸、推拿治疗本专业相关疾病；同时担任安徽医学高等专科学校临床医学系康复技术专业《传统康复治疗学》教学工作。先后发表《针刺经穴与全息穴治疗遗尿54例》、《综合疗法一次性治愈踝关节外侧副韧带急性损伤161例报告》、《连续硬膜外注射治疗37例重度腰椎间盘突出症的临床观察》等论文。

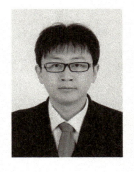

王旭光

　　1988年出生。甘肃省平凉市静宁县中医院针灸科，住院医师。2013年毕业于甘肃中医学院针灸推拿专业。第二届全国高等中医药院校优秀中医青年。临床善用传统针刺手法、董氏奇穴、刺络放血疗法及全息微针诊疗技术，针药并用治疗各种急慢性疼痛性疾病、脾胃病、头面五官疾病（干眼症、耳鸣、偏头痛、鼻病、色斑等）、感冒、单纯性肥胖症、失眠、慢性疲劳综合症、更年期综合症、慢性非菌性前列腺炎、男性不育症、妇科月经不调、痛经、带下病、乳腺增生等针灸科常见病和多发病。

编 委 会

前　言

　　针灸学是以中医理论为指导、运用针刺和艾灸等防治疾病的一门临床学科，是中医学的重要组成部分。针灸具有适应证广、疗效显著、操作简便、经济安全等优点，数千年来深受广大劳动人民的欢迎。近年来，随着社会的进步和科学技术的发展，针灸基础理论和临床应用的研究发展迅速，极大地丰富和发展了传统的针灸技术，国内外针灸学者和针灸临床医务工作者也与日俱增。

　　本书正是在这样的背景下由多位具有深厚理论基础和丰富临床经验的针灸专家教授及活跃在临床第一线的中青年医师，以自己的临床实践经验为基础，通力合作，分工执笔编写的。内容分上、下两篇，上篇总论部分主要介绍针灸学的基础知识及针法研究等，下篇主要介绍临床常见病的针灸治疗，内容新颖，实用性与操作性强。为各基层医院的住院医生，主治医生及医学院校本科生、研究生提供参考使用。

　　在编写过程中，虽力求做到写作方式和文笔风格的一致，但由于作者较多，再加上当今医学发展迅速，因此难免有一些不足之处，期望读者见谅，并予以批评指正，也欢迎各位医生在使用本书的过程中不断提出意见和建议，以供今后修订时参考。

编　者

2016 年 6 月

目 录

上篇 总论

下篇　临床常见疾病针灸治疗

总论

第一章 针灸临床常用穴位

第一节 头颈部常用穴位

一、百会（督脉）

定位：后发际正中直上 7 寸。

简易取穴：两耳尖连线中点处即是。

主治：头痛，眩晕，中风失语，癫狂，脱肛，阴挺，不寐。

操作：

1. 针刺 平刺 0.5～0.8 寸。

2. 艾灸 温和灸 15～30 分钟；直接灸 3～7 壮。

3. 常用推拿手法 一指禅推、按、揉法。

二、风府（督脉）

定位：后发际正中直上 1 寸。

简易取穴：坐位，头伏位，后发际中央直上一横指处即是。

主治：头痛，项强，眩晕，咽喉肿痛，失音，癫狂，中风。

操作：

1. 针刺 直刺或向下斜刺 0.5～1 寸，不可深刺。

2. 艾灸 一般不用灸法。

3. 常用推拿手法 点、一指禅推、按、揉法。

注意：深部近延髓，针刺应注意安全。

三、神庭（督脉）

定位：前发际正中直上 0.5 寸。

简易取穴：坐位，目平视，上星穴与前发际之间的中点处即是。

主治：头痛，眩晕，失眠，鼻渊，癫痫。

操作：

1. 针刺　平刺0.5~0.8寸。

2. 艾灸　艾炷灸3~7壮；温和灸15~30分钟。

3. 常用推拿手法　按、揉、一指禅推法。

四、水沟（督脉）

别名：人中。

定位：在人中沟的上1/3与中1/3交界处。

简易取穴：把人中沟平分成三等份，上1/3与下2/3的交点处即是。

主治：癫、狂、痫，小儿惊风，昏迷，口眼㖞斜，腰脊强痛。

操作：

1. 针刺　向上斜刺0.3~0.5寸。

2. 艾灸　艾炷灸3~5壮，艾条温和灸5~10分钟，临床少用灸法。

3. 常用推拿手法　掐法。

五、承浆（任脉）

定位：颏唇沟的中点。

简易取穴：正坐仰头位，微张口，可见颏唇沟较明显，下唇下方正中之凹陷处即是。

主治：口㖞，齿龈肿痛，流涎，暴喑，癫狂。

操作：

1. 针刺　斜刺0.3~0.5寸。

2. 艾灸　一般少用灸法。

3. 常用推拿手法　一指禅推、按、揉法。

六、四神聪（奇穴）

定位：百会穴前后左右各1寸处。

简易取穴：正坐位，取两耳尖连线中点，并以之为圆心，以一横指（约一寸）为半径作一圆，该圆周与两耳尖连线及前后发际正中线之四个交点即是。

主治：头痛，眩晕，失眠，健忘，癫痫。

操作：

1. 针刺　平刺0.5~0.8寸。

2. 艾灸　艾炷灸3~5壮，温和灸10~15分钟。

3. 常用推拿手法　点按、指摩、揉法。

七、太阳（奇穴）

定位：眉梢与目外眦之间向后约1寸处凹陷中。

简易取穴：为眉梢延长线与目外眦延长线之交点处即是。

主治：头痛，目疾，三叉神经痛，口眼㖞斜。

操作：

1. 针刺　直刺或斜刺 0.3~0.5 寸，或点刺出血。
2. 艾灸　不可灸。
3. 常用推拿手法　指推、点按、摩、揉、拿法。

八、印堂（奇穴）

定位：两眉头连线的中点。

简易取穴：仰卧位，两眉头连线之中点处即是。

主治：头痛，眩晕，鼻渊，小儿惊风，失眠。

操作：

1. 针刺　平均 0.3~0.5 寸。
2. 艾灸　温和灸 5~10 分钟，注意勿烫伤。
3. 常用推拿手法　点按、指推、揉、摩法。

九、鼻通（奇穴）

别名：上迎香。

定位：在鼻唇沟上端尽处。

简易取穴：仰靠位，鼻唇沟上端的终点处即是。

主治：鼻炎，鼻窦炎，鼻部疮疖。

操作：

1. 针刺　向内上方平刺 0.3~0.5 寸。
2. 艾灸　温和灸 5~10 分钟。
3. 常用推拿手法　点按、点掐、揉法。

十、牵正（奇穴）

定位：耳垂前 0.5~1 寸。

简易取穴：坐位或侧卧位，耳垂前一横指处即是。

主治：口眼㖞斜，口舌生疮。

操作：

1. 针刺　斜刺或平刺 0.5~1 寸。
2. 艾灸　温和灸 5~10 分钟。
3. 常用推拿手法　一指禅推、按、揉法。

十一、安眠（奇穴）

定位：翳风穴与风池穴连线的中点。

简易取穴：耳垂后下凹陷处与项部大筋外缘平耳垂尖处之连线中点处即是。

主治：失眠，眩晕，头痛，心悸，癫狂。

操作：

1. 针刺　直刺 0.8~1.2 寸。

2. 艾灸　艾炷灸 3~7 壮，温和灸 5~10 分钟。

3. 常用推拿手法　指推、点按、指揉法。

十二、风池（胆经）

定位：胸锁乳突肌与斜方肌之间凹陷中，平风府穴处。

简易取穴：俯伏坐住，医者从枕骨粗隆两侧向下推按，当至枕骨下凹陷处与乳突之间时，用力按有麻胀感处即是。

主治：头痛，眩晕，目赤肿痛，鼻炎，鼻衄，耳鸣，颈项强痛，感冒，癫痫，中风，热病，疟疾，瘿气。

操作：

1. 针刺　针尖微下，向鼻尖斜刺 0.8~1.2 寸，或平刺透风府穴。

2. 艾灸　艾炷灸 3~7 壮，温和灸 5~10 分钟。

3. 常用推拿手法　一指禅推、拿、按、揉法。

注意：不可垂直深刺，否则易伤延髓。

十三、率谷（胆经）

定位：耳尖直上，入发际 1.5 寸。

简易取穴：正坐位，用同侧示、中指将耳郭卷起，对侧手臂绕头颅后侧至取穴侧耳，且示、中指并拢，其第一、二节间背侧横纹竖直对准耳尖，在中指第一、二节间背侧横纹上端即是。

主治：偏头痛，眩晕，小儿急、慢惊风。

操作：

1. 针刺　平刺 0.5~0.8 寸。

2. 艾灸　温和灸 10~15 分钟。

3. 常用推拿手法　点、按、揉、掐法。

十四、阳白（胆经）

定位：目正视，瞳孔直上，眉上 1 寸。

简易取穴：眼睛平视前方，由眉毛中点直上一横指处即是。

主治：头痛，目痛，视物模糊，眼睑瞤动。

操作：

1. 针刺　平刺 0.3~0.5 寸。

2. 艾灸　艾炷灸 3~5 壮，温和灸 10~15 分钟。

3. 常用推拿手法　按、揉、掐法。

十五、听会（胆经）

定位：耳屏间切迹前，下颌骨髁状突的后缘，张口有孔。

简易取穴：先取听宫穴，由听宫穴直下，耳屏微前下凹陷处，与耳屏间切迹相平即是。

主治：耳鸣，耳聋，齿痛，口喝。

操作：

1. 针刺　张口，直刺 0.5 ~ 1 寸。

2. 艾灸　艾炷灸 3 ~ 5 壮，温和灸 10 ~ 15 分钟。

3. 常用推拿手法　一指禅推、按、揉法。

十六、天柱（膀胱经）

定位：后发际正中直上 0.5 寸，旁开约 1.3 寸，当斜方肌外缘凹陷中。

简易取穴：哑门穴旁开约二横指，项部大筋外缘处即是。

主治：头痛，项强，鼻塞，癫狂痫，肩背痛，热病。

操作：

1. 针刺　直刺或斜刺 0.5 ~ 0.8 寸。

2. 艾灸　温和灸 10 ~ 15 分钟。

3. 常用推拿手法　一指禅推、按、揉法。

注意：不可向内上方深刺，以免伤及延髓。

十七、攒竹（膀胱经）

定位：眉头凹陷处。

简易取穴：皱起眉头，可见眉毛内侧端隆起处即是。

主治：头痛，口眼喝斜，目视不明，流泪，目赤肿痛，眼睑瞤动，眉棱骨痛，眼睑下垂。

操作：

1. 针刺　平刺 0.5 ~ 0.8 寸。

2. 艾灸　禁灸。

3. 常用推拿手法　一指禅推、按、揉法。

十八、迎香（大肠经）

定位：鼻翼外缘中点，旁开 0.5 寸，当鼻唇沟中。

简易取穴：仰卧位，鼻唇沟平鼻翼外缘的中点处即是。

主治：鼻塞，鼽衄，口喝，面瘫，胆道蛔虫症。

操作：

1. 针刺　斜刺或平刺 0.3 ~ 0.5 寸。

2. 艾灸　禁灸。

3. 常用推拿手法　掐、按揉、一指禅推法。

十九、扶突（大肠经）

定位：喉结旁开 3 寸，当胸锁乳突肌的胸骨与锁骨头之间。

简易取穴：喉结高点向外旁开四横指处即是。

主治：咳嗽，气喘，咽喉肿痛，暴喑，瘰疬，瘿气。

操作：

1. 针刺　平刺 0.5~0.8 寸。

2. 艾灸　艾炷灸 3~5 壮，温和灸 10~15 分钟。

3. 常用推拿手法　一指禅推、按、揉法。

二十、头维（胃经）

定位：额角发际直上 0.5 寸。

简易取穴：耳前鬓角前缘向上直线与前发际交点 5 分（约半横指）处即是。

主治：头痛，目眩，口痛，流泪，眼睑瞤动。

操作：

1. 针刺　平刺 0.5~1 寸。

2. 艾灸　温和灸 10~15 分钟。

3. 常用推拿手法　点按、指推、指摩或揉法。

二十一、下关（胃经）

定位：颧弓下缘，下颌骨髁状突之前方，切迹之间凹陷中，合口有孔，张口即闭。

简易取穴：闭口，由耳屏向前循摸有一高骨，其下有一凹陷即是本穴。

主治：耳聋，耳鸣，聤耳，齿痛，口噤，口眼㖞斜。

操作：

1. 针刺　直刺 0.5~1 寸。

2. 艾灸　温和灸 10~15 分钟，或隔姜灸 3~5 分钟，灸时需防烫伤。

3. 常用推拿手法　一指禅推、按、揉法。

二十二、颊车（胃经）

定位：下颌角前上方一横指凹陷中，咀嚼时咬肌隆起最高点处。

简易取穴：当上下齿咬紧时，在咬肌隆起的高点处。

主治：口㖞，齿痛，颊肿，口噤不语。

操作：

1. 针刺　直刺 0.3~0.5 寸，平刺 0.5~1 寸。

2. 艾灸　温和灸 10~15 分钟。

3. 常用推拿手法　一指禅推、按、揉法。

二十三、地仓（胃经）

定位：口角旁开 0.4 寸。

简易取穴：正坐位，平视，瞳孔直下垂线与口角水平线相交点即是。

主治：口㖞，流涎，眼睑瞤动。

操作：

1. 针刺　斜刺或平刺 0.5~0.8 寸。

2. 艾灸 温和灸 10～15 分钟。

3. 常用推拿手法 一指禅推、按、揉法。

二十四、四白 （胃经）

定位：目正视，瞳孔直下，当眶下孔凹陷中。

简易取穴：同身拇指横放在眼下，拇指掌指关节横纹垂直正对瞳孔，横纹上端在眼眶骨下缘中点，横纹下端即是。

主治：目赤痛痒，目翳，眼睑眴动，口眼㖞斜，头痛眩晕。

操作：

1. 针刺 直刺或斜刺 0.3～0.5 寸，不可深刺。

2. 艾灸 禁灸。

3. 常用推拿手法 轻轻点按，或用揉法 3～5 分钟，可用来防治近视。

二十五、巨髎 （胃经）

定位：目正视，瞳孔直下，平鼻翼下缘处。

简易取穴：正坐平视，由瞳孔直下垂直线与鼻翼下缘水平线的交点处即是。

主治：口眼㖞斜，眼睑眴动，鼻衄，齿痛，唇颊肿。

操作：

1. 针刺 斜刺或平刺 0.3～0.5 寸。

2. 艾灸 禁灸。

3. 常用推拿手法 一指禅推、按、揉法。

二十六、耳门 （三焦经）

定位：耳屏上切迹前，下颌骨髁状突后缘凹陷中。

简易取穴：耳屏上切迹前，张口用手掐切时有一凹陷，闭口时穴位关闭处即是。

主治：耳鸣，耳聋，聤耳，齿痛。

操作：

1. 针刺 张口，直刺 0.5～1 寸。

2. 艾灸 禁灸。

3. 常用推拿手法 点、掐、一指禅推、揉法。

（李连洁）

第二节 胸腹部常用穴位

一、膻中 （任脉）

定位：前正中线，平第 4 肋间隙。

简易取穴：两乳头之间中点。

主治：咳嗽，气喘，胸痛，心悸，乳少，呕吐，噎膈。

操作：

1. 针刺　平刺 0.3 ~ 0.5 寸。

2. 艾灸　直接灸 3 ~ 5 分钟，隔姜灸 3 ~ 5 壮，温和灸 10 ~ 15 分钟。

3. 常用推拿手法　一指禅推、摩、按、揉法。

二、中脘（任脉）

定位：脐上 4 寸。

简易取穴：脐中央与胸骨体下缘两点的中点处即是。

主治：胃痛，呕吐，吞酸，腹痛，泄泻，黄疸，癫狂。

操作：

1. 针刺　直刺 1 ~ 1.5 寸。

2. 艾灸　温和灸 10 ~ 15 分钟，隔姜灸 5 ~ 7 壮，艾炷灸 3 ~ 5 壮。

3. 常用推拿手法　一指禅推、摩、按、揉法。

三、神阙（任脉）

定位：脐的中间。

简易取穴：肚脐的正中处即是。

主治：腹痛，泄泻，脱肛，水肿，虚脱。

操作：

1. 针刺　一般不针。

2. 艾灸　隔盐灸，隔姜灸，用大艾炷灸 5 ~ 7 壮，或中小艾炷灸 20 ~ 30 分钟。

3. 常用推拿手法　摩、按、揉法。

四、气海（任脉）

定位：脐下 1.5 寸。

简易取穴：肚脐直下食中两横指（约 1.5 寸）处即是。

主治：腹痛，泄泻，便秘，遗尿，疝气遗精，月经不调，经闭，虚脱。

操作：

1. 针刺　直刺 0.8 ~ 1.2 寸。

2. 艾灸　艾炷直接灸，壮数宜多；温和灸 10 ~ 15 分钟。

3. 常用推拿手法　一指禅推、摩、按、揉法。

五、关元（任脉）

定位：脐下 3 寸。

简易取穴：脐中直下四横指处即是。

主治：遗尿，小便频数，尿闭，泄泻，腹痛，遗精，阳痿，疝气，月经不调，带下，不孕，虚劳羸瘦。

操作：

1. 针刺　直刺 1 ~ 2 寸。

2. 艾灸　艾炷灸，壮数宜多；温和灸 15 ~ 20 分钟。

3. 常用推拿手法　一指禅推、摩、按、揉法。

六、中极（任脉）

定位：脐下 4 寸。

简易取穴：仰卧位，前正中线延长至下腹部之耻骨联合处，由此交点处向上一横指处即是。

主治：遗尿，小便不利，疝气，遗精，阳痿，月经不调，崩漏，带下，阴挺，不孕。

操作：

1. 针刺　直刺 1 ~ 1.5 寸。

2. 艾灸　艾炷灸 3 ~ 5 壮；温和灸 15 ~ 20 分钟。

3. 常用推拿手法　一指禅推、摩、按、揉法。

七、天枢（胃经）

定位：脐旁 2 寸。

简易取穴：由脐中作一条垂直于腹正中线的水平线，再由一乳头与前正中线之间的中点作一条地面的垂直线，此两线的相交点即是。

主治：腹胀肠鸣，绕脐痛，便秘，泄泻，痢疾，月经不调。

操作：

1. 针刺　直刺 1 ~ 1.5 寸。

2. 艾灸　直接灸 5 ~ 7 壮，隔姜灸 5 ~ 7 壮，温和灸 10 ~ 15 分钟。

3. 常用推拿手法　揉、摩、点按、一指禅推法。

八、归来（胃经）

定位：脐下 4 寸，前正中线旁开 2 寸。

简易取穴：前正中线上，耻骨联合上缘上一横指（拇指），中极穴旁外两横指处即是。

主治：腹痛，疝气，月经不调，白带，阴挺。

操作：

1. 针刺　直刺 1 ~ 1.5 寸。

2. 艾灸　直接灸 3 ~ 7 壮，温和灸 10 ~ 15 分钟。

3. 常用推拿手法　指推、点按、揉、摩法。

九、章门（肝经）

定位：第 11 肋端。

简易取穴：①由脐上二横指及乳房旁外二横指，各作一水平线和垂直线，两线的交点即是；②直立，上臂紧贴胸廓侧面，屈肘，手指按压同侧缺盆处，肘尖所指处即是。

主治：腹胀，泄泻，胁痛，痞块。

操作：

1. 针刺　直刺 0.8 ~ 1 寸。

2. 艾灸　直接灸 3~5 壮，温和灸 10~15 分钟。

3. 常用推拿手法　按、揉、摩、擦法。

十、期门（肝经）

定位：乳头直下，第六肋间隙。

简易取穴：乳头直下，往下数 2 根肋骨处（即第 6、7 肋间隙）即是。

主治：胸肋胀痛，腹胀，呕吐，乳痈。

操作：

1. 针刺　斜刺或平刺 0.5~0.8 寸。

2. 艾灸　直接灸 3~5 壮，温和灸 10~15 分钟。

3. 常用推拿手法　按、揉、摩、擦法。

十一、天突（任脉）

定位：胸骨上窝正中。

简易取穴：仰靠坐位，胸骨上端凹陷中即是。

主治：咳嗽，气喘，胸痛，咽喉肿痛，暴喑，瘿气，梅核气，噎膈。

操作：

1. 先直刺 0.2 寸，然后将针尖转向下方，紧靠胸骨后方刺入 1~1.5 寸。

2. 艾灸　直接灸或隔姜灸 3~5 壮，温和灸 10~15 分钟。

3. 常用推拿手法　按、揉、压、一指禅推法。

注意：要严格掌握针刺的角度和深度，以防刺伤肺和有关动、静脉。

十二、大横（脾经）

定位：脐旁 4 寸。

简易取穴：仰卧位，由乳头向下作与前正中线相平行的直线，再由脐中央作一水平线，此两线的相交点即是。

主治：腹胀痛，便秘，泄泻，痢疾。

操作：

1. 针刺　直刺 1~2 寸。

2. 艾灸　直接灸 5~7 壮，隔姜灸 5~7 壮，温和灸 10~15 分钟。

3. 常用推拿手法　揉、摩、拿、一指禅推法。

（李连洁）

第三节　肩背腰骶部常用穴位

一、大椎（督脉）

定位：第 7 颈椎棘突下。

简易取穴：坐位低头，项后是背部脊柱最上方突起之椎骨（其特点是该椎骨用手按住时能感到随颈部左右摇头而活动）的下缘凹陷处即是。

主治：热病，疟疾，咳嗽，气喘，骨蒸盗汗，癫痫，头痛项强，风疹。

操作：

1. 针刺　向上斜刺 0.5 ~ 1 寸。

2. 艾灸　化脓灸 3 ~ 7 壮，艾炷灸 3 ~ 7 壮，温和灸 10 ~ 15 分钟。

3. 常用推拿手法　滚、一指禅推、按、揉法。

二、命门（督脉）

定位：第 2 腰椎棘突下。

简易取穴：直立，由肚脐中作线环绕身体一周，该线与后正中线的交点即是。

主治：阳痿，遗精，带下，月经不调，泄泻，腰脊强痛。

操作：

1. 针刺　向上斜刺 0.5 ~ 1 寸。

2. 艾灸　直接灸 5 ~ 7 壮，温和灸 10 ~ 15 分钟。

3. 常用推拿手法　滚、一指禅推、按、揉、擦、扳法。

三、腰阳关（督脉）

定位：第 4 腰椎棘突下。

简易取穴：俯卧，先摸及两胯骨最高点，平这两个最高点的脊椎即为第 4 腰椎，其棘下的凹陷处即是。

主治：月经不调，遗精，阳痿，腰骶痛，下肢痿痹。

操作：

1. 针刺　向上斜刺 0.5 ~ 1 寸。

2. 艾灸　直接灸 3 ~ 7 壮，温和灸 10 ~ 15 分钟。

3. 常用推拿手法　滚、一指禅推、按、揉、擦、扳法。

四、大杼（膀胱经）

定位：第 1 胸椎棘突下，旁开 1.5 寸。

简易取穴：低头，可见颈背部交界处椎骨有一高突并能随颈部左右摆动而转动者即是第 7 颈椎，其下为大椎穴。由大椎穴再向下推一个椎骨，该椎骨下缘旁开两横指处即是。

主治：咳嗽，发热，项强，肩背痛。

操作：

1. 针刺　斜刺 0.5 ~ 0.8 寸。

2. 艾灸　直接灸 3 ~ 7 壮，温和灸 15 ~ 20 分钟。

3. 常用推拿手法　一指禅推、按、揉、滚法。

注意：要掌握好针刺的方向和深度，以免刺伤肺脏。

五、风门（膀胱经）

定位：第 2 胸椎棘突下，旁开 1.5 寸。

简易取穴：取穴法类似大杼，由大椎穴再向下推两个椎骨为第2胸椎，该椎骨下缘旁开两横指（示中指）处即是。

主治：伤风，咳嗽，发热头痛，项强，腰背痛。

操作：

1. 针刺　斜刺0.5～0.8寸。

2. 艾灸　直接灸3～7壮，温和灸15～20分钟。

3. 常用推拿手法　一指禅推、按、揉、擦法。

注意：要掌握好针刺的方向和深度，以免刺伤肺脏。

六、肺俞（膀胱经）

定位：第3胸椎棘突下，旁开1.5寸。

简易取穴：取穴法类似大杼，由大椎穴再向下推3个椎骨为第3胸椎，该椎骨下缘旁开两横指（示中指）处即是。

主治：咳嗽，气喘，吐血，骨蒸，潮热，盗汗，鼻塞。

操作：

1. 针刺　斜刺0.5～0.8寸。

2. 艾灸　艾炷灸3～7壮，温和灸15～20分钟。病情顽固者可用化脓灸。

3. 常用推拿手法　一指禅推、按、揉、擦、弹、拨法。

注意：要掌握好针刺的方向和深度，以免刺伤肺脏。

七、厥阴俞（膀胱经）

定位：第4胸椎棘突下，旁开1.5寸。

简易取穴：取穴法类似大杼，由大椎穴再向下推4个椎骨为第4胸椎，该椎骨下缘旁开两横指（示中指）处即是。

主治：咳嗽，心痛，胸闷，呕吐。

操作：

1. 针刺　斜刺0.5～0.8寸。

2. 艾灸　艾炷灸3～7壮，温和灸15～20分钟。

3. 常用推拿手法　一指禅推、按、揉、擦、弹、拨法。

注意：要掌握好针刺的方向和深度，以免刺伤肺脏。

八、心俞（膀胱经）

定位：第5胸椎棘突下，旁开1.5寸。

简易取穴：取穴法类似膈俞，由膈俞穴再向上推2个椎骨为第5胸椎，该椎骨棘突下双侧各旁开两横指（示中指）处即是。

主治：心痛，惊悸，咳嗽，吐血，失眠，健忘，盗汗，梦遗，癫痫。

操作：

1. 针刺　斜刺0.5～0.8寸。

2. 艾灸　直接灸3～7壮，温和灸15～20分钟。

3. 常用推拿手法　一指禅推、按、揉、㨰、弹、拨法。

注意：要掌握好针刺的方向和深度，以免刺伤肺脏。

九、膈俞 （膀胱经）

定位：第7胸椎棘突下，旁开1.5寸。

简易取穴：正坐或俯卧位，从肩胛骨下角水平摸到第7胸椎，由其胸椎棘突下双侧各旁开两横指（示中指）处即是。

主治：呕吐，呃逆，气喘，咳嗽，吐血，潮热，盗汗。

操作：

1. 针刺　斜刺0.5~0.8寸。

2. 艾灸　直接灸3~7壮，温和灸15~20分钟。

3. 常用推拿手法　一指禅推、按、揉、㨰法。

注意：要掌握好针刺的方向和深度，以免刺伤肺脏。

十、肝俞 （膀胱经）

定位：第9胸椎棘突下，旁开1.5寸。

简易取穴：取穴法类似膈俞，由膈俞穴再向下推2个椎骨为第9胸椎，该椎骨棘突下双侧各旁开两横指（示中指）处即是。

主治：黄疸，胁痛，吐血，目赤，目眩，雀目，癫狂痫，脊背痛。

操作：

1. 针刺　斜刺0.5~0.8寸。

2. 艾灸　直接灸3~5壮，温和灸10~15分钟。

3. 常用推拿手法　一指禅推、按、揉、㨰、弹拨法。

注意：要掌握好针刺的方向和深度，以免刺伤肺脏。

十一、胆俞 （膀胱经）

定位：第10胸椎棘突下，旁开1.5寸。

简易取穴：取穴法类似膈俞，由膈俞穴再向下推3个椎骨为第10胸椎，该椎骨棘突下双侧各旁开两横指（示中指）处即是。

主治：黄疸，口苦，胁痛，肋痛，肺痨，潮热。

操作：

1. 针刺　斜刺0.5~0.8寸。

2. 艾灸　直接灸3~7壮，温和灸10~15分钟。

3. 常用推拿手法　一指禅推、按、揉、点法。

注意：要掌握好针刺的方向和深度，以免刺伤肺脏。

十二、脾俞 （膀胱经）

定位：第11胸椎棘突下，旁开1.5寸。

简易取穴：与肚脐中相对应处即为第2腰椎（参考命门穴取穴法），由此腰椎往上摸3

个椎体即为第 11 胸椎，其棘突下双侧各旁开两横指（示中指）处即是。

主治：腹胀，黄疸，呕吐，泄泻，痢疾，便血，水肿，背痛。

操作：

1. 针刺　斜刺 0.5 ~ 0.8 寸。

2. 艾灸　直接灸 3 ~ 7 壮，温和灸 15 ~ 20 分钟。

3. 常用推拿手法　一指禅推、按、揉、㨰、点、弹拨法。

十三、胃俞（膀胱经）

定位：第 12 胸椎棘突下，旁开 1.5 寸。

简易取穴：取穴法类似脾俞，与肚脐中相对应处即为第 2 腰椎（参考命门穴取穴法），由此腰椎往上摸 2 个椎体即为第 12 胸椎，其棘突下双侧各旁开两横指（示中指）处即是。

主治：胸胁痛，胃脘痛，呕吐，腹胀，肠鸣。

操作：

1. 针刺　斜刺 0.5 ~ 0.8 寸。

2. 艾灸　直接灸 3 ~ 7 壮，温和灸 10 ~ 15 分钟。

3. 常用推拿手法　一指禅推、按、揉、㨰、点、弹拨法。

十四、三焦俞（膀胱经）

定位：第 1 腰椎棘突下，旁开 1.5 寸。

简易取穴：取穴法类似脾俞，与肚脐中相对应处即为第 2 腰椎（参考命门穴取穴法），由此腰椎往上摸 1 个椎体即为第 1 腰椎，其棘突下双侧各旁开两横指（示中指）处即是。

主治：肠鸣，腹胀，呕吐，泄泻，痢疾，水肿，腰背强痛。

操作：

1. 针刺　直刺 0.5 ~ 1 寸。

2. 艾灸　直接灸 3 ~ 7 壮，温和灸 10 ~ 15 分钟。

3. 常用推拿手法　一指禅推、按、揉、㨰法。

十五、肾俞（膀胱经）

定位：第 2 腰椎棘突下，旁开 1.5 寸。

简易取穴：先取命门穴（参考命门穴的取穴法），再由命门穴双侧各旁开两横指（示中指）处即是。

主治：遗尿，遗精，阳痿，月经不调，白带，耳鸣，耳聋，腰痛。

操作：

1. 针刺　斜刺 0.5 ~ 1 寸。

2. 艾灸　直接灸 3 ~ 7 壮，温和灸 10 ~ 15 分钟。

3. 常用推拿手法　一指禅推、按、揉、㨰法。

十六、气海俞（膀胱经）

定位：第 3 腰椎棘突下，旁开 1.5 寸。

简易取穴：取穴法类似肾俞，与肚脐中相对应处即为第 2 腰椎（参考命门穴取穴法），由此腰椎往下摸一个椎体即为第 3 腰椎，其棘突下双侧各旁开两横指（示中指）处即是。

主治：肠鸣腹胀，痔漏，痛经，腰痛。

操作：

1. 针刺　直刺 0.5 ~ 0.8 寸。

2. 艾灸　直接灸 3 ~ 7 壮，温和灸 10 ~ 15 分钟。

3. 常用推拿手法　一指禅推、按、揉、擦法。

十七、大肠俞 （膀胱经）

定位：第 4 腰椎棘突下，旁开 1.5 寸。

简易取穴：髂嵴最高点的连线与脊柱之交点即为第 4 腰椎棘突下，由此向双侧各旁开两横指（示中指）处即是。

主治：腹胀，泄泻，便秘，腰痛。

操作：

1. 针刺　直刺 0.8 ~ 1.2 寸。

2. 艾灸　直接灸 3 ~ 7 壮，温和灸 10 ~ 15 分钟。

3. 常用推拿手法　一指禅推、按、揉、擦、弹拨法。

十八、关元俞 （膀胱经）

定位：第 5 腰椎棘突下，旁开 1.5 寸。

简易取穴：取穴法类似大肠俞，髂嵴最高点的连线与脊柱之交点即为第 4 腰椎棘突下，由此腰椎往下摸一个椎体即为第 5 腰椎，其棘突下双侧各旁开两横指（示中指）处即是。

主治：腹胀，泄泻，小便频数或不利，遗尿，腰痛。

操作：

1. 针刺　直刺 0.8 ~ 1.2 寸。

2. 艾灸　直接灸 5 ~ 7 壮，温和灸 10 ~ 15 分钟。

3. 常用推拿手法　一指禅推、按、揉、擦法。

十九、小肠俞 （膀胱经）

定位：第 1 骶椎棘突下，旁开 1.5 寸。

简易取穴：俯卧位，先摸到骶后上棘内缘，其与背脊正中线之间为第 1 骶后孔，平齐该孔的椎体为第 1 骶椎，由此向双侧各旁开两横指（示中指）处即是。

主治：腹痛，泄泻，痢疾，遗尿，尿血，痔疾，遗精，白带，腰痛。

操作：

1. 针刺　直刺或斜刺 0.8 ~ 1.2 寸。

2. 艾灸　直接灸 3 ~ 7 壮，温和灸 10 ~ 15 分钟。

3. 常用推拿手法　一指禅推、按、揉、擦法。

二十、膀胱俞（膀胱经）

定位：第2骶椎棘突下，旁开1.5寸。

简易取穴：俯卧位，先摸到骶后上棘内缘下，其与背脊正中线之间为第2骶后孔，平齐该孔的椎体为第2骶椎，由此向双侧各旁开两横指（示中指）处即是。

主治：小便不利，遗尿，泄泻，便秘，腰脊强痛。

操作：

1. 针刺　直刺或斜刺0.8~1.2寸。

2. 艾灸　直接灸3~7壮，温和灸10~15分钟。

3. 常用推拿手法　一指禅推、按、揉、㨰法。

二十一、膏肓（膀胱经）

别名：膏肓俞。

定位：第4胸椎棘突下，旁开3寸。

简易取穴：取穴法类似大杼，由大椎穴再向下推4个椎骨为第4胸椎，该椎骨下缘旁开4横指处即是。

主治：咳嗽，气喘，肺痨，健忘，遗精，完谷不化。

操作：

1. 针刺　斜刺0.5~0.8寸。

2. 艾灸　直接灸5~15壮，温和灸15~20分钟。

3. 常用推拿手法　点按、揉、摩、推法。

二十二、志室（膀胱经）

定位：第2腰椎棘突下，旁开3寸。

简易取穴：先取命门穴（参考命门穴的取穴法），再由命门穴双侧各旁开四横指处即是。

主治：遗精，阳痿，小便不利，水肿，腰脊强痛。

操作：

1. 针刺　斜刺0.5~0.8寸。

2. 艾灸　直接灸3~7壮，温和灸10~15分钟。

3. 常用推拿手法　一指禅推、按、揉、㨰法。

二十三、次髎（膀胱经）

定位：第2骶后孔中，约当髂后上棘下与督脉的中点。

简易取穴：俯卧位，骨盆后面，从髂嵴最高点向内下方骶角两侧循摸一高骨突起，此处即是髂后上棘，与之平齐，骶骨正中突起处是第1骶椎棘突，髂后上棘与第2骶椎棘突之间，即第2骶后孔，亦为次髎穴。

主治：疝气，月经不调，痛经，带下，小便不利，遗精，腰痛，下肢痿痹。

操作：

1. 针刺　直刺 1 ~ 1.5 寸。

2. 艾灸　直接灸 5 ~ 7 壮，温和灸 15 ~ 20 分钟。

3. 常用推拿手法　点、按、擦、搓法。

二十四、肩中俞（小肠经）

定位：第 7 颈椎棘突下旁开 2 寸。

简易取穴：低头，可见颈背部交界处椎骨有一高突，并能随颈部左右摆动而转动者即是第 7 颈椎，其下缘为大椎穴。由大椎穴再向双侧旁开两拇指（同身寸）处即是。

主治：咳嗽，气喘，肩背疼痛，目视不明。

操作：

1. 针刺　斜刺 0.5 ~ 0.8 寸。

2. 艾灸　直接灸 3 ~ 5 壮，温和灸 5 ~ 15 分钟。

3. 常用推拿手法　一指禅推、搓、按、揉法。

二十五、肩外俞（小肠经）

定位：第 1 胸椎棘突下旁开 3 寸。

简易取穴：取穴法类似肩中俞，由大椎穴再向下推一个椎骨为第 1 胸椎，该椎骨下缘向双侧各旁开四横指处，当肩胛骨内侧缘处即是。

主治：肩背疼痛，颈项强急。

操作：

1. 针刺　斜刺 0.5 ~ 0.8 寸。

2. 艾灸　直接灸 3 ~ 5 壮，温和灸 5 ~ 15 分钟。

3. 常用推拿手法　一指禅推、搓、按、揉法。

二十六、天宗（小肠经）

定位：肩胛骨冈下窝的中央。

简易取穴：垂臂，由肩胛冈下缘中点至肩胛下角作连线，上 1/3 与下 2/3 处即是，用力按压时有明显酸痛感。

主治：肩胛疼痛，气喘，乳痈。

操作：

1. 针刺　直刺或斜刺 0.5 ~ 1 寸。

2. 艾灸　直接灸 3 ~ 7 壮，温和灸 5 ~ 15 分钟。

3. 常用推拿手法　一指禅推、搓、按、揉法。

二十七、定喘（奇穴）

定位：大椎穴旁开 0.5 寸。

简易取穴：以大拇指指关节横纹中点压在大椎穴（依上法定大椎穴）上，其两侧纹头边缘所在处即是。

主治：气喘，咳嗽。

操作：

1. 针刺　直刺 0.5 ~ 0.8 寸。

2. 艾灸　直接灸 3 ~ 5 壮，温和灸 10 ~ 15 分钟。

3. 常用推拿手法　一指禅推、搂、按、揉法。

二十八、夹脊（奇穴）

定位：第 1 胸椎至第 5 腰椎，各椎棘突下旁开 0.5 寸。

简易取穴：简便取穴方法参照定喘穴的取穴法。

主治：上胸部穴位治疗心、肺、上肢疾病；下胸部的穴位治疗胃肠疾病；腰部穴位治疗腰、腹及下肢疾病。

操作：

1. 针刺　斜刺 0.5 ~ 1 寸。

2. 艾灸　直接灸 3 ~ 5 壮，温和灸 10 ~ 15 分钟。

3. 常用推拿手法　一指禅推、搂、按、揉法。

二十九、肩内陵（奇穴）

别名：肩前。

定位：垂臂，腋前皱襞头上 1.5 寸。

主治：肩痛不举，上肢瘫痪，肩关节及其周围软组织疾患。

操作：

1. 针刺　直刺 0.5 ~ 1 寸。

2. 艾灸　直接灸 3 ~ 5 壮，温和灸 10 ~ 15 分钟。

3. 常用推拿手法　拿、按、揉、搂法。

（李连洁）

第四节　上肢常用穴位

一、尺泽（肺经）

定位：肘横纹中，肱二头肌腱桡侧缘。

简易取穴：肘部微屈，手掌向前上方，触及肘弯里大筋（即肱二头肌）的桡侧，与肘横纹的交点即是。

主治：咳嗽，气喘，咳血，潮热，胸部胀满，咽喉肿痛，小儿惊风，吐泻，肘臂挛痛。

操作：

1. 针刺　直刺 0.8 ~ 1.2 寸。

2. 艾灸　温和灸 10 ~ 15 分钟。

3. 常用推拿手法　按、揉、拿法。

二、孔最 （肺经）

定位：尺泽穴与太渊穴连线上，腕横纹上 7 寸处。

简易取穴：先取掌后第一腕横纹及肘横纹之间的中点，由中点向上量一拇指（1 寸），平该点水平线，摸到前臂外侧骨头的内缘（桡骨尺侧）即是。

主治：咳嗽，气喘，咳血，咽喉肿痛，肘臂挛痛，痔疾。

操作：

1. 针刺　直刺 0.8 ~ 1 寸。

2. 艾灸　直接灸 3 ~ 7 壮，温和灸 10 ~ 15 分钟。

3. 常用推拿手法　按、揉、拿法。

三、列缺 （肺经）

定位：桡骨茎突上方，腕横纹上 1.5 寸。

简易取穴：两手张开虎口，垂直交叉，一侧示指压在另一侧的腕后桡侧高突处，当示指尖所指处赤白肉际的凹陷即是。

主治：伤风，头痛，项强，咳嗽，气喘，咽喉肿痛，口眼㖞斜，齿痛。

操作：

1. 针刺　向上斜刺 0.3 ~ 0.5 寸。

2. 艾灸　直接灸 3 ~ 5 壮，温和灸 5 ~ 10 分钟。

3. 常用推拿手法　一指禅推、按、揉法。

四、太渊 （肺经）

定位：掌后腕横纹桡侧端，桡动脉的桡侧凹陷中。

简易取穴：伸手置于台面，掌心向上，手掌后拇指所在侧（桡侧），可触及一小圆骨的外侧（桡侧）下缘，当掌后第一横纹有脉搏搏动处即是。

主治：咳嗽，气喘，咳血，胸痛，咽喉肿痛，腕臂痛，无脉症。

操作：

1. 针刺　避开桡动脉，直刺 0.3 ~ 0.5 寸。

2. 艾灸　直接灸 1 ~ 3 壮，温和灸 5 ~ 10 分钟。

3. 常用推拿手法　按、揉、掐法。

五、鱼际 （肺经）

定位：第 1 掌骨中点，赤白肉际处。

简易取穴：屈肘立掌，手掌桡侧掌指关节后第 1 掌骨中间，赤白内际（即手掌面与背面交界处）即是。

主治：咳嗽，咳血，咽喉肿痛，失音，发热。

操作：

1. 针刺　直刺 0.5 ~ 0.8 寸。

2. 艾灸　直接灸 1 ~ 3 壮，温和灸 5 ~ 10 分钟。

3. 常用推拿手法　按、揉、掐法。

六、郄门（心包经）

定位：腕横纹上 5 寸，掌长肌腱与桡侧腕屈肌腱之间。

简易取穴：仰掌微屈腕，在掌后第一横纹上可见两条大筋，取前臂（掌侧面）中点（肘横纹与腕横纹之中点），再向下一横指，当在这两筋处即是。

主治：心痛，心悸，呕血，咳血，疔疮，癫痫。

操作：

1. 针刺　直刺 0.8 ~ 1.2 寸。

2. 艾灸　直接灸 5 ~ 7 壮，温和灸 10 ~ 15 分钟。

3. 常用推拿手法　拿、按、揉法。

七、间使（心包经）

定位：腕横纹上 3 寸，掌长肌腱与桡侧腕屈肌腱之间。

简易取穴：仰掌微屈腕，在掌后第一横纹上四横指，当在这两条大筋处即是。

主治：心痛，心悸，胃痛，呕吐，热病，疟疾，癫、狂、痫。

操作：

1. 针刺　直刺 0.8 ~ 1.2 寸。

2. 艾灸　直接灸 3 ~ 5 壮，温和灸 10 ~ 15 分钟。

3. 常用推拿手法　拿、按、揉法。

八、内关（心包经）

定位：腕横纹上 2 寸，掌长肌腱与桡侧腕屈肌腱之间。

简易取穴：仰掌，微屈腕关节，在掌后第一横纹上二拇指，当在这两条大筋处即是。

主治：心痛，心悸，胸闷，胃痛，呕吐，癫痫，热病，上肢痹痛，偏瘫，失眠，眩晕，偏头痛。

操作：

1. 针刺　直刺 0.5 ~ 1 寸。

2. 艾灸　直接灸 3 ~ 7 壮，温和灸 10 ~ 15 分钟。

3. 常用推拿手法　一指禅推、按、揉法。

九、劳宫（心包经）

定位：第 2、3 掌骨之间，握拳，中指尖下是穴。

简易取穴：半握拳，示、中、无名及小指四指轻压掌心，当中指与无名指间即是。

主治：心痛，呕吐，癫狂痫，口疮，口臭。

操作：

1. 针刺　直刺 0.3 ~ 0.5 寸。

2. 艾灸　直接灸 1 ~ 3 壮，温和灸 5 ~ 10 分钟。

3. 常用推拿手法　拿、按、揉法。

十、 神门 （心经）

定位：腕横纹尺侧端，尺侧腕屈肌腱的桡侧凹陷中。

简易取穴：仰掌屈肘，手掌小鱼际上角有一突起圆骨，其后缘向上可扪及一条大筋，这一大筋外侧缘（桡侧缘）与掌后腕横纹的交点处即是。

主治：心痛，心烦，惊悸，怔忡，健忘，失眠，癫狂痫，胸胁痛。

操作：

1. 针刺　直刺 0.3～0.5 寸。

2. 艾灸　直接灸 1～3 壮，温和灸 10～15 分钟。

3. 常用推拿手法　拿、按、揉法。

十一、 通里 （心经）

定位：腕横纹上 1 寸，尺侧腕屈肌腱的桡侧。

简易取穴：仰掌屈肘，手掌小鱼际上角有一突起圆骨，其后缘向上可扪及一条大筋，沿着这一大筋外侧缘（桡侧缘）上移一拇指处即是。

主治：心悸，怔忡，舌强不语，腕臂痛。

操作：

1. 针刺　直刺 0.3～0.5 寸。

2. 艾灸　直接灸 1～3 壮，温和灸 10～15 分钟。

3. 常用推拿手法　掐、按、揉、拿法。

十二、 肩髃 （大肠经）

定位：肩峰端下缘，当肩峰与肱骨大结节之间，三角肌上部中央。肩平举时，肩部出现两个凹陷，前方的凹陷中。

简易取穴：①上臂外展至水平位时，在肩部高骨（锁骨肩峰端）外，肩关节上出现两个凹陷，前面的凹陷即是；②上臂外展，屈肘，紧握拳，上肢用力令其肌肉紧张，肩关节上可见一三角形肌肉（三角肌），该肌肉的上部中央即是。

主治：肩臂挛痛不遂，瘾疹，瘰疬。

操作：

1. 针刺　直刺或向下斜刺 0.8～1.5 寸。

2. 艾灸　直接灸 3～5 壮；温和灸 10～15 分钟。

3. 常用推拿手法　一指禅推、按、揉法。

十三、 臂臑 （大肠经）

定位：在曲池穴与肩髃穴连线上，曲池穴上 7 寸处，当三角肌下端。

简易取穴：屈肘，紧握拳，上肢用力令其紧张，肩上三角肌下端的偏内侧处即是。

主治：肩臂痛，颈项拘挛，瘰疬，目疾。

操作：

1. 针刺　直刺或向上斜刺 0.8～1.5 寸。

2. 艾灸　直接灸 3～5 壮；温和灸 10～15 分钟。

3. 常用推拿手法　拿、按、揉、一指禅推法。

十四、曲池（大肠经）

定位：屈肘，成直角，当肘横纹外端与肱骨外上髁连线的中点。

简易取穴：仰掌屈肘成 45°，肘关节桡侧，肘横纹头即是。

主治：咽喉肿痛，齿痛，目赤痛，瘰疬，瘾疹，热病，上肢不遂，手臂肿痛，腹痛吐泻，高血压，癫狂。

操作：

1. 针刺　直刺 1～1.5 寸。

2. 艾灸　直接灸 3～5 壮；温和灸 10～15 分钟。

3. 常用推拿手法　拿、按、揉法。

十五、阳溪（大肠经）

定位：腕背横纹桡侧端，拇短伸肌腱与拇长伸肌腱之间的凹陷中。

简易取穴：拇指向上翘起，腕横纹前露出两条筋（即拇长伸肌腱和拇短伸肌腱），此两筋与腕骨、桡骨茎突所形成的凹陷正中即是。

主治：头痛，目赤肿痛，耳聋，耳鸣，齿痛，咽喉肿痛，手腕痛。

操作：

1. 针刺　直刺 0.5～0.8 寸。

2. 艾灸　直接灸 1～5 壮，温和灸 5～10 分钟。

3. 常用推拿手法　掐、按、拿、揉法。

十六、合谷（大肠经）

定位：手背第一、二掌骨之间，约平第二掌骨中点处。

简易取穴：拇、示指并拢，第一、二掌骨间的肌肉隆起之顶端处即为是穴。

主治：头痛，目赤肿痛，鼻衄，齿痛，牙关紧闭，口眼㖞斜，耳聋，疟腮，咽喉肿痛，热病无汗，多汗，腹痛，便秘，经闭，滞产。

操作：

1. 针刺　直刺 0.5～1 寸。

2. 艾灸　直接灸 3～5 壮；温和灸 5～10 分钟。

3. 常用推拿手法　按、拿、揉法。

注意：孕妇禁针。

十七、支沟（三焦经）

定位：腕背横纹上 3 寸，桡骨与尺骨之间。

简易取穴：掌背腕横纹中点上四横指，前臂两骨头（桡骨、尺骨）之间即是。

主治：耳鸣，耳聋，暴喑，瘰疬，胁肋痛，便秘，热病。

操作：

1. 针刺　直刺 0.8～1.2 寸。

2. 艾灸　直接灸 3～5 壮；温和灸 5～10 分钟。

3. 常用推拿手法　一指禅推、按、揉法。

十八、外关 （三焦经）

定位：腕背横纹上 2 寸，桡骨与尺骨之间。

简易取穴：立掌，腕背横纹中点上二拇指，前臂两骨头（桡骨、尺骨）之间即是。

主治：热病，头痛，目赤肿痛，耳鸣，耳聋，瘰疬，胁肋痛，上肢痹痛。

操作：

1. 针刺　直刺 0.5～1 寸。

2. 艾灸　直接灸 3～5 壮；温和灸 5～10 分钟。

3. 常用推拿手法　一指禅推、按、揉、�«法。

十九、中渚 （三焦经）

定位：握掌，第 4、5 掌骨小头后缘之间凹陷中。

简易取穴：握拳俯掌，在手背第 4、5 掌骨头之间，掌指关节后方凹陷处即是。

主治：头痛，目赤，耳鸣，耳聋，咽喉肿痛，热病，手指不能屈伸。

操作：

1. 针刺　直刺 0.3～0.5 寸。

2. 艾灸　直接灸 1～3 壮，温和灸 5～10 分钟。

3. 常用推拿手法　一指禅推、点、按、揉法。

二十、液门 （三焦经）

定位：握掌，第 4、5 指之间，掌指骨关节前凹陷中。

简易取穴：第 4、5 指缝间，指蹼缘后 0.5 寸。

主治：头痛，目赤，耳聋，咽喉肿痛，疟疾。

操作：

1. 针刺　直刺 0.3～0.5 寸。

2. 艾灸　直接灸 1～3 壮，温和灸 5～10 分钟。

3. 常用推拿手法　一指禅推、点、按、揉法。

二十一、肩贞 （小肠经）

定位：腋后皱襞上 1 寸

主治：肩臂疼痛，瘰疬，耳鸣。

操作：

1. 针刺　直刺 1～1.5 寸。

2. 艾灸　直接灸 3～7 壮；温和灸 5～10 分钟。

3. 常用推拿手法　拿、按、揉、搈法。

二十二、养老（小肠经）

定位：以掌向胸，当尺骨茎突桡侧缘凹陷中。

简易取穴：掌心先向下伏于台面，另一手示指按在尺骨小头最高点，然后掌心对胸，另一手指随尺骨小头滑动而摸至骨边缘，其所指处即是。

主治：目视不明，肩、背、肘、臂酸痛。

操作：

1. 针刺　直刺或斜刺 0.5～0.8 寸。

2. 艾灸　温和灸 5～10 分钟。

3. 常用推拿手法　掐、按、揉法。

二十三、后溪（小肠经）

定位：握掌，第 5 指掌关节后尺侧，横纹头赤白肉际处。

简易取穴：①仰掌，握拳，第 5 掌指关节后，有一皮肤皱襞突起，其尖端即是；②仰掌半握拳，手掌第二横纹尺侧端即是。

主治：头项强痛，目赤，耳聋，咽喉肿痛，腰背痛，癫痫，疟疾，手指及肘臂挛痛。

操作：

1. 针刺　直刺 0.5～1 寸。

2. 艾灸　直接灸 1～3 壮；温和灸 10～15 分钟。

3. 常用推拿手法　掐法。

二十四、腰痛穴（奇穴）

定位：手背，指总伸肌腱的两侧，分别在第 2、3 掌骨及第 4、5 掌骨的中点处各有一穴。

简易取穴：手掌背屈，在掌后第一横纹处可摸及一条大筋，其左右两缘向手掌背处移一横指，其两侧相应点即是。

主治：急性腰扭伤。

操作：

1. 针刺　由两侧向掌中斜刺 0.5～0.8 寸。

2. 艾灸　直接灸 1～3 壮，温和灸 5～10 分钟。

3. 常用推拿手法　拿、掐、按、一指禅推法。

二十五、落枕穴（奇穴）

定位：手背，第 2、3 掌骨间，指掌关节后约 0.5 寸。

简易取穴：握拳俯掌，掌背第 2、3 掌骨之间，自高突骨（掌指关节）后 0.5 寸。

主治：落枕，手臂痛，胃痛。

操作：

1. 针刺　直刺或斜刺 0.5～0.8 寸。

2. 艾灸　直接灸 1～3 壮，温和灸 5～10 分钟。

3. 常用推拿手法　拿、掐、按、一指禅推法。

二十六、少商 （肺经）

定位：拇指桡侧指甲角旁开 0.1 寸。

简易取穴：拇指内侧（桡侧），沿拇指指甲的底部与桡侧缘，各引一条直线，其两线的相交点即是。

主治：咽喉肿痛，咳嗽，鼻衄，发热，昏迷，中暑，癫狂。

操作：

1. 针刺　浅刺 0.1 寸，或点刺出血。

2. 艾灸　直接灸 1~3 壮，温和灸 5~10 分钟。

3. 常用推拿手法　掐法。

二十七、少泽 （小肠经）

定位：小指尺侧指甲角旁开 0.1 寸。

简易取穴：小指外侧（尺侧），沿小指指甲的底部与尺侧缘，各引一条直线，其两线的相交点即是。

主治：咽喉肿痛，头痛，发热，昏迷，中暑，乳痈，乳汁少。

操作：

1. 针刺　浅刺 0.1 寸，或点刺出血。

2. 艾灸　直接灸 1~3 壮，温和灸 5~10 分钟。

3. 常用推拿手法　掐法。

二十八、中冲 （心包经）

定位：中指尖端的中央。

简易取穴：手中指指尖端的中央，距离指甲约 1 分处（一粒米大小）即是。

主治：心痛，舌强不语，发热，昏迷，中暑，癫狂，小儿夜啼。

操作：

1. 针刺　浅刺 0.1 寸，或点刺出血。

2. 艾灸　直接灸 1~3 壮，温和灸 5~10 分钟。

3. 常用推拿手法　掐法。

二十九、十宣 （奇穴）

定位：手十指尖端，距指甲 0.1 寸。

简易取穴：正坐或仰卧位，双手十指尖端的中央，距离指甲约 1 分处（一粒米大小）即是。

主治：咽喉肿痛，高热，昏迷，中暑，癫痫。

操作：

1. 针刺　浅刺 0.1 寸，或点刺出血。

2. 艾灸　直接灸 1~3 壮，温和灸 5~10 分钟。

3. 常用推拿手法　掐法。

三十、四缝（奇穴）

定位：第 2、3、4、5 指掌面，近端指关节横纹中点。

简易取穴：正坐或仰卧位，伸手仰掌，手第 2、3、4、5 指之第 1、2 指节相交处横纹中点即是。

主治：小儿疳积，百日咳。

操作：

1. 针刺　点刺出血或挤出少许黄白色透明黏液。

2. 常用推拿手法　掐、揉、按法。

三十一、手三里（大肠经）

定位：在阳溪穴与曲池穴的连线上，曲池穴下 2 寸处。

简易取穴：横肱屈肘立掌，桡侧肘横纹头（即曲池穴）往前二拇指（阳溪穴与曲池穴的连线上）处即是。

主治：上肢痿痹，肘痛，齿痛，颊肿。

操作：

1. 针刺　直刺 0.8～1 寸。

2. 艾灸　直接灸 3～5 壮，温和灸 5～10 分钟。

3. 常用推拿手法　拿、按、揉法。

三十二、极泉（心经）

定位：腋窝正中，腋动脉搏动处。

简易取穴：上肢外展平伸，腋窝中央有动脉搏动，其内侧即是。

主治：心痛，咽干烦渴，胁肋胀痛，肩臂痛，瘰疬。

操作：

1. 针刺　直刺或斜刺 0.3～0.5 寸。

2. 常用推拿手法　拿、弹拨法。

注意：针刺时要注意避开腋动脉。

（薛正海）

第五节　下肢常用穴位

一、髀关（胃经）

定位：髂前上棘与髌骨外缘连线上，平臀沟处。

简易取穴：仰卧伸直下肢，髂前上棘与髌骨外侧缘的连线，跟腹股沟相交处定为一点，由此点直下两横指处即是。

主治：腰痛膝冷，痿痹，腹痛。

操作：

1. 针刺　直刺 1～2 寸。

2. 艾灸　直接灸 3～7 壮；温和灸 15～20 分钟。

3. 常用推拿手法　按、拿、弹拨、擦法。

二、伏兔（胃经）

定位：在髂前上棘与髌骨外缘连线上，髌骨外上缘上 6 寸。

简易取穴：正坐屈膝成直角，医生以手掌后第一横纹中点按在髌骨上缘中点，手指并拢押在大腿上，当中指尖端所到达处即是。

主治：腰痛膝冷，下肢麻痹，疝气，脚气。

操作：

1. 针刺　直刺 1～2 寸。

2. 艾灸　直接灸 3～7 壮；温和灸 15～20 分钟。

3. 常用推拿手法　擦、按、揉、点法。

三、梁丘（胃经）

定位：在髂前上棘与髌骨外缘连线上，髌骨外上缘上 2 寸。

简易取穴：当下肢用力蹬直时，髌骨外上缘上方可见一凹陷（股外直肌与股直肌之间结合部），该凹陷正中即是。

主治：膝肿痛，下肢不遂，胃痛，乳痈，血尿。

操作：

1. 针刺　直刺 1～1.5 寸。

2. 艾灸　直接灸 3～7 壮；温和灸 10～15 分钟。

3. 常用推拿手法　擦、按、点、拿法。

四、犊鼻（胃经）

定位：髌骨下缘，髌韧带外侧凹陷中。

简易取穴：屈膝时，在髌骨下缘的髌韧带（即髌骨与胫骨之间的大筋）两侧可见有凹陷，其外侧凹陷正中即是。

主治：膝痛，下肢麻痹，屈伸不利，脚气。

操作：

1. 针刺　向后内斜刺 0.5～1 寸。

2. 艾灸　温和灸 5～15 分钟；直接灸时应避免灼伤。

3. 常用推拿手法　点、拨法。

五、足三里（胃经）

定位：犊鼻穴下 3 寸，胫骨前嵴旁外一横指处。

简易取穴：站位，用同侧手掌张开虎口，围住髌骨上外缘，四指直指向下，中指尖所指处即是。

主治：胃痛，呕吐，噎膈，腹胀，泄泻，痢疾，便秘，乳痈，肠痈，下肢痹痛，水肿，癫狂，脚气，虚劳羸瘦。

操作：

1. 针刺　直刺1～2寸。
2. 艾灸　直接灸5～7壮；温和灸15～20分钟。亦可据病情决定施灸次数。
3. 常用推拿手法　按、揉、点、一指禅推法。

六、上巨虚（胃经）

定位：足三里穴下3寸。

简易取穴：外膝眼（犊鼻穴）穴向下直量二次四横指处，当胫、腓骨之间即是。

主治：肠鸣，腹痛，泄泻，便秘，肠痈，下肢痿痹，脚气。

操作：

1. 针刺　直刺1～2寸。
2. 艾灸　直接灸3～7壮；温和灸10～20分钟。
3. 常用推拿手法　拿、搓、按、揉法。

七、条口（胃经）

定位：上巨虚穴下2寸。

简易取穴：按上法先取上巨虚穴，再由该穴直向下二拇指处即是。

主治：脘腹疼痛，下肢痿痹，转筋，足跗肿，肩臂痛。

操作：

1. 针刺　直刺1～1.5寸。
2. 艾灸　直接灸3～5壮；温和灸10～20分钟。
3. 常用推拿手法　拿、搓、按、揉法。

八、下巨虚（胃经）

定位：上巨虚穴下3寸。

简易取穴：按上法先取上巨虚穴，再由该穴直向下四横指处即是。

主治：小腹痛，泄泻，痢疾，乳痈，下肢痿痹，腰脊痛引睾丸。

操作：

1. 针刺　直刺1～1.5寸。
2. 艾灸　直接灸3～7壮；温和灸10～20分钟。
3. 常用推拿手法　拿、搓、按、揉法。

九、丰隆（胃经）

定位：外踝高点上8寸，条口穴外1寸。

简易取穴：外膝眼（犊鼻）穴与外踝前缘平外踝尖处的连线中点，距胫骨前嵴约二横指处即是。

主治：头痛，眩晕，痰多咳嗽，呕吐，便秘，水肿，癫、狂、痫，下肢痿痹。

操作：

1. 针刺　直刺 1 ~ 1.5 寸。

2. 艾灸　直接灸 5 ~ 7 壮；温和灸 5 ~ 10 分钟。

3. 常用推拿手法　一指禅推、按、揉法。

十、解溪（胃经）

定位：足背踝关节横纹的中央，踇长伸肌腱与趾长伸肌腱之间。

简易取穴：平卧足背屈，踝关节前横纹中两条大筋（趾长伸肌腱与踇长伸肌腱）之间的凹陷处，与第 2 足趾正对处即是。

主治：头痛，眩晕，癫狂，腹胀，便秘，下肢痿痹。

操作：

1. 针刺　直刺 0.5 ~ 1 寸。

2. 艾灸　直接灸 1 ~ 3 壮；温和灸 5 ~ 10 分钟。

3. 常用推拿手法　按、拿、掐、点法。

十一、内庭（胃经）

定位：足背第 2、3 趾间缝纹端。

简易取穴：足背，第 2、3 趾缝纹端正中后上 5 分（约半横指），在第 2、3 跖趾关节前凹陷中即是。

主治：齿痛，咽喉肿痛，口㖞，鼻衄，胃痛吐酸，腹胀，泄泻，痢疾，便秘，热病，足背肿痛。

操作：

1. 针刺　直刺或斜刺 0.5 ~ 0.8 寸。

2. 艾灸　直接灸 3 ~ 5 壮；温和灸 5 ~ 10 分钟。

3. 常用推拿手法　按、揉、点、掐法。

十二、环跳（胆经）

定位：股骨大转子高点与骶管裂孔连线的外 1/3 与内 2/3 交界处。

简易取穴：侧卧位，下面的腿伸直，以拇指掌指关节横纹，按在大转子头上，当拇指尖所指处即是。

主治：下肢痿痹，腰痛。

操作：

1. 针刺　直刺 2 ~ 3 寸。

2. 艾灸　直接灸 5 ~ 10 壮；温和灸 15 ~ 30 分钟。

3. 常用推拿手法　擦、压、点、按法。

十三、风市（胆经）

定位：大腿外侧正中，腘横纹水平线上 7 寸。

简易取穴法：患者以手贴于腿外，中指尖下是穴。

主治：下肢痿痹，遍身瘙痒，脚气。

操作：

1. 针刺　直刺 1～2 寸。

2. 艾灸　直接灸 3～7 壮；温和灸 15～20 分钟。

3. 常用推拿手法　滚、点、按、压法。

十四、膝阳关（胆经）

定位：阳陵泉穴上 3 寸，股骨外上髁上方的凹陷中。

简易取穴：直立位，由腓骨小头下缘向上量四横指，当在股骨后大筋（股二头肌腱）前处即是。

主治：膝腘肿痛挛急，小腿麻木。

操作：

1. 针刺　直刺 1～1.5 寸。

2. 艾灸　温和灸 10～15 分钟。

3. 常用推拿手法　点、拿、按、揉法。

十五、阳陵泉（胆经）

定位：腓骨小头前下方凹陷中。

简易取穴：坐位，屈膝成 90°，膝关节外下方，腓骨小头前缘与下缘交叉处有一凹陷即是。

主治：胁痛，口苦，呕吐，下肢痿痹，脚气，黄疸，小儿惊风。

操作：

1. 针刺　直刺 1～1.5 寸。

2. 艾灸　直接灸 3～5 壮；温和灸 5～10 分钟。

3. 常用推拿手法　点、拿、按、揉法。

十六、悬钟（胆经）

别名：绝骨

定位：外踝高点上 3 寸，腓骨后缘。

简易取穴：由外踝尖直向上量 4 横指，当腓骨后缘处即是。

主治：项强，胸胁胀痛，下肢痿痹，咽喉肿痛，脚气，痔疾。

操作：

1. 针刺　直刺 1～1.5 寸。

2. 艾灸　直接灸 3～5 壮；温和灸 5～10 分钟。

3. 常用推拿手法　点、按法。

十七、丘墟（胆经）

定位：外踝前下方，趾长伸肌腱外侧凹陷中。

简易取穴：坐位，经外踝的外侧缘作一条地面的垂直线，其下缘亦作一条地面的平行线，此两条直线的相交点即是。

主治：胸胁胀痛，下肢痿痹，疟疾。

操作：

1. 针刺　直刺 0.5～0.8 寸。

2. 艾灸　直接灸 1～3 壮；温和灸 5～10 分钟。

3. 常用推拿手法　点、拿、按法。

十八、侠溪 （胆经）

定位：足背，第 4、5 趾间缝纹端。

简易取穴：足背部，当第 4、5 足趾缝纹端赤白肉际处即是。

主治：头痛，目眩，耳鸣，耳聋，目赤肿痛，胸胁疼痛，热病，乳痈。

操作：

1. 针刺　直刺 0.3～0.5 寸。

2. 艾灸　直接灸 3～5 壮；温和灸 5～10 分钟。

3. 常用推拿手法　点、掐、按、揉法。

十九、承扶 （膀胱经）

定位：臀横纹中央。

简易取穴：大腿上部后侧，臀部下缘的横纹中点。

主治：腰骶臀股部疼痛，痔疾。

操作：

1. 针刺　直刺 1～2 寸。

2. 艾灸　温和灸 10～15 分钟。

3. 常用推拿手法　揉、拿、揉、拍法。

二十、殷门 （膀胱经）

定位：承扶穴与委中穴连线上，承扶穴下 6 寸。

简易取穴：取臀横纹中点及腘横纹中点之连线的中点，由此往上一拇指处即是。

主治：股痛，下肢痿痹。

操作：

1. 针刺　直刺 1～2 寸。

2. 艾灸　温和灸或温针灸 10～15 分钟。

3. 常用推拿手法　拿、揉、点、压、拍法。

二十一、委中 （膀胱经）

定位：腘横纹中央。

简易取穴：俯卧位，微屈膝，腘窝横纹的中点，两筋之间即是。

主治：腰痛，下肢痿痹，腹满，吐泻，小便不利，遗尿，丹毒。

操作：

1. 针刺　直刺 1~1.5 寸。

2. 艾灸　温和灸 5~10 分钟。

3. 常用推拿手法　拿、滚、按、揉、一指禅推法。

注意：本穴一般不用直接灸，以免灼伤血管。

二十二、承山（膀胱经）

定位：腓肠肌两肌腹之间凹陷的顶端。

简易取穴：①腘横纹中央至外踝尖平齐处连线的中点即是；②直立，足尖着地，足跟用力上提，小腿后正中，肌肉紧张而出现"人"字尖下凹陷处即是。

主治：痔疾，脚气，便秘，腰腿拘急疼痛。

操作：

1. 针刺　直刺 1~2 寸。

2. 艾灸　直接灸 3~5 壮，温和灸 5~15 分钟。

3. 常用推拿手法　拿、滚法。

二十三、昆仑（膀胱经）

定位：外踝高点与跟腱之间凹陷中。

简易取穴：外踝尖水平线与跟腱外侧的交点，外踝尖与该交点间的中点即是。

主治：头痛，项强，目眩，鼻衄，癫痫，难产，腰骶疼痛，脚跟肿痛。

操作：

1. 针刺　直刺 0.5~0.8 寸。

2. 艾灸　直接灸 3~5 壮，温和灸 5~15 分钟。

3. 常用推拿手法　按、点、拿法。

二十四、血海（脾经）

定位：髌骨内上缘上 2 寸。

简易取穴：患者屈膝，医者以左手掌心按于患者右膝髌骨上缘，2~5 指向上伸直，拇指约呈 45°斜置，拇指尖下是穴。

主治：月经不调，崩漏，经闭，瘾疹，湿疹，丹毒。

操作：

1. 针刺　直刺 1~1.5 寸。

2. 艾灸　直接灸 3~5 壮；温和灸 5~10 分钟。

3. 常用推拿手法　点、拿、按法。

二十五、阴陵泉（脾经）

定位：胫骨内侧髁下缘凹陷中。

简易取穴：坐位，用拇指沿小腿内侧骨内缘（胫骨内侧）从下往上推，至拇指抵膝关节下时，胫骨向内上弯曲之凹陷即是。

主治：腹胀，泄泻，水肿，黄疸，小便不利或失禁，膝痛。

操作：

1. 针刺　直刺 1~2 寸。

2. 艾灸　直接灸 3~5 壮，温和灸 5~15 分钟。

3. 常用推拿手法　点、拿、按、一指禅推法。

二十六、地机 （脾经）

定位：阴陵泉穴下 3 寸。

简易取穴：胫骨后缘，阴陵泉穴下四横指处即是。

主治：腹痛，泄泻，小便不利，水肿，月经不调，痛经，遗精。

操作：

1. 针刺　直刺 1~1.5 寸。

2. 艾灸　直接灸 3~5 壮，温和灸 10~15 分钟。

3. 常用推拿手法　掐、按、揉法。

二十七、三阴交 （脾经）

定位：内踝高点上 3 寸，胫骨内侧面后缘。

简易取穴：以手四指并拢，小指下边缘紧靠内踝尖上，示指上缘所在水平线与胫骨后缘的交点即是。

主治：肠鸣腹胀，泄泻，月经不调，带下，阴挺，不孕，滞产，遗精，阳痿，遗尿，疝气，失眠，下肢痿痹，脚气。

操作：

1. 针刺　直刺 1~1.5 寸。

2. 艾灸　直接灸 3~7 壮，温和灸 10~20 分钟。

3. 常用推拿手法　按、点、拿法。

注意：本穴孕妇禁针。

二十八、公孙 （脾经）

定位：第 1 跖骨基底部的前下缘，赤白肉际处。

简易取穴：由足大趾内侧后有一关节（第 1 跖趾关节）往后用手推有一弓形骨，弓形骨后端下缘的凹陷（第 1 跖骨基底骨侧前下方）即是。

主治：胃痛，呕吐，腹痛，泄泻，痢疾。

操作：

1. 针刺　直刺 0.6~1.2 寸。

2. 艾灸　直接灸 3~5 壮，温和灸 5~10 分钟。

3. 常用推拿手法　掐、按、揉法。

二十九、隐白 （脾经）

定位：足大趾内侧趾甲角旁约 0.1 寸。

简易取穴：足大趾内侧，由大趾趾甲的内侧缘作一条平行线，与经下缘作一条垂直线的交点即是。

主治：腹胀，便血，尿血，月经过多，崩漏，癫狂，多梦，惊风。

操作：

1. 针刺　浅刺0.1寸。

2. 艾灸　直接灸3~7壮，温和灸5~10分钟。

3. 常用推拿手法　点、掐法。

三十、复溜（肾经）

定位：太溪穴直上2寸。

简易取穴：足内踝尖与跟腱边缘的连线中点（即太溪穴），由该点直上两拇指处即是。

主治：水肿，腹胀，泄泻，盗汗，热病汗不出，下肢痿痹。

操作：

1. 针刺　直刺0.6~1寸。

2. 艾灸　直接灸5~7壮，温和灸5~10分钟。

3. 常用推拿手法　点、按、揉、一指禅推法。

三十一、太溪（肾经）

定位：内踝高点与跟腱之间凹陷中。

简易取穴：足内踝尖与跟腱边缘的连线中点即是。

主治：月经不调，遗精，阳痿，小便频数，便秘，消渴，咳血，气喘，咽喉肿痛，齿痛，失眠，腰痛，耳聋，耳鸣。

操作：

1. 针刺　直刺0.5~1寸。

2. 艾灸　直接灸3~5壮，温和灸5~15分钟。

3. 常用推拿手法　一指禅推、按、揉、拿法。

三十二、照海（肾经）

定位：内踝下缘凹陷中

简易取穴：坐位，由内踝尖往下推，至其下缘凹陷处即是。

主治：月经不调，带下，阴挺，小便频数，癃闭，便秘，咽喉肿痛，癫痫，失眠。

操作：

1. 针刺　直刺0.3~0.5寸。

2. 艾灸　直接灸3~5壮，温和灸5~10分钟。

3. 常用推拿手法　按、揉、掐法。

三十三、涌泉（肾经）

定位：足底（去趾）前1/3处，足趾跖屈时呈凹陷。

简易取穴：仰卧位，五个足趾屈曲，当足底掌心前面（约足底中线前1/3处）正中之凹陷处即是。

主治：头痛，头昏，失眠，目眩，咽喉肿痛，失音，便秘，小便不利，小儿惊风，癫狂，昏厥。

操作：

1. 针刺　直刺 0.5 ~ 1 寸。

2. 艾灸　直接灸 1 ~ 3 壮，温和灸 5 ~ 10 分钟。

3. 常用推拿手法　拿、擦、按法。

三十四、太冲（肝经）

定位：足背，第 1、2 跖骨结合部之前凹陷中。

简易取穴：足背，由第 1、2 趾间缝纹头向足背上推，至其两骨联合前缘凹陷中（约缝纹头上二横指）处即是。

主治：头痛，眩晕，目赤肿痛，口㖞，胁痛，遗尿，疝气，崩漏，月经不调，癫痫，呕逆，小儿惊风，下肢痿痹。

操作：

1. 针刺　直刺 0.3 ~ 0.8 寸。

2. 艾灸　直接灸 3 ~ 5 壮，温和灸 5 ~ 15 分钟。

3. 常用推拿手法　拿、擦、按法。

三十五、行间（肝经）

定位：足背，第 1、2 趾间缝纹端。

简易取穴：足背内侧，第 1、2 趾间连接处的缝纹头即是。

主治：头痛，目眩，目赤肿痛，青盲，口㖞，胁痛，疝气，小便不利，崩漏，月经不调，痛经，癫痫，带下，中风。

操作：

1. 针刺　直刺 0.5 ~ 0.8 寸。

2. 艾灸　直接灸 3 ~ 5 壮，温和灸 5 ~ 10 分钟。

3. 常用推拿手法　点、按、掐法。

三十六、胆囊穴（奇穴）

定位：阳陵泉穴下 1 寸处。

简易取穴：屈膝成直角，腓骨小头前下方凹陷（阳陵泉穴）往下一横指处即是。

主治：急、慢性胆囊炎，胆石症，胆道蛔虫症，下肢痿痹。

操作：

1. 针刺　直刺 1 ~ 2 寸。

2. 艾灸　直接灸 3 ~ 5 壮，温和灸 5 ~ 10 分钟。

3. 常用推拿手法　点、拿、按、揉法。

三十七、阑尾穴（奇穴）

定位：足三里穴下约 2 寸处。

简易取穴：屈膝成直角，依上法取足三里穴，由此往下推一至两横指范围内之敏感点即是。

主治：急、慢性阑尾炎，消化不良，下肢瘫痪。

操作：

1. 针刺　直刺 1.5~2 寸。

2. 艾灸　直接灸 3~5 壮，温和灸 10~15 分钟。

3. 常用推拿手法　点、按、揉、一指禅推法。

（薛正海）

第二章　针灸理论基础及临床辨证纲要

第一节　理论基础

针灸学是以中医理论为指导，继承和发扬古代针灸学术思想和宝贵实践经验，运用传统与现代科学技术来研究经络、腧穴、操作方法、治疗法则、作用机制及防治疾病的一门学科。因其具有适应证广、疗效明显、操作方便、经济安全等优点，为人类的健康起了重大的作用。

一、经络系统的组成和临床应用

经络是经脉和络脉的总称，是指人体运行气血、联络脏腑、沟通内外、贯穿上下的径路。"经"有路径的含义，为直行的主干；"络"有网络的含义，为经脉所分出的小支。经络纵横交错，遍布于全身。针灸治疗以腧穴为刺激点，与经络关系非常密切，如辨证分经、循经取穴、针刺补泻等，无不以经络为依据，故掌握经络系统对临床各科均有指导作用。

（一）经络系统的组成

经络系统由经脉和络脉组成，其中经脉包括十二经脉、奇经八脉，以及附属于十二经脉的十二经别、十二经筋、十二皮部；络脉包括十五络脉和难以计数的浮络、孙络等。其基本内容如下表。

（二）经络学说的临床应用

1. 说明病理变化　由于经络是人体通内达外的一个通道，在生理功能失调时，又是病邪传注的途径，具有反映病候的特点，故临床某些疾病的病理过程中，常常在经络循行的通路上出现明显压痛或结节、条索状反应物，以及相应的部位皮肤的色泽、形态、温度、电阻等产生变化。通过望色、循经触摸反应物和按压等，可推断疾病的病理变化。

2. 指导辨证归经　由于经络有一定的循行部位及所属脏腑，故根据体表相关部位发生的病理变化，可推断疾病所在的经脉。如头痛一证，痛在前额者多与阳明经有关，痛在两侧者多与少阳经有关，痛在后项者多与太阳经有关，痛在巅顶者多与督脉、足厥阴经有关。临床上亦可根据所出现的症状，结合其所联系的脏腑，进行辨证归经。如咳嗽、鼻流清涕、胸闷，或胸外上方、上肢内侧前缘疼痛等，与手太阴肺经有关；脘腹胀满、胁肋疼痛、食欲不振、嗳气吞酸等，与足阳明胃经和足厥阴肝经有关。

3. 指导针灸推拿治疗　针灸治病通过针刺和艾灸等刺激体表腧穴，以疏通经络，调节人体脏腑气血功能，从而达到治疗疾病的目的。通常根据经脉循行和主治特点进行循经取穴。《四总穴歌》所载："肚腹三里留，腰背委中求，头项寻列缺，面口合谷收。"就是循经取穴的体现。由于经络、脏腑与皮部有密切联系，故经络、脏腑的疾患可以用皮肤针叩刺皮部或皮内埋针进行治疗，如胃脘痛可用皮肤针叩刺中脘、胃俞穴，也可在该穴皮内埋针；经络瘀滞、气血闭阻，可以刺其络脉出血进行治疗，如目赤肿痛刺太阳穴出血，软组织挫伤在其损伤局部刺络拔罐等；经筋疾患，多因疾病在筋膜肌肉，表现为拘挛、强直、弛缓，可以"以痛为腧"取其局部痛点或穴位进行针灸治疗。

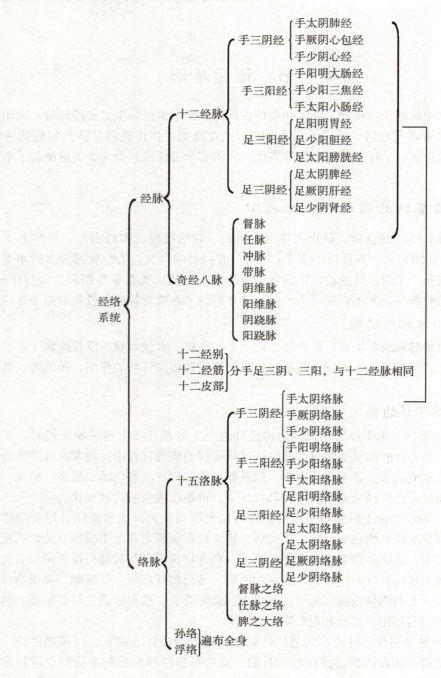

二、十四经脉

由于十二经脉和奇经八脉中的任脉和督脉，各有其所属的腧穴，故临床上常将这十四经相提并论，合称为"十四经"。十四经均有一定的循行路线、病候和所属腧穴，是经络系统的主要部分。

十二经脉即手三阴经（肺、心包、心）、手三阳经（大肠、三焦、小肠）、足三阳经（胃、胆、膀胱）、足三阴经（脾、肝、肾）的总称，它们是经络系统的主体，故又称之为"十二正经"。其命名是古人依据阴阳消长所衍化的三阴三阳，结合经脉循行于上肢和下肢的特点，以及与脏腑相属络的关系而确定的。如循于上肢内侧的经脉属阴，根据阴气的盛衰特征，分别为手太阴、手少阴、手厥阴等。十二经脉在体表左右对称地分布于头面、躯干和四肢，纵贯全身。凡属六脏的经脉称为阴经，分布于四肢内侧和胸腹；属六腑的经脉称为阳经，分布于四肢外侧和头面、躯干。十二经脉在体内与脏腑相络属，其中阴经属脏主里，阳经属腑主表，一脏一腑，一阴一阳，形成了脏腑阴阳表里属络关系。

督脉、任脉是别道奇行的奇经八脉（即督脉、任脉、冲脉、带脉、阴维脉、阳维脉、阴跷脉、阳跷脉）中的二条经脉，与十二正经不同，它们不隶属于十二脏腑，也无阴阳表里配合关系，纵横交错地循行分布于十二经脉之间。督脉与六阳经有联系，称为"阳脉之海"，具有调节全身阳经经气的作用。任脉与六阴经有联系，称为"阴脉之海"，具有调节全身阴经经气的作用。

（一）手太阴肺经

经脉循行：起于中焦，向下联络大肠，回绕过来沿着胃的上口，通过横膈，属于肺脏，从"肺系"（肺与喉咙相联系的部位）横行出来（中府），向下沿上臂内侧，行于手少阴和手厥阴经的前面，下行到肘窝中（尺泽），沿着前臂内侧前缘，进入寸口，经过鱼际，沿着鱼际的边缘，出拇指内侧端（少商）。手腕后方的支脉：从列缺处分出，一直走向示指内侧端，与手阳明大肠经相接。

主要病候：咳嗽、气喘、少气不足以息、咳血、伤风、胸部胀满、咽喉肿痛、缺盆部和手臂内侧前缘痛、肩背部寒冷、疼痛等症状。

主治概要：本经腧穴主治头面、喉、胸、肺病和经脉循行部位，的其他病症。

腧穴：中府、云门、天府、侠白、尺泽、孔最、列缺、经渠、太渊、鱼际、少商。

（二）手阳明大肠经

经脉循行：起于示指末端（商阳），沿着示指内（桡）侧向上，通过第1、2掌骨之间（合谷），向上进入两筋（拇长伸肌腱与拇短伸肌腱）之间的凹处，沿上臂外侧前缘，上走肩端（肩髃），沿肩峰前缘，向上出于颈椎"手足三阳经聚会处"（大椎，属督脉），再向下进入缺盆（锁骨上窝部），联络肺脏，通过横膈，属于大肠。缺盆部支脉：上走颈部，通过面颊，进入下齿，回至上唇，交叉于人中穴，左脉向右，右脉向左，分布在两侧鼻翼（迎香），与足阳明胃经相接。

主要病候：腹痛，肠鸣，泄泻，便秘，痢疾，咽喉肿痛，齿痛，流清涕或出血及本经循行部位疼痛，热肿或寒冷等症状。

主治概要：本经腧穴主治头面、五官、咽喉、热病和经脉循行部位的其他病症。

腧穴：商阳、二间、三间、合谷、阳溪、偏历、温溜、下廉、上廉、手三里、曲池、肘髎、手五里、臂臑、肩髃、巨骨、天鼎、扶突、口禾髎、迎香。

（三）足阳明胃经

经脉循行：起于鼻翼两侧（迎香），上行到鼻根部，与旁侧足太阳经交会，向下沿着鼻的外侧（承泣），进入上齿龈内，回出环绕口唇，向下交会于颏唇沟承浆（任脉）处，再向后沿着口腮后下方，出于下颌大迎处，沿着下颌角颊车，上行耳前，经过上关（足少阳经），沿着发际，到达前额（神庭）。面部支脉：从大迎前下走人迎，沿着喉咙，进入缺盆部，向下通过横膈，属于胃，联络脾脏。缺盆部直行的脉：经乳头，向下夹脐旁，进入少腹两侧气冲。胃下口部支脉：沿着腹里向下到气冲会合，再由此下行至髀关，直抵伏兔部，下至膝盖，沿着胫骨外侧前缘，下经足跗，进入第2足趾外侧端（厉兑）。胫部支脉：从膝下三寸（足三里）处分出，进入足中趾外侧端。足跗部支脉：从跗上（冲阳）发出，进入足大趾内侧端（隐白），与足太阴脾经相接。

主要病候：肠鸣腹胀、水肿、胃痛、呕吐或消谷善饥、口渴、咽喉肿痛、鼻衄、胸及膝髌等本经循行部位疼痛、热病、发狂等症状。

主治概要：本经腧穴主治胃肠病和头面、目、鼻、口齿病和神志病，以及经脉循行部位的其他病症。

腧穴：承泣、四白、巨髎、地仓、大迎、颊车、下关、头维、人迎、水突、气舍、缺盆、气户、库房、屋翳、膺窗、乳中、乳根、不容、承满、梁门、关门、太乙、滑肉门、天枢、外陵、大巨、水道、归来、气冲、髀关、伏兔、阴市、梁丘、犊鼻、足三里、上巨虚、条口、下巨虚、丰隆、解溪、冲阳、陷谷、内庭、厉兑。

（四）足太阴脾经

经脉循行：起于足大趾末端（隐白），沿着大趾内侧赤白肉际，经过大趾本节后的第1跖趾关节后面，上行至内踝前面，再上小腿，沿着胫骨后面，交出足厥阴经的前面，经膝股部内侧前缘，进入腹部，属于脾脏，联络胃，通过横膈上行，挟咽部两旁，连系舌根，分散于舌下。胃部支脉：向上通过横膈，流注于心中，与手少阴心经相接。

主要病候：胃脘痛、食则呕、嗳气、腹胀便溏、黄疸、身重无力、舌根强痛、下肢内侧肿胀、厥冷等症状。

主治概要：本经腧穴主治脾胃病、妇科病、前阴病和经脉循行部位的其他病症。

腧穴：隐白、大都、太白、公孙、商丘、三阴交、漏谷、地机、阴陵泉、血海、箕门、冲门、府舍、腹结、大横、腹哀、食窦、天溪、胸乡、周荣、大包。

（五）手少阴心经

经脉循行：起于心中，出属"心系"（心与其他脏器相联系的部位），通过横膈，联络小肠。"心系"向上的脉：夹咽喉上行，连系于"目系"（眼球连系于脑的部位）。"心系"直行的脉：上行于肺部，再向下出于腋窝部（极泉），沿着上臂内侧后缘，行于手太阴经和手厥阴经的后面，到达肘窝，沿前臂内侧后缘，至掌后豌豆骨部进入掌内，沿小指内侧至末端（少冲），与手太阳小肠经相接。

主要病候：心痛、咽干、口渴、目黄、胁痛、上臂内侧痛、手心发热等症状。

主治概要：本经腧穴主治心、胸、神志病和经脉循行部位的其他病症。

腧穴：极泉、青灵、少海、灵道、通里、阴郄、神门、少府、少冲。

（六）手太阳小肠经

经脉循行：起于手小指外侧端（少泽），沿着手背外侧至腕部，出于尺骨茎突，直上沿着前臂外侧后缘，经尺骨鹰嘴与肱骨内上髁之间，沿上臂外侧后缘，出于肩关节，绕行肩胛部，交会于大椎（督脉），向下进入缺盆部，联络心脏，沿着食管，通过横膈，到达胃部，属于小肠。缺盆部支脉：沿着颈部，上达面颊，至目外眦，转入耳中（听宫）。颊部支脉：上行目眶下，抵于鼻旁，至目内眦（睛明），与足太阳膀胱经相接，而又斜行络于颧骨部。

主要病候：少腹痛、腰脊痛引起睾丸痛、耳聋、目黄、颊肿、咽喉肿痛、肩臂外侧后缘痛等症状。

主治概要：本经腧穴主治头、项、耳、目、咽喉病和热病、神志病，以及经脉循行部位的其他病症。

腧穴：少泽、前谷、后溪、腕骨、阳谷、养老、支正、小海、肩贞、臑俞、天宗、秉风、曲垣、肩外俞、肩中俞、天窗、天容、颧髎、听宫。

（七）足太阳膀胱经

经脉循行：起于目内眦（睛明），上额，交于巅顶（百会）。巅顶部直行的脉：从头顶入里络于脑，回出分开下行项后，沿着肩胛部内侧，挟着脊柱，到达腰部，从脊旁肌肉进入体腔，联络肾脏，属于膀胱。腰部的支脉：向下通过臀部，进入腘窝中。后项的支脉：通过肩胛骨内缘直下，经过臀部（环跳）下行，沿着大腿后外侧，与腰部下来的支脉会合于腘窝中，从此向下，通过腓肠肌，出于外踝的后面，沿着第5跖骨粗隆，至小趾外侧端（至阴），与足少阴肾经相接。

主要病候：小便不通、遗尿、癫狂、疟疾、目痛、迎风流泪、鼻塞多涕、鼻衄、头痛，以及项、背、腰、臀部和下肢后侧本经循行部位疼痛等症状。

主治概要：本经腧穴主治头、项、目、背、腰、下肢部病症，以及脏腑、神志病。

腧穴：睛明、攒竹、眉冲、曲差、五处、承光、通天、络却、玉枕、天柱、大杼、风门、肺俞、厥阴俞、心俞、督俞、膈俞、肝俞、胆俞、脾俞、胃俞、三焦俞、肾俞、气海俞、大肠俞、关元俞、小肠俞、膀胱俞、中膂俞、白环俞、上髎、次髎、中髎、下髎、会阳、承扶、殷门、浮郄、委阳、委中、附分、魄户、膏肓、神堂、譩譆、膈关、魂门、阳纲、意舍、胃仓、肓门、志室、胞肓、秩边、合阳、承筋、承山、飞扬、跗阳、昆仑、仆参、申脉、金门、京骨、束骨、足通谷、至阴。

（八）足少阴肾经

经脉循行：起于足小趾之下，斜向足心（涌泉），出于舟骨粗隆下，沿内踝后，进入足跟，再向上行于腿肚内侧，出腘窝内侧，向上行股内后缘，通向脊柱（长强），属于肾，联络膀胱。上行主干：从肾向上，通过肝、膈，进入肺中，沿着喉咙，夹舌根旁（通廉泉）。肺部支脉：从肺出来，络于心，流注于胸中，接手厥阴心包经。

主要病候：咳血、气喘、舌干、咽喉肿痛、水肿、大便秘结、泄泻、腰痛、下肢内后侧痛、痿弱无力、足心热等症状。

主治概要：本经腧穴主治妇科、前阴病和肾、咽喉病，以及经脉循行部位的其他病症。

腧穴：涌泉、然谷、太溪、大钟、水泉、照海、复溜、交信、筑宾、阴谷、横骨、大赫、气穴、四满、中注、肓俞、商曲、石关、阴都、腹通谷、幽门、步廊、神封、灵墟、神藏、彧中、俞府。

（九）手厥阴心包经

经脉循行：起于胸中，出属于心包络，向下通过横膈，从胸至腹依次联络上、中、下三焦。胸部支脉：沿着胸中，出于胁部，至腋下 3 寸处（天池），上行抵腋窝中，沿上臂内侧，行于手太阴和手少阴之间，进入肘窝中，向下行于前臂两筋的中间，进入掌中，沿着中指到指端（中冲）。掌中支脉：从劳宫分出，沿无名指到指端（关冲），与手少阳三焦经相接。

主要病候：心痛、胸闷、心悸、心烦、癫狂、腋肿、肘臂挛急、掌心发热等症状。

主治概要：本经腧穴主治心、胸、胃、神志病，以及经脉循行部位的其他病症。

腧穴：天池、天泉、曲泽、郄门、间使、内关、大陵、劳宫、中冲。

（十）手少阳三焦经

经脉循行：起于无名指末端（关冲），向上行于小指与无名指之间，沿着手背，出于前臂外侧桡骨和尺骨之间，向上通过肘尖，沿上臂外侧，上达肩部，交出足少阳经的后面，向上进入缺盆部，分布于胸中，散络于心包，向下通过横膈，从胸至腹，属于上、中、下三焦。胸中支脉：从胸向上，出于缺盆部，上走颈旁，连系耳后，沿耳后直上，出于耳部，上行额角，再屈而下行至面颊部，到达眼眶下部。耳部支脉：从耳后进入耳中，出走耳前，与前脉交叉于面颊部，到达目外眦（丝竹空之下），与足少阳胆经相接。

主要病候：腹胀、水肿、遗尿、小便不利、耳聋、耳鸣、咽喉肿痛、目赤肿痛、颊肿和耳后、肩臂、肘部外侧疼痛等症状。

主治概要：本经腧穴主治侧头、耳、胸胁、咽喉病和热病，以及经脉循行部位的其他病症。

腧穴：关冲、液门、中渚、阳池、外关、支沟、会宗、三阳络、四渎、天井、清冷渊、消泺、臑会、肩髎、天髎、天牖、翳风、颅息、角孙、耳门、和髎、丝竹空。

（十一）足少阳胆经

经脉循行：起于目外眦（瞳子髎），上行到额角，下耳后，沿颈旁，行手少阳三焦经之前，至肩上退后，交出手少阳三焦经之后，向下进入缺盆。耳部支脉：从耳后进入耳中，出走耳前，达目外眦后方。目部支脉：从目外眦处分出，下走大迎，会合手少阳经到达目眶下，下行经颊车，于颈部向下会合前脉于缺盆，然后向下进入胸中，通过横膈，络于肝，属于胆，沿着胁肋内，出于少腹两侧腹股沟动脉部，绕阴部毛际，横行进入髋关节部。缺盆部直行脉：从缺盆下行腋下，沿胸侧，经过季胁，下行会合前脉于髋关节部，再向下沿着大腿外侧，出膝外侧，下行经腓骨前面，直下到达腓骨下段，下出外踝前面，沿足背部，进入第 4 趾外侧端（足窍阴）。足背部支脉：从足背分出，沿第 1、2 跖骨之间，出于大趾甲端，穿过趾背的毫毛部（大敦），与足厥阴肝经相接。

主要病候：口苦、目疾、疟疾、头痛、颌痛、目外眦痛、缺盆部肿痛，腋下肿、胸胁及下肢外侧痛、足外侧痛、足外侧发热等症状。

主治概要：本经腧穴主治侧头、目、耳、咽喉病和神志病、热病，以及经脉循行部位的其他病症。

腧穴：瞳子髎、听会、上关、颔厌、悬颅、悬厘、曲鬓、率谷、天冲、浮白、头窍阴、完骨、本神、阳白、头临泣、目窗、正营、承灵、脑空、风池、肩井、渊腋、辄筋、日月、京门、带脉、五枢、维道、居髎、环跳、风市、中渎、膝阳关、阳陵泉、阳交、外丘、光明、阳辅、悬钟、丘墟、足临泣、地五会、侠溪、足窍阴。

（十二）足厥阴肝经

经脉循行：起于足大趾背毫毛部（大敦），沿着足背内侧上行，经过内踝前 1 寸处，向上行小腿内侧至内踝上 8 寸处交出足太阴经的后面，上行腘内侧，沿着大腿内侧，进入阴毛中，环绕阴部，上达小腹，夹胃旁，属于肝，络于胆，向上通过横膈，分布于胁肋，沿着喉咙的后面，向上进入鼻咽部，连接于"目系"（眼球连系于脑的部位），向上出于前额，与督脉会合于巅顶。"目系"支脉：从"目系"下行颊里，环绕唇内。肝部支脉：从肝分出，通过横膈，向上流注于肺，与手太阴肺经相接。

主要病候：腰痛、胸满、呃逆、小便不利、疝气、少腹肿等症状。

主治概要：本经腧穴主治肝病、妇科病、前阴病和经脉循行部位的其他病症。

腧穴：大敦、行间、太冲、中封、蠡沟、中都、膝关、曲泉、阴包、足五里、阴廉、急脉、章门、期门。

（十三）督脉

经脉循行：起于小腹内，下出于会阴部，向后行于脊柱的内部，上达项后风府，进入脑内，上行巅顶，沿前额下行鼻柱，止于上唇系带处。

主要病候：脊柱强痛，角弓反张等症状。

主治概要：本经腧穴主治神志病、热病和腰骶、背、头项局部病症，以及相应的内脏疾病。

腧穴：长强、腰俞、腰阳关、命门、悬枢、脊中、中枢、筋缩、至阳、灵台、神道、身柱、陶道、大椎、哑门、风府、脑户、强间、后顶、百会、前顶、囟会、上星、神庭、素髎、水沟、兑端、龈交。

（十四）任脉

经脉循行：起于小腹内，下出会阴，向上行于阴毛部，沿着腹内，向上经过关元等穴，到达咽喉部，再上行环绕口唇，经面部，进入目眶下，连系于目。

主要病候：疝气、带下、腹中结块等症状。

主治概要：本经腧穴主治腹、胸、颈、头面的局部病症和相应的内脏器官疾病，少数腧穴有强壮作用或可治疗神志病。

腧穴：会阴、曲骨、中极、关元、石门、气海、阴交、神阙、水分、下脘、建里、中脘、上脘、巨阙、鸠尾、中庭、膻中、玉堂、紫宫、华盖、璇玑、天突、廉泉、承浆。

三、腧穴的治疗作用

腧穴是人体脏腑经络之气输注于体表的部位，通常称为穴位。腧穴分为十四经穴、奇穴和阿是穴三大类。十四经穴简称经穴，是腧穴的主要部分，即分布于十二经脉及任、督二脉上的腧穴，现有 361 个。经穴具有主治本经病症的共同作用。奇穴是指既有一定的穴名，又有明确的位置，但尚未列入十四经系统的腧穴，又称经外奇穴。这些腧穴对某些病症具有特殊的治疗作用。阿是穴又称压痛点、天应穴，这一类腧穴既无具体名称，又无固定位置，而是以压痛点或其他反应点作为针灸部位。腧穴的治疗作用主要有以下三个方面。

（一）近治作用

这是所有腧穴主治作用的共同特点，即腧穴能治疗该穴所在部位及邻近组织、器官的病症。如头部的百会、上星、四神聪、神庭、本神等穴，均能治疗脑病；眼区的睛明、承泣、四白等穴，均能治疗眼病；耳区的听宫、听会、耳门、翳风诸穴，皆能治疗耳病；鼻区的迎香、鼻通、印堂，皆能治疗鼻病；胃部的中脘、建里、梁门，皆能治疗胃病；肩关节周围的肩髃、肩髎、肩内陵、肩贞，均能治疗肩周炎；膝关节周围的鹤顶、膝眼、梁丘、阳陵泉，均能治疗膝关节疼痛等。

（二）远治作用

这是十四经腧穴主治作用的基本规律。十四经穴，尤其是十二经脉分布在四肢肘、膝关节以下的腧穴，不仅能治局部病症，而且还可治疗本经循行所及的远隔部位的脏腑、组织、器官的病症，有的甚至具有影响全身的作用。例如合谷穴，不仅能治疗手腕部病症，而且还能治疗颈部和头面部病症，同时，还能治疗外感发热；尺泽穴不仅能治疗肘臂挛痛，还能治疗咳嗽、气喘、咳血、胸部胀满、咽喉肿痛等；阳陵泉不仅能治疗下肢痿痹，还能治疗胁痛、口苦、呕吐、黄疸等；足三里穴不仅能治疗下肢病症，而且能调整整个消化系统的功能，甚至对人体防卫、免疫方面都具有很大的作用。

由于经脉的表里属络关系及其分布特点，腧穴在远治作用中，除能治本经病变以外，还能治相表里经脉的疾患。如手太阴肺经的列缺穴，不仅能治本经的咳嗽，还能治疗与其相表里的手阳明经的头痛、项强；手阳明大肠经的曲池，既能治疗本经的腹痛吐泻，又能治疗与其相表里的手太阴肺经的外感热病、瘾疹、咽喉肿痛等。

（二）特殊作用

临床实践证明，针刺某些腧穴，对机体的不同状态有着双向的良性调整作用。如腹泻时，针刺天枢能止泻；便秘时，针刺天枢又能通便。又如实验证明，针刺足三里既可使原来处于弛缓状态或处于较低兴奋状态的胃运动加强，又可使原来处于紧张或收缩亢进的胃运动减弱。心动过速时，针刺内关可减慢心率；心动过缓时，针刺内关又能增快心率。此外，腧穴的治疗作用还具有相对的特异性，如大椎退热、至阴矫正胎位、胆囊穴治疗胆绞痛、阑尾穴治疗阑尾炎、四缝穴治疗小儿疳积等。

四、腧穴的定位方法

在临床上，治疗效果与取穴位置是否正确，有着密切的关系。为了定准腧穴，必须掌握定位方法。常用的定位方法有以下四种。

（一）体表解剖标志定位法

体表解剖标志定位法，是以人体解剖学的各种体表标志为依据来确定腧穴位置的方法，俗称自然标志定位法。可分为固定的标志和活动的标志两种。

1. 固定的标志　指各部位由骨节和肌肉所形成的突起、凹陷、五官轮廓、发际、指（趾）甲、乳头、肚脐等。如腓骨小头前下方1寸定阳陵泉；足内踝尖上3寸，胫骨内侧缘后方定三阴交；胸骨上窝正中定天突；眉头定攒竹；耳垂前0.5～1寸定牵正；示指桡侧指甲旁 0.1 寸定商阳；两乳中间定膻中；脐中旁开 2 寸定天枢等。

2. 活动的标志　指各部的关节、肌肉、肌腱、皮肤随着活动而出现的空隙、凹陷、皱纹、尖端等。即需要采取相应的活动姿势才会出现的标志，如在耳屏与下颌关节之间微张口呈凹陷处取听宫；下颌角前上方约一横指当咀嚼肌隆起，按之凹陷处取颊车；握拳在第五指掌关节后尺侧横纹头取后溪；以掌向胸，当尺骨茎突桡侧缘凹陷中取养老等。

（二）骨度折量定位法

骨度折量定位法，是以体表骨节为主要标志折量全身各部的长度和宽度，定出分寸用于腧穴定位的方法，又称骨度分寸定位法。即以《灵枢经·骨度》描述的人体各部的分寸为基础，结合历代学者创用的折量分寸（将设定的两骨节点或皮肤横纹之间的长度折量作为一定的等份，每 1 等份即为 1 寸，10 等份为 1 尺）作为定位的依据。不论男女、老少、高矮、胖瘦，均可按这一标准在其自身测量。

现将各部尺寸标准介绍如下。

头部：

直寸　前后发际间为 12 寸。

　　　两眉连线中点至前发际正中为 3 寸。

　　　后发际正中至第七颈椎最高点为 3 寸。

横寸　两前发角间为 9 寸。

　　　两乳突最高点间为 9 寸。

胸腹部：

直寸　胸骨上窝至胸剑联合为 9 寸。

　　　胸剑联合至脐中为 8 寸。

　　　脐中至耻骨联合上缘正中点为 5 寸。

横寸　两乳头之间为 8 寸。

背腰部：

直寸　以脊柱椎数来计算。

横寸　从肩胛骨内侧缘至背部正中线为 3 寸。

上肢部：

从腋前纹头至肘横纹为 9 寸。

从肘横纹中点至腕横纹中点处为 12 寸。

下肢部：

从股骨大转子至腘横纹为 19 寸（外侧）。

从臀横纹中点至腘横纹中点为 14 寸（后侧）。

耻骨联合上缘至股骨内上髁上缘之间为 18 寸。

从腘横纹至外踝尖为 16 寸（外侧）。

从胫骨内侧髁下缘至内踝尖间为 13 寸（内侧）。

内、外踝尖至足底着地处的垂直线为 3 寸。

（三）指寸定位法

指寸定位法，是指依据患者本人手指所规定的分寸来量取腧穴的方法，又称"手指同身寸取穴法"，常用的有以下 3 种：

1. 中指同身寸　患者拇、中指屈曲成环形，以中指中节桡侧两纹头端之间的距离作为 1 寸。

2. 拇指同身寸　以患者拇指的指关节的宽度作为 1 寸。

3. 横指同身寸（一夫法）　令患者将示指、中指、无名指和小指并拢，以中指中节横纹为标准，其余四指的宽度作为 3 寸。

（四）简便取穴法

简便取穴法是临床中一种简便易行的方法，如立正姿势，垂手中指端取风市；两手虎口自然平直交叉，在示指端到达处取列缺；两耳尖连线中点取百会等。此法是一种辅助取穴方法，为了定穴的准确，最好结合体表解剖标志或骨度折量定位等方法取穴。

五、特定穴及其运用

特定穴包括有五输穴、原穴、络穴、背俞穴、募穴、郄穴、八会穴、八脉交会穴、下合穴、交会穴等。每一种特定穴都有一定的分布规律及特殊的治疗作用，是临床上较常用的穴位，下面分别叙述。

（一）五输穴

五输穴是十二经脉中分布在肘膝关节以下的五个重点穴位，即井穴、荥穴、输穴、经穴、合穴，共六十个穴位，其次序是从四肢末端的井穴开始，逐渐走向近端，合穴止于肘、膝关节。五输穴的排列次序，代表各经脉气从小到大、从浅入深的流注过程。

1. 井穴　"井"指地下的泉水，意指各经经气产生的源头，故称"所出为井"，分布于四肢末端，位置表浅。针刺反应强烈，具有泄热镇惊、通脑、醒神等作用。治疗本经的急症，也治疗心下胀满等病症。

2. 荥穴　"荥"为细小的水流，意指各经脉气开始流动，故称"所溜为荥"。分布于指掌关节或跖趾关节附近，此处穴位具有通经活络、清热止痛作用。常用于治疗各种热性疾病，以及与各经脏腑相关的五色的病变。

3. 输穴　"输"为转输，意指经气输注之处，故称为"所注为输"，分布于腕踝关节或指掌关节附近，阴经的输穴也就是原穴。此处的穴位具有疏通经络，祛湿止痛作用，用于治疗身体沉重，关节疼痛等疾病。由于阴经以输为原，故输穴也常用于治疗五脏六腑的疾病。

4. 经穴　"经"为经行，是经气行经的部位，故称"所行为经"，上肢布于前臂及腕部，下肢分布于小腿及踝关节，具有解表清热、止咳平喘的作用，用于治疗畏寒，发热，咳嗽，气喘，以及与各经脏腑相关的五官病变。

5. 合穴　"合"指汇合，是经气汇聚之处，故称"所入为合"。分布于肘关节及膝关节附近，具有调理五脏六腑气机和降气、止泄作用，用于治疗六腑病变以及气逆、泄泻、饮食失常的病症。

五输穴的临床应用：除了根据上述各穴的特殊作用而治疗一部分疾病，还可以结合五输穴的五行属性进行补补泻。古人认为五脏属阴，所以五脏之经脉生于阳地而终于阴地，故阴经井穴从木开始，其排列次序是木、火、土、金、水；六腑为阳，所以六腑之经脉生于阴地，而终于阳地，故阳经井穴从金开始，其排列次序是：金、水、木、火、土。根据"生我者为母，我生者为子"，以及"虚则补其母，实则泻其子"的理论，五输穴的子母补泻法分为两种：

第一种是本经五输穴子母补泻法。即将本经的五输穴按照五行相生道理，进行子母补泻。例如以肝木为例，因水能生木，故水为木之母，木能生火，故火为木之子，若肝木亏虚，可以补其母，即选本经的水穴曲泉；若肝木过旺，可以泻其子，即泻本经的火穴行间。余类推。

第二种是他经五输穴子母补泻法。即根据十二经脉的五行属性，按照五行相生道理，进行选穴。以肺金为例，肺属金，土能生金，金能生水，当肺虚时则宜补土，取土经（脾经和胃经）的土穴（太白，足三里）治疗；肺经实证，则宜泻其水，取水经（肾与膀胱）的水穴（阴谷、通谷）治疗，余法相同。

阴经五输穴表

五输 阴经	井（木）	荥（火）	输（土）	经（金）	合（水）
手太阴肺	少商	鱼际	太渊	经渠	尺泽
手厥阴心包	中冲	劳宫	大陵	间使	曲泽
手少阴心	少冲	少府	神门	灵道	少海
足太阴脾	隐白	大都	太白	商丘	阴陵泉
足厥阴肝	大敦	行间	太冲	中封	曲泉
足少阴肾	涌泉	然谷	太溪	复溜	阴谷

阳经五输穴表

五输 阴经	井（木）	荥（火）	输（土）	经（金）	合（水）
手阳明大肠	商阳	二间	三间	阳溪	曲池
手少阳三焦	关冲	液门	中渚	支沟	天井
手太阳小肠	少泽	前谷	后溪	阳谷	小海
足阳明胃	厉兑	内庭	陷谷	解溪	足三里
足少阳胆	足窍阴	侠溪	足临泣	阳辅	阳陵泉
足太阳膀胱	至阴	通谷	束骨	昆仑	委中

（二）原穴

原者，原气之意。原穴是脏腑原气所经过和汇聚之处，十二条经脉有十二个原穴，故称为十二原。关于原穴的意义，《难经》说得很明白："脐下肾间动气者，人之生命也，十二经之根本也，故名曰原。三焦者，原气之别使也，主通行三气，经历于五脏六腑。原者，三焦之尊号也，故所止辄为原，五脏六腑之有病者，皆取其原也。"文中所指的脐下肾间动气，即原气，是十二经脉的根本，生命的本原。原气在三焦的推动下，经过五脏六腑，所以五脏六腑有病，可以用原穴来治疗。此外，五脏六腑有病，还可以反映到原穴部位上来，如

《灵枢经·九针十二原》说"五脏有疾也，应出十二原"。近代医家根据《内经》这一理论，通过检查十二原穴的皮肤电阻，诊断五脏六腑的病变，并且制造了经络测定仪，了解各经所属脏腑的虚实情况。

古代对原穴有两种不同的提法，《内经》的十二原是指心、肝、脾、肺、肾各经左右共十个原穴，加上膏之原鸠尾，肓之原脖胦（气海穴）。后《难经·六十六难》则认为十二经脉属于十二个脏腑，每个脏腑各有一个原穴，共十二原穴。此法比较合理，故历代医家皆采用后一种方法。

十二原穴表

经脉	肺经	大肠经	胃经	脾经	心经	小肠经	膀胱经	肾经	心包经	三焦经	胆经	肝经
原穴	太渊	合谷	冲阳	太白	神门	腕骨	京骨	太溪	大陵	阳池	后墟	太冲

（三）络穴

络穴是络脉所属的穴位，十五大络各有一个络穴，故称十五络穴。其中属于十二经脉，分布于四肢部的有十二个络穴，其作用是沟通表里两条经脉，有联络的意义；位于躯干部的三条络脉，分别联络躯干的前面，后面和侧面：任脉络脉散于腹，联络躯干的前面；督脉络脉散于头上，联络背腰部及头部；脾之大络布于胸胁，联络侧身部。故四肢部的络穴，主要用于治疗有关表里的两条经脉的病症；分布于躯干部的三个络穴，分别用以治疗躯干的前面、背面及侧身部的病症。

十五络穴表

经络	肺经	大肠经	胃经	脾经	心经	小肠经	膀胱经	肾经	心包经	焦经	胆经	肝经	督脉	任脉	脾大络
络穴	列缺	偏历	丰隆	公孙	通里	支正	飞扬	大钟	内关	外关	光明	蠡沟	长强	鸠尾	大包

（四）背俞穴

背俞穴是五脏六腑之经气输注于背腰的部位。这些穴位，内应脏腑，乃脏腑经气转输、汇聚之处。脏腑有病，可以反映到背俞穴上来，针刺或艾灸这些穴位，对治疗脏腑的疾病，常常取得良好的效果。

五脏六腑在背部各有一个俞穴，距离背正中线一寸半处夹脊两旁排列，与各个脏器的解剖位置大致相应。由于五脏开窍于五官，故背俞穴除了治疗五脏的病变外，还能治疗五官的疾病，以及与各个脏腑有关的病症。

脏腑背俞穴表

脏腑	背俞
肺	肺俞
心包	厥阴俞
心	心俞
肝	肝俞
胆	胆俞
脾	脾俞

脏腑	背俞
胃	胃俞
三焦	三焦俞
肾	肾俞
大肠	大肠俞
小肠	小肠俞
膀胱	膀胱俞

（五）募穴

募穴是脏腑经气汇集于胸腹部的穴位。五脏六腑在胸腹部各有一个募穴，它邻近脏腑，是治疗脏腑病变的常用穴位。背俞穴分布于背腰部，属阳，而募穴分布于胸腹部，属阴，两者有阴阳之分。在正常情况下，经气可以由阴行阳，也可以由阳行阴，阴阳互通，气相交贯；在疾病情况下，阴病可以行阳，阳病也可以行阴，故在配穴处方时，常采用"从阴引阳，从阳引阴"的方法。如五脏病属阴多用背俞穴治疗，六腑病属阳多采用募穴治疗，皆属此法，后人更多把背俞穴与募穴配合使用，称为俞募配穴法。

脏腑募穴表

两侧		正中	
脏腑	募穴	募穴	脏腑
肺	中府	膻中	心包
肝	期门	巨阙	心
胆	日月	中脘	胃
脾	章门	石门	三焦
肾	京门	关元	小肠
大肠	天枢	中极	膀胱

（六）郄穴

郄，音隙，是经脉在四肢部位的间隙处，也是经气汇聚的地方。十二经脉各有一个郄穴，加上奇经八脉中的阴跷脉、阳跷脉、阴维脉、阳维脉四条经脉的郄穴，合称十六郄穴。全部分布于四肢部位，用于治疗本经及其所属脏腑的急症和重症。如胸痛取郄门，吐血取孔最等。另外，委中穴又名血郄，古人常刺委中出血，用于治疗疔疮、痔疮、背部脓疡等，具有清热凉血的作用。

十六郄穴表

经名	手太阴	手阳明	足阳明	足太阴	手少阴	手太阳	足太阳	足少阴	足厥阴	手少阳	足少阳	足厥阴	阳维	阴维	阳跷	阴跷
郄穴	孔最	温溜	梁丘	地机	阴郄	养老	金门	水泉	郄门	会宗	外丘	中都	阳交	筑宾	跗阳	交信

（七）八会穴

八会是脏会、腑会、气会、血会、筋会、骨会、脉会、髓会八者的总称，是脏、腑、气、血、筋、骨、脉、髓的精气汇聚之处，用于治疗相应器官或组织的病变，如脏会章门治疗癥瘕积聚、胁肋疼痛；腑会中脘治疗脘腹不舒；气会膻中治疗气促、气喘；血会膈俞治疗血虚、血证；筋会阳陵泉治疗筋脉痉挛、四肢搐搦；骨会大杼治疗骨痹酸痛；脉会太渊治疗经脉痹阻，运行不畅；髓会绝骨治疗髓海不足等。

八会穴表

组织	髓	筋	气	血	脏	腑	脉	骨
会穴	绝骨	阳陵泉	膻中	膈俞	章门	中脘	太渊	大杼

（八）八脉交会穴

八脉交会穴是指奇经八脉与十二经脉交会的八个穴位。奇经八脉并不全部循行四肢，但由于脉气相通，故奇经八脉中每条经脉都在四肢部位有一个交会穴，统称八脉交会穴。

由于奇经与奇经之间，会合于一定的部位，故八脉交会穴可以治疗一定部位的疾病。古人还把八脉交会穴按阴阳配偶关系，划分为四组进行辨证治疗。现根据《针灸大成》分组法列表如下。

八脉交会穴表

公孙二穴	通冲脉	合于心、胸、胃
内关二穴	通阴维脉	
后溪二穴	通督脉	合于目内眦、颈项、耳、肩膊、小肠、膀胱
申脉二穴	通阳跷脉	
外关二穴	通阳维脉	合于目外眦、耳后、颊、颈、肩
临泣二穴	通带脉	
列缺二穴	通任脉	合于肺系、咽喉、胸膈
照海二穴	通阴跷脉	

（九）下合穴

下合穴是指手足三阳经脉分布在下肢的合穴。其中足三阳经的下合穴，都是各经五输穴中的合穴，而手三阳经由于分布于上肢及头面，较少用于治疗六腑的病症。按照"合治内腑"及"治腑者治其合"的理论，在下肢寻找到了治疗手三阳腑证的相应穴位，故称为下合穴。下合穴现已普遍用于治疗相应六腑病症。

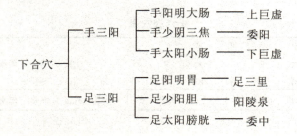

（十）交会穴

由两条或两条以上经脉交会的穴位，称为交会穴。交会的形式可以是十二经脉与奇经八脉之交会，也可以是十二经脉与十二经脉之间，或者奇经八脉与奇经八脉之间的交会。有些交会是几条经脉的交会处，如大椎穴，就是督脉与手足三阳经的交会处。由于经脉的循行，遍布全身，纵横交错，所以交会穴也甚多，据《针灸甲乙经》记载的有 95 个会穴。这些交会穴，不仅用于治疗本经及其所属脏腑病变，还常用于治疗其他交会的经脉的病变。

（王旭光）

第二节　八纲辨证

八纲，即阴、阳、表、里、寒、热、虚、实。运用上述的八个纲领，对临床症状进行分析，以辨别其病位的浅深，病邪的性质，邪正的盛衰的方法，称为八纲辨证。八纲辨证，是辨证施治的核心理论。

1. 表里　表里是鉴别病位内外和病势浅深的两个纲领（表 2 - 1）。

表 2 - 1　表里辨证简表

纲领	病位与病势	临床表现举例	鉴别要点
表	病位在皮毛肌肤、经络，病轻	恶寒（或恶风）发热，苔薄，脉浮。或见头身重痛，或见鼻塞流涕，或见咳嗽	1. 恶寒与发热是否同时存在 2. 脉象的浮与沉 3. 舌苔厚薄
里	病位在脏腑，病重	壮热，烦渴，腹痛，便秘，舌苔黄厚，脉沉数	

2. 寒热　寒热是辨别疾病性质的两个纲领（表 2 - 2）。

表 2 - 2　寒热辨证简表

纲领	分类	临床表现举例	鉴别要点
寒	包括表寒、里寒、实寒、虚寒证	恶寒喜暖，面白肢冷，口淡不渴，小便清长，大便溏薄，舌淡苔白滑，脉迟或紧	1. 寒热喜恶 2. 口渴与不渴 3. 二便情况 4. 舌红或淡，苔黄与白，干与润 5. 脉的迟数
热	包括表热、里热、实热、虚热证	发热喜冷，面红目赤，口渴喜饮，小便短赤，大便秘结，舌红苔黄干，脉洪数	

3. 虚实　虚实是辨别邪正盛衰的两个纲领（表 2 - 3）。

表 2 - 3　虚实辨证简表

纲领	分类	临床表现举例	鉴别要点
虚	表里，脏腑，气血，寒热，阴阳均有虚证、实证之分	面白神疲，气短乏力，形寒肢冷或潮热盗汗，大便稀溏，舌淡胖嫩或舌红少苔，脉细弱或细数无力	1. 病处的喜按与拒按 2. 舌质的苍老与胖嫩 3. 脉象的有力与无力 4. 言语，声音，呼吸的有力与无力
实		发热，腹胀痛而拒按，或神昏谵语，呼吸气粗，便秘尿赤，舌质苍老，苔厚干或厚腻，脉实有力	

4. 阴阳　　阴阳是八纲辨证的总纲，阴包括里、虚、寒三个纲领，阳包括表、热、实三个纲领。但阴阳是相对的，可分的（表2-4）。

表2-4　阴阳辨证简表

纲领	分类	临床表现举例
阴	里证，寒证，虚证，属阴的范畴	见上表中里、寒、虚证的举例
阳	表证，实证，热证，属阳的范畴	见上表中表、热、实证的举例

5. 八纲综合辨证　　证候的反映是错综复杂的，如表证中就有表寒、表热、表实之分；里证有里寒、里热、里实之分等，故临床上应进行综合辨证（表2-5）。

表2-5　八纲辨证总表

	表	里	寒	热	虚	实
表	见上表中表证的临床表现举例	半表半里证：寒热往来，胸胁苦满，心烦善呕，默默不欲食，口苦咽干目眩，脉弦	恶寒重，发热轻，头项痛，无汗，苔薄白而润，脉浮紧	发热重，微恶风寒，头痛，汗出，口干，舌边尖红，苔薄白而干或微黄，脉浮数	发热，恶风，头项痛，汗出，脉浮缓	恶寒，发热，头项强痛，无汗，脉浮紧
里	表邪入里，里邪出表等，参阅有关教材	见上表中里证的临床表现举例	形寒肢冷，面白，口淡不渴，小便清长，大便稀溏，舌淡苔白润，脉沉迟	壮热，面赤气粗，烦渴欲冷饮，小便短赤，大便秘结，舌红苔黄厚，脉洪数	包括脏腑、气血不足的各种证候，见脏腑气血辨证的有关内容	包括脏腑、气血有余的各种证候，见脏腑、气血辨证的有关内容
寒			见上表中寒证的临床表现举例	包括了寒热错杂、寒热真假，参阅有关教材	畏寒肢冷，面白神疲，痛处喜按，小便清长，大便溏薄，舌淡嫩，脉沉迟无力	畏寒肢冷，面白，腹胀肠鸣，痛处拒按，或喘咳痰多，尿清长，大便溏或结，脉沉迟有力
热				包括表热、里热等证	潮热盗汗，五心烦热，颧红，咽干口燥，舌红少苔，脉细数	热实证，见里热证中的举例
阴					潮热盗汗，骨蒸，咽干，五心烦热，舌红少苔，脉细数。或咳嗽无痰，或失眠，或耳鸣，腰膝酸软	
阳					面白，唇舌色淡，自汗，不渴，畏寒肢冷，或心悸心痛，或水肿，或喘咳，或阳痿遗精，不育不孕	

（王建林）

第三节　经络辨证

经络内属脏腑，外络肢节，沟通脏腑与体表间的联系；经络又具有运行气血，濡养全身的作用。外邪的侵袭，经络气血的逆乱，均可导致经络病变。脏腑的病变，可通过经络反映于体表；外邪侵袭，又可通过经络，影响脏腑的正常生理功能，而形成病变。

根据经络发病的规律和特有症状，以推断病证属于哪一经络的辨证方法，即经络辨证。如气喘、咳嗽，为太阴、少阴所特有，再依据其他症状，舌、脉情况，即可进一步推断病属太阴还是少阴了。胁痛、口苦、善太息，为足少阳经所特有，见此症状，即可推断为足少阳病证。具体的经络辨证内容，以简表形式记述（表2-6～表2-9）。

表2-6　手三阳经主病简表

经络名称	主病
手阳明经	目黄，口干，齿痛，颊肿，鼻衄，咽喉肿痛，沿经脉所过部位疼痛和热肿
手太阳经	耳聋，目黄，面颊肿痛，咽喉痛，沿经脉所过部位疼痛
手少阳经	耳聋，目外眦痛，咽喉肿痛或闭塞不通，汗出，面颊肿痛，经脉所过部位疼痛

表2-7　足三阳经主病简表

经络名称	主病
足阳明经	胃痛，水肿，消谷善饥，腹胀，癫狂，疟疾，热病，汗出，鼽衄，口歪，唇胗，颈肿，咽喉疼痛或闭塞不通，沿经脉所过部位疼痛和麻木
足太阳经	目黄，眼疾，疟疾，癫狂，痫证，头项强痛，鼽衄，痔疮，沿经脉所过部位疼痛，屈伸不利
足少阳经	头痛，颔肿，目外眦痛，口苦，疟疾，瘰疬，胸胁痛，沿经脉所过部位疼痛

表2-8　手三阴经主病简表

经络名称	主病
手太阴经	咳嗽，气喘，胸闷，心烦，感冒，汗出，沿经脉所过部位疼痛
手少阴经	心痛，烦渴，目黄，咽干，胸胁痛，沿经脉所过部位疼痛
手厥阴经	心悸，心痛，心烦，目黄，面赤，胸胁胀痛，沿经脉所过部位疼痛

表2-9　足三阴经主病简表

经络名称	主病
足太阴经	腹胀，便溏或泄泻，胃痛，嗳气，呕吐，心烦，不能食，小便不利，黄疸，腹部痞块，舌根强痛，沿经脉所过部位疼痛、废用
足少阴经	咳血，气喘，心烦，心痛，惊悸，黄疸，泄泻，舌干，咽喉肿痛，面色黧黑，痿证，沿经脉所过部位疼痛
足厥阴经	呕吐，泄泻，疝气，妇人少腹肿，小便不利，遗尿，胸满，腰痛，咽干，沿经脉所过部位疼痛

（王建林）

第四节　脏腑辨证

五脏与六腑，都各有特定的生理功能，且共同维持人体正常生理活动。各脏腑正常生理功能的发挥及脏腑间的相互配合，或因感受外邪，或因精神活动的失常，或因脏腑的阴阳平衡失调等，都可以影响脏腑的正常生理活动，导致疾病的发生。

根据脏腑的生理功能和病理表现，可对临床症状进行归类、分析，以辨别病机、病位、病变性质、邪正间关系的方法，即脏腑辨证。脏腑病证，与脏腑功能（即气与阳）及物质（即阴与血）的失调有关；与外邪侵袭有关；与功能失调、病理产物（如痰、湿等）的形成有关。因此，为便于学习记忆，脏腑辨证就按气、血、阴、阳等几个方面（表 2－10 ～表 2－14）。

表 2－10　与气、阳有关的脏腑辨证

虚实分类	脏腑	证型与症状
虚	心	1. 心气虚　心悸、胸闷，气短，动则加剧，面白神疲，自汗，舌淡，脉虚或弱 2. 心阳虚　心悸，胸闷心痛，面色苍白，畏寒肢冷，舌淡胖，苔白滑，脉微细
	肺	肺气虚　咳喘，气短不足以息，面白神疲，痰液清稀，恶风，自汗，易患感冒，舌淡，脉虚
	脾	1. 脾气虚　腹胀，便溏，纳少，肢倦懒言，面色萎黄，舌淡苔白，脉缓而弱 2. 中气下陷　腹胀、纳少，头晕，气短，肢倦，舌淡脉弱。或久痢，或脱肛，或阴挺 3. 脾阳虚　腹胀，便溏，腹痛而喜温喜按，肢冷，或见小便不利，水肿，或见白带量多而清稀。舌淡胖，苔白滑，脉沉迟而无力
	肾	1. 肾气虚　腰膝酸软，耳鸣耳聋，小便频数，夜尿多，或遗尿，男子滑精早泄，不育；女子带下清稀，月经不调，不孕，舌淡，脉沉弱 2. 肾阳虚　畏寒肢冷，腰膝酸软，耳鸣耳聋，神疲，面色苍白或黧黑，舌淡苔白滑，脉沉迟无力。或阳痿，不育或不孕，或五更泄泻，或水肿胀满 3. 肾不纳气　久病咳喘，动则喘甚，声音低怯，腰膝酸软，舌淡，脉虚弱
	心、肺	心肺气虚　心悸，胸闷，咳喘，气短，动则更甚，面白神疲，痰液清稀，自汗，舌淡，脉弱或结代
	脾、肺	脾肺气虚　久病咳喘，痰多色白质稀，纳少便溏，神疲，气短懒言，面白，舌淡，脉弱
实	肝	肝气郁结　胸胁胀痛，善太息，烦躁易怒，脉弦。或见咽喉有堵塞感，或妇女月经不调，痛经，闭经，乳房胀痛，或瘰疬，瘿瘤
	肝、胃	肝胃不和　脘腹胀痛，嗳气吞酸，多因情态变化而症状加剧，舌淡红或红，苔薄白或黄，脉弦或弦数

表 2－11　与血有关的脏腑病证

虚实分类	脏腑	证型与症状
实	心	心脉痹阻　心悸，心痛，痛引肩背，时作时止，或痛如针刺，舌质紫黯而有瘀，脉涩。或见畏寒肢冷，疼痛得温则减，脉沉
虚	心	心血虚　心悸怔忡，失眠多梦，眩晕，面白，唇舌色淡，脉细
虚	脾	脾不统血　神疲乏力，腹胀，纳少便溏，面色萎黄，舌淡苔白，脉细弱。或见尿血，便血，衄血，或妇女月经过多，崩漏
虚	心、脾	心脾两虚　心悸怔忡，失眠多梦，头晕，腹胀便溏，神倦乏力。或皮下出血，或月经量少色淡，舌淡，脉细弱
虚	肝	肝血亏虚　眩晕，面色及爪甲不荣；或视物不清，或肢节屈伸不利，手足震颤；或经闭，舌淡，脉弦细
虚	心、肝	心肝血虚　心悸，健忘，眩晕，失眠，多梦，面白，爪甲不荣，目涩，视物不清，肢体震颤、麻木，舌淡脉细

表 2－12　与阴有关的脏腑病证

脏腑	证型与症状
肺	肺阴不足　咳嗽痰少或无痰，或痰中带血，咽干口燥，形体消瘦，潮热盗汗，五心烦热，颧红，舌红少苔，脉细数
大肠	大肠津亏　便结或便秘，咽干口燥，舌红少苔，脉细数
胃	胃阴不足　胃脘痛，饥不欲食，口燥咽干，大便干结，呃逆，干呕，舌红苔少而干，脉细
肝	1. 肝阴虚（肝阳上亢）　若眩晕耳鸣，胸胁胀痛，烦热，舌红苔少，脉弦细数，为肝阴不足；若眩晕而面红目赤，烦躁易怒，失眠多梦，腰膝酸软，舌红，脉弦细数，为阴虚阳亢 2. 阴虚风动　低热或潮热，心烦，口燥咽干，手足蠕动，舌红而干，脉弦细数
肾	肾阴虚　腰膝酸软，头晕耳鸣，遗精，潮热盗汗，心烦，失眠，舌红苔少，脉沉细，或妇女经闭，崩漏
心、肾	心肾不交　心悸，心烦，不寐，潮热盗汗，腰膝酸软，遗精，咽干，舌边尖红，苔少，脉细数

表 2－13　与火、热、痰、湿有关的脏腑病证

脏腑	证型与症状
心	1. 心火亢盛　心烦不寐，胸闷，面赤口干，溺赤便结，舌尖糜烂疼痛，舌边尖红，脉数实。或见吐衄，或见疮疡肿痛 2. 痰火扰心　狂躁或谵语，或哭笑无常，或言语失常，面红目赤，喉间痰鸣，痰液黄稠，舌红苔黄腻，脉滑数 3. 痰迷心窍　意识模糊，言语不清，或昏仆不识人，或神志痴呆，胸闷欲呕，喉间痰鸣，口吐涎沫，舌苔白腻，脉滑
小肠	小肠实热　心烦口渴，口舌生疮，小便短涩疼痛，或尿血，舌红苔黄，脉数
肺	痰浊阻肺　咳喘，痰多黏腻，胸闷，舌苔白腻，脉浮滑
大肠	大肠湿热　腹痛腹痛，大便次数增多，或下痢赤白，里急后重；或泻下如水，色黄臭秽，肛门灼热，小便短赤，烦渴，舌红苔黄腻，脉滑数；或兼见恶寒发热
脾	1. 湿邪困脾　脘腹胀闷，纳少，肢体困倦，或浮肿，小便不利，大便溏泻，舌淡苔白腻，脉濡 2. 脾胃湿热　脘腹胀闷，纳少，肢体困倦，或黄疸，或妇女带下色黄，量多而臭，舌红苔黄腻，脉濡数

脏腑	证型与症状
胃	胃火炽盛　胃脘疼痛，呕吐，口渴欲冷饮，口臭龈肿，消谷善饥，溺赤便秘，舌红苔黄，脉数实
肝	1. 肝火上炎　眩晕，头胀重，面红目赤，烦躁易怒、失眠多梦，口苦，胸胁胀痛，溺赤，舌红苔黄，脉弦数。或见耳鸣，耳内流脓而肿痛，或见吐衄 2. 热极生风　高热神昏，手足抽搐，项强，角弓反张，两目上视，牙关紧闭，舌红绛，脉弦数
胆	肝胆湿热　黄疸，发热，口苦口干，胸胁胀痛，舌红苔黄腻，脉弦数或弦滑数。或见阴囊湿疹，或见妇女带下臭秽
膀胱	膀胱湿热　尿频尿急，溺赤，排尿涩痛，小腹胀痛，舌红苔黄腻，脉滑数。或见恶寒发热，或见腰痛尿血，或见尿中夹砂石

表 2-14　与外邪有关的脏腑病症

脏腑	证型与症状
肺	1. 风寒束肺　恶寒发热，鼻塞流清涕，咳嗽，痰色白而清稀，无汗，苔白，脉浮紧 2. 风热犯肺　身热微恶风寒，鼻塞流黄浊涕，咳嗽，痰色黄质稠，口干咽痛，舌边尖红，苔薄白或微黄，脉浮数 3. 燥邪犯肺　干咳无痰或痰少难咯，唇干鼻燥，或微见恶寒发热，舌边尖红，苔薄白或薄黄，脉浮数 4. 寒邪客肺　咳嗽，气喘，痰稀色白，形寒肢冷，舌淡苔白润，脉浮紧

（王建林）

第五节　气血辨证

　　运用脏腑学说中有关气血的理论，分析临床症状，辨别气血的病理变化的辨证方法，称为气血辨证。气血与脏腑关系密切，气血的化生依赖脏腑的正常生理活动；反过来，气血又是脏腑功能活动的物质基础（表 2-15，表 2-16）。

表 2-15　气的病证的辨证简表

虚实分类	证型	有关脏腑	症状
实	气滞	心、肝、肺、胃、胆及有关经络	胸、胁、腹部的胀闷及疼痛
	气逆	肺、胃、肝	1. 肺气上逆　咳喘、胸闷 2. 胃气上逆　呕吐，嗳气，恶心，呃逆 3. 肝气上逆　昏厥，眩晕，头痛，吐血等
虚	气虚	与各脏腑均有关	神疲乏力，自汗，少气懒言，头晕眼花，面白，舌淡，脉虚或弱。或以咳嗽，声低痰稀为主。或以心悸，动则更甚，失眠为主。或以脘腹胀痛，纳呆，便溏为主。或以腰膝酸软，耳鸣耳聋为主
	气陷	与脾胃有关	头晕眼花，神疲乏力，少气懒言，面色苍白，久泄久痢，舌淡脉弱。或脱肛，或子宫脱垂，或胃、肾下垂

表2－16　血的病证的辨证简表

虚实分类	证型	有关脏腑	症状
实	血瘀	心、肝、胃等有关脏腑及经脉	1. 疼痛　病位固定（痛位在胸腹，或在肢体），痛如刀割，拒按 2. 瘀斑　皮下瘀斑，舌有瘀点。或见面色黧黑，肌肤甲错。或见唇甲青紫 3. 出血　出血反复发作，血色紫黯而夹瘀块。或大便色黑。或月经不调 4. 舌脉　舌紫黯，脉细涩
	血热	心、肺、肝、胃等有关脏腑	咳血，吐血，尿血，衄血，疮疡。或见心烦，狂躁等症。舌红绛，脉数
虚	血虚	心、脾、肝等有关脏腑	面色苍白或萎黄，唇舌、爪甲淡白，头晕眼花，心悸失眠，肢体麻木，舌淡脉细。妇女月经不调，量少色淡，或经闭

（王建林）

第三章　针灸临床常用检查方法

针推疗法的应用范围很广，可用于临床各科，但目前临床上较多用于运动系统、神经系统及疼痛病症的治疗，故这里重点介绍这些方面常用的物理检查方法。

第一节　上肢检查

一、肩关节检查

1. 望诊　可自前向后检查，两肩对比，注意双肩高度、形态等是否对称，有无肿胀、瘀血、肌肉萎缩等。正常肩关节外形为圆弧状，肩关节脱位或三角肌萎缩者可出现"方肩"；当斜方肌、菱形肌麻痹时，可见"肩下垂"；前锯肌瘫痪者，当向前平举上肢时，可出现"翼状肩胛"。

2. 触诊　肩部触诊重点检查肩关节周围的压痛点，此外，尚需注意局部有无热感、波动、肿块等，并要检查肩肱关节、肩锁关节和胸锁关节的稳定度以及活动时摩擦感。肱二头肌长头腱鞘炎，可在结节间沟出现压痛。若肱二头肌长头腱滑脱，将肘关节屈曲，肩关节外旋则可在结节间沟处触及肌腱的弹跳。肩峰下滑囊炎时，可在肩关节、肩峰下、大结节等处出现压痛，并可见囊性包块、囊壁肥厚等情况。肱骨大结节骨折，或冈上肌损伤时，肱骨大结节处有压痛。锁骨骨折时，在皮下可触及骨折断端，有骨折摩擦感。肩锁关节脱位时，按压锁骨外端，可有弹性活动。

3. 关节活动度　中立位：上臂下垂，屈肘90°，手指向前方。前屈：70°~90°；后伸：40°；外展：80°~90°；内收：20°~40°。中立位之旋转：内旋70°~90°，外旋40°~50°。外展位之旋转：与对侧比较。上举：160°~180°。并可作上肢自肩峰至桡骨茎突尖部距离的总长度测量。

4. 特殊检查

搭肩试验：患肢不能将手搭于对侧肩上，同时肘关节屈曲，贴在胸壁上。见于肩关节脱位。

肱二头肌长头紧张试验：患者屈肘作前臂旋后活动，检查者给予阻力，如肱骨结节间沟处疼痛，为阳性，见于肱二头肌长头腱鞘炎。

肩弧痛试验：肩关节外展0°~60°时，无疼痛；继续外展至60°~120°之间，疼痛明显；外展120°以上时，也无疼痛；回到120°~60°范围内，又出现疼痛；而回到60°以下时，上肢突然下垂至身侧而无疼痛。见于冈上肌腱炎及冈上肌腱的损伤。

二、肘关节检查

1. 望诊　注意肘部有无畸形、肿胀等形态的改变。正常肘关节有5°~15°的"携带角"，携带角大于15°为肘外翻，小于5°为肘内翻。肱骨髁间骨折、肘关节脱位、桡骨头脱位等均可引起肘部轮廓的改变。肱骨髁上骨折或肘部挤压伤可导致肘部的弥漫性肿胀。肱骨内、外上髁骨折时，肿胀常较局限。桡骨小头骨折时，鹰嘴桡侧正常的皮肤凹陷消失。鹰嘴滑囊肿胀时，肿胀局限于滑囊部。

2. 触诊　注意肘部压痛部位、周围皮肤张力、肱动脉搏动、尺神经的硬度及粗细，肿块的性质、坚度及固着度，桡骨小头的大小、形态以及滑车上淋巴结有否肿大等。肱骨外上髁炎时，可在肱骨外上髁前臂伸肌附着点及肌肉走行部位出现压痛。肱骨内上髁炎时，肱骨内上髁处有压痛。鹰嘴滑囊炎时，可在鹰嘴滑囊处出现压痛，若滑囊增厚，触诊时尚有肥厚感。

3. 肘关节活动度　中立位：肘关节伸直，掌心向前。屈曲：135°～150°。过度伸直：10°。旋前：80°～90°。旋后：80°～90°。

4. 特殊检查　腕伸肌紧张试验：即"网球肘"试验，肘关节伸直，再作前臂旋前，腕关节被动屈曲，若引起肱骨外上髁处疼痛者为阳性，见于肱骨外上髁炎。

肘关节骨性三角检查：正常人肘关节屈曲时，肱骨外上髁、内上髁和鹰嘴突三个骨突呈一底边在上的等腰三角形；完全伸直时，三个骨突在一条直线上。肱骨髁上骨折时，这三点的关系保持正常，肘关节后脱位时，三点关系改变，三角形倒置，底边在下。

三、腕关节及手部检查

1. 望诊　注意观察手腕的自然位置和功能位。手腕自然位：腕部轻度背屈15°～20°，拇指靠近示指第二节旁边，其余四指呈半屈曲姿势。手的功能位，呈握物状。Colles骨折时可出现餐叉样畸形。正中神经损伤时，可见平手（呈"猿手"畸形）。尺神经损伤可引起爪形手。桡神经损伤者手腕下垂。"鼻烟窝"消失常提示舟状骨骨折。类风湿关节炎可见两侧多发性掌指、指间及腕关节的肿大，晚期掌指关节向尺侧偏斜。

2. 触诊　仔细检查手腕部的压痛部位及程度，注意是否伴有肿胀、放射痛、异样感觉等。舟状骨骨折时，"鼻烟窝"常有压痛，同时沿掌骨纵轴方向叩击第三掌骨小头也可引起疼痛。桡骨茎突狭窄性腱鞘炎患者桡骨茎突处压痛明显。叩击腕管综合征患者的腕掌侧韧带处可引起正中神经支配区的疼痛。

3. 腕关节活动度　中立位：手与前臂成直线，手掌向下。背伸：30°～60°。掌屈：50°～60°。桡侧倾斜：25°～30°。尺侧倾斜：30°～40°。

4. 掌指及指间关节活动度　中立位：手指伸直。掌指关节：伸为0°，屈60°～90°。近侧指间关节：伸为0°，屈可达90°。远侧指间关节：伸为0°，屈可达60°～90°。

5. 拇指关节活动度　中立位：拇指沿示指方向伸直。外展：可达40°。屈曲：掌拇关节20°～50°，拇指指间关节可达90°。对掌：度数不易测出，注意拇指横越手掌之程度。内收：伸直位可与示指桡侧并贴。

6. 特殊检查　握拳尺屈试验：患者握拳，将拇指握于四指内，腕关节被动尺偏，如桡骨茎突处疼痛表明患有桡骨茎突狭窄性腱鞘炎。

三角软骨盘挤压试验：腕关节处于中立位，被动向尺侧倾斜并挤压，若远端桡尺关节疼痛为阳性，见于三角软骨盘损伤、尺骨茎突骨折。

屈腕试验：患者前臂与桌面垂直，将两肘搁于桌上，两腕关节自然掌屈下垂。腕管综合征患者，疼痛很快加重，而正常人要过一定时间后才出现正中神经支配区的麻感和刺痛。

伸腕试验：和屈腕试验恰好相反，使腕关节保持过伸位，腕管综合征患者很快引起疼痛加重。

（王建林）

第二节　躯干检查

一、颈部检查

1. 望诊　观察颈部的位置、姿势及活动是否正常，如颈部有无偏斜、后突、侧突、短缩等畸形。颈椎结核者可在咽后壁出现脓肿。斜颈患者头向一侧倾斜，患侧胸锁乳突肌可见隆起。

2. 触诊　落枕患者常在斜方肌与肩胛提肌之间出现压痛，并伴有肌紧张。颈椎病患者在颈$_{5\sim6}$、颈$_{6\sim7}$椎棘突旁有压痛。前斜角肌综合征患者常在颈后区出现压痛。颈背肌纤维组织炎患者有广泛的压痛点。婴儿先天性斜颈，常可在胸锁乳突肌上触及包块。

3. 颈椎活动度　中立位：两眼向前平视，下颌内收。前屈：35°~45°。后伸：35°~45°。左右侧屈：各45°。左右旋转：各60°~80°。

正常人颈椎前屈时下颌可触及胸部，后伸可看到头顶上方的天花板，侧弯时耳郭可靠近肩部，旋转时下颌几乎可以碰到肩部。

4. 特殊检查　臂丛神经牵拉试验（Eaten 试验）：患者低头，检查者一手将患者头部推向健侧，另一手握住患者腕部向外下方牵拉，若患肢出现放射性疼痛和麻木即为阳性，表示患有颈椎病。在 Eaten 试验双手推拉的基础上，同时再迫使患肢作内旋动作者，称 Eaten 加强试验，阳性者也表示患有颈椎病。

椎间孔压颈试验：患者头部稍偏向痛侧，检查者左手掌放于患者头顶部，右手握拳，轻轻叩击左手手背；检查者或将双手交叉合拢，从患者头顶向下逐渐加压，使椎间孔变小，颈椎病患者因病变椎间隙内神经根受到的压迫有所加重而出现患肢的放射性疼痛，此为压颈试验阳性。

肩部下压试验：患者端坐，令其头部偏向健侧，若颈椎病患者神经根粘连时，患者将抬高患侧肩部以减轻疼痛。此时检查者握住患肢腕部作纵轴方向的牵拉，患肢会出现放射性疼痛和麻木加重，即肩部下压试验阳性。

二、背腰部检查

1. 望诊　注意观察患者步态、姿势有无异常，以及坐、立、行、卧时腰背部有无姿势的改变，并注意背腰部有无包块、畸形、色素沉着、丛毛、肌肉痉挛、脓肿、窦道等。如脊柱弧形后凸，常可由强直性脊柱炎或青年性骨髓炎引起；角状后凸者，可能是脊柱结核、椎体压缩性骨折；腰椎前凸增大，可因先天性脊柱畸形、双侧髋关节脱位或炎症所致髋关节强直等引起；侧弯可由腰椎间盘突出症、先天性脊柱侧凸及先天性半椎体等多种疾病引起。腰痛患者常出现腰部肌肉痉挛。腰骶部的丛毛或色素沉着，多见于隐性脊椎裂。脊椎结核患者，脚步轻抬轻放，以免震动躯干。腰椎结核的脓肿常先出现在髂窝，继而出现在腰三角和大腿的股管区。

2. 触诊　注意压痛点的部位、范围、深浅及有无放射痛等。浅压痛多为软组织病变，深压痛说明病变部位较深。棘突上压痛，多见于棘上韧带损伤、棘突滑囊炎或棘突骨折。棘间韧带损伤常在棘间韧带有压痛。腰肌劳损可在骶棘肌两侧有局限性或散在性压痛。腰椎间盘突出症，可在腰椎棘突旁开 1～1.5cm 处出现压痛，深压时可向患肢放射。第 5 腰椎和第 1 骶椎棘间压痛，可见于腰骶关节劳损、游离棘突、钩状棘突、杵臼棘突等。在第十二肋骨与骶棘肌外缘相交处的脊肋角出现压痛，表示肾脏疾病或第 1 腰椎横突骨折。深部椎体病变如结核、椎间盘炎等，用叩诊锤或握拳叩击时可出现深部疼痛，而压痛不明显。除压痛检查外，尚需注意棘突有无偏歪，骶棘肌张力和弹性有无改变。若疑有腰椎结核应注意两侧腰大肌、髂窝、腰三角、大腿内侧等处有无脓肿。

3. 腰椎活动度　中立位直立前屈：一般为 90°，但测量度数不易准确，正常人从中立位向前弯腰，一般中指尖可触及足面，腰椎呈弧形。后伸：30°。侧屈：左右各 30°。侧旋：是指骨盆固定后脊柱左右旋转的角度，应根据旋转后两肩连线与骨盆横径所成的角度来计算，正常为 30°。

4. 特殊检查　直腿抬高试验：患者仰卧，两下肢伸直，被动抬高一侧下肢，正常可抬高至 70°～90°。如患肢出现放射性疼痛而不能抬到正常高度者为阳性。当直腿抬高到出现放射痛时，将患肢放低 5°左右，再用力使踝关节背屈，可使放射痛再显，即 Laseque 试验阳性，进一步证明坐骨神经被牵拉。

摇摆试验：患者仰卧位，两髋膝关节极度屈曲，双手抱于膝前。检查者一手扶着双膝，另一手从下面托起患者臀部，使腰部做被动屈曲及摇摆活动，如腰部疼痛为阳性，见于下腰部软组织劳损或腰骶部病变。

腰部过伸试验：患者俯卧位，双膝伸直，检查者一手将患者两下肢向后上方抬高，另一手用力按压患者腰部，如有腰痛为阳性，见于腰椎峡部裂。

屈颈试验：患者仰卧，检查者一手置于胸前，另一手置于枕后，缓缓用力使头前屈，如有腰背痛或下肢痛为阳性，多见于坐骨神经疾患。

股神经牵拉试验：患者俯卧位，膝关节屈曲，检查者将患者小腿向上提起或加强膝关节屈曲，若出现沿股神经通路的放射痛为阳性，见于第 3～4 腰椎间盘突出症。

骨盆挤压和分离试验：患者仰卧，检查者两手分别置于髂骨翼两侧，先用力向中心相对挤压，然后再用力向外下方挤压，能引起疼痛者为阳性，见于骨盆骨折。

"4"字试验：患者仰卧，患肢屈膝、屈髋，髋关节外展、外旋，小腿内收、外旋，使患肢外踝部置于对侧大腿上面，两腿相交成"4"字形。检查者一手放于患肢膝关节上，另一手放于对侧髂骨部位，两手用力向外下方按压，如有疼痛为阳性，多见于骶髂关节和髋关节疾病。

床边试验：患者仰卧靠床边，健侧髋与膝完全屈曲，并用两前臂抱紧固定；检查侧下肢悬于床边外下方，当患侧髋关节后伸时，引起该侧骶髂关节部疼痛者为阳性。

（王建林）

第三节　下肢检查

一、髋关节检查

1. 望诊　观察两侧髋关节是否对称、有无畸形、肿胀等形态改变，步态是否稳定、匀称。如脊髓灰质炎可引起臀部肌肉萎缩；先天性髋关节脱位可导致臀横纹加深或不对称；流注脓肿或大转子病变时可在髋关节外下方及大腿内上方出现肿胀；髋关节脱位、股骨颈骨折及髋内翻可使大粗隆上移。

2. 触诊　注意髋关节前、后、大粗隆处有无压痛、肿胀、热感及股骨头与髋臼前后的关系。大粗隆部滑囊炎可在大粗隆有压痛；髋部骨折或炎症时，沿患肢纵轴叩击其足跟，可出现髋部震痛；髋关节脱位时，可在异常部位触及股骨头或触知股动脉搏动的减弱；臀肌挛缩在臀部可触及紧张的束带；髋关节肿胀时，可触及其周围皮肤张力的增加；早期髋内疾患常有内收肌痉挛，等等。

3. 髋关节活动度　中立位：髋关节伸直，股骨向上。屈曲：仰卧位，被检侧膝关节屈曲后，髋关节屈曲可达 130°～140°。后伸：俯卧位，一侧大腿垂于检查台边，髋关节屈曲90°，被检侧髋关节后伸可达 10°～15°。外展：检查者一手按住髂嵴，固定骨盆，另一手握住踝部，在伸膝位下外展下肢，正常可达 30°～45°。内收：固定骨盆，被检下肢伸直，向对侧下肢前面交叉内收，正常可达 20°～30°。伸位旋转（内旋或外旋）：俯卧，膝关节屈曲90°，正常外旋30°～40°，内旋40°～50°。屈曲位旋转（内旋或外旋）：仰卧，髋、膝关节均屈曲90°，做髋关节旋转运动，正常时外旋30°～40°，内旋40°～50°。

4. 特殊检查　臀中肌试验：患肢屈髋屈膝上提，用健肢单独站立，检查者在患者背后观察患者的骨盆倾斜方向及臀横纹的位置变化。正常者，骨盆向健侧倾斜，患侧臀横纹高于健侧，此为阴性。同法用患肢单独站立，如发现健侧骨盆及臀横纹下移，即为阳性，见于臀中肌、臀小肌麻痹、膝关节脱位、陈旧性股骨颈骨折等。

髋关节屈曲畸形试验：患者仰卧，健侧髋膝关节尽量屈曲，使大腿贴于腹部，用双手抱膝，使腰部贴于床面，再嘱患者将患髋伸直，如不能完全伸直，或虽能伸直但腰部出现前突者为阳性，见于髋关节僵硬、强直或髂腰肌痉挛。

髋关节过伸试验：患者俯卧，两下肢伸直。检查者一手压住其骶部固定骨盆，另一手提起患侧小腿，使患侧髋关节过伸。如腰大肌痉挛，则不能后伸。如用力后伸，则骨盆随之提高，臀部疼痛，即为阳性，说明患侧髋关节或骶髂关节有病变。

二、膝关节检查

1. 望诊　观察两膝是否对称，有无肿胀、肌肉萎缩及各种畸形。膝关节肿胀时，髌韧带两侧的"膝眼"消失；胫骨结节骨骺炎，可在胫骨结节处出现肿块；站立位两腿合拢时，两侧股骨内髁不能相碰为膝内翻（"O"形腿），两内踝不能相碰为膝外翻（"X"形腿）；股四头肌内侧头萎缩，常表明膝关节内病变。

2. 触诊　仔细检查膝关节各部位有无压痛、肿块或囊肿及滑膜有否增厚等。膝关节两侧副韧带损伤时，可在韧带附近处出现压痛；半月板损伤，膝关节内、外间隙有压痛；胫骨结节骨骺炎，胫骨结节有压痛；股骨软骨炎，股骨内髁有明显压痛，并可触及包块；髌上或髌下滑囊炎时，可有波动性压痛的包块；慢性滑膜炎时，可触知膝关节周围滑膜的增厚、变韧。

3. 膝关节活动度　中立位：膝关节伸直。屈曲；120°～150°。过伸：5°～10°。旋转：屈膝时内旋约10°，外旋20°。

4. 特殊检查　浮髌试验：患者仰卧，患肢伸直，股四头肌放松。检查者一手挤压髌上囊，将囊液挤入关节腔，另一手示指以垂直方向按压髌骨，并迅速放开。如关节腔积液超过50ml时，可有髌骨浮动感或有撞击股骨髁的感觉，即为阳性。

侧方挤压试验：患者仰卧、膝关节轻微屈曲，检查者一手握住踝部向外侧施加压力，一手压在膝关节外上方，两手配合，使膝关节内侧副韧带承受外翻拉力，如有疼痛或侧方活动为阳性，说明内侧副韧带损伤。检查者如向相反方向施加压力，使膝关节外侧副韧带承受内翻拉力，如有疼痛或侧方活动亦为阳性，表明外侧副韧带损伤。

研磨试验：患者俯卧，膝关节屈曲90°，检查者用一腿膝下部按压固定患者大腿，双手握住踝部，用力将小腿向上提起，左右旋转，如引起膝内或外侧疼痛，表明膝内或外侧副韧带损伤；检查者一手握住踝部，一手从患肢足跟处向下按压小腿，并左右旋转，若关节内或外侧疼痛，表明内或外侧半月板损伤，如在患者膝关节过度屈曲下按压、旋转小腿时出现疼痛，表明半月板后角损伤。

单侧半蹲支撑试验：患者以患足站立，并逐渐下蹲，提起健侧下肢，可因疼痛而不能维持半蹲位。见于髌骨软骨病。

抽屉试验：患者仰卧，屈膝90°，检查者用肘关节压住患者足背，双手握住小腿上端作前后推拉动作。正常者膝关节可有少许前后活动，如活动度加大并有疼痛则为阳性，前拉活动加大，表明前"十"字韧带损伤或断裂；后推活动加大，表明后"十"字韧带损伤或断裂。

三、踝关节及足部检查

1. 望诊　注意步态、站立姿势有否异常，足踝部有无肿胀、胼胝、发绀、畸形等。正常人踝关节两侧轮廓清晰可见，除肥胖妇女外，跟腱两侧各有一凹陷区，当踝关节积液或肿胀时，内、外踝和跟腱两侧凹陷区可消失。正常人踝关节背伸时可见伸肌腱在皮下的走行，足踝肿胀时消失。内翻足呈里"八"字形，外翻足呈外"八"字形。马蹄内翻足，常合并小腿及踝关节内旋，使外踝转向前方。正常足纵弓可插入一手指，扁平足者不能插入，并见纵弓塌陷、足跟外翻及前半足外展，重度扁平足者，足内缘着地。

2. 触诊　仔细检查各部位有无局限性压痛点，有否肿胀、僵硬，皮肤感觉及足背动脉和胫后动脉的搏动有无减弱或消失。内、外侧副韧带损伤时，在内、外踝下方常有压痛。跟骨骨刺和跖筋膜炎，常在跟骨内侧有压痛。跟腱炎时，跟腱隆起处压痛。跟腱断裂，可在皮下触及一横沟，腓骨长短肌腱滑脱可在外踝后方触及肌腱弹跳。

3. 关节活动度　踝关节中立位：足与小腿间呈90°而无足内翻或外翻。踝关节背屈：应在屈膝和伸膝位时分别测量，以排除小腿后侧肌群紧张造成的影响，正常为20°～30°。踝关节跖屈：约40°～50°。距下关节：内翻30°，外翻30°～35°。跖趾关节：背屈约45°，跖屈30°～40°。

4. 特殊检查 捏小腿三头肌试验：患者俯卧，足于床边垂下，检查者捏患肢小腿三头肌肌腹，正常者可产生足跖屈活动，如跟腱断裂则消失。

足内、外翻试验：检查者一手握住患足，另一手固定小腿，作极度内翻和外翻活动，内翻时引起内踝疼痛者为内踝骨折，外翻时引起外踝疼痛者系外踝骨折；内翻或外翻时引起对侧疼痛者为副韧带损伤。

跖屈抗阻试验：患者仰卧，髋、膝关节屈曲，检查者一手扶小腿前缘，另一手握足底部，嘱患者作跖屈活动，并给予一定阻力，如患者出现跟腱部疼痛为阳性，见于跟腱周围炎。

前足横向挤压试验：从患者前足两侧作横向挤压，若出现疼痛为阳性，见于跖骨骨折、跖间肌劳损。挤压若出现放射痛及足趾麻木者，则为 Morton 病。

（王建林）

第四节 神经检查

一、感觉

1. 常用感觉检查法

痛觉：可用针尖轻刺患者皮肤，注意刺激强度的均衡及两侧对比。

触觉：嘱患者闭目，以棉絮条轻划患者皮肤。

温冷感觉：以盛有温水和冷水的试管，分别贴在患者皮肤上测其温冷感觉。

震动觉：用震动的音叉柄置于骨突部位，以感受震动的持续时间和程度。

位置觉：嘱患者闭目，检查者将患者末节指（趾）关节被动背屈或跖（掌）屈，询问其所处位置。

实体觉：嘱患者闻闭目，用手触摸事先准备好的物体，让其分辨物质的大小、方圆、硬度等。

两点分辨觉：以圆规的两个尖端，触及身体的不同部位，以测定患者分辨两点距离的能力。手指间的阈限值最低，如手指掌面的两点分辨觉正常值为 1mm，说明手指能感知两点间的最小距离。

2. 皮肤感觉区与脊神经支配关系

颈$_{1\sim3}$：分布于枕部、颈部。

颈$_4$：分布于肩胛部。

颈$_{5\sim7}$：分布于手、前臂及上臂桡侧。

颈$_8$～胸$_2$：分布于手、前臂及上臂尺侧。

胸$_4$：相当于乳头平面。

胸$_6$：相当于肋弓角（剑突平面）区。

胸$_8$：相当于肋下缘平面。

胸$_{10}$：相当于脐平面。

胸$_{12}$：相当于腹股沟平面（耻骨联合）。

腰$_{1\sim5}$：主要分布于下肢前面。

骶$_{1-3}$：主要分布于下肢后面。

骶$_{4-5}$：分布于臀内侧面、会阴部、肛门周围、生殖器。

3. 常见感觉障碍类型　干性神经损伤：有相应的神经分布区的感觉障碍，如正中神经损伤、腓深神经损伤等。

根性神经损伤：有相应的根性分布障碍区，见于腰椎间盘突出症、颈椎病的神经根受压等。

半侧脊髓损伤：在受损节段水平以下的对侧出现皮肤痛觉及温觉障碍，同侧有深感觉和运动障碍。

脊髓完全性横断损伤：在损伤水平以下（包括损伤水平）所有感觉均消失，损伤水平以上可有一段皮肤感觉过敏带。

二、反射

根据各种不同反射取相应适宜的体位，患者肌肉应放松，避免精神紧张，叩击位置要准确，用力要适中均匀，并注意两侧对比。

1. 浅反射　是刺激体表感受器所引起的反射。浅反射消失，表明由体表感受器至中枢的反射弧中断。下面是几种临床常用的浅反射及其相应的神经节段。

腹壁反射（胸$_{7-12}$脊髓节段）：患者仰卧，腹肌放松，以钝器依次划腹壁两侧上、中、下部，可分别引起上、中、下各部腹肌的收缩。上腹壁反射的相应神经节段为胸$_{7-9}$，中腹壁反射为胸$_{9-11}$，下腹壁反射为胸$_{11}$～腰$_1$。

提睾反射（腰$_{1-2}$）：用钝器划大腿内侧皮肤，可引起提睾肌收缩，睾丸上提。注意：正常人有时也可出现两侧提睾反射不对称。

肛门反射（骶$_{4-5}$）：以钝器划肛门周围皮肤，可引起肛门外括约肌收缩。脊髓马尾或骶神经根病变时，此反射消失。

足跖反射（骶$_{4-5}$）：用针轻刺足底外侧，可引起所有足趾及足跖屈曲。末梢神经炎患者此反射消失。

2. 深反射　这是刺激肌肉、肌腱及关节内的本体感受器所引起的反射。下面是几种临床常用的检查法及其涉及的相应的神经节段。

肱二头肌腱反射（颈$_{5-6}$）：患者前臂置于旋前半屈位，检查者将拇指放于患者肱二头肌腱处，以叩诊锤叩击肱二头肌腱上的拇指，可引起肘关节的屈曲运动。

肱三头肌反射（颈$_{7-8}$）：患者前臂处于旋前半屈位，检查者一手握住患者前臂，另一手用叩诊锤叩击鹰嘴上方的肱三头肌肌腱，可引起肘关节的伸展运动。

桡骨膜反射（颈$_{5-8}$）：患者肘关节半屈位，前臂旋前，用叩诊锤叩击桡骨茎突，可引起前臂的屈曲和外旋活动。

尺骨膜反射（颈$_8$～胸$_1$）：患者肘关节半屈位，前臂半旋前位，用叩诊锤叩击尺骨茎突，可引起前臂旋前。

膝腱反射（腰$_{2-3}$）：患者平卧，双膝半屈位，检查者一手托住患者腘窝，另一手用叩诊锤轻叩股韧带，可引起伸膝动作。

跟腱反射（骶$_{1-2}$）：患者仰卧，膝关节半屈位，小腿外旋位，检查者一手握住患者前半足，使踝关节轻度背伸，另一手用叩诊锤叩击跟腱，可引起踝关节跖屈。

3. 病理反射

霍夫曼征：患者腕关节轻度背伸，检查者一手握住患者手掌，另一手用示、中两指夹住患者中指，再用拇指轻轻弹拨中指指甲，可引起患者其余四指的屈曲动作。

掌颏反射：以钝器轻划手掌大鱼际肌内侧缘皮肤，可引起同侧颌肌收缩，提示皮质脑干束病损。

巴宾斯基征：以钝器自后向前轻划患者足底外缘，可引起足大趾伸直背屈，其他四趾呈扇形分开，为锥体束损伤之特征。

查多克征：以钝器轻划足背外缘，可出现与巴宾斯基征相同的现象，也为锥体束损伤特征。

奥本海姆征：以拇、示指沿患者腿骨前嵴自上而下加压推移至踝部，可出现与巴宾斯基征相同的现象，也为锥体束损伤特征。

髌阵挛：患者仰卧，检查者以拇、示两指抵住患者髌骨上极，用力向下急促抵住髌骨，然后放松，可引起髌骨连续交替的上下移动，见于上运动神经元损伤。

踝阵挛：检查者一手托住腘窝，另一手握足，用力使踝关节突然背屈，然后放松，可引起踝关节连续交替的伸屈运动。

三、运　动

1. **体位与步态**　观察患者坐、立、行、卧时姿势是否正常，肌力、肌张力、深感觉、小脑及锥体外系功能障碍均会影响体位和步态。如颅后窝占位性病变，特别是小脑肿瘤常呈强迫体位，患者只能侧卧、仰卧或俯卧，改变体位时立即出现严重的眩晕或呕吐，甚至发生意识障碍；震颤麻痹患者躯干呈前屈僵硬；坐骨神经痛患者躯干呈侧弯。常见的病理步态有以下几种：

剪刀步态：患者行走时步态僵硬，两足尖擦地向内交叉，形如剪刀样前进，常见于上运动神经元损伤、痉挛性截瘫、先天性脑性瘫痪等。

慌张步态：又名前冲步态、震颤麻痹步态。患者全身肌张力增强，躯干前屈，重心前移，小步加速前冲，不能立即止步，见于各种震颤麻痹综合征及帕金森综合征。

偏瘫步态：患者走路时上肢内收、旋前，指、腕、肘关节屈曲而无正常摆动，患侧骨盆抬高，下肢伸直、外旋，向外作画图样移行，见于脑血管意外后遗症。

共济失调步态：又称小脑蹒跚步态。站立时双足分开过宽，行走时重心不易控制而摇晃不稳，不能直线步行，见于小脑、前庭病变。

跨阈步态：行走时患肢抬得很高，以免足趾碰撞地面，呈跨跃式前进，见于腓总神经麻痹或弛缓性截瘫。

鸭步态：又称摇摆步态、肌病步态。由于患者骨盆肌及腰肌无力，步行时脊柱前凸，身体左右摇摆似鸭步样缓慢，见于肌营养不良症或先天性髋关节脱位。

2. **肌容积**　观察肌肉有无萎缩、肥大、挛缩及畸形，肢体周径有无改变，注意两侧对比。肌萎缩多见于下运动单位的损害，但需排除上运动神经元性瘫痪较久所致的轻度废用性萎缩。假性肌肥大见于某些肌病，虽有肌纤维的萎缩，但由于结缔组织增生和脂肪组织的浸润，病变肌肉反较正常者肥大而硬实，但无力，常见于进行性肌营养不良的腓肠肌和颞肌。

3. **肌力**　指肌肉作主动运动时肌肉收缩力量的大小，通常将完全瘫痪至正常的肌力分为 6 级：

　　0 级：肌肉完全瘫痪，无任何收缩现象。

　　Ⅰ级：患者主动收缩时虽可见肌肉收缩或指、趾微动，但不能带动关节活动。

　　Ⅱ级：肌肉收缩时可产生水平方向的关节活动，但不能对抗地心吸力使肢体抬离床面。

　　Ⅲ级：能对抗地心吸力作关节的主动活动而使肢体抬离床面，但不能对抗阻力。

　　Ⅳ级：能对抗阻力，但比正常者弱。

　　Ⅴ级：正常肌力。

　　4. 肌张力　指肌肉在静止状态时的紧张度。肌张力降低时，患者肌肉松软，缺乏弹性，被动活动时阻力减低或消失，关节活动幅度过大，见于下运动神经元损害。肌张力增强者，可见静止时肌肉紧张，被动活动阻力增大，关节活动幅度受限。常见于锥体外系损害病症。

四、自主神经

　　1. 皮肤、毛发、指甲的营养状态　注意检查神经损伤分布区的皮肤色泽、皮质、皮屑、皮温、汗腺分泌有无改变，有无营养不良性溃疡、萎缩、压疮（褥疮）等，毛发有无干燥、粗糙、脱落等，指甲有无失去正常光泽、变薄、沟纹或易脆现象。

　　2. 括约肌功能及性功能　注意有无尿潴留或尿失禁，有无便秘或大便失禁，是否已形成自主性膀胱、反射性膀胱或随意性膀胱。低位脊髓病损时，尿、便潴留；高位病损时尿失禁，大便秘结或失禁。无引力性膀胱，可见尿潴留，需导尿引出；自主性膀胱，膀胱充盈时无感觉，压迫下腹部才能排尿，但不能排空；反射性膀胱，膀胱充盈时下腹有胀感，甚至出现轻微的头胀、出汗或其他不适，抓摸大腿内侧、腹股沟或会阴等处皮肤，常可诱导排尿；随意性膀胱，能随意排尿，为正常情况。自主神经低级中枢病变时，可出现阳痿或月经不调。

　　3. 皮肤划纹征　用光滑的小木签轻快地划过皮肤，数秒钟后，划过之处出现先白后红划纹。白色条纹，为毛细血管痉挛，交感神经兴奋增高所致。若出现红色较宽划纹，且持续时间较久，为副交感神经兴奋性提高，引起血管扩张所致。重者局部可出现水肿。

　　4. 卧立试验　患者由平卧位改为立位，在更换体位后 1 分钟内检查脉搏，若每分钟加快 10 次以上；或由直立位改为卧位，卧后 1min 内检查脉搏，脉搏每分钟减慢 10 次以上，均提示自主神经功能兴奋性增高。

（王建林）

第五节　周围神经损伤检查

一、上肢神经损伤

　　1. 臂丛神经损伤

　　臂丛上干（颈$_{5\sim6}$）损伤：肩关节外展、肘关节屈曲及前臂旋后功能障碍；上肢处于下垂、伸直、旋前位，甚至累及腕、指伸肌群而出现腕下垂或翼状肩胛畸形；肱二头肌反射消失，肱桡肌反射消失或减弱；上臂和前臂外侧及拇指、示指背侧感觉障碍。

　　臂丛中干（颈$_7$）损伤：肘关节后伸障碍，前臂旋前困难，掌指关节不能伸直而呈垂腕畸形；肱三头肌反射消失；上臂后面、前臂背面、手背桡侧及拇指、示指背面部分皮肤感觉障碍。

臂丛下干（颈$_8$~胸$_1$）损伤：腕屈曲无力，握拳时环指和小指不能完全屈曲，手指内收、外展障碍，不能夹指，呈爪形。如累及第一胸神经根中的交感神经纤维，则可见霍纳征，定位意义的反射消失，肩外侧感觉减退。

肌皮神经损伤：前臂旋前时，肘关节完全不能屈曲；前臂中立位和旋后位时，屈肘力量明显减弱；肱二头肌反射完全消失；屈肌萎缩；前臂外侧皮神经支配区的皮肤感觉障碍。

2. 桡神经损伤

桡神经上臂主干损伤：腕下垂，拇指外展功能消失。

桡神经深支损伤：所有伸指肌及拇指外展肌功能丧失，第一、二掌骨背面皮肤感觉消失。

桡神经麻痹症状：①腕部及前臂中部浅支：第一、二掌骨背面皮肤感觉消失，无运动障碍。②前臂中部深支：各指不能伸直，拇指不能外展，无感觉障碍。③肱下部：腕下垂，腕及各指不能伸直，拇指不能外展，第一、二掌骨背面皮肤感觉消失。④肱中部：腕下垂，腕及各指不能伸直，拇指不能外展，第一、二掌骨背面皮肤感觉消失，尚可累及前臂后侧皮支，肘上及前臂后面桡侧感觉消失。⑤腋部：腕下垂，腕及各指不能伸直，拇指不能外展，前臂不能伸直，第一、二掌骨背面皮肤感觉消失，并可累及臂后侧皮支。

3. 正中神经损伤

肘关节以上部位损伤：屈腕（桡屈）、屈拇、屈示、中指深肌功能丧失，大鱼际肌萎缩，拇指对掌功能丧失，桡侧3个半指感觉消失。

腕关节部位损伤：拇指对掌功能丧失，大鱼际肌萎缩及桡侧3个半指感觉消失。

正中神经麻痹症状：①腕部：拇指对掌肌麻痹，其他运动障碍不明显，拇、示、中及环指一半掌面及其末节背面以及相应的手掌部感觉消失。②肘部：前臂旋前障碍，屈腕运动部分丧失，拇、示指屈曲运动丧失，拇指不能做动作，大鱼际肌萎缩，感觉障碍同腕部。

4. 尺神经损伤　手指骨间肌及蚓状肌麻痹，手指收、展功能障碍，屈腕无力，掌指关节高度伸直，第四、五指间关节弯曲，伸掌时形如鹰爪，故称"爪形手"；定位意义的反射试验阴性；手背尺侧部和尺侧2个半指以及手掌尺侧部和尺侧1个半指皮肤感觉障碍。

5. 腋神经损伤　三角肌瘫痪、萎缩，肩关节外展障碍，定位意义的反射消失，肩外侧皮肤感觉减退。

二、下肢神经损伤

坐骨神经损伤：膝以下前外侧肌肉瘫痪，足部完全松弛下垂，足和足趾不能背伸和跖屈，跟腱反射消失，大腿后侧皮肤感觉障碍。

股神经损伤：髂腰肌麻痹，髋关节屈曲障碍，股四头肌麻痹，膝关节不能伸直，大腿前侧肌肉明显萎缩，膝腱反射消失，大腿前1/3及小腿前内侧皮肤感觉障碍。

闭孔神经损伤：内收肌群麻痹，两大腿不能自动交叉；闭孔外肌麻痹，大腿外旋力量减弱；无定位意义的反射，大腿内侧下半部皮肤感觉障碍。

胫神经损伤：小腿三头肌麻痹，足不能跖屈；屈趾肌麻痹，足趾不能屈曲；胫后肌麻痹，足不能内翻；如上位损伤，小腿后翻，足趾肌肉萎缩，有时在足底负重处产生压迫性坏死，造成顽固不愈之穿透性溃疡；跟腱反射消失，小腿后面、足底、趾的跖面和足趾远节的背面感觉障碍。

腓总神经损伤；小腿前外侧肌群萎缩，尤以胫前肌最为明显，足下垂、内翻，呈马蹄内翻足，无定位意义的反射，小腿外侧面和足背的皮肤感觉障碍。

（王建林）

第四章　临床常用针法

第一节　毫针疗法

一、毫针的构造、规格、检查

（一）毫针的构造

毫针分为针尖、针身、针根、针柄、针尾五个部分（图 4-1）。

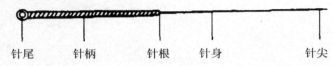

针尾　　　针柄　　　针根　　　针身　　　针尖

图 4-1　毫针的构造

针尖亦称针芒，是针身的尖端锋锐部分；针身亦称针体，是针尖至针柄间的主体部分；针根是针身与针柄连接的部分；针柄是针根至针尾的部分；针尾亦称针顶，是针柄的末端部分。

（二）毫针的规格

毫针的规格，是以针身的直径和长度区分的（表 4-1、表 4-2）。

表 4-1　毫针的长度规格表

规格（寸）		0.3	1	1.5	2	2.5	3	4	4.5	5	6
针身长度（mm）		15	25	40	50	65	75	100	115	125	150
针柄长	长柄（mm）	25	35	40	40	40	40	55	55	55	56
	中柄（mm）	—	30	35	35	–	–	–	–	–	–
	短柄（mm）	20	25	25	30	30	30	40	40	40	40

表 4-2　毫针的粗细规格表

号数	26	27	28	29	30	31	32	33	34	35
直径（mm）	0.45	0.42	0.38	0.34	0.32	0.30	0.28	0.26	0.24	0.22

一般临床以粗细为 28~32 号（0.38~0.28mm），长短为 1~3 寸（25~75mm）的毫针最为常用。

（三）毫针的检查

1. 检查针尖　主要检查针尖有无卷毛或钩曲现象。

2. 检查针身　主要检查针身有无弯曲或斑剥现象。

二、针刺法的练习

针刺法的练习，主要包括指力练习、手法练习和实体练习。

（一）指力练习

用松软的纸张，折叠成长约8cm、宽约5cm、厚2~3cm的纸块，用线如"井"字形扎紧，做成纸垫。练针时，左手平执纸垫，右手拇、示、中三指持针柄，如持笔状地持1~1.5寸毫针，使针尖垂直地抵在纸块上，然后右手拇指与示、中指交替捻动针柄，并渐加一定的压力，待针穿透纸垫后另换一处，反复练习。纸垫练习主要是锻炼指力和捻转的基本手法（图4-2）。

（二）手法练习

手法的练习主要在棉团上进行。

取棉团，用棉线缠绕，外紧内松，做成直径为6~7cm的圆球，外包白布一层缝制即可练针。可练习提插、捻转、进针、出针等各种毫针操作手法。做提插练针时，以执笔式持针，将针刺入棉球，在原处作上提下插的动作，要求深浅适宜，幅度均匀，针身垂直。在此基础上，可将提插与捻转动作配合练习，要求提插幅度上下一致，捻转角度来回一致，操作频率快慢一致，达到动作协调、得心应手、运用自如、手法熟练的程度（图4-3）。

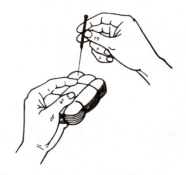

图4-2　纸垫练习法

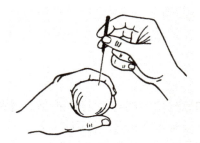

图4-3　棉团练习法

（三）实体练习

通过纸垫、棉团练针掌握了一定的指力和手法后，可以在自己身上进行试针练习，亲身体会指力的强弱、针刺的感觉、行针的手法等。自身练针时，要求能逐渐做到进针无痛或微痛，针身挺直不弯，刺入顺利，提插、捻转自如，指力均匀，手法熟练。同时仔细体会指力与进针、手法与得气的关系以及持针手指的感觉和受刺部位的感觉。

三、针刺前的准备

（一）针具选择

选择针具时，应根据患者的性别、年龄、形体的肥瘦、体质的强弱、病情的虚实、病变部位的表里深浅和腧穴所在的部位，选择长短、粗细适宜的针具。《灵枢·官针》曰："九针之宜，各有所为，长短大小，各有所施也。"

（二）体位选择

针刺时，患者体位的选择原则是要有利于腧穴的正确定位，便于针灸的施术操作和较长时间的留针而不致疲劳。临床常用体位主要有以下几种。

1. 仰卧位　指患者身体平卧于床，头面、胸腹朝上的体位。适宜于取头、面、胸、腹部腧穴和上、下肢部腧穴（图4－4）。

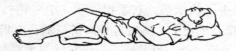

图4－4　仰卧位

2. 侧卧位　指患者身体一侧着床，头面、胸腹朝向一侧的体位。适宜于取身体侧面少阳经腧穴和上、下肢部分腧穴（图4－5）。

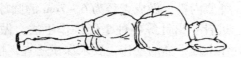

图4－5　侧卧位

3. 俯卧位　指患者身体俯伏于床，头面、胸腹朝下的体位。适宜于取头、项、脊背、腰骶部腧穴和下肢背侧及上肢部分腧穴（图4－6）。

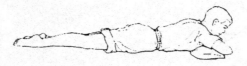

图4－6　俯卧位

4. 仰靠坐位　指患者身体正坐，背靠于椅，头后仰，面朝上的体位。适宜于取前头、颜面和颈前等部位的腧穴（图4－7）。

5. 俯伏坐位　指患者身体正坐，两臂屈伏于案上，头前倾或伏于臂上，面部朝下的体位。适宜于取后头和项、背部的腧穴（图4－8）。

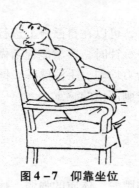

图4－7　仰靠坐位

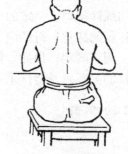

图4－8　俯伏坐位

6. 侧伏坐位　指患者身体正坐，两臂侧屈伏于案上，头侧伏于臂，面部朝向一侧的体位。适宜于取头部的一侧、面颊及耳前后部位的腧穴（图4-9）。

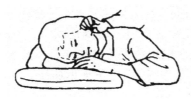

图4-9　侧伏坐位

在临床上除上述常用体位外，对某些腧穴则应根据腧穴的具体不同要求采取不同的体位。同时也应注意根据处方所取腧穴的位置，尽可能用同一种体位针刺取穴。如因治疗要求和某些腧穴定位的特点而必须采用两种不同体位时，应根据患者的体质、病情等具体情况灵活掌握。对初诊、精神紧张或年老、体弱、病重的患者，有条件时应尽量采取卧位，以防患者感到疲劳或晕针等。

（三）消毒

针刺治病要有严格的无菌观念，切实做好消毒工作。针刺前的消毒范围包括：针具器械、医者的双手、患者的施术部位、治疗室用具等。

1. 针具器械消毒　目前国内外在有条件的地区提倡使用一次性针具，对于普通针具、器械的消毒以高压蒸汽灭菌法较常用。

（1）高压蒸汽灭菌法：将毫针等针具用布包好，放在密闭的高压蒸汽锅内灭菌。一般在 $1 \sim 1.4 \text{ kg/cm}^2$ 的压力，$115 \sim 123 \text{ ℃}$ 的高温下，保持30min以上，可达到消毒灭菌的要求。

（2）药液浸泡消毒法：将针具放入75%乙醇内浸泡 $30 \sim 60$min，取出用消毒巾或消毒棉球擦干后使用。也可置于器械消毒液内浸泡，如"84"消毒液，可按规定浓度和时间进行浸泡消毒。直接和毫针接触的针盘、针管、针盒、镊子等，可用2%戊二醛溶液浸泡 $15 \sim 20$min后，达到消毒目的时才能使用。经过消毒的毫针，必须放在消毒过的针盘内，并用消毒巾或消毒纱布遮盖好。

（3）环氧乙烷气体消毒法：根据国际ISO标准，提倡使用环氧乙烷气体消毒。一般多采用小型环氧乙烷灭菌器。灭菌条件为：温度 $55 \sim 60$℃，相对湿度 $60\% \sim 80\%$，浓度800mg/L，时间6h。

已消毒的毫针，应用时只能一针一穴，不能重复使用。

2. 医者手指消毒　针刺前，医者应先用肥皂水将手洗刷干净，待干，再用75%乙醇棉球擦拭后，方可持针操作。持针施术时，医者应尽量避免手指直接接触针身，如某些刺法需要触及针身时，必须用消毒干棉球作隔物，以确保针身无菌。

3. 针刺部位消毒　在患者需要针刺的穴位皮肤上用75%乙醇棉球擦拭消毒，或先用2%碘酊涂擦，稍干后，再用75%乙醇棉球擦拭脱碘。擦拭时应从腧穴部位的中心点向外绕圈消毒。当穴位皮肤消毒后，切忌接触污物，保持洁净，防止重新污染。

4. 治疗室内的消毒　针灸治疗室内的消毒，包括治疗台上的床垫、枕巾、毛毯、垫席等物品，要按时换洗晾晒，如采用一人一用的消毒垫布、垫纸、枕巾则更好。治疗室也应定期消毒净化，保持空气流通，环境卫生洁净。

四、进针法

针刺操作时，一般应双手协同操作，紧密配合。《难经·七十八难》说："知为针者信其左，不知为针信其右。"《标幽赋》更进一步阐述其义："左手重而多按，欲令气散；右手轻而徐入，不痛之因。"临床上一般用右手持针操作，主要是拇、示、中指夹持针柄，其状如持笔（图4-10），故右手称为"刺手"。左手爪切按压所刺部位或辅助针身，故称左手为"押手"。

1. 刺手的作用　刺手的作用主要是掌握针具，施行手法操作；进针时，运指力于针尖，而使针刺入皮肤，行针时便于左右捻转、上下提插和弹震刮搓以及出针时的手法操作等。

2. 押手的作用　主要是固定腧穴的位置，夹持针身协助刺手进针，使针身有所依附，保持针垂直，力达针尖，以利于进针、减少疼痛和协助调节、控制针感。

临床常用进针方法有以下几种。

（一）单手进针法

多用于较短的毫针。右手拇、示指持针，中指端紧靠穴位，指腹抵住针体中部，当拇、示指向下用力时，中指也随之屈曲，将针刺入，直至所需的深度（图4-11）。此法三指并用，尤适宜于双穴同时进针。此外，还有用拇、示指夹持针体，中指尖抵触穴位，拇、示指所夹持的针沿中指尖端迅速刺入，不施捻转。针入穴位后，中指即离开应针之穴，此时拇、示、中指可随意配合，施行补泻。

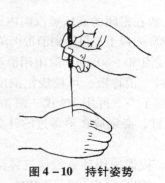

图4-10　持针姿势　　　　　图4-11　基本单手进针法

（二）双手进针法

1. 指切进针法　又称爪切进针法，用左手拇指或示指端切按在腧穴位置的旁边，右手持针，紧靠左手指甲面将针刺入腧穴（图4-12）。此法适用于短针的进针。

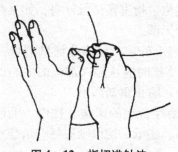

图4-12　指切进针法

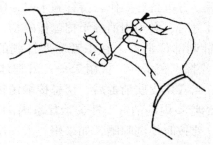

图4-13　夹持进针法

2. 夹持进针法　或称骈指进针法，即用左手拇、示二指持捏消毒干棉球，夹住针身下端，将针尖固定在所刺腧穴的皮肤表面，右手捻动针柄，将针刺入腧穴（图4-13）。此法适用于长针的进针。

临床上也有采用插刺进针的，即单用右手拇、示二指夹持消毒干棉球，夹住针身下端，使针尖露出2～3分，对准腧穴的位置，将针迅速刺入腧穴，然后将针捻转刺入一定深度，并根据需要适当配合押手行针。

3. 舒张进针法　用左手拇、示二指将针刺入腧穴部位的皮肤向两侧撑开，使皮肤绷紧，右手持针，使针从左手拇、示二指的中间刺入。此法主要用于皮肤松弛部位的腧穴（图4-14）。

4. 提捏进针法　用左手拇、示二指将针刺入腧穴部位的皮肤提起，右手持针，从捏起的上端将针刺入，此法主要用于皮肉浅薄部位的腧穴，如印堂穴等（图4-15）。

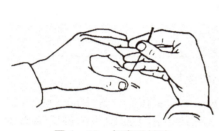

图4-14　舒张进针法

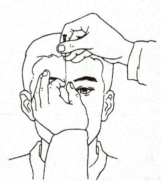

图4-15　提捏进针法

（三）针管进针法

即备好塑料、玻璃或金属制成的针管，针管长度比毫针短2～3分，以便露出针柄。针管的直径，以能顺利通过针尾为宜。进针时左手持针管，将针装入管内，针尖与针管下端平齐，置于应刺的腧穴上，针管上端露出针柄2～3分，用右手示指叩打针尾或用中指弹击针尾，即可使针刺入，然后退出针管，再运用行针手法（图4-16）。

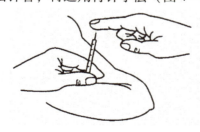

图4-16　针管进针法

五、针刺的方向、角度和深度

（一）针刺的方向

是指进针时针尖对准的某一方向或部位，一般依经脉循行的方向、腧穴的部位特点和治疗的需要而定。

1. **依循行定方向**　即根据针刺补泻的需要，为达到"迎随补泻"的目的，在针刺时结合经脉循行的方向，或顺经而刺，或逆经而刺。一般认为，当行补法时，针尖与经脉循行的方向一致；行泻法时，针尖与经脉循行的方向相反。

2. **依腧穴定方向**　为保证针刺安全。根据腧穴所在部位的特点。某些部位必须朝向某一特定方向或部位。如针刺哑门穴时，针尖应朝向下颌方向缓慢刺入；针刺廉泉穴时，针尖应朝向舌根方向缓慢刺入；针刺背部的某些腧穴，针尖要朝向脊柱等。

3. **依病情方向**　即根据病情的治疗需要，为使针刺的感应到达病变所在的部位，针刺时针尖应朝向病所，以使"气至病所"。

（二）针刺的角度

是指进针时针身与皮肤表面所形成的夹角（图4-17），一般分为以下三种。

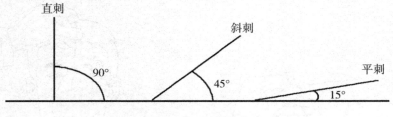

图4-17　针刺的角度

1. **直刺**　针身与皮肤表面呈90°左右垂直刺入。此法适用于人体大部分腧穴。

2. **斜刺**　针身与皮肤表面呈45°左右倾斜刺入。此法适用于肌肉浅薄处或内有重要脏器，或不宜直刺、深刺的腧穴。

3. **平刺**　针身与皮肤表面呈15°左右沿皮刺入，又称横刺、沿皮刺。此法适用于皮薄肉少部位的腧穴，如头部腧穴等。

（三）针刺的深度

临床常根据患者的体质、年龄、病情、部位等方面确定进针的深度。

（1）年龄：年老体弱，气血衰退；小儿娇嫩，稚阴稚阳，均不宜深刺。中青年身强体壮者，可适当深刺。

（2）体质：形瘦体弱者宜浅刺；形盛体强者宜深刺。

（3）病情：阳证、新病宜浅刺；阴证、久病宜深刺。

（4）部位：头面、胸腹及皮薄肉少处的腧穴宜浅刺；四肢、臀、腹及肌肉丰满处的腧穴宜深刺。

六、行针与得气

毫针进针后，为使患者产生针刺感应，或进一步调整针感的强弱以及使针感向某一方向扩散、传导而采取的操作方法，称为"行针"，亦称"运针"。行针手法包括基本手法和辅助手法两类。

（一）基本手法

行针的基本手法是毫针刺法的基本动作，古今临床常用的主要有提插法和捻转法两种。

两种基本手法临床施术时既可单独应用，又可配合应用。

1. 提插法　将针刺入腧穴一定深度后，施以上提下插的操作手法。针由浅层向下刺入深层的操作谓之插，从深层向上引退至浅层的操作谓之提，如此反复地上下纵向运动的行针手法，称为提插法（图4－18）。提插幅度的大小、层次的变化、频率的快慢和操作时间的长短，应根据患者的体质、病情、腧穴部位和针刺目的等不同灵活掌握。使用提插法时，指力一定要均匀一致，幅度不宜过大，一般以3～5分为宜；频率不宜过快，每分钟60次左右，保持针身垂直，不改变针刺角度、方向和深度。一般认为行针时提插的幅度大，频率快，刺激量就大；反之，提插的幅度小，频率慢，刺激量就小。

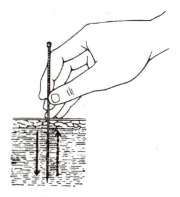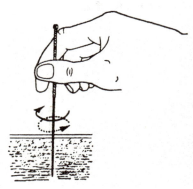

图4－18　提插法　　　　　　　　　　图4－19　捻转法

2. 捻转法　将针刺入腧穴一定深度后，施以向前向后捻转动作的操作手法。这种使针在腧穴内反复前后来回旋转的行针手法，称为捻转法（图4－19）。捻转角度的大小、频率的快慢、时间的长短等，需根据患者的体质、病情、腧穴的部位、针刺目的等具体情况而定。使用捻转法时，指力要均匀，角度要适当，一般应掌握在180°左右，不能单向捻针，否则针身易被肌纤维等缠绕，引起局部疼痛和导致滞针而出针困难。一般认为捻转角度大，频率快，刺激量大；捻转角度小，频率慢，刺激量小。

（二）辅助手法

行针的辅助手法，是行针基本手法的补充，是为了促使得气和加强针刺感应的操作手法。临床常用的行针辅助手法有以下几种。

1. 循法　针刺不得气时，可以用循法催气。其法是医者用顺着经脉的循行径路，在腧穴的上下部轻柔地按揉或叩打（图4－20）。《针灸大成·三衢杨氏补泻》指出："凡下针，若气不至，用指于所属部分经络之路，上下左右循之，使气血往来，上下均匀，针下自然气至沉紧。"说明此法能推动气血，激发经气，促使针后易于得气。

2. 弹法　是指在留针过程中，以手指轻弹针尾或针柄，使针体微微振动，以加强针感，助气运行的方法（图4－21）。《针灸问对》曰："如气不行，将针轻弹之，使气速行。"本法有催气、行气的作用。

3. 刮法　是指毫针刺入一定深度后，经气未至，以拇指或示指的指腹抵住针尾，用拇指或示指或中指指甲，由下而上或由上而下频频刮动针柄，促使得气的方法。本法在针刺不得气时用之可激发经气，如已得气者可以加强针刺感应的传导和扩散（图4－22）。

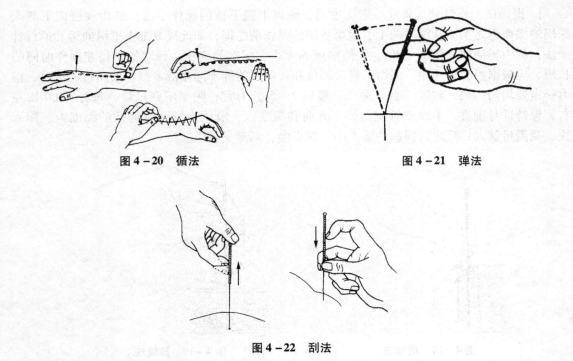

图 4-20 循法　　　　　　图 4-21 弹法

图 4-22 刮法

4. 摇法　是指毫针刺入一定深度后，手持针柄，将针轻轻摇动，以行经气的方法。《针灸问对》有"摇以行气"的记载。其法有二：一是直立针身而摇，以加强得气的感应；二是卧倒针身而摇，使经气向一定方向传导（图 4-23）。

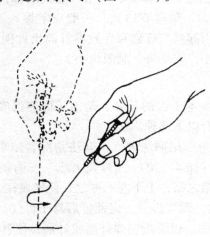

图 4-23 摇法

5. 飞法　针后不得气者，用右手拇、示指执持针柄，细细捻搓数次，然后张开两指，一搓一放，反复数次，状如飞鸟展翅，故称飞法（图 4-24）。《医学入门·杂病穴法》载："以大指次指捻针，连搓三下，如手颤之状，谓之飞。"本法的作用在于催气、行气，并使针刺感应增强。

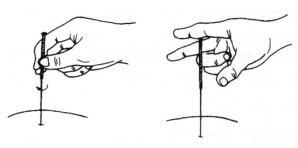

图 4 – 24 飞法

6. 震颤法　是指针刺入一定深度后，右手持针柄，用小幅度、快频率的提插手法，使针身轻微震颤的方法。本法可促使针下得气，增强针刺感应（图 4 – 25）。

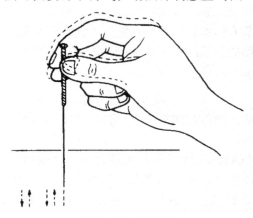

图 4 – 25 震颤法

（三）得气

古称"气至"，近称"针感"，是指毫针刺入腧穴一定深度后，施以提插或捻转等行针手法，使针刺部位获得"经气"感应，谓之得气。

针下是否得气，可以从两个方面分析判断。一是患者对针刺的感觉和反应，另一是医者对刺手指下的感觉。针刺腧穴得气时，患者的针刺部位有酸胀、麻重等自觉反应，有时出现热、凉、痒、痛、抽搐、蚁行等感觉，或呈现沿着一定的方向和部位传导、扩散现象。少数患者还会出现循经性肌肤震颤等反应，有的还可见到针刺腧穴部位的循经性皮疹带或红、白线等现象。当患者有自觉反应的同时，医者的刺手亦能体会到针下沉紧、涩滞或针体颤动等反应。若针刺后未得气，患者无任何特殊感觉或反应，医者刺手亦感觉针下空松、虚滑。正如窦汉卿《标幽赋》所说："轻滑慢而未来，沉涩紧而已至……气之至也，如鱼吞钩饵之浮沉；气未至也，如闲处幽堂之深邃。"这是对得气与否所做的最形象的描述。

得气与否以及气至的迟速，不仅直接关系针刺的治疗效果，而且可以借此推测疾病的预后。《灵枢·九针十二原》说："刺之要，气至而有效。"临床上一般是得气迅速时疗效较好，得气较慢时效果就差，若不得气时就可能无治疗效果。《金针赋》也说："气速效速，气迟效迟。"在临床上若刺之而不得气时，要分析经气不至的原因。或因取穴定位不准确，手法运用不当，或为针刺角度有误，深浅失度，对此就应重新调整腧穴的针刺部位、角度、深度，运用必要的针刺手法，以促使得气。如患者病久体虚，正气虚惫，以致经气不足；或因其他病理因素，感觉迟钝、丧失而不易得气时，可采用行针催气，或留针候气，或用温针，或加艾灸，以助经气的来复，而促使得气。若用上法而仍不得气者，多属正气衰竭，当考虑配合或改用其他治疗方法。临床上常可见到，初诊时针刺得气较迟或不得气者，经过针灸等方法治疗后，逐渐出现得气较速或有气至现象，说明机体正气渐复，疾病向愈。

七、针刺补泻

《灵枢·九针十二原》说："虚实之要，九针最妙，补泻之时，以针为之。"《备急千金要方·用针略例》指出："凡用针之法，以补泻为先。"可见针刺补泻是针刺治病的一个重要环节，也是毫针刺法的核心内容。

补法，泛指能鼓舞正气，使低下的功能恢复正常的针刺方法；泻法，泛指能疏泄邪气，使亢进的功能恢复正常的针刺方法。针刺补泻是通过针刺腧穴，采用适当的手法激发经气以补益正气、疏泄邪气，调节人体的脏腑经络功能，促使阴阳平衡而恢复健康的方法。古代医家在长期的医疗实践中，创造和总结出不少针刺补泻手法，现择要简述如下。

（一）单式补泻手法

1. 捻转补泻　针下得气后，捻转角度小，用力轻，频率慢，操作时间短者为补法；捻转角度大，用力重，频率快，操作时间长者为泻法。也有以左转时角度大，用力重者为补；右转时角度大，用力重者为泻。

2. 提插补泻　针下得气后，先浅后深，重插轻提，提插幅度小，频率慢，操作时间短者为补法；先深后浅，轻插重提，提插幅度大，频率快，操作时间长者为泻祛。

3. 疾徐补泻　进针时徐徐刺入，少捻转，疾速出针者为补法；进针时疾速刺入，多捻转，徐徐出针者为泻法。

4. 迎随补泻　进针时针尖随着经脉循行去的方向刺入为补法；针尖迎着经脉循行来的方向刺入为泻法。

5. 呼吸补泻　患者呼气时进针，吸气时出针为补法；吸气时进针，呼气时出针为泻法。

6. 开阖补泻　出针后迅速揉按针孔为补法；出针时摇大针孔而不揉按为泻法。

7. 平补平泻　进针得气后，施以均匀的提插、捻转手法，适用于虚实不明显或虚实夹杂的病证。

（二）复式补泻手法

1. 烧山火法　将针刺入腧穴应刺深度的上1/3（天部），得气后行捻转补法或紧按慢提九数；再将针刺入中1/3（人部），如上施术；然后将针刺入下1/3（地部），如上施术；继之退至浅层，称为一度。如此反复操作数度，使针下产生热感。在操作过程中，可配合呼吸补法（图4-26）。多用于治疗冷痹顽麻、虚寒性疾病等。

2. 透天凉法　先将针刺入腧穴应刺深度的下1/3（地部），得气后行捻转泻法或紧提慢按六数；再将针紧提至中1/3（人部），如上施术；然后将针紧提至上1/3（天部），如上施术，称为一度。如此反复操作数度，使针下产生凉感。在操作过程中，可配合呼吸泻法（图4-27）。多用于治疗热痹、急性痈肿等实热性疾病。

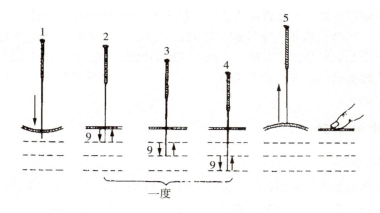

图 4 - 26　烧山火法

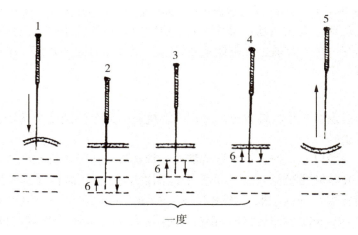

图 4 - 27　透天凉法

（三）影响针刺补泻效应的因素

1. **机体所处的功能状态**　在不同的病理状态下，针刺可以产生不同的调整作用（即补泻效果）。当机体处于虚惫状态而呈虚证时，针刺可以起到扶正补虚的作用。若机体处于虚脱状态时，针刺还可以起到回阳固脱的作用；当机体处于邪盛状态而呈实热、邪闭的实证时，针刺可以起到清热启闭、祛邪泻实的作用。例如，胃肠功能亢进而痉挛疼痛时，针刺可解痉止痛；胃肠功能抑制而蠕动缓慢、腹胀纳呆时，针刺可加强胃肠蠕动，提高消化功能，消除腹胀、增进食欲。大量的临床实践和实验研究表明，针刺当时的机体功能状态，是产生针刺补泻效果的主要因素。

2. **腧穴作用的相对特异性**　腧穴的主治功用不仅具有普遍性，而且具有相对特异性。人体不少腧穴，如关元、气海、命门、膏肓、背俞穴等，都能鼓舞人体正气，促使功能旺盛，具有强壮作用，适宜于补虚益损。此外，很多腧穴，如水沟、委中、十二井、十宣等穴，都能疏泄病邪，抑制人体功能亢进，具有祛邪作用，适宜于祛邪泻实。当施行针刺补泻时，必须结合腧穴作用的相对特异性，才能产生针刺补泻的效果。

3. **针具及手法轻重因素**　影响针刺补泻因素与使用的针具粗细、长短，刺入的角度、深度，行针时的幅度、频率等有直接关系。一般来说，粗毫针的指力要重，刺激量大；细毫针用的指力较轻，刺激量就小。毫针刺入腧穴的角度、深度不同，其刺激的轻重程度也不同，一般直刺、深刺的刺激量要大些，平刺、浅刺的刺激量要小些。行针时的幅度、频率不同，与针刺手法轻重密切相关。提插幅度大、捻转角度大、频率快者，其刺激量就大。反之，其刺激量就小。

八、留针与出针

（一）留针法

留针指将针刺入腧穴施术后，使针留置穴内。留针的目的是为了加强针刺的作用和便于继续行针施术。留针的方法有静留针和动留针两种。静留针法指在留针过程中不再行针；动留针法指在留针过程中作间歇性行针。一般病证只要针下得气而施以适当的补泻手法后，即可出针或留针 10～20min。但对一些特殊病证，如急性腹痛，破伤风、角弓反张，寒性、顽固性疼痛或痉挛性病证，需适当延长留针时间，有时留针可达数小时，以便在留针过程中作间歇性行针，以增强、巩固疗效。在临床上留针与否或留针时间的长短，不可一概而论，应根据患者具体病情而定。

（二）出针法

出针又称起针、退针，指将针拔出的方法。在施行针刺手法或留针达到预定针刺目的和治疗要求后，即可出针。

出针的方法，一般以左手拇、示二指持消毒干棉球轻轻按压于针刺部位，右手持针作轻微地小幅度捻转，并将针缓慢提至皮下（不可单手用力过猛），静留片刻，然后出针。出针时，依补泻的不同要求，分别采取"疾出"或"徐出"以及"疾按针孔"或"摇大针孔"的方法出针。出针后，除特殊需要外，都要用消毒棉球轻压针孔片刻，以防出血或针孔疼痛。

当针退出后，要仔细查看针孔是否出血，询问针刺部位有无不适感，检查核对针数有否遗漏，还应注意有无晕针延迟反应现象

（李连洁）

第二节　三棱针疗法

三棱针疗法是用三棱针点刺穴位或浅表血络，放出少量血液，以防治疾病的方法，亦称"刺络法"。

三棱针古称"锋针"，用于"泻热出血"。《灵枢经·九针论》曰："故为之治针，必筩其身而锋其末，令可以泻热出血，而痼病竭。"《灵枢经·九针十二原》曰："宛陈则除之"，以及《灵枢经·官针》提出的"络刺"、"赞刺"、"豹文刺"等，都是刺络放血的方法，说明古人对刺络放血十分重视，积累了丰富的经验。

一、针具

三棱针一般用不锈钢制成，外长约 6cm，针柄呈圆柱形，针身呈三棱状，尖端三面有

刃，针尖锋利。针具使用前须经高压消毒，或用 70% ~75% 酒精浸泡 20 ~30min，用一次性无菌针具更佳。

二、操作方法

1. 点刺法 针刺前先推按被刺穴位部，使血液积聚于针刺部位，经常规消毒后，左手拇、示、中三指夹紧被刺部位或穴位，右手持针，对准穴位迅速刺入 0.1 ~0.2 寸深，随即将针退出，轻轻挤压针孔周围，使出血数滴，然后用消毒棉球或棉签按压针孔。此法多用于手指或足趾末端穴位，如十宣、十二井，或头面部的太阳、印堂、攒竹、上星等。

2. 散刺法 此法是对病变局部周围进行点刺的一种方法，根据病变部位大小的不同，可刺 10 ~20 针，甚至更多。由病变外缘呈环形向中心点刺，以消除瘀血或水肿，达到活血祛瘀、通经活络的作用。针刺深浅根据局部肌肉厚薄、血管深浅而定。

3. 挑刺法 此法是以三棱针挑断皮下白色纤维组织，用以治疗某些疾病的方法。操作时先常规消毒，将针横向刺入穴位皮肤，挑破皮肤约 0.2 ~0.3cm，然后再深入皮下，挑断皮下白色纤维组织，以挑尽为止。术后碘酒消毒，敷上无菌纱布，胶布固定。对一些惧怕疼痛患者，可先用 0.5% 普鲁卡因少许打一皮丘，再行挑刺。

挑刺的部位，先找反应点。反应点类似丘疹，一般似针帽大小，多呈褐色，或粉红、灰白、棕褐色，要注意与疗、毛囊炎、色素斑相鉴别。反应点如果不明显，可用干毛巾或拇指掌面在皮肤上来回擦几下，一般即可显示。例如：痔疾，在腰骶部或"八髎"常有反应点；麦粒肿，在"耳尖"、"大椎"、肩部有反应点；瘰疬（颈部），在两肩胛内区脊柱两侧有反应点等。

挑刺一般 3 ~7d 1 次，3 ~5 次为 1 个疗程。10 ~14d 后，可进行第 2 疗程。

4. 泻血法 常规消毒，左手拇指压在被刺部位下端，上端用橡皮管结扎，右手持三棱针对准被刺部位静脉，迅速刺入脉中 0.5 ~1 分深，然后出针，使其流出少量血液。出血停止后，以消毒棉球按压针孔。当出血时，也可轻按静脉上端，以助瘀血排出，毒邪得泄。此法常用于肘窝、腘窝及太阳穴等处的浅表静脉。

三、适用范围

三棱针针法具有开窍泄热、活血消肿止痛、通经活络的作用，适用于各种热证、实证。点刺法常用于高热、中暑、喉蛾、惊厥、中风闭证；散刺法适用于丹毒、痈疮、外伤性瘀血疼痛；挑刺法治疗痔疮、丹毒、麦粒肿、目赤肿痛；泻血法用于急性吐泻、急性腰扭伤、急性淋巴管炎等疾病。

四、注意事项

（1）三棱针刺激颇强，治疗时须注意患者体位舒适与否，并须与医生配合，还须注意预防晕针。

（2）必须无菌操作，以防感染。

（3）点刺、散刺时手法宜轻宜快，出血不宜过多，以数滴为宜。注意勿刺伤深部动脉。

（4）病后体弱、明显贫血、孕妇和有自发性出血倾向者不宜使用。

（李连洁）

第三节　皮肤针疗法

皮肤针疗法属丛针刺法，是由多支不锈钢短针集成一束，叩刺人体体表一定部位，以防治疾病的一种方法。皮肤针疗法是在古代"半刺"、"浮刺"、"毛刺"的基础上发展而来的。《素问·皮部论》曰："凡十二经络脉者，皮之部也。是故百病之始生也，必先舍于皮毛。"十二皮部与人体经络、脏腑联系密切，运用皮肤针叩刺皮部，可以调节脏腑经络功能，促进机体恢复正常。

一、针具

皮肤针外形似小锤状，针柄有硬柄和软柄两种规格，软柄有弹性，一般用牛角做成，长度约 15～19cm，一端附有莲蓬状的针盘，下边散嵌着不锈钢短针。根据针的数目多少不同，分别称为梅花针（五支针）、七星针（七支针）、罗汉针（十八支针）。针尖要求不可太锐，应呈松针形。全束针尖要平齐，防止偏斜、钩曲、锈蚀和缺损。检查针具时，可用针尖轻叩干脱脂棉，如针尖有钩曲或有缺损，则棉絮易被带动。针具在使用前应消毒，一般可用75% 酒精浸泡 30min。

二、操作方法

（一）叩刺方法

1. 持针式　硬柄和软柄两种皮肤针持针方式略有不同。硬柄皮肤针的持针式是用右手握住针柄，以拇指、中指夹持针柄，示指置于针柄中段上面，无名指和小指将针柄固定在小鱼际处；软柄皮肤针的持针式是将针柄末端固定在掌心，拇指在上，示指在下，其余手指呈握拳状握住针柄。

2. 叩刺法　皮肤常规消毒，针尖对准叩刺部位，使用手腕之力，将针尖垂直叩打在皮肤上，并立即提起，反复进行。

3. 刺激强度　根据患者体质、病情、年龄、叩打部位的不同，分为弱、中、强三种强度施用。

弱刺激：用较轻腕力进行叩刺，针尖接触皮肤时间较短，局部皮肤略见潮红，患者无疼痛为度。适于老年人、久病体弱、孕妇、儿童，以及头面五官肌肉浅薄处。

强刺激：用较重腕力进行叩刺，针尖接触皮肤时间稍长，局部皮肤可见隐隐出血，患者有疼痛感。适用于年壮体强，以及肩、背、腰、臀、四肢等肌肉丰厚处。

中等刺激：叩刺的腕力介于弱、强刺激之间，局部皮肤潮红，但无渗血，患者稍觉疼痛。适宜于多数患者，除头面五官等肌肉浅薄处外，其余部位均可用此法。

（二）叩刺部位

皮肤针叩刺部位一般可分为循经、穴位、局部叩刺三种。

1. 循经叩刺　指沿着经脉循行路线进行叩刺，常用于颈项、背腰骶部的督脉、膀胱经为主，其次是四肢肘、膝以下的三阴、三阳经，可以治疗相应的脏腑经络的病变。

2. 穴位叩刺　指选取与所治病症相关的穴位叩刺，主要指某些特定穴、华佗夹脊穴和阳性反应点。

3. 局部叩刺 指在病变局部进行叩刺，如头面五官疾病、关节病变、局部扭伤、顽癣等病症。

三、适用范围

皮肤针疗法具有疏通经络、调节脏腑的作用。适用范围较广，用于头痛、胁痛、背腰痛、皮肤麻木、斑秃、顽癣、胃肠病、失眠、痛经、遗尿、阳痿、遗精等病症，亦可用治近视、高血压、神经性皮炎等病症。

四、注意事项

（1）施术前检查针具，如有钩曲、不齐、缺损等，应及时修理或更换，方可使用。

（2）针刺前针具及叩刺局部皮肤必须消毒。叩刺后皮肤如有出血，须用消毒干棉球擦拭干净，保持清洁，以防感染。

（3）操作时针尖须垂直上下，用力均匀，避免斜刺或钩挑，以减轻疼痛。

（4）局部皮肤如有创伤、溃疡、瘢痕形成等，不宜用本法治疗。

（李连洁）

第四节 皮内针疗法

皮内针疗法是将特制的小型针具固定于腧穴部位的应内作较妊时间留针的一种方法，又称"埋针法"。斜刺入皮肤后，固定留置一定的时间，给腧穴以长时间的刺激，可调整经络脏腑功能，达到防治疾病的目的。

一、针具

皮内针是以不锈钢丝制成的小针，有颗粒型（或称麦粒型）和揿钉型（或称图钉型）两种（图4-28）。颗粒型针身长约1cm，针柄形似麦粒或呈环形，针身与针柄成一直线。揿钉型针身长0.2～0.3cm，针柄呈环形，针身与针柄垂直。

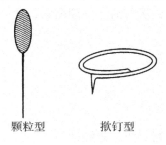

颗粒型   揿钉型

图4-28 皮内针

二、操作方法

1. 颗粒型应内针 常规皮肤消毒，以左手拇、示指按压腧穴上下皮肤，稍用力将针刺部位皮肤撑开固定，右手用小镊子夹住针柄，沿皮下将针横向刺入真皮内，针身可埋入0.5～1cm。针刺方向一般与经脉循行方向呈十字形交叉，针刺入皮内后，露在外面的针身和针柄下的皮肤表面之间粘贴小块胶布，再用较大的胶布覆盖在针上，以保护针身固定在皮内，以免因活动而致针具移动或丢失。

2. 揿钉型皮内针　常规皮肤消毒，用小镊子或持针钳夹住针柄，针尖对准腧穴轻轻刺入，用小方块胶布粘贴固定，此外，也可以将针柄放在预先剪好的小方块胶布上粘住，使用时手执胶布，针尖对准腧穴，直压针柄刺入。此法多用于面部、耳部腧穴。

三、适应证

常用于慢性顽固性疾病及经常发作的疼痛性疾病，如高血压、神经衰弱、支气管哮喘、胃脘痛、胆绞痛、三叉神经痛、偏头痛、面肌痉挛、眼睑眮动、关节痛、扭挫伤、月经不调、痛经、遗尿。

四、注意事项

（1）埋针要选择容易固定和不妨碍肢体活动的腧穴。

（2）埋针期间针处不要着水，以免感染。

（3）皮肤针埋藏的时间一般为1～2d，多者6～7d。暑热天出汗较多，埋针时间不宜超过2d。

（4）注意检查，发现针处感染应及时处理。

（柳秀峰）

第五节　指针疗法

指针疗法是以手指代替针具，在选定的腧穴上，运用一定的手法治疗疾病的一种力法，又称指压疗法。本法在民间流传很久，晋代《肘后备急方》中有"令爪患者人中，取醒"的救厥方法。明代《针灸大成》提出"指针术"，即"性畏针，遂以手指……行补泻方法"。清代对指针术已有较具体的论述。本法具有疏通经络、行气活血、燮理阴阳、调和脏腑、开窍醒神、祛瘀止痛等功效，从而消除病理因素，达到治疗的目的。

一、针具

即术者的手指。

二、操作方法

指针的基本手法可分为揉、扪、切、捏四种。

1. 揉法　是用于指尖轻接在腧穴上，做环形平揉的一种手法（图4-29）。操作时指尖不能离开所接触的皮肤，手指须带动皮下组织，以腧穴为中心，做环形转动，指尖与皮肤之间不能产生相对位移。每揉一周为1次，每穴可施术2～3min，频率一般为120～180次/min。施术时，需要根据患者体质强弱和病情轻重施以轻重不同的指力。常用拇指和中指。本法在指针中应用较广，可与扪法配合应用。

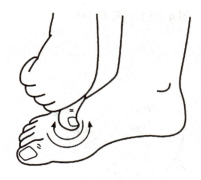

图4-29 揉法

2. 扪法　是用手指扪按腧穴或身体一定部位的手法。操作时用手指端深深按压皮肤及皮下组织深部，根据患者体质强弱，施以轻重不同的指力，当指端按入，使患者产生酸、麻、胀、痛的感觉时，逐渐减轻指力，最后停止。每穴一般扪按3min左右。扪法又分为单指法和双指法两种。

（1）单指法：一般用拇指或中指指端按压在腧穴上。此法常用于胸腹部和四肢部的腧穴，如气海、中脘、曲池、足三里等（图4-30）。

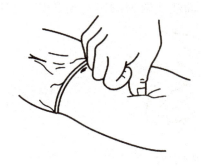

图4-30 扪中脘穴

（2）双指法：即用两手指同时分别扪按两个腧穴。此法常用于头面、颈项、腹部、背腰部的腧穴如风池、阳白、天枢等（图4-31、图4-32）。

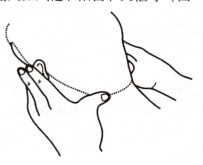

图4-31 扪风池穴

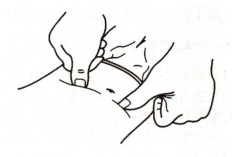

图4-32 扪天枢穴

3. 切法　是用拇指指甲切按腧穴的一种手法。操作时用力需要轻而缓慢，防止切伤皮肤。特别是压痛处更应注意，尽量避免切处剧烈疼痛。本法多用于狭窄部位的腧穴，如水沟、迎香、少商等（图4-33、图4-34、图4-35）。

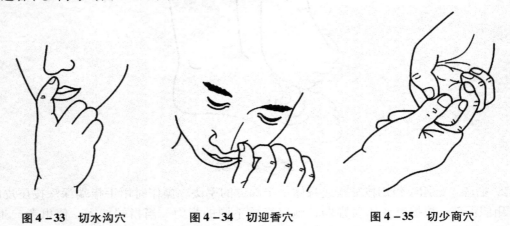

图4-33　切水沟穴　　　　　图4-34　切迎香穴　　　　　图4-35　切少商穴

　　4. 捏法　是用两个手指对称捏压腧穴的手法，可用拇、示二指，也可用拇、中二指或拇指与其他各指，在上下方或左右方对称相向用力。可捏压一个或两个腧穴。如果捏压一个腧穴，拇指在这个腧穴上，另一指或其他各指则在对称位置。此法常用于四肢、肩颈等部位的腧穴，如合谷（图4-36）、曲池（图4-37）、足三里、三阴交等。

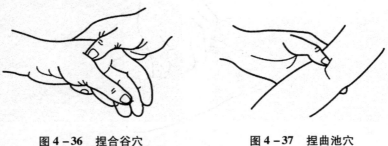

图4-36　捏合谷穴　　　　　　图4-37　捏曲池穴

三、适应证

　　由于本法不需要任何操作器械及消毒，可以随时随地应用，因此可用于多种急症的处理，如昏厥、剧烈疼痛等。又因本法具有疼痛轻的特点，因此广泛适用于年老体弱者、儿童、惧怕针刺者及孕妇等，也可作为患者自我治疗及预防疾病的一种方法。

四、注意事项

　　（1）施术者应注意手的消毒，以免交叉感染；指甲宜常剪，以免切伤患者皮肤。
　　（2）指力的轻重应患者能耐受为宜，以免患者产生不适或晕针；对年老体弱者和儿童施术时指力不可过重。
　　（3）施术时间以1~3min为宜，亦可根据病情增减。
　　（4）急性传染病、皮肤病、肿瘤及腹痛拒按的患者，不宜使用本法。
　　（5）小儿头部的囟门区和孕妇的合谷、三阴交及腹部腧穴等，不宜用本法。
　　（6）过饥、过饱、酒醉、劳累过度时，不宜用本法。

（柳秀峰）

第六节 鍉针疗法

鍉针疗法是以鍉针按压经脉和腧穴以治疗疾病的方法。鍉针为古代九针之一，《灵枢·九针论》曰："鍉针，取法于黍粟之锐，长三寸半，主按脉取气，令邪出。"因其针体粗大，尖如黍粟，圆而微尖，多用于按压经穴，不入皮肤。固操作时以推按腧穴为主，故又称为推针。本法既可用治疗，又可用以经络腧穴按压辅助诊断。

一、针具

鍉针3.5寸，按古代周尺计算，约合8cm，针身呈圆柱体，针头圆钝光滑呈半球体，针头直径以2~3mm为宜。制针材料多选用金属，如不锈钢、黄铜、银等，以磁性材料制成者称为磁鍉针（图4-38）。

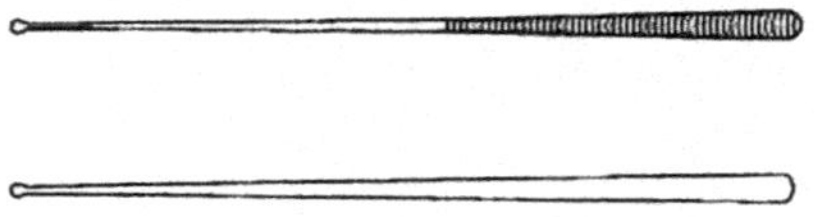

图4-38 鍉针

二、操作方法

以拇指、中指、环指夹持针柄，示指抵住针尾，针体与所按压的经脉或腧穴部位皮肤垂直（图4-39）。每次按压1~10min，可结合捻转或震颤法。按压后轻轻揉按凹陷部位。

鍉针疗法有弱刺激和强刺激两种。

弱刺激：按压用力较小，形成的凹陷浅，局部有酸胀感，按压部位周围发生红晕。治疗时间较短，按压时结合捻转法。

强刺激：按压用力较大，形成的凹陷深，局部有胀痛感，并可向一定的方向传导。治疗时间较长，按压时结合震颤法。

鍉针疗法每日1~2次，重症可3~4次，10次为一疗程。由于本法的操作较为简单，可嘱患者自己使用。

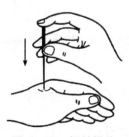

图4-39 鍉针操作

三、适应证

适用于高血压、胃脘痛、肩周炎、网球肘、肋间神经痛、腹痛、头痛、牙痛、呕吐、消化不良、痛经、失眠等。也可用于经脉辨证时探查病变的经络、腧穴，在灵龟八法和子午流注针法的开穴时亦可选用本法。

四、注意事项

（1）选用针头呈半球体的鍉针，其针头不宜过尖，否则易产生疼痛。

（2）不可刺激过强，以防晕针。

（3）垂直按压，不宜斜压。

（4）勿损伤皮肤。

（赵晓燕）

第七节　芒针疗法

芒针疗法是运用芒针刺入腧穴以治疗疾病的一种方法。芒针由古代九针中的"长针"发展而来。是一种特制的长针，因形状细长如麦芒而得名。本法具有疏通经络、调节人体脏腑经络功能等作用。

一、针具

芒针由不锈钢丝制成，光滑坚韧，富于弹性，不易生锈。其结构与毫针相同，分为针尖、针身、针根、针柄和针尾五部分。芒针的长度多为 125 ~ 200mm，临床以 125mm、150mm、175mm 长度和 26 号、28 号粗细者用途较广。200mm 以上的芒针，除针刺带脉外，一般应用甚少。针具使用前须认真消毒，一般经煮沸或高压蒸汽处理或用乙醇等消毒液浸泡后使用。

二、操作方法

操作的基本步骤包括进针、手法和出针（图 4 - 40）。

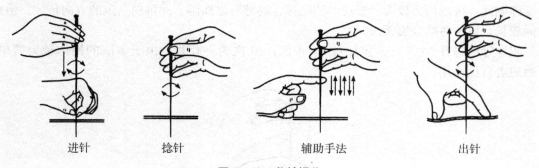

进针　　　　捻针　　　　辅助手法　　　　出针

图 4 - 40　芒针操作

1. 进针　多采用夹持进针法。进针时，一方面要分散患者注意力，消除恐惧心理，另一方面技术必须熟练，减少患者疼痛。针刺腧穴处皮肤常规消毒后，刺手持针柄下端，押手拇、示指控制针体下端，针尖对准所刺部位，利用指力和腕力压捻结合，迅速刺透表皮，根据不同腧穴缓慢运针，刺至相应深度。

2. 手法　常用的手法以捻转为主，轻捻缓进，左右交替，捻转角度为180°~360°，不宜过大；行针时还可变换针刺方向和角度，根据腧穴解剖部位，用押手改变针刺方向和角

度，以增加刺激强度，提高治疗效果

3. 出针　施针完毕后，将针退出。方法是缓慢退至皮肤表层，再轻轻抽出；边退针，边揉按针刺相应部位，以防出血，减轻疼痛。如有出血应迅速用无菌棉球按压止血。

三、适应证

一般可用于瘫痪、神经根炎、多发性神经炎、胃溃疡、十二指肠溃疡、胃炎、胃下垂、中风、昏迷、癫狂、痫证、哮喘、咯血、子宫脱垂，以及运动系统等疾患。但因芒针的针身较长、刺入较深，应选择适宜于深刺的腧穴，进行治疗。

四、注意事项

（1）对初次接受芒针治疗者，针刺前要做好心理疏导，助其配合治疗，并嘱其不可随意移动体位。

（2）取穴宜少，手法宜轻。

（3）对过于紧张而肌肉坚韧不易进针、疼痛或皮肤十分松弛者，进针时可转移其注意力或调整进针顺序，先针患者不易看到部位的腧穴，后针患者能看到部位的腧穴。

（4）诊断未明的急性疾病，切勿滥用芒针治疗，以免延误病情。

（5）过饥、过饱、醉酒、过度疲劳和某些不能合作的患者，不宜用本法治疗。

（6）由于本法操作复杂，医者必须练好基本功，掌握人体腧穴深部的解剖知识，胆大心细，防止意外。

（赵晓燕）

第八节　针挑疗法

针挑疗法是在一定腧穴或部位，用一定的制具挑断皮下纤维组织以治疗疾病的一种方法。本法属于中医外治法之一，起源于砭石时期，形成于粗针时期，衰退于秦汉时期，复兴于新中国成立以后，具有调理气血、疏通经络、活血化瘀的作用，因其针具简单、方法独特、部位表浅、疗效显著而广为流传。

一、针具

常用的有三棱针、圆利针、大号注射针头，亦可用牙科器械改制成的约10cm的锋利挑治针和用眼科角膜钩改制成的钩状挑治针（图4-41）。

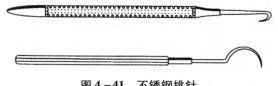

图4-41　不锈钢挑针

二、针挑部位

1. 经络皮部反应区　根据经络皮部辨证，通过望诊、触诊查找病变反应区皮肤有色泽变化，有隆起、凹陷、松弛或皮肤温度异常、皮下结节等阳性反应现象的部位，以此为针挑部位。如头痛、感冒、神经衰弱、结膜炎等，可于颈项部、颞部查找反应部位；上腹部内脏疾患，可在胸背部查找反应部位，腰部和下腹部内脏疾患，可在腰骶部查找反应部位。

2. 局部压痛点　在病变体表局部区域内，查找最明显的压痛点为针挑部位。如肩痛多在肩胛冈上的表面和三角肌的前缘等处查找痛点，腿痛多在腰骶关节表面查找痛点。

3. 脊髓神经节段分布　按脊髓神经节段的分布查找阳性反应部位作为制挑部位。如颈椎病可在上肢查找阳性反应点，腰骶椎病可在下肢查找性反应点。

4. 压敏点与疹点　选用某些疾病在体表有关部位出现的压敏点、疹点作为针挑部位。疹点的特征似丘疹，如针帽大小，稍突出于皮肤，多为灰白色、暗红色、棕褐色或浅红色，压之小退色。选取针挑部位时要注意与痣、毛囊炎、色素斑相鉴别。查找困难时，可用于摩擦相应部位皮肤后，再进行寻找。

以上四种选取针挑部位的方法，可单独应用，亦可综合选用。

三、操作方法

针挑部位确定后，局部皮肤常规消毒。左手固定针挑部位，右手持针，将针横向刺入皮肤，纵行挑破皮肤 0.2～0.3cm 长，然后将针深入皮下，挑断皮下白色纤维样物数根，以挑尽为止（图 4-42）。也可先用 0.5% 盐酸普鲁卡因注射液在针挑部位局部麻醉，然后用手术刀切一小口，再将针刺入，挑出皮下白色纤维样物，用刀割断。挑治后消毒伤口，敷上无菌纱布，用胶布固定。

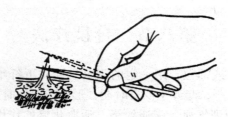

图 4-42　针挑疗法操作

四、适应证

头痛、胃脘痛、热病、痹证、腰痛、坐骨神经痛、疔、疖、痔疮、白喉等。

五、注意事项

（1）术中注意无菌操作，术后嘱患者注意保持局部清洁，3～5d 不用水洗，防止感染。

（2）挑针针尖应在原创口出入，不要在创口上下乱刺，以免扩大创伤部位。

（3）挑治后注意休息，忌食刺激性食物。

（4）孕妇、严重心脏病及有出血倾向的患者慎用或不用本疗法。

（赵晓燕）

第九节 火针疗法

火针疗法是将特制的金属粗针，用火烧红后刺入一定部位以治疗疾病的方法。火针古称"燔针"、"焠刺"。《灵枢经·官针》中指出："焠刺者，刺插针则取痹也。"《伤寒论》称为烧针，并提出其适应证及禁忌。

一、针具

火针针体较粗，质地坚韧，一般采用员利针或 24 号、26 号 2 寸长的不锈钢针。也有应用特制的针具，如弹簧式火针、三头火针，以及钨合金制成的火针。弹簧式火针进针迅速，易于掌握深度；三头火针用于体表痣、疣的治疗；钨合金物理性能好，有耐高温、不退火、变形少、不易折、高温下硬度强等特点。

火针根据粗细不同，分为细火针（针尖直径 0.5mm）、中火针（针尖直径 0.75mm）、粗火针（针尖直径 1.2mm），针柄套上木柄，以防烫手。

二、操作方法

1. 选穴与定穴　火针选穴除了与毫针选穴的基本规律相同而选择有关的经穴以外，多选阿是穴以及病灶的局部，要求选穴少而精。穴位选择好后，体位固定，在消毒针刺前，要进行穴位标记，一般都用拇指指甲掐压"十"字，以保证准确刺入。

2. 消毒　定好穴位后，先用 2.5% 碘酒棉球，再用 75% 酒精棉球消毒。

3. 烧针　烧针是使用火针的关键步骤，《针灸大成·火针》曰："灯上烧，令通红，用方有功。若不红，不能去病，反损于人。"因此，在使用前必须把针烧红，才能使用。火针烧灼的程度有3种，根据治疗需要，可将针烧至白亮、通红，或微红。若针刺较深者，需烧至白亮，速进疾出，否则不易刺入，也不易拔出，而且剧痛。如属较浅的点刺法，可以烧至通红，速入疾出，轻浅点刺。如属浅表皮肤的烙熨法，则将针烧至微红，在表皮部位轻而稍慢地烙熨。

烧针用的灯火以酒精灯比较方便，一般左手端灯，右手持针，针尖向着针刺部位，将针尖与针体伸入火外焰，烧针的次序是从针身向针尖烧，待针烧红后迅速、准确刺入标定点，再快速拔出。

4. 针刺的深度　应根据病情、体质、年龄，以及穴位所在部位肌肉厚薄、血管深浅而定，要求既能祛邪，又不伤皮肉为佳。《针灸大成·火针》中说："切忌太深，恐伤经络，太浅不能去病，惟消息取中耳。"一般四肢及腰腹部可稍深，刺至 0.2～0.5 寸深，胸背部宜浅，可刺 0.1～0.2 寸深。深刺时，须细心慎重，动作要敏捷，一刺即达到需要深度；浅刺时，叩刺力量不能太猛，须均匀、稀疏，以免造成表皮剥脱。

火针刺后，立即用棉球或手指按压针孔，可以减少疼痛，但不可揉搓，以免出血。针孔的处理，视针刺深浅而定，如果针刺 0.1～0.3 寸深，可不作特殊处理，若针刺 0.4～0.5 寸深，可用消毒纱布敷贴，胶布固定 1～2d，以防感染。火针一般 3～6d 1 次，疗程按病情需要而定。

三、适用范围

火针具有散寒祛湿、温通经络、清热解毒、消肿散结、祛腐排脓、生肌敛疮、益肾壮阳、温中和胃、升阳举陷、宣肺定喘、去痒止痛、除麻定惊等多种用途。

主要适于下列病症：

(1) 各种痹证的关节痛、腰腿痛。

(2) 痰核、疼痛、腱鞘囊肿、脂肪瘤、血管瘤以及子宫肌瘤。

(3) 胃下垂、胃脘痛、慢性泄泻、痢疾、痔疮、哮喘、癫痫、阳痿、阴挺、月经不调。

(4) 小儿惊风、小儿疳积。

(5) 某些皮肤病，如疣、痈、牛皮癣、风疹、疮疖等。

四、注意事项

(1) 对于血管及主要神经分布部位，一般不宜用火针。

(2) 颜面部除了面部痣及扁平疣外，一般不用火针。

(3) 针刺后局部呈现红晕或红肿未完全消退时，应避免洗浴；局部发痒时，不能用手抓，以防感染。

(4) 注意针具检查，发现针具有剥蚀或缺损时，则不宜使用，以防意外。

(5) 对初次接受火针治疗患者，应做好解释工作，消除恐惧心理，积极配合治疗。

(6) 火针刺激强烈，体质虚弱者及孕妇慎用或不用。

（赵晓燕）

第十节 穴位注射疗法

穴位注射疗法是针刺和药物相结合的一种疗法。是根据所患的疾病，按照穴位的治疗作用和药物的药理性能，选用恰当的穴位和药物，并将药液注入穴位内，以充分发挥经穴和药物对疾病的双重治疗作用，从而调整和改善机体的功能状态，恢复机体的正常功能，达到治愈疾病的目的。本法具有节省药物和操作简单的优点，既能弥补外用药不易渗透穴位之不足，又能延长刺激时间，同时这种疗法又具有适应证广、疗效显著、疗程短等特点。

一、常用药物

1. 中草药制剂　如复方当归注射液，丹参、板蓝根、威灵仙、徐长卿、夏天无、肿节风、丁公藤、鱼腥草、银黄注射液等多种中草药注射液。

2. 维生素制剂　如 Vit B_1、Vit B_2、Vit B_{12} 注射液，复合维生素 B 注射液，Vit C，以及维丁胶性钙注射液。

3. 其他常用药物　如葡萄糖注射液、生理盐水、盐酸普鲁卡因注射液、注射用水等，许多供肌内注射用的药物也可作小剂量穴位注射。

二、操作方法

1. 器械　1ml、2ml、5ml、10ml、20ml 注射器，一般穴位用牙科 5 号针头或一般 7 号针头，或 5~6 号半针头，深部穴位可用 9 号长针头。

2. 操作程序　根据所选穴位及用药量的不同，选择合适的注射器和针头。局部皮肤常规消毒后，用无痛快速进针法将针刺入皮下组织，然后缓慢推进或上下提插，探得酸胀等

"得气"感应后，回抽一下，如无回血，即可将药物推入。一般疾病用中等速度推入药液；慢性病、体弱者用轻刺激，将药液缓慢轻轻推入；急性病、体强者可用强刺激，快速将药液推入。如需注入较多药液时，可将注射针由深部逐步提起到浅层，边退边推药，或将注射针更换几个方向注射药液。

3. 注射角度与深浅　根据穴位所在部位与病变组织的不同要求，决定针刺角度及注射的深浅。同一穴位可从不同的角度刺入。也可按病情需要决定注射深浅度，如三叉神经痛于面部有触痛点，可在皮内注射成一"皮丘"；腰肌劳损多在深部，注射时应适当深刺等。

4. 注射剂量　应根据药物说明书规定的剂量，不能过量。作小剂量注射时，可用原药物剂量的 1/5 ~ 1/2。一般以穴位部位来分，头面部可注射 0.3 ~ 0.5ml，耳穴可注射 0.1ml，四肢部可注射 1 ~ 2ml，胸背部可注射 0.5 ~ 1ml，腰臀部可注射 2 ~ 5ml，如用 5% ~ 10% 葡萄糖液可注入 10 ~ 20ml。

5. 疗程　每日或隔日注射 1 次，反应强烈者亦可隔 2 ~ 3d 1 次，穴位可左右交替使用。10 次为 1 个疗程，休息 5 ~ 7d 再进行下 1 个疗程的治疗。

三、适用范围

穴位注射疗法的应用范围较广，凡是针灸的适应证大部分都可用本法治疗。临床上主要用于下列疾病：

1. 运动系统疾病　痹证、腰腿痛、扭伤等。

2. 神经系统疾病　头痛、不寐、口眼歪斜、痿证、三叉神经痛、坐骨神经痛、肋间神经痛、癫狂痫证等。

3. 消化系统疾病　胃痛、腹泻、痢疾等。

4. 呼吸系统疾病　咳嗽、哮喘、肺痨等。

5. 心血管疾病　心悸、心痛、高血压等。

6. 外科、皮肤科疾病　乳痈、肠痈、腹痛、淋证、痤疮、银屑病等。

7. 五官科疾病　咽喉肿痛、目赤肿痛、中耳炎、鼻炎等。

8. 妇产科疾病　阴挺、难产等。

9. 儿科疾病　小儿肺炎、小儿腹泻等。

10. 手术　用于外科手术的麻醉。

四、注意事项

（1）治疗时应对患者说明本法治疗特点和注射后的正常反应，如注射后局部可能有酸胀感，4 ~ 8h 内局部有轻度不适，有时不适感持续时间较长，但一般不超过 1d。

（2）严格遵守无菌操作，防止感染，最好每注射 1 个穴位换 1 个针头，如因消毒不严而引起局部反应、发热等应及时处理。

（3）使用前应注意药物的有效期，不要使用过期药物，并检查药液有无沉淀变质等情况，如已变质应停止使用。

（4）注意药物的性能、药理作用、剂量，配伍禁忌、副作用和过敏反应，凡能引起过敏反应的药物，或有配伍禁忌的药物，均按常规方法处理。对副作用较严重的药物，使用应谨慎，某些中草药制剂有时也可能有反应，注射时应注意。

（5）进针后，可稍作提插，一般不作捻转，得气后应回抽无血后方可注入药液。

（6）药液不应注入关节腔、脊髓和血管内，以免引起关节肿痛、损伤脊髓等意外。

（7）在重要神经干通过的部位作穴位注射时，应避开神经干才注入药物，以免损伤神经。

（8）躯干穴位注射时，要防止刺伤内脏与脊髓。

（9）孕妇的下腰部、腰骶部穴不宜作穴位注射，以免引起流产。

（10）应用青霉素、普鲁卡因等能产生过敏反应的药物，须先进行皮肤过敏试验，阴性者方可应用。

（赵晓燕）

第十一节　电针疗法

电针疗法是在针刺得气的基础上，用电针治疗仪输出脉冲电流，通过毫针作用于经络腧穴以治疗疾病的方法。本法是毫针刺激与电生理效应的结合，不仅提高了毫针的治疗效果，而且扩大了针灸的治疗范围。

一、器具

包括毫针和电针治疗仪两部分。

1. 毫针　一般选用 26～28 号不锈钢针。

2. 电针治疗仪　目前我国普遍使用的均属脉冲发生器类型。以典型的 G6805 型电针治疗仪（图 4-43）为例，其工作原理如图 4-44 所示，性能较稳定，电源可交直流两用。仪器顶部有输出插孔，可插入针夹电极插头或电极板插头；面板上有对应于输出插孔的输出控制旋钮，可调节输出电流的强度。面板中间有指示灯，显示输出波形的频率。面板中间的旋钮为波形旋钮，可选择不同的输出波形；面板两侧的旋钮均为频率旋钮，用于调节不同波形的频率。拨动开关可选择交流电源或直流电源。针刺部位的电刺激感应明显，作用较集中，而电极板部位因电流分散，感应微弱，作用很小。

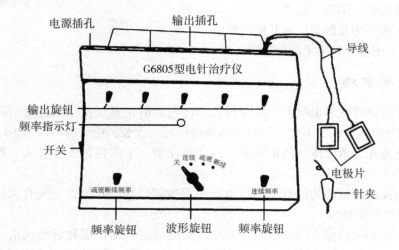

图 4-43　G6805 型电针治疗仪

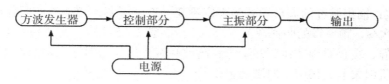

图 4 - 44　G6805 型电针治疗仪工作原理

二、操作方法

1. 选择腧穴　除辨证取穴外，还可选取有神经干通过的腧穴和肌肉神经运动点。例如：头面部，有面神经通过的听会、翳风，有三叉神经通过的下关、阳白、四白等；上肢部，有臂丛通过的颈$_{6\sim7}$夹脊、天鼎，有尺神经通过的青灵、小海，有桡神经通过的手五里、曲池，有正中神经通过的曲泽、郄门、内关，下肢部，有坐骨神经通过的环跳、殷门，有胫神经通过的委中，有腓总神经通过的阳陵泉，有股神经通过的冲门；腰骶部，有腰神经通过的气海俞，有骶神经通过的八髎。

电针一般取 2 穴以上，可根据受损部位的神经支配进行腧穴配对。例如：①面神经麻痹，取听会、翳风为主穴，皱额障碍配阳白、鱼腰，眼睑下垂配瞳子髎，鼻唇沟变浅配水沟，口㖞配地仓、颊车。②上肢瘫痪，以天鼎或缺盆为主穴，三角肌受损配肩髎或臑上，肱三头肌受损配臑会，肱二头肌受损配天府，屈腕和伸指肌受损以曲池为主，配手五里或四渎。③下肢瘫痪，股前部受损以冲门或外阴廉为主，加配髀关或箕门；臀、腿后部受损以环跳或秩边为主，小腿后面受损配委中，小腿外侧受损配阳陵泉。④坐骨神经痛，以环跳、大肠俞为主，配殷门、委中、阳陵泉等穴。

电针以取用同侧肢体 1~3 对腧穴（用 1~3 对导线）为宜。

2. 选择刺激参数　刺激参数包括波型、频率、刺激强度和刺激时间等。

（1）波型与频率：电针治疗仪可输出连续波、疏密波和断续波，不同波型的频率各异，其作用特点和适应证也不尽相同（图 4 - 45）。

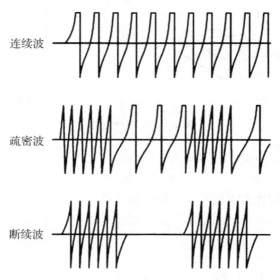

图 4 - 45　连续波、疏密波、断续波

1）连续波：输出脉冲的波形和频率固定不变、连续可调，频率快的叫作密波（高频），一般50~100次/s，频率慢的叫作疏波（低频），一般2~5次/s。密波易产生抑制反应，常用于止痛、镇静、缓解肌肉和血管痉挛等；疏波兴奋作用较为明显，刺激作用强，常用于治疗痿证和各种肌肉关节、韧带、肌腱的损伤等。

2）疏密波：输出脉冲以疏波、密波交替出现，持续时间各约1.5s。该波可避免单一波形易产生适应的缺点，能促进代谢和血液循环，改善组织营养，消除炎性水肿，常用于外伤、关节炎、痛症、面瘫、肌肉无力等。

3）断续波：输出脉冲有节律、时断时续，断时在1.5s内无脉冲电输出，续时是密波连续工作15s。该波机体不易产生适应，其动力作用颇强，可使人体产生强震颤感，能提高肌肉组织的兴奋性，对横纹肌有良好的刺激收缩作用，常用于治疗痿证、瘫痪等。

（2）刺激强度：当电流增加到一定强度时，患者有麻刺感，这时的电流强度称为电流感觉阈。若电流强度增加，患者突然产生刺痛感，这时的电流强度称为电流的痛阈。一般情况下，感觉阈和痛阈之间的电流强度是治疗最适宜的刺激强度。

（3）刺激时间：即通电时间，一般5~20min。针刺麻醉可持续长时间。

3．操作步骤

（1）先将毫针刺入治疗的有效腧穴，得气。

（2）将电针治疗仪的输出旋钮调到零位。

（3）将电针治疗仪上每对输出的两个电极分别接在两根毫针上，负极接主穴，正极接配穴；也可不分正负极，将两根导线任意接在两根针上。若单穴使用电针时，可将一个输出电极夹在有神经干通过的腧穴上，另一个电极接在浸湿的纱布上，再固定在同侧经络的皮肤上。（图4-46）

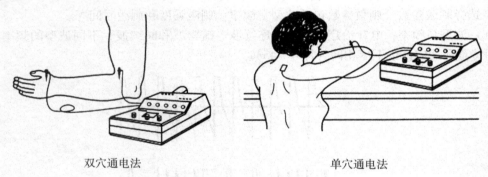

双穴通电法　　　　　　　　　　　单穴通电法

图4-46　电针治疗

（4）打开电源开关，选择适当的频率和波型。

（5）慢慢转动输出旋钮，逐步调高至最适宜刺激强度。不同的病证所需的刺激强度不尽相同，但多数病证可以使患者出现酸、胀、热等感觉，或局部肌肉做节律性收缩为度。如果患者感到刺激渐渐变弱，可适当增加刺激强度或采用间歇通电的方法（暂时断电1~2min再行通电）。

（6）确定通电时间。

（7）结束时将输出旋钮调到零位，然后关闭电源，取下导线。

（8）疗程：不同疾病的电针治疗疗程也不尽相同，一般每日或隔日1次，5~10次为一疗程，急症患者每日可以电针 2 次。疗程间隔 3~5d。

三、适应证

适应范围与毫针刺法基本相同，广泛用于内、外、妇、儿、五官、骨伤等科的各种疾病，尤常用于各类痛症、骨关节病变、肢体瘫痪、脏腑疾患、五官疾患、神经症等，还可用于预防保健、针刺麻醉。

四、注意事项

（1）电针治疗仪使用前必须检查其性能是否良好，输出是否正常。

（2）调节输出电流量应从小逐渐增大，切勿突然增大，以免发生意外。

（3）一般将同一对输出电极连接在身体的同侧。在胸、背部腧穴上使用电针时，不可将两个电极跨接在身体两侧，更不应让电流从心脏部位穿过。

（4）靠近延髓、脊髓等部位使用电针时，电流量宜小，不可过强刺激。

（5）相邻一对腧穴通电时距离不宜太近，两根毫针之间要以干棉球相隔，以免短路，影响疗效，损坏机器。

（6）年老、体弱、醉酒、饥饿、过饱和过劳者不宜使用电针。孕妇慎用电针。

（赵晓燕）

第五章　临床常用灸法

第一节　灸法的基本知识

灸法，是利用某种易燃材料（如艾绒等）和（或）某种药物，放在体表腧穴上或患处进行烧灼、温熨或贴敷，借助火的温、热性及药物的功效，通过经络腧穴的作用，温通气血，扶正祛邪，调整人体生理功能的平衡，从而达到治疗和保健目的的一种外治方法。灸法与针法，都属于外治范围，是针灸学的重要组成部分。

一、灸法的量学要素

灸法的量学要素，是指与灸法刺激量及效应密切相关的因素，包括艾炷的大小和壮数、艾条施灸的距离、施灸时间的长短等。这些量学要素都与病种和患者具体情况密切相关，在临床中针对不同患者制订出灸法的量学方案可明显提高疗效。

古人在运用灸法时，对灸法的量学要素非常重视。《扁鹊心书·大病宜灸》说："大病灸百壮……小病不过三五七壮。"《备急千金要方·灸例》说："头面目咽，灸之最欲生少；手臂四肢，灸之欲须小熟，亦不宜多；胸背腹灸之尤宜大熟，其腰脊欲须少生。"《医宗金鉴·刺灸心法要诀》云："凡灸诸病，必火足气到，始能求愈，然头与四肢皮肉浅薄，若并灸之，恐肌骨气血难堪，必分日灸之，或隔日灸之，其炷宜小，壮数宜少……"《外台秘要·明堂灸法七门》曰："凡灸有生熟，候人盛衰及老小也。衰老者少灸，盛壮强实者多灸。"所谓"生"是少灸之意，"熟"是多灸之意。因此，对灸法量的掌握需根据患者的体质、年龄、施灸部位、所患病情等方面来确定。

古代将用于灸法的艾炷数量的计数单位定为"壮"，即灸时每燃完一个艾炷，就称为"一壮"。艾炷的大小一般按枣核（橄榄）、莲子、玉米粒、苍耳子、麦粒计量。一般而言，艾炷越大，刺激量就越大；艾炷壮数越多，刺激量就越大。每个腧穴一般灸 3～7 壮。《扁鹊心书·窦材灸法》："凡灸大人，艾炷须如莲子，底阔三分；若灸四肢及小儿，艾炷如苍耳子大；灸头面，艾炷如麦粒大。"

艾条施灸（除特殊操作要求外）一般距离皮肤 2～3cm，以不引起灼痛为度；时间为10～15min。一般而言，艾条距离皮肤的距离越大则刺激量越小，距离越小则刺激量越大；施灸的时间越长则刺激量就越大，反之则小。刺激量可根据病情灵活掌握，一般初灸时，每日 1 次，3 次后改为 2～3d 灸一次。急性病疗程较短，有时只需灸治 1～2 次即可；慢性病疗程较长，可灸数月乃至 1 年以上。

二、灸法的分类

灸法种类很多，常用灸法如表 5－1 所示。

表 5 - 1　灸法的分类

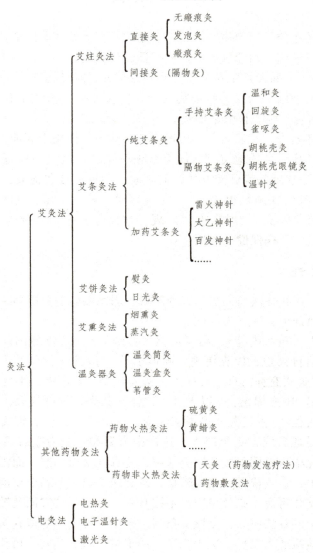

三、灸法的功效及适用范围

灸法的功效显著，适用范围十分广泛，涉及内、外、妇、儿各科的急、慢性疾病。明代龚居中在《痰火点雪》一书中说："灸法去病之功，难以枚举，凡虚实寒热，轻重远近，无往不宜。"灸法的功效及适用范围如下。

1. 温散寒邪，活血止痛　《素问·调经论》说："血气者，喜温而恶寒，寒则泣而不流，温则消而去之。"灸法依其火热之性，可温中散寒，治疗中焦虚寒引起的呕吐、腹痛、泄泻等症；又通过经络的传导，温经散寒，治疗寒凝血滞、经络痹阻引起的各种病证，如风寒湿邪所致的痹证等。

2. 温阳补虚，回阳固脱　治疗脾肾阳虚、元气暴脱之证，如久泻、久痢、遗尿、遗精、阳痿、早泄、虚脱、休克等。《本草从新》指出："艾叶苦辛……纯阳之性，能回垂绝之阳。"《扁鹊心书》说："如伤寒、疽疮等证。若灸迟，真气已脱，虽灸亦无用矣。若能早灸，自然'阳气不绝，性命坚牢'"。

3. 固摄冲任，回转胎位　治疗痛经、闭经、胎位不正等妇产科病证。

4. 回逆下气，平肝潜阳　治疗气逆上冲的病证，如脚气冲心、肝阳上升之证。《金匮钩玄》载："有脚气冲心……涌泉穴用附子津拌贴，以艾灸，泄引其热。"

5. 解毒泄热，消瘀散结　治疗外科疮疡初起，以及瘰疬、寒性疖肿未化脓者。用于疮疡溃久不愈，有促进愈合、生肌长肉之功效。

6. 防病保健，延年益寿　无病自灸，可增强抗病能力，使精力充沛，长寿不衰。《备急千金要方》就载有："凡人吴蜀地游官，体上常须三两处灸之，勿令疮暂瘥，则瘴疬、温疟、毒气不能着人也。"这就是说到南方吴、蜀之地，在身上常常施灸，可以预防疫气等传染疾病。《扁鹊心书·须识扶阳》也说："人于无病时，常灸关元、气海、命门、中脘，虽未得长生，亦可保百余年寿矣。"现代临床发现，常灸足三里、大椎等穴，能激发人体正气，增强抗病能力，起到防病保健的作用。

四、灸法的补泻

灸法与针法一样，存在补法与泻法的区别。对于邪气偏盛的要用泻法，对于正气虚弱者要用补法。这与前文热证可灸论互为佐证。

灸法的补泻始载于《黄帝内经》，据《灵枢·背腧》云："气盛则泻之，虚则补之。以火补者，毋吹其火，须自灭也；以火泻者，疾吹其火，传其艾，须其火灭也。"《丹溪心法·拾遗杂论》说："灸法有补泻火，若补火，艾焫至肉；若泻火，不要至肉，便扫除之。"《针灸大成·艾灸补泻》中亦提出："以火补者，毋吹其火，须待自灭，即按其穴；以火泻者，速吹其火，开其穴也。"古代灸法多指艾炷灸，这就是说，补法施灸，点燃艾炷后，不吹旺艾火，等待它缓慢地燃烧，直至熄灭，这样火力温和，热力缓缓透入深层，以补虚扶羸，温阳起陷。灸治完毕后再用手按其施灸部位，使真气聚而不散。而泻法施灸，点燃艾炷后，以口迅速吹旺其火，促其快燃，火力较猛，燃烧速度快，不燃至皮肉，当患者感觉局部烧烫时，即迅速更换艾炷再灸，施灸完毕后不按其穴，是谓开其穴而消散邪气。

以此类推，艾条灸的补法应为：点燃艾条后，不吹旺艾火，等待它缓慢地燃烧，像温和灸法样施灸，使火力缓缓透入深层，灸治完毕后用手按住施灸腧穴，再移开艾条，使真气聚而不散。艾条灸的泻法应为：点燃艾条后，用口不断吹旺艾火，像温和灸法样施灸（或像雀啄灸法样施灸），火力较猛，艾条燃烧速度快，施灸完毕后不按其穴，移开艾条即可。近代针灸家朱琏又从施灸时间长短角度提出了一种艾条补泻方法，主要分兴奋法和抑制法。兴奋法（弱刺激、补法）：主要用艾条的雀啄灸，每穴每次灸 0.5~2min，啄 30~50 下；或用温和灸、回旋灸，时间为 3~5min。抑制法（强刺激、泻法）：用艾条温和灸或回旋灸，每次每穴灸 10min 以上，特殊需要时，可灸几十分钟。

隔物灸与其他药物灸法的补泻主要根据所采用药物的性味、功能、主治等，予以选用。选用偏重于泻的药物，就起到泻的作用，如甘遂灸多用于逐水泻水；豆豉灸则多用于散泻毒邪。选择偏重于补的药物施灸，就起到补的作用，如附子灸则多用于补虚助阳；蓖麻仁敷灸百会穴，治疗胃下垂、子宫脱垂、直肠脱垂等，皆能起到补气固脱的作用。

五、施灸的先后顺序

《备急千金要方·针灸上》说："凡灸当先阳后阴，言从头向左而渐下，次后从头向右而渐下，先上后下。"《千金翼方》说："凡灸法先发于上，后发于下；先发于阳，后发于阴。"《西方子明堂灸经》说："先灸上，后灸下，先灸少，后灸多，宜慎之。"可见施灸的先后顺序有章可循，总的原则就是"先阳后阴，先上后下，先少后多"。

六、灸法的禁忌证

关于灸法的禁忌证，主要集中在热证是否可灸这个问题上。历史上出现过两个对立的流派，即热证忌灸派与热证可灸派。

热证忌灸派代表人物是张仲景，他把热证用灸的不良后果描述得十分可怕，甚至认为可以导致生命危险，故告诫人们：无论是阴虚的热证或阳盛的热证，均不宜用灸法。阴虚的热证，不仅火热比较猛烈的方法不能运用，即使是火热比较温和的灸法，也应忌用，如《伤寒论》284条："少阴病，咳而下利，谵语者，被火气劫故也，小便必难，以强责少阴汗也。"少阴受邪，本可用温药扶阳兼驱邪，但火劫迫使汗出，则阳未复而阴已伤，故产生变证。又如《伤寒论》119条："微数之脉，慎不可灸，因火为邪，则为烦逆，追虚逐实，血散脉中，火气虽微，内攻有力，焦骨伤筋，血难复也。"因为阴虚之人，筋骨本失濡养，今用灸法，火力虽微，然而易使津液受伤，加重阴虚，则可见枯槁之形，或促使疾病恶化，故宜慎用。另一方面，阳盛的热证更不宜用火治，如《伤寒论》118条："脉浮热甚，而反灸之，此为实。实以虚治……可致火邪上越，热伤阳络，因火而动，必咽燥吐血"。又如《伤寒论》117条："太阳病，以火熏之，不得汗，其人必燥，到经不解，必清血，名为火邪。"这说明太阳病不能以火熏取汗，纵令汗出，亦由火力劫迫所致，阳实证用此法，于治为逆，故出现燥扰便血等症。

认为热证可灸者亦不乏其人，刘完素认为灸法有"引热外出，引热下行"的作用。实热证一般用"引热外出"法，如"疮疡已觉微漫肿硬，皮血不变色，脉沉不痛者，当外灸之；引邪气出而方止"。由于刘氏认为"疮疡者，火之属"，故"引邪气出"，当指火热之邪而言。寒热格拒证可用引热下行法，如"热厥心痛，身热足寒，痛甚则烦躁而吐，额自汗出，知为热也，其脉洪大，当灸太息及昆仑……引热下行"。此上有阳热，下有阴寒，是一种阴寒格拒、阳热上扰的病证，用足上的腧穴灸疗，引阳热下移，以祛阴寒，使阴阳交通，格拒解除。

七、灸法的注意事项

医者在具体施灸时，要考虑患者的体质、病情、部位及临时情况等条件，选用合适的灸法。总的原则：适应患者情况，提高灸法疗效，避免产生不良后果。

1. 注意体质、病情　施灸时患者的体位要舒适，并便于术者操作。对于体弱患者，灸治时艾炷不可过大，刺激量不可过强，如果发生"晕灸"现象，要及时处理。对昏迷、肢体麻木不仁及感觉迟钝的患者，注意勿灸过量，并避免烧伤。对于惧灸者或须接受瘢痕灸法治疗者，一定要耐心解释，取得患者的同意。特别是惧灸者，千万不能强人所难，给患者增加不必要的痛苦。

2. 注意禁灸腧穴　《针灸甲乙经》记载的 24 个禁灸穴有头维、承光、风府、脑户、哑门、下关、耳门、人迎、丝竹空、承泣、脊中、白环俞、乳中、石门（女子）、气冲、渊腋、经渠、鸠尾、阴市、阳关、天府、伏兔、地五会、瘈脉等。《针灸大成》记载的禁灸穴有 45 个，《医宗金鉴》记载的禁灸穴有 47 个："禁灸之穴四十七，承光哑门风府逆，晴明攒竹下迎香，天柱素髎上临泣，脑户耳门瘈脉通，禾髎颧髎丝竹空，头维下关人迎等，肩贞天牖心俞同，乳中脊中白环俞，鸠尾渊腋和周荣，腹哀少商并鱼际，经渠天府及中冲，阳池阳关地五会，漏谷阴陵条口逢，殷门申脉承扶忌，伏兔髀关连委中，阴市下行寻犊鼻，诸穴休将艾火攻。"《针灸集成》记载禁灸穴有 49 个。这些禁灸腧穴，相当一部分是很有道理的，如睛明、丝竹空、瞳子髎、承泣等接近眼球禁灸，人迎、经渠位于动脉之上禁灸等。但有些禁灸腧穴，通过后世临床针灸医师的实践，却获得可靠的治疗效果，如灸鸠尾可治癫痫，灸心俞能治夜梦遗精等。另一方面，古代灸法多指艾炷灸法，故换用其他灸法，如艾条灸，原有的一些禁灸腧穴是可以施灸的，像灸少商治鼻衄，灸隐白治血崩，甚至灸犊鼻治关节炎等。在临床实践中，要根据特定情况灵活变通，不可拘泥。

3. 注意禁灸部位　禁灸腧穴是因其所处的位置特殊，而不宜施灸。那么，不论古人所列举的禁灸腧穴究竟有多少，只有掌握了禁灸的部位，才能在工作中有的放矢，做到心中有数。

凡颜面五官、大血管部和肌腱浅在部位不用直接灸法，以防形成瘢痕，妨碍美观及运动。《肘后备急方》也主张面部勿烧伤："口㖞僻者，灸口吻、口横纹间，觉火热便去艾，即愈，勿尽艾，尽艾则大过。"此外，妊娠妇女的腰骶部、下腹部，以及乳头、阴部、睾丸等处均不宜施灸。

4. 注意临时情况　临时情况的禁忌大体与针法相同，不宜在风雨雷电、奇寒盛暑、极度疲劳、空腹过饱、情绪不安、气血不定、大汗淋漓、妇女经期之际施灸（治大出血例外）。《外台秘要》载："黄帝问曰：凡灸，大风大雨、大阴大寒灸否？既不得灸，有何损益？岐伯答曰：大风灸者阴阳交错；大雨灸者诸络脉不行；大阴灸者令人气逆；大寒灸者血脉蓄滞。此等曰灸，乃更动其病，令人短寿。"

5. 注意防止火患　施灸或温针过程中，应防止艾绒脱落烧损皮肤和衣物被等物。艾条余灰过多，应及时远离人体掸去。施灸完毕，必须把艾卷或艾炷彻底熄灭，以免引起火灾。

6. 注意灸后调养　古人对灸后的调养颇为注意，《针灸大成·灸后调摄法》记载："灸后不可就饮茶，恐解火气；及食，恐滞经气，须少停一二时，即宜入室静卧，远人事，远色欲，平心定气，凡百俱要宽解。尤忌大怒、大劳、大饥、大饱、受热、冒寒。至于生冷瓜果，亦宜忌之。唯食茹淡养胃之物，使气血通流，艾火逐出病气。若过厚毒味，酗醉，致生痰涎，阻滞病气矣。"故灸治之后，不宜马上进行剧烈活动，须适当休息，多饮开水，以使气血调和，才有助于治疗。

八、异常情况的处理

灸法的不良反应不常见。由于体质和病情不同，开始施灸时有人可能会有发热、疲倦、口干、全身不适等反应，轻者不需顾虑，继续施灸即能消失；必要时可以拉长灸法间隔时间。重者可改用其他疗法。

施灸后，皮肤多有红晕灼热感，不需处理，即可消失。非发泡灸灸后皮肤起泡，如水泡不大，只要告诉患者注意不要被擦破，几日后即可自行吸收而愈。水泡大者可用无菌针头穿破，放出液体，涂擦甲基紫，外敷无菌纱布固定即可。应用敷灸时，若出现药物过敏反应，要及时处理，对症治疗。

患者在施灸过程中突然出现头晕、眼花、恶心、颜面苍白、脉细手冷、血压降低、心悸出汗，甚至晕倒等症状，即为晕灸。其多因初次施灸、空腹疲劳、恐惧、体弱、姿势不当、灸炷过大、刺激过重等原因所致。一经发现，要立即停灸，让患者平卧，急灸足三里3～5壮，可解，一般无危险。避免晕灸的发生，应注意施灸的禁忌，做好预防工作，在施灸过程中要不断留心观察，争取早发现、早处理。

（王建林）

第二节　艾炷灸法

一、直接灸

直接灸又称明灸、着肤灸，即将艾炷直接置放在皮肤上施灸的一种方法（图5－1）。根据灸后对皮肤刺激的程度不同，直接灸法又分为无瘢痕灸、发泡灸和瘢痕灸三种。

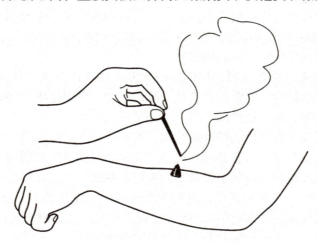

图5－1　直接灸

（一）无瘢痕灸

无瘢痕灸又称非化脓灸，施灸时以温熨为度，不致起泡，不遗留瘢痕。施灸时不等艾火烧到皮肤（当艾炷燃烧1/3～1/2时），患者稍有烫感时，立即用镊子将艾炷取下，另换新炷。本灸法一般可连续灸3～7壮，以局部皮肤产生红晕为止，并可选取多穴先后或同时灸。因此灸法操作简便，且不留瘢痕，故临床应用较多且最易为患者所接受，尤适用于虚寒病的轻症。但对昏厥、小儿及感觉麻痹的患者应小心，防止发泡或灼伤皮肤。

（二）发泡灸

发泡灸施灸时以致皮肤发泡为度，对皮肤的灼烫程度较无瘢痕灸深。临床上发泡灸也多用小艾炷，当患者感到皮肤发烫并感觉疼痛后再继续灸3～5min，此时施灸部位皮肤可出现黄斑，且有汗出，隔 1～2h 后就会发泡。此法要求施术者熟练掌握分寸，可轻轻拍打施灸腧穴周围皮肤或分散患者注意力以帮助此法获得成功。发泡后，切勿挑破，任其自然吸收。一般短期内留有色素沉着，但对皮下组织及毛囊等结构均无影响，愈后不遗留瘢痕。此灸法临床时有应用。发泡灸适用于一般慢性虚寒性疾病，如哮喘、眩晕、慢性腹泻、发肤疣等。

（三）瘢痕灸

瘢痕灸又称化脓灸。将黄豆大或枣核大艾炷直接置于腧穴上施灸，直至艾炷燃尽，局部组织产生三度烧伤，若干天后化脓、结痂，痂脱落后留有永久性瘢痕，故名瘢痕灸。此灸法最早记载于《针灸甲乙经》，而后唐宋时期非常盛行。古人强调要"发灸疮"。《针灸集成》称作"灸花"。古人认为，灸疮的发与不发是瘢痕灸成败的标志。《小品方》说："灸得脓坏，风寒乃出；不坏，则病不除也。"《太平圣惠方》亦说："灸炷虽然数足，得疮发脓坏，所患即差，如不得疮发脓坏，其疾不愈。"李守先的《针灸易学》更加强调："灸疮必发，去病如把抓。"此灸法适用于哮喘、瘰疬、肺痨、痞块、癫痫、溃疡病、慢性胃肠病和发育障碍等症，对高血压患者，有预防中风的作用。常人施此灸法，能改善体质，增强机体的抗病力，从而起到防病健身的作用。其操作方法如下。

1. 体位和腧穴的选择　患者的体位对取穴和施灸至关重要，因灸治要安放艾炷且治疗时间较长，故特别要注意体位的平正和舒适。一般灸治四肢及胸腹部取仰卧位，灸治背部取坐位或俯卧位，体位放妥后再在腧穴上点上标记（可用棉棒蘸甲基紫或墨笔作标记）。正如《备急千金要方》所说："凡点灸法，皆须平直，四肢无使倾倒，灸时孔穴不正，无益于事，徒破皮肉耳。若坐点则坐灸之，卧点则卧灸之。"

2. 操作方法　首先向患者说明操作的目的和方法，以取得患者的配合。施灸部位皮肤常规消毒后，在选好的腧穴上涂敷蒜汁或凡士林，以增加黏附作用和刺激作用。随即将艾炷粘上，用线香点燃施灸，待艾炷全部燃尽，除去艾灰。每灸完 1 壮，用纱布蘸冷开水擦净所灸腧穴，再涂蒜汁或凡士林一次，按所需壮数，重新点燃艾炷。一般可灸 7～9 壮。在施灸过程中，当艾炷烧近皮肤时，患者会感到灼痛，施术者可在腧穴四周用手轻轻拍打，借以缓解疼痛。灸毕，在施灸腧穴上贴敷消炎膏药，可每日换药一次，并嘱患者多吃羊肉、豆腐等营养丰富的食物，促使灸疮正常透发，有利于提高疗效。施灸腧穴一般约 1 周化脓（正常的无菌性化脓，脓色较淡，多为白色），化脓后局部注意清洁，避免感染。灸疮 30～40d 愈合，留有永久性瘢痕。施灸时须防晕灸，施灸后如有继发感染（脓色多呈黄绿色），应给予积极治疗。

3. 辅助方法　瘢痕灸最大的问题在于烧灼疼痛，患者往往惧怕于此，难以接受治疗，因此影响了其使用范围。正如《千金翼方》卷十七所说："生平风发，强忍怕痛不灸，忽然卒死。"为防止和减轻施灸时的烧灼痛，历代医家提出了许多辅助方法。如《寿世保元》提出的指压麻醉法："着艾火痛不可忍，预先以手指紧罩其穴处，更以铁物压之即止。"《扁鹊心书》提出了内服睡圣散全身麻醉法："如癫狂人不可灸，及膏粱人怕痛者，先服睡圣散，然后灸之。一服止可灸五十壮，醒后再服，再灸。"《古今医鉴》在"挑筋灸癖法"中，还提出了"用药制过纸擦之，使皮肉麻木"的局部麻醉法，"制纸法，用花椒树上马蜂窝为末，用黄蜡蘸末并香油，频擦纸。将此纸擦患处皮，即麻木不知痛"。

为了顺利实施瘢痕灸，现代大多采用中、西药麻醉的方法。中药外涂法为：将川乌、细辛、花椒各 30g，蟾酥 1.8g，以 75% 乙醇 300ml 浸泡 24h 后，取棕红色上清液，用无菌棉签蘸涂于施灸腧穴上，1～5min即可施灸。西药是用0.2%盐酸普鲁卡因注射液1～2ml，注入施灸腧穴皮内或皮下。此法不但能产生局部麻醉，且因普鲁卡因可阻断恶性刺激且产生良性刺激，对发灸疮和化脓状态的向愈也有帮助。

附【骑竹马灸】

骑竹马灸穴法，最早见于宋代东轩居士的《卫济宝书》，闻人耆年编《备急灸法》时附收此法，属艾炷直接灸中化脓灸法的一种。用此法治疗外科痈疽急症，素为历代针灸医生所重视，并有较好疗效。骑竹马为奇穴名，以患者手中指尖（不计爪甲）至肘横纹中点为长度，自尾骶尖向上直量，其尽端两旁各一中指同身寸处即为此穴。按照《备急灸法》等书记载，施骑竹马灸时，"令患者脱去衣服，以大杠一条跨定，两人随徐杠起，足离地三寸，两旁两人扶定"。取艾炷灸其左右两穴，各5～7壮。亦可用艾条回旋灸或雀啄灸。这种操作方法太不方便，后有人将其改为竹凳式样（图5－2）。本法主治无名肿毒、发背、脑疽、肠痈、牙痛、恶核瘰疬、风瘴肿山、四肢下部痈毒疔疮，以及颈腰椎骨质增生、椎间盘突出及顽固性坐骨神经痛等证。年老体弱者及孕妇忌用。

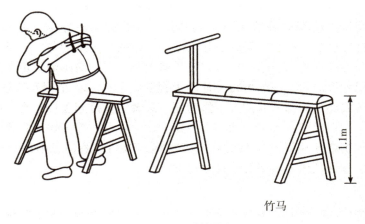

竹马

图5－2 骑竹马灸

二、间接灸

间接灸又称隔物灸、间隔灸，是利用其他物品将艾炷与皮肤隔开施灸的一种方法。这样可以避免灸伤皮肤而致化脓，且火力温和，患者易于接受，临床上较直接灸为常用。古代的间接灸法种类繁多，广泛应用于内科、外科、妇科、儿科、五官科等各科疾病。衬隔物品多属中药，既有植物，也有动物、矿物，因证、因病而定，有单方也有复方。施灸时既发挥艾灸的作用，又发挥药物的功能，二者相得益彰，疗效显著。间接灸根据其所隔物品的不同，分为多种灸法，兹分述如下。

（一）隔姜灸

隔姜灸是用姜片做隔垫物而施灸的一种灸法（图5－3）。生姜，辛温无毒，升发宣散，调和营卫，祛寒发表，通经活络。将新鲜姜和艾结合起来施灸，既能避免直接灸分寸掌握不好容易起泡、遗留瘢痕的缺点，又能和生姜发挥协同作用，古往今来，应用颇广。如《针灸大成》灸聚泉穴以治咳嗽："灸法用生姜，切片如钱厚，搭于舌上穴中，然后灸之。"清代吴尚先的《理瀹骈文》指出："头：阳，烧艾一炷法。"

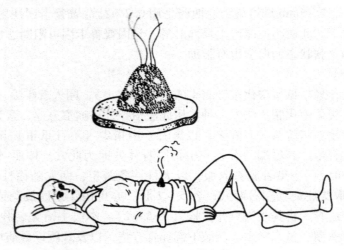

图 5-3 隔姜灸

操作方法：将鲜生姜切成厚约 0.3cm 的片，太厚热力不易穿透，太薄容易灼伤皮肤。在姜片中心处用针穿刺数个小孔，置施灸腧穴上，上以适量大小的艾炷点燃施灸。有些患者因鲜姜刺激，刚灸即感觉灼痛，这时候可将姜片略提起，待灼痛感消失重新放下再灸。若施灸一段时间后，患者诉灼热难耐，可将姜片向上提起，下衬一些干棉花或软纸，放下再灸，以灸至肌肤内感觉温热，局部皮肤潮红湿润为度。医者应常掀起姜片查看，以防因患者感觉迟钝造成起泡。一般每次施灸 5～10 壮。可一姜一炷，也可一姜多炷。此灸法简便易行，临床常用，适用于一切虚寒病证，尤其对呕吐、腹痛、泄泻、遗精、阳痿、早泄、不孕、痛经、面瘫、麻木、痿证及风寒湿痹等，疗效可靠。

（二）隔蒜灸

隔蒜灸是用蒜作间隔物而施灸的一种灸法：大蒜，辛温喜散，有消肿化结，拔毒止痛之功。隔蒜灸最早见于《肘后备急方》："灸肿令消法，取独颗蒜，横截，厚一分，安肿头上。炷如梧桐子大，灸蒜上百壮。不觉消，数数灸，唯多为善。勿大热，但觉痛即擎起蒜，蒜焦更换用新者，不用灸损皮肉。"紫极观发掘的石碑载有葛仙翁隔蒜灸法："凡人初觉发背，欲结未结，赤热肿痛，先以湿纸伏其上，立视侯之，其纸先干处则是结痈头也。取最大蒜切成片，如三钱厚薄，安其头上，用大艾炷灸之，三壮即换一片蒜。痛者灸至不痛，不痛者灸至痛时方住。最要早觉早灸为上。一日二日十灸十活；三日四日六七活；五六日三四活；过七日不可灸矣。若有十数头作一处生疮即用大蒜研成膏，作薄饼铺头上，聚艾于蒜饼上烧之，亦能活也；若背上初发赤肿一片，中间有粟米大头子，使用独蒜头，切去两头，取中间半寸厚薄，正安于疮上。却用艾于蒜上灸三七壮，多至四十九壮。"现在隔蒜片灸与隔蒜泥灸依然被使用。

1. 隔蒜片灸　将独头紫皮大蒜切成 0.1～0.3cm 的薄片，用针在薄蒜片中间穿刺数孔，放在患处或腧穴上，置中、小艾炷在上面点燃施灸，每灸 4～5 壮更换新蒜片，每穴一次须灸 5～7 壮。

2. 隔蒜泥灸　取独头蒜，捣成泥状，置于腧穴或肿块上（如未溃破化脓脓头处），在蒜泥上点燃艾炷施灸，每穴一次宜灸足 7 壮，以灸处泛红为度。

因大蒜液对皮肤有刺激性，灸后容易起泡，故可用敷料覆盖，防止衣物摩擦。如被灸处已化脓，用此灸法可加速脓疱成熟，减轻患者痛苦，促进疮口早日愈合。《备急千金要方》用治瘰疬，《医学入门》用治痈疽肿毒，《医宗金鉴·外科心法要诀》用治疮毒。因此，灸法有清肿、拔毒、发散、止痛的作用，故临床上适用于治疗痈、疽、未溃疮疖、无名肿毒、肺痨、腹中积块、蛇蝎毒虫所伤。

附【长蛇灸】

因在施灸时需沿脊椎铺敷药物，形状似长蛇，故名长蛇灸，也有人称其为铺灸。操作方法：取大蒜500g左右，去皮捣如泥膏状，患者取平卧位，将蒜泥平铺于大椎穴至腰俞穴之间的脊柱上，宽2cm、厚0.5cm，周围用绵纸封固，不使蒜泥漫流。然后用中艾炷在大椎穴及腰俞穴点火施灸，不计壮数，灸至患者口鼻内觉有蒜味为度。也有人在大椎穴至腰俞穴之间的每一脊柱凹陷处，以黄豆大的艾炷施灸数十壮，同样灸至患者口鼻内觉有蒜味为度。灸毕，用温水渗湿绵纸周围，除去蒜泥。由于蒜泥和火热的共同刺激，脊柱往往出现水泡，灸后宜休息一段时间。此法多用以治疗虚劳顽痹等证。

（三）隔盐灸

隔盐灸是用食盐作隔垫物而施灸的一种灸法。只用于脐窝，他处禁用，故又称神阙灸。食盐，咸寒，入胃、肾、大小肠经，有涌吐、清火、凉血、解毒之功。此法古代应用很广。《肘后备急方》治卒霍乱诸急方："以盐纳脐中，上灸二七壮。"《备急千金要方》卷十七治少年房事多短气："盐灸脐孔中二七壮。"《备急千金要方》卷二十八治淋病："着盐脐中灸三壮。"

操作方法：将纯净干燥的食盐填平脐孔，再放上姜片和艾炷施灸。将艾炷放在姜片上施灸可防止食盐受热后爆起，烫伤患者。也有盐上置大艾炷直接施灸的，不过，此盐应是炒过之盐。《类经图翼》说："纳炒干净盐满脐上，以施灸。"意在避免盐粒受热爆炸引起烫伤。如患者脐部凸出，可用湿面条围住肚脐周围，再将食盐填于其中施灸。患者稍感灼痛，即应更换艾炷。一般可灸3~9壮，急病可根据病情多灸，不拘壮数。此法有回阳、救逆、固脱的作用，适用于急性腹痛、吐泻、痢疾、四肢厥冷、淋证、脱证等。

（四）附子灸

附子灸是用附子作间隔物施灸的一种灸法。附子，辛热有毒，可回阳救逆、补火助阳、散寒止痛。《备急千金要方》有治痈肉中如眼，诸药所不效者，"取附子，削令如棋子，安肿上，以唾帖之，乃灸之。令附子欲焦，复唾湿之，乃重灸之。如是三度，令附子热气彻内，即差"。明代薛己《外科发挥》卷三的臀痈附方，治疮口不收敛者"用炮附子去皮脐，研末，以唾液和为饼，置疮口上处，将艾炷于饼子上灸之，每日灸数次，但令微热，勿令痛"。清代陈学敏《串雅外编》把此法称为"附子灸"，并记载："痈疽久漏，疮口冷，脓水不绝，内有恶肉，以大附子水浸透，切大片，厚一分，安疮口隔艾灸，数日一灸，至五、六、七次，服内耗药自然长满。"

操作方法：分为附子片灸和附子饼灸两种。①附子片灸：将熟附子用水浸透后，切成厚0.3~0.5cm的薄片，用粗针在中间扎几个小孔，放在施灸部位上，上面点燃艾炷施灸，使热力穿透皮肤。②附子饼灸：取生附子研成细末，用黄酒调和做成饼状（如伍分硬币大），厚约0.4cm，中间用粗针扎孔，置腧穴或疮口上，再上置艾炷点燃施灸，施灸时可在药饼下衬垫纱布，以防止烫伤皮肤。附饼若干焦可再换新饼，灸至肌肤内感觉温热，局部肌肤红晕为度。每日灸1次，病愈为止。亦有用生附子3份、肉桂2份、丁香1份共研细末，炼蜜调和制成0.5cm厚的药饼，用针扎数孔，上用艾炷施灸。近人也有用白芷、藁本、丁香等芳香药品与附子共捣成粉，制成药饼作间隔物施灸的。附子与艾火并用，适宜治疗各种阳虚病证，如阳痿、早泄、遗精、疮疡久溃不敛、肾虚牙痛、脱骨疽等。外科中的疮毒窦道盲管，久不收口，或既不化脓又不消散的阴性虚性外证，用此灸法灸至皮肤发红，有利于疮毒发散。

（五）葱灸

葱灸是用葱作间隔物而施灸的一种灸法。葱白，辛温，入肺、胃经，有发汗解表、散寒通阳之功。明代《玉机微义》治诸疝："用葱白泥一握，置脐中，上用熨斗熨之，或上置艾灼之，妙。"

操作方法：分为隔葱片灸和隔葱泥灸两种方法。①隔葱片灸：是将葱白切成数片，选取汁多厚片3～4片，紧贴于所灸腧穴处，选取汁多厚片是为了增加黏附性、稳定性和刺激性。葱片上放置大艾炷一个或中艾炷数个施灸。一般灸治5～10壮，以内部感到温热，皮肤泛红不灼痛为度。②隔葱泥灸：是把葱白捣烂如泥，平敷于脐中（神阙）及四周，或敷于所灸腧穴处，余同隔葱片灸。隔葱灸适用于虚脱、腹痛、尿闭、疝气及乳痈等。

（六）胡椒灸

胡椒灸是用胡椒作间隔物而施灸的一种灸法。胡椒，辛热，入胃、大肠经，有温中散寒之功。

操作方法：将白胡椒研成细末，加入适量白面，用水调和制成硬币状圆饼，厚约0.3cm。中央按成凹陷，再取丁香、肉桂、麝香等药等份研成细末，放于胡椒饼中央凹陷处，将之填平，然后将圆饼放在施灸腧穴上，上置艾炷施灸。换艾炷不换胡椒饼，每次每穴灸5～7壮，以内部感觉温热舒适为度：此法适用于风寒湿痹痛、局部麻木不仁、胃寒呕吐及腹痛等，有温经散寒、通经止痛的作用。

（七）黄土灸

黄土灸是用黄土作间隔物施灸的一种灸法。此法最早见于《备急千金要方》卷二十二"发背"条说："小觉背上痒痛有异，即火急取净土，水和为泥捻作饼子，厚二分，阔一寸半。以粗艾作大炷，灸泥上，贴着疮上灸之，一炷一易饼子。若粟米大时，可灸七饼子，即差（瘥）；如榆荚大，灸七七饼炷，即差（瘥）；如钱大，可日夜灸之，不限炷数。"

操作方法：以纯净黄土加水制成泥饼，厚约0.6cm，直径约5cm，用粗针扎孔数个，放置患处，上面以大、中艾炷施灸。灸1壮换1个泥饼，可连续灸5～7壮。施灸壮数不限，以患者自觉温热感透过皮肤，局部舒适为度。此灸法适用于背部疔疽外证的初起，灸之可使毒邪消散。对局限性湿疹、白癣及因湿毒而致的其他皮肤病，均有一定效果，这是因为土能燥湿、胜水之故。

（八）巴豆灸

巴豆灸是用巴豆作间隔物而施灸的一种灸法。巴豆，辛热，有大毒，归胃、大肠、肺经，可泻下冷积、逐水退肿。《寿世保元》卷十治"腹中有积及大便闭结，心腹诸痛，或肠鸣泄泻，以巴豆肉捣为饼，填脐中，灸三壮，可至百壮，以效为度"。《普济本事方》卷九云："治结胸法，巴豆十四枚，黄连七寸，和皮用。右捣细，用津唾和成膏，填入脐心，以艾灸其上，腹中有声，其病去矣。不拘壮数，病去为度。才灸了，便以温汤浸手帕拭之，恐生疮也。"《针灸资生经》主张："巴豆七粒和皮肥黄连七寸，去须，同捣烂作一团，安在脐心上，以手按下稍实紧，捻艾皂子大，于药上灸。"《针灸集成》用此法治小儿小便不通获效。《理瀹骈文》也有治伤寒食积冷热不调者"用巴豆、大黄唾和饼贴脐，艾烧数炷，热气入肚即住"。

操作方法：①单用一味巴豆，即将不去油的巴豆 10 粒，捣碎研细，加入 3g 白面，用水调成膏状，捏成饼状，置于脐中（神阙），上用艾炷施灸。以有效为度，不拘壮数，少则 3 壮，多则上百壮。灸完，用温的湿毛巾擦净皮肤，防止药物刺激局部皮肤发泡生疮。②用巴豆和其他药物混合，如用不去油的巴豆 10 粒，黄连末适量，二药混合加水制成膏状，填入脐中，或做成药饼放于脐部，上置艾炷施灸。余同单用巴豆操作方法。巴豆灸适用于冷积腹中、食积、腹痛、泄泻、胸痛、二便不通诸证，可起到祛寒破结、通利二便的作用。

（九）结胸灸

结胸灸是用连豆散作间隔物而施灸以治疗结胸证的一种灸法。结胸为病症名，出于《伤寒论·辨太阳病脉证并治》，指邪气结于胸中，而出现心下痛，按之硬满的病证。此灸法始见于《丹溪怔法附余》。

操作方法：取小川连 3g，巴豆霜 0.3g，共研细末，制成连豆散，再加酒适量调和，做成饼状，填入神阙穴中，上以艾炷施灸，不拘壮数，候腹中有声为度。灸毕，用无菌棉球拭净，避免生疮。此法适用于各种结胸证。

（十）韭菜灸

韭菜灸是用韭菜作间隔物而施灸的一种灸法。《疡医大全》卷八说："疮毒溃后，风寒侵袭，作肿痛者，用韭菜杵烂，炙热，敷患上，冷则易之。或捣成饼，放患上，艾炷灸之，使热气入内。"

操作方法：取整棵韭菜（连根）适量，洗净晾干，捣烂如泥，制成币状圆饼，放在疮面上，用大艾炷点燃施灸，每次灸 1～3 壮，换炷不换韭菜饼，使热气入内。此法适用于疮疡等。

（十一）豆豉饼灸

豆豉饼灸是用淡豆豉饼作间隔物而施灸的一种灸法。淡豆豉，苦寒，入肺、胃经，有解毒、除烦、宣郁的功效。此法最早见于晋代《范汪方》（据《医心方》卷十五载）。《备急千金要方》卷二十二详细记载："治发背及痈肿已溃未溃方，香豉三升，少与水和，熟捣成强泥。可用作饼子，厚三分以上，有孔勿覆孔上。布豉饼，以艾列其上灸之，使温温而热，勿令破肉。如热痛，即急易之，患当减，快得安稳，一日二度灸之。如先有疮孔，孔中得汁出，即差（瘥）。"《备急千金要方》卷六用此法治耳聋，"捣豉作饼填耳内，以地黄长五六分，削一头令尖，纳耳中，与豉饼底齐。饼上着楸叶益之，剜一孔如箸头透饼，于上灸三壮"。

操作方法：将淡豆豉适量压为末，用水或黄酒调和，做成疮口大的饼，厚 0.4～0.6cm，以粗针扎数孔，放于疮面上，使患者有温热舒适感为度。如疮已破溃，可置疮口周围，上置艾炷点燃，日灸 1 次，以愈为度。此法适用于痈疽发背、顽疮、恶疮肿硬不溃或溃后久不收口、疮面黑黯等症，有散泄毒邪的作用。

（十二）豉药饼灸

豉药饼灸是用淡豆豉混合其他药物作间隔物的一种灸法。用淡豆豉、花椒、生姜、青盐、葱白等份，共捣成泥状，捏成厚 1cm、直径为 1.5~2cm 的药饼，在上面刺数个小孔即成。施灸时将豉药饼置于应灸部位上，选用中艾炷点燃施灸。一般可灸 3~5 壮。此法适用于疮疡、痈肿。

（十三）蛴螬灸

蛴螬灸是用蛴螬作间隔物而施灸的一种方法。蛴螬（别名老母虫、土蚕），咸温有毒，入肝经，可活血、行瘀、解毒。《外科精义》指出："疳瘘恶疮，谓医不验者，取蛴螬，剪去两头，安疮口上，以艾灸之，七壮一易，不过七枚，无不效者。"《医宗金鉴·外科心法要诀》说"蛴螬灸法"可治痈疽，颇有效验。

操作方法：取蛴螬 1 只，剪去头尾，贴于疮口上，以中、大艾炷灸之。每只蛴螬灸 7 壮，每灸 7 只蛴螬，即 49 壮为一疗程。此法适用于破伤风、疮疡诸证。

（十四）商陆灸

商陆灸是用商陆根作间隔物而施灸的一种灸法。商陆，苦寒有毒，归肺、肾、大肠经，有泻下利水、消肿散结之功。《备急千金要方·灸瘰方》说："捣商陆根，捻作饼子如钱大，厚三分，安瘰上，以艾灸上，饼干易之。灸三四升艾，差（瘥）"。

操作方法：取商陆根适量，捣烂如泥，制成圆饼，厚约 0.6cm，放于患处，上用中艾炷施灸，灸至温热，以患者舒适为度。此灸法适用于瘰疬、瘘管久治不愈等。

（十五）隔面饼灸

隔面饼灸是用面粉饼作间隔物而施灸的一种灸法。《备急千金要方》卷二十二治恶疮方："面一升作饼，大小覆疮，灸上令热，汁出尽，差（瘥）。"

操作方法：取面粉适量，用水调和制成面饼，厚约 0.5cm，直径为 1~1.5cm，用粗针在中央扎数孔，放于患处或脐部（神阙），上以大、中艾炷施灸，换炷不换饼，一般灸 3~5 壮，使患者有热感即可。此法适用于治疗恶疮与腹中冷痛等。

（十六）甘遂灸

甘遂灸是用甘遂作间隔物而施灸的一种灸法。甘遂，苦甘寒有毒，归肺、肾、大肠经，有泻水逐饮、消肿散结之功。《本草纲目》卷十七"甘遂"条附方说："二便不通，甘遂末以生面糊调敷脐中及丹田内，仍艾灸三壮。"《普济方》卷四百二十三说："尝记一人小便闭不通者三日，小腹胀几死，百药不效。余用甘遂末、大蒜，捣细和成剂，安脐中，令资以灸二七壮。随后应用此方，无不效。"

操作方法：取甘遂适量压末，加入面粉，用水调成膏状，敷于神阙穴中，上以中、小艾炷灸之，换炷不换甘遂膏，一般可灸 3~5 壮。此法适用于小便不通等。

（十七）葶苈饼灸

葶苈饼灸是用葶苈饼作间隔物而施灸的一种灸法。葶苈子，苦辛大寒，归肺、膀胱经，有泻肺平喘、利水消肿之功。《备急千金要方》卷二十三灸漏方说："葶苈子二合，豉一升。右二味和捣，令极熟，作饼如大钱，厚二分许。取一枚当疮孔上；作大艾炷如小指大，灸饼上，三炷一易，三饼九炷，隔三日后一灸之。"《外台秘要》也载有此法，并且引《古今录验》云："不可灸头疮，蕈苈气入脑杀人。"又《普济方》卷四百二十三用此法治疗痔疮。

操作方法：将适量葶苈子、淡豆豉捣烂如泥，制饼如伍分硬币大，厚约0.6cm，中央用粗针穿刺数孔，放于疮口，上置中艾炷施灸。每灸3壮换1枚葶苈饼，灸3枚饼，即9壮为一疗程，每3天灸一次。此法适用于痔疮、瘰疬等。

（十八）皂角灸

皂角灸是用皂角作间隔物而施灸的一种灸法：皂角，辛咸温，有小毒，归肺、大肠经，有祛痰、开窍之功。《丹溪心法·救急诸方·第九十六》说："解九里蜂，用皂角钻孔，贴在蜂叮处，就皂荚孔上用灸三五壮，即安。"该书同篇疗蜈蚣、蝎子伤人，亦用此法。

操作方法：将皂角切成片状，放在患处，上用艾糊灸。一般可灸3~7壮。此法适用于蜂蜇、蚊叮、虫咬等。

（十九）隔蟾灸

隔蟾灸是用蟾蜍作间隔物而施灸的一种灸法。蟾蜍，性凉，有毒，有解毒消肿、止痛利尿之功。蟾皮，甘辛温，有毒，入心、胃经，可解毒消肿、强心止痛。《类经图翼》卷十一说"用癞虾蟆一个，破去肠，覆疬上。外以真蕲艾照疬本为炷，于虾蟆皮上当疬灸七壮或十四壮，以热气透内方住"，《寿世保元》卷十则主张"用癞虾蟆一个剥取皮"施灸。

操作方法：取活蟾蜍1只，破腹去肠或仅剥取皮于敷患处，上置中、小艾炷施灸。一般可每次灸7~14壮，以热气透内即可。此法适用于瘰疬、疖肿等。

（二十）蚯蚓灸

蚯蚓灸是用蚯蚓作间隔物而施灸的一种灸法。蚯蚓，又名地龙，咸寒，归肝、肺、膀胱经，有清热熄风、平喘、通络、透脓之功。

操作方法：取活蚯蚓数条，放入水中吐泥后备用，灸时将蚯蚓捣烂，捏成饼状，置于患处，上以小艾炷点燃灸之，每次3~5壮。此法适用于治疗疮疡等。

（二十一）蚯蚓泥灸

蚯蚓泥灸是用蚯蚓排泄的粪便作间隔物而施灸的一种灸法。《普济方》卷四百二十三治瘰疬说："用韭菜畦中蚯蚓粪和水作饼子，量疮大小用之，过疮二三钱地位，贴疮上，外以艾圆灸之。或痛或痒即可。"

操作方法：将韭菜地中蚯蚓粪制成饼，厚约0.3cm，在患处，上用中、小艾炷施灸。一般可灸3~10壮，灸至患处发热或痒或痛即可。此灸法适用于瘰疬、便毒、脏毒等。

（二十二）苍术灸

苍术灸是用苍术作间隔物而施灸的一种灸法。苍术，辛苦温，归脾、胃经，有燥湿健脾、祛风湿之功。《医学纲目》说："灸耳暴聋，苍术长七分，一头切平，一头削尖，将尖头插耳中，于平头上灸七壮，重者二七壮，觉耳内热即效。"《理瀹骈文》治突发性聋（暴聋）："苍术削下尖上平式，插耳内，艾烧之，耳有微热为度。"

操作方法：将苍术切成圆锥形，底面要平，用粗针穿刺数孔，然后将尖端插进外耳道，于底面上放艾炷施灸。一般每次可灸5~14壮，主治耳聋、耳鸣等。此法孕妇不宜使用。

（二十三）蒸脐灸

蒸脐灸又名熏脐灸、炼脐灸，是将药末填满脐中，上置艾炷施灸的一种方法。所用药物处方，因病而异，《针灸大成》卷九用于预防疾病方："五灵脂八钱生用，青盐五钱生用，乳香一钱，没药一钱，夜明砂二钱微炒，地鼠粪三钱微炒，葱头干者一钱，木通三钱，麝香少许。右为细末，水和荞面作圆圈，置脐上，将前药末以二钱放于脐内，用槐皮剪钱，放于药上，以艾灸之，每岁一壮"。《医学入门》治疗劳疾方："麝香五钱，丁香三钱，青盐四钱，夜明砂五钱，乳香、木香各三钱，小茴四钱、药、虎骨、蛇骨、龙骨、朱砂各五钱，雄黄三钱，白附子五钱，人参、附子、胡椒各七钱，五灵脂五钱，共为末。另用白面作条，圈于脐上。将前药一料，分为三份，内取一份。先填麝香五分入脐眼内，又将前药一份入面圈内，按药令紧，中插数孔，外用槐皮一片盖于药上，艾火灸之。灸至遍身大汗为度。"蒸脐灸既用于健身防病，又适用于劳伤、失血、气虚体倦、阳痿、遗精、阴虚、痰火、妇人赤白带下、虚寒积滞等。

（二十四）温脐种子灸

温脐种子灸法基本同蒸脐灸，不用槐皮。《医学入门》方："五灵脂、白芷、青盐各五钱，麝香三厘，共研细末，用荞麦粉和水制成条卷，围于脐上，将以上药末放于脐中，用艾炷灸之。灸至脐中温暖停火。数日后再灸。"此法用于脐腹结冷、下元虚冷、宫寒不孕、气虚崩漏、血寒经闭等。

（二十五）隔蒜灸

隔蒜灸是用蒜叶作间隔物而施灸的一种灸法。《备急千金要方》卷二十二治恶露疮方："捣蒜叶敷疮口，以大艾炷灸药上，令热入内即差（瘥）。"

操作方法：将适量蒜叶捣如膏状，敷于患处，上用中、小艾炷施灸，使热入内即可。此法适用于恶露疮。

（二十六）香附灸

香附灸是用香附作间隔物而施灸的一种灸法。香附，味辛、微苦、微甘，性平，归肝、三焦经，有疏肝理气、调经止痛之功。《外科证治全书》卷五隔香附饼灸治瘰疬痰毒或风寒袭于经络红肿方："生香附为末，生姜自然汁和，量患大小作饼，覆患处，以艾灸之。"

操作方法：将适量生香附研末，加入生姜汁调和，捏成圆饼，厚约0.5cm，放于患处，上用中艾炷施灸。一般可灸至温热舒适为度。此法适用于痰核、瘰疬、痹证等。

（二十七）陈皮灸

陈皮灸是用陈皮作间隔物而施灸的一种灸法。陈皮，辛苦温，归脾、肺经，有理气调中、燥湿化痰之功。

操作方法：取陈皮适量，研为细末，用生姜汁调成膏状，患者取仰卧位，敷贴于中脘、神阙穴上，上以中、小艾炷施灸。一般可灸3~5壮。此法适用于胃腹胀满、饮食不振、呕吐、呃逆等。

（二十八）厚朴灸

厚朴灸是用厚朴作间隔物而施灸的一种灸法。厚朴，辛苦温，归脾、胃、肺、大肠经，有行气、燥湿、平喘之功。此灸法施灸部位多选用背部和胸腹部腧穴。

操作方法：将适量厚朴研成细末，加入生姜汁调和膏状，捏成厚约0.3cm的圆饼，放于施灸腧穴上，用中、小艾炷施灸。一般每穴可灸3~5壮。此法适用于胸腹胀满、脘腹疼痛、咳喘与咳痰不利等。

（二十九）木香灸

木香灸是用木香药饼作间隔物而施灸的一种灸法。木香，辛苦温，归脾、胃、大肠经，有行气、调中、止痛之功。《外科证治全书》说："以木香五钱为末，生地黄一两杵膏，和匀，量患处大小作饼，置肿上，以艾灸之。"

操作方法：将木香末15g、生地黄30g，捣成膏状，制成厚约0.6cm的药饼，放于患处，上用中、小艾炷施灸，一般可灸3～5壮，以灸至患处温热舒适为度。此法适用于闪挫仆损、气滞血瘀等。

（三十）桃树皮灸

桃树皮灸是用桃树皮作间隔物而施灸的一种灸法。《普济方》卷四百二十三说："治卒患瘰疬子不痛方，取桃树皮贴上，灸二七壮。"

操作方法：将鲜桃树皮一块，用粗针穿刺数孔，贴于患处，上用中艾炷灸之，一般每次可灸5～10壮。此法适用于瘰疬等。

（三十一）桃叶灸

桃叶灸是用桃叶作间隔物而施灸的一种灸法。《医心方》卷十四引《集验方》治疗疟疾说："桃叶二七枚安心上，艾灸上十四壮。"

操作方法：将新鲜桃叶数枚，置上脘处，上用中艾炷灸。一般可灸5～10壮。此法适用于治疗疟疾。

（三十二）莨菪根灸

莨菪根灸是用莨菪根作间隔物而施灸的一种灸法。《普济方》卷四百二十三说："治瘰疬结核，宜灸莨菪根法。用莨菪根一两粗者，切，厚约三四分，安疬子上，紧作艾炷灸之，热彻则易。五六炷，频频灸，当即退矣。"

操作方法：将粗大鲜莨菪根一块，切成厚约0.6cm的片，以粗针在中间穿刺数孔，把莨菪根片放于患处，上用中艾炷点燃施灸。一般可灸3～7壮。如患者感到局部灼热，立即更换新炷再灸。此法适用于治疗瘰疬。

（三十三）麻黄灸

麻黄灸是用麻黄作间隔物而施灸的一种灸法。麻黄，辛微苦、温，归肺、膀胱经，有发汗解表、平喘、利水消肿的功效。

操作方法：取麻黄适量，粉碎为细末，用生姜汁调和如膏状，做成币状饼，厚约0.3cm，上以中艾炷施灸。每穴可灸5～10壮。此法适用于风寒感冒、鼻渊与哮喘等。

（三十四）川椒灸

川椒灸是用川椒作间隔物而施灸的一种灸法。川椒，辛温，有小毒，归脾、胃、肾经，有温中、止痛、杀虫、燥湿的作用。《肘后备急方》卷五疗一切肿毒疼痛不可忍者，"搜面团肿头如钱大满中安椒，以面饼子安头上，灸令彻，痛即立止"。《古今医鉴》卷十治一切心腹胸腰背苦痛如锥刺方："花椒为细末，醋和为饼，贴痛处，上用艾捣烂铺上，发火烧艾，痛即止。"《理瀹骈文》治气病、痞气用"花椒末调饼贴，烧艾一炷"。

操作方法：将适量川椒研为细末，用陈醋调和成糊膏状，制成药饼，厚约0.3cm，放于患处，上以中、小艾炷施灸。若患者感觉施灸处灼痛，应除去艾火，更换新炷再灸。一般可灸5~7壮。此法适用于一切肿毒疼痛、跌仆扭伤所致的伤筋积血、腹胀痞满等。

（三十五）隔纸灸

隔纸灸是用白纸作间隔物而施灸的一种灸法。《普济方》卷四百二十二说："治久喘咳、咯脓血、有痰不愈者，右用白表纸数重折之，于冷水内浸湿了，然后燃艾炷，仍蘸些许雄黄末同燃，或艾炷子安在纸上，用火点着，随即放在舌头上正中为妙。下手灸人拿着一个铜匙头，于患者口内上腭隔住艾烟，呼吸令患人如常。"

操作方法：取白纸数张，折叠，在冷水中浸湿。取坐位，施灸时，把艾炷放在湿纸上，用蘸有雄黄末的线香点燃，立即将之放于舌正中，旁边一人用钢勺抵住上腭，遮挡艾烟，灸至温热即可。此法适用于治疗痰喘、咳嗽、咯吐脓血等。

（三十六）蓖麻仁灸

蓖麻仁灸是用蓖麻仁作间隔物而施灸的一种灸法。蓖麻仁，甘辛平，有毒，归大肠、肺经，可消肿、拔毒、润肠通便。

操作方法：将去壳的蓖麻仁适量捣烂，成泥膏状然后制成贰分硬币大、0.3cm厚的圆饼，敷在施灸腧穴处，用小艾炷施灸。一般可灸5~7壮，7d为一疗程，休息2d，再行第二疗程。此法适用于治疗胃缓、阴挺、脱肛、面瘫等。

（三十七）隔酱灸

隔酱灸是用干面酱作间隔物而施灸的一种灸法。《疮疡经验全书》卷七说："取顶上施毛中百会穴，以酱一匕搽上，艾灸三壮。"

操作方法：令患者端坐，将其百会穴处头发从根部剪去中指甲大一片，取干面酱约5g，敷于百会穴处，置小艾炷灸之。一般每次灸3~5壮，每日1次。此法适用于脱肛。

（三十八）白附子灸

白附子灸是用白附子作间隔物而施灸的一种灸法。白附子，辛甘温，有毒，归脾、胃经，有燥湿化痰、祛风止惊、解毒散结之功。《本草纲目》卷十七"白附子"条引《杨起简便方》说："偏坠疝气，白附子一个为末，津调填脐上，以艾灸三壮或五壮，即愈。"

操作方法：将白附子末适量，用温水调和如糊膏状，捏成厚约0.5cm的圆饼，敷于脐部（神阙），上用大、中艾炷施灸。一般每次灸5~10壮。施灸过程中，如患者感觉局部灼痛，应立即更换艾炷，以免烫伤。此法适用于疝气等。

（三十九）徐长卿灸

徐长卿灸是用徐长卿作间隔物而施灸的一种灸法。徐长卿，辛温，归肝、胃经，有祛风止痛、活血利尿、解毒消肿之功。

操作方法：将适量徐长卿鲜根捣烂如糊状，做饼，厚约0.5cm，敷贴在腧穴上或患处，上用中、小艾炷施灸。一般每穴每次施灸5~10壮。施灸过程中，如患者感觉局部灼痛，应立即更换艾炷，以免烫伤。此法适用于风湿痹证、跌打损伤、荨麻疹与过敏性鼻炎等。

（四十）鸡子灸

鸡子灸是用鸡蛋作间隔物而施灸的一种灸法。《串雅外编》卷二"鸡子灸"说："凡毒初起红肿无头，鸡子煮熟，对劈去黄，用半个合毒上，以艾灸三壮，即散。"并且指出：

"若红肿根盘大，以鸭蛋如法灸亦可。"《寿世保元》卷十载："发背痈疽初走未破，用鸡蛋半截盖疮上，四围用面饼敷住，上用艾灸卵壳尖上，以患者觉痒或泡为度，臭汗出即愈。"

操作方法：取鸡蛋1个，煮熟，对半切开，取半个，除去蛋黄，盖于患处，于蛋壳上用中艾炷施灸，以患者感觉局部热痒为度，不限壮数。此法适用于发背、痈疽初起等。

（四十一）隔碗灸

隔碗灸是用碗作间隔物而施灸的一种灸法。《串雅外编》卷二说："治乳肿，碗一个，用灯草四根，十排碗内，头各露寸许。再用纸条一寸五分阔，用水湿了，盖碗内灯草下，纸与碗口齐。将碗复患处，留灯草头在外，艾一大团放碗底，火灸之。艾尽再添，至碗内流水气，内觉痛止方住。甚者，次日再灸一次，必消。"

操作方法：将4根灯芯草十字形放在碗口上，两头露出半寸许，把湿过的白纸盖在碗上，将碗扣在患处，碗底放上大艾炷灸，艾炷烧完即换，直至碗内流水气，痛止即可。重者次日再灸1次，红肿即消。此法主治乳痈。

（四十二）隔矾灸

隔矾灸是用皂矾等药物作间隔物而施灸的一种灸法。矾，酸涩寒，入肝、脾经，有燥湿、杀虫、补血之功。《神灸经纶》卷四说："秘传痔漏隔矾灸法，皂矾一斤，用新瓦一片，两头用泥作一坝，先以香油刷瓦上，焙干，却以皂矾置瓦上，煅枯为末；穿山甲一钱，入紫罐内煅存性为末；木鳖子亦如前法煅过，取末二钱五分；乳香、没药各一钱五分，另研。右（上）药和匀，冷水调，量大小作饼子，贴疮上，用艾炷灸三四壮。"

操作方法：将皂矾500g（煅），炮山甲3g（煅存性），木鳖子8g（煅存性），乳香、没药各5g，上药共研为细末，储瓶备用；施灸时将上药末适量，用凉水调和制成饼状贴于患处，上置艾炷施灸，灸3~4壮。此法适用于外痔和瘘管。

（四十三）土瓜根灸

土瓜根灸是用土瓜根块作间隔物而施灸的一种灸法。《串雅外编》卷二说："灸耳聋，湿土瓜根，削半寸，塞耳内，以艾灸七壮，每旬一壮，乃愈。"

操作方法：将鲜土瓜根（葫芦科植物土瓜的根块）一块，用刀削成圆柱状（粗细以能插入外耳道为度），长约1.5cm，插入外耳道内，患者取卧位，上用小艾炷施灸。一般每次灸3~7壮，每10天灸1次。此法适用于耳聋、耳鸣等。

（四十四）槟榔灸

槟榔灸是用槟榔作间隔物而施灸的一种灸法。槟榔，辛苦温，归胃、大肠经，有杀虫、消积行气、利水之功。《理瀹骈文》治耳聋方说："用槟榔削尖，挖孔纳麝少许，插耳内，艾烧同。"

操作方法：患者取卧位，将槟榔削成圆锥形，底面挖一孔，纳入少许麝香，然后将尖头插进外耳道，于底面放小艾炷灸之，以灸至外耳道内有微热为度。此法适用于耳聋。

（四十五）苦瓠灸

苦瓠灸是用苦瓠（秋葫芦、苦葫芦）作间隔物而施灸的一种灸法。《普济方》卷四百二十三说："早空心，先用井花水调百药煎末一碗，服之，微利。却须得秋葫芦，亦名苦不老，生在架上而苦者，切皮片置疮上，灸二七壮。"

操作方法：将新鲜苦瓠 1 个，切成厚 0.5cm 的片，贴于疮口上，用中艾炷施灸。一般每次可灸 3~7 壮，以患者感觉温热舒适为度。此法适用于痈疽。

（四十六）隔藕节灸

隔藕节灸是用藕节作间隔物而施灸的一种灸法。藕节，甘涩平，入肝、肺、胃经，可止血、化瘀。

操作方法：将藕节一块浸泡于水醋液（温水 20ml，米醋 20ml）内，15min 后取出，切成直径约 2.5cm、厚约 0.2cm 的片，上以中艾炷施灸。每穴每次可灸 5~7 壮。此法适用于高血压、脑出血、鼻衄、肺炎及急性支气管炎等证，临床效果良好。

禁忌证：虚寒证及低血压。

（四十七）隔芒硝灸

隔芒硝灸是用芒硝作间隔物而施灸的一种灸法。芒硝，咸苦寒，归胃、大肠经，有泻下、软坚、青热之功。

操作方法：取芒硝 20g，与醋和成糊状，倒入缝制好的双层纱布袋内，用线扎口，再将糊按压成讲，直径约 2.5cm、厚约 0.3cm，上以中艾炷施灸。每穴每次灸 7~9 壮，病情急重者，每日可增至 2 次。此法适用于慢性阑尾炎、肠胀气、肠梗阻、急性胃扭转及术后腹胀等。

禁忌证：脾胃虚寒及慢性肠炎。

（四十八）隔赤小豆灸

隔赤小豆灸是用赤小豆作间隔物而施灸的一种灸法。赤小豆，甘酸平，归心、小肠经，有利水消肿、清热解毒之功。

操作方法：取赤小豆捣成细末，用淡盐水调成膏状，做成饼，直径约 2.5cm、厚约 0.2cm，上以中、小艾炷施灸。每穴每次可灸 6~8 壮。此法适用于风寒湿痹及各种病因引起的下肢水肿，亦可用于尿闭等。

（四十九）隔核桃灸

隔核桃灸是用核桃壳作间隔物而施灸的一种灸法。《理瀹骈文》载："凡肩背、腰胁、手臂、环跳贴骨等处疼痛，用沉香、木香、丁香、乳香、麝香、山甲末，裹核桃壳，覆患处，飞面做圈护住，上用荷叶遮盖，以防火落，烧艾一二炷，觉热气入内即散。"此法适用于治疗风湿骨痛等。

（五十）隔黄豆灸

隔黄豆灸是用黄豆饼作间隔物而施灸的一种灸法。

操作方法：将黄豆研成豆粉，用温开水调成糊状，做成饼，直径约 2.5cm、厚约 0.2cm，上以中艾炷及小艾炷交替施灸。每穴每次可灸 3~5 壮。此法适用于口腔炎、牙龈炎、脓疱病及下肢溃疡等。

（五十一）隔山药灸

隔山药灸是用山药片作间隔物而施灸的一种灸法。山药，甘平，归脾、肺、肾经，有益气养阴、补脾肺肾之功效。

操作方法：取生山药，洗净去须，用淡盐水浸泡 10min，取出切片，厚约 0.2cm，上以中小艾炷交替施灸。每穴每次可灸4~8壮。此法适用于泌尿系统感染、急慢性肾盂肾炎、肾小球肾炎、老年性腰椎骨质增生及进行性肌萎缩。

（五十二）隔牛奶灸

隔牛奶灸是用牛奶浸纸作间隔物而施灸的一种灸法。牛奶外敷，为古今中外传统美容方法。

操作方法：取鲜牛奶一小杯，将宣纸一张浸泡于牛奶中，吸足牛奶，将纸取出，折成数层，直径约2.5cm、厚约0.2cm，置于患处，上以中、小艾炷施灸，纸垫干后可换新垫，每穴每次可灸3~5壮。此法适用于面部痤疮、头面部疖肿、脱发及全身瘙痒等。

（五十三）隔王不留行灸

隔王不留行灸是用王不留行饼作间隔物而施灸的一种灸法。王不留行，苦平，归肝、胃经，有活血化瘀、下乳利尿功效。

操作方法：将王不留行焙干成黄褐色，以不焦为度，研为细末，用青皮浸泡液调成膏状，做成饼，直径约2.1cm、厚约0.2cm，上以中、小艾炷交替施灸。每穴每次可灸7~9壮，隔日灸1次。此法适用于胆结石、泌尿系统结石、乳腺炎、肋间神经痛等证，止痛效果肯定。

（周　斌）

第三节　艾条灸法

艾条灸又称艾卷灸，是将艾条点燃后在施灸部位（腧穴）进行熏灸的方法。艾条灸法最早见于明代朱权著《寿域神方》卷三灸阴证："用纸窦卷艾，以纸隔之点穴，于隔纸上用力实按之，待腹内觉热，汗出即差（瘥）。"此为实按灸的前身。后来在艾绒内加入药物，衍变为"雷火神针"、"太乙神针"等。艾条灸操作简便，疗效显著，易为患者所接受，故为近代临床常用的一种灸治疗法。现代临床上艾条灸可分为纯艾条灸和加药艾条灸两种。

一、纯艾条灸

（一）手持艾条灸

手持艾条灸是指医者或嘱患者自己用手直接拿艾条对准所灸部位施灸的一种方法。艾条悬于施负部位之上，距皮肤约3cm，灸5~10min，可使皮肤有温热感而又不至于烧伤皮肤。手持灸的临床操作方法又分为温和灸、回旋灸和雀啄灸三种。

1. 温和灸　施灸者右手将艾条燃着的一端，对准施灸部位，直接照射，以患者觉得温热舒服，以至微有热痛感觉为度（图5-4）。施灸者左手中、示二指放于被灸腧穴两侧，以感知患者皮肤受热程度。万一落火，便于随时扑救。施灸者左手可轻轻按摩施灸腧穴四周皮肤，以利于热力持久渗透。对于昏厥、局部知觉迟钝的患者，施灸者可靠自己左手中、示二指感觉患者局部的受热程度，以便随时调节施灸距离、掌握施灸时间和防止灼伤。此法能温通经脉、散寒祛邪，多用于灸治慢性病，临床运用最为广泛。

2. 回旋灸　又称熨热灸。将点燃的艾条悬于施灸部位上，距离皮肤3cm，平行往复向左右方向移动或反复旋转施灸，使皮肤有温热感而不至于灼痛（图5-5）。一般可灸20~

30min。此法适用于风湿痹证、神经性麻痹及广泛性皮肤病等。

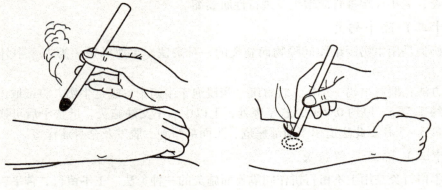

图 5-4　温和灸　　　　　　　　图 5-5　回旋灸

3. 雀啄灸　艾条燃着的一端，与施灸部位并不固定在一定距离，而是对准腧穴，上下移动，使之像鸟雀啄米样，一起一落，忽近忽远地施灸（图 5-6）。一般可灸 5min 左右。此法多用于灸治急性病、昏厥急救、儿童疾患、胎位不正、无乳等。此法因热力较强，应注意避免烫伤皮肤。

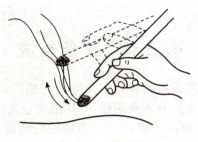

图 5-6　雀啄灸

（二）隔物艾条灸

隔物艾条灸，是在点燃的艾条和所灸部位之间间隔某种物品而施灸的一种灸法，随间隔物的不同，分为不同的方法，临床常用的有胡桃壳灸、胡桃壳眼镜灸和温针灸。

1. 胡桃壳灸　是用胡桃壳作间隔物而施灸的一种灸法。取胡桃 1 个从中线劈开，去仁，取壳（壳有裂缝者不可用）备用。施灸时在壳上钻 3～5 个小孔，内储鸡粪，扣在患病部位上，用点燃的艾条一端，于胡桃壳的小孔上熏灸。此法有解毒、消肿、止痛之功，适用于各种肿毒。

2. 胡桃壳眼镜灸　也是用胡桃壳作间隔物且内纳菊花等药物制成眼镜而施灸于眼部的一种灸法。胡核桃为补肾之品，菊花有清头明目之功，再以艾条隔着熏灸，能起到补肾养肝、清头明目的效果，故此法适用于某些目疾。此法是在清代顾世澄《疡医大全》用核桃皮灸治外科疮疡的基础上，经过临床实践改制而成的。

操作方法：①取胡桃 1 个从中线处劈开，去仁，取壳（壳有裂纹及漏孔者不可用）备用。准备无镜片空眼镜框架 1 副（如无，可用细铁丝弯制），外用医用胶布缠紧，便于隔热，以防烫伤皮肤。镜框的外方用钢丝向内弯一个钩形（长、高各 2cm），以备插艾条用（图 5-7）。②配制胡桃壳浸泡液，取菊花 10g、蝉蜕 10g、薄荷 10g、石斛 10g，上药用纱布包好，放于大口玻璃瓶内，倒入 250ml 温水，浸泡 15min，再将胡桃壳放入药液内，用药包将壳压住，再浸泡 15min。取出胡桃壳，套在患侧的镜架上，凹面向眼。取 3cm 长的纯艾条 1 节点燃，插于镜架的钩上，然后将镜架戴于患者眼上施灸。每次灸 1~3 壮，须以患者耐受度为限，视情况而定。每日灸 1~2 次，10 次为一疗程，间隔 3~5d 再灸。双眼有病灸双侧，单眼有病灸单侧。施灸时眼睛宜闭上，以便使艾灸后壳内的蒸汽直达病所，患者自觉整个眼区出现潮湿温热感。此法适用于老年性白内障、青光眼、急慢性结膜炎、近视、斜视、视神经萎缩及眼肌麻痹等。注意事项：施灸期禁食辛辣之物，勿看电视，以免影响疗效。

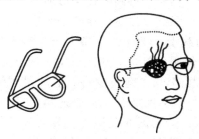

图 5 - 7 胡桃壳眼镜灸

3. 温针灸 又名针上加灸、针柄灸、传热灸、烧针尾，是指将毫针刺入腧穴以后，在针柄上插艾条，或在针柄上先套上姜、蒜等物后，再插艾条施灸的一种疗法。此法的目的是使燃烧艾条所产生的热力通过针柄或透过药物作用到皮肤上。此法适用于既需要留针，又需要施灸的疾病。此法早在殷商时代就有应用，后来，在张仲景《伤寒论》中又有烧针的记载。明代高武《针灸聚英》卷三"温针"条载："王节斋曰，有为针者，乃楚人之法。其法针于穴，以香白芷做圆饼，套针上，以艾蒸温之，多以取效。"

操作方法：将毫针刺入腧穴，得气后，做适当补泻手法，保留一定深度留针，取 2cm 长艾条 1 段，套在针柄上端，艾条距皮肤 3cm 高，点燃艾条下端施灸，热力通过针体传入腧穴，以加强治疗作用（图 5 - 8）。如果患者感到灼痛，可在贴皮肤处用一厚纸片相隔，减轻火力。如选用针柄上插艾条隔物灸时，将姜或蒜切成 0.3cm 厚的片，然后做一半径切口，套盖在已针刺腧穴上，再插上点燃的艾条进行施灸。待艾条燃尽，除去残灰，此时须注意避免余火脱落烫伤皮肤或引着隔纸。稍停片刻将针取出。此法是一种简而易行的针灸并用方法，临床常用，适用于灸治常见病，如风寒湿痹、闭经、腰痛、阳痿、脱肛、面瘫等，也适于灸法保健。温针灸也可使用艾绒，但操作起来不如艾条方便。

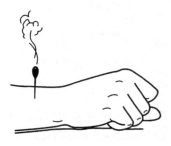

图 5 - 8 温针灸

二、加药艾条灸

加药艾条灸是用加药艾条施灸的一种方法。其操作方法是将药物艾条点燃后，垫上纸或布，趁热按到腧穴上，使热气透达深部。因临床需要不同，艾绒里掺进的药物处方各异，又分雷火神针、太乙神针、百发神针、消癖神火针、阴证散毒针、艾火针衬垫灸等。

（一）雷火神针

雷火神针是用艾绒和多味药物混合特制的长条形加药艾卷，点燃后在人体一定腧穴上熏烫、按灸，是古代诸灸法之一。因其操作时，将药条实按在腧穴上，很像针故名。雷火神针首见于《本草纲目》卷六，附载于"神针火"条之末。雷火神针是太乙神针的前身，其药条用药处方有多种，临床上多使用《针灸大成》一书中的处方：艾绒60g，沉香、木香、乳香、茵陈、羌活、干姜、穿山甲各9g，麝香少许。上药研成细末，筛过和匀，加入麝香少许。取绵纸2张，约30cm²，一张平置桌上，取艾绒24g，均匀铺在纸上，拿木尺等轻轻叩打使其均匀紧密；再取药末6g，均匀铺在艾绒上，卷成爆竹状，外以鸡蛋清涂抹，再糊上另一张绵纸，两头空余3cm许，外用6~7层桑皮纸厚糊捻紧，阴干勿令泄气。

施灸时，先选定腧穴，将上述药条的一端点燃，在施灸的腧穴上，覆盖10层绵纸或5~7层棉布，再将艾火隔着纸或布，紧按在腧穴上，稍留1~2s即可（图5-9）。若艾火熄灭，可再点燃，如此反复施灸。每穴按灸10次左右。另一种方法是，将药条点燃的一端，用7层棉布包裹，紧按在腧穴上，如患者感觉太烫，可将艾条稍提起，等热减再灸，如此反复。正如《针灸大成》卷九所说："治闪挫诸骨间痛，及寒湿气而畏刺者。"如有条件，可以同时制备2根，当一根熨灸时，点燃另一根，如前根熄灭，立即更换，这样使药力随热力不断渗入肌肤，加强治疗作用。

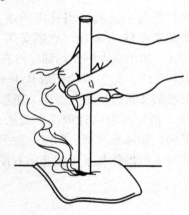

图5-9 雷火神针

（二）太乙神针

太乙神针是雷火神针的进一步发展，是在雷火针的基础上改变药物处方而成，适应证更加广泛，尤其治疗风寒湿痹、顽麻、痿弱无力、半身不遂等均有效。"太乙"，通"大一"，神名。太乙神针者，意为天神或最尊贵的神所施之针，含有神灵、效验和尊贵之义。韩贻丰的《太乙神针心法》是最早问世的太乙神针专著。范毓馪《太乙神针·序》云，治病诸法，

"虽有急救之功而焦头烂额，伤其肌肤……唯有雷火针一法，针既非铁，且不着肉，最为善治。但考其药品，多用蜈蚣、全蝎、乌头、巴豆等毒物，率皆猛烈劫制，倘遇孱弱羸怯之躯，贻害不免……太乙神针制同雷火法，而药皆纯正"。

见于文献记载的太乙神针药条处方有多种，现介绍两种常用方。①用范毓馪《太乙神针》一书中所载处方加减变化而成的"通用方"，组成是：艾绒90g，硫黄6g，麝香、乳香、没药、松香、桂枝、杜仲、枳壳、皂角刺、细辛、川芎、独活、穿山甲、雄黄、白芷、全蝎各3g。②以《本草拾遗》方为代表，选用人参200g，参三七400g，山羊血100g，千年健、钻地风、肉桂、川椒、乳香、没药、苍术、小茴香各500g，穿山甲400g，甘草1 000g，防风2 000g，麝香少许。此方多用于虚实并兼之证。太乙神针艾条制法、施灸操作方法及适应证与雷火神针大同，操作总以患者感温热舒适为度。

（三）百发神针

《串雅外编》卷二曾有百发神针的记载，其药物处方是：乳香、没药、生川附子、血竭、川乌、草乌、檀香末、降香末、大贝母、麝香各9g，母丁香49粒，艾绒30g或60g。其药条制法及施灸操作方法与雷火神针大同。此法适用于偏正头风、漏肩风、鹤膝风、半身不遂、痞块、腰痛、小肠疝气及痈疽等。

（四）消癖神火针

消癖神火针也见于《串雅外编》卷二，其加药处方是：蜈蚣1条，五灵脂、雄黄、乳香、没药、阿魏、三棱、木鳖、蓬莪术、甘草、皮硝各3g，闹羊花、硫黄、穿山甲、牙皂各6g，麝香9g，甘遂1.5g，艾绒60g。其药条制法及施灸操作方法同雷火神针。此法主治偏食消瘦及积聚痞块等。

（五）阴证散毒针

阴证散毒针也见于《串雅外编》卷二，其加药处方是：乳香、没药、羌活、独活、川乌、草乌、白芷、细辛、牙皂、硫黄、穿山甲、大贝、灵脂，肉桂、雄黄各3g，蟾酥、麝香各1g，艾绒30g。其药条制法及施灸操作方法同雷火神针。此法主治痈疽阴证。

（六）艾火针衬垫灸

艾火针衬垫灸简称衬垫灸，是近人综合雷火神针、太乙神针及隔姜灸而成的一种灸法。操作方法：取干姜片15g煎汁300ml，与面粉调成稀糊糊，涂在5～6层干净白棉布上，制成硬衬，晒干后剪成10cm见方的衬垫。施灸时，将衬垫放在腧穴上，再将加药艾条点燃的一端按在衬垫上约5s，待局部感到灼热即提起艾条，如此反复5～6次，以局部皮肤红晕为度。此法主治痹证、遗尿、阳痿、哮喘、慢性胃肠病等。

（周　斌）

第四节　温灸器灸

温灸器灸，是将艾放入专门的施灸工具中点燃施灸的一种方法。用灸器施灸，在我国已有悠久的历史，如《肘后备急方》卷三用瓦甄作灸器，《备急千金要方》卷二十六用苇管作灸器，《古今医鉴》以铜钱作灸器。清代李守先《针灸易学》用泥钱作灸器，《外科图说》绘有灸板和灸罩图，还出现了银制灸器和叶圭提出的面碗灸器，这已是当时专用的灸器。用温灸器施灸，可以较长时间地连续给予患者舒适的温热刺激，且使用方便。目前临床上常用的有以下三种。

一、温灸筒灸

温筒灸是用一种特制的筒状金属灸具，内装艾绒或在艾绒中掺适量药物，点燃后置于患处或腧穴上反复温熨的一种方法。温筒灸器有多种，大都底部有许多小散热孔，内有小筒一个，可以装艾绒及药物，艾火的温热通过小散热孔透达腧穴肌肤之内。温筒灸器常用的有平面式和圆锥式两种，平面式适用于较大面积的灸治，圆锥式作为小面积的点灸用（图5-10）。

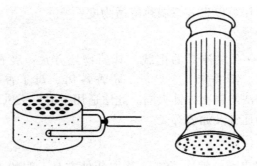

图 5-10　温灸筒

操作方法：先将艾绒及药物放入小筒点燃，然后在施灸部位上来回熨烫，至局部发热出现红晕、患者感觉舒适为宜。一般每次灸 15~30min。此灸法适用于风寒湿痹、腹痛、腹泻、腹胀、痿证等。

二、温灸盒灸

温灸盒灸是用一种特制的盒形木制灸具，内装艾卷固定在一个部位而施灸的方法（图5-11）。此法最早记载于《肘后备急方》："若身有掣痛，不仁，不随处者，取干艾叶一斛许，丸之，内瓦甑下，塞余孔，唯留一目，以痛处着甑目，下烧艾以熏之，一时间愈矣。"现代的温灸盒灸法就是在此基础上发展起来的。

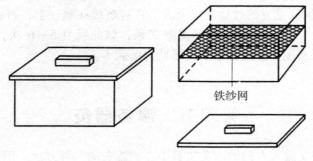

铁纱网

图 5-11　温灸盒

温灸盒按其规格分大、中、小三种：大号长 20cm，宽 14cm，高 8cm；中号长 15cm，宽

10cm，高8cm；小号长11cm，宽9cm，高8cm。温灸盒的制作：取规格不同的木板，厚约0.5cm，制成长方形木盒，下面不安底，上面制作一个可随时取下的盖，与盒之底部大小相同，在盒内中下部安置铁纱网一块，距底边3～4cm。操作方法：施灸时，把温灸盒安放于应灸部位的中央（施灸部位应平坦），点燃艾卷后，对准腧穴置于铁纱上，盖上盒盖（注意不能全部盖严，要留有一定的缝隙，使空气流通，艾卷充分燃烧）。温灸盒盖可根据温度高低进行调节，若盒内温度过高，患者不能耐受时，应及时将盖子打开。每次可灸15～30min，并可一次灸附近的多个腧穴。临床上常常先针刺腧穴，再在上面套上艾灸盒。此灸法适用于灸治一般常见病，如痛经、腰痛、胃脘痛、遗尿、遗精、阳痿、腹泻等。

以上两种灸法尤宜于小儿及畏惧刺灸的患者。

三、苇管灸

苇管灸是用苇管（也有用竹管的）作为灸器，插入耳内施灸的一种方法（图5-12）。此灸法早在唐初已有记述，如《备急千金要方》卷二十六说："卒中风口喎，以苇筒长五寸，以一头刺耳孔中，四畔以面密塞，勿令泄气，一头内大豆一颗，并艾烧之令燃，灸七壮差（瘥）。"之后的《针灸大成》及《针灸集成》均有记述。

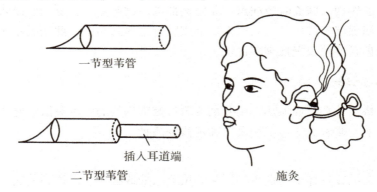

一节型苇管

插入耳道端

二节型苇管

施灸

图5-12 苇管灸

苇管灸器制法：目前临床应用的有两种。①一节形苇管灸器：其苇管口直径0.4～0.6cm，长5～6cm，苇管的一端做成半个鸭嘴形，另一端用胶布封闭，以备插入耳道内施灸。②两节形苇管灸器：放艾绒一节口径较粗，直径0.8～1cm，做成半个鸭嘴形，长4cm；另一节为插入耳道端，口径较细，直径0.5～0.6cm，长3cm，将该节插入前节，连接成灸器，插入耳一端用胶布固定、封闭，以备施灸用。

操作方法：施灸时，取半个花生米大小一撮细艾绒，置于苇管器半个鸭嘴形处，点燃，将苇管用胶布封闭一端插入耳道内，施灸时耳部有温热感觉，灸完1壮，再换1壮，每次灸3～9壮，10次为一疗程。此灸法适用于治疗面瘫、眩晕、耳鸣等。

（周　斌）

第五节　其他艾灸法

一、艾饼灸法

艾饼灸法是将艾绒平铺在施灸处，借助外部热源，热力穿透艾绒渗透肌肤，共同发挥热熨及艾的双重作用。艾绒铺好之后松紧适中，似饼状，故称艾饼。艾饼灸包括熨灸和日光灸两种。

（一）熨灸

熨灸是将艾绒平铺在腧穴部位或腹部，上面再盖几层棉布，用熨斗或热水杯在上面往返温熨，以患者有温热感为度，发挥热熨及艾的双重作用。此法适用于风寒湿痹、痿证、寒性腹痛、腹泻等。

（二）日光灸

日光灸是将艾绒铺在患处或腧穴上，在日光下暴晒，每次 10～20min。此法既有日光浴的作用，又有艾的作用。施灸时应注意：非施灸部位用物遮盖好，夏天要谨防中暑，冬天或阴天时可在室内用远红外灯代替，以患者局部皮肤有温热感为度。此法适用于风寒湿痹、小儿五迟证、皮肤色素变性及慢性虚弱性疾病。

二、艾熏灸法

艾熏灸法是将艾绒点燃或加热，用艾烟或蒸汽熏熨患处的一种灸法。此法强调施灸部位必在上，热艾在下。艾熏灸法包括烟熏灸和蒸汽灸两种。

（一）烟熏灸

烟熏灸是将艾绒放在杯子内点燃，用艾烟熏灸患处或腧穴，以达到治病目的。此灸法又叫温杯灸，临床上适用于风寒湿痹及痿证等。

（二）蒸汽灸

蒸汽灸是取艾绒或艾叶适量，放入容器内加水煎煮，边煮边用蒸汽熏患处，也可煮好后盛于盆中，用蒸汽熏腧穴或患处。此法适用于风寒湿痹证、虚寒腹痛、胀满、泄泻等。

（周　斌）

第六节　非艾灸法

灸法除用艾作为燃火材料外，尚有用其他物品作为燃火材料的灸法和非火热灸法。

一、药物火热灸法

（一）硫黄灸

硫黄灸是用硫黄作为施灸材料的一种灸法。硫黄，味酸，有毒，入肾、大肠经，有解毒杀虫、燥湿止痒、补火助阳之功。《太平圣惠方》卷六十一说："其经久瘘，即用硫黄灸之。

灸法：右用硫黄一块子，随疮口大小定之，别取少许硫黄，于火上烧之，以银钗脚挑之取焰，点硫黄上，令着三五遍，取脓水，以疮干差（瘥）为度。"《外科精义》将此灸法名为硫黄灸法。

操作方法：按疮口大小取硫黄一块，固定于施灸部位上。另取硫黄少许引燃，点燃疮口上的硫黄块，火灭再点，直至疮口脓水蒸干为度。此法适用于顽固性疮疡及形成瘘管者。

（二）黄蜡灸

黄蜡灸是将黄蜡烤热熔化，用以施灸的方法。黄蜡，甘淡平，有收涩、生肌、止痛、解毒之功。《肘后备急方》卷七治狂犬咬伤说："火炙蜡以灌疮中。"《疡医大全》记载颇详，《医宗金鉴》、《串雅外编》并名之为黄蜡灸。

操作方法：将湿面团沿疮疡根部围成一圈，高出皮肤3cm左右，圈外再围几层布，避免烘烤正常皮肤。圈内置优质黄蜡片约1cm厚，用铜勺（或铁勺）盛炭火在蜡上烘烤，使之熔化，皮肤有热痛感即可。如疮疡肿毒较深，可随灸随添蜡，以添到面圈满为度。如灸至蜡液沸动，患者施灸处初为痒感，继而痛不可忍，应立即除去铜勺炭火，停止治疗。灸完，洒些凉水于蜡上，待蜡液冷却凝固后揭去围布及面圈，除去蜡块。此法与近代蜡疗有相似之处，有拔毒消肿作用，适用于风寒湿痹、无名肿毒、痈疖、臁疮等。

（三）烟草灸

烟草灸是用香烟代替艾卷施灸的一种灸法。在没有艾卷的情况下，用香烟代替艾条，灸至局部皮肤潮红、皮内温热为度。此法有温经、散寒、活血作用，适用于风寒湿痹、寒湿痛经、冻疮等。

（四）灯火灸

灯火灸又名灯草灸、灯芯灸、打灯火、十三元宵火，是用灯芯草蘸麻油，点燃后快速按在腧穴或病变部位进行焠烫的方法。此法具有疏风散寒、温经通络、活血化瘀、散结消肿、祛风止痒、通经止痛等功效。此法首见于《本草纲目》卷六："灯火，主治小儿惊风、昏迷、搐搦、窜视诸病，又治头风胀痛，视头额太阳络脉盛处，以灯火蘸麻油点灯焠之良。外痔肿痛者，亦焠之。"《小儿惊风秘诀》说："小儿诸惊，仰向后者，灯火焠其囟门、两眉际之上下；眼翻不下者，焠其脐之上下；不省人事者，焠其手足心、心之上下；手拳不开，目往上者，焠其顶心、两手心，撮口出白沫者，焠其口上下、手足心。"《幼幼集成》称此法为"幼科第一捷法"，具有"疏风散表、行气利痰、解郁开胸、醒昏定搐"的作用。

操作方法：①点穴，根据病情选定腧穴，用有色水笔作一标记。②燃火，取灯芯草4～8cm，一端浸入油（芝麻油或其他植物油均可）中约1cm，燃火前用软绵纸吸去灯芯草上的浮油，以防止点火后油滴下烫伤皮肤。施术者以手拇、示两指捏住灯芯草上1/3处，即可点火，火焰不要过大。③爆焠，将点火一端向腧穴移动，待火焰略变大，则立即垂直接触腧穴标志点，要做到动作快速，一触即离，灯芯草随即发出清脆的"啪"响，火亦随之熄灭（图5－13）。如无"啪"响声，应重复施灸一次。一般灼灸2～4次。一经烧灼后，局部皮肤会有一点发黄，偶尔也会起小泡，则恰到好处。灸后局部应保持清洁，如果水泡破裂，可涂些甲基紫，防止感染。此法适用于小儿急性病症，如惊风、吐泻（中脘、内关、胃俞、大肠俞、天枢）、痄腮（角孙）、喉蛾（少商、合谷、风池）、麻疹（大椎或项背皮疹隐现之处）、脐风等。

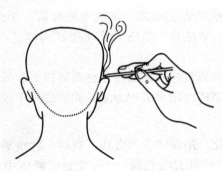

图 5 - 13 灯火灸

（五）桃枝灸

桃枝灸是以桃树干枝作为施灸材料的一种灸法。《本草纲目》称之为"神针火"。操作方法：将桃树干枝削成木针，长 15 ~ 20cm，如艾条状，阴干备用。施灸时，用绵纸三五层衬于患处，把干桃木针蘸麻油点燃明火，吹灭明焰，趁热施灸，类似雷火针法。此法适用于风寒湿痹、心腹冷痛及阴疽等。

（六）桑枝灸

桑枝灸是将桑枝点燃后，以炭火在疮口上灸治的一种灸法。《医学入门》说："桑枝灸法，治发背不起，发不腐。桑枝燃着，吹熄火焰，以火头灸患处。日三五次，每次片时，取瘀肉腐动为度。若腐肉已去，新肉生迟，宜灸四周。"《外科正宗》主张"用新桑木，长七寸，劈指大，一头燃着向患处灸之。火尽再换，每次灸木五六条，肉腐为度"。《本草纲目》称此灸法为"桑柴火"。

操作方法：取桑木（或粗桑枝），劈成手指样粗，点燃明火，再吹熄火焰，以火头灸患处，火尽再换 1 根。此法具有解毒止痛、消肿散瘀、助阳生肌的作用。未破溃者，用之能拔毒止痛；已溃者，可补接阳气、去腐生肌。此法适用于疮疡肿毒、瘰疬、流注、臁疮和顽疮。

（七）药锭灸

药锭灸又名药片灸，是将多种药品研末和硫黄熔化在一起，制成药锭放在腧穴上，点燃后施灸的一种方法。因药锭所用药物组成及施灸部位的不同，故临床适应证也各异。如《种福堂公选良方》中香硫饼［由麝香 6g、朱砂 12g、硼砂 6g、细辛 12g，以上俱为末，皂角刺 6g、川乌尖（原著无剂量）二味俱用黄酒 250g 煮干为末，硫黄 200g 组成］适用于寒湿证；《医宗金鉴》中阳燧锭（由蟾酥末、朱砂末、川乌末、草乌末各 1.5g，直僵蚕 1 条研末，以上共和匀，硫黄 45g，置勺内，微火炖化，次入蟾酥等末，搅匀；再入麝香 0.6g、冰片 0.3g，搅匀组成）适用于痈疽流注，经久不消，内溃不痛；《本草纲目拾遗》中救苦丹［有两种配方：其一，由麝香 3g、朱砂（水飞）6g、硫黄 9g 组成；其二，由麝香 1.5g、朱砂（水飞）4.5g、硫黄 15g、樟脑 4.5g 组成］适用于风痹、跌仆、小儿搐搦、口眼㖞斜及妇人心腹痞块攻痛等。

（八）药捻灸

药捻灸是用多种药物粉末制成药捻以施灸的一种灸法。《本草纲目拾遗》卷二称之为

"蓬莱火"：取"西黄、雄黄、乳香、没药、檀香、麝香、火硝各等份。去西黄加硼砂、草乌皆可。用紫绵纸裹药末，捻作条，如官香粗，以紧实为要。治病，剪二分长一段，以棕粘肉上，点着……治风痹、瘰疬，俱按患处灸；水胀、膈气、胃气，按穴灸"。

施灸时，取药捻 0.5～1cm 长一段，用糯糊粘患处或腧穴上，点燃灸之。此法适用于风痹、瘰疬、水肿、脘腹胀满等。

（九）药熏灸

药熏灸是利用药液蒸汽代替艾灸，熏灸患处或腧穴而达到治病目的的一种灸法，类似于艾熏灸。它发挥了针灸、理疗、湿敷的共同作用。《五十二病方》用秋竹煎煮的蒸汽以熏灸治疗"火烂"；《理瀹骈文》用补中益气汤坐熏灸，治疗久痢体虚或血崩、脱肛者。临床上药熏灸可与其他疗法结合在一起使用，如先施针、后熏灸，带针在中心区域熏灸，先药敷、后熏灸，药敷的同时熏灸。因其药物处方及治疗部位不同，适应证也不一样。常用的药熏灸有以下几种。

1. 棉籽蒸汽灸　将棉籽适量水煎后，用蒸汽熏灸患部。此法适用于冻伤等。

2. 姜椒蒸汽灸　将生姜、辣椒各等份水煎后，用蒸汽熏灸患部，候水温后再洗患部。两药外用均有温经散寒之功，故此法适用于冻疮等。

3. 侧柏叶蒸汽灸　将侧柏叶适量水煎后，用蒸汽熏灸患部。此法适用于鹅掌风。

4. 枸杞根蒸汽灸　将枸杞根适量水煎后，用蒸汽熏灸患部。此法适用于痔疮等。

5. 巴豆酒蒸汽灸　取去壳巴豆 5～10 粒，投入 50°～60° 的 250ml 白酒中，用火煮沸后，将酒倒入杯中，趁热用蒸汽熏灸劳宫穴。此法适用于口眼㖞斜。

6. 五倍子蒸汽灸　将五倍子 250g，白矾 10g 共水煎沸后，倒入木桶内，令患者坐于桶上，以蒸汽熏灸。此法适用于直肠脱垂等。

7. 乌梅蒸汽灸　将乌梅 60g，石榴皮、五味子各 10g 水煎后，倒入盆内或大桶中，对准患部，用蒸汽熏灸。此法适用于阴挺。

8. 葱白蒸汽灸　将葱白 500g、蒲公英 60g、牙皂 15g 共研细末水煎后，倒入大杯中，对准患部用蒸汽熏灸。此法适用于乳痈早期未化脓者。

9. 荆防蒸汽灸　将荆芥、防风、去皮大蒜、艾叶各等份水煎后，倒入桶中，对准患部用蒸汽熏灸。此法适用于风湿性关节炎、坐骨神经痛等。

10. 海桐皮蒸汽灸　将海桐皮、透骨草各 30g，乳香、没药、川椒、红花、威灵仙、甘草各 9g，当归 18g，牡丹皮、白芷、川芎各 12g，水煎后倒入盆中，对准患部用蒸汽熏灸。此法适用于骨结核。

11. 八仙逍遥蒸汽灸　将荆芥、防风、当归、黄柏、苍术各 18g，川芎、牡丹皮各 12g，苦参 60g，花椒 30g 水煎后，倒入盆中，对准患部用蒸汽熏灸。此法适用于骨结核。

12. 地肤子蒸汽灸　将地肤子、蛇床子各 30g，白鲜皮、苦参各 15g，川椒 9g，白矾 3g，共同水煎后倒入盆中，对准患部用蒸汽熏灸。此法适用于湿疹等。

（十）竹茹灸

竹茹灸是以竹茹作炷而施灸的一种方法。《千金翼方》卷二十四疗疔肿方说："刮竹箭上取茹作炷，灸上二七壮，即消矣。"此法有解毒、消肿、止痛作用，适用于痈疽疔毒、蛇咬伤等。

（十一）麻叶灸

麻叶灸是用大麻的叶和花捣碎作炷，类似艾炷灸的一种灸法。《串雅外编》卷二说："麻叶灸治瘰疬疮。七月七日采麻花，五月五日采麻叶，捣作炷圆，灸疮上百壮。"此法有消肿散结、生肌敛疮的作用，适用于瘰疬、疮疡、漏疮等。

（十二）线香灸

线香灸是用线香点燃后，快速按在腧穴上进行焠烫的一种方法。也可按艾条温和灸法操作。此法适用于哮喘、鼓胀、毛囊炎等。

（十三）火柴头灸

火柴头灸是将火柴擦着后，快速按在腧穴上进行焠烫的一种方法。操作方法似灯火灸。适用于流行性腮腺炎等。

（十四）神灯照灸

将特制药条用麻油浸透晾干，点燃明火，谓之神灯。用神灯徐徐烘照选定部位以治疗病症，谓之神灯照灸。其药条通用处方是：雄黄、朱砂、血竭、没药各6g，麝香1.5g。制法：上药共为末，每次用药1g，以桑皮纸裹之，做成条状，长约20cm，用麻油浸透备用。

操作方法似雷火神针。施灸时，将神灯点燃，距患部3cm左右，徐徐烘照，以皮肤温热为度。此法适用于疮疡初起，有消肿、溃坚、止痛的作用。

（十五）壮医药线灸

将麻线在活血芳香类中药液中浸泡一定时间后捞出阴干，放在密闭容器中备用。

操作方法：用拇、示指持线的一端，并露出线头1～2cm，将露出的线头在煤油灯上点燃，然后直接按压在腧穴上，一次火灭即起为1壮，每处常灸3～5壮。此法可用于各科常见病。

二、药物非火热灸法

药物非火热灸法包括天灸和药物敷灸。天灸，古代称为自灸，近代称为药物发泡疗法。唐代孙思邈最先提出"天灸"一词，天灸是指用对皮肤有刺激性的天然药物涂敷于腧穴或局部，使其自然发泡以达到治疗目的的一种灸法。灸后局部皮肤呈现潮红、充血，甚至起泡、化脓有如灸疮，而发泡有如火燎，故名灸。天灸疗法既可通过药物对腧穴的刺激发挥经络的作用，又可通过药物在特定部位的吸收发挥药物自身的药效，故临床使用广泛，可以疏通经脉、行气活血、调节脏腑功能、调整阴阳平衡，从而起到治病防病的作用。天灸疗法虽属非火热灸法，但它可使皮肤发泡，取得类似发泡灸、瘢痕灸的效应。现代医学研究证明，天灸疗法可调动机体的神经体液调节系统，提高机体的免疫功能。药物敷灸也是采用艾叶以外的其他药物施灸，但这些药物对皮肤的刺激性较小，不会引起发泡反应。药物敷灸与天灸基本原理是相通的，只是二者所采用的药物特性不同。现将二者常用方法简要介绍如下。

（一）天灸

1. 毛茛叶灸　毛茛，又名天灸草、自灸草，一般多鲜用。其味辛、性温、有毒，外用发泡，可止痛、截疟。《千金翼方》中说："治瘰疬未溃者，宜天灸，以毛茛鲜者捣泥，缚疬上，帛束之。俟发泡弃之。"《太平圣惠方》中载："治阳黄，面目、全身俱黄如橘色，宜老虎脚（毛茛）草捣烂如泥，缚寸口，俟发泡，挑去黄水，净帛裹护。"《本草纲目》卷十七"毛茛"条说："山人截疟，采叶揉贴寸口，一夜作泡如火燎。"

操作方法：将适量鲜毛茛叶捣烂，敷于患处或腧穴上，初时有热辣之感，继而局部皮肤潮红、充血，稍后呈现水泡。发泡后，局部遗有色素沉着，以后可自行消退。

此法适用于治疗瘰疬、鹤膝风、黄疸、哮喘、风湿性关节炎、类风湿关节炎及一切阴疽、肿毒未溃者。治疗鹤膝风，可敷内膝眼、犊鼻；治疗哮喘，用纱布包药泥塞入鼻孔；与食盐合捣，敷于少商、合谷，用于治疗天行赤眼。

2. 旱莲草灸　旱莲草，甘酸寒，有养阴益肾、凉血止血之功效。《针灸资生经》说："乡居人用旱莲草椎碎，真在手掌上一夫（四指间也），当两筋中以古文钱压之，系之以故帛，未久即起小泡，谓之天灸，尚能愈疟。"

操作方法：取鲜旱莲草捣烂如泥膏状，敷于大椎上，胶布固定即可。敷灸时间为3～4h，以局部潮红或起泡为度。

此法适用于治疗各种疟疾，一日疟、间日疟、三日疟皆可治。

3. 蒜泥灸　大蒜，辛温，有辣臭气，有解毒、消肿、杀虫等功效。《串雅外编》有"治喉痹……独蒜瓣半枚，银朱少许，共捣如泥，摊膏药上，贴眉心印堂穴，如起泡流水无大碍勿误入目"的记载。《食物本草会纂》以独头蒜捣烂，麻油和研，厚贴肿处，干则易之，可治一切肿毒。

操作方法：将紫皮大蒜捣烂如泥，取3～5g贴敷于腧穴上，敷灸1～3h，以局部皮肤发痒、发赤或起泡为度。

此法适用于痈疽、瘰疬、牙痛、喉痛、白癜风、顽癣等。敷涌泉，适于治疗咯血、衄血；敷合谷，适于治疗乳蛾；敷鱼际，适于治疗喉痹。

4. 斑蝥灸　斑蝥，辛寒，有大毒，发泡攻毒蚀疮，破血散结。《神农本草经》载："斑蝥，主恶疮……以其末和醋，涂布于疮疽上，少倾发泡脓出；旋即揭去。"《肘后备急方》载有："治疗痈、肿毒，以斑蝥一枚，去足、翅，捻破，复以针画疮上，作米字，以之封上，俟发赤起即揭去。"《本草纲目》载有"治疣痣黑子，斑蝥三枚，人言少许，入糯米五钱炒黄去米，和蒜1枚，捣烂点之"。《外台秘要》指出，斑蝥用蜜调涂，适用于治疗恶疮。

操作方法：先用胶布一块，中间剪一豆大小孔，贴在施灸部位上，以保护周围皮肤免受腐蚀。将适量斑蝥研为细末，取少许置于胶布孔中，上面再贴一胶布固定即可，以敷灸至局部起泡为度。

此法适用于顽癣、白斑、着痹、胃痛、黄疸等。孕妇禁用。

5. 白芥子灸　白芥子，辛温，有温肺祛痰、利气散结、通络止痛的功效。《五十二病方》载："蚖……以蓟印其中颠……"据考古学家考证，"蚖"，即一种毒蛇；"蓟"，音"介"，即芥子泥；中颠，即头顶中部，指百会穴。本句的意思是：用芥子泥敷于头顶百会穴，使局部红赤发泡，以治疗蚖蛇咬伤。《张氏医通》说："冷哮灸肺俞、膏肓、天突，有应有不应。夏日三伏中，用白芥子涂法，往往获效。方用白芥子净末一两，延胡索一两，甘遂、细辛各半两，共为细末，入麝香半钱，杵匀，姜汁调涂肺俞、膏肓、百劳等穴，涂后麻督疼痛，切勿便去，候三炷香足，方可去之。十日后涂一次，如此三次。"

操作方法：将适量白芥子研末，醋调为糊膏状，每次用5～10g贴敷在腧穴上，油纸覆盖，胶布固定；或用白芥子细末1g，放于直径3cm的圆形胶布中央，直接贴敷在腧穴上。

敷灸时间为2～4h，以局部充血潮红或皮肤起泡为度。若局部有灼热感，可提前取下。

此法适于风寒湿痹、哮喘、肺痨、口眼㖞斜。

6. 威灵仙灸　威灵仙，辛咸温，有祛风湿的功效。《生草药性备要》中将威灵仙嫩叶捣成糊状，加入少量红糖搅拌均匀，取蚕豆大药糊贴敷于腧穴上，外以纱布覆盖，胶布固定。经一夜起泡。贴于天容，用于治疗乳蛾；贴于太阳，适用于治疗急性结膜炎；贴于身柱，用于治疗百日咳；贴于足三里，用于治疗痔疮下血。用此灸法，如果局部出现蚁行感，应将糊去掉，以起泡为度，避免过度刺激。

7. 葱白灸　葱白，辛温，有解表、通阳、解毒之功效。将适量葱白，捣成泥状，敷于患部或腧穴上，外用发泡，治疗小便不固乳痈、腹水、喉痹、呕吐、疥疮、银屑病等。

8. 巴豆灸　巴豆，辛热，有大毒，归胃、大肠、肺经，内服泻下冷积，逐水退肿，涌吐；外用蚀疮，发泡。按腧穴或直接敷患处，可治耳聋、风湿痛、疟疾等。

操作方法：将巴豆霜、雄黄各等份研细混匀，在疟疾发作前5～6h，敷贴于患者两耳后的乳突部（相当于完骨穴处），胶布固定，敷灸7～8h后取下，可控制疟疾发作。《串雅外编》用巴豆仁少许，雄黄0.9g混合研细，贴于太阳穴，治疗急、慢性结膜炎。

9. 半夏灸　半夏，辛温，有毒，有燥湿化痰、降逆止呕、消痞散结之功。外敷发泡，可治疗瘰疬、痰核、癣疥、阴疽、肿毒等。《肘后备急方》以生半夏研末，用鸡蛋白调敷患处，治疗痈疽发背及乳疮。

（二）药物敷灸

1. 马钱子灸　马钱子，苦寒有毒，归肝、脾经，有止痛、通络、解毒消肿之功效。将适量马钱子研为细末，敷在腧穴上，用胶布固定。此法适用于治疗面瘫，可敷贴颊车、地仓穴。

2. 天南星灸　天南星，苦辛温，有毒，可燥湿化痰、祛风止痉，外敷具有散血、解毒、消肿、止痛之功，可用于治疗痰瘤结核、痈肿疮毒。如《严氏济生方》南星膏，以南星末醋调贴患处，治皮肌、头面上生瘤及结核；《简易方》以醋调南星末治身面疣。也有人用生姜汁调南星末，敷于颊车、颧髎穴治疗面瘫。

3. 甘遂灸　甘遂，苦甘寒，有毒，具有泻水饮、破积滞、通二便等功效。将适量甘遂研为细末，敷在腧穴上，用胶布固定。亦可用甘遂末加入适量面粉，再以温开水调成糊状，贴于腧穴上，外以油纸覆盖，胶布固定。此法适用于疟疾、水肿、寒实便秘、癃闭等。临床上治疗哮喘，可敷肺俞；治疗疟疾，可敷大椎；治疗尿潴留，可敷中极。

4. 吴茱萸灸　吴茱萸，辛苦温，有毒，有温中止痛、降逆止呕之功效。《本草纲目》曰："咽喉口齿生疮者，以茱萸末醋调，贴两足心，移夜便愈。其性虽热，而能引热下行，盖从治之义。"将适量吴茱萸研为细末，用陈醋调为糊状，敷于腧穴上，油纸（或塑料布）覆盖，以胶布固定。每日敷灸1次。此法适用于脘腹寒痛、胃寒呕吐、虚寒久泻、小儿水肿等症。敷灸涌泉，用于治疗高血压、口腔溃疡及小儿水肿。如与黄连共研细末，加醋调成糊状，敷于涌泉上，用于治疗急性乳蛾。

5. 鸦胆子灸　鸦胆子，苦寒，有小毒，归大肠、肝经，有清热解毒、蚀赘疣、抗肿瘤、截疟治痢之功效。《医学衷中参西录》记载："治稠毒及花柳毒淋，捣烂醋调敷疔毒。善治疣。"将鸦胆子去壳取仁，捣烂敷患处，用胶布固定。此法适用于治疗寻常疣（注意不可将药膏敷于正常皮肤上），可使之脱落后不留瘢痕。

6. 生附子灸　晋代葛洪《肘后备急方》有："治寒热诸症，临发时，捣大附子（有毒性，能发泡）下筛，以苦酒（醋）和之，涂背上（大椎穴）。"将适量生附子研为细末，加水调成糊状敷于腧穴上，用胶布固定。敷灸涌泉穴，可用于治疗牙痛等。

7. 五倍子灸　五倍子，酸涩寒，归肺、大肠、肾经，有敛肺降火、涩肠、固精、敛汗、止血的功效。《中国灸法集粹》治疗小儿遗尿，"将五倍子、何首乌各等份，共研细末，贮瓶备用。敷灸时取上药末 6g，用醋调如糊膏状，贴敷于脐窝（神阙）上盖纱布（或油纸），胶布固定即可。每晚临睡前贴敷，次日晨起取下，3 次为一疗程"。

8. 蓖麻子灸　蓖麻子，甘辛平，有毒，入大肠、肺经，有消肿拔毒、润肠通便之效。将适量蓖麻子去壳，捣烂如泥，敷于腧穴或患处，用胶布固定。治疗难产、胎盘不下，敷灸涌泉穴；治疗阴挺、脱肛、胃缓，可敷百会；治疗痈疽肿毒未溃、瘰疬，敷灸患处。

9. 细辛灸　细辛，辛温，入肺、肾经，有祛风散寒止痛、温肺化饮宣窍的作用。将细辛适量，研为细末，用陈醋调成糊状，敷于腧穴上，外覆油纸，用胶布固定。敷于涌泉穴或神阙穴，可用于治疗小儿口疮。

10. 桃仁灸　将桃仁 60g、杏仁 6g、栀子 20g、胡椒 3g、糯米 2g 共研细末，以鸡蛋清调制成糊状，分为 4 份，贴敷于双侧涌泉及同涌泉相对的足背阿是穴处，以油纸覆盖，胶布固定之。敷灸 12h 后去药洗净，然后隔 12h 再敷灸第 2 次，共敷灸 3 次为一疗程。此法适用于哮喘发作期。

11. 薄荷叶灸　薄荷叶，辛凉，入肺、肝经，有疏风散热、解毒透疹之功。将鲜薄荷叶适量捣烂如泥，捏成蚕豆大药丸数个，施灸时以手指轻压贴于腧穴上，每次选用 2～3 个腧穴，每日敷贴 1～2 次，每次 4～6h，多选头部腧穴。此法适用于外感头痛。

三、电灸法

（一）电热灸

电热灸是利用电作为热源的一种灸法。常用的电热灸器具有吹风式和温控式两种。近年不断推出的各种家庭治疗仪，如频谱仪、远红外治疗仪等均可作为电热灸器具。本法也适用于其他灸法的适应证。与传统灸法相比，电热灸无烟雾、无损伤，还可省去人工手持艾条之苦，但缺少艾绒自身的药物作用。

操作方法：根据病证选取腧穴，接通电热灸器具的电源，选择适宜温度，进行直接灸或间接灸。每次灸 10～15min，10 次为一疗程。

（二）电子温针灸

电子温针灸是用电热作用代替艾卷、艾炷配合毫针作温针而治疗疾病的一种灸法。其与电针的区别在于有温热作用。本法临床应用广泛，适用于痹证、中风、哮喘、腹痛、不孕等。

操作方法：根据病证选取腧穴，用毫针刺入腧穴得气后，接通电子温针灸设备。每次灸 15～30min，10 次为一疗程。

（三）激光灸

激光灸是用功率较大的二氧化碳激光器产生的激光束照射腧穴的一种灸法。将激光束直接照射在皮肤表面产生温热作用，类似于直接灸；也可隔物照射腧穴，类似于隔物灸。本法临床多用于治疗皮肤病。

操作方法：将激光器正确开机，并调至最佳工作状态。根据病证选取腧穴，患者取合适体位。缓慢调整功率，一般可调至 100～200mW/cm，角质层厚的部位可略高，但不宜超过 250mW/cm。照射距离为 15～20cm，以局部舒适有温热感为宜，勿使过热。每次照射 10～15min。治疗结束，正确关机。

（陈春海）

第七节　保健灸法

一、概述

保健灸法在我国有悠久的历史。早在晋代葛洪《肘后备急方》卷二，治瘴气疫疠温毒诸方第十五就有"断温病令不相染……密以艾灸患者床四角，各一壮，不得令知之，佳也"的记载，指出以艾叶熏灸住室，可以防止传染病的蔓延。隋代巢元方《诸病源候论》卷四十五曾载："河洛间土地多寒，儿喜病痉，其俗生儿三日，喜逆灸以防之；又灸颊以防噤。"《医心方》中把这种无病先施灸的方法，名之为"逆灸"，也就是现代常说的保健灸法。唐代孙思邈在《备急千金要方》卷二十九也有"凡人吴蜀地游宦，体上常须三两处灸之，勿令疮暂瘥，则瘴疠、温疟、毒气不能着人也"的记载；卷三十也载"膏肓俞无所不治"，"此灸讫，令人阳气康盛"。宋代窦材在《扁鹊心书》更是大力提倡保健灸法，指出"人于无病时，常灸关元、气海、命门、中脘……虽未得长生，亦可保百余年寿矣"。《医说》还有"若要安，丹田、三里常不干"的说法。在用灸法预防中风时《针灸大成》则主张"便宜急灸三里、绝骨四处，各三壮"，"如春交夏时，夏交秋时，俱宜灸，常令二足有灸疮为妙"。《外台秘要》卷三十九甚至提到"凡人年三十以上，若不灸三里，令人气上眼暗"。在取神阙穴用艾熏脐法防病时，《医学入门》认为"凡一年四季各熏一次，元气坚固，百病不生"。历代医学名著，记载了许多养生健身的实例，如《扁鹊心书》在"住世之法"中载有："保命之法，灼艾第一，丹药第二，附子第三。人至三十，可三年一灸脐下三百壮；五十，可二年一灸脐下三百壮；六十，可一年一灸脐下三百壮，令人长生不老。余五十时，常灸关元五百壮……渐至身体轻健，羡进饮食。六十三时，因忧怒，忽见死脉于左手寸部，十九动而一止，乃灸关元、命门各五百壮。五十日后，死脉不复见矣。每年常如此灸，遂得老年康健。乃为歌曰：一年辛苦唯三百，灸取关元功力多，健体轻身无病患，彭篯寿算更如何。"《针灸资生经》第三"虚损"中也说："旧传有人年老而颜如童子者，盖每岁以鼠粪灸脐中一壮故也。"又载："……予旧多病，常苦气短，医者教灸气海，气遂不促，自是每岁须一两次灸之。"《旧唐书》记载的养生之术说："……吾初无术，但未尝以元气佐喜怒，气海常温耳。"故柳公度年八十余，步履轻便。《医学汇言》还曾载有："本朝韩雍侍郎，讨大藤峡获一贼年逾百岁，而甚壮健，问其由，曰：少时多病，遇一异人教令每岁灸脐中，自后健康云。"以上的例子足以说明古人是非常重视养生之道的，往往把灸疗当成生平大事，定期施灸，终生不渝。

近人承淡安也很注重保健灸法，在其所编《针灸杂志》第四卷第 7 期"仙传寿灸法"中记载了以取涌泉穴"每月初一日起灸到初七日止，每日卯时灸到辰时。每逢艾灸时，艾团如小莲子大，如痛则除之。姜片用与不用，随人自便，均至知痛则止而已。每逢初一日，每足灸二十六壮，初二日灸七壮，初三至初七日均同初二日之法行之"。如能坚持施灸，于益寿延年必有好处。

灸法的保健作用，已为大量的临床观察和实验研究所证明，具有调整和提高机体免疫功能、增强机体抗病能力的作用。由于保健灸法操作简便，如晋代名医陈延之所说："夫针术须师乃行，其灸则凡人便施。"并且其老少适宜，无副作用，效果又好，已逐渐被人们所重视和采用。我们应进一步地研究、提倡和推广保健灸法，使其对人民的保健事业发挥更大的作用。

二、常用腧穴及方法

（一）神阙

神阙又名脐中，属任脉，有温补元阳、健运脾胃、复苏固脱之效。在此穴施灸可益气延年，一向受到古今中外养生家的重视。由于所用的药物不同，神阙灸分为神阙隔姜灸、神阙隔盐灸和神阙炼脐法等。

1. 神阙隔姜灸　取 0.2~0.4cm 厚的鲜姜一块，用针穿刺数孔，盖于脐上，然后置小艾炷或中艾炷于姜片上点燃施灸。每次 3~5 壮，隔日 1 次，每月灸 10 次，最好每晚 9 时灸之。每次以灸至局部温热舒适，灸处稍红晕为度。

2. 神阙隔盐灸　《类经图翼》卷八曾载有在神阙穴行隔盐灸："若灸至三五百壮，不唯愈疾，亦且延年。"如用于保健，可取干净食盐适量，研细填满脐窝，上置小艾炷或中艾炷施灸。所灸壮数、时间及感觉与神阙隔姜灸相同。两法亦可配合使用。谨防烫伤。

3. 神阙炼脐法　药物处方：生五灵脂 24g、生青盐 15g、乳香 3g、没药 3g、夜明砂 6g（微炒）、地鼠粪 9g（微炒）、木通 9g、干葱头 6g、麝香少许。上药共研细末备用。施灸时，取面粉适量，用水调和做圆圈置于脐上，再将药末 6g，放在脐内，另用槐树皮剪成一个圆币形，将脐上的药末盖好，1 岁 1 壮，灸治一次换一次药末，每月可灸 1 次。此法多用于身体虚弱者，并可强健脾胃功能，预防疾病。

（二）足三里

足三里为足阳明胃经之合穴，有补益脾胃、调和气血、扶正培元、祛邪防病之功效，是成年人保健灸的要穴，在此穴施灸能预防中风，祛病延年。古人把足三里灸又称为长寿之灸，由于施灸方法不同，又分为足三里温和灸和足三里瘢痕灸。

1. 足三里温和灸　将艾卷点燃后，靠近足三里穴熏烤，艾卷距离腧穴约 3cm，如局部有温热舒适感觉，就固定不动，每次灸 10~15min，以灸至局部稍红晕为度，隔日施灸一次，每月灸 10 次。

2. 足三里瘢痕灸　《针灸大成·千金灸法》中载有："若要安，三里常不干。"在足三里穴行瘢痕灸（化脓灸），是古人常用保健之法。于此穴施艾炷瘢痕灸，可 3 年一次，每次各灸 3~5 壮，艾炷如麦粒、黄豆或半个枣核大。其具体操作方法可见艾炷"瘢痕灸"。

（三）气海

气海又名丹田、下肓，属任脉。《铜人腧穴针灸图经》载："气海者，是男子生气之海也。"《针灸资生经》也说："……以为元气之海，则气海者，盖人元气所生也。"常灸此穴有培补元气、益肾固精之作用。气海是保健灸的要穴。常用的有气海温和灸、气海隔姜灸和气海附子灸。

1. 气海温和灸　参照"足三里温和灸"的操作。

2. 气海隔姜灸　取仰卧位。将鲜生姜一块，切片如0.3～0.5cm厚，用细针穿刺数孔，放于气海穴处，上置艾炷点燃灸之。每次施灸3～10壮，艾炷如黄豆或枣核大，每日、隔日或3天施灸1次，10～15次为一疗程。

3. 气海附子灸　取附子切片0.4cm厚，水浸透后中间针数孔，放在气海穴上，于附片上置黄豆大或枣核大艾炷施灸，以局部有温热舒适感或潮红为度。每次3～5壮，隔日1次，10次为一疗程。

（四）关元

关元亦称丹田，是足三阴经、任脉之会，小肠之募穴，有温肾固精、补气回阳、通调冲任、理气和血之功效。关元为老年保健灸的要穴，孕妇不宜采用。常用的有关元温和灸、关元隔姜灸和关元附子灸。具体操作分别同"气海温和灸、气海隔姜灸、气海附子灸"。

（五）大椎

大椎又名百劳，手足三阳、督脉之会，有总督诸阳的作用，又称为阳脉之海，能主宰全身，有解表通阳、疏风散寒、清脑宁神之功效。大椎为保健灸要穴。常用的有大椎温和灸（操作同"足三里温和灸"）。

（六）风门

风门亦称热府，是督脉、足太阳之会穴。《类经图翼》曾载："此穴能泻一身热气，常灸之永无痈疽疮疥等患。"风门主一切风证，有宣肺解表、通络祛风、调理气机的作用。对预防感冒、高血压引起的中风和痈疽等有较好的效果。预防高血压引起的中风多采用风门温和灸（操作同"足三里温和灸"），预防流感和感冒多采用风门隔姜灸。

风门隔姜灸：在流感流行地区可于风门穴施隔姜灸，每次用黄豆大艾炷灸10～20壮，以灸至局部温热舒适、皮肤潮红为度。每日灸1次即可。

（七）身柱

身柱穴属督脉，名为身柱，含有全身之柱之义。其有通阳理气、祛风退热、清心宁志、降逆止嗽之功效。对小儿有强身保健作用，为小儿保健灸要穴。常用的为小儿身柱温和灸。

小儿身柱温和灸：取艾绒适量卷成香烟大小之艾卷，用温和灸法灸5～10cm即可，隔日1次，每月最多灸10次。

（八）膏肓

膏肓穴属足太阳膀胱经。《备急千金要方》曾指出："此灸讫，令人阳气康盛。"《针灸问对》也载有民间谚语云："若要安，膏肓、三里不要干。"此穴有通宣理肺，益气补虚的作用，为保健灸要穴。常用的有膏肓瘢痕灸（操作同"足三里瘢痕灸"）和膏肓隔姜灸（操作同"气海隔姜灸"）。

（九）涌泉

涌泉又名地冲，为足少阴肾经的井穴，有宁神开窍、补肾益精、疏调肝气之作用。常灸之有保健益寿之功，是老年保健灸之要穴。常用的有涌泉隔姜灸和涌泉无瘢痕灸（着肤灸）。

1. 涌泉隔姜灸　取俯卧位。用鲜生姜片厚约 0.4cm，放于涌泉穴处，上置艾炷灸之。每次施灸 5~10 壮，艾炷如黄豆或小莲子大，隔日施灸 1 次，10 次为一疗程。

2. 涌泉无瘢痕灸　取俯卧位。按艾炷"无瘢痕灸"法操作。每穴每次施灸 3~5 壮，艾炷如麦粒或小莲子大，以灸至灼痛则迅速更换艾炷，谨防起泡，防止感染。

除以上介绍的保健灸法外，还有中脘灸、三阴交灸、肾俞灸、命门灸、曲池灸、阳陵泉灸及专在夏天伏天施灸的"伏天灸"等，多为人们所采用。

用灸法健身防病，男女老幼皆可应用。没有什么诀窍，贵在"坚持"二字，坚持数年必有好处，俗语说"功到自然成"。在开展应用保健灸的过程中，有些人往往开始有好奇心，时间久了怕麻烦，或者急于在短期内求得效果，就往往容易半途而废。只有把保健灸作为日常生活中不可缺少的一件事，养成习惯，才能获得良好的效果。

（陈春海）

第六章 腧穴特种疗法

第一节 概述

腧穴特种疗法是在传统针灸疗法的基础上，应用自然和人工的各种物理因素（如机械、电、声、热、磁等）及化学因素（如中、西药物）作用于腧穴，通过经络对机体的调整作用，达到预防和治疗疾病目的的医疗方法。因此，除传统的针法、灸法之外的各种通过刺激腧穴防治疾病的方法，一般都属于腧穴特种疗法的范畴。例如，将药物贴敷于腧穴以治疗或预防疾病者，称为腧穴贴敷疗法；将电脉冲作用于腧穴以治疗疾病者，称为腧穴电脉冲疗法；将激光作用于腧穴治疗疾病者，称为腧穴激光照射疗法；将磁场作用于腧穴以治疗或预防疾病者，称为腧穴磁疗法等。

由于腧穴特种疗法是在传统针灸疗法与现代理疗的基础上产生和发展起来的，所以说腧穴特种疗法是一种既古老又年轻的治疗方法，为现代针灸的发展增加了新的内容。

一、腧穴特种疗法的分类

1. 腧穴药物或化学刺激　如腧穴贴敷疗法、腧穴药物离子导入疗法等。
2. 腧穴电刺激　如腧穴电疗法等。
3. 腧穴光刺激　如腧穴激光照射疗法等。
4. 腧穴热刺激　如腧穴红外线照射疗法、腧穴微波照射疗法等。
5. 腧穴磁刺激　如腧穴磁疗法等。
6. 腧穴其他疗法　如小针刀疗法、腹针疗法、腧穴埋线疗法等。

这些刺激方法中也有部分交叉，如腧穴热电磁药熨疗法，既是腧穴热刺激、腧穴磁刺激，也是腧穴药物刺激。

二、腧穴特种疗法的特点

1. 有效　腧穴特种疗法是在充分发挥经穴与理化因子双重刺激作用下开展的治疗方法，经临床验证有较好的疗效。
2. 简便　各种理化学因子及其剂量可根据具体情况随时调控，可实行定性和定量控制，操作简要，学易用，便于临床推广应用。
3. 无痛　由于各种理化学因素作用于腧穴表面，所以患者不用担心会像金属针刺入皮肤那样产生疼痛，因而对敏感者及儿童尤其适宜。
4. 无菌　腧穴特种疗法一般不刺入皮肤，因此不需消毒，亦无感染之虞。

5. 安全　因为腧穴特种疗法不刺入体内，所以不会造成内脏损伤、出血、滞针及断针等意外事

（李共信）

第二节　腧穴贴敷疗法

腧穴贴敷疗法是指将药物贴敷在体表一定腧穴上，通过腧穴刺激和药物作用以治疗疾病的一种外治方法。本法的作用机制包括三个方面：一是腧穴作用；二是药效作用；三是综合作用。由于本法简便易行、疗效确切、无创无痛，临床应用广泛。

一、常用剂型及其制备

常用的剂型主要有鲜药泥剂、鲜药汁剂、药液剂、药糊剂、药膏剂和膏药等六种剂型。其制备方法有捣碓法、压轧法、煎煮法、调和法和熬制法等。

1. 鲜药泥剂　是将新采集的鲜生药，用水洗净后，切碎放入碓臼中，用碓锤反复捣击，将药捣烂为泥而成。由于药泥易变质，一般要现用现制。

2. 鲜药汁剂　是将新采集的鲜生药，洗净后切碎，先放入碓臼中捣烂成泥，再用纱布裹紧药泥挤出药汁而成。由于药汁易变质，应现用现制。

3. 药液剂　是将药物放入锅内，加水以浸没药料为度，用文火煎煮后，去渣取液而成。

4. 药糊剂　是将药物研成细末，加入水、油、酒、醋、蜜、茶等调和均匀制成糊状，或用鲜药汁与面粉调成糊状而成。

5. 药膏剂　是将药粉直接与油脂（如猪油、羊油、松脂、麻油、黄白蜡、蛋清、饴糖、凡士林等）调和均匀而成的硬糊剂。其柔软、滑润，穿透性强，涂展性好，对皮肤无刺激性。

6. 膏药　又称薄贴，是先将药物配合香油、黄丹或蜂蜡等基质炼制成硬膏，再将硬膏摊涂在一定规格的布、皮、桑皮纸上而成。其黏性较好，药效持久，便于收藏携带。

二、操作方法

1. 腧穴选择　与针灸取穴法相同，亦可采用辨证取穴、辨病取穴、局部取穴和远端取穴，一般选2～4穴为宜。

2. 药物组方　辨证用药，一般多选择芳香开窍、辛窜通络之品，如冰片、麝香、沉香、丁香、檀香、石菖蒲、川椒、白芥子、姜、葱、蒜、韭、肉桂等。芳香性药物可以提高8～10倍皮质类固醇透皮能力，或选用味厚力猛、有毒之品，如生南星、生半夏、甘遂、巴豆、斑蝥等，且多生用，可引起局部皮肤起泡，甚至化脓，具有"天灸"的特征。

3. 贴敷方法　贴敷前，先用温开水将局部洗净擦干，或用75%乙醇棉球将局部擦净。

（1）贴法：将已制备好的药物直接贴压于腧穴，然后外敷胶布粘贴；或先将药物置于粘于胶布上，再对准腧穴进行粘贴。适用于膏药、药膏剂、丸剂、饼剂、磁片的腧穴贴敷。

（2）敷法：将已制备好的药物直接敷在腧穴上，再外敷塑料薄膜，并以纱布、胶布固定即可（图6-1、图6-2）。适用于泥剂、糊剂、汁液剂的腧穴贴敷。

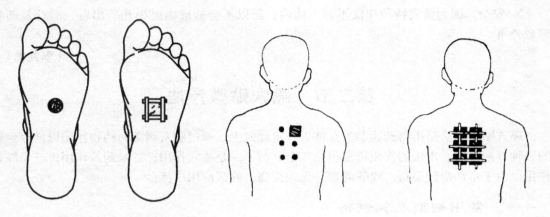

图 6 - 1　蒜泥贴敷涌泉　　　　　　图 6 - 2　冬病夏治消喘膏贴敷法

4. 贴敷时间　根据病症、药物特性及患者身体状况确定贴敷时间。一般老年人和儿童及病情轻、体质偏虚者贴敷时间宜短，出现皮肤过敏如瘙痒、疼痛者应即刻取下。

（1）刺激性小的药物，每次贴敷 4 ~ 8h，可每隔 1 ~ 3d 贴一次。

（2）刺激性大的药物，如蒜泥、白芥子等，应视患者的反应和发泡程度确定贴敷时间，约数分钟至数小时不等（多 1 ~ 3h）。如需再贴敷，应待局部皮肤基本恢复正常后再敷药，或改用其他有效腧穴交替贴敷。

（3）敷脐：每次可贴敷 3 ~ 24h，隔日 1 次。疗程，急性病多为 3 ~ 5d，慢性病多为 5 ~ 10d，疗程间隔 3 ~ 5d。

（4）冬病夏治腧穴贴敷：从每年夏日的初伏到末伏，一般每 7 ~ 10d 贴一次，每次贴 3 ~ 6h，连续 3 年为一疗程。

三、适应证

常用于咳嗽、哮喘、感冒、腹泻、牙痛、口腔溃疡、咽喉炎、胃肠功能紊乱、月经不调、痛经、子宫脱垂、遗精、阳痿、急性乳腺炎、乳腺增生、跌打损伤、风湿性关节炎、颈椎病、肩周炎、腰椎间盘突出症、膝关节退行性骨关节病等，以及小儿遗尿、厌食、泄泻、夜啼、流涎等。

四、注意事项

（1）敷贴部位必须消毒，以免发生感染。

（2）贴敷腧穴要交替使用，不宜连续贴敷过久，以免药物刺激太久，造成皮肤溃疡，影响继续

（3）头面部、关节、心脏及大血管附近，不宜用刺激性太强的药物进行发泡，以免发泡遗留瘢痕，影响容貌或活动功能。

（4）对刺激性强、毒性大的药物，贴治腧穴不宜过多，每穴贴敷的面积不宜过大，贴敷的时间不宜过长，以免发泡面积过大或发生药物中毒。

（5）孕妇和幼儿应避免贴用刺激性强、毒性大的药物。

（6）对久病体弱及患严重心、肝疾病者，使用药量不宜过大（特别是利水药物和一些

有毒药物），敷贴时间不宜过长，以免发生呕吐、眩晕等。

（7）对胶布过敏者，可改用肤疾宁、皮炎膏或用绷带固定等其他封固方法。

（8）贴药后，一旦出现过敏现象，应立即停用，并予以及时处理。

（9）贴药后当禁食生冷、肥甘、厚味、辛辣刺激之品及海鲜。

（10）有皮肤过敏或皮肤破损者，不宜用此法。

（李共信）

第三节　腧穴电疗法

腧穴电疗法是应用电能来刺激腧穴、经络治疗疾病的一种方法。因其电流形式、波形、频率、强度、持续时间等的不同，在人体内产生各种不同的复杂的物理、化学反应及其特有的生理反应和治疗作用。目前，常用的腧穴电疗法有直流电疗法、感应电疗法、电兴奋疗法、晶体管低周波脉冲调制电流疗法和共鸣火花电疗法。

一、直流电疗法

直流电疗法是使用低电压直流电通过人体一定部位以治疗疾病的方法，是最早应用的电疗法之一。目前，单纯应用直流电疗法的较少，但它是离子导入疗法和低频电疗法的基础。

直流电是指一种方向不变的电流，但是电流强度不同，电流的波形有所变化。把电流强度不随时间变化的直线形电流称为平稳电流或直流电；电流强度随着时间而改变的电流称为脉动直流电；周期性的通电和断电称为断续直流电。直流电阴极具有增加兴奋性的作用，能提高神经、肌肉的紧张度；阳极具有抑制作用，可镇静、镇痛。平稳的直流电对运动神经和骨骼肌无刺激作用；断续直流电兴奋运动神经，有使肌肉收缩的特性。因此，本疗法具有促进血液循环、提高代谢、改善组织营养状态的作用。

（一）器具

直流感应电疗机（图6-3）是利用电子管或晶体管交流电进行波整流，经滤波电路输出平稳直流电的。其输出电压为50～100V，输出电流为0～50mA，连续可调。此外，干电池也可作为直流电电源。电极板一般用铅质金属薄片制成，厚0.25～0.5mm，大1～3cm^2。因直流电在接触部位会产生电解现象，所以在电极板下面放置一个由棉织品制成的衬垫。衬垫厚1cm左右，四周应超过电极板边缘0.5～1cm。根据腧穴和治疗的要求，选择合适的衬垫和电极板。输出导线绝缘、柔软，分红、蓝两色，以区别阴、阳极，每条长2m。

（二）操作方法

1. 放置电极　为使电力线更好地通过病变部位或需要作用的部位，电极的放置常采用对置法和并置法。

（1）对置法：两个电极分别放置在身体某部位的内外两侧或者前后面，如膝关节内外侧对置。上腹部与腰部前后对置等。对置法多用于治疗头部、关节及内脏器官等部位的疾病。

（2）并置法：两个电极放在躯体的同一侧面，如左下肢前面的并置。并置法多用于治疗神经症和血管疾病。

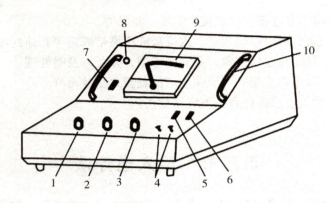

图 6 - 3　ZQL - 1 型直流感应电疗机

1. 工作选择钮（分直流、断续直流、感应、断续感应四种）；2. 断续频率钮(50 ～
140 次/min，十挡)；3. 输出调节；4. 输出插口；5. 极性换向开关；6. 电源开关；
7. 电流量选择开关；8. 指示灯；9. 电流表；10. 提把

2. 放置衬垫　先将衬垫用温水浸湿，拧出过多的水分，在治疗部位上与皮肤紧密接触；然后在衬垫上安放电极板，并加以固定。湿衬垫的作用：吸附和稀释电极下面的酸碱电解产物，避免发生直流电化灼伤；使皮肤湿润，降低皮肤电阻，使电极紧密接触皮肤、电流均匀分布。

3. 连接直流电疗机　通过导线与直流电疗机的输出端相连。

4. 剂量与疗程　输出电流强度以不引起局部疼痛为原则，当有针刺感时即停止增加电流。一般电流强度为 $0.1 \sim 0.4 \text{mA/cm}^2$，通电时间为 10 ～ 20min，每日或隔日 1 次，10 ～ 15 次为一疗程。

（三）适应证

神经损伤、慢性营养不良性溃疡、周围神经炎、神经痛、自主神经功能障碍、溃疡病、胸膜炎、慢性盆腔炎、前列腺炎、手术后肠粘连、慢性关节炎、慢性淋巴结炎、关节痛等。

（四）注意事项

（1）治疗部位的皮肤必须保持清洁完整，如有破损而又必须在该处治疗时，则应在损伤处覆盖一胶布或塑料薄膜。

（2）通电前应检查治疗所需要的极性，即电极板与机器的极性是否一致。

（3）治疗时应慢慢调升电流强度，结束时则缓慢调低电流强度。

（4）治疗后衬垫应洗刷干净，并煮沸消毒，以消除电解产物，防止寄生离子影响治疗。

（5）如果发生灼伤，除应及时处理外，并找出原因，杜绝再次发生。

二、感应电疗法

感应电是在初级线圈通电和断电的过程中，因其磁场的变化而使其近旁的次级线圈发生感应，而产生的一种与初级线圈电流方向相反的电流，通过这种电流作用于腧穴来治疗疾病的方法称为感应电疗法。断续性的感应电流具有兴奋作用，能够改善组织的血液循环，提高新陈代谢，使肌肉组织收缩，增强周围血管的紧张度，促进感觉的恢复，解除皮肤神经痛。

（一）操作方法

感应电疗法的操作方法与直流电疗法基本相似，唯因感应电流没有烧灼（电解）作用，所以电极下面的衬垫可以薄一些。电极板的安置：阳极导线连接 50～100V 的电极板放置于腰背部或相应部位，阴极导线连接 1～3V 的电极板置于腧穴位置上，或者将两个等大的小片状电极或点状断续电极分别置于相应的腧穴或治疗部位上进行断续刺激。其治疗剂量分为：弱刺激量——患者有通电感应，但无肌肉收缩反应；中刺激量——可见肌肉呈现微弱的收缩；强刺激量——可见肌肉出现强直收缩。脉冲为 50～100 次/s，持续时间为 1ms，每次通电 20～40min，每日或隔日治疗 1 次，10～15 次为一疗程。

（二）适应证

皮肤知觉障碍、周围神经损伤、神经肌肉痛、弛张性瘫痪、内脏下垂（胃、子宫、肾、直肠）等。

（三）注意事项

与直流电疗法相似。

三、电兴奋疗法

电兴奋疗法是以直流感应电作用于人体的一定部位来防治疾病的一种方法。

（一）器具

电兴奋治疗机（图6-4）。其感应电流具有波峰高低不齐，脉冲波的持续时间、周期及波距不等的特点。

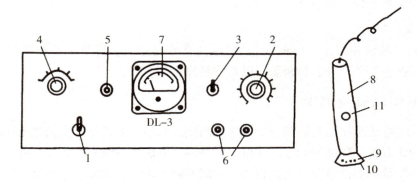

图6-4 DL-3型电兴奋治疗机面板

1. 电源开关；2. 定时器；3. 频率钮；4. 输出调节；5. 蜂鸣器；6. 电极插；7. 电流表；8. 手柄；9. 圆形金属电极板；10. 电极衬垫；11. 手动开关

（二）操作方法

将电极用 3～5 层纱布包好，使用时用温水浸湿，根据病情性质的不同和治疗的需要，固定在腧穴上或上下移行滑动。治疗剂量以出现刺麻感、肌肉收缩或灼热感为度。一般感应电，头面部 5～30min，腰背四肢 1～5min；直流电，头面部 10～15mA、0.2～0.3s；腰背四肢部 25～50mA、1～3s。每日或隔日 1 次，连续 1～3 次，7～10 次为一疗程。

（三）适应证

常用于治疗神经症、神经衰弱、癔症、头痛、急性腰扭伤、周围性神经瘫痪、腰腿痛、坐骨神经痛、胆道蛔虫病、肠胃功能紊乱、泌尿系统结石等。

（四）注意事项

治疗前应做好解释工作，防止精神过度紧张，影响疗效。于第 2 腰椎以上部位通电治疗时，电极应放在同侧上下，禁忌脊椎横行通电，以免发生脊髓休克。

四、脉冲调制电流疗法

脉冲调制电流疗法属于低频低压脉冲电疗法。其经调制后的波组为锯齿波，可调频率范围为 10 ~ 200 次/min。其可输出的频率组合有：①可调波——频率可调，脉冲排列均匀。②疏密波——疏波与密波交替出现，各持续时间约为 1.5s，每分钟交替 20 次左右。③断续波——密波呈规律性间断出现，每分钟约交替 20 次。低频脉冲调制电流可兴奋神经，使肌肉收缩，因此，本疗法具有促进周围血液循环、改善神经肌肉的营养状态、加强代谢及提高痛阈以镇静止痛的作用。

（一）操作方法

根据治疗部位选用直径 1 ~ 5cm 的电极板，先放置浸湿的衬垫，然后固定电极板。电流的波形和频率当依病情性质而定。一般需要发生兴奋作用者，宜用频率较低的疏波、断续波，频率为 1 ~ 30 次/min；需要发生镇痛、镇静、抑制作用者，宜用频率较高的密波、疏密波，频率为 31 ~ 180 次/min。刺激强度以患者能够耐受为度。一般每次治疗 15 ~ 25min，每日或隔日治疗 1 次，10 ~ 15 次为一疗程。

（二）适应证

各种瘫痪（包括外周性、中枢性）、脑血管意外后遗症、胃及十二指肠溃疡、内脏下垂、软组织扭挫伤、关节炎、腰腿痛，以及呼吸停止等。

五、共鸣火花电疗法

共鸣火花电疗法是用火花振荡器所产生的高压、高频、低强度电流治疗疾病的方法。一般治疗电压为 3 万 V，频率为 15 万 ~ 100 万周次/s，电流在 30mA 以下。共鸣火花治疗的电流是一种断续性减辐振荡电流，对血管运动功能有调整作用，能使感觉神经、运动神经、肌肉的兴奋性降低，改善局部血液循环，加强组织营养和代谢过程，具有明显的止痒镇痛效应。

（一）操作方法

采取适当的体位，裸露治疗部位，擦干汗液，撒少许滑石粉，根据腧穴和治疗的需要，使电极直接与皮肤接触，固定不动，进行刺激，或者在皮肤上有规律地来回滑行移动。治疗剂量，以患者的感觉、火花的大小、辉光的强度和治疗后皮肤的反应等具体情况灵活掌握。每次治疗持续 10 ~ 15min，每日或隔日 1 次，10 ~ 15 次为一疗程。

（二）适应证

冻疮、雷诺病、营养障碍性溃疡、头痛、神经痛、神经衰弱、局部瘙痒、感觉异常等。

（三）注意事项

（1）患者应在与地面绝缘状态下接受治疗，并除去治疗部位附近的金属物。治疗过程中不能与金属物体或他人接触。

（2）刺激量应由小渐次增大，防止突然刺激引起肌肉强烈收缩，使患者惊恐不安。

（3）局部皮肤有化脓性炎症反应、恶性肿瘤者等应禁用本法治疗。

（李共信）

第四节　腧穴激光照射疗法

腧穴激光照射疗法是在中医针灸理论基础上，应用激光束照射腧穴以治疗疾病的方法针灸、激光针或光针。本法具有无痛、无菌、简便、安全、强度可调和适应范围广等特点。

一、激光概述

1. **激光的特性**　激光是一种因受激辐射而发出的光，为 20 世纪 60 年代问世的新型光源。激光与普通光一样，也是以波的形式运动着的光子，因此同样具有反射、折射、衍射、干涉、偏振、透射、吸收，以及聚集、散焦等性能。同时激光是受激辐射光，故频率一致、方向一致、位相一致、偏振一致。与普通光不同，激光具有单色性好、相干性好、指向性好、亮度高等特性。

（1）单色性好：普通光源发出的光线是多色性的，即波长范围宽，光谱不纯，例如，太阳光源范围是 400～760nm（可见光）。光线的光谱范围愈窄，单色性愈好。激光是同波长的单色光，是接近单一波长的光线，例如，氦氖激光器发出来的是波长为 6328A 的红色光线，光谱范围宽度只有 10^{-8}A。

（2）相干性好：普通光是由物质中亿万个粒子发出的，彼此互不相关，发光是自发的、任意的，发出的光具有不同的频率，即使频率相同，而位相却毫无关联，很少甚至不存在恒定的位相关系，故不易显示相干现象，或相干性很差。由于激光是诱导辐射的，各发光点密切相关，可在较长时间内保持恒定的位相，频率又完全一致，故干涉效应特别明显和强烈，相干光的合成振幅因叠加而明显增大，使光强度极大地提高。

（3）指向性好：普通光是不平行的光线，发散角度大，向各个方向辐射。激光是由谐振腔轴线平行地发出的光线，它的单色能量可高度集中在发射方向上，发散角很小，几乎是一束平行的光线。

（4）亮度高：激光的亮度比太阳光亮得多，一台功率较大的红宝石巨脉冲激光器发出的激光的亮度比太阳表面的亮度高几十亿倍。可以说激光是目前世界上最亮的光。除核爆炸外，至今还找不到其他装置能够像激光器这样高度集中能量。聚集中等亮度的激光，在焦点范围内的温度可达几千度至几万度，在医学上可应用激光来进行切割、烧灼、凝固、炭化或汽化组织。

2. **激光的生物学效应**

（1）热效应：是激光生物学中最重要的生物效应。激光治疗原理多基于热效应。组织对热的反应程度，根据温度的不同依次有温热、红斑、水疱、凝固、炭化、汽化、燃烧。

（2）光化作用：光能作为激活能在组织细胞内引起的化学反应即为光化作用。光化反应可表现为光致分解、光致氧化、光致聚合及光致敏化等类型。

（3）压强效应：激光高度集中的能量，能在人体组织中产生的高温、高压和高电场强度等特殊效应。

（4）电磁场作用：激光是电磁波，因此可以说激光对生物组织的作用也是电磁场对组织的作用，但多认为主要是电磁场的作用。电磁场作用可产生各种次级效应，包括电致伸缩、自聚焦、自俘获及受激布里渊散射等现象。

（5）生物刺激效应：实验室和临床实践证明，弱激光照射可导致生物机体内产生复杂的生物效应，可表现为兴奋或抑制。当弱激光照射生物组织时，不对其直接造成不可逆的损伤，而只产生类似于超声波、针灸、热疗等机械效应或热效应，称为激光的生物刺激效应。

二、仪器及其应用

激光针灸治疗仪实际上就是特制的各种激光发生器，是通过小功率激光发生器发出的弱激光照射腧穴而产生传统针灸治疗作用的仪器。

激光发生器由三个基本部分构成，即激光工作物质、激发能源（激发激光工作物质的能源）和光学谐振腔。激光工作物质包括固体（如红宝石激光、掺钕钇铝石榴石激光）、气体（如氦氖激光、二氧化碳激光、氮子激光等）、液体（如整合物激光、有机染料激光等）和半导体等，不同的工作物质产生不同波长和不同性能的激光。激发能源包括光能、电能、化学能和核能等，视激光工作物质而定。光学谐振腔由相互平行的两个反射面构成，其中一个为全反射面，一个为半反射面，激光由谐振腔的半反射面的一端辐射出来。

临床常见的激光针灸治疗仪有以下三种。

1. 氦氖激光针灸治疗仪　氦氖激光器是 1961 年成功运转的第一台气体激光器，激光工作物质是氦氖原子气体，功率一般为一至几十毫瓦，发射的激光为红色，波长为 632.8nm，发散角为 1mrad（毫弧），光点直径为 1~2mm，穿透组织深度为 10~15mm，主要作用基础是热效应、光化效应和电磁场效应。这种激光照射腧穴的刺激作用是局部的，又是全身的，所以它可代替针刺对腧穴起刺激作用。国内外资料表明，氦氖激光照射可激发多种酶的活性，加速血管的生长发育，促进毛发生长，加速创伤、溃疡愈合，加快烧伤面脱痂，促进切断的神经再生，降血压等。氦氖激光针灸治疗仪具有结构简单、制作方便、造价低廉、功率稳定和使用寿命长等优点（图 6-5）。因此，在针灸临床上应用最为广泛，目前多用于治疗神经炎、神经痛、神经衰弱、原发性高血压、低血压、支气管哮喘、支气管炎、胃肠功能紊乱、皮肤及黏膜溃疡、伤口感染、扭挫伤、烧伤、冻伤、甲沟炎、疔疮、压疮、静脉炎、腱鞘炎、前列腺炎、口腔溃疡、咽炎、变态反应性鼻炎、中心视网膜炎、病毒性角膜炎、带状疱疹、湿疹、附件炎、肝炎、斑秃等。

2. 氪离子激光针灸治疗仪　激光工作物质是氪离子气体，功率大于氦氖激光针灸治疗仪，一般为 100mW 左右，发射的激光为红色，波长为 647.1nm，与氦氖激光波长相近。因此，氪离子激光照射腧穴的深度和刺激作用较强。当其功率与氦氖激光针灸治疗仪相近时，其对生物组织的作用也相近。氪离子激光照射临床适用于某些要求进针深或需要较强刺激的疾病。

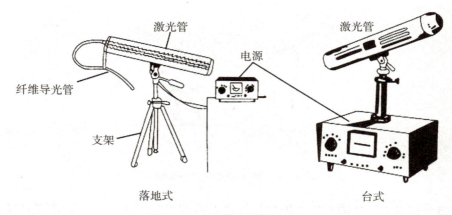

图 6 - 5　氦氖激光针灸治疗仪

3. 二氧化碳激光治疗仪　激光工作物质是二氧化碳分子气体，功率我国多用 20～30W，发射的激光波长是 10 600nm，属于长波红外线波段。输出形式为连续发射或脉冲发射，发散角为 1～10mrad，其穿透能力较差，一般进入皮肤深度只有 0.2mm，只对皮肤表层起作用，而且有较明显的热作用和刺激作用。强二氧化碳激光聚焦后，产生高温和高压，可使组织变性、凝固、坏死、炭化以至汽化，临床上多用于切割、烧灼等手术疗法，如切割肿瘤、热凝固神经末梢等。腧穴激光照射疗法采用的是弱二氧化碳激光散焦照射，既有热作用，又有刺激作用，故可用二氧化碳激光束做激光灸。这种照射具有调整经络的作用，并能扩张血管，改善血液循环，促进细胞吞噬作用，增强新陈代谢，改善组织营养和降低神经肌肉兴奋性等，临床多用于治疗神经炎、神经痛、腰肌劳损、扭挫伤、关节炎、烧伤、压疮、皮肤溃疡、湿疹、皮肤瘙痒症、神经性皮炎、足癣等。

4. 掺钕钇铝石榴石激光针灸治疗仪　激光工作物质是掺钕钇铝石榴石，功率仅次于连续型二氧化碳激光，可连续输出和脉冲输出。发射的激光波长为 1 064nm，属于近红外波段，其对组织的穿透力强，并有被黑、蓝、红色素优先吸收的特性，进入皮下组织层时还有相当大的强度，可引起深部的强刺激反应，故可用于照射需深刺之腧穴。

三、操作方法

各种激光针灸治疗仪的操作方法基本相似，下面以常用氦氖激光针灸治疗仪和二氧化碳激光针灸治疗仪为例介绍如下。

1. 氦氖激光针灸治疗仪　①根据取穴部位，指导患者采用舒适稳定的体位，暴露治疗腧穴部位。②接通仪器电源，打开仪器电源开关，旋转电流调节钮至激光管最佳工作电流量，使激光管稳定发出红色激光，光斑圆整。③照射腧穴前，应先准确定位腧穴，必要时可用甲基紫做标记。④照射腧穴时，若以原光束直接照射，光束应垂直于体表腧穴，光斑圆整，照射距离一般为 20～100cm，视病情及激光的功能而定（图 6-6）。若以光导纤维传输照射，激光输出端可直接接触腧穴部位皮肤照射。⑤照射剂量尚无统一标准，一般小功率氦氖激光器输出功率为 10mW 以下，每穴可照射 3～10min，每次选取 2～4 穴，每日照射 1次，照射 10 次为一疗程，慢性顽固性疾病可照射 3 个疗程以上，疗程间隔 7～10d。⑥激光器可连续工作 4h 以上，连续治疗时，不必关机。

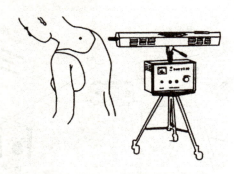

图6-6 腧穴氦氖激光照射治疗

2. 二氧化碳激光针灸治疗仪 ①打开仪器水循环系统，并检查水流是否通畅。水循环系统如有故障，不得开机。②指导患者采用舒适的体位，暴露治疗腧穴。③检查各机钮是否在零位，确定之后才可接通电源，依次开启低压、高压开关，并调至激光器最佳工作电流量。④缓慢调整激光器，以散焦光束照射治疗部位（激光灸）。照射时，应以有孔石棉板放置在激光器与腧穴之间，使散焦光束通过小孔照到腧穴上（仪器附有可见光引照光路系统）。⑤照射距离一般以150～200cm为宜，使腧穴部位有舒适热感为度，勿使过热，以免烫伤。⑥每次治疗10min左右，每日1次，7～12次为一疗程，疗程间隔7d左右。⑦治疗结束，按与开机相反的顺序关闭各机钮，但须注意，在关闭机钮15min内勿关闭水循环。

四、注意事项

（1）激光室内不宜放置能反光的物品，且光线要明亮充足，以使室内人员瞳孔缩小。

（2）激光治疗过程中，操作人员必须穿白色工作服，戴白色工作帽和有色护目镜，切不可直视光束，以免损伤眼睛。

（3）光束一定要垂直对准需要照射的病灶或腧穴，特别是治疗眼病，更要严格。

（4）加光导纤维的激光器，光导纤维的弯曲度不可太小，以免纤维折断。

（5）除治疗眼科疾病外，激光束应避免直射眼睛。

（6）照射时间应根据患者病情和体质情况加以确定。

（7）操作人员要定期做健康检查，特别是眼底视网膜检查。

（李共信）

第五节 腧穴红外线照射疗法

腧穴红外线照射疗法是应用红外线照射人体腧穴，产生热效应，达到温通经络、宣导气血作用而治疗疾病的一种方法。因其可代替艾灸，又称为红外线灸疗法。由于这种疗法具有无烟、无味、热作用较深、热量恒定、易于调节、操作简单方便等特点，适应证基本同艾灸疗法，所以应用广泛，尤其对于风、寒、湿证有明显的治疗作用。

一、概述

1. 红外线 发现红外线迄今已有两个世纪。红外线是可见光谱红光外一种人眼看不见的光线，是波长为 0.76~1 000μm 的电磁波。

医用红外线是指光谱中波长为 0.76~400μm 的一段红外电磁波，包括近红外线（短波红外线）和远红外线（长波红外线）两部分。

（1）近红外线：是指波长为 0.76~1.5μm 的红外线，穿透能力较强，透入人体组织较深，可达 3~10mm，具有明显的光电效应和光化学效应。

（2）远红外线：是指波长为 1.5~400μm 的红外线，穿透能力较弱，只能透入人体组织0.5~2mm，多作用于人体皮肤表面。远红外线照射能引起组织分子和分子中的原子旋转或摆动加强，引起分子动能的改变，从而产生热效应。

2. 红外线照射的治疗作用

（1）祛风、散寒、除湿作用：红外线照射的热效应能使皮肤毛细血管扩张充血，使血流加快，同时由于组织温度升高，新陈代谢旺盛，加强组织的营养过程，加速组织的再生能力和组织细胞活力，从而加强了对风、寒、湿的耐力。

（2）解痉镇痛作用：红外线的热效应能降低神经末梢的兴奋性，对肌肉有松弛作用，可解除肌肉的痉挛和缓解牵张疼痛。

（3）消炎作用：红外线照射后，局部白细胞浸润，巨噬细胞吞噬能力增强，从而提高免疫系统的能力。此外，能抑制炎症渗出，加速肿胀的消散，因而表现为消炎作用。

（4）其他作用：红外线照射，可使排汗能力增强，体温升高，呼吸增强而加强氧代谢，能使肾血管反射性扩张而尿分泌增多。

二、仪器

腧穴红外线照射疗法使用的红外线治疗仪常见的有两种，一种为发光（可见光）红外线灯，另一种为不发光红外线灯。

1. 发光红外线灯　是指通电工作的同时发出近红外线、可见光甚至还有少量紫外线的光源。如普通照明用的白炽灯泡，可发出 95% 的红外线、4.8% 的可见光和 0.1% 的紫外线。

还有一种特制的发光红外线灯，称为石英红外线灯，是将钨丝伸入充气的石英管中构成的。这钟灯热效率高，有的在石英管壁上涂有反光涂料，使热效率更高，其加热和冷却的时间短，均不超过 1s。

发光红外线灯发射光线的波长范围为 0.35~4μm，属红外线范围者为 0.76~4μm 的辐射波，其中绝大多数辐射波长为 0.80~1.6μm，因此主要为近红外线。其功率一般为150~1 500W。

2. 不发光红外线灯　是指通电工作时不发光或仅呈暗红色的发射器，由电阻丝缠绕或嵌在耐火土、碳化硅等物质制成的棒或圆板上，外加反射罩而制成（图6-7）。电阻丝是用铁、镍、铬合金或铁、铬、铝合金制成的。反射罩多用铝或铜制成，能反射 90% 的红外线。这种发射器发出的红外线波长为 0.77~7.5μm，大部分辐射波波长为 2~3μm，属于远红外线。其功率为 50~600W，大者可达 1 500W。

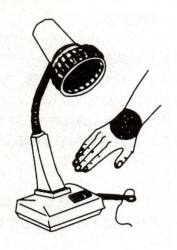

图 6 - 7　不发光红外线灯

三、操作方法

1. 灯具选择　根据患者及其病变部位不同，可选择不同类型的红外线治疗仪。照射肩、手、足部的腧穴，可选用 150 ~ 250W 的红外线灯。照射腰、背、腹、躯干或双下肢等的腧穴时，可选用 500 ~ 1 000W 的红外线灯。治疗头、面部或患者不适应强光刺激时，则宜采用不发光红外线灯。

2. 操作步骤

（1）患者取适当体位，裸露照射部位，并检查照射部位的温度感觉是否正常。

（2）开启电源，指示灯即发亮，预热 3min 后进行照射。

（3）将灯具辐射头移至照射部位（腧穴）上方，距离一般是 500W 以上者 50 ~ 60cm，250 ~ 300W 者 30 ~ 40cm，200W 以下者 20cm 左右。

（4）通电工作 3 ~ 5min，应询问患者温热感是否适宜，以免强度不足或灼伤。

（5）照射时间应据部位、病情而定。一般为 15 ~ 40min，每日 1 ~ 2 次，10 ~ 20 次为一疗程。

（6）治疗结束后将照射部位的汗液擦净，并嘱患者在诊室中休息 10 ~ 15min。

四、适应证

主要适用于风湿性及类风湿关节炎、慢性气管炎、胸膜炎、慢性胃炎、胃痉挛、慢性肠炎、慢性肾炎、胃肠神经症、神经炎、神经根炎、多发性末梢神经炎、软组织损伤、腰肌劳损、扭挫伤（急性期过后）、周围神经外伤、冻伤、烧伤创面、压疮、骨折恢复期、肌炎、滑囊炎、术后粘连、瘢痕挛缩、注射后硬结形成、慢性盆腔炎、外阴炎、乳头皲裂、产后缺乳、神经性皮炎、湿疹、瘙痒、皮肤溃疡等。

五、注意事项

（1）治疗过程中，不得移动体位，以防触碰灯具引起烫伤。

（2）大剂量红外线照射，可引起组织灼伤。在照射时，若患者感觉太热，应根据情况调整灯距。对皮肤知觉迟钝者及瘢痕、植皮部位或缺血肢体照射时，要经常询问和密切观察局部皮肤反应情况。

（3）红外线还能使眼水晶体及眼内液体温度升高，特别是波长 1～1.9μm 的红外线对眼的作用更强，可引起视力障碍，如畏光、视物模糊，甚至引起白内障、视网膜剥离等疾患。照射眼周围腧穴时，须用纱布遮盖双眼。后脑部穴区不宜照射。

（4）在治疗时，若出现头晕、恶心欲呕、心悸、倦怠无力等情况，应立即停止治疗，进行观察，甚者宜进行必要处理。

（5）治疗后如发现皮肤有红紫斑，应考虑有过热烫伤的可能，可局部涂硼酸软膏或凡士林油，防止起疱。

（6）有出血倾向者及高热、活动性肺结核、闭塞性脉管炎、重度动脉硬化、心血管功能不全、恶性肿瘤等患者禁用。

（李共信）

第六节　腧穴微波照射疗法

腧穴微波照射疗法是应用微波照射人体腧穴或通过毫针向腧穴注入微波以治疗疾病的一种疗法。1947 年微波开始用于临床治疗。我国从 1964 年开始将微波用于临床理疗，1972 年以后普遍开展了微波疗法的应用和研究，并成功研制了微波针灸治疗仪。腧穴微波照射疗法操作简单、无痛、舒适、疗效显著，具有调和阴阳、扶正祛邪、疏通经络之功效。

一、概述

1. 微波　是指波长为 1mm～1m、频率为 300～300 000MHz 的一种特高频电磁波，根据波长范围，可分为分米波、厘米波、毫米波三个波段。目前医用微波的波长为 12.5cm、频率为 2 450MHz，位于超短波和远红外线之间。微波具有一定的光学性能，能反射、折射和绕射，并可通过反射器和透镜进行聚焦。

微波辐射到人体时，一部分能量被吸收，富于水分的组织能强烈地吸收微波的能量；一部分能量则为皮肤及各种组织所反射。微波反射系数因物质构造不同而相差极大，例如，皮肤表面反射 10%～60%，脂肪组织和肌肉界面反射 30%；粗毛织品可吸收微波，而丝织品则能通过微波。

微波对组织的穿透能力与波长有密切关系，即波长越短，其穿透能力越强。在活体组织，波长 30cm 的分米波，其有效作用深度达 3～5cm；波长 69cm 的分米波，有效作用深度可达 7～9cm；当波长缩短至 3cm 时，绝大部分能量都消耗在浅层皮肤上。

2. 微波的生物效应　主要为热效应和非热效应。

（1）热效应：微波辐射人体后，组织内电解质分子随微波频率迅速振动束缚电荷做相对移动，偶极子产生转动，互相摩擦，消耗能量而产生热量。产热多少与组织吸收微波的多少成正比。含水组织如肌肉、肺、肾、血液等吸收微波较多，产生的热量亦较多，而含水量少的组织如骨骼、脂肪等组织吸收微波较少，其产热量则较少。微波作用于人体组织后产生热量的多少及加热的深度，受多种因素的影响，如照射部位、辐射强度、照射时间、组织吸收程度及微波的波长等均可影响产热量。

（2）非热效应：许多实验和临床研究证明，微波除了热效应外，还有热外效应即非热效应。这种作用在较低强度（ $<10W/cm^2$ ）作用时，表现特别明显。例如，反复接受强度不大、不引起明显温度升高的微波辐射后，能引起神经系统及其他方面的改变，如嗜睡、心动过缓、血压下降等。以脉冲持续时间为 $1/10\mu s$ ，平均功率远不足以引起热效应的微波作用于兔眼时，20min 后可出现严重的损害。用小剂量的微波辐射葡萄球菌、大肠杆菌及结核杆菌（水和肉汤培养基）1min，使混悬液加温到 34℃（不到细菌死亡温度），发现微生物分裂停止且出现时间也较一般加温后显著缩短。微波的热外作用不但存在，而且是明显的，但其产生的机制目前还不十分清楚，尚待深入研究。

3. 微波对人体的影响及治疗作用

（1）对人体的影响：大多数实验研究证明，微波对人体的某些系统和器官影响明显。对神经系统，小剂量辐射可加强兴奋过程，大剂量则抑制兴奋等；对心血管系统，可使心率减慢、血压下降等；对呼吸系统，小剂量辐射可见到实验动物呼吸变慢、肺轻度充血、肺泡间隙有少量白细胞浸润等；对消化系统，小剂量辐射能加强胃肠的吸收功能，调节分泌和排空功能；对眼，大剂量辐射可造成损害。

（2）治疗作用：微波辐射能使组织温度升高，血管扩张，局部血流加速，血管壁渗透性增高，从而增强代谢，改善营养，促使组织再生和渗出液吸收。因此，微波辐射的主要治疗作用为改善局部血液循环、解痉止痛、消炎和加速创口修复过程。

二、器具

微波针灸治疗仪是现代微波技术与中医针灸理论相结合的产物。其主要由微波发生器（磁控管）和辐射器两部分构成（图6-8）。微波发生器是把直流电能变为超高频电磁能的一种变换器，其工作原理是通过磁场对运动电子的作用，产生电子轮辐，并使之与高频电磁场作能量交换，而产生超高频电磁波。辐射器采用圆柱形聚焦辐射器，可将微波能量集中于相当小的区域，从而加强刺激强度。

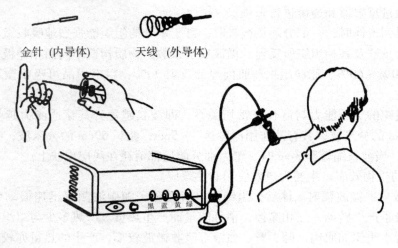

金针（内导体）　　天线（外导体）

黑蓝黄绿

图6-8　腧穴微波治疗

微波针灸仪的微波辐射强度一般分为强、中、弱三种剂量。强剂量输出功率为 90 ~

120W（1.5W/cm²），中剂量输出功率为 50～90W（0.56W/cm²），弱剂量输出功率为 20～50W（0.36W/cm²）。

三、操作方法

（1）检查微波针灸治疗仪各部件连接完好后，开启电源并预热 3min。

（2）皮肤常规消毒后，将毫针刺入腧穴并使之得气。

（3）把天线连接到毫针柄上，并用支架固定好天线的位置。

（4）调整输出强度至治疗所需剂量，以患者有针感、无刺痛并能耐受为度。

（5）将定时器顺时针调至所需治疗时间，一般为 5～20min。

（6）治疗结束后，将输出强度调至"0"位，关闭开关后取下天线，再将毫针缓慢退。

（7）每日或隔日 1 次，急性病 3～6 次为一疗程，慢性病 10～20 次为一疗程。

腧穴微波照射治疗时，可将辐射器直接固定于腧穴皮肤表面。

四、适应证

主要适用于风湿性及类风湿关节炎、偏头痛、三叉神经痛、面神经麻痹、坐骨神经痛、偏瘫、软组织扭挫伤、肌炎、腱鞘炎、网球肘、肩周炎、乳腺炎、盆腔炎、附件炎、胆囊炎、胸膜炎、慢性支气管炎、慢性前列腺炎、术后疼痛或肠粘连、鼻炎、中耳炎等。

五、注意事项

（1）天线的内外导体之间不要相碰，以免输出短路而损坏仪器。

（2）微波治疗一般应从小剂量开始，逐渐增加辐射剂量。

（3）对老年人及儿童要慎用微波治疗。因老年人血管功能差、弹性差、脆性大，儿童对热不敏感，易致烫伤。

（4）对温觉迟钝或丧失者，以及照射局部有严重血循环障碍者，微波治疗应慎用或用小剂量。

（5）眼、睾丸附近治疗时应戴防护眼镜或用防护罩遮盖。

（6）对成长中的骨和骨骺、颅脑、心区前后禁用大剂量照射。

（7）活动性肺结核、出血及有出血倾向、恶性肿瘤、高血压、高热、局部严重水肿和严重心脏病患者，以及孕妇子宫区禁止辐射。

（李共信）

第七节　腧穴磁疗法

腧穴磁疗法是应用磁场刺激经络、腧穴以防治疾病的一种方法，也被称为磁穴疗法、经络磁疗等，或简称磁疗。此法具有镇静止痛、消肿消炎和降压等作用。

一、器具

1. 磁体及其材质　根据形状不同，磁体可分为磁片、磁块、磁柱、磁珠。主要材质均为永磁铁、稀土钴永磁合金、铝镍钴磁钢及钕铁硼永磁合金等。其中，磁片分大、中、小三种规格（图 6 - 9），大号的直径在 30mm 以上，中号的直径为 10 ~ 30mm，小号的直径在 10mm 以下，多用于贴敷；磁柱多安装在磁疗机的机头上；磁珠多用于耳穴。

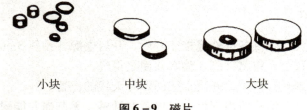

小块　　　中块　　　　大块

图 6 - 9　磁片

2. 磁疗机　包括有旋转磁疗机、电磁疗机、震动磁疗器等。

（1）旋转机磁疗机：有台式和便携式，分一用和多用。其原理比较简单，是用一只小电动机带动 2 ~ 4 块永磁体旋转，形成一个交变磁场或脉动磁场。

（2）电磁疗机：是目前临床上应用较多的一种磁疗机，其形式和型号有多种。其原理是由磁铁通以流产生磁场，所产生的磁场可以是恒定磁场或交变磁场。磁头有多种形式，圆形的多用于胸腹部和肢体，凹形的常用于腰部，环形的常用于膝关节，条形的常用于会阴部。

（3）震动磁疗器：又称按摩磁疗器，是在电动按摩器的顶端打孔装入 2 ~ 4 个磁体改装而成。接通电源后，装入的磁体发生震动，形成脉动磁场。这种磁疗机对人体腧穴有磁疗和机械按摩两种作用。

二、操作方法

1. 静磁法　将磁片贴敷于腧穴或患部表面，产生恒定的磁场。此法操作简便、疗效持久，是临床最常用和最基本的方法，包括直接贴敷、间接贴敷法和磁针法。

（1）直接贴敷法：用胶布或伤湿止痛膏将磁片直接贴敷在腧穴或痛点上，或将磁珠贴敷于耳穴上（图 6 - 10）。根据治疗部位不同，贴敷时可采用单置法、对置法或并置法（图 6 - 11）。

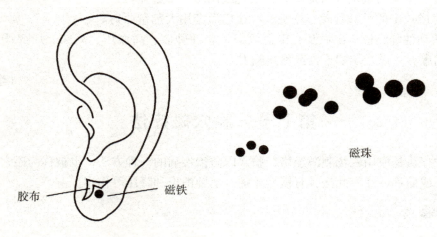

磁珠

胶布　————　磁铁

图 6 - 10　磁珠耳穴贴敷法

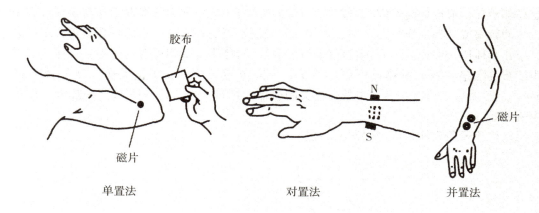

单置法　　　　　　　　对置法　　　　　　　并置法

图 6 - 11　磁片贴敷法

1）单置法：将一块磁片或磁珠贴敷于一个腧穴或患部。适用于病变浅表的部位。

2）并置法：将两块磁片并列贴敷在一起。适用于病变面积较大的部位。操作时，若病变部位深，可同名极并列；若病变部位浅，可异名极并列，以使更多的磁力线穿过病变部位。

3）对置法：将两块磁片的异名极相对贴敷到腧穴上，把病变部位夹在中间，以使磁力线充分穿过治疗部位。多用于腕指等小关节部位，如内关和外关、阳陵泉和阴陵泉等穴。

4）间接贴敷法：将磁片缝在衣服上或放入布袋、塑料膜内而制成磁带、磁衣、磁帽、磁袜等。穿戴时，磁片对准腧穴。常用于以下几种情况：①对胶布过敏或不便用胶布的部位；②磁块较大，不易用胶布固定时；③需长期磁疗的慢性病患者。

（2）磁针法：将皮内针或短毫针刺入体穴或痛点上，针的尾部伏在皮肤表面，其上再放一磁片，然后用胶布固定，这样可使磁场通过针尖集中射入深层组织。这种方法常用于五官科疾病，也可用于腱鞘炎及良性肿物等。

（3）磁针法：将皮内针或短毫针刺入体穴或痛点上，针的尾部伏在皮肤表面，其上再放一磁片，然后用胶布固定，这样可使磁场通过针尖集中射入深层组织。这种方法常用于五官科疾病，也可用于腱鞘炎及良性肿物等。

2. 动磁法

（1）脉动磁疗法：利用同名极旋转磁疗机发出脉动磁场进行治疗。操作时，患者取坐位或卧位，并暴露所选腧穴或患部。将磁头对准腧穴或患部，与皮肤间的距离尽量缩短或接触皮肤（机器磁头铁芯延长，铁芯端已无温热感，故可接触皮肤）。若病变部位较深，可用两个同名极旋转磁疗机对置于治疗部位；若病变部位呈长条形，部位也表浅，可将两个异名极旋转磁疗机顺发病区并置，神经、血管、肌肉等疾患常采用这种形式。打开电源开关，调节输出电压旋钮至所需电压值，每个腧穴或患部治疗 5～15min，治疗完毕按与开机相反的顺序关闭机器，并将机头取下。每次治疗时间以 30min 为宜，每日 1 次，10～15 次为一疗程，疗程间隔 5～10d。

（2）交变磁疗法：一般使用电磁疗机产生的低频交变磁场进行治疗（图 6 - 12）。操作时，患者取坐位或卧位，并暴露所选腧穴或患部。将磁头对准腧穴或患部，使磁头与皮肤密切接触，如有空隙，将会增加磁场的衰减而影响治疗效果。由于磁头面积较大，原则上采取病变局部治疗，但最好为经穴与局部治疗相结合。打开电源开关，根据治疗需要调节磁场强度、脉冲频率或选择电压的弱、中、强挡。四肢及躯干的远心端，宜用较高磁场强度，老年人、小儿及体质较弱患者，宜用较低的磁场强度。治疗中应询问患者局部是否过热，如过热应用纱布等隔垫，磁头过热还可更换磁头，或降温后再用，以防止烫伤。每次治疗 15 ~ 30min，治疗结束，按与开机相反的顺序关闭机器。每日 1 次，10 ~ 15 次为一疗程，疗程间隔 5 ~ 10d。

磁疗机应避免空转，以减轻碳刷磨损。

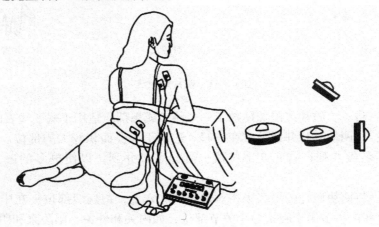

图 6 - 12　电磁治疗

三、适应证

主要用于高血压、冠心病、慢性支气管炎、支气管哮喘、慢性肠炎、胃炎、胃肠功能紊乱、风湿性及类风湿关节炎、神经性头痛、三叉神经痛、坐骨神经痛、偏头痛、肋间神经痛、神经衰弱、失眠、胆囊炎、胆石症、静脉炎、血栓闭塞性脉管炎、肾结石、术后瘢痕痛、颈椎病、肋软骨炎、骨关节炎、急慢性扭挫伤、肩周炎、腰肌劳损、腱鞘炎、滑囊炎、前列腺炎、乳腺炎、盆腔炎、痛经、单纯性消化不良、营养不良、遗尿症、神经性皮炎、湿疹、荨麻疹、皮肤瘙痒症、银屑病、带状疱疹、神经性耳聋、鼻炎、睑腺炎、急性结膜炎、牙痛等。

四、注意事项

(1) 夏季贴敷磁片时，可在贴片和皮肤之间放一层隔垫物，以免汗液浸渍使磁片生锈。

(2) 出现头晕、恶心、心悸、低热等反应时可暂停治疗。

(3) 皮肤溃疡、出血及有出血倾向、急性危重疾病、高热或体质极度衰弱、白细胞总数在 $4 \times 10^{-9}/L$ 以下者，孕妇的下腹部和腰骶部，以及磁疗不良反应显著而不能耐受者均禁用本法。

(4) 手表等易磁化物不要接近磁片，以免被磁化。

（赵晓燕）

第八节　腧穴药物离子导入疗法

腧穴药物离子导入疗法是根据病情需要，把某些相应的治疗药物通过直流电，将药物离子导入腧穴、经络或病变部位，以发挥药物和腧穴、经络的综合治疗作用的方法。本法一般采用直流电治疗机，药垫用无染色、吸水性强的铅质金属片，厚度为 0.25～0.5cm，面积为 6～12cm^2。

一、操作方法

先将所用药液均匀地直接涂在药垫上，置于腧穴或局部病变的皮肤处，此为治疗极，辅极放在颈部或腰部，然后接好两个电极板，打开直流电治疗机开关，进行导入（图 6－13）。输出电流强度应根据患者的耐受性、透入腧穴的深度及肌肉的厚薄而灵活运用，以不引起疼痛、患者仅有针刺样感觉为宜。通电治疗时间一般为 15～40min，每日或隔日 1 次。

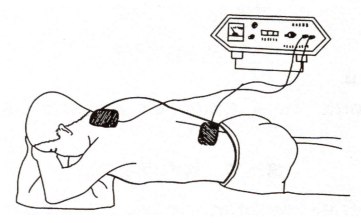

图 6－13　腧穴药物离子导入

治疗颈椎病时，颈部为治疗极，腰部为辅极，治疗腰椎病时，腰部为治疗极，颈部为辅极

二、适应证

适用范围广泛，各科皆可应用，尤其对神经痛、关节炎、风湿病、慢性前列腺炎、慢性盆腔炎等疗效尤佳。

（赵晓燕）

第九节　腧穴热电磁药熨疗法

腧穴热电磁药熨疗法是由内蒙古自治区唐学正根据传统药熨、针灸理论结合现代电子技术研制而成的。一方面利用电热加温药物（以雷公藤为主，故又称雷公药熨），以达到传统药熨的作用；另一方面利用热能激发热能磁板，使其辐射出对人体有治疗作用的电磁波。因此，本法具有温热、药物透析及电磁波辐射等多种治疗效果。

一、操作方法

将药熨垫置于腧穴或患部，并进行固定，接通电源即可（图6-14），每次治疗时间以30~40min为宜。

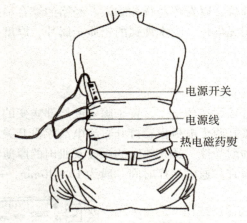

电源开关
电源线
热电磁药熨

图6-14　腧穴热电磁药熨

二、适应证

风湿痹痛、肩周炎、腰肌劳损、骨质增生、腹痛、痛经等多种虚寒性病症。

（赵晓燕）

第十节　腧穴埋线疗法

腧穴埋线疗法是将羊肠线埋入腧穴内，利用羊肠线对腧穴的持续刺激作用治疗疾病的方法。本法由中医针灸与现代医疗技术相结合而成，20世纪60年代已广泛应用于临床，疗效显著。

一、器具

主要包括无菌洞巾、注射器、镊子、埋线针（亦可用经改制的12号腰椎穿刺针，将针芯前端磨平）、持针器、0~1号铬制羊肠线、0.5%~1%盐酸普鲁卡因注射液、手术剪刀、敷料等。

埋线针是特制的不锈钢针，长12~15cm，针尖呈三角形，底部有一缺口（图6-15）。

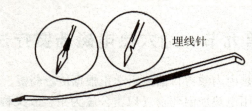

埋线针

图6-15　埋线针

二、操作方法

1. 注射针埋线法　取 1～2cm 已消毒备用的羊肠线，放置在腰椎穿刺针套管或 9 号注射针头的前端，从针尾插入一段针芯（9 号注射针头可用 28 号 2 寸长的毫针剪去针尖作为针芯）。皮肤常规消毒后，操作者左手拇、示指绷紧或捏起进针部位皮肤，右手持针，快速穿入皮肤，其进针角度和深度要根据患者胖瘦及埋线部位确定，灵活采用直刺、斜刺或平刺。刺到所需深度，当出现针感后，边推针芯，边退，将羊肠线埋植于腧穴皮下组织或肌层内，针孔处覆盖无菌纱布或用创可贴固定（图 6-16）。

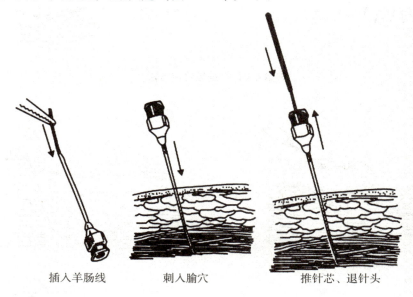

插入羊肠线　　　刺入腧穴　　　　　推针芯、退针头

图 6-16　注射针埋线法

2. 埋线针埋线法　取 2～4cm 已消毒备用的羊肠线，置于埋线针针尖缺口上，两端用血管钳夹住，皮肤常规消毒后，操作者右手持针，左手持钳，针尖缺口向下以 15°～40°角刺入，当针头缺口进入皮内后，松开血管钳，右手持续进针直至羊肠线头完全埋入皮下，再进针 0.5cm（或刺至需要深度），随后把针退出，用无菌棉球或纱布压迫针孔片刻，再用无菌纱布覆盖创口、固定（图 6-17）。

3. 三角针埋线法　在腧穴两侧或上下两端 1～2cm 处，用甲基紫做进出针点标记。皮肤常规消毒后，在标记处用 0.5%～1% 盐酸普鲁卡因注射液做皮内麻醉，操作者用左手拇指和示指捏起两皮丘间皮肤，用持针器夹住带羊肠线的皮肤缝合针，从一侧局麻点刺入，穿过腧穴下方的皮下组织或肌层，从对侧麻醉点穿出，捏起两端羊肠线来回牵拉，使腧穴处产生酸、麻、胀感后，将羊肠线贴皮剪断，提起两针孔间皮肤，轻轻揉按局部，使线头缩入皮内，用无菌纱布包扎 5～7d（图 6-18）。每次可取 1～3 穴，一般 20～30d 埋线一次。

4. 切开按摩埋线法　皮肤常规消毒后，用 0.5% 盐酸普鲁卡因注射液做局部浸润麻醉，用刀尖刺开皮肤 0.5～1cm，先用血管钳探到腧穴深处，经过浅筋膜达肌层探找敏感点，并按摩数秒，休息 1～2min；然后用 0.5～1cm 长的羊肠线 4～5 根埋于肌层内。羊肠线不能埋入脂肪层，以防不易吸收或感染。切口处用丝线缝合，盖上无菌纱布，5～7d 后拆去丝线。

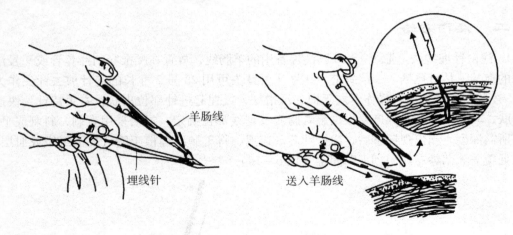

图 6 – 17　埋线针埋线法

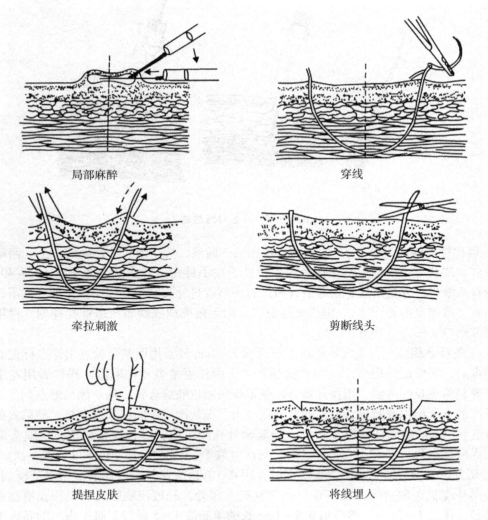

图 6 – 18　三角针埋线法

　　埋线多选肌肉比较丰满部位的腧穴，以背腰部和腹部穴最常用，如哮喘取肺俞，胃病取脾俞、胃俞、中脘等。每次取1~3穴，可间隔2~4周埋线一次。

　　5. 结扎埋线法　　在选取的腧穴或神经循行部位及其两侧各1.5~3.5cm的皮肤上，先以甲基紫做标记。常规消毒后，用0.5%或1%盐酸普鲁卡因注射液进行局部浸润麻醉。在腧穴标记旁切口处，用手术刀尖顺皮肤纹理刺破皮肤全层，切口长0.3~0.5cm。将血管钳从切口斜插到肌层，找到敏感点后适当按摩拨动，使局部产生酸胀感觉，刺激强度以患者能耐受为度。用持针器夹住带羊肠线的大号三角缝合针，由切口进入，经深部肌层至对侧出针处穿出皮肤，然后回过来再由出针孔刺入，经浅肌层或筋膜层，由原切口处穿出。最后结扎羊肠线，剪去线头，将线埋入切口深处，局部按摩后消毒包扎（图6-19）。结扎的松紧可灵活掌握，病程短、体质壮实者可稍紧，病程长、体质虚弱者及肌腱移行处可稍松，肌腱部腧穴则只穿线而不结扎。

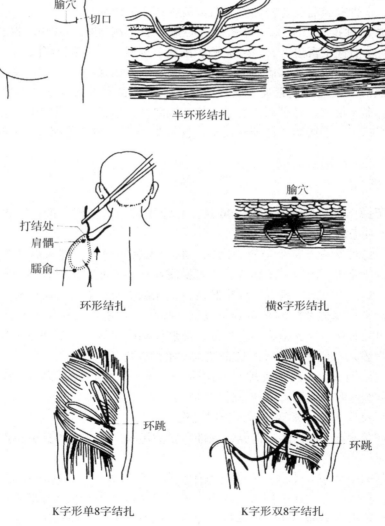

图6-19　结扎埋线法

结扎时根据结扎部位及治疗要求的不同，可采用不同的结扎形式。常用的结扎形式有以下几种。

(1) 半环形结扎：用于一般腧穴。

(2) 环形结扎：用于三角肌，从膈俞向上经过肩髃绕一圈结扎。

(3) 横 8 字形结扎：用于大椎、腰阳关等穴。

(4) K 字形单 8 字结扎：用于环跳，以环跳为中心，一端线拉向髂嵴方向，另一端线拉向下髎方向。

(5) K 字形双 8 字结扎：用于环跳。

三、适应证

适应范围甚广，根据文献记载及临床实践，可大致归类如下。

1. 各种疼痛性疾病　神经性疼痛，如头痛、偏头痛、三叉神经痛、肋间神经痛、带状疱疹所致的疼痛、坐骨神经痛及急慢性腰背肌肉劳损所致的疼痛等。

2. 各种功能紊乱性疾病　眩晕、舞蹈病、心律不齐、高血压、多汗、胃肠功能紊乱、神经衰弱、失眠、功能性子宫出血、月经失调、阳痿、遗精、性功能紊乱、不孕症、癔症、癫痫、精神分裂症、眼面肌痉挛、遗尿、营养不良及咽喉异常感等。

3. 各种慢性疾病　慢性支气管炎、支气管哮喘、慢性胃炎、胃及十二指肠溃疡、慢性肠炎、慢性肝炎、中风偏瘫、脊髓灰质炎后遗症、风湿性关节炎、骨质增生性关节炎、强直性脊柱炎、慢性荨麻疹、银屑病、神经性皮炎、慢性鼻炎、视神经萎缩、中心性视网膜炎、角膜翳等。

四、注意事项

(1) 严格无菌操作，防止感染。用三角缝合针埋线时操作要轻、准，防止断针。在躯干部埋线，要防止刺破内膜损伤内脏。

(2) 羊肠线最好埋在皮下组织与肌肉之间，肌肉丰满的地方可埋入肌层，不宜埋于脂肪组织中，以防脂肪液化、渗液。羊肠线头不可暴露在皮肤外面，术后要防止感染。如局部化脓流水或露出线头，可抽出羊肠线，放出脓液，盖无菌纱布并做抗感染处理。

(3) 根据不同部位掌握埋线的角度和深度，不要伤及内脏、大血管和神经干，更不能直接结扎神经干和大血管，以免造成不良后果，如肢体功能障碍、局部缺血坏死等。

(4) 在同一个腧穴上做多次治疗时应偏离前次治疗的部位。

(5) 皮肤局部感染或溃疡处不宜埋线，发热、感冒、急性心脑血管病、神志不清、身体极度衰弱及有出血倾向者均不宜使用本法。

(6) 注意术后反应，有异常现象时应及时处理。

(7) 埋线后应休息 3～7d，注意保养，局部不要沾污水，夏季应每日更换敷料。如有感染，应按炎症处理。

(8) 结扎埋线时应注意：①结扎腧穴要抓住重点，分次进行，一次结扎部位不宜太多。②结扎不能妨碍正常活动，结扎的松紧要适当，不可过深或过浅。③结扎后有少量出血，一般加压包扎即可。若出血多而不止，可能损伤血管，则要抽出羊肠线加压止血。④结扎后一般可有轻度疼痛，持续 3～5d，如持续性剧痛，活动受牵制，可能是结扎过紧所致，应将结扎线剪断放松，可不必抽线。

（9）头、眼部组织松弛，血管丰富，易于出血，埋线时要缓慢出针，且用无菌干棉球按压针孔片刻，防止出血和皮下血肿。

（10）胸、背部为心肺所居之处，埋线应多加小心，不宜过深，严防刺伤内脏，造成气胸、血胸等。

（11）督脉腧穴埋线，以不过脊髓硬膜为度，防止意外发生。

（12）关节腔内不宜进行埋线，以免影响关节活动及关节腔内发生感染。

（13）严禁将羊肠线埋进血管内，以免引发不良后果。

（14）孕妇的腹部、腰部，以及合谷、三阴交等穴一般不宜埋线，以免引起流产或早产。

（15）通过埋线治疗控制症状后，最好再埋线 1～2 次以巩固疗效。有的慢性病要继续埋线治疗 3～4 次。

（赵晓燕）

第十一节　小针刀疗法

小针刀是由江苏金陵骨伤科医院朱汉章所创立的一种形状上既似针又似刀的针具。它是在古代九针中的镵针、锋针等基础上，结合现代医学外科用手术刀发展而成。小针刀疗法是在切开性手术法的基础上结合针刺方法，利用小针刀刺入深部病变处进行切割、剥离等不同形式的刺激，以达到止痛祛病目的的方法。本法虽然仅有 20 余年的发展史，但因操作独特、疗效显著，越来越为人们所重视。

一、针具

目前临床常用的小针刀是由特种医用合金不锈钢经特殊工艺制作而成的，长 10～15cm，针体多为圆柱形，直径为 0.4～1.2mm，质硬略有弹性，刀口小而锋利，尾部是一个能准确掌握刀口运行位置和方向的刀柄，刀口线与刀柄平面处于同一平面内（图 6 - 20）。小针刀主要分为Ⅰ型、Ⅱ型、Ⅲ型三种型号。

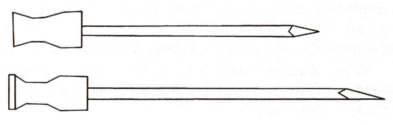

图 6 - 20　小针刀

二、操作方法

1. 消毒　选好治疗点后，局部皮肤常规消毒。

2. 局部麻醉　每个治疗点注射 2% 盐酸利多卡因注射液 2～6ml，深部组织或治疗较复杂的部位可适当增加注射剂量。

3. 持针　临床一般以右手持针操作，单手进针法是以右手拇、示指捏住针柄，中指、环指扶住针体（图6-21）。双手进针法即以右手拇、示指捏住针柄，中指、环指扶抵针体上段，左手拇、示指捏住针体下尖段或尖部（图6-22），多于针体较长时使用。

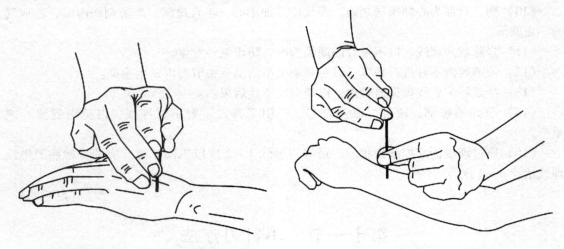

图6-21　小针刀单手进针法　　　　　　　图6-22　小针刀双手进针法

4. 进针　操作者左手固定在进针点周围，右手持适当型号的小针刀，将针刀刃贴于左手拇甲壁，稍用力下压可刺破皮肤，然后缓慢推进，仔细体会手下针刀穿透的解剖部位层次，以便寻找病变部位。当针刀下有硬韧、紧涩、粘连、沙沙的颗粒感，或患者出现酸胀、麻木感时，应停止进针。

5. 剥离　当针刀进针到一定的深度时，可根据病变部位的具体情况进行不同的剥离法。一般剥离步骤是：先纵行疏通剥离，后横行疏通剥离。

（1）纵行疏通剥离法：施术时刀口线与肌腱、韧带的纤维方向一致，针体垂直骨面刺入，刀刃接触骨面后，与刀口线一致进行来回摆动，并可按照病变部位粘连、瘢痕面积大小分几条线疏剥，但不可横行（垂直于刀口线方向）铲剥（图6-23）。本法适用于肌腱、韧带在骨面附着点处发生粘连、出现瘢痕而引起的疼痛。

（2）横行疏通剥离法：施术时刀口线与肌肉、韧带的纤维方向一致，针体垂直骨面刺入，当针刃接触骨面后，针体左右来回摆动或撬动，尽量将粘连在骨面上的肌肉、韧带从骨面上铲起，当针下有松动感时出针（图6-24）。本法适用于肌肉、韧带在损伤后与相邻的骨面发生粘连，当肌肉、韧带舒缩时因粘连受牵拉或刺激而引起疼痛及功能障碍者。

此外，还可根据病变局部的具体情况配合切开剥离法、铲磨削平法、瘢痕刮除法、骨痂凿开法、通透剥离法、切割肌纤维法等。

6. 出针及术后处理　术后抽出针刀，同时快速以无菌棉球较长时间压迫，以防止出血过多。由于本法术后多留一小孔，可在针孔处覆盖无菌纱布。必要时可服用抗生素或消炎镇痛药等以防止感染和减轻术后疼痛或不适感。术后应适当休息，以防止术后晕针。

一般每次每穴切割剥离2~5次即可出针，两次间隔时间为5~7d。多数患者经过1~5次治疗可获得明显疗效。

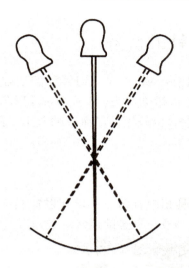
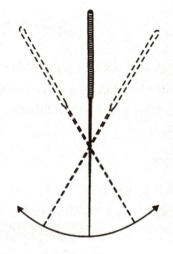

图 6-23　小针刀纵行疏通剥离法　　　图 6-24　小针刀横行疏通剥离法

三、适应证

适应范围较广泛，以软组织损伤性病变和骨关节病变疗效最佳。其应用指征是：患者自觉某处有明显疼痛；患者病变部位有明显压痛，可触及条索状、片状或球状硬物或结节，用指弹拨病变处有响声等。

常用于颞颌关节紊乱症、外伤性头痛、颈椎病、肩胛肋骨综合征、腰椎间盘突出症、臀上皮神经损伤、梨状肌损伤综合征、腕管综合征及膝关节骨性关节炎等。

四、注意事项

（1）操作者必须熟悉刺激部位的解剖情况，防止意外损伤。

（2）严格无菌操作。

（3）在进针或剥离时，手法宜轻，如患者出现触电感，应将小针刀后退少许，改变方向再进针，不能迅猛推进，以免损伤神经。

（4）治疗后 24h 内，不宜局部热敷、理疗及按摩治疗。2d 内针孔处勿沾水，保持清洁，以防止感染。

（5）治疗后 3d 内，应避免过多牵拉、活动患处，以免再次撕裂损伤，使创面出血或渗液过多而影响疗效。3d 后始可适当活动或循序渐进地进行锻炼，以促进局部血液循环和功能恢复，防止术后产生新的粘连。

（6）凝血功能障碍、体质虚弱、严重高血压、晚期肿瘤、严重骨质疏松症、骨结核病及诊断不明确的患者，以及经期妇女、孕妇慎用或禁用本法。

（周　斌）

第十二节　水针刀疗法

水针刀疗法是吴汉卿教授在南阳张仲景医圣祠内清朝年间"刀针"的基础上，与现代注射疗法及其他针刀疗法等相结合而发明的一种中医微创疗法。本法通过注射药物缓解无菌性炎症，通过微创分离病变组织的粘连、增生挛缩等以减缓神经血管的卡压，具有疗程短、见效快的特点。

一、针具

水针刀针具是古代九针与注射针具、针刀针具相结合的一种可注射针刺用具（图6－25）。该针具安全可靠，可以回抽检测，避免了对血管、神经的损伤。

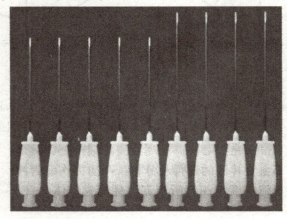

图6－25　一次性水针刀针具

二、治疗点选择

主要可选择以下几个部位。

（1）软组织损伤的瘢痕粘连点及无菌性炎症部位，触压这些部位可有压痛、酸胀、沉胀感，有阳性结节、弹响。

（2）肌肉肌腱的起始点、终止附着点、交会点、肌纤维起止处。

（3）肌肉筋膜受力点、牵拉点，如肩胛提肌终止受力点在第1～4颈椎横突点及肩胛骨内上角。

（4）全身骨关节骨突点为受力点，如枕外隆突、颞乳突骨、上项线、下项线、脊柱三突、髂嵴、髂后上棘、大粗隆、骶骨胛、尾骨尖，以及肩胛骨内上角、内下角、内缘、外缘等动痛点（软组织与骨端附着点活动时可出现痛点，即动痛点）。

（5）全身滑囊、关节囊分布点即静态张力点（静痛点），如肩峰下滑囊、三角肌下滑囊、大粗隆滑囊、坐骨结节滑囊等。

三、常用药物

多采用利多卡因、甾体类抗炎药、免疫抑制剂或安慰剂配伍使用。

四、操作方法

1. 筋膜扇形分离法　可选用扁圆刃水针刀，在病变结节处进扇行分离法，分离软组织结节，对于病变点有压痛无结节者，可在疼痛点远端，快速斜行进针达浅筋膜层，进行扇形分离。本法主要用于治疗软组织损伤疾病。

2. 筋膜弹割分离法　选取鹰嘴型水针刀，应用筋膜割拉松解、摇摆注药的针法。本法主要用于治疗四肢末端病变及胸腹部软组织损伤，如屈指肌腱鞘炎、类风湿关节炎等。

3. 一点三针分离法　选取樱枪型水针刀，采用一点进针法，进入囊腔后回抽滑液，注射磁化松解液，然后向三维方向通透分离。本法主要用于治疗滑囊炎、滑膜炎及滑膜积液。

4. 旋转分离法　选用勺状水针刀筋骨针或扁圆刃水针刀筋骨针，在颈椎或腰椎椎间孔外口、骶后孔等神经根出口处，沿神经根周围，进行旋转分离。本法主要用于治疗颈椎病、腰椎间盘突出症、神经卡压症等。

5. 骨膜扇行分离法　取扁圆刃水针刀筋骨针或马蹄刀，沿骨刺增生部位或肌腱牵张应力点，快速斜行进针，扇行推铲、扇行分离骨刺及肌腱牵拉部位，解除静态牵张力。本法主要用于治疗增生退变性疾病。

五、适应证

主要用于慢性软组织损伤、肌筋膜炎、外伤性滑囊炎、滑膜积液、骨骺炎、腱鞘炎、隐神经卡压症、臀上皮神经卡压症、颈椎病、肩周炎、腰椎间盘突出症、股骨头坏死症、强直性脊柱炎、风湿性及类风湿关节炎、痛风性关节炎、退行性骨关节炎、膝关节增生症、跟骨骨刺，以及脊柱相关疾病如颈源性头痛、颈源性心脏病、颈源性胃肠病、脊源性生殖病等。

六、禁忌证

（1）凝血机制不全。
（2）全身感染发热性疾病。
（3）施术部位有红、肿、灼热或有深部脓肿。
（4）传染性疾病，如骨结核、淋病等。
（5）急性心、脑、肾损伤。
（6）体内恶性病变，如骨癌、淋巴瘤等。

七、注意事项

（1）严格无菌操作。
（2）严防折针断针，因水针刀是空心体。使用前要仔细检查针具是否完好。
（3）事先明确治疗点局部血管神经的走行与分布，严防损伤血管神经。
（4）针法治疗时，逐层松解病变组织，听声音、凭感觉、体会针下的感觉，鉴别病变组织和正常软组织。治疗时不超过病灶范围和病灶层次以防损伤正常组织。
（5）阳性结节处进针时，应在原位按压，不可将阳性结节推到一旁，必须固定后再进针。

（6）水针刀注射药物要严格掌握药物的用法用量。一般来讲药物剂量的大小，要根据年龄的大小、体质强弱、注射部位的肌肉分部情况而定，年龄大、体质弱、四肢末梢处注射量要小，浓度宜低。

（7）对于老弱者、小儿、初次治疗者，取治疗点宜少而精，要先解除患者顾虑，一旦出现晕针，按一般晕针处理。

（8）孕妇不宜在腹部进行针法治疗。

（周　斌）

第十三节　筋骨三针疗法

筋骨三针疗法是在水针刀疗法基础上，将古代九针与特种针法中的太极针法、针挑疗法相结合的一种中医微创疗法。本法既具有现代微创针刀的松解、分离、推铲等减压镇痛的刀法，又具有传统中医针灸的补法、泻法、平补平泻法及留针针法。因此，本法具有松解粘连、分离结节、调整阴阳、疏通经络的功效。

一、针具

筋骨针分为微型筋骨针与巨型筋骨针两种类型。

1. 微型筋骨针　又称为超微筋骨针，如针灸针粗细，直径为 0.3～0.6mm，针体长度为 3cm、6cm、9cm，分为扁圆刃筋骨针、锋勾型筋骨针、蹄型筋骨针、棱形筋骨针等（图 6-26）。其主要适用于年老体弱、疾病较轻者。

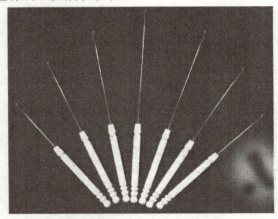

图 6-26　微型筋骨针

微型筋骨针针体细，治疗疾病时按筋骨三针法定位，采用快速无痛进针法（筋膜扇形分离法），微创伤，无痛苦，疗效确切，安全可靠。

2. 巨型筋骨针　针体比水针刀针具粗，分为扁圆刃筋骨针、椎间孔型筋骨针、圆头筋骨针、锋勾型筋骨针及马蹄型筋骨针等五种类型（图 6-27）。

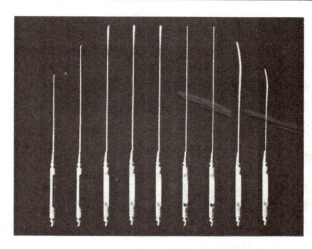

图 6 - 27　巨型筋骨针

二、操作方法

1. **丛性三针法**　选用微型筋骨针，可以用单手或双手丛性三针法，主要用于治疗棘上韧带损伤、四肢骨突关节病变、顽固性软组织结节和顽固性肌筋膜炎。该针法一点代面、一点代区。

2. **双手松解针法**　选用微型筋骨针，可以用双手单针、双手双针或双手丛性。该法主要用于治疗肌筋膜病变。

3. **筋膜环形撬拨法**　选用椎间孔型筋骨针，在脊柱两旁神经根出口处，沿神经根方向以 60°角进针，环形撬拨，分离神经根周围的突出物、纤维隔及脂肪组织。该法主要用于治疗根性颈椎病或腰椎间盘突出症。

4. **筋膜弹拨分离法**　选用樱枪型针具，在筋膜结节点及筋膜间隙高压点，快速纵行进针达肌筋膜层，然后进行快速纵横弹拨分离，若有结节，可轻快速松解 3 ~ 6 针。该法主要用于治疗软组织损伤、肌筋膜炎和肌腱韧带病变。

5. **骨膜交叉叩击法**　选用微型筋骨针，在病变关节的交叉对应关节部位，快速进针达骨膜层，然后进行骨膜快速叩击法，每分钟 80 ~ 100 次。该法主要用于治疗类风湿关节炎或顽固性关节疼痛。

6. **经筋飞挑法**　选用小号樱枪型针具，沿四肢及躯干部筋膜分布区或神经线路反射点，轻快飞挑，该法主要用于治疗神经根型颈椎病所引起的上肢及手部的疼痛、麻木，或腰椎间盘突出症和椎管狭窄症引起的下肢及足部的疼痛、麻木。

三、适应证

1. **微型筋骨针**　主要适用于软组织损伤、肌筋膜炎、中风偏瘫后遗症、中风失语后遗症、小关节病变、肌腱韧带病变、年老体弱、畏惧针法患者。

2. **巨型筋骨针**　主要适用于颈椎术后综合征、腰椎术后综合征、外伤后遗症、广泛的肌筋膜炎、强直性脊柱炎、股骨头坏死症、骨性关节炎、神经卡压症等。

四、禁忌证

（1）体内恶性病变，如骨癌、淋巴瘤等。

（2）施术部位有红、肿、灼热或有深部脓肿。

（3）施术部位有重要的神经、血管或主要脏器而施术时无法避开。

（4）凝血机制不全。

五、注意事项

（1）严格无菌操作。

（2）血管神经密集部位，巨型筋骨针治疗时松解范围不宜过大，严防损伤血管神经。

（3）关节屈侧部位、淋巴结密集处不宜用巨型筋骨针治疗，防止损伤淋巴管。

（4）孕妇不宜在腹部进行针法治疗。

（5）年老体弱者应用巨型筋骨针松解时针法要轻。

（周　斌）

第七章　拔罐疗法与热敏灸疗法

拔罐疗法又称为"火罐法"、"吸筒法"，古称"角法"，是指运用各种罐具，经过排除其中的空气产生负压，使之吸附于皮肤表面，通过局部的负压和温热作用，引起局部组织充血和皮内轻微的瘀血或拔毒排脓，从而达到相应治疗作用的一种常用的外治方法。此法具有活血、行气、止痛、消肿、散结、退热、祛风、散寒、除湿、排毒等作用，且操作简便、易于掌握、器具经济、疗效迅速、使用安全、无副作用，广泛地运用于内、外、妇、儿、骨伤、皮肤、五官等科症病的治疗。

第一节　拔罐疗法的起源与发展

拔罐疗法是祖国医学的一个组成部分，有着悠久的历史。其最早的文字记载见于我国现存最古老的医方书《五十二病方》中。如在治疗痔疮时"……以小角角之……吹而张角，系以小绳，剖以刀……"。其中"角之"、"张角"就是对早期拔罐治疗的描述，即角法（因古人是用动物的角作为治疗工具的，故名）。可见，古人早在先秦时期就已应用负压原理治疗疾病了。

281—361 年，晋代葛洪的《肘后备急方》中，有以制成罐状的兽角拔脓血治疗疮疡的记载。南北朝时期的《姚化方》记载"若发肿至坚而有根者，名曰石痈，当上灸百壮……痈疽、瘤石、结筋、瘰疬皆不可就针角，针角者，少有不及祸者也"，说出了针角疗法的禁忌证。982 年日本医家丹波康赖撰写的《医心方》在治疗足肿病时指出"若在深处，亦破之，而角嗽去恶血"，说明了针角疗法是先在病变处施以针刺，然后再给予角法的一种综合性排脓措施。由此可见，当时针角疗法的适应证是治疗软组织的化脓性疾患；而软组织的非化脓性疾患，如肿瘤、淋巴结核、血管疾患等被列为针角疗法的禁忌证，对此，针角疗法非但达不到预期的治疗效果，反而会加重疾病。这一时期针角疗法的发展，为现代刺络拔罐法和针罐法奠定了基础。

唐代，角法的适应证范围进一步扩大，器具也由竹筒代替了兽角，同时显露出现代水罐法的雏形。至 8 世纪，王焘在《外台秘要》中记载："患瘭（劳）瘵等病……即以墨点上记之，取三指大青竹筒，长寸许，一头留节，无节头则削令薄似剑，煮此筒数沸，及热出筒，笼墨处按之，良久，以刀弹破所角处，又煮筒以重角之，当出黄白赤水，次有脓出，亦有虫出者，数数如此角之，令恶物出尽，乃除，当目明身轻也。"此外，《古今录验》也有使用角法治蝎蜇伤的记载。

624 年，唐继隋制设"太医署"，分医、针、按摩、咒禁四门，其中"医"又分为体疗（内科）、疮肿（外科）、少小（儿科）、耳目口齿（五官科）、角法（艾灸、拔火罐）五科，角法一科的学制定为 3 年。由此可见，角法的治疗范围已远远超过拔毒吸脓之外科病证，且从理论到临床，都积累了一定的经验。医学教育机构也给予了充分的重视，使之成为一门独立的学科。

宋代角法中有水角及水银的记载。这两种角的基本方法是把患者的患部置于事先挖好并放入水或水银的坑上，然后再加以角法。这样便可角出脓血，并使之流入角器内。

明代，《济急仙方》、《外科正宗》等书均有角法的记载。申斗垣在《外科启云》中称之为"吸法"、"煮竹筒法"，指出：取竹筒一头留节，削去青皮，随着疮疡大小用之。用药煮热竹筒（1个），安装在疮口上，血脓水满了，竹筒子自然落下，"如脓多未尽，再煮一二遍竹筒，更换吸，脓尽为度"。

清代，拔罐疗法在各方面均有了进一步发展。《医宗金鉴》专门载有先用针刺，继用中草药（羌活、白芷、艾等）煮罐后拔之的针药筒疗法。对拔罐疗法的论述较为详细的，是赵学敏的《本草纲目拾遗》，书中对火罐的出处、形状、治疗的适应证、制作方法及优点等，均做了详细介绍。

近百年来，随着历史的变革、科学技术的进步，拔罐疗法在广大医务工作者的挖掘、整理、验证、总结和提高下，得到了不断的改进和完善，使祖国医学这一宝贵遗产，得以继承和发展。如在用具方面，已由古代的兽角、竹筒、陶罐发展为金属罐、玻璃罐、抽气罐、挤压罐，乃至电拔罐、经穴电动拔罐治疗仪等现代装置；在操作方面，已由燃火排气、煮水排气发展为抽气筒排气、挤压排气及电动抽气等（以燃火排气吸拔的称为"火罐"，以煮水排气吸拔的称为"水罐"，以抽气法排气的称为"抽气罐"）；在操作方式方面，已由单纯拔罐发展为走罐（推罐）、闪罐、按摩拔罐，以及配合电针、红外线及各种现代化理疗设备等的拔罐；在临床应用方面，也由单纯地吸拔脓血发展为治疗内、外、妇、儿、骨伤、皮肤、五官等科的上百种疾病，成为临床治疗中常用的一种方法。还有人将拔罐疗法与现代实验室检查法结合起来，用于某些疾病的诊断和鉴别诊断。

另外，拔罐疗法在古时已传到日本、朝鲜和东南亚一带。古日本学者把先针后角的方法称为"湿角"，而把单一的直接角法称为"干角"，现在则称为"真空净血疗法"。拔罐疗法还在印度、法国、希腊、俄罗斯等国家得到了广泛的应用，俄罗斯称之为"郁血疗法"，法国则称之为"杯术"。

（王建林）

第二节 罐具种类及拔罐方法

一、罐具种类

拔罐使用的罐具有很多，目前常用的有以下几类。

（一）玻璃罐

玻璃罐由玻璃制成，形如笆斗，肚大口小，口边外翻（图7-1），专用罐具的大小有五种规格，也可由大小不等的玻璃罐头瓶或茶杯代用。玻璃罐的优点是质地透明，使用时可直接观察局部皮肤的变化，便于掌握时间，应用普遍，主要适用于刺络拔罐。其缺点是容易破碎。

（二）竹罐

竹罐分大、中、小三型，为坚固的细毛竹截成圆筒，一端留节为底，一端为罐口，中段略粗，两端略细，呈腰鼓状（图7-2）。竹罐的优点是取材容易，制作简便，轻巧价廉，不易损坏，且适于药熏，临床多采用之。其缺点是易燥裂漏气。

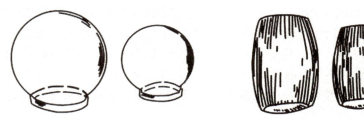

图7-1　玻璃罐　　　　　　　　　　　图7-2　竹罐

（三）陶罐

陶罐大小不等，为陶土烧制而成，口底平，中间略向外展，形如瓷鼓（图7-3）。陶罐的特点是吸力大，但质重易碎。

（四）有机玻璃罐

有机玻璃罐由高分子透明材料制成，也可有大小不同规格、多种外形。其质地轻，透明，不易碎，携带方便。临床使用时常需用其他器具抽取罐中空气形成负压吸拔在皮肤上，不能用火吸拔（图7-4）。

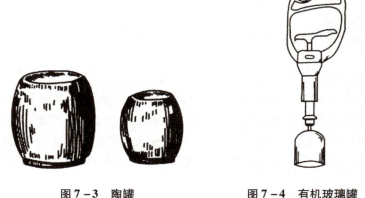

图7-3　陶罐　　　　　　　　　　　图7-4　有机玻璃罐

二、拔罐方法

（一）火罐法

火罐法是利用燃烧火焰的热力，排出空气，形成负压，将罐吸拔在皮肤上。使用的罐具常是玻璃罐、陶罐等。其操作方法如下。

1. 投火法　可分为两种操作方法。①用镊子夹住乙醇棉球，点燃后将乙醇棉球投入罐内，迅速将罐扣在应拔的部位。②用小纸条点燃上端，迅速投入罐内，在火旺时立即将罐扣在应拔的部位。当罐内氧气耗完后火即熄灭，形成负压，即可吸住（图7-5）。本法多用于侧面横拔位。

2. 闪火法　适用于各种体位，尤其适用于需连续拔罐的情况，在临床中最为常用。操作时用镊子夹住95%的乙醇棉球或纸片，点燃后伸入罐内旋转片刻，迅速抽出棉球或纸片，将罐扣在应拔的部位（图7－6）。需较大的吸拔力时，可将燃烧的乙醇棉球在罐内上中段的罐壁旋转涂擦，使乙醇沾在罐壁上燃烧，然后迅速将棉球抽出并将罐扣在应拔的部位，为提高效率，临床中常用细铁丝将纱布缠绕在7～8号粗铁丝上，制成闪火器备用。操作时，将闪火器伸入乙醇瓶内蘸一下，然后轻轻挤压或甩出多余的乙醇，再点燃使用。每蘸一次乙醇，可连续拔多次罐，不用时吹灭即可。注意必须在乙醇即将燃尽时及时吹灭火焰，若需要继续拔罐时再重新蘸乙醇点燃。闪火器上的纱布烧得不完整时应及时更换，以保证火力充足，并防止纱布脱落而导致烫伤。

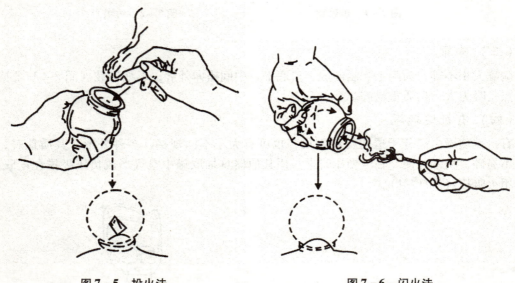

图7－5 投火法　　　　　　　　　　　图7－6 闪火法

3. 架火法　适用于俯卧、仰卧的大面积部位及四肢肌肉丰厚的平坦部位，施术部位不平时，可在施术部位涂些凡士林，以利于黏着架火物品。然后用不易燃、不传热、直径2～3cm的物品，如用墨水瓶盖、药瓶盖等胶木瓶盖或橘皮等物品，置于应拔部位的中心，再放一乙醇棉球于其上，点燃后立即将罐扣上（图7－7）。此法的特点是不受燃烧时间的限制，吸拔力强，但适用部位受限制。

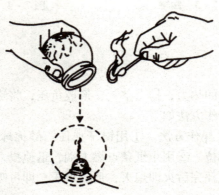

图7－7 架火法

4. 贴棉法　将一块1cm见方的脱脂棉，略浸乙醇后贴于罐内壁上中段点燃后，速将罐子扣在选定的部位，即可吸住（图7-8）。

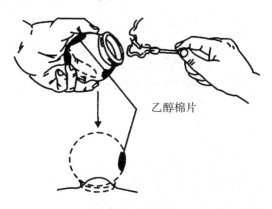

乙醇棉片

图7-8　贴棉法

5. 滴酒法　在罐内壁上中段滴1～2滴乙醇，再将罐子横侧翻滚一下，使乙醇均匀附于罐壁上（不可接近罐口），点燃乙醇后，速将罐扣在选定的部位，即可吸住。

（二）煮罐法

煮罐法是指用沸水煮罐以形成罐内负压的拔罐方法。操作时，先将竹罐放在沸水内煮2～3min（不宜超过5min），再用筷子或镊子将罐夹出（罐口朝下），将水液甩干净，迅速地用折叠的无菌湿毛巾捂一下罐口，吸去水液，立即将竹罐扣在应拔的部位，扣罐后，手持竹罐按于皮肤约0.5min，使之吸牢（图7-9）。此法的优点在于可根据病情需要，在水中加入一些活血化瘀的中药，以增加疗效。其缺点是吸拔力小，操作须快捷。

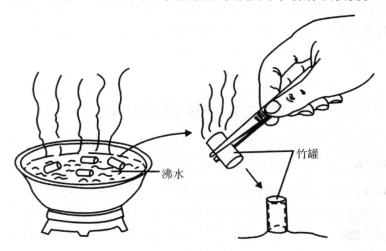

沸水

竹罐

图7-9　煮罐法

（三）抽气罐法

抽气罐法是指直接抽出罐内空气，使罐内形成负压的拔罐方法。此法的优点是可以避免烫伤，操作方法容易掌握，负压的大小可以调整。常用的抽气方法有以下几种。

1. 空气唧筒式排气法　将药瓶罐罐口紧扣于应拔部位，用注射器针头从橡皮塞处刺入，抽出瓶内空气以形成负压，或将罐具顶部气嘴与空气唧筒连接使用（图7-10）。

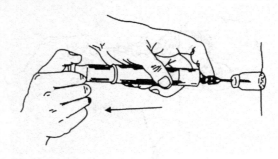

图7-10　抽气罐法

2. 橡皮球排气罐排气法　用橡皮球连接罐具而成。操作者一手将罐具底部紧压在应拔部位，另一手不断挤压橡皮球排气，达到所需负压时停止挤压。橡皮球尾部若安装有开关旋钮时，排气前要打开旋钮，达到负压时再关闭旋钮。组合式罐具在排气时可以用一只手进行操作，达到所需负压时停止挤压并关闭气门，然后取下橡皮球。

3. 电动吸引器排气法　首先接通电动吸引器的电源启动机器，把负压控制旋钮按顺时针方向调到最大负压值，用手掌将吸管口堵住，观测真空表，证实机器性能良好时，将负压调节到所需数值即可应用。一般拔罐需40~53.3kPa，可根据不同的需要调节负压值。使用时，将吸引管连接在罐具顶端的接口处进行排气，待罐内形成适宜负压时拔下吸引管即可。根据负压大小、具体部位和病情需要决定留置时间。

（四）水气罐法

水气罐法按抽气罐法操作，将瓶吸拔于皮肤上，然后注入3ml左右生理盐水或蒸馏水，或药水，以保持瓶内皮肤湿润，防止因负压过高而造成皮肤渗血，同时还可使药液作用于皮肤以增加疗效。

（王建林）

第三节　拔罐的应用

一、留罐法

留罐法又称坐罐法。操作时将罐吸拔在应拔部位上并留置一段时间，直至皮肤潮红、充血或瘀血。一般留罐10~15min，吸力强的可以留罐时间短些，吸力弱的可以留罐时间长些。在背部拔多个罐时，宜遵照从上（头部方向）往下的顺序，先拔上面，后拔下面，同时罐具型号也应当上面小，下面大（图7-11）。

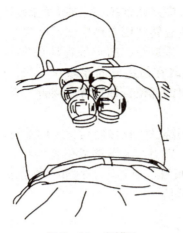

图 7-11 留罐法

二、闪罐法

闪罐法是用闪火法将罐吸拔在应拔部位后随即用腕力取下，反复吸拔至皮肤潮红或罐体底部发热为度的拔罐方法（图 7-12）。若连续吸拔 20 次左右，又称连续闪罐法。此法的兴奋作用较强，适用于肌肉痿弱、局部麻木或机能减退的虚弱病证。此法不仅可避免非治疗需要的瘀斑，还增强了对某些病证的疗效，扩大了拔罐法的适应证范畴。

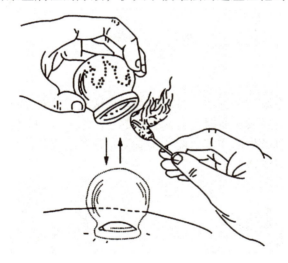

图 7-12 闪罐法

三、走罐法

走罐法又称拉罐法、推罐法、行罐法、移罐法、旋罐法、滑罐法等。操作前先在罐口或吸拔部位上涂上一层润滑剂作为介质，再以闪火法或滴酒法将罐吸附于所选部位的皮肤上，然后，医者用左手扶住并拉紧皮肤，右手扶住罐底，用力在应拔部位上下或左右缓慢地来回推拉旋转移动；移动时，将罐具前进方向的半边略提起，以另半边着力，一般腰背部宜沿垂直方向上下推拉，胸胁部宜沿肋骨走行方向平行推拉，肩部、腹部宜用罐具自转或在应拔部位旋转移动，四肢部宜沿长轴方向来回推拉。须加大刺激量时，可以在推拉旋转的过程中对罐具进行提、按，也可稍推拉或旋转即用力将罐取下重拔，反复操作多次，至所拔部位皮肤红润、充血，将罐起下。用水、香皂液、酒类等容易挥发的润滑剂时（用香皂液作润滑剂拔走罐时，又称滑罐法），应随时在前进方向涂擦润滑剂，以免因润滑不够引起皮肤损伤。此法适用于面积较大、肌肉丰厚的部位，如脊背、腰臀、大腿等部位的酸痛、麻木、风湿痹痛等症。

走罐法操作的关键在于，当罐具吸拔住之后，立即进行推拉或旋转移动，不能先试探是否拔住，因拔住后就较难移动，用力过大会造成患者疼痛，甚至皮肤损伤（图7－13）。在推拉旋转几次之后，才能补充润滑剂或停歇。此外，推拉旋转的速度宜缓慢，快则易致疼痛。每次推拉移动的距离不宜过长。

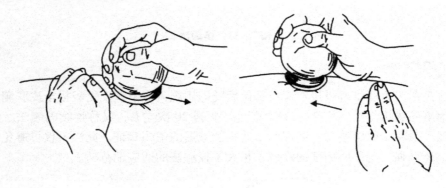

图7－13　走罐法

四、针罐法

针罐法操作时，先在腧穴上针刺，待施毕补泻手法后，将针留在原处，再以针为中心拔上火罐，待皮肤潮红、充血或瘀血时，将罐轻轻起下，然后将针起出（图7－14）。此法能起到针罐配合，加强针刺效果的作用。此法不宜使用过长过细的针，留在体外的针身、针柄不宜过长。此法多用于风湿痹痛。

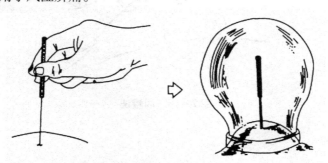

图7－14　针罐法

五、刺络拔罐法

刺络拔罐法是在施术部位消毒后，用三棱针点刺或用梅花针在局部叩刺，然后再行拔罐的方法（图7-15）。此法多用于治疗丹毒、乳痈、跌打损伤等。

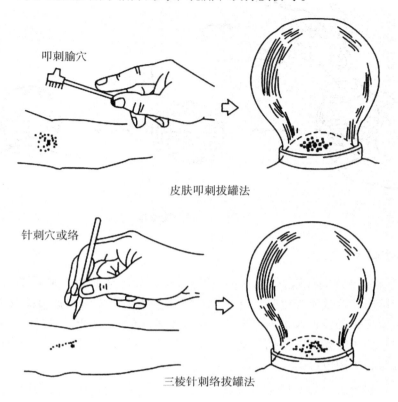

叩刺腧穴

皮肤叩刺拔罐法

针刺穴或络

三棱针刺络拔罐法

图7-15 刺络拔罐法

六、煮药拔罐法

煮药拔罐法是把配制成的药物装入袋内，放入水中煮至适当浓度，再将竹罐投入药汁内煮10～15min，使用时按煮罐法吸拔于患处。此法多用于风湿等。常用的药物处方有：①麻黄、蕲艾、羌活、独活、防风、秦艽、木瓜、川椒、生乌头、洋金花、刘寄奴、乳香、没药各6g。②川椒、桂枝、防风、当归、杜仲、牛膝、麻黄、桑寄生、川乌、红花各30g。③羌活、独活、紫苏、蕲艾、石菖蒲、香白芷、防风、当归、茜草各15g，莲须、大葱各60g。

七、储药拔罐法

储药拔罐法的操作方法有两种：一种是抽气罐内事先盛储一定量的药液（约为罐子的1/2），快速紧扣于应拔部位，然后按抽气罐法，抽出罐内空气，即可吸拔于皮肤上；另一种是在玻璃火罐内盛储一定的药液（约为罐子的1/2），然后按火罐法快速吸拔在皮肤上（图7-16）。常用的药液有辣椒水、生姜汁、风湿酒等。此法常用于风湿痛、感冒、胃病等疾患。

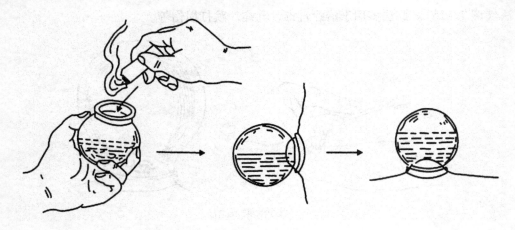

图7-16 储药拔罐法

八、起罐法

起罐（又称脱罐）的常用方法是用一手轻按罐具向一侧倾斜，另一手示、中指按住倾斜面罐口处的肌肉，使罐口与皮肤之间形成空隙，空气进入罐内则罐自落（图7-17）。起罐时不可硬拉或旋转罐具，以免损伤皮肤。用橡皮排气球抽气罐时，打开气门使空气进入罐内，则罐具脱落。用电动吸引器抽气罐时，将连接罐具的吸引管拔下，则罐具脱落，还要放松负压控制旋钮，关闭电源。

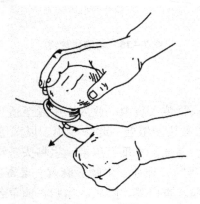

图7-17 起罐法

在背部拔多个罐时，宜按顺序先上后下起罐。用储水或药液拔罐时，须注意防止液体漏出，特别是应拔部位为水平面（如患者俯卧位，在其背部拔罐）时，应先将拔罐部位调整为侧位再起罐，也可在罐的一侧涂少量温水（如腰部拔罐时，在腰的左侧或右侧涂水），然后将罐移向涂水的一侧，使罐口从朝下的方向转为朝上再起罐。针刺与拔罐法配合应用时，起罐后若针孔出血，宜用无菌干棉球拭净。拔罐与割治、挑治法配合应用时，起罐后，宜用无菌敷料覆盖伤口。用自动起罐器起罐时，放松气嘴处的螺丝帽即可起罐；用抽气排气法拔罐时，放松阀门即可起罐。

起罐后用纱布轻轻拭去罐斑处的小水珠，嘱患者避免擦伤罐斑处的皮肤。若有瘙痒，切不可搔抓。一般情况下，罐斑处的发绀色可于几日内消失。治疗疮痈等证时，常会拔出脓血，应预先在罐口周围填以脱脂棉或纱布，以免起罐时脓血污染衣服被褥等物品；起罐后擦净脓血并对伤口进行适当处理。应用走罐法起罐后，应擦净润滑剂。

（王建林）

第四节　拔罐疗法的适应证与禁忌证

一、适应证

（1）风湿痹痛及各种神经麻痹。

（2）感冒、痰饮、咳喘。

（3）胃脘痛、腹痛、腰背痛、脚气病。

（4）痈疽疮疡初起未溃。

二、禁忌证

（1）因全身发热引起的头痛、头目昏重、抽搐、痉挛。

（2）高度神经质、狂躁不安不合作者。

（3）肌肉瘦削或露骨不平及毛发多之处。

（4）有出血倾向的疾病，如血友病、血小板减少性紫癜、咯血及白血病等。

（5）中度或重度心脏病、心力衰竭者。

（6）全身高度水肿者（水肿病）。

（7）孕妇腰腹部。

（8）皮肤高度过敏者，各种皮肤病及溃疡，施术部位皮肤破损溃烂者，外伤骨折者，或有静脉张、癌肿局部、恶病质、皮肤丧失弹性者。

（9）活动性肺结核、妇女月经期。

（10）大血管附近、浅显动脉分布处及瘢痕处。

（11）醉酒、过饥、过饱、消渴、过度疲劳者。

（常万基）

第五节　拔罐疗法的注意事项

拔罐疗法的注意事项主要有以下几方面。

（1）选择肌肉丰满，毛发少的部位拔罐。

（2）根据病情和拔罐部位的不同，采用不同的拔罐方法及选用口径大小合适的罐（或瓶）。患者体位要舒适。

（3）操作时谨防烫伤皮肤。点火入罐时动作要敏捷，避免烫伤皮肤，或先于局部涂以凡士林，既能增强吸着力，又能防罐口灼伤皮肤。在点火过程中如发现罐口发烫时，应当换罐；应用闪火法和滴酒法时，防止燃着的棉花掉下；应用架火法时，不要将点燃的火架撞翻；应用蒸汽罐和煮药罐时，应甩去罐中的热水和药液，以防引起烫伤。

（4）在应用针罐时，避免将针撞压入深处并防止弯针和折针。

（5）在应用刺络拔罐时，刺血工具要严密消毒，出血量要适当。眼区及面颊部不宜采用。体质虚弱，贫血、肿瘤、出血性疾病患者，孕妇、月经期不宜采用此法治疗。

（6）在应用走罐时，罐口应光滑，不宜吸拔过紧，不能在骨突出处推拉，以免损伤皮肤。

（7）留罐时间不宜太久，以免皮肤起泡，引起烫伤。留罐一般以 10min 为宜。如烫伤时，可涂甲基紫或烫伤膏，并防止感染。

（8）起罐时手法宜轻缓，不可硬行单向上提或旋转。

（9）拔罐后如局部瘀血严重或疼痛时，可轻轻按摩被拔部位，在局部瘀血现象尚未消退以前，不宜再在原处拔罐。

（10）患者如有晕罐现象，应立即起罐，及时做妥善处理。

（常万基）

第六节　热敏灸疗法概述

一、热敏灸疗法的概念

热敏灸疗法是选择热敏的腧穴，施给消敏的灸量进行悬灸以提高疗效的一种灸疗新技术。换言之，热敏灸，灸在体表，热在体内！热敏灸疗法实现了针刺疗法所要求的"气至病所"、"气至而有效，效之信，若风之吹云，明乎若见苍天"的神奇现象与疗效！即"一根微细的艾条，一点微弱的热量，作用于人体体表微小的特殊部位，施以微妙的手法操作，顿时，一股温暖舒适的感觉，直奔病所，病症慢慢开始缓解"。

传统的悬灸疗法是以固定经穴为灸位，局部与表面的温热为灸感，每穴艾灸时间没有个体化的明确灸量指征，其结果是临床灸疗疗效的潜力未能发挥。热敏灸疗法与传统温和灸疗法一样，都是对准穴位"悬空"而灸的悬灸疗法，但有以下本质的不同。

（一）灸感不同

灸感即施灸时患者的自我感觉。对于悬灸疗法，艾热作用于体表，自然产生热感。针刺疗法的精髓与灵魂是"刺之要，气至而有效"，即激发经气，气至病所。热敏灸强调要求施灸过程中产生透热、扩热、传热、局部不（微）热远部热、表面不（微）热深部热、非热觉等6种热敏灸感和经气感传，气至病所，而传统悬灸仅有局部和表面的热感。

（二）灸位不同

灸位即施灸部位，热敏灸是在热敏穴位上施灸，热敏穴位对艾热异常敏感，最易激发经气感传，产生小刺激大反应；而传统悬灸由于未认识到穴位有敏化态与静息态之别，因此不要求辨别与选择热敏穴位施灸，因此激发经气感传的效率较低。

（三）灸量不同

灸量即艾灸的每次有效作用剂量。艾灸剂量由艾灸强度、艾灸面积、艾灸时间三个因素组成，在前两个因素基本不变的情况下，艾灸剂量主要由艾灸时间所决定。在施行热敏灸疗法时，每穴的施灸时间不是固定不变的，而是因人因病因穴而不同，是以个体化的热敏灸感消失为度的施灸时间，这是患病机体自身表达出来的需求灸量，所以是最适的个体化充足灸量即饱和消敏灸量。而传统悬灸的灸量每次每穴一般从 10 分钟到 15 分钟，或者以局部皮肤潮红为度，往往达不到治疗个体化的最佳灸量。

（四）灸效不同

20 年的研究表明，由于热敏灸激发经气，气至病所，实现古人"气至而有效"的要求，因此热敏灸的疗效较传统悬灸疗法有大幅度提高。尤其对以下病症有良好疗效：支气管哮喘、过敏性鼻炎、功能性消化不良、肠易激综合征、功能性便秘、原发性痛经、慢性盆腔炎症、阳痿、面瘫、颈椎病、腰椎间盘突出症、膝关节骨性关节炎、肌筋膜疼痛综合征等。

二、热敏灸疗法的规律

我们从 20 年的灸疗临床研究中认识到以下四条灸疗热敏规律，进而大幅度提高了灸疗临床疗效。

（一）灸材热敏规律

能够高效激发经气，发动感传的材料就是最佳的灸材。我们研究了多种材料作为灸材，比较它们激发经气的效率与临床疗效。发现艾材产生的艾热最易激发经气，发动感传，疗效最好。因此，热敏灸的最佳热刺激为艾热刺激。

（二）灸位热敏规律

热敏穴位是最佳施灸部位。我们分别研究了艾灸热敏穴位与非热敏穴位治疗如骨性膝关节炎、肌筋膜疼痛综合征、颈椎病、腰椎间盘突出症、感冒、面瘫、功能性消化不良、肠易激综合征、男性性功能障碍、痛经、盆腔炎、支气管哮喘、中风等病症的疗效差异，结果表明，由于热敏穴位最易激发经气，发动感传，因此疗效更好。

（三）灸量热敏规律

每次每穴的施灸剂量，以该穴热敏灸感消失为最佳灸疗剂量（即消敏剂量）。这是个体化的最佳充足剂量，因人而异，因病而异，因穴而异，这是保证热敏灸临床疗效的关键之一。每次给予艾热刺激的量最终取决于敏化态穴位的消敏或脱敏量，达到这个剂量灸疗疗效明显提高，这时穴位的热敏态转化为消敏态（即非热敏态）。通常艾灸剂量由艾灸强度、艾灸面积、艾灸时间三个因素组成，在前两个因素基本不变的情况下，艾灸剂量主要由艾灸时间所决定。在施行热敏灸疗法时，每穴的施灸时间不是固定不变的，而是因人因病因穴而不同，是以个体化的热敏灸感消失所需时间为度。

（四）灸效适应证热敏规律

凡是出现穴位热敏的病症就是产生灸效的最佳适应证。我们 20 年的灸疗临床研究表明"灸之要，气至而有效"，即艾灸能够像针刺一样激发经气，发动感传，而且必须激发经气，发动感传才能提高疗效。由于艾灸热敏穴位能高效激发经气，发动感传，因此凡是出现穴位热敏的病症就是灸效的最佳适应证。我们临床研究表明非热敏穴位艾灸也能产生一定疗效，但热敏穴位艾灸能大幅度提高疗效。尤其对于初诊的灸疗患者，这条规律对于指导我们正确把握灸疗适应证，预测灸疗疗效有重要临床价值。

（王旭光）

第七节　热敏灸疗法的理论基础

一、穴位的概念

针灸疗法是采用针灸等手段刺激穴位，通过激发经气活动来调整人体紊乱的生理生化功能，从而达到防病治病目的的一种治疗方法。取穴准确与否直接影响针灸的临床疗效。那么穴位是什么？人类在长期的医疗实践中发现：人体有病时，在体表的某些部位会发生一些可以被观察到或感觉到的各种改变。这些改变包括形态改变和功能改变。形态改变如皮下组织和肌肉处出现条索状、结节状改变，皮肤出现皮疹、浅表血管改变和色泽改变等；功能改变如对来自外界的刺激敏感程度发生改变、低电阻和皮肤温度改变等。这些改变有的单独存在，有的相互并存，伴随疾病的发生而出现，随疾病变化而变化，随疾病痊愈而消失。这种伴随疾病变化的体表反应部位（或称疾病反应点）就是穴位概念的最早起源。同时也发现，抚摸、按压、叩打这些反应部位可以减轻病痛。长期这种经验的积累最后逐渐形成了穴位的概念。目前人们还不能从形态方面来认识穴位，只能从功能上来描述。在生理状态下，人们并不能感觉到穴位的存在，但是在病理状态下，与疾病相关的穴位就会出现能感觉到的变化。虽然我们目前还不了解穴位的本质，但已掌握了穴位调控人体功能的许多规律。可以这样认为，穴位就是个体化、动态的、敏化态的疾病体表反应部位，同时也是调控人体功能达到防病治病目的针灸刺激部位。正如《灵枢·背腧》所说穴位："欲得而验之，按其处，应在中而痛解，乃其腧也。"

二、穴位热敏化现象

穴位热敏是一种新发现的疾病体表反应现象。我们在长达20年的灸疗临床实践中，观察到人体在疾病或亚健康状态下，相关穴位会发生热敏。对热敏穴位艾灸时会表现出一些奇异的灸感现象。第一是透热：灸热从施灸点皮肤表面直接向深部组织穿透，甚至直达胸腹腔脏器；第二是扩热：灸热以施灸点为中心向周围扩散；第三是传热：灸热从施灸点开始沿某一路线向远部传导，甚至到达病所；第四是局部不（微）热远部热：施灸部位不（或微）热，而远离施灸的部位感觉甚热。第五是表面不（微）热深部热：施灸部位的皮肤不（或微）热，而皮肤下深部组织甚至胸腹腔脏器感觉甚热；第六是产生其他非热感觉：施灸（悬灸）部位或远离施灸部位产生酸、胀、压、重、痛、麻、冷等非热感觉。上述灸感传导之处，病症随之而缓解。如悬灸风门穴，热胀感向肩部传导，多年肩痛立即缓解；悬灸阳陵泉穴，热胀感向腰部传导，多年腰部困重紧痛感立即缓解；悬灸三阴交穴，热流传至下腹部，几次治疗后盆腔积液明显改善；悬灸天枢穴，热流直透腹腔，几次治疗后，多年紊乱的肠功能明显改善。以上现象的发生有一个共同的特征，就是相关穴位对艾热异常敏感，产生一个"小刺激大反应"（其他非相关穴位对艾热仅产生局部和表面的热感）。我们称这种现象为穴位热敏现象，这些穴位称为热敏穴位。

三、穴位热敏化特征

在疾病状态下，穴位发生热敏有以下特征，这是探查和判断热敏穴位的标志。

（一）透热

灸热从施灸穴位皮肤表面直接向深部组织穿透，甚至直达胸、腹腔脏器。

（二）扩热

灸热以施灸穴位为中心向周围片状扩散。

（三）传热

灸热从施灸穴位开始循经脉路线向远部传导，甚至到达病所。

（四）局部不（微）热远部热

施灸部位不（或微）热，而远离施灸的部位感觉甚热。

（五）表面不（微）热深部热

施灸部位的皮肤不（或微）热，而皮肤下深部组织甚至胸腹腔脏器感觉甚热。

（六）其他非热感觉

施灸（悬灸）部位或远离施灸部位产生酸、胀、压、重、痛、麻、冷等非热感觉。

热敏穴位在艾热的刺激下，会产生以上6种灸感，只要出现以上一种或一种以上灸感就表明该穴位已发生热敏化，即为热敏穴位。

四、穴位热敏化规律

（一）穴位热敏现象具有普遍性

通过对颈椎病、腰椎间盘突出症、膝关节骨性关节炎、肌筋膜疼痛综合征、支气管哮喘、慢性支气管炎、非溃疡性消化不良、功能性便秘、肠易激综合征、排卵障碍性不孕、慢性盆腔炎、痛经、周围性面瘫等20种疾病以及健康人对照的穴位热敏普查的研究，结果表明，在疾病状态下，穴位热敏现象的出现率为70%，明显高于健康人的10%。寒证、湿证、瘀证、虚证患者居多，急性病和慢性病均可出现。疾病痊愈后穴位热敏出现率下降为10%左右。表明人体在疾病状态下，体表穴位发生热敏具有普遍性，与疾病高度相关。

（二）穴位热敏部位具有动态性

以周围性面瘫、腰椎间盘突出症、膝关节骨性关节炎、肌筋膜疼痛综合征、支气管哮喘、痛经、排卵障碍性不孕等7种疾病患者为研究对象，将469个热敏穴位与经穴作对比研究，结果表明，其出现部位呈现出时变的特征，随病情变化而变化。动态的热敏穴位与部位固定的经穴重合率仅为48.76%，与压痛点的重合率为34.75%。表明热敏穴位的出现部位仅可以经穴或压痛点为参照坐标系来粗定位，而准确定位必须以热敏灸感为标准。正如《灵枢·九针十二原》所说："所言节者，神气之所游行出入也，非皮肉筋骨也。"《灵枢·背腧》所说："胸中大腧在杼骨之端，肺腧在三焦之间，心腧在五焦之间，膈腧在七焦之间，肝腧在九焦之间，脾腧在十一焦之间，肾腧在十四焦之间，皆挟脊相去三寸所，则欲得而验之，按其处，应在中而痛解，乃其腧也"。

（三）穴位热敏分布具有证候相关性

我们的研究发现：穴位发生热敏有其自身的分布规律，如周围性面瘫，热敏常发生在翳风穴；功能性便秘，热敏常发生在大肠俞；痛经，热敏常发生在关元；过敏性鼻炎，热敏常发生在上印堂。我们已经研究和初步认识了神经系统、运动系统、消化系统、呼吸系统、生殖系统等的 20 余种疾病穴位热敏分布部位的高发区，其分布规律与中医的证候高度相关。

（四）艾灸热敏穴位发动经气感传具有高效性

通过对面瘫、三叉神经痛、颈椎病、腰椎间盘突出症、膝关节骨性关节炎、肌筋膜疼痛综合征、慢性支气管炎、支气管哮喘、非溃疡性消化不良、功能性便秘、肠易激综合征、排卵障碍性不孕、痛经和勃起功能障碍共 14 种病症，540 例患者艾灸热敏穴位激发经气感传研究，结果表明，艾灸热敏穴位的经气感传出现率达 94.0%，而悬灸非热敏穴位的经气感传出现率仅约 23.5%，有非常显著性统计学差异。表明悬灸热敏穴位能高效发动经气感传，是实现"气至而有效，效之信，若风之吹云，明乎若见苍天"的切入点。

五、艾灸疗法的作用

艾灸疗法是用艾叶制成的艾灸材料产生艾热刺激体表穴位或特定部位，通过激发经气的活动来调整人体紊乱的生理生化功能，从而达到防病治病目的的一种治疗方法。艾灸疗法具有温通经脉，调和气血，平衡阴阳的作用，应用历史悠久。在战国时代成书的《素问·异法方宜论》就有"北方者，天地所闭藏之域也，其地高陵居，风寒冰冽，其民乐野处而乳食，藏寒生满病，其治宜灸焫，故灸焫者，亦从北方来"的记载。艾灸疗法应用范围广泛，病症无论寒热、虚实、阴阳、表里均可施灸，治疗效果好，易学易用，成本低廉，安全有效，操作简便，灸处温暖舒适，深受广大患者的欢迎。艾灸疗法广泛应用于临床各科疾病的治疗与保健中，具有以下作用。

（一）温经散寒，行气通络

气血的运行，遇寒则凝，得温则散，故一切气血凝涩、经络痹阻的疾病，均可用艾灸来温经通络、散寒除痹，达到治疗目的。

（二）扶阳固脱，升阳举陷

阳气虚弱不固，轻者下陷，重者虚脱。艾叶性属纯阳，火本属阳，两阳相加，可益气温阳，升阳举陷，扶阳固脱。临床上阳气虚脱、气虚下陷等病症均可以用艾灸疗法来治疗。

（三）泄热拔毒，消瘀散结

早在《黄帝内经》中就有艾灸治疗痈肿的记载，《备急千金要方》中进一步指出灸法具有宣泄脏腑实热的作用，说明热症用灸并非是禁忌。《医学入门》指出："热者灸之，引郁热之气外发，火就燥之义也"，而且在《医宗金鉴》中亦认为艾灸能开结拔毒，所以，"热症可灸"具有理论与临床依据。气血遇寒，凝涩为瘀。艾灸能温阳行气，气行则瘀散，血得温则行，故艾灸能消瘀散结。

（四）防病保健，延年益寿

"治未病"是中医学的重要学术思想，艾灸除了治疗作用外，还具有预防疾病、保健延年的功效。《黄帝内经》中提出"犬所啮之处灸三壮，即以犬伤法灸之"，《针灸大成》中也认为艾灸能预防中风，《扁鹊心书》则明确提出，人无病时，常灸关元、气海、命门等穴，能延年益寿，民间亦有"三里灸不绝，一切灾病息"之说。现代研究也表明，艾灸确能提高机体免疫能力，从而达到防病保健、延年益寿的功效，可见艾灸具有预防疾病的功效。

六、艾灸疗法的作用特点

艾灸热刺激是一种非特异性刺激，通过激发体内固有的调节系统（即经气系统）功能，使失调、紊乱的生理生化过程恢复正常。因此艾灸作用并不是艾灸刺激直接产生，而是通过体内介导的固有调节系统所产生，这就决定了艾灸作用是调节作用，并具有以下特点。

（一）双向调节

艾灸的双向调节特点是指艾灸穴位能产生兴奋或抑制的双重效应。当适宜的艾灸刺激作用于机体，其效应总是使偏离正常生理状态的生理生化功能朝着正常生理状态方向发展转化，使紊乱的功能恢复正常。即在机体功能状态低下时，艾灸可使之增强；功能状态亢进时又可使之降低，但对正常生理功能无明显影响。艾灸的双向调节特点，是艾灸疗法无毒副反应的根本原因。

（二）整体调节

艾灸的整体调节特点包括两方面含义：一是指艾灸穴位可在不同水平上同时对多个器官、系统功能产生影响，如针刺麻醉，在产生针刺镇痛效应时，同时增强机体相关调节功能，减少术中对生理功能的干扰，又调节免疫，促进术后恢复；二是指艾灸对某一器官功能的调节作用，是通过该器官所属系统甚至全身各系统功能的综合调节而实现的，如艾灸通过调整交感神经和迷走神经张力，分别调整胃肠动力、调整胃酸分泌、保护胃肠黏膜等，从而治疗胃和十二指肠溃疡。艾灸对机体各系统、各器官功能几乎均能发挥多环节、多水平、多途径的综合调节作用。艾灸的整体调节特点是艾灸具有广泛适应证的基本原因。

（三）品质调节

艾灸的品质调节特点是指艾灸具有提高体内各调节系统品质（调节系统品质是量度调节系统调节能力大小的一个参量），增强自身调节能力以维持各生理生化参量稳定的作用。

机体内存在着一系列维持内环境各生理生化参量相对稳定的复杂调节系统，主要是神经－内分泌－免疫调节系统。能对各种影响内环境稳定的干扰作出主动的调节反应以维持内环境稳定。艾灸正是通过激发或诱导体内这些调节系统，调动体内固有的调节潜力，提高其调节品质，增强其调节能力，从而产生双向调节效应、整体调节效应和自限调节效应，使紊乱的生理生化功能恢复正常。从艾灸刺激到艾灸效应，两者不是直接联系，其中艾灸效应由体内各种调节系统介导。

艾灸的这一品质调节作用揭示了艾灸对偏离正常态的紊乱生理功能呈现双向调节效应，而对正常态生理功能无明显影响这一现象的深层次答案：即艾灸对正常态生理功能无影响，并不是对正常态机体功能无作用。无论对机体正常态或病理态，艾灸都提高了体内调节系统的调节品质，增强了调节能力，但对不同机体状态表现不同。对病理态呈现双向调节作用（治病作用），而对正常态呈现防病保健作用，表现为对随后受到的干扰因素（致病因素）引起的机体功能紊乱偏离度显著减少。经常艾灸足三里穴可以增强机体免疫力，提高机体防病能力就是艾灸品质调节作用的体现。艾灸的品质调节作用是艾灸防病保健作用的内在机制，具有重要的理论与临床意义，是一块待开垦的新领域。

（四）自限调节

艾灸的自限性调节特点包括两方面含义：一是指艾灸的调节能力与针刺疗法一样，都是有限度的，只能在生理调节范围内发挥作用；一是指艾灸的调节能力必须依赖于有关组织结构的完整与潜在的功能储备。因为艾灸治病的机制是通过激发或诱导机体内源性调节系统的功能，使失调、紊乱的生理生化过程恢复正常，这在本质上就是生理调节，这就决定了艾灸作用具有以上的自限性。如针刺麻醉中的镇痛不全，这是针刺镇痛的固有"本性"。又如对某些功能衰竭或组织结构发生不可逆损害，或某些物质缺乏的患者，艾灸就难以奏效。了解艾灸调节的自限性，有利于我们正确认识艾灸的适应证与合理应用艾灸疗法，从而提高临床疗效。

七、艾灸疗法的适应证

艾灸疗法是用艾叶制成艾灸材料产生的艾热刺激体表穴位或特定部位，通过激发经气的活动来调整人体紊乱的生理生化功能，从而达到防病治病目的的一种治疗方法。"经气所过，主治所及"，因此艾灸对寒证、热证、表证、里证、虚证与实证均有效。

（一）寒湿入体，灸优于针

寒邪收引，湿性凝滞，寒湿为邪，经络闭阻，而艾灸疗法深具温经通络、祛湿散寒的作用，可用于治疗寒凝湿滞、经络痹阻引起的各种病症。在治疗上，由于寒湿引起的病症中应以艾灸疗法为主，取其"以阳制阴"之意，可收事半功倍之效。

（二）阳虚病症，灸贵于针

艾叶为纯阳之品，性温通经络；艾火温热，可直达经络，补虚起陷。因此，对于以阳虚为主的病症，用艾灸治疗能温补阳气、升阳举陷，使火气助元气，以达助阳治病之功。

（三）瘀血阻络，灸之所宜

寒邪凝涩，血运不畅成瘀，或气滞血瘀、血虚成瘀等，阻滞经络。艾灸能温经通阳，温运气血，气行则血行，血行则瘀散，故治疗瘀血阻络，艾灸能化瘀通络，取其"温通"效应。

（四）气阴不足，亦可用灸

金元四大家之一朱丹溪认为热证用灸，乃"从治"之意，之所以用于阴虚证的治疗，是因灸有补阳之功效，而"阳生则阴长"也。气虚、阴虚者，用灸法以热补气，使脾胃气盛，运化正常，则气阴得补，此为"以阳化阴"之意，故气阴亏虚之证亦可用灸。

（五）热毒之证，亦可灸之

历代有不少医家提出热证禁灸的观点，如汉代张仲景指出热证灸治可引起不良后果，并告诫人们无论是阳盛的热证或是阴虚的热证，均不可用灸法。清代医家王孟英还提出了"灸可攻阴"之说，把灸法用于热证，视为畏途。近代艾灸教材也有把热证定为禁灸之列，有些人甚至认为"用之则犹如火上添油，热势更炽"。然而，通考《黄帝内经》全文，并无"发热不能用灸"的条文与字样，却有"热病二十九灸"之说；又《素问·六元正纪大论》认为"火郁发之"，灸法可以使血脉扩张，血流加速，腠理宣通，从而达到"火郁发之"，散热退热与祛邪外出的目的；明代龚居中在其《红炉点雪》一书中，更是明确指出灸法用于寒热虚实诸证，无往不利。因此，艾灸疗法并非是"以火济火"，而恰恰是"热能行热"。故火热之症，亦可灸之。

八、热敏灸感与临床疗效的关系

灸感，指施灸时患者的自我感觉。对于悬灸疗法，艾热作用于体表，自然产生热感。但由于穴位的不同，穴位与非穴位的不同，穴位功能状态（静息态与敏化态或称开与合态）的不同，艾灸的热感类型也不同。健康人体由于穴位处于静息态，艾灸通常产生皮肤局部和表面的热感。但是人体在疾病状态下，当穴位处于热敏化态时，艾灸通常产生以下6种特殊感觉：第一是透热，灸热从施灸点皮肤表面直接向深部组织穿透，甚至直达胸腹腔脏器；第二是扩热，灸热以施灸点为中心向周围扩散；第三是传热，灸热从施灸点开始循经脉路线向远部传导，甚至到达病所；第四是局部不（微）热远部热，施灸部位不（或微）热，而远离施灸的部位感觉甚热；第五是表面不（微）热深部热，施灸部位的皮肤不（或微）热，而皮肤下深部组织甚至胸腹腔脏器感觉甚热；第六是产生其他非热感觉，施灸（悬灸）部位或远离施灸部位产生酸、胀、压、重、痛、麻、冷等非热感觉。我们通常称前者（局部和表面的热感）为普通灸感，称后者（6种特殊感觉）为热敏灸感。热敏灸感是经气激发与传导时产生的多种特殊感觉，是经气激发与传导的标志。热敏灸感的激发是提高艾灸疗效的前提！由于不同热敏灸感携带了不同的艾灸信息，破译其密码含义从而辨敏施灸则是提高艾灸疗效的关键！

针刺疗法的精髓与灵魂是《灵枢·九针十二原》所训："刺之要，气至而有效，效之信，若风之吹云，明乎若见苍天，刺之道毕矣"，即激发经气，气至病所。古代医家已把激发经气，促进气至病所作为提高针灸疗效的一种积极手段。《三国志》在描述东汉名医华佗行针治病时说"下针言，当引某许，若至语人，病者言，已到，应便拔针，病亦行差"这就是对经气感传与针刺疗效关系的生动描述。《针灸大成》中所说的"有病道远者必先使气直到病所"就是一个尽人皆知的著名论断。强调行针治病时务必使气直到病所。近40年来，我国学者的研究结果已经表明：经气感传活动是人体经气运行的表现，是人体内源性调节功能被激活的标志。针刺疗效与经气感传显著程度密切相关，经气感传愈显著，针刺疗效也愈好。采用激发经气感传，促进气至病所的方法，对治疗一些西医学棘手的病症已收到意想不到的效果。

热敏灸感是指艾热悬灸热敏穴位（即热敏灸）时产生的透热、扩热、传热、局部不（微）热远部热、表面不（微）热深部热、非热感觉等特殊感觉。这与针刺产生的经气感传活动一样，热敏灸感也是人体经气激发与运行的表现，是人体内源性调节功能被激活的标志，因此热敏灸感的产生预示着能显著提高艾灸疗效。近年来我们对肌筋膜疼痛综合征、膝关节骨性关节炎与腰椎间盘突出症等进行了辨敏施灸与辨证施灸的灸疗疗效比较研究，表明热敏灸感的产生能显著提高艾灸疗效。如热敏灸治疗肌筋膜疼痛综合征的显效率从24.0%提高到86.0%，热敏灸治疗膝关节骨性关节炎的显效率从21.05%提高到80.95%，热敏灸治疗腰椎间盘突出症的显效率从41.0%提高到82.0%。

（王旭光）

第八节　热敏灸疗法的技术要点

一、热敏穴位的探查

热敏灸疗法操作的第一步是探查明确热敏穴位的准确位置，这是产生热敏灸独特疗效的前提。探查热敏穴位必须熟悉认识热敏灸感，选择合适的艾灸材料，采用正确的艾灸方式。热敏穴位的最佳刺激方式为艾条悬灸，故选择艾条作为热敏穴位探查的灸材。保持环境安静，环境温度保持在 20～30℃ 为宜。患者选择舒适体位，充分暴露探查部位，肌肉放松，均匀呼吸，集中注意力于施灸部位，体会在艾灸探查过程中的感觉。

热敏穴位是疾病在体表的特定反应部位，它直接或间接地反映疾病的部位、性质和病理变化。不同疾病的热敏穴位出现部位是不同的，操作上可从粗定位到细定位二步法来探查。

（一）热敏穴位的粗定位

热敏穴位的粗定位是指疾病状态下，相关穴位发生热敏化的高概率大致区域。穴位发生热敏化是有规律的，即有其高发部位。如感冒，过敏性鼻炎的热敏穴位高发部位在上印堂区域；支气管哮喘的热敏穴位高发部位在肺俞区域；面瘫的热敏穴位高发部位在翳风区域（详见治疗篇内容）。首先了解这一点，使我们能针对性地在某一个或几个狭小区域对热敏穴位进行准确定位或细定位。

（二）热敏穴位的细定位

热敏穴位在艾热的刺激下，会产生以下 6 种灸感，只要出现以下一种或一种以上灸感就表明该穴位已发生热敏化，即为热敏穴位。产生这种灸感的部位即为热敏穴位的准确定位。

1. 透热　灸热从施灸穴位皮肤表面直接向深部组织穿透，甚至直达胸、腹腔脏器。

2. 扩热　灸热以施灸穴位为中心向周围片状扩散。

3. 传热　灸热从施灸穴位开始循经脉路线向远部传导，甚至到达病所。

4. 局部不（微）热远部热　施灸部位不（或微）热，而远离施灸的部位感觉甚热。

5. 表面不（微）热深部热　施灸部位的皮肤不（或微）热，而皮肤下深部组织甚至胸腹腔脏器感觉甚热。

6. 其他非热感觉　施灸（悬灸）部位或远离施灸部位产生酸、胀、压、重、痛、麻、冷等非热感觉。

细定位的探查手法有 4 种：

1. 回旋灸　用点燃的艾条的一端与施灸部位距离皮肤 3cm 左右，不固定地反复旋转施灸，以患者感觉施灸部位温热潮红为度。有利于温热施灸部位的气血。

2. 循经往返灸　用点燃的艾条在患者体表，距离皮肤 3cm 左右，沿经脉方向循行往返匀速移动施灸，以患者感觉施灸路线温热潮红为度。循经往返灸有利于疏通经络，激发经气。

3. 雀啄灸　用点燃的艾条的一端与皮肤不固定在一定的距离，像鸟雀啄食一样，一上一下活动的施灸。雀啄灸有利于施灸部位进一步加强敏化，从而为局部的经气激发，产生灸性感传奠定基础。

4. 温和灸　用艾条的一端点燃，对准穴位或患处，约距皮肤 3cm 左右施灸，使局部有热感而无灼痛为宜。温和灸有利于施灸部位进一步激发经气，发动感传。

热敏穴位的探查手法通常是上述 3 种手法的密切配合。按上述顺序每种操作 1 分钟，反复重复上述手法，灸至皮肤潮红为度，一般 2～3 遍即可。然后再施行温和灸手法。在此过程中，患者要集中注意力，细心体会施灸部位的灸感变化，当出现上述六种热敏感觉中的任何一种时，应及时告知施灸者。这时热敏灸感的产生部位即为热敏穴位的准确部位。

有些患者慢性疾病处于疾病稳定期，穴位热敏化可能为迟发型，可采用以下强壮穴的温和灸激发方法来提高患者整体经气水平，然后采用上述手法再进行探查。常用的强壮穴位有神阙、关元、大椎、肾俞、足三里等，每次施灸时间为 40 分钟左右，每天 1 次，一般 4～6 次。

二、热敏灸的选穴原则

在所有探查出来的热敏穴位中，按照如下原则选取最佳的热敏穴进行热敏灸操作。

（1）以出现热觉灸感经过，或直达病变部位的热敏穴位为首选热敏穴位。

（2）以出现非热灸感的热敏穴位为首选热敏穴位，而痛感又优于酸胀感。

（3）以出现较强的热敏灸感的热敏穴位为首选热敏穴位。

三、热敏灸的施灸方法

热敏灸疗法采用艾条悬灸的方法，可分为单点温和灸、双点温和灸、三点温和灸、接力温和灸、循经往返灸。

（一）单点温和灸

将点燃的艾条对准已经施行上述3个步骤的热敏穴位部位，在距离皮肤3cm左右施行温和灸法，以患者无灼痛感为度。此种灸法有利于激发施灸部位的经气活动，发动灸性感传，开通经络。施灸时间以热敏灸感消失为度（见下述施灸剂量），不拘固定的时间（图7－18）。

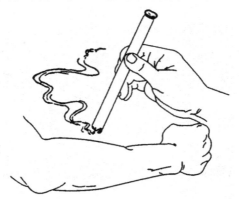

图7－18　单点温和灸

（二）双点温和灸

即同时对两个热敏穴位进行艾条悬灸操作，分单手双点温和灸和双手双点温和灸。操作手法包括回旋灸、雀啄灸、循经往返灸、温和灸。双点灸有利于传导经气，开通经络。临床操作以热敏灸感消失为度，不拘固定的施灸时间（图7－19、图7－20）。

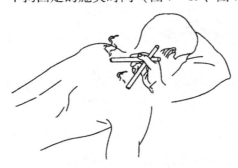

图7－19　单手双点温和灸

（三）三点温和灸

包括三角灸和 T 形灸，即同时对三个热敏穴位进行艾条悬灸操作。操作手法包括回旋灸、雀啄灸、循经往返灸、温和灸。三点灸的适用部位为颈项部、背腰部、胸腹部，如风池（双）与大椎、肾俞（双）与腰阳关、天枢（双）与关元等。三点灸有利于接通经气，开通经络。临床操作也以热敏灸感消失为度（图 7 - 21、图 7 - 22）。

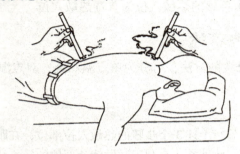

图 7 - 20　双手双点温和灸

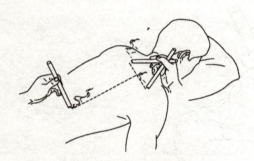

图 7 - 21　T 形温和灸

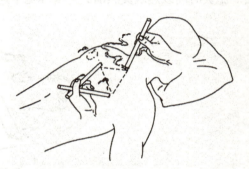

图 7 - 22　三角温和灸

（四）接力温和灸

在上述灸法的基础上，若已经找到发生热敏的穴位，如果灸感传导并不理想，可以在感传路线上远离这个穴位的另一点施行艾灸，这样可以延长感传的距离（图 7 - 23）。

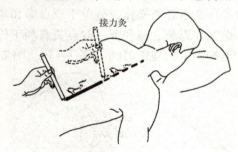

接力灸

图 7 - 23　接力温和灸

（五）循经往返灸

此法既可用于探查穴位，同时也是治疗常用的手法。是用点燃的艾条在患者体表距离皮肤 3cm 左右，沿经脉循行往返匀速移动施灸，以患者感觉施灸路线温热为度。循经往返灸有利于疏导经络，激发经气。此法适用于正气不足，感传较弱的患者，如中风患者可在偏瘫一侧施行此法。

四、热敏灸的灸量及操作流程

（一）剂量

艾灸剂量由艾灸强度、艾灸面积、艾灸时间三个因素组成，在前两个因素基本不变的情况下，艾灸剂量主要由艾灸时间所决定。在施行热敏灸疗法时，每穴的施灸时间不是固定不变的，而是因人因病因穴不同而不同，是以个体化的热敏灸感消失为度的施灸时间。不同热敏穴位施灸时从热敏灸感产生［透热、扩热、传热、局部不（微）热远部热、表面不（微）热深部热、其他非热感觉］至热敏灸感消失所需要的时间是不同的，从 10 分钟至 200 分钟不等，这是热敏穴位的最佳个体化施灸剂量，达到这个剂量灸疗疗效明显提高，这时穴位的热敏态转化为消敏态（即非热敏态）。

（二）操作规程（图 7-24）

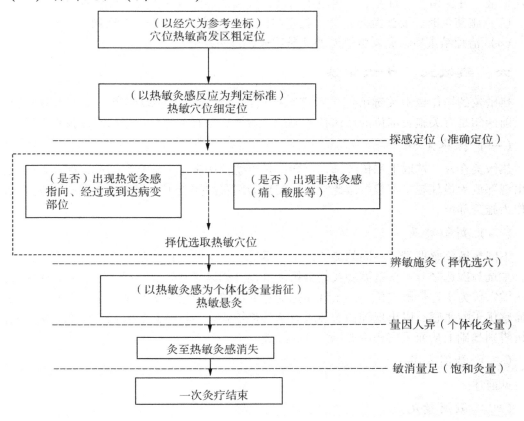

图 7-24　热敏灸疗法操作规程

五、热敏灸的适应证及注意事项

临床上凡是出现热敏穴位的疾病，无论热证、寒证，或是虚证、实证，均是热敏穴位灸疗法的适应证。

热敏穴位灸对下列病症能明显提高疗效：膝关节骨性关节炎、肌筋膜疼痛综合征、颈椎病、腰椎间盘突出症、感冒、面瘫、功能性消化不良、肠易激综合征、男性性功能障碍、痛经、慢性盆腔炎、过敏性鼻炎、支气管哮喘、缺血性中风等。

为了保证其安全有效，必须注意以下事项。

（1）施灸时，应详细了解操作过程，打消对艾灸的恐惧感或紧张感。

（2）施灸时，应根据年龄、性别、体质、病情，采取舒适的并能充分暴露施灸部位的体位。

（3）施灸剂量根据病情不同，个体不同而各不相同。

（4）婴幼儿、昏迷患者、感觉障碍、皮肤溃疡处、肿瘤晚期、出血性脑血管疾病（急性期）、血液病、大量吐（咯）血、孕妇的腹部和腰骶部禁灸。

（5）过饥、过饱、过劳、酒醉等，不宜施灸。

（6）艾灸局部出现水泡，水泡较小时，宜保护水泡，勿使破裂，一般数日即可吸收自愈。如水泡过大，用注射器从水泡下方穿入，将渗出液吸出后，从原穿刺孔注入适量庆大霉素注射液，并保留5分钟左右，再吸出药液，外用消毒敷料保护，一般数日可痊愈。

（7）施艾灸时，要注意防止艾火脱落灼伤患者，或烧坏衣服被褥等物。

（8）治疗结束后，必须将燃着的艾条熄灭，以防复燃。

六、热敏灸"十六字诀"

热敏灸的操作技术关键可用十六字来概括：探感定位、辨敏施灸、量因人异、敏消量足。前两句是有关施灸部位的操作技术关键，后两句是有关施灸剂量的操作技术关键。

（一）探感定位

热敏灸在穴位选取上和传统选穴不同，是以感觉法确定最佳施灸部位，即六种热敏灸感的出现部位为最佳施灸部位，因此需要以艾热为刺激源探查不同部位的灸感从而确定热敏穴位作为施灸部位。

（二）辨敏施灸

不同热敏灸感携带了不同的艾灸信息，尽管表明这些穴位都是热敏穴位，但有首选与后选，主选与次选之分，这些需要我们分析、辨别。如以出现热敏灸感经过，或直达病变部位的热敏穴位为主选热敏穴位；以出现非热灸感的热敏穴位为主选热敏穴位，而非热灸感中又以痛感优于酸胀感；以出现较强的热敏灸感的热敏穴位为首选热敏穴位。在上述敏化穴位的分析辨别基础上从而采用相应的悬灸方法施灸。

（三）量因人异

见前述。

（四）敏消量足

热敏灸疗法强调每次艾灸要达到个体化的消除穴位敏化状态的饱和灸量，这是保证热敏灸临床疗效的关键之一，每次给予艾热刺激的量最终取决于热敏化态穴位的消敏或脱敏剂量，达到这个剂量灸疗疗效明显提高，这时穴位的热敏态转化为消敏态（即非热敏态）。这个艾灸剂量就是这个热敏穴位的最佳充足剂量。

（王旭光）

第九节　带状疱疹后遗神经痛的热敏灸疗法

带状疱疹后遗神经痛是带状疱疹发病后期，病毒未能清除，遗留的神经痛。带状疱疹系由水痘，带状疱疹病毒引起，此病毒一般潜伏在脊髓后根神经元中。但机体抵抗力低下或劳累、感染、感冒发烧，生气上火等，病毒可再次生长繁殖，并沿神经纤维移至皮肤，使受侵犯的神经和皮肤产生激烈的炎症。皮疹一般有单侧性和按神经节段分布的特点，有集簇性的疱疹组成，并伴有疼痛；年龄愈大，神经痛愈重。带状疱疹后遗神经痛就是带状疱疹遗留下来的疼痛，属于后遗症的一种。临床上认为带状疱疹的皮疹消退以后，其局部皮肤仍有疼痛不适，且持续 1 个月以上者称为带状疱疹后遗神经痛，即 PHN。表现为局部阵发性或持续性的灼痛、刺痛、跳痛、刀割痛，严重者影响了休息、睡眠、精神状态等。据报道，带状疱疹发病率为人群的 1.4‰～4.8‰之间，约有 20% 的患者遗留有神经痛。50 岁以上老年人是带状疱疹后遗神经痛的主要人群，约占受累人数的 75% 左右。该病是医学界的疼痛难题，是中老年人健康潜在的杀手。神经痛是带状疱疹的主要特征，是由于带状疱疹病毒的亲神经性侵袭神经末梢造成的，可在发疹前或伴随皮疹出现，少儿不明显，青年人略轻，老年人较重。疼痛以胸段肋间神经和面部三叉神经分布区多见。

本病中医称蛇串疮，认为因肝脾内蕴湿热，兼感邪毒所致。情志内伤，肝经郁火，复感火热时毒，客于少阳、厥阴经络，熏灼肌肤、脉络而发为疱疹；饮食不节，损伤脾胃，致脾经湿热内蕴，复感火热时邪，客于阳明、太阴经络，浸淫肌肤、脉络发为疱疹。病久则皮损表面火热湿毒得以外泄，疱疹消退，但余邪滞留经络，久久不除，以致气虚血瘀，经络阻滞不通，多见于年老体弱者，相当于西医的带状疱疹后遗神经痛。

一、诊断依据

带状疱疹结痂痊愈后遗留 1 个月以上的疼痛就可以诊断为带状疱疹后遗神经痛。带状疱疹的诊断依据如下。

（1）先有低热、全身不适、皮肤灼热、神经痛，以后该区皮肤出现色红、疱疹。好发于一侧胸背、腹部或面部，不超过中线。

（2）皮肤疱疹呈集簇状，沿皮神经走向呈带状分布。疱疹透明，内容物澄清，疱壁紧张发亮，高处皮面。数日后水疱变浑、干燥、结痂。发病过程中伴有神经痛，常有局部淋巴结肿大。

（3）疱疹结痂脱落后可留有暂时性淡红色斑或轻度色素沉着。有的患者疱疹发生继发感染、化脓。有少数患者疱疹愈后残留神经痛，短者半个月，长者达数月之久。

二、操作方法

1. 高发热敏穴位区域　对穴位热敏高发部位病痛局部或病痛的同神经节段背俞穴、至阳、膈俞、阳陵泉等穴区进行穴位热敏探查，标记热敏穴位。

2. 热敏灸操作步骤

（1）病痛局部或同节段背俞穴单点温和灸，自觉热感透向深部，向四周扩散并传至远部或自觉麻木、疼痛感，灸至热敏灸感消失。

（2）至阳穴单点温和灸，自觉热感传至病痛附近区域，灸至热敏灸感消失。

（3）膈俞穴双点温和灸，部分的感传可直接到达病痛处，如感传仍不能上至病痛处，再取一支点燃的艾条放置感传所达部位的端点，进行温和灸，依次接力使感传到达病痛处，最后将两支艾条分别固定于膈俞和病痛局部进行温和灸，灸至热敏灸感消失。

（4）阳陵泉穴双点温和灸，部分的感传可直接到达病痛处，如感传仍不能上至病痛处，再取一支点燃的艾条放置感传所达部位的端点，进行温和灸，依次接力使感传到达病痛处，最后将两支艾条分别固定于阳陵泉和病痛局部进行温和灸，灸至热敏灸感消失。

3. 灸疗疗程　每次选取上述 1 ~ 2 组穴位，每天 1 次，10 次为 1 个疗程，疗程间休息 2 ~ 5 天，共 2 ~ 3 个疗程。

三、典型案例

病例1：赵某，女，55 岁，3 个月前左侧肩背部患"带状疱疹"，经治疗半个月后疱疹结痂脱落，但局部仍有烧灼样皮肤疼痛，衣服轻触即痛甚，治疗效果不佳。在左膈俞探及穴位热敏，立于左膈俞穴施热敏灸，热流徐徐入里，15 分钟后扩散至整个左肩背部，20 分钟后热流在左肩背部深处涌动，自觉疱疹处周围皮肤滚烫并有麻木感，灸感持续约 20 分钟后热流渐回缩至左膈俞穴并感皮肤灼热，乃停灸，完成 1 次热敏灸治疗。次日复诊，诉疼痛稍减，按上法探敏治疗 10 次，疼痛消失。

病例2：李某，女，50 岁，3 个月前左胸胁部患"带状疱疹"，经治疗后疱疹逐渐结痂脱落，但仍觉皮肤感觉异常，衣服轻触即可引起疼痛。医院诊断为带状疱疹后遗痛，药物治疗仍不能缓解症状。在患者病痛局部、左侧阳陵泉穴区探及穴位热敏，遂于病痛局部、左侧阳陵泉穴区施行双点温和灸，患者立感病痛局部有热流向里渗透，局部皮肤有麻木感，10 分钟后，患者感热流从左侧阳陵泉穴区沿胆经向上传导，再取一支点燃的艾条放置感传所达部位的端点，进行温和灸，依次接力使感传到达病痛处，30 分钟后患者感阳陵泉与病痛局部的热流连成一线，灸感持续约 15 分钟后渐回缩至阳陵泉穴，继灸 3 分钟后，患者局部皮肤灼热，遂停灸，完成 1 次热敏灸治疗。次日复诊，诉前胸胁部疼痛有所减轻，按上法探敏治疗 10 次，疼痛消失。

（柳秀峰）

第十节　失眠症的热敏灸疗法

失眠症（insomnia）指原发性失眠，表现为持续相当长时间的对睡眠的质和量的不满意，患者因此而忧虑或恐惧，并在心理上产生恶性循环而使本症持续存在。西医学认为本病与睡眠－觉醒调节机制紊乱及心理、社会因素有关，病因尚不明确。临床上可表现为夜间入睡困难、易醒、早醒、睡眠时间明显减少，白昼工作、学习、记忆及其他功能低下。

中医称失眠为"不寐"、"不得眠"，多因情志所伤，饮食不节，久病、年迈成虚，禀赋不足，心虚胆怯所致。其主要病机为脏腑阴阳失调，气血失和，以致心神失养或心神不安，阳不入阴，阴不含阳，神不守舍；或跷脉功能失调，阳跷脉亢盛，阴跷脉失于对其制约，阴不制阳，而致失眠。

一、诊断依据

（1）以睡眠障碍为几乎唯一的症状，其他症状均继发于失眠，包括难以入睡、睡眠不深、易醒、多梦、早醒、醒后不易再睡，醒后感不适、疲乏或白天困倦。

（2）上述睡眠障碍每周至少发生3次，并持续1个月以上。

（3）失眠引起显著的苦恼，或精神障碍症状的一部分，活动效率下降，或妨碍社会功能。

（4）排除躯体疾病或精神疾病导致的继发性失眠。

二、操作方法

1. 高发热敏穴位区域　对穴位热敏高发部位百会、心俞、至阳、神阙、涌泉等穴区进行穴位热敏探查，标记热敏穴位。

2. 热敏灸操作步骤

（1）百会穴单点温和灸，自觉热感深透至脑内，或向前额或向后项沿督脉传导，灸至热敏灸感消失。

（2）心俞穴双点温和灸，自觉热感深透至胸腔，或向上肢传导，或出现表面不（微）热深部热现象，灸至热敏灸感消失。

（3）至阳穴单点温和灸，自觉热感透至胸腔或沿督脉向上向下传导或扩散至整个背部，灸至热敏灸感消失。

（4）神阙穴单点温和灸，自觉热感深透至腹腔，或出现表面不（微）热深部热现象，灸至热敏灸感消失。

（5）涌泉穴双点温和灸，多出现透热或扩热等现象，灸至热敏灸感消失。

3. 灸疗疗程　每次选取上述2组穴位，每天1次，10次为1个疗程，疗程间休息2～5天，共2～3个疗程。

三、典型案例

病例1：李某，女，40岁，失眠2年，难以入睡，闻声易醒，依赖药物改善睡眠。经探查，在百会穴探及穴位热敏，即行单点温和灸，立感热流向颅内渗透，并渐向四周扩散，灸感约持续20分钟后，热流渐向百会回缩，皮肤灼热，乃停止，遂完成1次灸疗。次日复诊，患者诉不需要依赖药物可自行入睡，晨起精神尚可。于双心俞穴探及穴位热敏，给予双点温和灸，10分钟后感热感向胸腔渗透，温暖舒适，睡意渐浓，灸感约持续30分钟后渐回缩至双侧心俞，皮肤灼热，乃停灸，完成1次热敏灸治疗。按上述方法探敏治疗20次，无需依赖药物仍可一觉睡至天亮，晨起精神可。

病例2：吴某，女，45岁，睡眠差已2年。多梦易醒，有时整夜不能入睡，经常要口服地西泮（安定）才能入睡3～4小时。在百会穴探及穴位热敏，即对百会穴施单点温和灸，2分钟后向四周扩散如手掌大小范围，并向颅内深透，感头颅温热舒适，昏昏欲睡，透热灸感持续约30分钟后渐回缩并感施灸点皮肤灼热后停灸，完成1次热敏灸治疗，治疗后感整个身体精神放松，并感淡淡睡意。次日就诊，患者诉昨晚约睡3小时，精神有所好转。治疗时在至阳穴探及穴位热敏，热敏灸5分钟后出现扩热感，并向胸腔深透，灸感持续约40分钟后热流渐回缩并感施灸点皮肤灼热后停灸，完成 1 次热敏灸治疗。第 3 日复诊，患者诉昨晚未服安定入睡 5 小时，晨起精力充沛。继续按上述方法探敏治疗 15 次后，每晚能入睡5～6 小时，无噩梦，白天精神佳，食欲佳。

（柳秀峰）

第十一节　阳痿的热敏灸疗法

阳痿即勃起功能障碍是指在企图性交时，阴茎勃起硬度不足以插入阴道，或阴茎勃起硬度维持时间不足于完成满意的性生活。阳痿的发病率占成年男性的 50% 左右。男性性功能障碍包括性欲减退、勃起功能障碍、性高潮和射精功能障碍、阴茎疲软功能障碍，其中勃起功能障碍是最常见男性性功能障碍。勃起功能障碍根据发病原因可分类为心理性勃起功能障碍和器质性勃起功能障碍，器质性勃起功能障碍占 50%，主要包括血管性、神经性、内分泌性、糖尿病性、阴茎海绵体纤维化性等。

一、诊断依据

（1）男性符合非器质性性功能障碍的诊断依据。

（2）性交时不能产生阴道性交所需的充分阴茎勃起，并至少有下列 1 项：①在做爱初期（阴道性交之前）可充分勃起，但正要性交时或射精前，勃起消失或减退；②能部分勃起，但不充分，不足以性交；③不产生阴茎的膨胀；④从未有过性交所需的充分勃起；⑤仅在没有考虑性交时，产生过勃起。

二、操作方法

1. 高发热敏穴位区域　对穴位热敏高发部位关元、气冲、肾俞、腰阳关、血海等穴区进行穴位热敏探查，标记热敏穴位。

2. 热敏灸操作步骤

（1）关元、气冲穴三角温和灸，自觉热感深透至腹腔，灸至热敏灸感消失。

（2）肾俞穴双点温和灸，自觉热感深透至腹腔或扩散至腰骶部或向下肢传导，灸至热敏灸感消失。

（3）腰阳关穴单点温灸，自觉热感深透至腹腔或扩散至腰骶部或向下肢传导至脚心发热，灸至热敏灸感消失。

（4）血海穴双点温和灸，部分的感传可直接到达下腹部，如感传仍不能上至腹部者，再取一支点燃的艾条放置感传所达部位的近心端点，进行温和灸，依次接力使感传到达下腹部，最后将两支艾条分别固定于血海和下腹部进行温和灸，灸至热敏灸感消失。

3. 灸疗疗程　每次选取上述 1～2 组穴位，每天 1 次，10 次为 1 个疗程，疗程间休息 2～5 天，共 2～3 个疗程。

三、典型案例

病例1：杨某，男，42 岁，1 年前出现勃起障碍，并伴腰部酸痛，诊断为阳痿。经探查，在双肾俞探及穴位热敏，即行双点温和灸，立感热流渗透入腰部，并向四周扩散，5 分钟后热流汇合成片并感腰骶部酸胀，20 分钟后热流沿腰部传至小腹，小腹及前阴部酸胀舒适，灸感约持续 30 分钟后沿传导路线渐向双肾俞回缩，皮肤灼热，乃停止，遂完成 1 次灸疗。次日复诊，于腰阳关穴探及热敏，施温和灸，约 10 分钟后感热感深透至腹腔，持续 20 分钟左右热流渐回缩至腰阳关，皮肤灼热，乃停灸，完成 1 次热敏灸治疗。按上述方法探敏治疗 3 个疗程，共 30 次，性生活恢复正常，腰部酸痛未发作，1 年后随访未见复发。

病例 2：邵某，男，36 岁，10 个月前无明显诱因出现勃起障碍，并伴有轻微腰部酸软，手足不温，精神郁闷。经探查，关元、左肾俞穴出现穴位热敏。即在左肾俞穴施热敏灸，数分钟后左肾俞穴出现透热、扩热现象，并感热流徐徐入里，5 分钟后热流呈片状扩散至左腰背部，温热舒适，并向左腰外侧扩散，扩散至左腹部，10 分钟后感整个左腹部温热舒适，经施"接力"热敏灸，该热流继续呈片状下传至左气冲穴处，同时于关元穴施热敏灸，5 分钟后关元穴出现透热现象，热流渗透入里，并感两股热流于腹部深处汇合成片，感整个小腹滚热，自觉小腹热感明显高于左腰背部，灸感持续约 50 分钟后热流回缩至关元穴，并感皮肤灼热，遂停灸关元穴。继灸左气冲穴，5 分钟后热流继续沿传导路线回缩至左肾俞穴，并感皮肤灼热，左气冲、左肾俞穴乃停灸，完成 1 次热敏灸治疗。按上述方法治疗 3 次后晨起时阳物有自举现象，白天精神、食欲明显好转，继续按该法探敏治疗 15 次，性生活已恢复正常，1 年后随访，未见复发。

（柳秀峰）

第十二节 肠易激综合征的热敏灸疗法

肠易激综合征（irritable bowel syndrome，IBS），系最常见的肠道功能失调为主的全身性功能性疾病，常被认为是胃肠神经官能症一种，其临床特点是与排便有关的腹痛和大便习惯改变（便秘或腹泻，或便秘与腹泻交替），有时大便带大量黏液。IBS 的发病机制目前尚不十分明了，一般认为与精神心理因素、胃肠激素分泌失调、免疫功能紊乱、胃肠动力紊乱、内脏高敏感性等因素有关，是一个多因性、多态性疾病。

中医学将 IBS 归属于"泄泻"、"腹痛"、"便秘"与"郁证"等范畴，多由于感受外邪、饮食所伤，情志失常而致脏腑虚弱或功能失调，影响到脾主运化水湿功能及大肠传导失司而发病，一般认为病位在肠，脾虚肝郁、肝脾不和是本病的基本病机。

一、诊断依据

下列症状持续或间断发生 ≥3 个月。

1. 腹痛 常于排便后缓解，并伴有各种类型的排便异常。

2. 各种类型排便异常（至少在 25% 的时间内出现 2 种以上）

（1）大便频率异常。

（2）大便性状异常（硬便，稀或水样便）。

（3）排便异常（排便困难，便急，排便未尽感）。

（4）黏液便。

（5）腹胀感或胀气。

二、操作方法

1. 高发热敏穴位区域 对穴位热敏高发部位关元、天枢、大肠俞、命门、足三里等穴区进行穴位热敏探查，标记热敏穴位。

2. 热敏灸操作步骤

（1）关元、天枢穴三角温和灸，自觉热感深透至腹腔或沿两侧扩散至腰部，灸至热敏灸感消失。

（2）大肠俞、命门穴三角温和灸，自觉热感深透至腹腔或扩散至腰骶部或向下肢传导，灸至热敏灸感消失。

（3）足三里穴双点温和灸，部分的感传可直接到达腹部，如感传仍不能上至腹部者，再取一支点燃的艾条放置感传所达部位的近心端点，进行接力灸使感传到达腹部，最后将两支艾条分别固定于足三里与腹部进行温和灸，灸至热敏灸感消失。

3. 灸疗疗程 每次选取上述 1~2 组穴位，每天 1 次，10 次为 1 个疗程，疗程间休息 2~5 天，共 2~3 个疗程。

三、典型案例

病例1：叶某，男，28 岁，腹痛腹泻反复发作 3 年，多于排便后缓解。近日因精神紧张或饮食油腻后症状加重，痛则欲泻，泻后痛减，大便每日 3~5 次，不夹血及黏液，肠镜及实验室检查未见异常，诊断为肠易激综合征。经探查，在双天枢穴探及穴位热敏，即行双点温和灸，数分钟后热感渗透入腹腔，并向两侧扩散，整个腹部感温热舒适，灸感约持续 40 分钟后，热流渐向双天枢回缩，乃停止，遂完成 1 次灸疗。次日复诊，于关元穴探及热敏，施温和灸，立感热感深透至腹腔，持续 20 分钟左右热流渐回缩至关元，并感皮肤灼热，乃停灸，完成 1 次热敏灸治疗。按上述方法探敏治疗 25 次，腹部无疼痛，便软色黄并成形，日 1 行。半年后随访未见复发。

病例2：杨某，男，45 岁，2 年前开始出现下腹部胀闷不适，偶感腹痛，纳可，伴焦虑不安、头痛、头晕等症。近 3 个月出现大便干结，3~4 天 1 次，粪块呈球状有黏液。肠镜及实验室检查未见异常，诊断为肠易激综合征。就诊时，于左足三里穴发现穴位热敏，即对左足三里穴施单点温和灸。数分钟后出现远传现象，3 分钟后热流呈线状沿下肢外侧上行，15 分钟后传于左梁丘穴，即于该穴施"接力"热敏灸，产生"跳越"式传导，约 5 分钟后左下腹感酸胀，似有蚁行。左下腹灸感持续约 20 分钟后消失，2 分钟后，左梁丘穴感皮肤灼热，乃停灸，4 分钟后热流继续沿传导路线渐回缩至左足三里穴，并感皮肤灼热乃停灸，完成 1 次热敏灸治疗。次日复诊，晨起如厕 1 次，大便稍干结。且于双大肠俞穴探及穴位热敏，即施双点温和灸，1 分钟后诉热流深入腰部，并向四周扩散，5 分钟后热流汇合成片并感腰骶部酸胀，20 分钟后热流沿腰部传至小腹，并在腹部深处涌动，整个小腹酸胀舒适，该灸感持续约 15 分钟后沿传导路线渐回缩至双大肠俞穴，仍有轻微透热现象，继灸约 5 分钟后感皮肤灼热乃停灸，完成 1 次热敏灸治疗。按上述方法探敏治疗 25 次，下腹无胀闷不适，大便黄软成形，每日 1 次，睡眠佳。嘱调情志，睡前自灸双天枢穴，每穴半小时，每日 1 次，连续 1 个月，以巩固疗效。半年后随访未见复发。

（柳秀峰）

第十三节　过敏性鼻炎的热敏灸疗法

过敏性鼻炎（alergic thinitis）又称为变应性鼻炎，是主要发生于鼻黏膜，并以Ⅰ型（速发型）变态反应为主的疾病，包括常年性变应性鼻炎和花粉症。临床主要表现为发作性鼻痒、喷嚏连作、鼻塞、鼻流清涕等。本病在任何年龄都可发生，但多见于15～40岁。本病好发于春秋季。本病发病率呈现上升趋势，据国外统计其发病率在10%～20%，在我国则发病率更高，可达到37.74%。该病发生无明显性别差异，多见于青壮年，小儿患者也不少。

本病属中医学的"鼻鼽"范畴，多由是感受风邪，或禀赋不足，阳气虚弱，肺、脾、肾三脏虚损，阳气不足，卫表不固，机体受到风邪外袭，导致肺气失宣，鼻窍不利而为病。

一、诊断依据

（1）反复发作史：鼻炎呈季节性或常年性发作，或发作有可追溯诱因，阳性家族过敏史并发其他过敏疾患。

（2）典型发作症状：呈突然阵发性发作，发作时有鼻内刺痒，打喷嚏，流稀涕及鼻阻塞等症状，多无其他全身不适症状。

（3）鼻腔检查：可见鼻黏膜苍白水肿或呈灰蓝色或潮红。

（4）皮肤过敏原试验阳性。

（5）鼻分泌物嗜酸性粒细胞计数超过5%。

（6）血清IgE测定浓度高于250IU/ml。

二、操作方法

1. 高发热敏穴位区域　对穴位热敏高发部位上印堂、通天、风池、肺俞、神阙等穴区进行穴位热敏探查，标记热敏穴位。

2. 热敏灸操作步骤

（1）上印堂穴单点温和灸，自觉热感扩散至整个额部或额部紧压感，灸至热敏灸感消失。

（2）通天穴双点温和灸，自觉热感深透或扩散或紧压感，灸至热敏灸感消失。

（3）风池穴双点温和灸，自觉热感深透或向四周扩散或沿督脉上下传导，灸至热敏灸感消失。

（4）肺俞穴双点温和灸，自觉热感透至胸腔或扩散至整个背部或热感向上肢传导，灸至热敏灸感消失。

（5）神阙穴单点温和灸，自觉热感深透至腹腔，灸至热敏灸感消失。

3. 灸疗疗程　每次选取上述2～3组穴位，每天1次，10次为1个疗程，疗程间休息2～5天，共2～3个疗程。

三、典型案例

病例1：肖某，男，56岁，晨起流清涕、鼻塞10年余。每于天气变化时，粉尘多时加重，十分烦恼，医院诊断为过敏性鼻炎。经探查右通天穴、上印堂穴存在穴位热敏。对上印堂穴施单点温和灸，感热流渗透鼻腔，并自觉前额"酸胀压迫感"，双眼湿润，鼻腔流大量清涕，此灸感持续约30分钟后上印堂穴局部皮肤感灼热后停灸。换灸右通天穴，感热流徐徐入脑内，并扩散至整个头颅，自觉头部温热，灸感持续30分钟左右，透热、扩热现象消失，并感皮肤灼热，乃停灸右通天穴，完成1次热敏灸治疗。治疗后鼻塞、流清涕等症状明显改善。继续按上述方案探敏治疗15次，症状消失。

病例2：康某，男，50岁，晨起流清涕、鼻塞、打喷嚏6年。近1年来症状加重，医院诊断过敏性鼻炎。右肺俞穴、上印堂穴探及穴位热敏。对右肺俞穴施单点温和灸，温热感逐渐扩散，几分钟后感整个背部温热舒适，约5分钟后热流继续向内渗透，徐徐注入胸腔内，该灸感持续约40分钟后，热感范围变小，并感表面皮肤有灼热痛感，遂停灸。换灸上印堂穴，自觉热感扩散至整个前额，并觉前额紧压感，非常舒适，灸感持续约20分钟后渐回缩并感施灸点皮肤灼热，完成1次热敏灸治疗。继续按上述方案探敏治疗10次，症状消失。

（柳秀峰）

第十四节　荨麻疹的热敏灸疗法

荨麻疹（urticaria），俗称"风疹块"，是以异常瘙痒、皮肤出现成块、成片状风团为主要表现的疾病，发病病因目前尚不完全清楚，一般认为主要因素是机体敏感性增强，皮肤、黏膜小血管扩张及通透性增加而出现的一种局限性水肿反应，产生红斑、风团，伴瘙痒。本病病因复杂，约3/4的患者找不到原因，特别是慢性荨麻疹。因其时隐时起，遇风易发，故中医常称为"瘾疹"，又名"风疹"。

中医认为本病的病位在肌肤腠理，多与风邪侵袭，或胃肠积热有关。腠理不固，风邪侵袭，遏于肌肤，营卫不和，或素有胃肠积热，复感风邪，均可使病邪内不得疏泄，外不得透达，郁于腠理而发为本病。

一、诊断依据

（1）突然发作，皮损为大小不等，形状不一的水肿性斑块，边界清楚。

（2）皮疹时起时落，剧烈瘙痒，发作无定处，退后不留痕迹。

（3）部分病例可有腹痛腹泻，或有发热、关节痛等症。严重者可有呼吸困难，甚至引起窒息。

（4）皮肤划痕试验阳性。

（5）皮疹经过3个月以上不愈或反复间断发作者为慢性荨麻疹。

二、操作方法

1. 高发热敏穴位区域　对穴位热敏高发部位肺俞、至阳、神阙、曲池、血海、三阴交等穴区进行穴位热敏探查，标记热敏穴位。

2. 热敏灸操作步骤

（1）肺俞穴双点温和灸，自觉热感透至胸腔或扩散至整个背部或热感向上肢传导，灸至热敏灸感消失。

（2）至阳穴单点温和灸，自觉热感透至胸腔或沿背部正中向上传导或向上肢传至肘关节，灸至热敏灸感消失。

（3）神阙穴单点温和灸，自觉热感深透至腹腔，灸至热敏灸感消失。

（4）曲池穴双点温和灸，自觉热感深透向上或向下沿手阳明大肠经传导，灸至热敏灸感消失。

（5）血海穴双点温和灸，自觉热感深透或向上或向下沿足太阴脾经传导，灸至热灸感消失。

（6）三阴交穴双点温和灸，自觉热感深透或向上或向下沿足太阴脾经传导，灸至热敏灸感消失。

3. 灸疗疗程　每次选取上述 2～3 组穴位，每天 1 次，10 次为 1 个疗程，疗程间休息 2～5 天，共 2～3 个疗程。

三、典型案例

病例 1：张某，女，29 岁，荨麻疹病史 8 年余，患者双上肢，下肢及背部每天晚上 11 点后出现成团状红色皮疹，凌晨 4 点左右消退，伴瘙痒，心烦，口干等症状，8 年期间用西药常规抗过敏治疗，出疹面积及程度可以减轻，但一停药，立刻恢复原样。于督脉处循经往返灸 3 分钟后，在至阳穴出现热敏灸感，悬灸至阳穴时，患者感一股热流沿着脊柱正中逐渐往上传，传至风府穴处，且整个肩胛均有热感，灸感持续 35 分钟后热感逐渐减退消失，继续探查，灸双侧血海穴，数分钟后左侧热感沿左侧大腿往上传导，行接力灸，热感传至小腹，整个小腹感到温暖，灸感持续 45 分钟后热感逐渐减弱消退，停灸，完成 1 次热敏灸治疗。按上述方法治疗 10 次后，患者可以逐渐减少西药的用量，15 次后停西药后晚上未出疹，再巩固 5 次后出院，嘱患者每晚睡前灸神阙 30 分钟。6 个月后随访未复发。

病例 2：贺某，男，32 岁，肩背部皮肤瘙痒、皮疹反复出现 2 年余，医院诊断为荨麻疹，虽经中西药治疗，疗效不佳。在双肺俞穴处探及穴位热敏。即于双肺俞穴处施双点温和灸，数分钟后感热流缓缓渗入皮肤，并明显扩热，10 分钟后整个肩背部感到温热似有蚁行感，约 30 分钟后热流沿上臂外侧片状下行，到肘关节曲池穴附近停止，继在曲池穴行"接力"热敏灸，感热流继续沿前臂外侧下行至示指，灸感持续约 15 分钟后热感回缩至曲池穴并感皮肤灼热，乃停灸曲池穴。约 25 分钟后，热流回缩至双肺俞穴，且皮肤表面灼热，遂停灸双肺俞穴，完成 1 次热敏灸治疗。次日复诊，皮肤瘙痒明显好转，皮疹颜色变淡。继按上述治疗方案探敏治疗 10 次，上述症状消失。嘱家属每晚睡前温和灸双肺俞穴半小时，每日 1 次，连续 10 天，以巩固疗效。3 个月后随访无复发。

（柳秀峰）

第八章　针灸临床治疗原则

针推治疗原则是针推治疗疾病必须遵循的准绳，在"论治"和整个治疗过程中，均应以治疗原则为指导。根据中医治疗学基本思想和针推治疗疾病的具体实践，可将其治疗原则归纳为标本缓急、补虚泻实和三因制宜等。

第一节　标本缓急

标与本、缓与急是相对的概念，在疾病的发生、发展过程中，标本缓急复杂多变。《素问·标本病传论》曰："知标本者，万举万当，不知标本，是谓妄行。"强调了治疗疾病，掌握标本治疗原则的重要性。根据《内经》"治病必求于本"、"谨察间甚，以意调之，间则并行，甚则独用"的治疗思想和临床实践的经验总结，标本缓急的运用原则有以下4点。

一、治病求本

治病求本，就是针对疾病的本质进行治疗。临床症状只是疾病反映于外的现象，通过辨证，由表及里，由现象到本质进行分析，找出疾病发生的原因、病变的部位、病变的机制，归纳为某一证型，这一证型大体上概括出疾病的本质。然后，针对这一具体证型立法处方，以达到治病求本的目的。如头痛，可由多种原因引起，如外感、血虚、血瘀、痰阻、气郁、肝阳上亢等，仅用止痛的方法选取局部腧穴治疗，虽可起到缓解疼痛的作用，但容易复发。必须针对引起头痛的原因，分别采取解表、养血、活血化瘀、化痰、理气解郁、平肝潜阳等法，选用相应经脉的腧穴予以治疗，才能收到根治的效果。

二、急则治标

在特殊情况下，标与本在病机上往往相互夹杂，其证候表现为标病急于本病，如不及时处理，标病可能转为危重病证，论治则应随机应变，先治标病，后治本病。如治疗某些疾病引起的二便不通，应当先通其便，然后治其本病，即张景岳所说"盖二便不通，乃危急之候，虽为标病，必先治之，此所谓急则治其标也"。

三、缓则治本

在一般情况下，本病病情稳定，或虽可引起其他病变，但无危急证候出现，或标本同病，标病经治疗缓解后，均可按"缓则治本"的原则予以处理。如前所述，治疗某些疾病引起的二便不通，若已通其便，标病缓解者，则应治疗本病。

四、标本兼治

当标病与本病处于俱缓或俱急的状态时，均可采用标本兼治法。《素问·标本病传论》

说："间者并行。"指病情稳定，无危急证候者，可用标本兼治的方法。例如，由肝失疏泄而引起的肝胃不和，出现胁肋胀痛、嗳腐吞酸、食少呕吐、大便溏泄等症状，可在疏肝理气的同时兼调脾胃；本病标病俱急，亦可采取标本兼治之法。例如，热病中症见高热、神昏，又兼见小腹胀满、小便不通时，则应表里同治，即泻热开窍，又通利小便。

总之，病有标本缓急，治有先后独并。治病求本是治疗的根本原则，急则治标，缓则治本，标本兼治则是根据具体病情制定的具体治疗原则。

（白　伟）

第二节　补虚泻实

补虚泻实是指导针灸治疗的基本原则，运用针灸补虚泻实原则，除正确掌握针灸补泻的操作方法外，还必须熟悉本经补泻、异经补泻和子母补泻等方法。

一、补虚

针灸补虚主要是通过补其本经、补其表里经和虚则补其母的方法选穴配伍，并结合针刺手法之"补法"的施用，达到"补"的目的。某脏腑的虚证，尚未涉及其他脏腑者，均可选取本经腧穴，施用补法治疗。例如，肺虚者取肺经腧穴，大肠虚者取大肠经腧穴等。若涉及与之相表里的脏腑，均可选取与其相表里脏腑的经脉腧穴。此外，还可根据五行生克理论，采取虚则补其母的方法。

二、泻实

针灸泻实主要通过采取泻其本经、泻其表里经和实则泻其子的方法选穴配伍，并结合针灸手法之"泻法"的施用，达到"泻实"的目的。某脏腑实证，尚未涉及其他脏腑者，均可选取本经腧穴，施以泻法治疗。例如，肝实者选取肝经腧穴以泻之，胆实者选取胆经腧穴泻之等。泻其本经，一般多取本经合穴和本腑募穴；急症属实者，可取本经郄穴和井穴。若涉及与之相表里的脏腑，均可选取相表里经脉腧穴，并施以泻法治疗。此外，还可根据五行生克理论，采取实则泻其子的方法。

三、补泻兼施

疾病的临床证候表现为虚实夹杂，治疗上当补泻兼施。例如，肝实脾虚证，临床常见胁肋胀痛、嗳腐吞酸的肝实症状，又同时兼见腹痛、食欲不振、便溏等脾虚症状，治疗时应泻足厥阴肝经和足少阳经，补足太阴经和足阳明经。补泻兼施为临床所常用，除补虚与泻实并重外，还应根据虚实程度的轻重缓急，以决定补泻的多少先后。

（白　伟）

第三节　三因制宜

"三因制宜"，指因时、因地、因人制宜，即根据季节（包括时辰）、地理和治疗对象的不同情况而制定适宜的治疗方法。

一、因时制宜

因时制宜，即根据不同的季节和时辰特点，制定适宜的治疗方法。四时气候变化，对人体的生理功能、病理变化均可产生一定的影响。春夏之季，阳气升发，人体气血趋向体表，病邪伤人亦多在浅表；秋冬之季，阴气渐盛，人体气血潜藏于内，病邪伤人亦多在深部。治疗上，春夏宜浅刺，秋冬宜深刺。人体气血流注呈现出与时辰变化相应的规律，针灸治疗注重取穴与时辰的关系，强调择时选穴，即根据不同的时辰选取不同的腧穴进行治疗。子午流注针法、灵龟八法、飞腾八法均是择时选穴治疗疾病的方法，也是"因时制宜"治疗原则的具体运用。此外，因时制宜还应把握针灸的有效时机，如治疗疟疾多在发作前 2～3h 针治，治疗痛经一般宜在月经来临前开始针治等。

二、因地制宜

因地制宜，即根据不同的地理环境特点制定适宜的治疗方法。由于地理环境、气候条件和生活习惯的不同，人体的生理活动和病理特点也有区别，治疗方法亦有差异。《素问·异法方宜论》指出："北方者……其地高陵居，风寒冰冽，其民乐野处而乳食，藏寒生满病，其治宜灸焫。南方者……其地下，水土弱，雾露之所聚也，……其病挛痹，其治宜微针。"说明治疗方法的选用与地理环境、生活习性和疾病性质有密切关系。

三、因人制宜

因人制宜，即根据患者的性别、年龄、体质等的不同特点制定适宜的治疗方法。男女性别不同，各有其生理特点，尤其是对于妇女患者经期、怀孕、产后等情况，治疗时须加以考虑。年龄不同，生理功能和病理特点亦不同，治疗应予考虑。《灵枢经·逆顺肥瘦》说："年质壮大，血气充盈，肤革坚固；因加以邪，刺此者，深而留之。"又载："婴儿者，其肉脆血少气弱，刺此者，以毫针；浅刺而疾发针，日再可也。"

（白　伟）

第九章　针法探究

第一节　针刺手法量学标准化

一、《内经》中针灸"量"概念的萌芽

针灸作为物理刺激疗法，必然要涉及治疗剂量的问题。对此早在《黄帝内经》中就已有诸多方面的论述。尽管在"量"的描述方面还很模糊，甚至有些论述还非常费解和不可思议，但却反映了手法量学的思想，体现了处于萌芽状态的量学观。本节就《内经》有关针灸"量学"方面的论述加以阐述和归纳。

（一）针刺深度

针刺的深度是针刺手法操作的重要环节之一，对针刺手法的治疗剂量有一定影响。一般而言，针刺得深则刺激量较大，针刺得浅则刺激量较小。关于针刺的深浅，《内经》从病情的轻重，病位的深浅、疾病的性质、经脉浅深、患者的体质及发病的季节等多方面进行了论述。

1. 病情轻重　《内经》中，根据病情的轻重对针刺的深浅进行了规定，如《灵枢·四时气》云："故春取经、血脉、分肉之间，甚者深刺之，间者浅刺之。"《灵枢·本输》亦云："春取络脉诸荥大经分肉之间，甚者深取之，间者浅取之。"《灵枢·卫气失常》又云："病间者浅之，甚者深之。"可见，《内经》认为病情有轻重之异，针刺当有浅深之别。

2. 病位深浅　《内经》根据病位的深浅，规定了针刺深浅的原则。如《素问·刺要论》云："病有浮沉，刺有浅深，各至其理，无过其道……浅深不得，反为大贼。"而后本篇对疾病的部位和针刺的深浅进行了具体的阐述："病有在毫毛腠理者，有在皮肤者，有在肌肉者，有在脉者，有在筋者，有在骨者，有在髓者。是故刺毫毛腠理无伤皮广……刺骨无伤髓……，刺肉无伤脉，……刺脉无伤筋，……刺筋无伤骨，……骨无伤髓……。"《素问·长刺节论》又就具体疾病举例予以说明，如"病在肌肤，肌肤尽痛，名曰肌痹，伤于寒湿。刺大分，小分，多发针而深之，……病在骨，骨重不可举，骨髓酸痛，寒气至，名曰骨痹。深者刺无伤脉肉为故。"以上论述说明，病位浅者宜浅刺，病位深在者宜深刺。

3. 疾病性质　《内经》根据疾病的阴阳虚实属性之不同，规定了针刺的深浅。如《灵枢·终始》所云："一方实，深取之，……一方虚，浅刺之，……脉实者，深刺之，以泄其气；脉虚者浅刺之，使精气无得出，以养其脉。"本篇又云，"病痛者，阴也，痛以手按之不得者，阴也，深刺之。……痒者，阳也，浅刺之。"可见，疾病属实，属阴则深刺，属虚属阳则浅刺。

4. 经脉浅深　《内经》根据经、脉的深浅，对针刺的浅深进行了论述。如《灵枢·阴阳清浊》云："清者注阴，浊者注阳，……清者其气滑，浊者其气涩……故刺阴者，深而留

之；刺阳者，浅而疾之。"这里所说的"阴"和"阳"即指阴经和阳经。《灵枢·卫气行》又云："在于三阳，必候其气在于阳而刺之；病在三阴，必候其气在阴分而刺之。"《灵枢·经水》又对手足三阴三阳经的针刺深度作了具体的论述，如"足阳明刺深六分，……足太阳深五分，……足少阳深四分，……足太阴深三分，……足少阴深二分，……足厥阴深一分，……手之阴阳，其受气之道近，其气之来疾，其刺深者，皆无过二分。"此段叙述似与《灵枢·阴阳清浊》所云和现代的认识相矛盾。可能与《内经》非出自一人之手，学术观点不同有关。

5. 体质强弱　《内经》中还就体质的强弱与针刺探浅的关系进行了论述。如《灵枢·逆顺肥瘦》云，"年质壮大，血气充盈，肤革坚固，因加以邪，刺此者，深而留之……广肩腋，项目薄，厚皮而黑色，唇临临然，其血黑以浊，其气涩以迟，……刺此者，深而留之，多益其数也：……瘦人者，皮薄色少，肉廉廉然，薄唇轻言，其血清气滑，易脱于气，易损于血，刺此者，浅而疾之。……刺常人奈何？……视其黑白，各为调之，其端正敦厚者，其血气和调，刺此者，无失常数也。……刺壮士真骨，……此人重则气涩血浊，刺此者，深而留之，多益其数；劲则气滑血清，刺此者，浅而疾之。……婴儿者，其肉脆，血少气弱，刺此者，以毫针，浅刺而疾发针……"《灵枢·终始》又云："刺肥人者，以秋冬之齐，刺瘦人者以春夏之齐。"说明针刺深浅应根据患者体质。肥壮者深刺，瘦弱者浅刺，婴儿浅刺。《灵枢·终结》亦有类似的论述，如"气悍则针小而入浅，气涩则针大而入深，深则欲留，浅则欲疾。以此观之，刺布衣者，深而留之；刺大人者，微而徐之。此皆因气剽悍滑利也。"

6. 季转变化　天人相应是《内经》学术理论的一个主导思想。它体现在疾病的发生发展、诊断治疗及预防预后的各个方面，针刺的深度亦不例外。如《灵枢·终始》云："春气在毛，夏气在皮肤，秋气在分肉，冬气在筋骨。刺此病者，各以其时为齐。"说明，应根据时令的变化、气之所在，来酌定针刺的深度。在此原则指导下，《灵枢·四时气》又规定了较具体的深浅和部位，如"四时之气，各有所在，灸刺之道，得气穴为定。故春取经、血脉、分肉之间，……夏取盛经、孙络，取分间，绝皮肤；秋取经腧，……冬取井荥，必深以留之。"另外，《素问·水热穴论》亦有相同的论述，并从五行和阴阳之气盛衰的角度阐述了其道理。

综上所述，关于针刺深度的选择，《内经》的论述是比较全面的。但究其原文，其论述还是比较模糊的。文中并未涉及针刺具体的深度，也就是说对针刺的深度并未做定量的规定，而只是从多角度做了许多原则性的提示，这对后世针刺手法的发展具有一定的影响。

（二）留针时间

留针是针刺手法操作的另一环节，它可使针刺的刺激得以持续。因此，对针刺治疗剂量产生一定影响。关于留针，《内经》从病程长短、病证虚实寒热及患者体质等方面进行了论述。

1. 病久者宜留针　《灵枢·终始》云："久病者，邪气入深。刺此者，深内而久留之。"

2. 正虚可留针　《灵枢·口问》云："下气不足，则乃为痿厥心愧，补足外踝下，留之。"《素问·调经论》云："血有余，则泻其盛经出其血；不足则视其虚经，内针其脉中，久留而视。"

3. 寒则留之　《灵枢·经脉》论及十二经脉病候的治则时均提到"热则疾之，寒则留之。"《灵枢·官能》亦云："大寒在外，留而补之。"

4. 体质强壮者可留针　《灵枢·根结》云："刺布衣者深而留之。"《灵枢·逆顺肥瘦》多处论及"壮士"及"年质壮大"之人，以其"气涩血浊"故刺此者，深而留之，多益其数。

留针时间的长短是影响维持针刺刺激量的一个重要因素。关于此，《内经》中并无明确的论述，而多用"留之"、"留久之"等做了较笼统的规定。尽管《灵枢·经水》以呼吸次数规定了十二经脉留针时间，但其最长"留十呼"，最短"不过一呼"。如本篇云："足阳明刺深六分，留十呼……足厥阴深一分，留二呼。手之阴阳，……其留皆不过一呼。"若按脉搏每分钟跳动72次，并结合《素问·平人气象论》"人一呼脉再动，一吸脉亦再动"计算1分钟呼吸次数在18次左右。这就是说"经水"篇所云的时间最长半分钟多，最短1/18分钟（约7.5秒）。这里的呼吸次数，似可理解为进行手法操作的时间而非留针时间。

（三）针刺间隔时间及疗程

两次针刺之间间隔多长时间以及总的针刺次数（疗程），反映了刺激频度和蓄积量，是针刺手法量学的一个重要方面。《内经》中有许多篇章针对病程长短，不同病情及体质对此进行了论述。

1. 病程长短　《灵枢·寿夭刚柔》在论述寒邪所致形病及情志过极所致气病的治疗时云："病九日者，三刺而已；病一月者，十刺而已，多少远近，以此衰之。"说明病程短者，针刺蓄积次数少，即疗程短。反之，则针刺蓄积次数多，即疗程长。且针刺的次数按病程日数的1/3来计算。又如《灵枢·胀论》对于卫气运行失常所致的"脉胀"和"肤胀"的治疗，根据病程远近提出"三里而写，近者一下，远者三下，无问虚实，工在疾写。"即病新近者，写足三里一次；病久远者。泻足三里三次。《灵枢·终始》在论及寒热厥病的治疗时云："久病者，邪气入深。刺此病者，深内而久留之，间日而复刺之。"意即对患寒热厥病日久者，采用隔日蓄积针刺一次的方法。

2. 各种病证　《内经》中有多篇论及各种病证的针刺次数及间隔时间，如《素问·缪刺论》云："邪客于五藏之间，其病者，脉引而痛，时来时止，视其病，缪刺之于手足爪甲上，视其脉，出其血，间日一刺，一刺不已，五刺已。"意为邪客于五脏之络脉，当缪刺各经井穴，隔日一次，并且蓄积治疗5次。《素问·长刺节论》在述及风邪所致的寒热病的治疗时云："病风且寒且热，三日一刺，百日而已。"又《灵枢·寿夭刚柔》根据治疗的难易对外邪所致的形病和情志内伤所致的脏病分别规定了不同的针刺蓄积次数。"形先病而未入藏者，刺之半其日；藏先病而形乃应者，刺之倍其日。此外内难易之应也。"即形病未累及藏者，病易治，针刺的次数为病程天数的一半；藏病而后应于外形者，病难治，针刺的次数为病程天数的两倍。

3. 体质差异　不同的体质对其针刺的次数和间隔的时间也有一定影响。如《灵枢·逆顺肥瘦》云："婴儿者，其肉脆，血少气弱。刺此者以毫针，浅刺而疾发针，日再可也。"本篇还对"壮士真骨"等体质强壮之人的治疗提出"深而留之，多益其数"，即增加累积针刺的次数。

（四）艾灸壮数

艾灸是针灸疗法的主要内容之一。关于艾灸的"量"，在《内径》中主要以直接灸的基本单位"壮"加以描述的。如《素问·骨空论》云:"灸寒热之法,先灸项大椎,以年为壮数。次灸橛骨,以年为壮。"意为灸治寒热病,当以患者的年龄为壮数灸治大椎穴和尾闾穴。《灵枢·癫狂》在论述狂病新发的治疗时,指出"灸骨骶二十壮。"尽管灸法的治疗剂量亦涉及多方面的内容,如艾炷的大小,疾病的虚实,灸疗的疗程等,但其壮数无疑是反映其直接灸法治疗量的一个重要内容,体现了一定的量学观,至今仍为灸法临床广为采用。

本节从针刺深度、留针时间、针刺次数和间隔时间以及艾灸壮数等多方面,对《内经》处于萌芽时期的针灸手法量学观进行了分析和归纳。虽然其有关针灸量学的论述很笼统,有些是与临床实际不太符合,或有待于进一步验证,但是,它所提出的一些原则,对后世针刺手法量学概念的提出和针灸手法及剂量的规范化发展,产生了重要影响并奠定了基础。

二、针刺手法量学概念的形成

针刺手法是针灸治疗学中的重要组成部分,与临床疗效直接相关。从20世纪70年代开始,我们先后对针灸治疗有效的十余种疾病进行了手法量学研究,初步探求了针刺手法量学的规律,为针刺手法量学标准化研究奠定了基础。但是,针刺手法量学标准化研究是艰难而漫长的过程,需要全体针灸学者共同努力。

(一)针刺手法量学的概念与内容

针刺治疗与中西药治疗不同,没有任何物质输送给机体。针刺是通过对机体特定部位(经络、腧穴、经筋、皮部等)的刺激,调整、调动、改善机体自身平衡、修复和祛病的能力,进而完成机体的康复。所以,一切影响针刺对机体刺激的因素,均归属于手法量学的范畴之中。

针刺手法量学的内容应该包括如下几方面:

(1)有效的处方与腧穴。

(2)针刺体位与取穴的准确。

(3)针刺方向与进针深度。

(4)规范手法选择与施术及留针时间的确定。

(5)针刺效应在机体内存留时间与衰减过程。

(二)针刺手法量学历史的概述与现今研究的展望

针刺手法量学非今人所创,早在《针灸大成》中就常有:"针三呼,灸五壮"等古老的量学标准的记录。后来,又有"拇指向前为补,拇指向后为泻"等捻转手法操作规范的记载。说明古代针灸学者对针灸刺激量化标准是非常重视的,只是古代中医是以师传或家族模式传承,语言及示范性传授多于文字和课本式传播。加之古汉语与现代汉语的差异,造成后世医家在继承和遵循中的困难。

针灸刺激量的标准化直接关系到针灸的临床疗效,是当今针灸学者研究的重要课题之一,也是针灸治疗学从临床经验学说跨越到科学数据总结的重要一步。因此,每一位针灸学者都应该将治疗有效病种的:处方与腧穴;针刺方向与深度;选择手法与施术及留针时间;针刺间隔时间等最佳参数详细记录或报道。有条件者,还应进行规范和非规范针刺手法的对比研究,为整体针灸量学标准化添砖加瓦。

（三）部分针刺手法研究范例

从 20 世纪 70 年代开始，我们开展了多方面的针刺手法量学的研究，积累了部分研究经验和参数，为针刺手法量学标准化铺垫了基础。

捻转手法是临床最常用的单式手法之一，针刺治疗病种中捻转手法应用最为广泛。我们通过十余个病种的手法量学研究，发现捻转手法在量学标准方面具有共性特点。此特点在大多数病种应用中都适宜，因此，总结出捻转手法的四大要素：

（1）作用力方向的捻转补泻：古代记载的："拇指向前为补，拇指向后为泻"，就是指捻转作用力的方向。只是古人并未标明医患所处的体位，使后世医家难以遵循。我们通过大量临床对比试验，在诸多疾病中发现比较一致的规律性。归纳出：以任督二脉为正中线，机体左侧顺时针，右侧逆时针捻转用力为补法；反之，机体左侧逆时针，右侧顺时针捻转用力为泻法。当然，此处所述的捻转是指作用力的方向，向确定的方向用力捻转，然后使针体自然退回原位。用力捻转的幅度与自然退回的幅度相等。

（2）作用力大小的捻转补泻：捻转作用力的大小，实际是捻转手法对局部的刺激强度的衡量，换言之，就是不同刺激患者的感觉不同。通过我们大量的临床研究，确定小幅度（捻转幅度 <90°）、高频率（捻转频率 120~160 次/分钟）为补法；大幅度（90°< 捻转幅度 <180°）、低频率（捻转频率 40~60 次/分钟）为泻法。

（3）捻转手法持续施术时间：通过大量多病种研究证明，捻转手法的刺激时间（手法持续施术时间）1~3 分钟为最佳参数。

（4）治疗作用在机体内持续时间的最佳参数：通过大量多病种研究和部分实验研究证明：针刺治疗作用一般在机体内存留 6~8 小时后开始衰减，24~48 小时基本恢复到针前水平。

（曾　强）

第二节　针刺手法的治疗作用及其配合应用

《灵枢·官针》说："九针之宜，各有所为，长短大小，各有所施也。不得其用，病弗能移。疾浅针深，内伤良肉，皮肤为痈；病深针浅，病气不泻，支为大脓。病小针大，气泻太甚，疾必为害；病大针小，气不泄泻，亦复为败。失针之宜，大者泻，小者不移……"可见针灸的治疗效果是综合因素发生作用的结果，而不是单一因素发生作用的结果。不同的针具、不同的治疗方法确有其不同的治疗作用和适应证。若不对此进行深入的研究和总结并掌握其应用规律，是不能收到良好治疗效果的。有学者通过大量的临床实践，将自己的体会进行了分析和总结。

一、针刺法、刺血法、艾灸法、火针法的治疗作用

（一）针刺法的治疗作用

针刺法，系指毫针针刺法。毫针针刺法具有补虚（补气、补血、补阴、补阳）、泻实（解表、缓下、和解、消导、化痰、散结）、清热、温寒、升清降浊、行血祛瘀、通经活络等作用，故针刺法在针灸临床上应用最广，是针灸治疗方法的主体。

（二）刺血法的治疗作用

刺血法，即络刺法。它是以三棱针刺破人体特定部位的络脉或穴位，放出适量的血液来达到治病目的的一种治疗方法。

刺血法主要有泄热降火和行血祛瘀两大治疗作用，通过泄热降火和行血祛瘀，又相应产生退热、止痛、解毒、止痒、消肿、治麻、止吐、止泻、急救、熄风解痉等功效。

泄热降火，适用于外感风热、暑热、燥热、毒热、热极生风、热深厥深、积滞化热以及五志化火、气火上逆的实火证。

行血祛瘀，适用于寒凝血瘀的痹证、气血壅滞的肿胀、气滞血瘀的疼痛等血液运行受阻的血瘀证。

刺血法的泄热降火和行血祛瘀的作用强于针刺法。

（三）艾灸法的治疗作用

艾灸法，属于温法。它具有温补阳气、温散风寒、温化寒湿、温散血肿以及温通经脉的作用。适用于阳虚火衰、亡阳、寒湿、虚寒、寒邪偏盛的痛痹、劳损以及扭伤、挫伤的血肿等。

艾灸法的助阳散寒和温通经脉的作用强于针刺法。

（四）火针法的治疗作用

火针法，亦属于温法，但与艾灸法尚有区别。火针法除具有温散寒邪、温化寒湿、温通经脉的作用外，还用于经筋病的疼痛、转筋的寒湿证以及用于阴疽（瘰疬）以散结或排脓和治疗腱鞘囊肿等。其与艾灸法在临床应用的区别是：如回阳固脱，宜用灸法而不用火针；如欲治疗阴疽以排脓或治疗腱鞘囊肿以排液，只能用火针点刺而不用灸法。这就是二者各自的独特之处。

二、针刺法、刺血法、艾灸法、火针法的配合应用

在针灸临床上，有一法独用者，有两法或三法并用者。其选择应用的原则，是根据疾病的虚实寒热以及病情的轻重，结合不同的治疗原则和不同的治疗目的决定的。

（一）针刺与艾灸并用

针刺法在针灸临床上的应用最为广泛，但针刺法的助阳温寒作用次于艾灸法。因此，治疗一些气虚、阳虚的轻症时，可以单独使用针刺热补法。但在治疗较重症时，则应针刺与艾灸并用，以增强其助阳的作用。如治疗寒证，寒湿证较轻者，可独用针刺热补法；对于沉寒痼冷、寒凝血瘀、痰饮内停之证，则应针刺与艾灸并用，以增强温散寒邪、温化痰饮、温通经脉的作用。至于火针与艾灸的选用，火针主要用于寒痹（经筋病）以及消散阴疽等，而艾灸既可用于经筋病，同时还用于脏腑病的虚寒证。

（二）针刺与刺血并用

针刺法泄热降火、行血祛瘀的作用逊于刺血法。因此，在临床上治疗热邪或经络瘀阻的轻者，可以独用针刺法；若火热、毒热以及经络瘀阻重者，则应针刺与刺血并用，以增强泄热降火、行血祛瘀的作用。

刺血法适用于实火证，虚火证只宜针刺，刺血是不相宜的。

（三）针刺、刺血、艾灸三法并用

针刺、刺血、艾灸三法并用，或交替使用，在临证时主要用于寒凝血瘀证。如慢性腰腿痛，若委中怒张，或出现血络则可刺络出血，以行血祛瘀；灸肾俞以温散寒邪；针刺环跳、阳陵泉等穴以温通经脉。如治疗漏肩风属于寒凝血瘀证，用火针点刺局部以痛为输；若感憋胀疼痛，可刺井穴出血以行血祛瘀；根据病属何经选用条口透承山、飞扬、绝骨等穴针刺之。

（曾　强）

第三节　徐疾补泻手法所致凉热针感出现率的研究

针刺手法是针灸学的重要组成部分，它直接关系到针刺疗效，自古以来深受针灸界的重视。根据《素问·针解》中"刺虚则实之者，针下热也，气实乃热也，满而泄之者，针下寒也，气虚乃寒也"以及《金针赋》的"补者直须热至，泻者务待寒侵"，采用"徐疾补泻法"寻找凉热不同性质的针感，用以治疗热证、虚证及寒证。

一、徐疾补泻法的具体操作

本法以《灵枢·小针解》的记载来操作。"徐疾"的意义，一是指进针和出针的速度有快有慢；二是包括运用指力的轻重和持续时间的长短。

具体操作如下：

（1）"徐内"，要求针刺速度慢，但下按的指力要重，达到预期深度所需的时间也就必然长（1~2分钟）；"疾出"，要求提针的速度快，但上提的力量要轻，由深部到退出皮肤所需要的时间必然也短。这种操作是求针下出现热感的有效方法，故曰补法。在治疗各种疾病中，针刺热补法、针刺热手法，皆指此法而言。

（2）"疾内"，要求针刺速度快，下按的指力要轻，达到预期深度所需要的时间要短；"徐出"，要求提针的速度慢，上提的指力要重，由深部到退出皮肤所需要的时间要长（1~2分钟）。这样操作是求针下出现凉感的有效方法，故曰泻法。在治疗各种疾病中，针刺凉泻法、针刺凉手法，皆指此法而言。

二、凉、热针感出现率的观察

通过统计95例，33个病种，每例最多统计2次，计185穴次。其中使用补法175穴次，出现热感者162穴次，占92.5%；未出现热感者13穴次，占7.5%。使用泻法10穴次，出现凉感者4穴次，未出现凉感者6穴次。结果表明凉手法使用率及成功率皆低于热手法。

三、出现热、凉针感所需时间及范围

通过统计166穴次，在施行手法2分钟以内出现热、凉针感的120穴次，占78%；在2分钟以上出现者44穴次，占22%。其中，时间最短者为1分钟，最长者为5分钟，一般在1~2分钟之间。

热、凉针感出现在针下及针周围者140穴次，占84.3%。循经出现11穴次，如针刺申脉沿经到肩、针刺合谷沿经到齿龈等。针感出现在局部及邻近者 15 穴次，如针翳风针感到咽、口唇等。全身出现热感者 2 穴次。

不论补法或泻法乃至平补平泻法，均对机体有调整作用，不过作用有大小之别。补法对于虚证，泻法对于实证，针对性强、作用大。因此，针灸临床应重视补泻手法，寻求凉热不同的针感，用以治疗虚证、热证和寒证。

（曾　强）

第四节　针刺手法激发循经感传的研究

"气至病所"是提高针刺治病和针麻临床效果的重要条件之一。显性感传的出现是研究循经感传规律性的基础。因此，于书庄教授对针刺手法激发感传促使隐性感传转化为显性感传进行了研究。

一、方法

（一）激发对象
该对象为针灸门诊面肌痉挛患者，性别、年龄不限。

（二）激发的穴位和例数
共激发 45 例（原发性面肌痉挛 38 例，继发性者 7 例），1 641 人次。激发的穴位为合谷、列缺、外关、养老等 11 个穴位。45 例中，男性 21 例，女性 24 例；年龄最小者 7 岁，最大者 65 岁。其中 30～50 岁者 34 例，占 75.5%。曾对部分病例在激发前测试循经感传，其中大多数人感传不显著，但感传不显著者中又大多可出现隐性感传。

（三）激发的方法
运用传统的针刺方法，包括小幅度捻转、震颤、循摄法等。以达到催气、得气、行气的目的。在操作过程中，要注意以下事项：

1. 环境宜安静　患者要宽衣解带，闭目调息，身心放松，精神集中，仔细体察针感，随时回答施术者的提问。施术者要聚精会神，认真操作。

2. 针下得气要以轻度或中度得气为宜　重度得气对行气法是不适宜的。所谓轻度得气，即患者自觉针下酸、麻、胀，施术者手下并不感觉沉紧；中度得气，患者自觉针下酸、麻、胀感明显，施术者手下感到沉紧；重度得气，患者不仅感到针下酸、麻、胀感明显，而且感到针的周围肌肉抽动，施术者不仅感到针下沉紧，而且可以看到针附近的肌肉抽动或沿经的肌肉跳动。《难经》说的"其气之来，如动脉之状"，就是形容这种得气的表现。

3. 得气之后要察气　如针刺合谷，患者感觉疼痛，或针感到食指、拇指、手心或小指等，都应从针刺的深浅、方向等方面进行调整，直至患者仅感针下酸、麻、胀、热或针感沿经上行时，再继续捻转、震颤 30 分钟，则经气易至病所。

4. 气至关节不能通过时　首先采用继续激发的方法，继而采用循经摄切的方法，往往可以帮助经气通过关节。

二、结果

（一）激发前后的感传情况

45 例中，运用一般针刺手法进针得气后，针感限于局部者 43 例，占 95.5%；传感到达肩部者仅 2 例，占 4.5%。经过激发性刺激 30 分钟后，针感限于局部者 10 例，占 22.2%；出现不同程度感传者 35 例，占 77.8%。

（二）激发次数与结果的关系

由于治疗期长短不一，激发次数多少亦不同，激发次数最少者 5 次，最多者 129 次，平均为 36.4 次。随着激发次数的增多，显性感传的出现率也增高，传程越来越长。

（三）显性感传的传程与针刺疗效的关系

45 例中，病程在半年以内的 14 例，其余的 31 例病程在 6 个月至 16 年之间。这些患者均为久经一般针刺、电针、维生素 B_{12} 穴位注射以及中西药治疗无效者。31 例中应用本法取得比较满意效果者占 60.8%，总有效率为 83.8%。

（四）循经感传的稳定性

激发过程中，循经感传的情况是不同的，分析其中 28 例的特点，可分为以下两大类：

1. 重复性强、传导速度徐缓、经气不易丢失者　这种感传称之为“稳定性循经感传”。28 例中有 24 例，占 85.7%。

2. 重复性差、传导速度快、经气易丢失者　这种感传称之为“不稳定性感传”。28 例中有 4 例，占 14.3%。《素问·针解》中的“经气已至，慎守勿失”，就是指这种感传而言。

三、讨论

运用本法，由于注意“治神”和采用柔和、持久、多次激发的操作方法，故显性感传的出现率达 82.1%，稳定性循经感传者达 85.7%，提高了顽固性面肌痉挛的临床效果。

（一）“治神”是促进经气运行的重要因素

《素问·宝命全形论》记载“凡刺之真，必先治神”，就是讲在进针之前，必须首先治理施术者和患者的神气，这是针刺取效的重要条件。

治神的目的，《素问·针解》说：“制其神，令气易行。”治神的方法，书中记载很多，归纳起来，主要是要求施术者和患者都要聚精会神、专心一意地进行手法操作和体察针感。《素问·针解》对施术者在针刺过程的要求是：“如临深渊者，不敢惰也。手如握虎者，欲其壮也。神无营于众物者，静志观患者，无左右视也。”要求施术者制约患者神气的方法是：“必正其神者，欲瞻患者目，制其神，令气易行也。”另外，安静的环境对于治神也是一个重要条件。

（二）柔和、持久、多次的刺激是行气法的特征

行气法是使经气从刺激点开始沿经到达病所的一种针刺手法。这种手法与一般临床治疗的手法不同，它是以柔和、持久、多次激发、针后患者感到舒适为特征的一种手法。柔和是指在催气、得气、行气或气至病所时施术者的操作都需要柔和，使患者针刺局部没有任何不适感。典型患者主诉：当针刺局部的感觉适宜时，病变部位的感觉则明显；当针刺局部的感

觉重时，病变部位的感觉反而减弱或消失。持久是指捻转或震颤的时间要长，一般以 30 分钟为宜。多次是指循经感传的出现，有的需多次激发才能出现。因此，在临床上对于首次激发 30 分钟后仍未出现感传者，则应再次或多次激发。

（三）"气至而有效"是一个客观规律

"气至而有效"是《内经》对针刺治病的总结。前文 45 例面肌痉挛患者，病程在半年以内的 14 例除外，其余 31 例病程均在半年以上至 16 年之间，都是久经一般针刺及中西药物治疗无效者。对于这种顽固性疾病，应用本法近控 8 例，占 25.8%；显效 11 例，占 35.5%；好转 7 例，占 22.6%；无效 5 例，占 16.1%；总有效率为 83.8%。通过实验说明，激发产生感传的行气法优于一般针刺手法，这与《内经》所说"刺之要，气至而有效"的论点一致。

（曾　强）

第五节　"气至病所"法对提高针刺疗效的研究

"气至病所"是指经气自激发点（肘膝以下穴位）开始沿经到达病所的一种针刺疗法，是提高针灸疗效和针麻效果的重要因素之一，是研究循经感传的基础。

一、激发方法的研究和演进

（一）观察对象

在针灸门诊中随机选择面肌痉挛、周围性面神经麻痹等 13 个病种的患者，共对 260 例进行了观察，性别及年龄不限。

（二）激发的穴位及次数

合谷穴 1 693 人次，外关穴 469 人次，列缺穴 223 人次，养老穴 154 人次，共 15 个穴位，2 573 人次。

（三）激发的方法

开始采用"捻转"、"震颤"、"循摄"法，继而采用按压法。从施术者激发到机械激发，从施术者按压激发到患者按压激发。激发时间，始则 60 分钟，继而改为 30 分钟以及 15 分钟。

1. 捻转、震颤、循摄法　操作要点为：施术者、患者双方采取适宜体位，令患者宽衣解带，闭目调息，精神集中，仔细体察经气传导的情况；施术者要聚精会神地认真操作。进针得气以中度或轻度为宜，重度得气是不相宜的。得气后要排除非应至之气，然后继续使用捻转、震颤法以行气。激发时间，始则 60 分钟，继而改为 30 分钟。

本法共激发 1 558 人次。经气传导总出现率为 90.81%，气至病所出现率为 56.4%。

2. 针刺手法仪　针刺手法仪能将电能转成机械能，模拟震颤手法，频率为 80～120 次/分。待进针催气、得气、察气后，将机械手夹在针柄上，激发时间为 30 分钟。

本法共激发 195 人次，经气传导的总出现率为 66.7%，气至病所出现率为 4.1%。

3. 按压激发　按压激发的操作：待进针催气、得气、察气后，施术者或患者将中指、无名指放在针柄下，食指放在针柄上按压，按压的力量根据患者敏感程度而定。

采用本法，施术者按压激发 516 人次，经气传导总出现率为 99.68%，气至病所出现率为 55.10%。患者自己按压激发 304 人次，经气传导总出现率为 89%，气至病所出现率为 51.6%。

二、病所反应及客观指标的研究

在临证过程中观察到气至病所（如面部）后，多数患者自觉面部发热，出现面部发红、流泪等现象。为了证实气至病所的客观性，以皮肤温度为指标进行了两种方法的测试。

（一）多穴法

测试治疗组和对照组共 36 例，55 人次。观察方法：对照组 10 例不予扎针，治疗组 26 例除选取足三里、阳陵泉、三阴交、百会、风府穴外，一律取合谷穴施以行气后，测试迎香、足三里穴皮肤温度变化。行气法的操作，采用捻转、震颤、循摄法。

1. 实验条件　受试者进入实验室一律休息 15~20 分钟，室温维持在 20℃~22℃ 之间，然后安静卧床，用半导体点温计测试病所对侧迎香穴温度及足三里穴的温度，将其作为基础温度，以后隔 15 分钟、30 分钟各测试 1 次温度，并求出其温度差记录之。

2. 实验结果　两组相比，针刺迎香穴 15 分钟后，对照组的温度是下降的，行气法组是升高的，P<0.005；30 分钟后相比，P<0.001，两组有非常显著的差异。针足三里穴 15 分钟后，对照组平均下降 1.2℃，行气法组平均下降为 0.23℃，<0.001；30 分钟后，对照组平均下降 1.86℃，行气组平均下降 0.65℃，P<0.001，两组同样有非常显著的差异。

（二）一穴法

测试治疗组和对照组 30 例，30 人次。观察方法：对照组 10 例不予扎针，治疗组 20 例只取合谷一穴，施以行气法后，测试病所及病所对侧（左右口角旁 3cm 处），曲池穴及曲池穴内侧 1.5cm 处的温度。

1. 实验条件　实验室有空调设备，控制各次实验的实验室温差不得超过 0.5℃。受试者进入实验室，在夏、冬季节休息 30~40 分钟，秋、春季节休息 15 分钟左右。休息后测试腋下体温，然后安静卧床，用半导体点温计测试病所及病所对侧，曲池穴及其内侧 1.5cm 处的温度，作为基础温度，各点测试 1 分钟。以后待气至病所后以及起针 20 分钟时各测试 1 次温度，并求出温度差记录之。再测试体温。30 例共测试 360 点次。

2. 实验结果　针前与气至病所后相比，病所温度升高，P<0.001；起针后 20 分钟温度仍高，P<0.01，两者都有显著差异。而对照组的温度变化没有意义，P>0.1。

针前与气至病所后相比，病所对侧的温度亦升高，P<0.01；起针后 20 分钟温度仍高，P<0.05，两者亦有显著差异。对照组病所对侧的温度变化没有意义，P>0.1。

针前与气至病所后、起针后 20 分钟相比，曲池穴温度下降，但没有统计学意义，P>0.05。对照组的温度亦下降，同样没有意义，分别为 P>0.1 和 P>0.05。只有曲池穴内侧 1.5cm 处，气至病所后温度下降，P<0.05；起针后 20 分钟温度变化无意义，P>0.05。对照组的温度变化没有意义，分别为 P>0.1 和 P>0.01。

针前测试体温 20 例，测试 20 人次，针前体温平均为 36.35℃；起针后测试体温 20 例，测试 20 人次，起针后体温平均为 36.42℃，两者相比 P>0.5。

实验结果表明，激发经气、气至病所的温度变化是循经性的，对于整体的温度变化未见有明显影响。同时表明，治疗面部疾病用左、右侧合谷穴，皆有治疗意义。

三、行气法对提高针灸疗效的观察

该实验运用行气法治疗面肌痉挛 99 例，并以中药、西药、针灸治疗的 43 例作为对照组。

（一）观察方法要点

随机选择面肌痉挛者 99 例，每次治疗均用行气法激发一穴，如合谷、列缺、外关、养老穴等。对照组，在初诊时均详细询问以往接受何种治疗、治疗时间以及治疗效果，详细记录作为对照。

（二）结果

1. 近期疗效　控制：行气组 15 例，对照组 2 例；显效：行气组 26 例，对照组 0 例；好转：行气组 41 例，对照组 8 例；无效：行气组 17 例，对照组 33 例；有效率：行气组 82.80%，对照组 23.20%。

2. 远期疗效　本组 99 例患者中，停止治疗一个月至两年半。通过随访 32 例，其中复发者 2 例，复发率为 6.3%，其余 30 例均维持在停止治疗时的水平。对照组的 43 例中有 35 例复发，复发率 81.4%。

结果表明，无论近期疗效还是远期疗效，通过采用行气法使经气到达病所的疗效，对提高临床治疗效果有重要意义。

（曾　强）

第六节　影响经气传导的因素

随机对 114 例面神经麻痹和面肌痉挛患者的治疗进行了观察。

一、个体差异性对经气传导的影响

114 例均由操作技术熟练者操作，故而表明个体差异性是影响经气传导的重要内在因素，见表 9-1。

表 9-1　114 例经气传导出现情况

出现情况	不出现	数次后出现先短后长或先长后短	时有时无	针后即现例数
1	4	42	5	62

二、机械压迫对经气传导的影响

（一）显性感传

选择 10 例气至病所的受试者进行压迫阻滞实验，每例均分 3 个实验日进行。每个实验日均用常规手法针刺，待经气传导到病所后，用检查隐性感传线的方法叩击，确定其传导的确切位置，然后用带有刻度的弹簧压力棒在经气传导的路线上加压，观察压迫的效果，记录压迫的数值。弹簧棒与体表接触部分的直径为 1.2cm，压力则按克每平方厘米计算，同时用秒表记录开始加压到传导被阻滞所需的时间，以及解除压迫后经气传导恢复的时间。在 3 个实验日中，均以按压经内、外 2cm 处作为对照。其结果见表 9 - 2。

表 9 - 2　机械压迫对经气传导的影响

压迫结果	感传线上	感传线内	感传线外
完全阻滞	49	6	12
不完全阻滞	7	15	14
不能阻滞	0	15	14
完全阻滞率	87.50%	16.50%	30%

（二）隐性感传

选择 10 例隐性感传显著者进行机械压迫阻滞实验。其要点：以适当强度的电脉冲（每秒 10 次）刺激商阳穴，5 分钟后测出隐性感传线；用带有橡皮塞套头（直径 1cm）的弹簧压力计在沿经的一定部位（如温溜穴）的皮肤上施加压力，在压迫部位的远端用小型叩诊锤叩击该经多水平垂直线时，观察隐性感传阳性反应点的感觉变化；再以同样重量的压力施于隐性感传线两侧 2~3cm 部位，进行对比。其结果见表 9 - 3。

表 9 - 3　隐性感传压迫阻滞结果

	完全阻滞		不完全阻滞		无影响	
	次数	%	次数	%	次数	%
经线上	104	70	36	24	9	6
经外 2~3cm	11	11.3	43	44.3	43	44.3
经内 2~3cm	0	0	6	46	7	54

在部分实验中观察了不同重量压迫对感传的影响。结果表明，产生阻滞发生的压力阈值在 150~250g；低于 150g，只能产生部分阻滞。两个实验结果表明，在从 50~150g 的逐渐加压过程中，阻滞发生从不完全到完全；而在减压过程中，阻滞从完全到解除。

显性感传（显性气至病所）和隐性感传（隐性气至病所）的实验结果表明，机械压力是能够阻滞经气运行的。

三、施术者操作熟练程度对经气传导的影响

该实验共激发 3 800 人次，由于施术者掌握操作熟练程度不同，其结果也不同，见表 9 - 4。

表 9 - 4　施术者情况对经气传导的影响

时间	施术者情况	激发次数	总出现率	气至病所率
1977 年	认真、熟练	387	93.90%	56.60%
1978 年	认真、熟练	982	85.94%	54.40%
1979 年	认真、不熟练	1 135	83.62%	31.80%
1980 年	认真、不熟练	491	82.30%	11.40%
1981 年	认真、熟练	189	92.60%	58.20%
1982 年	认真、熟练	326	99.78%	50.60%
1983 年	认真、熟练	290	99.58%	59.60%

上述结果表明，施术者操作熟练程度是经气传导的外在因素之一。

四、针刺深度对经气传导的影响

在激发经气过程中共测试 20 例、104 次外关穴的针刺深度。其要点是：选择循经感传不显著者，运用捻转、震颤激发经气 30 分钟，记录循经感传出现的距离，同时以普通绘图尺测量传程最远时的针刺深度。即针前测量针体长度，再测定传程最远时的针体外露部分，最后以针体长度减去外露部分，即为欲测的针刺深度。

结果：20 例、104 次实验中，测得针刺外关穴深度的总和为 138.1cm，其中出现感传的最大深度为 3.14cm、最浅为 0.3cm，一般最容易出现感传的深度为 1.0 ~ 1.7cm，平均为 1.3cm，相当于外关穴平均厚度的 1/4（外关穴位区总周长为 346.5cm，平均为 16.5cm，平均厚度为 5.2cm）。

结果表明，在临床治疗中，人体的高矮胖瘦不一、一年四季经气浮沉各异，因此穴位深度也不能确定出一个固定标准，也就是说要求一个绝对的定量标准是不现实的。但是通过临床实践和实验可以看出，穴位的深度与穴位区的厚度确有明显的正相关关系。

（曾　强）

下 篇

临床常见疾病针灸治疗

第十章 呼吸系统疾病

第一节 急性上呼吸道感染

急性上呼吸道感染是指鼻腔、咽或喉部急性的炎症，是呼吸道最常见的一种传染病，常由病毒或细菌引起。全年皆可发病，尤以冬春季节多发，发病不分年龄、性别、地区。本病病情较轻，病程较短，一般预后良好。由于发病率高，具有一定的传染性，有时可导致严重的并发症，故应积极治疗。本病属于中医学"感冒"、"伤风"、"冒寒"范畴。

本病的发生多由人体体质虚弱，抵抗能力减弱，或因生活起居不当，寒热失调，以及过度劳累等而致营卫失和、腠理不固。当天气突变时，卫外之气失于调节，六淫、时兴病毒乘虚由口鼻、皮毛而入，引起一系列肺系病证。

一、临床表现

起病较急，可见恶寒、发热、鼻塞、流涕、喷嚏、头痛、咽痒、咽痛、周身不适等，也可出现呼吸不畅、声音嘶哑、流泪、味觉减退等症状。体格检查可见鼻腔黏膜充血、水肿，内有分泌物，咽部充血等。

二、诊断要点

（1）以恶寒发热、头痛、鼻塞、流涕、喷嚏为主症。咽部充血，扁桃体可红肿。

（2）实验室检查：若白细胞计数降低或正常，淋巴细胞比例升高，为病毒感染；若白细胞计数升高，中性粒细胞增多，为细菌感染。X线片可正常。

三、辨证施治

1. 辨证分型

（1）风寒束表：恶寒重，发热轻，头痛无汗，肢节酸痛，鼻塞喷嚏，咽痒咳嗽，咳痰清稀，口淡不渴，或渴喜热饮。舌苔薄白，脉浮紧或浮缓。

（2）风热犯表：恶寒轻，发热重，头胀痛，鼻塞黄涕，咽痛咳嗽，咳痰黄黏，口干欲饮。舌边尖红、苔白或微黄，脉浮数。

（3）暑湿袭表：见于夏季，微恶风，头昏胀重，咳嗽痰黏，发热或热势不扬，无汗或少汗，胸闷脘痞，心烦口渴。舌苔黄腻，脉濡数。

2. 针灸治疗

治法：风寒束表者，治宜祛风散寒、宣通肺气，针灸并用，用泻法；风热犯表者，治宜疏风清热、解郁透表，只针不灸，用泻法；暑湿袭表者，治宜清暑祛湿、解表化浊，只针不灸，用泻法。以手阳明、手太阴经及督脉穴为主。

主穴：合谷、列缺、大椎、风池、太阳。

方义：感冒为外邪侵袭肺卫所致，手阳明、手太阴相为表里，大椎主一身之阳气，故临床取穴以此三经为主。合谷为手阳明经之原穴，可通经活络、清热解表，列缺为手太阴经之络穴，可止咳平喘、通经活络，二穴合用以祛邪解表。大椎为督脉经穴，灸该穴可通阳散寒，刺络放血可清泄邪热。风池为足少阳经与阳维脉的交会穴，可疏散风寒、疏风通络。太阳为经外奇穴，可清利头目、祛风止痛。

加减：风寒束表者，加风门、肺俞，以祛风散寒、宣通肺气；风热犯表者，加鱼际、曲池、尺泽，以疏风清热、解郁透表；暑湿袭表者，加委中、阴陵泉，以清暑祛湿、解表化浊；鼻塞者，加迎香，以宣通鼻窍；肢体酸困者，加身柱，以舒筋通络；咽喉肿痛者，加少商，以清咽利喉；体虚者，加足三里，以益气扶正。

操作：大椎用灸法或刺络放血，余穴常规针刺。

四、其他疗法

1. 刺络拔罐疗法

处方：大椎、风门、肺俞、身柱。

操作：诸穴用三棱针点刺出血，待血自然流出、颜色转淡时再拔罐，留罐10min。本法适用于风热感冒。

2. 拔罐疗法

处方：大椎、风门、肺俞、大杼。

操作：常规拔罐，留罐10min，或闪罐10min。本法适用于风寒感冒。

3. 耳针疗法

处方：肺、气管、内鼻、咽喉、扁桃体、额。

操作：每次选用2～3穴，交替使用，中度刺激，捻针1～2min，间歇留针30～60min。

4. 皮肤针疗法

处方：足太阳膀胱经。

操作：沿膀胱经由上向下叩行3～5遍。本法适用于发热、身痛、汗不出者。

5. 针挑疗法

处方：督脉、任脉、足阳明胃经（胸腹部循行线）、足太阳膀胱经（背部循行线）、太阳、风池、风府、曲池、手三里、足三里、犊鼻、八邪、八风。

操作：用三棱针从上而下挑刺经络线上所选的腧穴，然后再挑刺所选头部及四肢腧穴。手法宜轻快，深约0.1寸，一般治疗1次即可。

加减：头痛甚者，加百会；咳甚或鼻塞者，加迎香、列缺；胸闷呕吐者加内关、公孙、天突；发热甚者，加十二井穴。

五、文献摘要

《素问·刺热论》：肺热病者，先淅然厥起毫毛，恶风寒……刺手太阴、阳明，出血如大豆立已。

《素问·骨空论》：风从外入，令人振寒、汗出、头痛、身重、恶寒，治在风府，调其阴阳，不足则补，有余则泻。

《灵枢·寒热病》：皮寒热者，不可附席，毛发焦，鼻槁腊，不得汗，取三阳之络，以补手太阴。

《伤寒论》：太阳病，初服桂枝汤，反烦不解者，先刺风池、风府。

《百症赋》：发热时行，陶道复求肺俞理。

《针灸大成》：身热头痛，攒竹、大陵、神门、合谷、鱼际、中渚、液门、少泽、委中、太白。

六、名家医案

张某，男，39岁。于1979年10月5日初诊。自述：头痛、发热、咳嗽、鼻塞、腰痛已4d。体格检查：体温38.5℃，咽部充血，心肺无异常，肝脾未扪及，腹软，舌胖、苔薄黄微腻，脉象滑数。证属时行感冒（流行性感冒）。由时行疠气袭肺，客于肌表，以致身热内蕴，头痛发胀，腰酸肢楚，咳嗽，周身违和。治则：疏风清热解表。乃取大椎、风门、肾俞、肺俞、合谷，留针20min，每日施治1次。经针灸1次后，患者身热减退，鼻塞已通，头痛亦除；经针灸2次后，诸恙消失而愈。（刘冠军．现代针灸医案选［M］．北京：人民卫生出版社，1985：2.）

七、小结

患者平素宜多运动，增强体质，提高机体的抗病能力；防寒保暖，避免受凉，老年人、儿童和体质较差的人更应该注意。卫生部门应控制流感的发生，重视推广对流感的预防和早期治疗，杜绝其流行的继续扩大。

（李连洁）

第二节　急性气管支气管炎

急性气管支气管炎是一种由病毒或细菌感染、理化或过敏等因素引起的气管、支气管急性炎症。本病是一种常见病、多发病，四季皆可发病，但多见于冬春季节，发病无年龄、性别、职业之分。病程较短，一般为1~2周，若病情迁延，可形成慢性支气管炎。本病属于中医学"感冒"、"咳嗽"范畴。

本病病因可分为外感和内伤两类。主要病机是邪气犯肺、肺气上逆。因肺处上焦，主气、司呼吸，开窍于鼻，外合皮毛，其气贯百脉而通他脏，不耐寒热，易受内外之邪侵袭而致宣肃失常、肺气上逆、冲击声门引发咳嗽。

一、临床表现

起病较急，往往先有上呼吸道感染的症状，如鼻塞、喷嚏、咽痛、声嘶等。咳嗽初起为咽痒干咳，伴有胸骨后发闷感，1～2d后咳出少量黏痰或稀薄痰，以后咳出浓痰，偶伴有血丝。全身症状轻微，仅有轻度畏寒、发热、头痛及全身酸痛等。发热常在3～5d后恢复正常。咳嗽，咳痰持续出现，2～3周后症状消失，很少超过1个月。伴有支气管痉挛时，患者常感胸骨后发紧闷痛，听诊呼吸音粗糙，偶可闻及干、湿啰音及哮鸣音。

二、诊断要点

（1）以咳嗽、咳痰为主要表现，可伴上呼吸道感染症状。

（2）肺部听诊可闻及啰音。

（3）血常规检查：细菌感染时，白细胞总数和中性粒细胞增加；病毒感染时，淋巴细胞增加。

（4）X线胸片检查：肺部可表现为正常或仅有肺纹理的增粗，纹理周围模糊。

（5）痰培养查找致病菌。

三、辨证施治

1. 辨证分型

（1）风寒袭肺：咽痒，咳嗽声重，咳痰清稀，恶寒发热，鼻塞流涕，肢体酸困，头痛无汗。舌质淡、苔薄白，脉浮紧。

（2）风热犯肺：咳嗽声粗，咳痰黄黏，但咳不爽，口干咽痛，恶风头痛，身热汗出。舌苔薄黄，脉浮数。

（3）燥邪伤肺：干咳无痰，痰少而黏，不易咳出，咽干鼻燥。舌质红、少津，脉浮数或细数。

2. 针灸治疗

治法：风寒袭肺者，治宜疏风散寒、宣肺止咳，只针不灸，用泻法；风热犯肺者，治宜疏风清热、化痰止咳，只针不灸，用泻法；燥邪伤肺者，治宜清肺润燥、止咳化痰，只针不灸，用泻法。以手阳明、手太阴经穴为主。

主穴：合谷、列缺、肺俞。

方义：合谷为手阳明经之原穴，功能通经活络、清热解表；列缺为手太阴经之络穴，功能祛风散寒、宣肺解表、通经活络、止咳平喘；阳明太阳互为表里经，合谷配列缺属原络配穴法，可增强宣肺解表的作用；肺俞可通调肺气，使肺气清肃有权、升降畅达。

加减：风寒袭肺者，加风门、外关，以疏风散寒、解表止咳；风热犯肺者，加尺泽、大椎、曲池，以祛风邪热、泻肺化痰；燥邪伤肺者，加太渊、太溪，以补肺益肾、生津润燥；咽喉肿痛者，加少商点刺放血以泄邪热。

操作：常规针刺。大椎也可选用刺络拔罐法。

四、其他疗法

1. 电针疗法

处方：大椎、肺俞、合谷、曲池。

操作：针刺得气后，接电针治疗仪，采用连续波，通电 15～20min，每日 1 次，7 次为一疗程。

2. 耳针疗法

处方：肺、神门、气管。

操作：针刺得气后，留针 30min，每日或隔日 1 次。也可用压丸法，嘱患者不时刺激，3d 后改用另一侧耳穴进行治疗。如兼有气喘者，可在上述腧穴基础上加肾上腺、交感、对屏尖。

3. 腧穴注射疗法

处方：肺俞、定喘、天突。

药物：鱼腥草注射液。

操作：每次每穴注入 0.5ml。每日或隔日 1 次。

4. 艾灸疗法

处方：肺俞、列缺、合谷、风市。

操作：用艾条在上述腧穴上施雀啄灸法，以皮肤潮红为度，每日 1 次，7 次为一疗程。

5. 拔罐疗法

处方：肺俞、脾俞。

操作：用闪火法拔一侧肺俞，5min 后将罐下滑至脾俞，5min 后起罐，以同样的方法拔另一侧腧穴，至脊柱两侧皮肤潮红或瘀血为度。每日 1 次，3 次为一疗程。

五、文献摘要

《针灸大成》：肺壅咳嗽，肺俞、膻中、支沟、大陵。

《类经图翼》：咳嗽，天突、俞府、华盖、乳根、风门、肺俞、身柱、至阳、列缺。寒痰嗽，肺俞、膏肓、灵台、至阳、合谷、列缺。热痰嗽，肺俞、膻中、尺泽、太溪。

六、名家医案

邵某，男，38 岁，1951 年 10 月 14 日初诊。主诉：5d 前在工作中感觉疲乏无力，脊背及两肋部酸痛，继而畏寒，咽喉干燥发痒，阵发性干咳，经某诊所治疗无效，昨日开始鼻流清涕，咳出大量黏液性白痰，身体发热，饮食减退，由于夜晚咳嗽频仍，难以入眠，甚为痛苦。既往症与现病无关。体格检查：体温 38℃，脉浮数，呼吸每分钟 24 次，发育营养中等。眼结膜及上呼吸道均充血、全身淋巴结不肿大，肺部听诊有少量啰音，其他无特殊发现，实验室检查所见：红细胞 $4.46 \times 10^{12}/L$，血红蛋白：112g/L，白细胞 $12.1 \times 10^9/L$，中性粒细胞 0.74、淋巴细胞 0.23、单核细胞 0.03。治疗经过：为针合谷、曲池、肺俞、风门、天突、丰隆，又于针后各穴均灸 5min，针灸 5 次，咳嗽减轻，胃纳增加，继续又针 2 次，症状完全消失。（徐春为．针灸医案集要［M］．上海：千顷堂书局，1956：39．）

七、小结

患者应注意防寒保暖，积极预防上呼吸道感染；注意通风，保持空气清新，防止有害气体、酸雾和粉尘的外袭；预防流感的发生，积极治疗上呼吸道感染；积极参加户外活动，多锻炼身体，提高机体的抗病能力。

（李连洁）

第三节　支气管哮喘

支气管哮喘是气道慢性炎症性疾病，常由于气管及支气管对各种刺激物的易感性增高，从而引起支气管平滑肌痉挛，黏膜充血、水肿和分泌增加而发病。本病可发于任何年龄和任何季节，尤以寒冷季节和气候骤变时多发，或接触某些过敏物质而诱发。本病属于中医学"哮证"、"喘证"、"痰证"范畴。

本病主要因痰饮伏肺而引发。凡感受风寒、风热，或触及花粉、烟尘、漆气、异味等均可致肺失宣肃，使津液凝聚酿为痰饮；饮食不当，脾失健运则聚湿生痰；每当气候突变，情志失调，劳累过度，食入海腥发物等而触引内伏之痰饮，痰随气升，气与痰结，壅塞气道，肺气上逆而发为哮喘。

一、临床表现

多数支气管哮喘患者在发作前，常有鼻咽发痒、咳嗽、胸闷等症状，典型发作时突感胸闷，呼吸困难，喉间哮鸣，咳嗽多痰。患者多被迫采取坐位，两手前撑，两肩耸起，严重者可有唇、指发绀，颈静脉怒张，冷汗淋漓。发作时间不一，短者数分钟，长者数小时，甚至持续数日才逐渐缓解。发作停止前，先咳出大量黏液性痰，随即呼吸畅通，哮喘缓解。可有婴儿期湿疹史或家族过敏史。

发作时胸肺多数较为饱满，叩诊呈过度反响，听诊两肺布满哮鸣音。

二、诊断要点

（1）起病突然，胸部不适，气促，迅速发生。以发作性喉间哮鸣、呼吸困难，甚者喘息不得平卧为主要表现。

（2）心肺听诊：两肺布满哮鸣音，呼气延长，心率增快。

（3）血白细胞总数正常，嗜酸性粒细胞增高。

（4）可疑变应原皮肤试验常呈阳性。

（5）X线检查：发作时可见两肺透亮度增加，呈过度通气状态；缓解期多无明显异常。

三、辨证施治

1. 辨证分型

（1）寒饮伏肺：遇寒触发，胸膈满闷，呼吸急促，喉中痰鸣，咳痰稀白，初起多兼恶寒发热，头痛无汗，鼻流清涕。舌质淡、苔白滑，脉浮等。

（2）痰热壅肺：喘急胸闷，喉中哮鸣，声高息涌，痰黄质稠，咳吐不爽，发热口渴。

舌质红、苔黄腻，脉滑数。

（3）肺脾两虚：咳喘气短，动则加剧，咳声低怯，痰多清稀，自汗畏风，神疲乏力，食少便溏。舌质淡、苔薄白，脉濡细。

（4）肺肾阴虚：短气而喘，咳嗽痰少，头晕耳鸣，口干咽燥，潮热盗汗。舌质红、苔少，脉细数。

（5）心肾阳虚：喘促短气，呼多吸少，畏寒肢冷，尿少水肿，甚则喘急不安，心悸烦躁，冷汗淋漓，四肢厥冷，唇甲青紫。舌质紫暗或有瘀点、瘀斑，苔薄白，脉沉细或微弱结代。

2. 针灸治疗

治法：寒饮伏肺者，治宜温肺散寒、止哮平喘，针灸并用，用泻法；痰热壅肺者，治宜清热润肺、化痰平喘，只针不灸，用泻法；肺肾阴虚者，治宜滋阴润肺、平降喘逆，多针少灸，用补法或平补平泻法；肺脾气虚者，治宜培土生金、扶正固本，针灸并用，用补法；心肾阳虚者，治宜补益心肾、温阳平喘，针灸并用，用补法。以肺之背俞穴、督脉穴为主。

主穴：肺俞、大椎、风门。

方义：肺俞是肺脏精气输注之处，可治呼吸道内伤外感诸疾。大椎属督脉经穴，是手足三阳经与督脉之交会处，又称诸阳经之会穴，有宣通一身阳气之功，故可宣阳解表、祛风散寒，又有宣肺平喘之效。风门属足太阳膀胱经穴，又是督脉与足太阳膀胱经之交会穴，针之可散风寒、泻邪热、调肺气、止咳平喘，灸之则有祛风散寒、温肺化痰、实腠固表之功。三穴同用，发作期可平喘，缓解期则有巩固疗效之作用。

加减：寒饮伏肺者，加太渊、尺泽、合谷、定喘，以疏风散寒、化痰平喘；痰热壅肺者，加尺泽、孔最、天突、膻中、丰隆，以清肺化痰、降气平喘；肺脾气虚者，加脾俞、中脘、足三里，以健脾益肺、化痰平喘；肺肾阴虚者，加肾俞、关元、太溪，以滋阴益肺、补肾纳气；心肾阳虚者，加心俞、肾俞、内关、关元，以温肾纳气、强心固脱。

操作：大椎向上斜刺，膻中向下沿皮刺，寒饮伏肺、心肾阳虚者主穴加灸；余穴常规针刺。对顽固性哮喘可施行瘢痕灸。严重发作者每日针刺2次或数次，缓解期每隔1~2d治疗一次。

四、其他疗法

1. 耳针疗法

处方：对屏尖、肾上腺、气管、皮质下、交感、枕。

操作：发作期每次选3~5穴，毫针强刺激，留针30min，每日1~2次；缓解期用弱刺激或用压丸法，隔日1次，10次为一疗程。

2. 皮肤针疗法

处方：两侧胸锁乳突肌、第7颈椎至第2腰椎旁开1.5寸处足太阳膀胱经、鱼际至尺泽手太阴肺经。

操作：每个部位各叩击15min，循序叩刺，以皮肤潮红或微渗血为度。本法适用于发作期。

3. 腧穴贴敷疗法

处方：肺俞、膏肓俞、膻中、大椎、天突、肾俞。

药物：白芥子 30g、甘遂 15g、细辛 15g、麻黄 12g、肉桂 6g 共研为细末。

操作：每次选 3~5 穴，用生姜汁把以上药品调成糊状，制成药饼如蚕豆大，敷于腧穴上，用胶布固定。贴 30~60min 后把药取掉，以局部红晕微痛为度。若起疱，消毒后挑破，涂甲基紫。本法在三伏天使用，适用于缓解期，有预防和减轻发作的作用。

4. 腧穴注射疗法

处方：发作期选天突、定喘、肺俞，缓解期选胸$_{1~7}$夹脊、肺俞、膏肓俞、脾俞、肾俞。

药物：0.1% 肾上腺素注射液、胎盘组织液、黄芪注射液。

操作：根据病情选择上述任一种药液，每次选 3~5 穴，每穴注入药液 0.5~1ml。每周 2~3 次。

5. 腧穴埋线疗法

处方：定喘、身柱、膻中、天突、肺俞。

操作：局部麻醉后，用三角缝合针将 0 号羊肠线埋于穴下肌肉层，每 10~15d 更换一次。

6. 腧穴割治疗法

处方：璇玑，膻中，鱼际，掌侧第 2、3 掌骨间隙，当示指与中指根部联合下 0.5~0.7cm 处。

操作：局部皮肤常规消毒、麻醉后，用小尖头手术刀在割治部位皮肤划开 0.4~1cm 长、0.4cm 左右深的切口，挑挤出少量皮下脂肪，并剪去，注意切勿伤及神经和血管；然后用无菌凡士林纱布覆盖，包扎 5~7d 后解除。7~10d 割除一次，每次取 1 穴。第一次取璇玑、膻中，第二次取一只手的鱼际和掌侧第 2、3 掌骨间隙、当示指与中指根部联合下 0.5~0.7cm 处，第三次取另一只手的鱼际和掌侧第 2、3 掌骨间隙、当示指与中指根部联合下 0.5~0.7cm 处。

7. 艾灸疗法

处方：风门、肺俞、膏肓、脾愈、肾俞、关元、气海、足三里。

操作：每次选用 3~5 穴，灸至皮肤潮红为度。每日 1 次，连续灸治 3~6 个月。本法适用于缓解期。

五、文献摘要

《备急千金要方》：天府，主上气喘不得息……扶突，主咳逆上气，咽中鸣喘……天池，主上气喉鸣……肾俞、肺俞，主喘咳少气百病。

《针灸资生经》：凡有哮喘者，为按肺俞，无不酸痛，皆为缪刺肺俞，令灸而愈。

《针灸聚英》：喘，灸中府、云门、天府、华盖、肺俞。

《针灸大成》：哮吼嗽喘，俞府、天突、膻中、肺俞、足三里、中脘、膏肓、气海、关元、乳根……喘息不能行，中脘、期门、上廉。

《类经图翼》：诸喘气急，天突、璇玑、华盖、膻中、乳根、期门、气海、背脊中第七椎骨节下穴，灸三壮神效。

六、名家医案

张某，男，57 岁。1987 年 6 月 3 日初诊。主诉：咳嗽痰喘已 20 余年。现病史：1966 年患感冒愈后，时有咳嗽，由于年轻体健，未重视治疗。自 1971 年以后，每年冬季，咳喘加重，吐痰量多，入夜喘甚，喉中痰鸣，倚息难卧。经胸部 X 线检查，诊断为慢性支气管炎合并肺气肿。经常服用中西药物，效果均不明显。故前来针灸治疗。体格检查：脉濡细，舌质淡、苔薄白，呼吸喘促，吐痰量多、清稀（日量 800～1 000ml）。听诊两肺可闻及哮鸣音。此乃肺脾两虚，诊断为喘息型慢性支气管炎合并肺气肿。治疗以大椎、肺俞、风门为主穴，配脾俞、中脘、足三里、丰隆、定喘。每日或隔日针灸 1 次，背部腧穴针后加拔火罐，中脘、足三里针灸并用（温针灸），从 6 月初到 10 月先后共针灸治疗 40 余次，诸症悉除，获得明显效果。（邵经明．针灸防治哮喘 [M]．上海：上海翻译出版社，1988：41.）

七、小结

针灸治疗本病有较好的疗效，在急性发作期以控制症状为主，在缓解期以扶助正气、提高抗病能力、控制或延缓急性发作为主。哮喘发作持续 24h 以上，或经针灸治疗 12h 以上仍未能控制者，易导致严重缺氧、酸碱平衡破坏及电解质紊乱，出现呼吸、循环衰竭，宜采取中西医综合治疗。患者平时应积极锻炼身体，增强体质，提高抗病能力；认真查找过敏源，避免接触而诱发；防寒保暖，力戒烟酒，不吃或少食肥甘厚腻之品及海腥发物。

（李连洁）

第十一章　循环系统疾病

第一节　心律失常

心律失常是指心脏收缩频率或节律的异常，又称心律失常。本病可分为快速性心律失常和慢速性心律失常两类，发病原因甚多，如心肌本身的病变、电解质紊乱、药物作用、缺氧、情绪激动、吸烟、喝浓茶及咖啡等，少数病因不明。本病属于中医学"心悸"、"怔忡"、"眩晕"、"昏厥"等范畴。

本病多与体质虚弱、情志刺激及外邪入侵等因素有关，可因思虑过度、情志刺激损伤心脾，气血生化乏源，心神失养，心气不足无以推动血液运行，血瘀心脉；脾虚生痰，肝郁痰滞而扰乱心神；或外感热邪，炼液成痰，痰郁化火，痰火内扰神明，心主不宁；或寒邪暴伤心阳；或痰瘀阻遏心窍；或久病体虚、年高营血枯涩、脉络不畅、瘀血内阻发为本病。本病病位在心，与肺、脾、肾、肝等脏腑有关。

一、临床表现

主要为心率快慢的异常和（或）心律的异常。阵发性心动过速以心动过速的时发时止为特征，常伴心慌不安、心率增快、心前区不适，甚至见血压下降、头晕、多尿或心力衰竭、休克等；前期收缩可无症状，亦可有心前区不适，甚则乏力、头晕；心房扑动或心房颤动可见心悸不安、胸闷等症；心室扑动和心室颤动可迅速出现阿-斯综合征；病态窦房结综合征可见头昏乏力、失眠、记忆力减退、反应迟钝，重则见阿-斯综合征；房室传导阻滞可见头昏、乏力、心悸、疲倦，甚则抽搐、口面青紫及心力衰竭表现。

二、诊断要点

（1）心悸、胸闷、气短或心胸疼痛，甚则肢冷汗出或晕厥，也可无任何症状。

（2）听诊可闻及心率过快、过缓或节律不规则等阳性体征。

（3）心电图呈心律失常改变。

（4）超声心动图、心电图运动负荷试验、放射性核素显影、心血管造影等有助于确诊或排除器质性心脏病。

三、辨证施治

1. 辨证分型

（1）心气不足：心悸气短，神疲乏力，动则尤甚，失眠多梦，头晕自汗，胸闷不畅。舌质淡红、苔薄白，脉细弱或结代。

（2）心脾两虚：心悸头晕，倦怠乏力，面色不华，纳差，腹胀便溏。舌质淡、苔薄，脉细或结代。

（3）心血瘀阻：心悸不安，胸闷不舒，绞痛时作，遇寒加重，或见唇甲青紫。舌质紫暗或瘀斑。苔白，脉结代。

（4）痰扰心神：心悸胸闷，眩晕恶心，失眠多梦，痰多口苦。舌质红、苔腻稍黄，脉滑或结代。

（5）邪毒侵袭：心悸不适，咽痛，恶寒发热。舌质淡红、苔白，脉浮数。

（6）心阳虚脱：大汗淋漓，面青唇紫，肢冷，气喘不能平卧。舌淡胖、苔白，脉细欲绝。

2. 针灸治疗

治法：心气不足、心脾两虚、心阳虚脱属虚证者，治宜健脾养心、补气活血、温通心阳，针灸并用，用补法；心血瘀阻、痰扰心神、邪毒侵袭属实证或虚实夹杂者，治宜祛瘀豁痰、清解热毒、安神养心，用泻法或平补平泻法。以背俞穴和手厥阴经穴为主。

主穴：内关、神门、心俞、厥阴俞。

方义：内关通阴维，善治心胸病，对心悸胸闷有良效；神门系少阴心经原穴，具有养心宁神之功，心悸不寐者更宜针之；心俞、厥阴俞分别是心、心包之背俞穴，善调补心之气血而治心之疾。四穴相配，以养心安神、行气通络、定悸止痛。

加减：心气不足者，加气海、足三里，以补益心气；心脾两虚者，加脾俞、膈俞，以健脾养心；心血瘀阻者，加血海、郄门，以活血化瘀；痰扰心神者，加丰隆、中脘，以化痰开窍；邪毒侵袭者，加合谷、劳宫、大椎，以祛除外邪；心阳虚脱者，加灸神阙、关元，以益气固脱。

操作：内关、神门，虚证用轻捻补法，实证重捻强刺激，用泻法；心俞、厥阴俞用平补平泻法；气海、足三里、脾俞、中脘用补法；膈俞、血海、郄门、丰隆、合谷、劳宫、大椎用泻法；神阙、关元用大艾炷隔附子饼灸法，以肢体回暖为度。

四、其他疗法

1. 耳针疗法

处方：心、皮质下、交感、神门、枕、肾。

操作：每次选 3～4 穴，常规消毒，进针后间歇捻针，留针 20～30min，每日或隔日 1 次。亦可行埋针或压丸法，2～3d 更换一次。

2. 腧穴注射疗法

处方：心俞、厥阴俞、神门。

药物：丹参注射液或复方丹参注射液。

操作：每次 1～2 穴，轮流使用，每穴注入 0.5～1ml，每周 2～3 次。本法较适用于伴有心绞痛发作患者。

3. 拔罐疗法

处方：心俞、巨阙、厥阴俞、膻中。

操作：留罐 5～10min，每日 1 次，10 次为一疗程。

4. 三棱针疗法

处方：心俞、厥阴俞、膈俞。

操作：在以上 3 穴用三棱针点刺出血，出血量每穴 5～10ml。有出血倾向及禁忌证者慎用。

5. 皮肤针疗法

处方：项背部夹脊、内关、膻中、人迎。

操作：用皮肤针叩刺，中度刺激，每日治疗 1 次，10 次为一疗程。

6. 头针疗法

处方：双侧额旁 1 线。

操作：用 2 寸毫针由后向前平刺，施快速捻转手法，留针 30min，隔日 1 次，10 次为一疗程。

五、文献摘要

《针灸甲乙经》：心痛善悲，厥逆，悬心如饥之状，心憺憺而惊，大陵及间使主之。

《备急千金要方》：通里，主心下悸。

《针灸集成》：心惕惕失智，内关、百会、神门。

《针灸大成》：心恍惚，天井、巨阙、心俞。太溪主心痛如锥刺，心脉沉，手足寒至节，喘息。

《神灸经纶》：怔忡健忘不眠，内关、液门、膏肓、解溪、神门。

六、名家医案

李某，男，50 岁。因事业失败，抑郁寡欢，久之得心悸之症，时时悸动，惕惕不能安睡，面色潮红，两脉尺部细弱，寸脉动甚。西医诊断：心律失常。中医诊断：心悸。因气郁而生痰火、干扰心君、神气失宁而致。治则：宽胸解郁，豁痰宁神。处方：心俞、巨阙、关元、内关、丰隆、行间。手法：提插补泻，行气法。内关穴用泻法后施行气法，使气行至胸中，心俞用阴中隐阳法，余穴均用提插补泻。三诊心悸大减，不复恐惧，连续针刺 1 个月而治愈。（吴绍德，王佐良，徐玉声，等 . 陆瘦燕针灸论著医案选［M］. 北京：人民卫生出版社，1984：217－218.）

七、小结

针灸对功能性心律失常者有较好的疗效，但是在针灸治疗的同时应积极配合药物治疗。患者应注意调节情志，保持心情愉快，不要急躁，少虑忌悲；劳逸结合，注意休息，适度参加运动和体育锻炼，增强心脏功能；调理饮食，少食酸辣食品，少喝浓茶、咖啡等；起居有常，晚上睡觉不能过晚，保证足够的睡眠时间；注意寒暑变化，防止外邪诱发本病。器质性心律失常患者要首先采用中西医综合治疗，针灸可作为辅助治疗手段，帮助患者尽早恢复。

（常万基）

第二节　高血压

高血压是指以动脉收缩压和（或）舒张压升高为特征，常伴有心脏、血管、脑、肾脏和视网膜等器官功能性或器质性改变的全身性疾病。世界卫生组织和国际高血压学会（WHO/ISH）提出的定义为：在未服用降压药物下，收缩压≥140mmHg 和（或）舒张压≥

90mmHg，即为高血压。本病系由多种发病因素和复杂的发病机制所致。对于迄今原因尚未完全阐明的高血压，称为原发性高血压，占高血压患者的95%以上；病因明确、血压升高仅为某些疾病的一种表现者，称为继发性（症状性）高血压，占高血压患者的5%以下。本部分着重阐述前者。据普查，我国成人高血压患病率为18.8%，全国有高血压患者约1.6亿。本病发病率城市高于农村，北方高于南方。患病率与年龄呈正比，女性更年期前患病率低于男性，更年期后高于男性。本病属于中医学"头痛"、"眩晕"等范畴。

本病常与情志失调、饮食不节、久病过劳及先天禀赋异常等因素有关。诸因素导致机体阴阳失调，脏腑、经络、气血功能紊乱，产生风、火、痰、瘀而上扰清窍。例如，忧思郁怒和过度紧张，使肝气郁结，气郁化火，耗伤肝阴，则肝风内动；久病耗伤肾精或素体阳盛阴衰之人，阴亏于下，阳亢于上，清窍被扰；先天禀赋不足，肾精亏虚，髓海不足，脑失所养；饮食不节，嗜食肥甘厚味，损伤脾胃，以致脾失健运，聚湿生痰，痰湿阻窍，内风相挟上扰清窍。以上均可导致本病的发生。

一、临床表现

约半数患者无明显症状，只是在体检时才发现，少数患者则在发生心、脑、肾等器官的并发症时才得到明确诊断。常见的神经系统表现是头痛、头晕、头胀及头部或颈项板紧感，头痛多发生在早晨，位于前额、枕部或颞部。左心的舒张功能最先受到影响，多发生在高血压起病数年后，如心悸、阵发性夜间呼吸困难、气喘、咳嗽等。当心脏增大后，体检可发现心界向左、向下扩大；心尖搏动较强有力，有抬举样；心尖区和主动脉瓣区可听到Ⅱ～Ⅲ级收缩期吹风样杂音。肾脏表现：多尿、夜尿、口渴、多饮、蛋白尿、血尿等。约1%的患者可发展为急进型高血压，血压显著升高，舒张压多持续在130～140mmHg或更高，头痛明显，病情严重，发展迅速，出现视网膜病变，肾功能很快衰竭。高血压危象：舒张压＞140mmHg，头痛、呕吐、嗜睡、失明、少尿、视盘水肿等，并发心、脑、肾等严重病变。

二、诊断要点

（1）收缩压≥140mmHg和（或）舒张压≥90mmHg。
（2）不同时间安静状态下测量3次，血压均高于正常值。

三、辨证施治

1. 辨证分型
（1）肝肾阴虚：五心烦热，眩晕耳鸣，或肢麻，腰膝酸软，失眠多梦。舌质红绛、少苔，脉细数。
（2）肝阳上亢：眩晕、头痛，面赤或面部烘热，烦躁易怒，口干，口苦。舌质红暗、苔白，脉弦数。
（3）肝火上炎：头痛头晕，目赤面红，口干溲黄，大便干，胁痛，急躁易怒。舌质红、苔黄，脉弦数。
（4）肝热风动：眩晕欲仆，口眼㖞斜，言语蹇涩，肢麻抽搐。舌质紫红、苔腻，脉弦。
（5）痰湿中阻：头重而眩，脘腹痞胀，呕吐痰涎，纳差。舌质淡、苔腻，脉滑。
（6）阴阳两虚：头晕眼花，耳鸣健忘，腰膝酸软，神疲乏力，足冷，夜尿频。舌质淡、苔白，脉沉细无力。

（7）冲任失调：头面烘热，汗出，头晕头痛，烦躁不宁，咽干口燥，足冷膝软，或有水肿，或月经紊乱。舌质红、苔薄，脉弦细或细数。

2. 针灸治疗

治法：调整阴阳，平肝益肾。肝阳上亢、肝风内动、肝火盛者，治宜清肝潜阳熄风，用泻法；肝肾阴虚、冲任失调者，治宜柔肝滋肾、调理冲任，用平补平泻法；痰湿内盛者，治宜祛痰化湿，用补泻相兼法；阴阳两虚者，治宜阴阳双补，针灸并用，用补法。以足少阳、手阳明、足厥阴经穴为主。

主穴：风池、合谷、曲池、太溪、太冲。

方义：风池居于头部，位近髓海，善治内外之风，且能醒神开窍，又是足少阳经与阳维脉交会穴，配肝经原穴太冲，施泻法，以潜降肝阳，尤其对高血压引起的头胀头痛效果最佳。曲池、合谷属手阳明经穴，阳明经多气多血，泻之可以理气血、调冲任、泻阳邪。合谷配太冲名为四关穴，善平肝潜阳、熄风醒神，用之增加疗效。太溪为肾经原穴，补之能滋肾阴、潜肝阳。诸穴相配可平肝潜阳、滋肾柔肝而标本兼治。

加减：肝火炽盛者，加行间、太阳，以清肝泻火；阴虚阳亢者，加三阴交、涌泉，以滋阴潜阳；痰湿内盛者，加足三里、丰隆、内关，以化痰健脾；阴阳两虚者，加气海、关元，以滋阴壮阳；冲任失调者，加肝俞、肾俞、关元、三阴交，以调理冲任。

操作：风池用捻转泻法；合谷、曲池用提插泻法；太冲用捻转泻法；太溪用捻转补法；行间、涌泉、丰隆、内关用泻法；太阳点刺放血；足三里、三阴交、肝俞、肾俞用补法；关元、气海用温和灸法，以局部感觉到热感向内渗透为度。

四、其他疗法

1. 耳针疗法

处方：皮质下、神门、心、肝、交感、耳背沟。

操作：每次选3～5穴，留针30min，每日1次，10次为一疗程。也可以揿针埋藏，每次选2～3穴，埋针1～2d，10次为一疗程。亦可用耳尖放血法或压丸法。

2. 腧穴注射疗法

处方：足三里、合谷、三阴交、太冲、曲池。

药物：0.25%盐酸普鲁卡因注射液。

操作：每次选2穴，每穴注射1ml，隔日1次，10次为一疗程。

3. 皮肤针疗法

处方：脊柱两侧、骶部、乳突区。

操作：以腰骶椎为重点叩刺部位，并兼叩颈椎、前额、四肢末端。用皮肤针轻刺激，先从腰骶部脊柱两侧自下而上，先内后外，再叩刺后颈部、乳突区、前臂掌面正中线。每日1次，10次为一疗程。

4. 腧穴埋线疗法

处方：曲池、足三里、心俞、太冲。

操作：局部麻醉后，用埋线针将1cm长的3-0或4-0号羊肠线完全埋入腧穴皮下肌层，曲池、心俞、太冲刺入深度为1cm，足三里刺入深度为2cm，出针后用创可贴覆盖腧穴；每次埋2穴，15d一次，四穴交替使用。

五、文献摘要

《针灸大成》：头风眩晕，合谷、丰隆、解溪、风池。
《类证治裁》：高年肾液已衰，水不涵木。

六、名家医案

王某，女，55岁。三年前虽患心脏性喘息，经治愈迄未复发。今年来不时跌仆，跌仆时自觉头晕脚软。经检查收缩压为190mmHg。下肢清冷，睡眠、饮食尚佳，舌强，言语不利，二便失禁。西医诊断：原发性高血压，中医辨证：肝风内动。针肾俞、风市、阴陵泉、三阴交。针刺2d后下肢似较灵活，其他无变化，大小便仍不能自禁，舌仍强硬，脉搏78次/min。针肾俞、风市、阳陵泉、三阴交，用轻刺激法，针后下肢较灵活，言语较清，二便较畅。照原穴针刺治疗1个月后，症状消失，血压得到了控制。（项平，夏有兵.承淡安针灸经验集［M］.上海：上海科学技术出版社，2004：136 – 137.）

七、小结

本病确诊后，主张终身服药，积极控制血压、血糖、血脂，预防并发症的发生。虽然针灸治疗对各级高血压均有降压作用，尤其对1级高血压效果最好，各级病变的临床症状亦可获得不同程度的改善，但是只能作为辅助治疗。顽固性高血压发展为高血压危象者，要积极进行西医综合治疗，以控制血压，防止脑血管意外的发生；如果患者血压超过200/120mmHg时，要首选西医综合治疗，暂停针刺治疗。患者平素要保持心情舒畅，避免精神刺激和过度劳累；饮食宜低盐、清淡，如多吃水果和蔬菜，戒烟，适量饮酒；保持大便通畅，最好每日一解，防止中风的发生；注意养生保健，如打太极拳，练五禽戏，用艾条灸足三里、风市等，以保持血压的稳定。

（常万基）

第三节　心脏神经症

心脏神经症又称为功能性心脏不适，是神经功能紊乱所引起的心血管症状，而心脏并无器质性病变。多发生于青壮年，以20～40岁者居多。多见于女性，尤其是更年期妇女。本病的发生与体质、神经、遗传及外界环境等因素有关，患者家族中可能有神经症患者。随着社会竞争压力的增大，发病人数有增加的趋势。本病属于中医学的"郁证"、"心悸"等范畴。

本病多因素体亏虚、外邪入侵、七情太过而发病。素体气血亏虚，导致气血运行失调，心神失养。心主神明，为五脏六腑之大主，七情太过先伤心神，惊则气乱，恐则气下，思则气结，悲则气消，气为血之帅，气病血瘀，心失所养，心神不宁。久思伤脾，聚湿生痰，气血生化不足，心神失养。以上均可导致本病发生。

一、临床表现

主要为主观感受的心血管症状和神经系统失调症状，如心悸（心率为100～120次/min，或过早搏动)、呼吸困难（感觉气不够用而须作深呼吸或有叹息样呼吸）、心前区疼痛（与体力活动无关、情绪激动后可增重）、焦虑、紧张、嗜睡、头晕等。症状的发生与精神因素有关，在入睡前、刚醒时及情绪波动等状态下最易发作，过度劳累或情绪改变可加重症状。心前区痛的部位常不固定，多在左前胸乳部或乳下，也可在胸骨下或右前胸，以刺痛为主，每次数秒，或持续隐痛数小时或数天，体力活动当时常无疼痛发作，而在活动后或休息时出现疼痛。气短多在屋内人多或通风较差的地方发生，较长时间的叹息样呼气常导致血中二氧化碳浓度过低，出现四肢发麻、手足抽搐、头晕等呼吸性碱中毒症状。

二、诊断要点

（1）多见于女性。
（2）以心悸、心前区痛、气短或过度换气为主要表现。
（3）排除器质性心血管病变。

三、辨证施治

1. 辨证分型

（1）心脾两虚：头晕目眩，面色萎黄，心悸不寐，倦怠健忘，四肢酸软，腹胀便溏。舌质淡红、苔薄白，脉虚细。

（2）心血不足：心悸气短，易惊善恐，坐卧不宁，多梦易醒。舌质淡、苔薄白，脉虚数。

（3）阴虚火旺：五心烦热，盗汗，头昏耳鸣，急躁易怒，心悸不寐，口干喜冷饮。舌质红瘦、少苔或无苔，脉细数无力。

（4）气滞血瘀：胸胁胀痛或刺痛，善太息，喜怒无常，心悸在生气时加重。舌质暗或有瘀点、苔薄白，脉弦或涩。

2. 针灸治疗

治法：心脾气血不足者，治宜健脾养心、补气生血、养心安神，用补法；阴虚火旺者，治宜滋心肾之阴、降心之火，用平补平泻法；肝郁气滞者，治宜疏肝、柔肝、利胆，滋水涵木，用泻法。以任脉、督脉、手少阴经、手厥阴经穴为主。

主穴：心俞、膻中、内关、神门。

方义：心俞为心之背俞穴，能益心气、养心神；膻中为心包之募穴，又为气之会，能治疗各种气病，豁达胸膈；内关为心包之络穴，且通阴维脉，善治心之病，能调理胸膈之气机；神门系心之原穴，善养心安神定悸。四穴合用，局部与远端同时取穴，能够攻补兼施、调理气血、祛除病邪。

加减：心脾两虚者，加脾俞、足三里，以健脾养心；心血不足者，加膈俞、脾俞、三阴交，以滋养心血；阴虚火旺者，加太溪、照海、列缺，以滋阴降火；气滞血瘀者，加合谷、太冲、大陵、日月、膈俞，以行气化瘀。

操作：心俞、脾俞等背俞穴以补法为主；膻中向下平刺，使针感向下传导，用泻法；内关、神门、大陵、三阴交用平补平泻法；足三里、太溪、照海、列缺用补法；膈俞、合谷、太冲、日月用泻法。留针30min，每日1次，10次为一疗程。

四、其他疗法

1. 耳针疗法

处方：心、神门、脑干、皮质下、脾。

操作：每次选 4 穴，双耳轮流使用，针刺得气后留针 30min，隔日 1 次，10 次为一疗程。亦可用压丸法，每次选 3~4 穴，每 3 天换一次，嘱患者每日定时按压数次，使局部产生酸胀感。

2. 头针疗法

处方：顶颞后斜线、额旁 1 线。

操作：平刺得气后留针 30min，每日 1 次，10 次为一疗程。

3. 腧穴注射疗法

处方：心俞、厥阴俞。

药物：5% 当归注射液或 10% 丹参注射液。

操作：每次选 1 穴（双侧），取上述任一种药液，每侧注入 1ml。隔日 1 次，10 次为一疗程。

4. 皮肤针疗法

处方：夹脊、足太阳膀胱经第 1 侧线。

操作：用轻、中刺激手法，沿上述部位由上向下叩刺，以局部皮肤潮红为度。每日 1 次，10 次为一疗程。

5. 艾灸疗法

处方：内关、心俞、肝俞、膻中。

操作：用艾条温和灸或艾灸器灸，每次选 2 穴，每穴每次灸 30min，以患者感到向体内透热为度，每日 1 次，10 次为一疗程。

五、文献摘要

《针灸甲乙经》：心痛善悲，厥逆，悬心如饥之状，心憺憺而惊，大陵及间使主之。邪在心，则病心痛，善悲，时眩仆，视有余不足而调其俞。心憺憺而善惊恐，心悲，内关主之。

《针经标幽赋》：胸满腹痛针内关，胁疼肋痛针飞虎。

六、名家医案

李某，男，38 岁，教师。1980 年 4 月 10 日初诊。主诉：心前区痛 3d，加重 1d。现病史：于 3 天前，在一次运动后，突然感觉左侧胸痛。当日下午，到校医务室检查：心、肺未见异常，左侧胸部压痛不明显。即服止痛药，晚上休息尚可。次日，起床后未再运动，但仍感胸部闷胀，阵发性刺痛，还能忍受，就坚持工作。今日上午端着一盆水向外倒时，感到左侧胸痛厉害，当即坐在地下未动，由同事们护送来医院急诊科。在内科作心电图，报告未见异常。X 线检查：心、膈、肺未见活动性病变。诊断：心前区痛待诊。上午 8 时许注射镇痛剂（吗啡），患者当时感觉疼痛缓解了一会儿，10 时以后又发疼痛，患者要求转入针灸科治疗。体格检查：左肩关节内缘、前臂、左胸$_{3~6}$肋间，沿乳中线内侧压痛，患者双手握固，汗出，六脉弦滑。中医辨证：气滞胸痛。治则：宽胸，顺气，止痛。选穴：左内关、膺窗、乳根。针法：取半卧位，左上肢伸展，伸手仰掌。先针内关穴，用迎而夺之，使针感经前臂向胸部传导。次针膺窗、乳根，捻转行针，以局部有酸麻胀感为度。注意针刺深度，不宜深刺。起针后，患者当即感觉疼痛明显减轻，嘱其回家休息，若疼痛复发，随时来医院找值班医师处理即可。4月15日复诊时，患者述4月10日针后未发作疼痛，治愈。（申倬彬. 中国针灸奇案［M］. 西安：陕西科学技术出版社，1990：22－23.）

七、小结

确诊本病前必须要做全面的心血管系统检查，以排除心血管的器质性病变。针灸对本病有良好效果，毫针、耳针、头针、皮肤针轮换使用，可进一步提高疗效。患者应调理情志，舒畅心情，消除顾虑，正确看待此病；积极培养自己的爱好和兴趣，以充实生活，减缓心理压力；参加体育运动，增强体质，改善心血管功能。

（常万基）

第十二章 消化系统疾病

第一节 胃炎

胃炎是由各种有害因素引起的胃黏膜炎症，是一种常见病，分为急性胃炎和慢性胃炎两种。男性患病率多于女性。本病属于中医学"胃脘痛"、"呕吐"、"泛酸"、"嘈杂"、"心下痞"、"痞满"等范畴。

本病的发生主要与感受邪气、饮食不节、情志不畅、脾胃虚弱等因素有关。其基本病机是胃气失和，胃络不通或胃失温养。

一、临床表现

急性胃炎起病急骤，常伴有剧烈的上腹部疼痛或不适、嗳气、恶心、呕吐，部分患者合并腹泻，甚则上消化道出血，严重时可出现发热、脱水、电解质紊乱、酸中毒，甚至休克。

慢性胃炎无典型及特异性症状，临床表现与病变程度也不尽一致，发病常与饮食不节、情志不畅或劳累受寒等有关。有症状者表现为反复或持续性上腹胃脘部近歧骨处疼痛、饱胀，其疼痛性质有胀痛、刺痛、隐痛、钝痛、烧灼痛、剧痛等不同。常伴脘腹胀满、嗳腐吞酸、恶心呕吐、不思饮食等症状，甚或出现呕血、便血。

二、诊断要点

（1）以胃脘部疼痛为主症。

（2）剑突下有压痛。

（3）大便或呕吐物隐血试验强阳性者，提示并发消化道出血。纤维胃镜检查可见胃及十二指肠黏膜充血、水肿、分泌增多，可伴有糜烂或点、片状出血灶等病变。

三、辨证施治

1. 辨证分型

（1）肝气犯胃：胃脘痞胀疼痛或攻窜胁背，嗳气频作，大便不畅，每因情志因素而诱发，心烦易怒，善太息。舌苔薄白，脉弦。

（2）寒邪犯胃：胃脘冷痛暴作，呕吐清水痰涎，畏寒喜暖，口不渴。舌苔白，脉弦紧。

（3）食滞胃肠：胃脘胀痛，嗳腐吞酸或呕吐不消化食物，吐后痛缓。舌苔厚腻，脉滑或实。

（4）气滞血瘀：胃痛较剧，痛如针刺或刀割，痛有定处，拒按，或大便色黑。舌质紫暗，脉涩。

（5）胃阴不足：胃痛隐作，灼热不适，嘈杂似饥，食少口干，大便干燥。舌质红、少津，脉细数。

（6）脾胃虚寒：胃痛绵绵，空腹为甚，得食则缓，喜热喜按，泛吐清水，神倦乏力，手足不温，大便多溏。舌质淡，脉沉细。

2. 针灸治疗

治法：寒邪犯胃、脾胃虚寒者，治宜温经散寒、通络止痛，针灸并用，虚补实泻；食滞胃肠者，治宜消食化积、行气止痛，只针不灸，用泻法；肝气犯胃者，治宜疏肝理气、和胃止痛，只针不灸，用泻法；胃阴不足者，治宜养阴清热、益胃止痛，只针不灸，用补法或平补平泻法；气滞血瘀者，治宜行气活血、化瘀止痛，只针不灸，用泻法。以手厥阴、足太阴、足阳明经及任脉穴为主。

处方：中脘、内关、公孙、足三里。

方义：胃为六腑之中心，以通降为顺。中脘为胃之募穴、腑之会穴，足三里乃胃之下合穴，故凡胃脘疼痛，不论其寒热虚实，均可用之以通调腑气、和胃止痛。内关为手厥阴心包经之络穴，沟通三焦，又为八脉交会穴，通于阴维脉，功擅化湿和中、降逆止呕、宽胸理气，取之可畅达三焦气机、和胃降逆止痛。公孙为足太阴脾经之络穴、八脉交会穴，通于冲脉，与内关相配，可调理脾胃而止痛，专治胃、心、胸病证。

加减：寒邪犯胃者，加神阙、梁丘，以散寒止痛；食滞胃肠者，加梁门、建里，以消食导滞；肝气犯胃者，加期门、太冲，以疏肝理气；脾胃虚寒者，加神阙、气海、脾俞、胃俞，以温中散寒；胃阴不足者，加胃俞、太溪、三阴交，以滋阴养胃；气滞血瘀者，加膈俞、阿是穴，以化瘀止痛。

操作：常规刺法。寒邪犯胃和脾胃虚寒者，中脘、气海、神阙、足三里、脾俞、胃俞施行一般灸法或隔姜灸（中脘、气海还可施行温针灸），针后可加拔火罐。

四、其他疗法

1. 指针疗法

处方：中脘、至阳、足三里。

操作：以双手拇指或中指点压、按揉，力度以患者能耐受并感觉舒适为度，同时令患者行缓慢腹式呼吸。连续按揉 3～5min 即可止痛。

2. 耳针疗法

处方：胃、十二指肠、脾、肝、神门、交感。

操作：每次选用 3～5 穴，毫针浅刺，留针 30min，每日 1 次。也可用压丸法，嘱患者每日自行按压数次，以局部微痛发热为度。

3. 腧穴注射疗法

处方：按针灸治疗的基本处方取穴。

药物：根据辨证，分别选用当归注射液、丹参注射液、参附注射液或生脉注射液等，也可选用维生素 B_1 注射液或维生素 B_{12} 注射液。

操作：每次选 2～3 穴，每穴注入药液 1～2ml，每日 1 次。

4. 腧穴埋线疗法

处方：主穴取胃俞、中脘、足三里。肝气犯胃者配肝俞，脾胃虚弱者配脾俞，食滞胃肠者配天枢，胃阴不足者配三阴交，气滞血瘀者配膈俞。

操作：将 0 号铬制羊肠线常规埋入腧穴。每 2 周治疗一次。本法对肝气犯胃型疗效最好。

5. 兜肚疗法

处方：艾叶 30g，荜茇、干姜各 15g，甘松、山奈、细辛、肉桂、吴茱萸、延胡索、白芷各 10g，大茴香 6g，共研为细末。

操作：用柔软的棉布折成兜肚形状，将上述药末均匀放入，紧密缝好，日夜兜于中脘穴或疼痛处。本法适用于脾胃虚寒所致的胃痛。

6. 芒针疗法

处方：膈俞。

操作：患者取俯卧位，腧穴局部和医生双手严格消毒后，医生左手绷紧膈俞穴周围的皮肤，右手拇、示二指夹住针身前端，露出针尖，对准膈俞穴，迅速将针尖刺透皮肤，向肝俞、胆俞、脾俞、胃俞透刺。一侧针好后，再用同样手法针刺另一侧膈俞穴，留针 30min，隔日 1 次，6 次为一疗程。

7. 皮肤针疗法

处方：①背部督脉及膀胱经第 1、2 侧线。②中脘、内关、足三里。③阳性反应点：通过按压第 5~8 胸椎两侧，部分患者可出现酸痛、麻木的不同反应，如有此类反应出现，则为阳性反应点。

操作：轻轻叩打，以患者有轻度痛感、局部皮肤有潮红、不出血为度。每次 5~10min，隔日 1 次，10 次为一疗程。

8. 温针灸疗法

处方：主穴取足三里、内关，配穴取中脘、天枢。

操作：选定腧穴，皮肤常规消毒，以毫针直刺足三里 1~1.5 寸、内关 0.5~1 寸，然后取 1~2cm 长的艾条，插在针柄上点燃，至艾条燃尽，去艾灰后起针。隔日治疗 1 次，10 次为一疗程，共治疗 3 个疗程。

9. 综合疗法

处方：①针刺取胸$_{9\sim12}$和腰$_1$夹脊。②拔罐取脾俞、胃俞。③点穴疗法取脾俞、胃俞。

操作：①针刺胸$_{9\sim12}$和腰$_1$夹脊，针尖斜向脊柱，进针深度 1~1.2 寸，以患者感到局部酸、麻、胀、沉重或针感放射至胃部、腹部为佳。脾胃虚弱型配足三里，肝气犯胃型配太冲，留针 30min，每日 1 次，10 次为一疗程，每个疗程后休息 3~5d，再行第二个疗程。②背俞穴拔罐：用闪火法将适当大小的玻璃火罐拔于上述腧穴上，留罐 10~15min，隔日 1 次，与点穴疗法交替应用。脾胃虚弱者，加大椎、肾俞、关元俞；肝气犯胃者，加肝俞、胆俞。③点穴疗法：每穴按揉 5~10min，隔日 1 次，5 次为一疗程。脾胃虚弱者，加足三里；肝气犯胃者，加太冲、肝俞。

五、文献摘要

《针灸甲乙经》：胃胀者，中脘主之，亦取章门；胸胁背相引痛，心下溷溷，呕吐多唾，饮食不下，幽门主之；邪在肝，则病两胁中痛，寒中……可行间以引胁下，补（足）三里以温胃中；伤食，胁下满，不能转展反侧，目青而呕，期门主之；胁下支满，呕吐呃逆，阳陵泉主之；呕吐烦满，魄户主之；胃逆霍乱，鱼际主之。

《神应经》：腹寒不食，阴陵泉；胀而胃痛，膈俞；振寒不食，冲阳；胃热不食，下廉、胃俞、悬钟；不能食，少商、（足）三里、然谷、膈俞、胃俞、大肠俞；不嗜食，中封、然谷、内庭、厉兑、阴陵泉、肺俞、脾俞、胃俞、小肠俞。

《针灸大全》：脾胃虚寒、呕吐不已，内庭、中脘、气海、公孙。

《针灸大成》：胃脘冷积作痛，中脘、上脘、足三里。

《针灸逢源》：胃脘痛……内关、膈俞、胃俞、商丘。

《灸法秘传》：若饮食不思、灸其上脘；饮食减少，灸其中脘；饮食不化，灸其下脘或灸天枢；食不下欲干呕者，宜灸胆俞穴。

六、名家医案

施某，女，29岁。胃脘痛2个月余，时轻时重，胸闷，易怒，两胁作痛，纳少，二便正常，苔白，脉滑数。证系肝气犯胃，木克脾土。治则：疏肝理气，健脾和胃。取穴：中脘、内关、足三里、合谷、太冲，留针40min，用泻法，共针3次而愈。（胡熙明．针灸临证指南［M］．北京：人民卫生出版社，1991：151．）

七、小结

针灸治疗本病具显著疗效，往往针灸1次或数次即可止痛止呕。但慢性胃炎须坚持治疗才能取得较好的远期疗效。一般实证易于治疗，而虚实夹杂或正虚邪实者，常反复发作，治疗则颇为棘手。如部分患者突然出现胃痛剧烈，拒按，大汗淋漓，四肢厥冷，吐血、便血，出血量多且不止，脉微欲绝，为虚脱危证，如不急加救治，则十分危险。胃痛初起，多与情志不遂、饮食不节有关，因此，在预防上要重视精神与饮食的调摄。患者应注意饮食调养，保持精神乐观，生活规律；先劳怒、戒烟酒，忌食辛辣、油腻及寒冷之品，避免粗糙刺激性食物，少量多餐，以清淡易消化的食物为宜，切忌暴饮暴食，这对减少胃病的复发和促进康复有重要的意义。对于胃痛持续不已者，应注意给予流质或半流质饮食，必要时禁食。部分患者特别是40岁以上者，若胃病呈慢性反复发作，经治疗未效，而体重又明显下降，且持续大便隐血试验阳性，应进一步检查以排除消化道肿瘤。

（王建林）

第二节　胃下垂

胃下垂是指胃（包括大弯和小弯）的位置低于正常，即人在站立时，胃的下缘达盆腔，胃的上界（胃小弯）位置在两侧髂嵴连线以下本病主要由于胃膈韧带和胃肝韧带无力或腹壁肌肉松弛所致，多发生于身体瘦弱、胸廓狭长或多产的女性。本病属于中医学"胃痛"、"胃缓"、"痞满"、"腹胀"等范畴。

本病主要由于素体脾胃虚弱或长期饮食不节、营养不良、劳倦过度、七情内伤或大病、久病、多产等损伤脾胃，脾虚气陷，肌肉不坚，无力托举胃体所致。

一、临床表现

形体消瘦，病情轻者可无明显症状，重者可有上腹坠胀、疼痛不适，多在食后、久立及劳累后加重，平卧后减轻或消失。站立时腹主动脉搏动明显，平卧或双手由下腹部向上托起则上腹坠胀减轻。常伴有胃脘饱胀、厌食、恶心、嗳气、腹泻或便秘等症状，甚至还可出现站立性昏厥、低血压、心悸、乏力、眩晕等表现，也可同时伴有肝、肾、结肠等脏器的下垂。

二、诊断要点

（1）食后、久立及劳累后有腹部胀痛或不适感。

（2）体格检查时可发现脐下有振水音，上腹部可扪及强烈的腹主动脉搏动。

（3）胃肠钡餐 X 线检查可见胃呈鱼钩形，站立时位置下移，紧张力减退，胃下极低于髂嵴连线 5cm 以上。胃内常有较多潴留液，排空缓慢。

三、辨证施治

1. 辨证分型　中气下陷，脘腹胀满，坠胀不适，食后尤甚，平卧减轻，纳食减少，面色萎黄，形体消瘦，头昏目眩，神疲乏力，少气懒言，嗳气频频，或泛吐清水，大便不调。舌质淡、苔薄白，脉细无力。

2. 针灸治疗

治法：健脾益气、升阳举陷，针灸并用，用补法。以任脉、督脉、足太阳经穴及俞募穴为主。

主穴：中脘、胃俞、足三里、脾俞、气海、百会。

方义：胃下垂病变在胃，故取胃之背俞穴与胃之募穴中脘，形成俞募配穴，以健运中焦，调理气机；胃腑之下合穴足三里可补益胃气；脾俞、气海可健脾益气、补中和胃；百会可益气固脱、升阳举陷。上穴合用，以奏健脾益气、升阳举陷之功。

加减：痞满、恶心者，加公孙、内关，以和胃降气；嗳气、喜叹息者加太冲、期门，以疏肝理气。

操作：诸穴均常规针刺。主穴均用补法，配穴均用平补平泻法；上腹部和背部穴可针灸并用或针后加拔火罐。

四、其他疗法

1. 耳针疗法

处方：胃、脾、交感、皮质下。

操作：毫针刺法，每日 1 次，留针 20～30min；也可用压丸法，每日按压 3～5 次，力量以患者能耐受为度。

2. 腧穴注射疗法

处方：中脘、气海、胃俞、脾俞、足三里。

药物：黄芪注射液或生脉注射液。

操作：每次取 1～3 穴，取上述任一种药液，每穴注入 1ml，每日 1 次。

3. 腧穴埋线疗法

处方：中脘、气海、胃俞、脾俞、足三里。

操作：行常规腧穴埋线，2 周治疗 1 次。

五、文献摘要

《灵枢·邪气脏腑病形》：胃病者，腹中膜胀、胃脘当心而痛、上支两胁、膈咽不能、食饮不下，取之三里也。

《针灸甲乙经》：腹满不能食，刺脊中……心腹胀满，噫、烦热、善呕、膈中不利，巨阙主之。

六、名家医案

张某，男，52岁，1979年8月2日初诊。食后脘腹作胀，食欲不振，胃部牵引沉重，脘腹痞闷。医院钡餐透视显示：胃底在两髂连线下3cm，曾服中药无效。体格检查：形体消瘦，面色萎黄，食欲不振，舌质淡、苔薄白，脉细而弦。诊断：胃下垂，脾胃气虚型。治则：补中益气，升提举陷。处方：水突（右）、滑肉门（双）、梁门（双）、中脘、气海。操作：用1.5寸毫针直刺水突1寸左右，施平补平泻法；滑肉门透梁门，留针30min，加灸中脘、气海两穴，10次为一疗程，共治2个疗程而愈。（刘冠军，王富春，李影.中国当代名医针方针术集成［M］.长春：吉林科学技术出版社，1994：66.）

七、小结

针灸治疗本病有一定的疗效，但疗程较长，须坚持治疗。患者平时应注意饮食有节，一次进食量不宜多，少量多餐，食后平卧位休息30min；忌烟酒、辛辣刺激物，增加营养；调畅情志，起居有时；平时要加强身体锻炼，特别是腹肌的锻炼。

（王建林）

第三节　肠炎

肠炎是细菌、病毒、真菌和寄生虫等引起的胃肠炎、小肠炎和结肠炎。按病程长短、发病急缓，临床可分为急性和慢性肠炎两类。本病一年四季均可发生，但以夏秋两季多见。本病属于中医学"泄泻"范畴。

本病多由于感受时邪、饮食所伤、情志失调及脏腑虚弱等原因所致。其病机关键是脾胃受损，湿困脾土，肠道功能失司，清浊不可，相夹而下。因湿盛困脾者，多为急性腹泻；脾虚不运而致水湿内停则为慢性腹泻。临床又有虚实之分，若暴泻，则多属于实，久泻，则多属于虚，其虚实之间又可相互兼夹转化，如暴泻迁延日久，每可由实转虚而成久泻，久泻复受湿、食所伤，亦可急性发作，表现为虚中夹实的病候。

一、临床表现

急性肠炎多在进食后数小时突然出现，腹泻每日数次至数十次，呈黄色水样便，夹未消化食物，一般无黏液脓血。腹痛多位于脐周，呈阵发性钝痛或绞痛。病变累及胃，有恶心呕吐、上腹不适等。伴发热、头痛、周身不适、四肢无力等全身症状。呕吐起病急骤，常先有恶心，继之则呕吐，呕吐物多为胃内容物。严重者可呕吐胆汁或血性物。腹泻表现为水样便，每天数次至数十次不等，伴有恶臭，多为深黄色或黄绿色便，很少带有脓血，无里急后重感。呕吐、腹泻严重者，可有脱水、酸中毒，甚至休克。体格检查时可有上腹部或脐周轻压痛、肠鸣音常明显亢进，一般急性肠炎者病程短，数天内可好转。

慢性肠炎常呈现间断性腹部隐痛、腹胀、腹痛、腹泻。遇冷、进油腻之物或遇情绪波动，或劳累后尤著。大便次数增加，日行几次或数十次，肛门下坠，大便不爽，面色不华，精神不振，少气懒言，四肢乏力，喜温怕冷。体格检查可见腹部、脐周或少腹部有轻度压痛、肠鸣音亢进、脱肛。慢性肠炎急性发作时，可见高热、腹部绞痛、恶心呕吐、大便急迫如水或黏液血便，甚至有失水、酸中毒或休克出血表现。

二、诊断要点

（1）以大便次数增多、便质清稀，甚至如水样或完谷不化为主症。
（2）常有外感或不洁饮食史。
（3）肠鸣音亢进。
（4）大便常规检查可见少量黏液及红细胞、白细胞。

三、辨证施治

1. 辨证分型
（1）寒湿困脾：大便清稀或如水样，腹痛肠鸣，畏寒食少。舌苔白滑，脉濡缓。
（2）肠道湿热：腹痛即泻，泻下急迫，粪色黄褐秽臭，肛门灼热，可伴有发热。舌质红、苔黄腻，脉濡数。
（3）食滞胃肠：腹满胀痛，大便臭如败卵，泻后痛减，纳呆，嗳腐吞酸。舌苔垢浊或厚腻，脉滑。
（4）肝郁气滞：腹痛肠鸣泄泻，每因情志不畅而发，泻后痛缓。舌质红、苔薄白，脉弦。
（5）脾气亏虚：大便溏薄，夹有不消化食物，稍进油腻则便次增多，伴有神疲乏力。舌质淡、苔薄白，脉细。
（6）肾阳亏虚：晨起泄泻，大便夹有不消化食物，脐腹冷痛，喜暖，形寒肢冷。舌淡胖、苔白，脉沉细。

2. 针灸治疗
治法：寒湿困脾、脾气亏虚、肾阳亏虚者，治宜健脾益肾、温化寒湿，针灸并用，虚补实泻；肝郁气滞、食滞胃肠、肠道湿热者，治宜行气化滞、通调腑气，只针不灸，用泻法。以任脉、足太阴经穴及俞募穴、下合穴为主。

主穴：天枢、大肠俞、上巨虚、神阙、三阴交。

方义：本病病位在肠，故取大肠募穴天枢、大肠背俞穴而成俞募配穴，与大肠之下合穴上巨虚合用，调理肠腑而止泻。神阙居中腹，内连肠腑，急、慢性泄泻灸之皆宜。三阴交健脾利湿兼调理肝肾，各种泄泻皆可用之。五穴合用，标本兼治，泄泻自止。

加减：寒湿困脾者，配脾俞、阴陵泉，以健脾化湿；肠道湿热者，配合谷、下巨虚，以清利湿热；食滞胃肠者，配中脘、建里，以消食导滞；肝郁气滞者，配期门、太冲，以疏肝理气；脾气亏虚者，配脾俞、足三里，以健脾益气；肾阳亏虚者，配肾俞、命门、关元，以温肾固本。

操作：神阙用隔盐灸或隔姜灸，余穴常规针刺。寒湿困脾、脾气亏虚者可施隔姜灸、温和灸或温针灸，肾阳亏虚者可用隔附子饼灸。

四、其他疗法

1. 耳针疗法

处方：大肠、小肠、腹、胃、脾、神门。

操作：每次选3~5穴，中度刺激，急性泄泻者留针5~10min，每日1~2次。慢性泄泻者留针10~20min，隔日1次，10次为一疗程。也可用压丸法，嘱患者每日自行按压数次。

2. 腧穴注射疗法

处方：天枢、上巨虚。

药物：维生素B_1注射液或维生素B_{12}注射液。

操作：取任上述一种药液，每穴每次注射0.5~1ml，每日1次。

3. 贴脐法

处方：神阙。

药物：五倍子适量研末。

操作：用食醋将五倍子末调成膏状敷于脐内，外用伤湿止痛膏固定。2~3d换药一次。本法对于久泻患者有较好疗效。

4. 皮肤针疗法

处方：内关、足三里、关元、天枢、腰背部或下腹部阳性反应点。

操作：用皮肤针作中等强度叩刺，使局部皮肤明显潮红，隔日1次，多用于慢性泄泻。

5. 温针灸疗法

处方：主穴取足三里、上巨虚、下巨虚、中脘、天枢、关元、命门。痛甚者配神阙、梁门，泻下黏液者配公孙、脾俞，大便血样者配隐白、内庭。

操作：主穴每次选择3~5穴，轮换选用。选2寸毫针，垂直进针，深度1~1.5寸，使针感向下腹、会阴部放射。得气后在针尾插上2~3cm长的艾条1段，共燃2段后出针。

6. 腧穴埋线疗法

处方：主穴取大肠俞、足三里、上巨虚。脾胃气虚者配脾俞、胃俞，脾肾阳虚者配肾俞，肝郁气滞者配肝俞、脾俞。

操作：行常规腧穴埋线。本法适宜于慢性肠炎。

五、文献摘要

《灵枢·邪气脏腑病形》：大肠病者，肠中切痛而肠鸣濯濯，冬日重感于寒即泄，当脐而痛，不能久立，与胃同候，取巨虚上廉。

《神应经》：溏泄取太冲、神阙、三阴交。食泄取上下廉。

《类经图翼》：小儿泄泻，灸胃俞、水分、天枢、神阙。

《针灸逢源》：洞泄不止，取肾俞、中脘。

《神灸经纶》：虚寒久泻，灸关元、中极、天枢、三阴交、中脘、梁门、气海。老人虚泻，灸神阙、关元、脾俞、大肠俞。

六、名家医案

黄某，女，患者于前 1d 晚上开始先有恶寒发热，继则腹痛腹泻，质稀色黄，至就诊时已经 10 余次，便前腹中阵痛，泻后略减，脘腹作胀，不时恶心，小便短赤，口渴欲饮，舌苔黄腻，脉濡数。处方：曲池、合谷、天枢、上巨虚、阴陵泉、内庭。操作：用提插泻法留针 30min，针后汗出，腹部较舒，入夜热退，腹泻已减，次日只针天枢、足三里、阴陵泉以健脾化湿。第 3 日症状全失，胃纳未旺，为针足三里、中脘两穴而愈。（胡熙明．针灸临证指南［M］．北京：人民卫生出版社，1991：167．）

七、小结

针灸治疗本病有显著疗效。一般来说，急性易治，慢性较难，但都有较好的疗效。若泄泻频繁，有严重脱水现象或由恶性病变所引起的腹泻则当采取综合疗法。患者发病期间应注意饮食，以清淡、富营养、易消化的食物为主，避免进食生冷不洁及肥甘厚味、荤腥油腻或清肠润滑的食物。急性泄泻患者要给予流质或半流质饮食，如淡盐汤、饭汤、米粥等以养胃气。若属于虚寒腹泻，可予淡姜汤饮用，以振奋脾阳，调和胃气。本病的预防也较重要，平时应慎防风寒湿邪侵袭，注意饮食卫生，注意调畅情志，保持乐观心志。

（王建林）

第四节　黄疸

黄疸是由于血清中胆红素升高致使皮肤、黏膜和巩膜发黄的疾病。本病可见于病毒性肝炎、肝硬化、胆石症、胆囊炎、钩端螺旋体病、某些消化系统肿瘤及出现黄疸的败血症等。中医学认为本病症包括阳黄、阴黄与急黄，常与"胁痛"、"臌胀"、"癥积"等证并见。本病属于中医学"黄疸"、"谷疸"、"疸黄"等范畴。

本病的发生与感受疫毒的湿热之邪、饮食所伤、肝胆湿热、脾胃虚弱等因素有关。其病机是湿邪阻滞，胆液不循常道外溢而发黄。其病位在肝、胆、脾、胃等。若中阳偏盛则湿从热化而成阳黄，中阳不足则湿从寒化而成阴黄。

一、临床表现

目黄、身黄、小便黄，尤以眼睛巩膜发黄最为明显。患病之初，可无黄疸，而以恶寒发热、纳呆、呕恶、身重肢倦等类似感冒症状为主，3~5d 后才逐渐出现黄疸。黄疸加深时，尿、痰、泪液及汗液可被黄染，唾液一般不变色。患者常有饮食不节、与肝炎患者接触史或使用化学制品、药物史。

二、诊断要点

（1）以目黄、身黄、小便黄为主症。
（2）肝脏、脾脏或胆囊肿大，伴有压痛或触痛。
（3）实验室检查：血清胆红素升高。
（4）排除肝、胆、胰等恶性病变。

三、辨证施治

1. 辨证分型

（1）阳黄

1）湿热兼表：黄疸初起，目白睛微黄或不明显，小便黄，脘腹满闷，不思饮食，伴有恶寒发热，头身重痛，乏力。舌苔薄腻，脉浮弦或弦数。

2）热重于湿：初起目白睛发黄，迅速遍及全身，黄疸较重，色泽鲜明，壮热口渴，心中懊恼，呕恶纳呆，小便短赤，大便秘结，胁胀痛而拒按。舌质红、苔黄腻或黄糙，脉弦数或滑数。

3）湿重于热：身目发黄如橘，无发热或身热不扬，头重身困，嗜卧乏力，胸脘痞闷，纳呆呕恶，厌食油腻，口黏不渴，小便不利，便稀不爽。舌苔厚腻微黄，脉濡缓或弦或滑。

4）胆腑郁热：身目发黄，色鲜明，右胁剧痛且放射至右侧肩背，壮热或寒热往来。伴有口苦咽干，呕逆，尿黄，大便秘结或大便灰白。舌质红、苔厚而干，脉弦数或滑数。

5）疫毒发黄（急黄）：起病急骤，黄疸迅速加深，身目呈深黄色。壮热烦渴，呕吐频作，尿少便结，脘腹满胀疼痛，烦躁不安或神昏谵语，或衄血、尿血，皮下发斑，或有腹水，继之嗜睡昏迷。舌质红绛、苔黄褐干燥，脉弦数或洪大。

（2）阴黄

1）寒湿证：身目俱黄，黄色晦暗不泽或如烟熏，痞满食少，神疲畏寒，腹胀便溏，口淡不渴。舌质淡、苔白腻，脉濡缓或沉迟。

2）脾虚证：多见于黄疸久郁者。症见身目发黄，黄色较淡而不鲜明，食欲不振，肢体倦怠乏力，心悸气短，食少腹胀，大便溏薄。舌质淡、苔薄，脉濡。

2. 针灸治疗

治法：湿热兼表者，治宜清热化湿，佐以解表；热重于湿者，治宜清热利湿，佐以通腑；湿重于热者，治宜除湿化浊、泄热除黄；胆腑郁热者，治宜疏肝泄热、利胆退黄；疫毒发黄者，治宜清热解毒、凉血开窍。寒湿证温中化湿、健脾和胃；脾虚证补养气血、健脾退黄。寒湿证可加用灸法，其他证型只针不灸，虚补实泻。以足少阳、足阳明、手足厥阴经穴及相应背俞穴为主。

处方：肝俞、胆俞、阳陵泉、太冲、至阳、足三里、中脘、内关。

方义：方取肝、胆之背俞穴肝俞、胆俞，胆之下合穴阳陵泉，肝经之原穴太冲，以疏调胆腑、利胆退黄；至阳为治疗黄疸的经验要穴，可宣通阳气以化湿退黄；足三里、中脘和胃消滞，健脾胃而化生气血；内关和胃降逆止呕。

加减：湿热兼表者，加大椎、曲池、合谷，以解表退热；湿重于热者，配阴陵泉，以健脾利湿；热重于湿者，加大椎，以清泻热毒；胆腑郁热者，加支沟、日月，以疏肝泄热；疫毒发黄者，加水沟、十宣、十二井穴，以泻热启闭；脾虚者，加脾俞、三阴交，以健脾利湿。

操作：诸穴常规针刺，虚补实泻；阴黄者可加灸法。

四、其他疗法

1. 耳穴压丸疗法

处方：肝、胆、脾、胃。

操作：用王不留行贴压，嘱患者每日自行按压 3～5 次，每次 1～2min，以局部发热为度。

2. 腧穴注射疗法

处方：胆俞、阳陵泉、阴陵泉、至阳。

药物：板蓝根注射液、维生素 B_1 注射液或维生素 B_{12} 注射液。

操作：取上述任一药液，每穴注射 0.5～1ml，每日 1 次，7 次为一疗程。

五、文献摘要

《针灸甲乙经》：黄疸，刺脊中……黄疸，热中善渴，太冲主之。

《扁鹊神应针灸玉龙经》：浑身发黄，至阳灸，委中出血。

《针灸大全》：黄疸，四肢俱肿，汗出染衣，公孙……至阳一穴，百劳一穴，腕骨二穴，中脘一穴，足三里二穴。

《针灸逢源》：发黄身如烟熏、目如金色、口燥而热结，砭刺曲池出血，或用锋针刺肘中曲泽之大络，使邪毒随恶血而出，极效。遍身面目俱黄，小便黄赤或不利，脾俞、然谷、涌泉。

《神灸经纶》：黄疸，公孙、至阳、脾俞、胃俞。酒疸目黄面发赤斑，胆俞。

六、名家医案

李某，男，18 岁。1979 年 11 月 14 日初诊。自述：发病 20d，尿黄、全身黄染 13d。20d 前因劳累引起腰痛，头昏，发冷，发热，腹胀，纳呆，厌食油腻，周身发软。此后出现尿黄，全身发黄，乏力。11 月 10 日经某医院肝功能检查，诊断为急性黄疸型肝炎。体格检查：发育中等，营养一般，巩膜、皮肤黄染；心肺（－），腹部柔软，肝肋下 1.5cm、剑下 4cm，光滑充实，触叩痛明显。取穴：足三里、中封、肝炎穴、合谷、后溪。每日 1 次，两侧交替进行。针刺 8 次后黄退，食量增加，精神好转，去合谷、后溪。12 月 14 日症状、体征全部消失，微感气短，加刺耳针 5 次痊愈。12 月 22 日复查肝功能、超声波均正常。（刘冠军. 现代针灸医案选［M］. 北京：人民卫生出版社，1985：197.）

七、小结

针灸治疗急性黄疸性肝炎有显著疗效，但应注意隔离，以防传染。对于其他原因所致的黄疸，针灸治疗的同时还应同时配合其他治疗措施。黄疸消退后仍应调治，以免湿邪不清，肝脾未复，导致黄疸复发，甚或转成癥积、鼓胀。患者应注意饮食，避免不洁食物，进食清淡而易消化的饮食，禁食辛辣刺激、油腻之品，忌烟酒；注意起居有常，不妄作劳，顺应四时变化，以免正气损伤，邪气乘袭。在发病初期，疫毒发黄患者须绝对卧床，恢复期和久病转为慢性的患者，可适当参加体育活动。保持心情愉快舒畅，有助于病情康复。

（王建林）

第五节 胆囊炎

胆囊炎分为急性和慢性两种。急性胆囊炎是由于胆囊管阻塞、化学性刺激和细菌感染引起的胆囊急性炎症性疾病；慢性胆囊炎大多为慢性起病，也可由急性胆囊炎反复发作，迁延日久导致。慢性胆囊炎大多为慢性结石性胆囊炎，少数为非结石性胆囊炎。本病多发生在 40～65 岁，女性高于男性，且以体型肥胖者为多见。一般病程长，反复发作，每因饮食不节、情志失调或劳累而诱发。本病属于中医学"胆胀"、"胁痛"、"黄疸"范畴。

本病主要由胆腑气机通降失常所致。外感湿热之邪，蕴结脾胃，熏蒸肝胆，胆腑疏泄通降失常，而致胆胀；或饮食不节，嗜酒肥甘，脾胃受损，健运失职，湿邪阻滞中焦，肝胆之气疏泄失常，导致胆胀；或忧思暴怒，肝气郁滞，气机不利，肝失疏泄，损及胆腑，胆汁失于通降，而成胆胀。肝胆气郁，则血行瘀滞，瘀血内阻，以致病情迁延难愈。由于气滞、热郁、瘀血、湿阻致使肝胆气郁，胆失通降者属实；由于疾病反复，邪恋不去，正气渐虚，致使肝肾阴亏或脾肾阳虚者属虚或虚实夹杂。本病病位在胆，与肝、胆、脾关系密切。

一、临床表现

急性胆囊炎的典型表现为急性发作的右上腹持续或阵发性绞痛，可向肩背部放射，胆囊区有压痛或反跳痛，肌紧张，伴发热，恶心呕吐或有黄疸及血白细胞增高。急性胆囊炎引起的腹痛持续时间往往较长，呼吸和改变体位常常能使疼痛加重。

慢性胆囊炎多数表现为胆源性消化不良、厌油腻食物、上腹部闷胀、嗳气、胃部灼热等，胆囊区可有轻度压痛或叩击痛。若胆囊积水，常能扪及圆形、光滑的囊性肿块。

二、诊断要点

（1）以右胁胀满疼痛为主要表现。

（2）右上腹有压痛，墨菲征阳性。

（3）多有饱餐油腻、恼怒、劳累等诱因。

（4）排除十二指肠溃疡穿孔、胰腺炎、肠梗阻、右肾结石及心绞痛导其他疾病。

三、辨证施治

1. 辨证分型

（1）肝胆气郁：右胁胀满疼痛，连及右肩，遇怒加重，胸闷，善太息，嗳气频作，吞酸嗳腐。舌苔白腻，脉弦大。

（2）气滞血瘀：右胁部刺痛较剧，痛有定处而拒按，面色晦暗，口干口苦舌质紫暗或舌边有瘀斑，脉弦细涩。

（3）胆腑郁热：右胁部灼热疼痛，口苦咽干，面红目赤，大便秘结，小溲短赤，心烦燥热，失眠易怒。舌质红、苔黄厚而干，脉弦数。

（4）肝胆湿热：右胁胀满疼痛，胸闷纳呆，恶心呕吐，口苦心烦，大便黏滞，或见黄疸。舌质红、苔黄腻，脉弦或滑。

（5）阴虚郁滞：右胁隐隐作痛，或略有灼热感，口燥咽干，急躁易怒，胸中烦热，头晕目眩，午后低热。舌质红、少苔，脉细数。

（6）阳虚郁滞：右胁隐隐胀痛，时作时止，脘腹胀满，呕吐清涎，畏寒肢凉，神疲气短，乏力倦怠。舌质淡、苔白腻，脉弦弱无力。

2. 针灸治疗

治法：肝胆气郁、气滞血瘀者，治宜理气解郁、活血化瘀，只针不灸，用泻法；胆腑郁热、肝胆湿热者，治宜清热利湿、疏肝利胆，只针不灸，用泻法；阴虚郁滞、阳虚郁滞者，治宜滋阴清热、温阳益气，针灸并用，用补法。以任脉、手足少阳经穴及俞募穴为主。

主穴：支沟、阳陵泉、胆俞、中脘、胆囊穴、期门。

方义：胁肋为少阳、厥阴二经之分野，故取手少阳之经穴支沟、足少阳之合穴阳陵泉，以疏调肝胆郁滞之经气；胆俞为胆之背俞穴，系胆腑经气转输之处，中脘为腑会，二穴合用，可通泻胆腑之气；期门为肝之募穴，胆囊穴为经外奇穴，二穴可加强疏肝利胆之作用。

加减：肝胆气郁者，加行间、太冲，以疏肝理气；气滞血瘀者，加膈俞、阿是穴以化瘀止痛；胆腑郁热者，加足临泣，以清泄胆腑郁热；肝胆湿热者，加三阴交、阴陵泉，以清热利湿；阴虚郁滞者，加肝俞，以补益肝肾；阳虚郁滞者，加肾俞、脾俞，以补脾肾之阳气。

操作：诸穴常规针刺。急性者每日1次，慢性者每日或隔日1次。

四、其他疗法

1. 耳穴疗法

处方：胰胆、肝、神门、交感、内分泌、十二指肠。

操作：如为急性发作，宜强刺激，留针30~60min；如为慢性胆囊炎，中度刺激，留针15~20min。每日1~2次。亦可取单侧耳穴，用压丸法，嘱患者每日自行按压3~4次，每次按压1~2min，两耳交替。

2. 腧穴注射疗法

处方：胆俞、足三里、中脘、胆囊穴。

药物：当归注射液或10%葡萄糖注射液。

操作：每次选2~3穴，取任一种药液，每穴注射1~2ml。隔日1次，7~10次为一疗程。

3. 电针疗法

处方：胆俞、胆囊穴、日月、中脘、梁门。

操作：胆俞接阴极，其余穴接阳极，用可调波，频率2~4Hz，刺激由弱到强，以能耐受为度。每次30min，每日1~2次。

4. 皮肤针疗法

处方：胁肋部痛点、胸$_{7\sim10}$夹脊。

操作：用皮肤针轻轻叩刺，并加拔火罐，每日或隔日1次。本法适用于慢性胆囊炎患者。

五、文献摘要

《备急千金要方》：肝俞、脾俞、志室主两胁急痛，肾俞主两胁引痛……支沟主胁腋急痛，腕骨、阳谷主胁痛不得意……阳辅主胸胁痛……胆俞、章门主胁痛不得卧，胸满呕无所出。

《神应经》：一切游走气攻胸胁疼痛，语言、咳嗽难，不可转侧，支沟，右疼泻左，左痛泻右，委中出血。

《针灸大全》：胸胁下痛，起止艰难，公孙、支沟二穴，章门二穴，阳陵泉二穴。

《针灸大成》：胁肋疼痛，支沟、章门、外关。……宜推详治之。复刺后穴：行间（泻肝经治怒气）、中封、期门（治伤寒后胁痛）、阳陵泉（治挫闪）。

《针灸逢源》：胸胁痛，支沟、天井、大陵、期门、三里、章门、丘墟、阳辅、行间。

《类经图翼》：心腹胸胁痛胀，胁肋胀痛，膈俞、章门七壮，阳陵泉、丘墟三壮。

六、名家医案

张某，女，64岁，1982年3月1日入院。患者脘腹及右胁痛2个月余，伴恶心呕吐，劳累、遇寒、情绪波动致使症状加重，痛时喜热喜按，饮食减少，大便成形，3~4d一行，舌淡红，苔薄白，舌边有齿痕，脉沉细。胆囊造影提示胆囊壁增厚，收缩功能不良。诊断：胁痛。治则：疏肝利胆，理气止痛。处方：膈俞、胆俞、日月、阳陵泉、中脘、内关、公孙。操作：膈俞、胆俞针右侧，向脊柱方向斜刺1~1.5寸，用捻转泻法，施术1min，使针感沿着背部向右胁肋部感传；日月针右侧，沿肋骨斜刺1~1.5寸，予以雀啄泻法，施术1min，使针感抵右上腹；阳陵泉针双侧，直刺2~3寸，予捻转泻法，使针感沿经上传，施术1min；公孙、内关行常规针刺，施泻法1min，以局部酸胀为度；中脘用呼吸泻法，直刺2~3寸，施术1min，共针12次，诸症消失。（天津中医学院第一附属医院针灸科. 石学敏针灸临证集验［M］. 天津：天津科学技术出版社，1990：379.）

七、小结

针灸疗法主要适用于慢性胆囊炎和急性单纯性胆囊炎。针灸治疗慢性胆囊炎有较好的效果，但是须坚持治疗，才能收到预期的疗效。而对于急性重症胆囊炎，针灸只能作为辅助手段之一，须采用中西医结合疗法综合治疗才能取得较好的疗效。患者平时要注意调节情志，保持精神乐观，戒烦躁，禁忧郁；调理饮食，勿过食肥甘厚味、辛辣酒类等；避免外邪，防止湿热侵袭；增强体质，避免外伤。

（王建林）

第六节　便秘

便秘是粪便在肠内滞留过久，秘结不通，排便困难或欲大便而艰涩不畅的一种病症，分为器质性便秘和功能性便秘。器质性便秘是指由于消化道器质性病变而导致的便秘；功能性便秘是指无器质性病变，由于大肠及肛管功能活动异常而引起的便秘。本病属于中医学"大便难"、"脾约"、"后不利"、"秘涩"、"秘结"、"阴结"、"阳结"、"肠结"等范畴。

本病的病因有胃肠积热、气机郁滞、气血阴津亏虚、阴寒凝滞，病机为大肠传导失司，病位在大肠，与肺、脾、肾相关。肺与大肠相表里，肺热肺燥，肺失宣降，热移大肠，致大肠传导失常；脾主运化，职司水谷精微的吸收转输，脾病则气血乏源，转输不利，糟粕内停而致大便秘结；肾司二便、主开阖，寓元阴元阳，肾虚则阴亏肠燥，或阳衰寒凝，传导失常而形成大便秘结。

一、临床表现

多起病缓慢，逐渐加重，病程冗长。主要表现为大便干结不通，干燥如球；或排便次数减少，多间隔三五日或七八日，甚至半月不排便；或便质不干，但排出困难，努挣不下，排出不尽。常伴有腹部胀满，甚至腹痛、脘闷嗳气、食欲减退、心烦易怒、睡眠不安、头晕头胀等症状。发病和加重常与饮食、情志、劳倦损伤等诱因有关。

二、诊断要点

（1）以排便困难为主症。

（2）X线检查可见胃肠道张力减退，钡剂排空延迟超过24h。

（3）排除大肠癌、直结肠等肠道器质性病变。

三、辨证施治

1. 辨证分型

（1）热秘：大便干结，小便短赤，面红身热，口干或口臭，喜冷饮，腹部胀满，按之作痛。舌苔黄燥，脉滑数。

（2）气秘：大便不畅，欲解不得，甚则少腹作胀，嗳气频作，胸胁痞满，纳食减少。舌苔白，脉弦。

（3）虚秘：气虚者虽有便意，但排出不畅，大便并不干硬，临厕努挣乏力，挣则汗出气短，面色㿠白，神疲气怯，舌质淡，苔薄白，脉弱；血虚者大便秘结，面色无华，头晕目眩，心悸，舌质红、苔少，脉细数。

（4）冷秘：大便秘结，腹中冷痛，面色苍白少华，时作眩晕，心悸，畏寒肢冷，小便清长。舌质淡、苔白润，脉沉迟。

2. 针灸治疗

治法：通调腑气、润肠通便。热秘者，治宜清热保津；气秘者，治宜顺气导滞；气虚者，治宜健脾益气；血虚者，治宜滋阴润燥；冷秘者，治宜温阳通便。热秘、气秘只针不灸，用泻法；虚秘、冷秘针灸并用，用补法。以手少阳、足少阴经穴及俞募穴下合为主。

主穴：天枢、大肠俞、上巨虚、支沟、照海。

方义：方中天枢为大肠的募穴，大肠俞为大肠的背俞穴，二穴合用属俞募配穴法，再加大肠的下合穴上巨虚，"合治内腑"，三穴同用，疏理肠腑气机，润肠通便。取支沟可宣通三焦气机以通腑气，取照海养阴以增液行舟，二穴合用为治疗大便秘结之经验效穴。

加减：热秘者，加合谷、曲池，可清泄阳明、泄热通便保津；气秘者，加中脘、太冲、气海，以疏肝理气、导滞排便；气虚者，加气海、足三里、脾俞，以健运脾胃、益气通便；血虚肠燥者，加太溪、三阴交，以养血润燥、增液行舟；冷秘者，加肾俞、命门，以补益肾气、温阳通便。

操作：诸穴常规针刺，冷秘者可采用温针灸、温和灸、隔姜灸等方法。

四、其他疗法

1. 耳针疗法

处方：大肠、直肠、交感、皮质下。

操作：短毫针刺入，采用中度或弱刺激，每日1次。也可用压丸法，嘱患者每日自行按压数次。以局部微痛发热为度。

2. 腧穴注射疗法

处方：天枢、大肠俞、上巨虚、支沟、照海。

药物：生理盐水、维生素 B_1 注射液或维生素 B_{12} 注射液。

操作：任选一种药液，每穴注入 0.5 ~ 1ml，每日或隔日 1 次。

3. 按摩疗法

处方：关元。

操作：以关元为中心，顺时针揉腹、揉脐。每日 1 次，每次 20min。

4. 电针疗法

处方：大横、腹结、天枢、水道。

操作：针刺得气后，接电针治疗仪，8 个输出极分别连于两侧以上腧穴，采用疏密波，频率为 80 ~ 100 次/min，强度以患者能耐受为度。通电 30min，每日 1 次，7 次为一疗程。

5. 贴脐法

处方：神阙。

操作：采用生大黄粉 3g，用 50% ~ 60% 白酒调成糊状，贴敷于神阙穴，外用敷料胶布（对胶布过敏者用绷带）固定，每日于局部用 50% ~ 60% 白酒约 5ml 加湿 1 次，3d 换药一次，5 次为一疗程。

五、文献摘要

《针灸资生经》：承山、太溪治大便难。

《针灸大全》：大便难、用力脱肛，取内关、照海、百会、支沟。

《杂病穴法歌》：大便虚秘补支沟，泻足三里效可拟。热秘气秘先长强，大敦阳陵堪调护。

《针灸大成》：大便秘结不通，章门、太白、照海。

六、名家医案

谢某，男，38 岁。20 年来经常 5 ~ 10d 大便一次，如不服用通便药，半月也不大便，腹部无胀痛感，平时口干舌燥，或时有牙龈肿痛，大便后则消失，饮食如常，无任何病史。舌红少津，脉滑数。取穴：大肠俞、支沟，均用捻转提插泻法，每日针 1 次，3 次后大便已通，下颗粒状粪便，以后隔日针 1 次，又治 5 次后，已每日有大便，自针后牙龈未再发现肿痛，证明大肠功能已经基本恢复，肠热已清，故停针观察 1 周。随访 2 年，未再便秘。（胡熙明. 针灸临证指南［M］. 北京：人民卫生出版社，1991：190.）

七、小结

针灸治疗本病有较快的通便作用，尤其对功能性便秘有较好疗效。临床治疗时须先找出原因，明确辨证而分虚实论治。在全身治疗的同时，配合局部治疗，一般预后良好，如治疗多次无效者须查明原因。至于热病之后或患其他病的患者，由于水谷少进而不大便的，不必急于通便，只需扶养胃气，使饮食渐增，则大便自能正常。便秘的防治，自身调摄非常重要。患者平时应坚持体育锻炼，多食蔬菜水果，忌食辛辣、刺激性食物，养成定时排便习惯。

（王建林）

第十三章 泌尿生殖系统疾病

第一节 尿石症

尿石症是泌尿系统各部位结石病的总称，是泌尿系统的常见病。其形成是由于体内代谢的钙质残渣不能随尿排出体外，而积于肾、输尿管或膀胱，日久晶体成为坚石。通常分为上尿路（肾、输尿管）结石和下尿路（膀胱、尿道）结石。本病的形成与环境因素、全身性病变及泌尿系统疾病有密切关系。本病属于中医学"石淋"、"砂淋"、"血淋"、"腰痛"等范畴。

本病由肾虚邪热煎水而成，病位在肾和膀胱，涉及肝和脾。

一、临床表现

根据结石所在部位不同，尿石症可分为肾结石、输尿管结石、膀胱结石和尿道结石。其共同症状为血尿、阵发性绞痛及胀痛。

1. 肾结石 疼痛位于腰部，可为隐痛、刺痛或持续性钝痛，多在劳累后出现，常伴有肉眼血尿。肾绞痛发生时，疼痛从腰部向下腹部放射，患者坐卧不安，汗出，持续数分钟至数小时不等，发作后或有小的沙粒状结石排出。有个别患者病情相对稳定，长期无明显症状。

2. 输尿管结石 90%以上的结石原发于肾，下移至输尿管狭窄处而滞留。结石堵塞在输尿管中上段者，出现腰部绞痛，向同侧阴部及大腿内侧放射，可伴有恶心、呕吐、冷汗等，严重时发生休克。发病时可见肉眼血尿。结石堵塞在输尿管下段者，可引起尿频、尿急、尿痛等膀胱刺激征。

3. 膀胱结石 排尿时出现下腹部疼痛，向外生殖器处放射，同时排尿不畅或排尿突然中断，经活动或改变体位后又能排尿。多伴有终末肉眼血尿及尿频、尿急等症状。

4. 尿道结石 结石多来自膀胱，好发于男性。突然坠入尿道的结石可引起疼痛、排尿困难，甚至尿潴留。

此外，尿路结石合并感染时，还可见有发热、恶寒、脓尿等症状。

二、诊断要点

（1）发作时以腰腹绞痛为主要症状。

（2）尿常规检查有红细胞。

（3）肾脏B超检查、X线腹部平片或肾盂造影等检查可见尿路结石。

三、辨证施治

1. 辨证分型

（1）下焦湿热：腰腹疼痛如绞，牵引少腹，连及外阴，小便混赤，淋沥涩痛，或排尿中断；或尿中带血，夹有沙石；或见寒热口苦、恶心呕吐；或兼大便秘结。舌苔黄腻，脉弦滑或滑数。

（2）气滞血瘀：腰腹隐痛、钝痛；或排尿突然中断；或排尿时疼痛剧烈，上连腰腹，或腰痛如掣如绞，引少腹，频频发作，甚则尿血。舌有薄苔或有紫气，脉弦紧。

（3）肾阳虚衰：时有腰腹胀痛，腰腿酸重，精神不振，四肢不温，尿频或小便不利，面色㿠白。舌质淡、苔白，脉沉细弱。

（4）肾阴不足：腰膝酸软，五心烦热，失眠多梦，时有低热、盗汗，遗精早泄，尿频，尿急，尿痛不甚，尿后余沥。舌质红、苔薄，脉细数。

2. 针灸治疗

治法：补肾理气，通淋排石。针对不同证型，治法又有所区别。下焦湿热者，治宜清热利湿、通理下焦；气滞血瘀者，治宜通调气机、活血化瘀。以上均只针不灸，用平补平泻法。肾阳虚衰者，治宜温补肾阳、行气活血，针灸并用，用补法；肾阴不足者，治宜滋阴补肾、清泄相火，只针不灸，用补法以足太阴经穴及俞募穴为主。

主穴：肾俞、京门、三焦俞、石门、三阴交。

方义：肾俞、京门、三焦俞、石门皆属俞募配穴法，前两穴分别为肾的俞、募穴，功可强腰益肾、增强肾的推动力；后两穴分别为三焦的俞、募穴，可通利三焦水道、调畅气机。三阴交为脾、肝、肾三经交会穴，可通利小便、疏调气机。

加减：下焦湿热者，加阴陵泉、中极，以清化湿热；气滞血瘀者，加气海，以行气化瘀；肾阳虚衰者，加关元、命门，以温肾阳；肾阴虚衰者，加太溪，以滋肾阴。上尿路结石者，加天枢；下尿路结石者，加秩边透水道。血尿者，加血海；恶心呕吐者，加内关、中脘；大便秘结者，加支沟、天枢。

操作：针刺中极前应排空小便，不可进针过深，以免刺伤膀胱。三焦俞宜深刺，且可选用强刺激手法。关元、命门用灸法。余穴均常规刺法。

四、其他疗法

1. 电针疗法

处方：肾俞或膀胱俞、关元或水道。

操作：取患侧上下两个腧穴，肾俞或膀胱俞为阴极，关元或水道为阳极，得气后用可调波，强度由弱到强，以患者能耐受为度，持续 30min，每日 2 次。若绞痛发作，则以痛止为度。

2. 耳针疗法

处方：肾、输尿管、膀胱、三焦、肾上腺、交感。

操作：每次选患侧 2～4 穴，用泻法，留针 30min，每日 1～2 次。

3. 腧穴注射疗法

处方：肾俞、关元、阳陵泉、足三里、三阴交、交信、腹结。

药物：10%葡萄糖注射液。

操作：每次选取患侧2～4穴，根据腧穴局部肌肉丰满情况，每次注射10%葡萄糖注射液2～8ml。

五、文献摘要

《针灸资生经》：石淋，灸关元或期门，或大敦各三十壮。长强疗五淋，曲骨疗五淋，小便黄……中极治五淋，小便赤涩。

《针灸编翼》：砂石淋，灸关元、期门、大敦……茎痛不得溺，内有如砂石作痛者，取行间、三阴交。

《备急千金要方》：石淋：脐下三十六种病不得小便，灸关元三十壮，又灸气门三十壮……石淋，小便不得，灸水泉三十壮。足大敦是也。……关元主胞闭塞、小便不通，劳热石淋。……下三十六疾不得小便，并灸足太阳……复溜主淋……悬钟主五淋……大敦、气门主五淋不得尿。

六、名家医案

颜某，男，26岁。左侧少腹与腰部发作性疼痛1年有余。患者于1981年5月因左少腹与腰部剧烈疼痛而入当地医院检查治疗。经肾盂造影，发现左侧输尿管下段有1cm×0.6cm大小密度不同的阴影，左侧肾盂积水，确诊为输尿管下段结石，经反复治疗未愈。症见左侧少腹与腰部常隐隐作痛，局部有轻压痛，活动后加重，小便清长，有时色黄不畅，面色少华，精神较差，饮食欠香，口淡无味，口不渴，舌质淡、苔薄白，舌脉沉细少力。尿常规检查：蛋白微量，红细胞0～3/HP，pH弱酸性。处方：①肾俞、膀胱俞、次髎、委阳。②气海、水道、照海。以上两组腧穴交替使用，各穴针刺较深，用捻转手法，针腰腹各穴，使针感向四周传运，并加艾条灸，以皮肤淡红色为度，下肢各穴针刺得气后，针尖向上下斜刺，使针感向上下放散，留针30min，然后出针。治疗10次后，患者于7月10日少腹与腰部疼痛加重，小便不畅，按照以往观察经验，认定为排石先兆，仍按原方并加强手法，继续治疗。至7月15日，患者小便时少腹有下坠感，小便中断，经努责后，排出结石一块，其大小与造影报告相符合。经X线摄片复查，证实结石与肾盂积水均消失，治愈出院。（高忻洙，张载义，等.古今针灸医案医话荟萃［M］.合肥：安徽科学技术出版社，1990：132.）

七、小结

针灸治疗本病具有一定的排石作用，但是排石效果又取决于结石的位置、大小，治疗取穴，针刺手法，治疗时间等因素。患者平时应多喝水，饮水注意水质的硬度，不要喝水质过硬的水，多做跳跃运动。可以配合中药溶石排石，针药结合对本病疗效较好。

（陈　利）

第二节　尿潴留

尿潴留是指膀胱内积有大量尿液而不能排出，也称癃闭。多见于老年男性、产后妇女及手术后患者。本病属于中医学的"小便不通"、"癃闭"范畴。"癃"与"闭"是两个不同的概念，"癃"者，病势缓，小便点滴而下；"闭"者，病势急，小便不通，欲溲不下。

本病的病位在膀胱，膀胱气化不利是导致本病的直接原因，而膀胱的气化功能又与三焦密切相关，尤以下焦最为重要。造成膀胱和三焦气化不利的原因多为湿热下注、肝郁气滞、尿路阻塞和肾气亏虚。

一、临床表现

小便不利，点滴不畅，或小便闭塞不通，尿道无涩痛，常伴小腹胀满。病情严重时，可见头晕、心悸、喘促、水肿、恶心呕吐、视物模糊，甚至昏迷抽搐等尿毒内攻症状。

二、诊断要点

（1）以排尿困难为主症。
（2）男性直肠指诊检查可有前列腺肥大，或膀胱区叩诊明显浊音。
（3）排除泌尿系统器质性病变。

三、辨证施治

1. 辨证分型
（1）湿热下注：小便量少难出，点滴而下，严重时点滴不出，小腹胀满，口苦口黏，口渴不欲饮，大便不畅。舌质红、苔黄腻，脉沉数。
（2）肝郁气滞：小便不通或通而不畅，小腹胀急，胁痛，口苦。舌苔薄白，脉弦。
（3）瘀浊闭阻：小便滴沥不畅，或时而通畅时而阻塞，小腹胀满疼痛。舌质紫暗或有瘀点，脉涩。
（4）肾气亏虚：小便不通或滴沥不畅、排出无力，腰膝酸软，精神不振。舌质淡，脉沉细弱。
（5）外伤阻滞：因跌打损伤，瘀血凝滞，或肿块、结石阻塞压迫尿路，小便难以排出，而成癃闭，兼见少腹胀满。舌质紫暗，脉涩。

2. 针灸治疗
治法：调理膀胱，行气通闭。湿热下注、肝郁气滞、瘀浊闭阻者，以针刺为主，用泻法；肾气亏虚者，针灸并用，用补法。以任脉、足太阴及足及阳经穴为主。
主穴：关元、三阴交、阴陵泉、膀胱俞。
方义：关元、三阴交均为足三阴经交会穴，可调理肝、脾、肾，助膀胱气化；阴陵泉健脾渗湿、通利小便；膀胱俞疏调膀胱气化功能。
加减：湿热下注者，加中极、行间，以清利湿热。肝郁气滞者，加太冲、支沟，以疏理气机。瘀浊阻塞者，加血海、膈俞，以化瘀散结。肾气亏虚者，加肾俞、太溪，以补肾利尿。外伤者，加横骨。腰部外伤者，加八髎。
操作：针刺中极、曲骨时针尖向下，不可过深，以免伤及膀胱。余穴均常规刺法。

四、其他疗法

1. 神阙灸
处方：神阙。

操作：将食盐炒黄，待冷后放于神阙穴填平，再用 2 根葱白压成 0.3cm 厚的饼置于盐上，艾炷置葱饼上施灸，至温热入腹内有尿意为止。

2. 耳针疗法

处方：膀胱、肾、三焦、尿道。

操作：每次选 1～3 穴，毫针中度刺激，留针 40～60min。或用压丸法。

3. 电针疗法

处方：双侧维道。

操作：针尖向曲骨沿皮刺 2～3 寸，脉冲电刺激 15～30min。

五、文献摘要

《灵枢·四时气》：小腹痛肿，不得小便，邪在三焦约，取之太阳大络，视其络脉与厥阴小络结而血者，肿上及胃脘，取三里。

《针灸资生经》：曲泉，主癃闭……行间，主癃闭、茎中痛……胞肓、秩边，主癃闭下重、不得小便。

《备急灸法》：转胞不得溺，取关元、曲骨……转胞、小便不通、烦闷气促，用盐填脐中，大艾炷灸三七壮，未通更灸，已通即住。

《针灸大成》：小便不通，阴陵泉、气海、三阴交……复刺阴交、大陵。

六、名家医案

周某，男，2 岁半。29h 未小便。患儿哭闹不安，膀胱明显膨胀至与脐平，尿道口红肿明显，舌质红、苔黄，脉弦数。诊断：癃闭（急性尿潴留），湿热下注。治则：清热利湿，开关通闭。取双足五里穴，行提插补泻之泻法，不留针。针刺双侧足五里穴后，患儿立即解出大量小便。尿常规检查：蛋白（±），白细胞 0～1/HP，红细胞（－），管型（－）。查膀胱，胀满疼痛消失，未再哭闹不安。留院观察，于 4h 后又自动解出大量小便，告之痊愈。（王雪苔，刘冠军. 中国当代针灸名家医案［M］. 长春：吉林科学技术出版社，1991：147.）

七、小结

本病病因明确并有条件时，应立即解除病因，恢复排尿。例如，尿道结石时，立即手术取石或将结石上推入膀胱。针灸治疗小便不通疗效满意。若膀胱充盈过度，经针灸治疗 1h 后仍不能排尿者，应及时采取导尿措施。应在无菌条件下导尿，需保留尿管者可保留导尿管。小便不通患者往往伴有精神紧张，在针灸治疗的同时，应解除精神紧张，反复做腹肌收缩、松弛的交替锻炼。急性小便不通兼见哮喘、神昏时，应采取综合治疗措施。

（陈　利）

第三节　睾丸炎

睾丸炎通常由其邻近附睾发生的细菌和病毒性炎症引起，又称为附睾－睾丸炎，是常见的男性生殖随系统疾病之一，也是男性不育症常见病因之一。本病的发病率为 12%～18%，好发于青壮年。多在机体免疫力下降时，由感染、外伤、肿瘤引起，通过上行感染、淋巴感染及经附睾直接蔓延三种途径发病。常见的致病菌为葡萄球菌、链球菌、大肠杆菌或流行性腮腺炎病毒等。急性化脓性睾丸炎属中医学"子痈"范畴；腮腺炎性睾丸炎中医学则多称之为"卵子瘟"。

本病病位在外肾，多为外感湿热、瘟毒下注、痰气交阻，湿热之邪壅滞于下，结于肾，发为此疾。热盛肉腐化为脓，瘟毒久滞并能耗损肝肾之阴，致生子痿（睾丸萎缩）之变。急性患者每与湿热蕴结、火毒炽盛蕴结而成痈脓有关；慢性患者则表现为痰瘀互阻于阴部。

一、临床表现

1. 急性非特异性睾丸炎　多继发于尿道、前列腺或精囊感染，起病突然，一侧或双侧睾丸肿胀疼痛，有时呈剧痛，可向腹股沟、下腹部、会阴部放射，阴囊皮肤红肿，睾丸肿大明显并有触痛，甚至拒按，如有脓肿形成，可扪及波动感，并伴有发热、恶寒、全身酸痛不适，或恶心、呕吐等全身症状。

2. 急性腮腺炎性睾丸炎　多于腮腺炎发生后 3～4d 出现，表现为腮腺肿大，一侧或双侧睾丸肿大，触痛明显，阴囊呈红斑、水肿，偶见鞘膜积液，可伴高热、虚脱等全身症状，1/3 患者有睾丸萎缩现象。

3. 慢性非特异性睾丸炎　常由急性期治疗不彻底而引起，表现为患侧睾丸肿胀疼痛，并向阴囊、大腿根部及腹股沟区域放射，有下坠感。睾丸慢性肿大，质硬而表面光滑，有轻触痛，失去了正常的敏感度。

二、诊断要点

（1）一侧或双侧睾丸肿胀疼痛，可向下腹部、会阴部放散。

（2）体检可以触及一侧或双侧睾丸肿大，局部观察阴囊皮肤呈红色、水肿。

（3）实验室检查：血常规检查可见白细胞和中性粒细胞增高；尿常规检查可见镜下血尿和白细胞。急性期尿内可查到致病菌，必要时可做梅毒血清试验，以排除梅毒瘤。

三、辨证施治

1. 辨证分型

（1）湿热蕴盛：睾丸肿胀疼痛，阴囊红肿，扪之灼热，恶寒发热，全身酸楚，小便黄赤，大便秘结，口干口苦。舌质红、苔黄腻，脉滑数。

（2）瘟毒流注：睾丸肿胀疼痛，扪之灼热，阴囊皮色多不变，发热午后为甚，精神萎靡。舌质淡红、苔薄，脉浮数。

（3）气滞血瘀：睾丸肿痛，甚则阴囊皮肤青紫、瘀斑，痛引少腹，影响直立或行走，继则睾丸疼痛加重，身伴寒热，小便黄赤，大便秘结，口干而苦。舌质淡红，边尖或有紫斑、瘀点，脉涩或数。

（4）痰气交阻：睾丸肿胀疼痛，阴囊有下坠感，可扪及肿块或硬结，压痛明显，小腹、少腹牵掣不舒，时或坠痛。舌质淡红、苔薄，脉弦涩。

（5）肝肾阴虚：睾丸日渐萎缩，质地松软，时有酸胀不适感，精神萎靡，体倦乏力，或见阳痿、早泄、性欲减退，或有午后低热、易汗。舌质淡红、苔薄少，脉细数。

2. 针灸治疗

治法：湿热蕴盛者，治宜清热利湿；瘟毒流注者，治宜清热解毒、化湿利尿；气滞血瘀者，治宜行气化瘀；痰气交阻者，治宜化痰理气、通络止痛。以上均只针不灸，用泻法。肝肾阴虚者，治宜滋养肝肾、通络活血，只针不灸，用补法。以足厥阴、足太阴经穴为主。

主穴：三阴交、行间、太冲、关元、三阳络。

方义：三阴交、关元均为足三阴经之会，为清热利湿、通理下焦之要穴；行间、太冲均为肝经腧穴，二者合用可清泻肝经湿热，通调肝经瘀浊之气；三阳络从阳引阴，有活血化瘀、行气止痛之功，尤宜于阴部疾患的治疗。

加减：湿热蕴盛者，加大敦、阴陵泉、曲池，以清热利湿；瘟毒流注者，加大椎、中极、蠡沟，以清热解毒、化湿利尿；气滞血瘀者，加冲门、合谷、血海，以行气化瘀；痰气交阻者，加丰隆、气海，以化痰理气、通络止痛；肝肾阴虚者，加太溪、肾俞、肝俞，以滋养肝肾、通络活血。

操作：大敦、行间，可点刺放血；关元、中极，可反复提插探寻，使针感放散至龟头及会阴部为佳。余穴均常规刺法。

四、其他疗法

1. 耳针疗法

处方：外生殖器区、神门、睾丸点。

操作：毫针中度刺激，隔日1次。也可埋针或用压丸法。

2. 腧穴注射疗法

处方：三阴交。

药物：鱼腥草注射液。

操作：单侧取穴，双侧交替，每穴注射药液0.5～1ml，隔日1次。

3. 艾灸疗法

处方：阳池。

操作：每次灸3壮。每日1次，连灸1周。

五、文献摘要

《针灸聚英》：有因寒、因气、因湿热痰积流下。灸太敦、三阴交、小腹下横纹斜尖灸一壮。斜太冲、大敦、绝骨。

《针灸大成》：癀疝，曲泉、中封、太冲、商丘。

六、名家医案

吕某，男，10岁，发热4d，双侧腮颊肿胀觉痛2d，两侧睾丸痛，持续性发热，二腮颊肿胀而痛，左侧尤甚，张口咀嚼困难，并牵及耳后和下颌。咽干，口燥喜凉饮，食欲不振，小溲黄赤，舌质红、苔黄腻，脉弦数。西医诊断为急性传染性腮腺炎合并急性睾丸炎。治则：清热解毒，疏风通络，消肿散结。取穴：①耳尖、商阳、大敦。②大椎、曲池、风池、颊车透大迎。均用泻法，治疗6次诸症悉除，针曲池、足三里，以善其后。（高忻洙，张载义，等. 古今针灸医案医话荟萃 [M]. 合肥：安徽科学技术出版社，1990：136.）

七、小结

本病针灸的疗效尚属满意，不仅能迅速止痛，而且对消除肿胀也有一定效果。患者应多吃新鲜蔬菜和瓜果，增加维生素 C 等成分的摄入，以提高身体抗炎能力；少吃辛辣刺激性食物，以免因此而引起发炎部位分泌物增加、炎症进一步浸润扩散和症状加重。戒除不良嗜好，如烟、酒等。养成良好的生活习惯，避免熬夜，并节制房事。平时多锻炼身体，提高身体免疫力。

（陈　利）

第四节　男性性功能障碍

男性的正常性功能包括性兴奋（即性欲）、阴茎勃起、性交、性高潮、射精五个环节。这些过程的出现是一个极其复杂的生理反射过程，是依靠神经系统、内分泌系统、循环系统、感觉器官，以及健康的精神、心理状态的共同作用，通过健全的性器官来完成的。其中某一环节发生障碍，就会引起性行为和性感觉的反常和缺乏，当影响到性功能完善时，通常称为男性性功能障碍。性功能障碍按临床表现可分为四大类。①性欲障碍：性欲减退、性厌恶、性欲亢进。②勃起障碍：阳痿、阴茎异常勃起。③射精障碍：早泄、不射精、逆行射精、遗精。④感觉障碍：性交疼痛、射精痛。本篇仅就遗精、阳痿、早泄这三种临床最常见的男性性功能障碍疾病进行论述。

一、遗精

遗精是指不因性生活而精液频繁遗泄的病症，又称遗泄、失精。有梦而遗精，醒后方知，称为梦遗；无梦而自遗，甚至清醒时精液流出，称为滑精。本病常见于西医学的前列腺疾患、包茎、包皮过长、尿道炎、神经衰弱等疾病。未婚或已婚但无正常性生活的男子每月遗精 2~4 次者属正常的生理现象。

本病病位主要在肾，与心、肝两脏亦有联系，多由房事不节、先天不足、用心过度、思欲不遂、饮食不节等导致肾之封藏失职所致。

（一）临床表现

梦遗以青年居多，睡眠中阳高易举，复值性梦，则易精泄。久遗不止、次数繁多者可致头晕耳鸣、精神不振、腰酸膝软、心悸健忘等。滑精以体质虚弱者居多，滑泄不分昼夜，遇色动念则精液出，常有精神萎靡、形瘦神疲、失眠多梦、心悸心慌，伴发阳痿等。

（二）诊断要点

（1）已婚男子遗泄，每周超过 1 次以上，或未婚男子遗泄每周超过 2 次以上。

（2）通过直肠指诊、前列腺 B 超及精液常规等检查，进行病因诊断。

（三）辨证施治

1. 辨证分型　根据病因、起病缓急、病程长短、肿势及伴随症状等进行辨证。

（1）阴虚火旺：夜寐不实，多梦遗精，阳兴易举，心中烦热，头晕耳鸣，小便短赤。舌质红、苔黄，脉细数。

（2）湿热下注：有梦遗精频作，尿后有精液外流，小便短黄而混或热涩不爽，口苦烦渴。舌质红、苔黄腻，脉滑数。

（3）心脾两虚：遗精遇思虑或劳累过度而作，头晕失眠，心悸健忘，面黄神倦，食少便溏。舌质淡、苔白，脉细弱。

（4）肾虚不固：遗精频作，甚则滑精，腰酸膝软，头晕目眩，耳鸣，健忘，心烦失眠。肾阴虚者，兼见颧红、盗汗，舌质红、苔少，脉弦数；肾阳虚者，可见阳痿早泄，精冷，畏寒肢冷，面色㿠白，舌质淡、苔白滑，舌尖边齿印，脉沉细。

2. 针灸治疗

治法：阴虚火旺者，治宜清心安神、滋阴清热，只针不灸，用补法或平补平泻法；湿热下注者，治宜清热利湿，只针不灸，用泻法；心脾两虚者，治宜调补心脾、益气摄精，针灸并用，用补法；肾虚不固者，治宜补肾益精、固涩止遗，针灸并用，用补法。以任脉、足太阴经穴为主。

主穴：会阴、关元、肾俞、次髎、三阴交。

方义：肾气不固为本病症结所在，故治疗应先以调肾为要。会阴为冲、任、督脉交会之所，可调整气血、交通阴阳，使精关得固；关元可培补元气，调补肝、脾、肾；肾俞益肾助阳以固精；次髎补益下焦、调肾固精；三阴交系足太阴、厥阴、少阴之会，善健脾胃、益肝肾而固摄精关。

加减：肾虚不固者，加志室、太溪，以补肾益精、壮阳固涩。心脾两虚者，加心俞、脾俞，以补益心脾、益气摄精。阴虚火旺者，加太溪、神门，以滋阴降火、宁心安神。湿热下注者，加中极、阴陵泉、委阳，以清利湿热。

操作：会阴单针不灸，单捻转不提插，刺激强度以患者能耐受为度；中极针刺以使针感下达阴部为佳；次髎宜刺入骶后孔中。余穴均常规刺法。

（四）其他疗法

1. 耳针疗法

处方：肾、外生殖器、内分泌、神门、心、肾上腺。

操作：每次选 2~4 穴，毫针中度刺激，留针 15~30min，每日或隔日 1 次。或用压丸法，每日自行按压 3 次，每次 10~15min，3d 更换一次，10~15 次为一疗程。

2. 隔物灸法

处方：神阙、关元、足三里。

操作：采用隔生姜或独头大蒜灸法，每次每穴灸 3~5 壮。每日或隔日 1 次，10~14 次为一疗程。

3. 腧穴注射疗法

处方：关元、中极、气海、志室。

药物：维生素 B_1 注射液、维生素 B_{12} 注射液。

操作：每次取 1 穴，各穴轮流使用。每次注射上述任一药液 0.5ml。隔日 1 次，10 次为一疗程。

4. 皮肤针疗法

处方：关元、中极、三阴交、太溪、心俞、肾俞、志室或腰骶两侧夹脊穴及足三阴经膝关节以下的腧穴。

操作：用皮肤针叩打至皮肤轻度红晕。每日1次。

5. 腧穴埋线疗法

处方：关元、中极、肾俞、三阴交。

操作：每次选2穴，埋入羊肠线。每月1~2次。

（五）文献摘要

《针灸大成》：遗精白浊，肾俞、关元、三阴交……梦遗失精，曲泉（百壮）、中封、太冲、至阴、膈俞、脾俞、三阴交、肾俞、关元、三焦俞。

《医学纲目》：遗精白浊，心俞、肾俞、关元、三阴交……复刺后穴，命门、白环俞。

《针灸逢源》：遗精，膏肓俞、脾俞、肾俞、中极（以上灸随年壮）、三阴交、曲泉（兼膝胫冷痛者效）、中封。

《备急灸方》：治男子遗精白浊起止不可者，灸法；先点丹田穴，更向上去些，小灸七壮（脐下一寸为丹田）。

《扁鹊神应针灸玉龙经》：胆寒由是怕心惊，遗精白浊实难禁，夜梦鬼交心俞治，白环俞治一般针。

（六）名家医案

王某，男，28岁，遗精、滑精1年余，加重3个月。曾服用金锁固精丸、封髓丹、桑螵蛸散合水陆二仙丹等药物，均未获效。病初之时，睡眠不安，阳事易举，入梦遗泄。近3个月来，遗精频繁，每周3~5次，且白天思念即下，夜间无梦自遗，伴腰膝酸软、头晕耳鸣、形体消瘦、神疲乏力、食欲不振，舌质红、少苔，脉细数。诊为遗精、滑精（肾精亏耗、心肾不交）。治则：补北泻南，益肾固精。取心俞、肾俞、神门、太溪、气海、关元、三阴交、志室，均平补平泻，隔日治疗1次。经针5次后，梦遗已止，但仍思念滑泄。经针10次后，无梦自泄1次，思念滑泄如故。加取会阴穴，用毫针直刺2寸深，亦用平补平泻手法。针2次后，梦遗止，滑精亦停。又针刺4次以巩固疗效。共针16次后，诸症消而获痊愈。（王雪苔，刘冠军. 中国当代针灸名家医案［M］. 长春：吉林科学技术出版社，1991：228.）

（七）小结

本病多属功能性，但对于器质性疾病引起者应同时治疗原发病。针灸治疗过程中，应注意多与患者进行心理沟通，鼓励患者消除紧张、烦躁等情绪，以利于疾病尽快治愈。避免过度脑力劳动，适当进行体育锻炼，节制性欲，戒除手淫。睡眠养成侧卧习惯，被褥不宜过厚，衬裤不宜过紧。

二、阳痿

阳痿又称勃起功能障碍，是指男性在性生活时，阴茎不能勃起，或勃而不坚，或坚而不久，不能完成正常的性生活，或阴茎根本无法插入阴道进行性交的病症，亦称阴痿、阴器不用、阳事不举等，是最常见的男性性功能障碍性疾病。本病的发生与年龄增长呈正相关，可分为原发性阳痿、继发性阳痿和境遇性阳痿三类。其发生既可因精神心理因素引起，也可因器质性病变如内分泌性、神经性疾病及其他全身疾患等引起。

本病的病因包括外邪侵袭、情志内伤和脏腑虚损三类，发病与脏腑功能失调、阴阳失衡均有关联。

（一）临床表现

阴茎不能勃起或勃起不坚、时间短暂，无法进行满意的性交活动，常伴性欲锐减，甚至无性欲，精神不振，心悸易惊，抑郁胆怯、多疑等症状。

根据阴茎勃起的程度将阳痿分为三度：0度，系阴茎任何时候都不能勃起；1度，系有时能勃起，但性交时消失；2度，系勃起无力，不能完成性交。在体征方面，功能性阳痿多无明显体征，器质性阳痿可因其原发疾病的不同而出现神经系统、内分泌系统或心血管系统方面的体征。

（二）诊断要点

（1）以性生活时阴茎不能勃起，或勃而不坚，不能进行正常性生活为主要表现。

（2）排除性器官发育不全和药物引起者。

（三）辨证施治

1. 辨证分型

（1）命门火衰：阳痿不举，面色㿠白，头晕目眩，精神萎靡，腰膝酸软，畏寒肢冷，耳鸣。舌质淡、苔白，脉沉细。

（2）心脾两虚：阳痿，精神不振，失眠健忘，胆怯多疑，心悸自汗，纳少，面色无华。舌质淡、苔薄白，脉细弱。

（3）湿热下注：阴茎痿软，勃而不坚，阴囊潮湿气臊，下肢酸重，尿黄，解时不畅，余沥不尽。舌质红、苔黄腻，脉沉滑数。

（4）惊恐伤肾：精神抑郁或焦虑紧张，心悸易惊，夜寐不宁。舌质红、苔薄白，脉细弦。

（5）肝郁不舒：阳痿不举，情绪抑郁或烦躁易怒，胸脘不适，胁肋胀闷，食少便溏。舌苔薄，脉弦。

2. 针灸治疗

治法：命门火衰者，治宜温补肾阳；心脾两虚者，治宜补益心脾、益气养血。以上均针灸并用，用补法。惊恐伤肾者，治宜益肾宁神，以针刺为主，用补法或平补平泻法；湿热下注者，治宜清利湿热，只针不灸，用泻法；肝郁不舒者，治宜疏肝解郁，只针不灸，用泻法或平补平泻法。以任脉、督脉穴为主。

主穴：关元、命门、肾俞、三阴交。

方义：阳痿的产生与任、督、冲脉及足厥阴、足太阴等多条经脉相关。关元属任脉，为足三阴、任脉之会，有培补元气、温肾助阳之功；命门、肾俞可补益元气、培肾固本；三阴交是足太阴、厥阴、少阴之会，可补益肝、脾、肾，又可清利湿热、强筋起痿。

加减：命门火衰者，加志室、气海、太溪，以温养肾气；心脾两虚者，加心俞、脾俞、足三里，以补益心脾；惊恐伤肾者，加百会、神门，以宁神定志；湿热下注者，加阴陵泉、阳陵泉、曲骨，以清利湿热；肝郁不舒者，加太冲、膻中，以疏肝解郁、宽胸理气。

操作：关元针尖向下斜刺，针感以向前阴部传导为佳。命门火衰者，关元、气海、命门、肾俞、志室可采用隔附子饼灸法；惊恐伤肾者，可加灸百会；湿热下注者，可由阴陵泉向阳陵泉透刺。余穴常规刺法。

（四）其他疗法

1. 腧穴注射疗法

处方：气海、关元、中极、曲骨、足三里、命门。

药物：鹿茸精注射液。

操作：取上述药液，命门注射1ml，余穴各注射0.5ml。隔日1次，15次为一疗程。

2. 耳针疗法

处方：肾、皮质下、外生殖器、神门、内分泌。

操作：每次选2～4穴，毫针中度刺激，留针15～30min，每日或隔日1次。或用压丸法，每日自行按压3次，每次10～15min。3d更换一次，10～15次为一疗程。

3. 电针疗法

处方：①关元、中极、归来、足三里、三阴交。②肾俞、次髎、下髎、太溪。

加减：湿热下注者（伴慢性前列腺炎），加会阴；性欲淡漠者，加阴廉、百会；失眠者，加内关、神门；肝郁者，加行间、太冲。

操作：上述腧穴针刺得气后，接通电针治疗仪，选用疏密波，强度以患者能耐受为度，使刺激持续作用于阴茎、睾丸部，一般刺激30min。两组主穴隔日交替使用，10次为一疗程。

4. 头针疗法

处方：生殖区。

操作：用毫针沿皮刺入生殖区，行捻转手法，留针30min，每隔5min捻转一次。每日1次，6次为一疗程。

（五）文献摘要

《黄帝明堂经》：曲泉，立丈夫癫疝、闭癃、阴痿……阴谷，主男子女蛊、阴痿不用。

《针灸大成》：阴痿丸骞，阴谷、阴交、然谷、中封、太冲。

《类经图翼》：阳不起，灸命门、肾俞、气海、然谷。

《神灸经纶》：阳痿，命门、肾俞、气海、然谷、阴谷，均灸。

（六）名家医案

陶某，男，55岁。阳痿半月。患者于半月前与爱人行房中发生争吵，遂致阳痿、卵缩。此后一直心情不畅，胸闷气短，头晕，腰酸，口干不欲饮，纳谷不佳，眠差，每夜睡2～3h，舌边尖红，脉弦小数，尺脉无力。诊为阳痿（肝郁肾虚）。治则：疏肝解郁，益肾助阳。取百会、关元、内关、三阴交、太冲。在初次接诊过程中，先给患者做了必要的解释工作，告知其病属功能性、一时性障碍。次日复诊，患者告知针治当日下午已能正常行房，上方继用，4次告愈。（王宏才，郑真真，王惠珠.针灸名家医案解读［M］.北京：人民军医出版社，2008：85.）

（七）小结

针灸治疗本病，对于功能性者有较好疗效，因器质性病变所导致者，应治疗原发病。本病的发生与恣情纵欲有关，故应努力戒除手淫及节制房事。注重心理调节，尤其应克服悲观情绪，树立战胜疾病的信心，适当进行体育锻炼，夫妻双方暂时分床和相互关怀体贴。由于器质性病变引起的阳痿应注意同时治疗原发疾病。

三、早泄

早泄是指在性伴侣没有性功能障碍的情况下，射精早于个人期望，射精可发生于插入阴道以前或插入阴道后很短时间内，过快射精使本人或伴侣不能满意，属于男性性功能障碍。本病在成年男性的发病率为 35%～50%，常与遗精、阳痿等病并见。约 80% 的早泄患者是由于过度紧张或兴奋、过度疲劳、郁闷等精神心理因素引起的，也有患者是因外生殖器先天畸形、尿道炎、脑血管意外等器质性疾病引起，某些全身性疾病、体质衰弱也可导致早泄。

本病多因先天禀赋不足、房事不节、过频手淫或妄想不遂，致肾气亏虚、封藏失司或肾阴不足、心阴暗耗、水火失济；饮食不节，或忧思过度，伤及心脾，致固摄无权、精失闭藏；平素性情急躁、情志不畅，使肝气郁结，或气郁日久化火，复感湿邪，酿生湿热，循经下注精室，扰动精关，致精液闭藏无权所致。

（一）临床表现

性交过程中，男子性器官尚未接触或刚接触阴道时，便发生射精，以致影响双方满足感，甚至影响生育。早泄一般有以下几类表现：一是习惯性早泄，症状有性欲旺盛、阴茎勃起有力、交媾迫不及待，大多见于青壮年人；二是年老性早泄，由性功能减退引起；三是偶见早泄，大多在身心疲惫、情绪波动时发生。

（二）诊断要点

（1）以过早射精为主要表现。

（2）排除器质性病变引起者。

（三）辨证施治

1. 辨证分型

（1）肾虚不固：泄后疲乏，腰膝酸软，性欲减退，小便频数。舌质淡、苔薄，脉弱。

（2）心脾两虚：肢体倦怠，面色少华，心悸气短，失眠多梦。舌质淡、少苔，脉细无力。

（3）阴虚火旺：遗精，阴茎易举，腰膝酸软，五心烦热，潮热盗汗。舌质红、少苔，脉细数。

（4）肝经湿热：阴部潮湿，口苦纳呆，少腹胀痛，小便黄赤。舌质红、苔黄腻，脉弦数。

（5）肝郁气滞：精神抑郁，焦躁不安，少腹不舒，牵引睾丸，胸闷叹息，少寐多梦。舌边红、苔薄白，脉弦。

2. 针灸治疗

治法：肾虚不固者，治宜益肾固精；心脾两虚者，治宜补益心脾。以上均针灸并用，用补法。阴虚火旺者，治宜滋阴降火，只针不灸，用平补平泻法；肝经湿热者，治宜清泄肝经湿热；肝郁气滞者，治宜疏肝解郁，只针不灸，用泻法。以任脉、足太阴经穴为主。

主穴：关元、肾俞、志室、三阴交。

方义：关元为任脉与足三阴之会，又为元气出入之要塞，有培补元气、固精强身之功；志室别名精宫，乃肾精所藏之处，肾俞为肾之背俞穴，二者相配有补肾固精之效；三阴交为足三阴经之会，可补肾调肝脾而固摄精关。

加减：肾虚不固者，加命门、太溪、气海，以补肾固精；心脾两虚者，加心俞、脾俞、足三里、神门，以补益心脾、宁心安神；阴虚火旺者，加太溪、太冲、照海，以养阴清热；肝经湿热者，加阴陵泉、蠡沟，以清热利湿；肝郁气滞者，加太冲、膻中，以理气解郁。

操作：关元针尖向下斜刺，针感以向前阴部传导为佳。肾虚不固者，关元、肾俞、命门、志室、气海等穴可施灸法。余穴均常规刺法。

（四）其他疗法

1. 耳针疗法

处方：内生殖器、外生殖器、神门、内分泌、皮质下、心、肾。

操作：每次选 2~4 穴，毫针中度刺激。或用皮内针埋藏、压丸法，3~5d 更换一次。

2. 腧穴埋线疗法

处方：系带穴（包皮系带的中点）、关元、单侧三阴交、单侧肾俞。

操作：以 0.2% 盐酸利多卡因溶液作局部浸润麻醉，然后将羊肠线埋入穴下肌肉层。每月 1~2 次。

3. 腧穴注射疗法

处方：气海、命门、肾俞、然谷、三阴交、关元、脾俞、丰隆。

药物：20% 人胎盘组织液或 10% 鹿茸精注射液。

操作：每次选 4~6 穴，交替使用，每穴注射 0.5~1ml。每日 1 次，10 次为一疗程。

4. 温针灸疗法

处方：关元、气海、足三里、三阴交、太溪、肾俞、志室。

操作：太溪、关元、气海、足三里、三阴交均常规刺法。关元、足三里加用温针灸，每10 分钟行捻转补法 1min，留针 30min。起针后嘱患者俯卧，取志室、肾俞，针刺得气后用温针灸，留针 30min。10 次为一疗程。

5. 腧穴贴敷疗法

处方：神阙。

药物：露蜂房、白芷各 10g。

操作：上述药物研末，醋调成饼，临睡前敷神阙穴，用胶布固定，次晨取下。每日 1 次。

（五）文献摘要

《针灸正宗》：病早泄……非灸关元、气海、中极、肾俞无功效也，且须灸至百壮。

《实用针灸疗法》：早泄，取①肾俞、气海、三阴交。②关元、归来、阴陵泉。中度刺激，留针 3~4min。肾俞、气海、关元、归来，宜针后加灸。

（六）名家医案

患者，男，39 岁。2 年前性生活时觉阴茎勃起时间短，力度不够，射精无力，腰膝酸软，神疲乏力，性欲低下，夜尿每晚 3~4 次，畏寒肢冷，眠差。查见患者形体瘦弱，面色略显苍白，四肢欠温，舌质淡、苔薄白，脉细弱。诊断为早泄（脾肾阳虚）。治则：补肾填精助阳。取关元、气海、足三里、三阴交、太溪、肾俞、志室，捻转补法，关元、足三里加用温针灸，每 10 分钟各腧穴行捻转补法 1min，留针 30min。起针后嘱患者俯卧，取志室、肾俞，得气后用温针灸，留针 30min，10 次为一疗程。治疗期间嘱其暂停同房，经 10 次治疗后，患者自觉精神状态较好，夜尿从每晚 3~4 次减至 0~1 次，睡眠每晚可达 5~7h，腰膝酸软明显减轻。1周后随访，患者在1周内有2次性生活，自觉较以前勃起时间有所延长。因患者急于回莫斯科工作，给其灸条数根，嘱其每日灸关元、足三里各1次，每穴5min，以巩固疗效。　（古英，唐祥燕．温针灸治疗早泄［J］．上海针灸杂志，2003，22（12）：43.）

（七）小结

本病的发生多与精神情志有关，因此在针灸治疗过程中，应对患者进行必要的心理疏导、性行为指导治疗。治疗期间节制房事。

（李共信）

第五节　男性不育症

凡处在生育年龄的夫妇，婚后同居2年以上，未采用避孕措施而未受孕，其原因属于男方者，称为男性不育症。男性不育症可分为绝对不育和相对不育两类。绝对不育是指完全没有生育能力；相对不育是指具有一定的生育能力，但因某种原因阻碍受孕或降低生育能力。据统计，男性不育症占所有不孕症的35%～50%。许多全身性和局部性疾病都可导致男性不育症。按病因不同可将其归纳为三类，即性功能障碍、精液异常、生殖器官异常（包括结构和功能异常）等。其中，以性功能障碍和精液异常所致者最多见。本病属中医学"无子"、"精冷"、"精少"等范畴。

本病的产生与肝、脾、肾三脏和冲、任、督、带四脉关系密切，其中与肾脏关系最为密切。大多由精少、精弱、死精、无精、精稠、阳痿及不射精等引起。肾气虚弱、肝郁气滞、湿热下注、气血两虚均可引起不育。肾元虚衰是本病的基本病机，真精不足是其直接病因。

一、临床表现

（1）生育年龄的夫妇婚后同居2年以上，未采取避孕措施而未能怀孕。

（2）内分泌疾病和染色体异常所致的先天性疾病，表现为性成熟障碍、男性化不足、乳房增生、睾丸萎缩、小阴茎、性欲低下、早泄和阳痿等。

（3）睾丸先天性异常，如无睾丸、隐睾和睾丸发育不全等。

（4）精索静脉曲张，表现为阴囊坠胀痛、阴囊内可触及成团的曲张静脉、主动脉试验（＋）。

（5）生殖道感染。

（6）性功能障碍。

二、诊断要点

（1）因男子的原因而未能怀孕。

（2）排除全身性疾病及生殖器官的器质性病变。

三、辨证施治

1. 辨证分型

（1）肾阳虚怠：婚后不育，腰膝酸软，性欲低下，阳痿早泄，遗精尿频，神疲乏力，头昏目眩，精液稀少，精子数少，活动力弱。偏阳虚者，兼见面色㿠白、畏寒肢冷。舌质淡、苔白，脉沉迟。

（2）肾阴虚损：不育，腰酸腿软，五心烦热，虚烦不寐，精子量少、活动力差，精液黏稠。舌质红、少苔，脉细数。

（3）气血亏虚：面色萎黄，少气懒言，形体衰弱，心悸失眠，头晕目眩，纳呆便溏，精液量少，精子不足、活动力差。舌质淡、苔薄，脉沉细无力。

（4）肝郁血瘀：婚久不育，抑郁沉闷，胸胁胀满，口苦目眩，不能射精。舌质暗红，可见瘀点，舌苔薄，脉涩或弦。

（5）痰湿内蕴：体态虚胖，素多痰湿，面色㿠白，神疲气短，肢体困倦，头晕心悸，精液黏稠不化，或射精障碍。舌质淡、苔白腻，脉沉细。

2. 针灸治疗

治法：肾阳虚惫者，治宜温肾益精，针灸并用，用补法；肾阴虚损者，治宜益阳生精，只针不灸，用补法；气血亏虚者，治宜气血双补，针灸并用，用补法；肝郁血瘀者，治宜疏肝行气、活血通络，只针不灸，用平补平泻法；痰湿内蕴者，治宜燥湿化痰、利气通窍，只针不灸，用泻法。以足少阴经、足太阴经穴为主。

主穴：肾俞、命门、关元、太溪、太冲。

方义：肾俞、命门、关元为温补肾之真阴真阳之要穴，肾元充足，精可自生；太溪为肾之原穴，可滋补肾阴、生精益髓；太冲为肝之原穴，可疏调气机、通窍畅精。

加减：肾阳虚惫者，加足三里，以后天养先天；肾阴虚损者，加气海、石门，以益阳生精；气血亏虚者，加脾俞、三阴交、足三里，以气血双补；肝郁血瘀者，加大敦、行间、阴廉、冲门，以疏肝行气、活血通络；痰湿内蕴者，加丰隆、蠡沟、阴廉，以燥湿化痰、利气通窍。

操作：肾俞、命门、关元，隔附子饼灸或艾条灸。冲门稍向内下斜刺，以出现电击感并向尿道根部放射和阴廉局部产生酸、胀、重感为度。余穴常规刺法。

四、其他疗法

1. 耳针疗法

处方：肾、肝、脾、内生殖器、外生殖器、内分泌、皮质下、神门。

操作：诸穴毫针刺1分半左右，不宜刺透耳壳，留针15～30min，留针期间可捻针1～2次，每日或隔日针1次。亦可用压丸法，每3天更换一次。

2. 皮内针疗法

处方：关元、三阴交。

操作：将颗粒型皮内针埋藏于上述二穴内。埋针时间一般是2～3d，秋冬季可适当延长。

3. 电针结合药饼灸疗法

处方：关元、大赫、三阴交。

操作：关元、大赫行烧山火补法，使针感放射至龟头、会阴部，得气后通电30min。留针期间在关元、大赫（双侧）三穴围成的三角区中，敷以10g新鲜丁桂散干粉，于干粉上放置1枚药饼（由附子、肉桂制成），行隔药饼灸3壮。隔日1次，15次为一疗程，疗程间隔 10d。

4. 腧穴埋线疗法

处方：关元透中极、三阴交、命门。

操作：将羊肠线埋于诸穴。每隔 15 天埋线一次。

五、文献摘要

《素问·厥论》：前阴者，宗筋之所聚，太阴阳明之所合也。

《灵枢·刺节真邪论》：茎垂者，身中之机，阴精之候，津液之道也。

《妇人大全良方》：凡欲求子，当先察夫妇有无劳伤痼疾而依方调治，使内外平和，则有子矣。

六、名家医案

马某，男，35 岁。结婚 8 年未育，精液化验检查确诊为无精症。患者症见腰膝酸。软，心悸少寐，头晕目眩，面色㿠白，健忘，食欲不振。舌质淡嫩，脉沉细。治则：补肾壮阳，益精安神。取穴：①神门、太溪，肾俞、精宫、石关、肝俞、太冲、蠡沟。②足三里、三阴交、血海、气海、关元、中极、命门。操作：两组交替使用，用徐疾补泻法，以深刺久留、轻刺重灸为原则，10 次为一疗程，并嘱戒房事。4 个疗程后诸症悉除，复查精液计数达 10^8/ml 以上，活动力正常，1972 年 6 月生一男婴。（王雪苔，刘冠军. 中国当代针灸名家医案 [M]. 长春：吉林科学技术出版社，1991：232.）

七、小结

针灸治疗本病有较好效果，必要时可配合中药治疗、节欲保精。若青春发育期误犯手淫恶习，应及早戒除。青年夫妇的性生活一般以每周 1～2 次为宜。育龄夫妇应起居有常，加强锻炼，清心寡欲，保持心情舒畅。某些全身性疾病及生殖器官的疾病，均可导致不育症，故应及时治疗原发疾病。

（李共信）

第十四章 神经系统及精神疾病

第一节 癫痫

癫痫是一组由不同病因所引起的脑部神经元高度同步化异常放电所致，以发作性、短暂性、重复性及通常为刻板性的中枢神经系统功能失调为特征的综合征。根据所侵犯神经元的部位和发放扩散的范围，脑功能失常可表现为运动、感觉、意识、行为、自主神经功能等不同障碍，或兼而有之，常反复发作。癫痫是常见的神经系统疾病，其患病率为 0.5%~1%。

本病病因分先天因素和后天因素两种。本病病机复杂，大体概括为痰、热、惊、风、虚、瘀等致病因素，造成人体脏腑功能失调，痰浊阻滞，气机逆乱，痰凝气滞血瘀，肝风内动，风热痰瘀互结，闭阻窍络。心、肝、脾、肾损伤是癫痫的发病基础；痰浊蒙蔽清窍，壅塞经络为发病的直接原因。

一、临床表现

大多为间歇性、短时性和刻板性发作。患者多有家族史，每因惊恐、劳累、情志过激等诱发。临床常见发作类型有癫痫大发作、小发作、局限性发作、精神运动性发作。

1. 大发作 约半数患者有先兆症状：肢体麻木、疼痛、手指抽动、突感恐惧，历时数秒，继之发出尖叫，神志丧失而跌倒于地，肢体强直，两眼上翻或偏向一侧。经 30s 左右，则四肢及面部肌肉强烈抽动，口吐白沫，1~2min 停止之后渐渐进入深睡；2h 后，意识清醒，则头昏、疲乏。癫痫大发作短期内呈持续性，患者始终处于昏迷状态，称为癫痫持续状态。常伴有体温升高，若不及时抢救，终止发作，患者将因衰竭而死亡。

2. 小发作 多见于儿童，有短暂的意识丧失，1~2s 即过，长者可达数十秒。临床上常表现为面色苍白、动作中断、直视呆立不动、呼之不应、手持物落地。发作过后，可继续原来的活动。

3. 局限性发作 多为继发性癫痫。抽搐常限于一个肢体或一侧肢体，发作由手指、面部（尤其是口角）或足趾开始，逐渐向远端蔓延。

4. 精神运动性发作 常见于成年人，其特点为发作性精神活动障碍，持续数分钟至数小时不等，有时可长达数日后症状突然消失，过后患者对发作情况一无所知。

二、诊断要点

（1）有反复发作的癫痫症状。
（2）脑电图检查有癫痫波。
（3）排除癔症性抽搐与昏厥、低钙血症抽搐、破伤风抽搐等病症。

三、辨证施治

1. 发作期　对处于发作期的患者，首先应区分阳痫和阴痫。阳痫偏于实热，阴痫偏于虚寒。

（1）辨证分型

1）阳痫：猝然仆倒嚎叫，声尖而高，瞬息不省人事，项背强直，手足抽掣有力。面色初为潮红或紫红，继之转为青紫或苍白，口唇暗青，两目上视，牙关紧闭，口中溢出大量白色涎沫，甚则二便自遗。移时苏醒，亦有醒后嗜睡或躁动不安、神志错乱。舌质红、苔白腻或黄腻，脉弦数或弦滑。

2）阴痫：发痫时面色晦暗青灰而黄，手足清冷，双目半开半合，或抽搐时作，或失神呆滞，不动不语，两眼发直或上视，手中物件掉落，也可伴有眼睑、颜面或肢体的颤动和抽动，发作后对上述症状全然不知，多一日频作十数次或数十次，舌质淡、苔白腻，脉沉细而迟。

（2）针灸治疗

治法：发作期治疗以醒神开窍、止痉定痫为主，阳痫辅以清热化痰、熄风定痫，用泻法；阴痫辅以温阳除痰、顺气定痫，用补法，并可施灸。以督脉穴为主。

主穴：百会、大椎。

方义：癫痫发作期以神志不清、肢体抽搐为主，针刺选穴多以督脉穴为主，因督脉"入络脑"，"总督一身之阳气"，如督脉经气阻滞，则可发生项背强直、癫痫发作。百会是足太阳膀胱经与督脉交汇点，膀胱经与督脉交汇于百会后络于脑，循脊柱两侧下行，故取百会穴具有清脑醒神、熄风止痉的作用。大椎是手、足二阳经与督脉之会穴，能通调诸阳经之气，可清泄风阳、宁神醒脑、熄风安神、通督醒志而止抽搐。

加减：阳痫者，加合谷、印堂、风池以助清热之效，加阳陵泉、太冲以泻肝胆经气、制肝气横逆达熄风定痫之用。痰盛者，加丰隆以涤痰。阴痫者，加气海、足三里、中脘、鸠尾艾灸，以温阳除痰、顺气定痫。

操作：诸穴常规针刺。进针后行捻转或提插补泻手法，阳痫行泻法，阴痫行补法。须灸治者行艾条熏灸，以皮肤红晕为度。复苏之后转入休止期治疗。

2. 休止期

（1）脾虚痰盛：痫止后食欲不振，腹部胀满，大便溏薄，精神疲惫，神疲乏力，形体瘦弱，咳痰或痰多，或恶心泛呕，或胸胁痞闷。舌质淡、苔白腻，脉濡滑或细弦。

治法：健脾化痰。以督脉、任脉、足阳明经及相应背俞穴为主。

主穴：脾俞、肾俞、关元、足三里、百会、中脘、丰隆。

方义：本证之本在于脾虚失运，故取脾俞、肾俞培补元气。足三里可运化水谷、生精化血，对真元亦有裨益；百会、关元属任督二脉，能壮气以运血，使气血充盈、生化有源；取中脘、丰隆以涤痰浊。诸穴共伍，以奏健脾化痰之功。

加减：恶心泛呕者，配上脘；胸闷者，配内关；乏力、神疲者，配百会，加灸。

操作：百会沿皮刺。进针得气后行捻转补泻手法。百会加灸时，可用艾条熏灸。余穴常规针刺。每日1次，7~10次为一疗程；疗程间隔3~5d。

（2）肝火痰热：素日心烦急躁，每因焦急郁怒诱发本病，痫止后，仍然烦躁不安，胸胁乳房胀痛，口苦而干，失眠，便秘溲赤，或咳痰胶稠。舌质偏红、苔黄，脉弦数。

治法：清肝泻火，化痰开窍。以手足厥阴、足少阳、足阳明及相应背俞穴为主。

主穴：风池、肝俞、肾俞、行间、侠溪、丰隆、内关。

方义：风池能疏泄浮阳，配行间、侠溪，泻肝胆上亢之虚阳，是治标之法，更取背俞调补肝肾，而治其本。取丰隆以化痰浊，取内关以清心火。诸穴共伍，以达清肝泻火、化痰开窍之功。

加减：口苦者，配胆俞、日月；失眠者，配心俞；大便秘结者，配支沟。

操作：日月、风池斜刺，行间、侠溪、丰隆、内关、支沟直刺。进针得气后行提插捻转补泻手法，留针30min。每日1次，7~10次为一疗程，疗程间隔3~5d。

（3）肝肾阴虚：痫病频发之后，神志恍惚，面色晦暗，头晕目眩，两目干涩，耳轮焦枯不泽，健忘失眠，腰膝酸软，大便干燥。舌质红、苔薄黄，脉沉细而数。

治法：滋养肝肾。以足少阴、足厥阴、足太阴及相应背俞穴为主。

主穴：太溪、太冲、肝俞、肾俞、三阴交、膈俞。

方义：久病不愈，肝肾阴虚，"五脏有疾也，当取之十二原"，肾为一身阴液之本，受五脏六腑之精而藏之，取肾经原穴太溪，补肾填精；肝藏血，主枢机，取肝经原穴太冲，养血柔肝，平肝熄风，配合肾俞、肝俞以滋肾益精血，平熄内风。三阴交为脾、肝、肾三经交会穴，能补助阴血，阴不足而阳偏亢之证皆可取本穴，配血会膈俞，则阴血可补，虚火可收。

加减：头晕，配百会；健忘失眠，配神门；大便干燥，配巨虚。

操作：太溪、太冲、三阴交、神门、上巨虚直刺；百会沿皮刺。进针得气后行提插补泻手法，太冲、风池、上巨虚平补平泻，余穴行补法，留针30min。每日1次，7~10次为一疗程，疗程间隔3~5d。

四、其他疗法

1. 针挑疗法

处方：长强上0.5寸、1寸、1.5寸3处作挑点。

操作：以三棱针挑断腧穴皮下纤维，每次挑3穴，10d一次，3次为一疗程。每次挑点必须与前次的挑痕错开1~2cm。

2. 腧穴注射疗法

处方一：心俞、意舍、志室。

药物：2%盐酸普鲁卡因注射液、50%医用乙醇或5%γ-酪氨酸。

操作：取2%盐酸普鲁卡因注射液或50%医用乙醇，每穴注射0.5~0.7ml，内斜进针，得气后注入药液。隔日1次，双侧交替使用。注意：①大发作时用。②先做盐酸普鲁卡因皮肤试验，过敏者，改用盐酸利多卡因。③每穴斜刺针向督脉，不可过深，防止气胸。此外，对小发作患者，也可酌情选用5%γ-酪氨酸，取穴同上，每穴注射0.5ml。

处方二：大椎、心俞、意舍、腰奇。

药物：当归注射液。

操作：每穴注射药液0.5~0.7ml，隔日1次，5~7次为一疗程。

3. 腧穴埋线疗法

处方：大椎、哑门、翳明、神门。

操作：局部麻醉后，用三角缝合针，将 2～3cm 0 号羊肠线埋于穴下肌肉层，10～15d 一次。

4. 耳针疗法

处方：神门、心、胃、皮质下。

操作：毫针强刺激，留针 30min。发作期 1～2 次/d。休止期用揿针埋贴或王不留行贴压，春夏 3d 换针一次，秋冬 7d 换针一次，10 次为一疗程。

5. 头针疗法

处方：运动区、感觉区、足运感区、晕听区。

操作：平刺入针，快速捻转，每 3min 捻转 1 次，捻 3 次后起针。隔日 1 次，5 次为一疗程。

6. 皮肤针疗法

处方：督脉大椎至长强段。

操作：用皮肤针轻叩，每个腧穴各叩击 15min，循序叩刺，以皮肤潮红或微渗血为度。本法适用于休止期。

五、文献摘要

《古今医鉴》：痫者有五等，而类五畜，以应五脏。发则卒然倒仆，口眼相引，手足搐搦，背脊强直，口吐涎沫，声类畜叫，食倾乃苏，原其所由，或因七情之气郁结，或为六淫之邪所干，或因受大惊恐，神气不舍，或自幼受惊，感触而成，皆是痰迷神窍，如痴如愚。治之不须分五，俱宜豁痰顺气，清火平肝。

《杂病广要》：凡癫痫……皆由邪气逆阳分，而乱于头中也……其病在头癫。

《寿世保元》：盖痫疾之原，得之惊，或在母腹之时，或在有生之后，必因惊恐而致疾。盖恐则气下，惊则气乱，恐气归肾，惊气归心。并于心肾，则肝脾独虚，肝虚则生风，脾虚则生痰。蓄极而通，其发也暴，故令风痰上涌而痫作矣。

《针灸大成》：癫痫，攒竹、天井、小海、神门、金门、商丘、行间、通谷、心俞（百壮）、后溪、鬼眼。

《针灸聚英》：风痫常发，神道须还心俞宁。

《针灸大全》：鸠尾能治五般痫，鸠尾针癫痫已发。

《类经图翼》：风痫，百会、上星、身柱、心俞、筋缩、章门、天井、阳溪、合谷、足三里、太冲。

六、名家医案

季某，男，6 岁。患癫痫已 3 年，有跌仆史和高热抽搐史，曾确诊为继发性癫痫，左颞中央癫痫波偏胜。初诊前半年期间每日早晨均有发作，药物不能控制。患儿形体肥胖，平时喜食厚味，舌苔白滑，脉弦滑。此痰浊内聚、脏腑失调、厥气挟风、卒逆窍络、蒙昧清神而致是证。针灸治疗宜醒脑宣络、豁痰开窍。取百会、神庭、四神聪、风府、天柱；风池、丰隆。针刺得气后留针 15min。辅以中药豁痰开窍之剂。经 70 余次治疗而愈，随访 1 年未发。（陆焱垚，王佐良，吴绍德. 陆瘦燕朱汝功针灸学术经验选［M］. 上海：上海中医药大学出版社，1994：264.）

七、小结

本病在发作期和休止期均是针灸疗法的适应证。治疗时，急则开窍醒神以治其标、控制其发作，缓则祛邪补虚以治其本，多以调气豁痰、平肝熄风、通络解痉、清肝泻火、补益心脾肝肾等法治之。突然发作以针刺等外治法开窍醒神以促进苏醒。其机制主要在于调达气机、制止逆乱。适当配服药物是必要的，例如，镇静药可协助针灸控制发作以治标，固本用滋补药可协助针灸促正气充沛，以防内风妄动，达到预防发作的目的。对于继发性癫痫，还应力争诊治原发病，以消除病因，求得根治。对于大发作而昏迷者，应采取抢救措施，以防意外。体质较弱，气不足，痰浊沉痼者，往往迁延日久，缠绵难愈，预后较差。若反复频繁发作，少数年幼患者智力发育则受到影响，出现智力减退，甚至成为痴呆。

（薛正海）

第二节　脑血管意外

脑血管意外又称急性脑血管病、脑卒中，为脑血管的急性血液循环障碍而导致偏瘫、失语、昏迷等急性或亚急性脑损伤症状的疾病。以中年以上发病者，尤其是高血压型患者为多见。按疾病的性质，可将本病分为缺血性和出血性两大类。前者包括脑血栓形成和脑栓塞，后者包括脑出血和蛛网膜下腔出血。本病发病率、致残率、死亡率高，在世界上是造成死亡的第二位因素，在我国部分地区甚至是首位因素。本病相当于中医学的"中风"，中医文献记载的病名有"偏枯"、"偏风"、"风痱"、"半身不遂"、"仆击"、"薄厥"、"喑痱"、"卒中"、"类中"等。

本病的病机比较复杂，概而论之不外虚（阴虚、气虚）、火（肝火、心火）、风（肝风、外风）、痰（风痰、湿痰）、气（气逆）、血（血瘀）六端，此六端多在一定条件下相互影响，相互作用。病性多为本虚标实，上盛下虚。本虚为肝肾阴亏，气血衰少，在标为风火相煽，痰湿壅盛，瘀血阻滞，气血逆乱。而其基本病机为气血逆乱，上犯清窍引起昏仆不遂，发为中风。其病位在脑，与心、肾、肝、脾密切相关。本病常因气候骤变、烦劳过度、情绪激动、跌仆等诱发。

一、临床表现

1. 缺血性脑血管意外

（1）脑血栓形成：可能有前驱的短暂脑缺血发作史，常于安静状态下发病。发病可较缓慢，多逐渐进展或呈阶段性进行，症状常在几小时或较长时间内逐渐加重，呈恶化型卒中。一般发病后 1～2d 内意识清楚或轻度障碍，而偏瘫、失语等局灶性神经功能缺失则比较明显，表现为颈内动脉系统和（或）椎－基底动脉系统症状和体征。发病年龄较高，常伴有高血压、糖尿病等。腰椎穿刺脑脊液清晰，压力不高。CT 或 MRI 检查可明确诊断。

（2）脑栓塞：多为急骤发病，多数无前驱症状，一般意识清楚或有短暂性意识障碍。有颈内动脉系统和（或）椎－基底动脉系统的症状和体征。腰椎穿刺脑脊液一般不含血，若有红细胞可考虑出血性脑血管意外。栓子的来源可为心源性或非心源性，也可同时伴有其

· 276 ·

他脏器、皮肤、黏膜等栓塞症状。

2. 出血性脑血管意外

（1）脑出血：常于体力活动或情绪激动时发病。发作时常有反复呕吐、高血压性脑出血头痛和血压升高。病情进展迅速，常出现意识障碍、偏瘫或其他神经系统局灶症状。多有高血压病史。CT 应作为首选检查，可发现出血性病灶。腰椎穿刺脑脊液多含血且压力增高。

（2）蛛网膜下腔出血：发病急骤，常伴剧烈头痛、呕吐。一般意识清楚或有意识障碍，可伴有精神症状。多有脑膜刺激征，少数可伴有脑神经及轻偏瘫等局灶体征。腰椎穿刺脑脊液呈血性。CT 应作为首选检查，可见蛛网膜下隙、脑沟及脑池呈高密度"铸型"。全脑血管造影可帮助明确病因。

二、诊断要点

（1）以突然昏仆、不省人事、半身不遂、口舌㖞斜、言语謇涩或失语、偏身麻木，或不经昏仆而仅以㖞僻不遂为主要表现。

（2）病发多有情绪激动、过劳等诱因，病前常有头晕、头痛、一侧肢体麻木、语言欠流利、口角流涎、力弱等先兆症状（中风先兆）。

（3）患侧病理反射存在（巴宾斯基征、霍夫曼征等阳性），肌力下降。

（4）颅脑 CT 及 MRI 等检查可明确病因。

三、辨证施治

首先辨病位浅深和病情轻重。根据有无意识障碍分为中经络和中脏腑。中经络主要表现为半身不遂，病位浅，病情轻；中脏腑主要表现为昏迷等神志障碍，病位深，病情重。中脏腑又须辨闭证与脱证。闭证为邪闭于内，多属实证；脱证为阳脱于外，是五脏之气衰弱欲绝的表现，多属虚证。

1. 中经络

（1）辨证分型

1）肝阳暴亢：半身不遂，偏身麻木，舌强言謇或失语，口舌㖞斜，眩晕头痛，面红目赤，口苦咽干，心烦易怒，便秘溲赤。舌质红或绛、苔黄或燥，脉弦有力。

2）风痰阻络：半身不遂，口舌㖞斜，舌强言謇或不语，肢体麻木或手足拘急，头晕目眩。舌质暗淡、苔白腻或黄腻，脉弦滑。

3）痰热腑实：半身不遂，口舌㖞斜，舌强言謇或不语，偏身麻木，口黏痰多，腹胀便秘，午后面红烦热，头晕目眩。舌质红或暗红或暗淡、苔黄腻或灰黑，脉弦滑。

4）气虚血瘀：半身不遂，舌㖞语謇，偏身麻木，肢体软弱，手足肿胀，面色淡白，气短乏力，心悸自汗。舌质暗淡、苔薄白或白腻，脉细缓或细涩。

5）阴虚风动：半身不遂，肢体麻木，舌强言謇，心烦失眠，眩晕耳鸣，手足拘挛或蠕动。舌质红或暗淡、苔少或光剥，脉细弦或数。

（2）针灸治疗

治法：调和气血，疏通经络。肝阳暴亢者，清肝泻火、潜阳通络，用泻法；风痰阻络者，疏风化痰、通经活络，用平补平泻法；痰热腑实者，化痰通腑、通经活络，用泻法；气虚血瘀者，益气活血、疏通经络，补泻兼施；阴虚风动者，滋水涵木、潜阳熄风，补泻兼施。以手足阳明经穴为主。

主穴：半身不遂者取曲池、合谷、阳陵泉、足三里、肩髃、外关、解溪、昆仑、环跳，口角㖞斜者取颊车、地仓、下关、合谷、攒竹、巨髎、内庭，语言謇涩者取哑门、廉泉、金津、玉液、列缺、通里、照海。

方义：半身不遂者取手足三阳经腧穴，尤以阳明经穴为主，阳明经为多气多血之经，阳明经气血通畅，经气旺盛，则运动功能易于恢复。故据上下肢经脉循行路线，分别选取手足三阳经之要穴，以疏通经脉、调和气血。口角㖞斜者重点在近部取穴，配合远部取穴。近取地仓、颊车、下关、攒竹、巨髎，针感直达病所，疏调局部经气；远取合谷、内庭以疏导阳明经气，使气血调和，筋肉得以濡养。语言謇涩者取金津、玉液，位于舌下，可治舌强；配廉泉、哑门可开关利咽；照海为八脉交会穴，合于喉咙，针之可疏经利咽；通里为手少阴心经之络穴，舌为心之苗，针之可治舌强不语；列缺为手太阴、手阳明、任脉之会，针之可通经活络。

加减：肝阳暴亢者，加太冲、涌泉；风痰阻络者，加风池、阳陵泉、丰隆；痰热腑实者，加上巨虚、照海、内庭；气虚血瘀者，加气海、阴陵泉、肩井；阴虚风动者，加太溪、三阴交、内关。

操作：金津、玉液以三棱针点刺；哑门注意针刺的方向和深度，防止伤及大脑；肩井可直刺，但不可过深，防止伤及肺脏；余穴以毫针直刺或斜刺。初病实证宜泻法，可单刺患侧；久病虚证宜补法，可刺灸双侧。诸穴均以得气为度，病程迁延日久者，可适当加大刺激量。留针30min，每日1次，10次为一疗程，疗程间隔3～5d。

2. 中脏腑

（1）辨证分型

1）阳闭：突然昏仆，不省人事，鼻鼾痰鸣，半身不遂，口㖞，面红目赤，肢体强直，口噤项强，两手握固，二便不通。舌质红绛、苔黄腻，脉弦滑数。

2）阴闭：神志昏蒙，半身不遂，肢体松懈，瘫软不温，甚则四肢逆冷，面白唇暗，痰涎壅盛。舌质暗淡、苔白腻，脉沉滑或沉缓。

3）脱证（元气败脱，神明散乱）：突然昏倒，不省人事，手撒肢逆，目合口张，面色苍白，瞳神散大，二便失禁，气息短促，汗出如油。舌质紫或萎缩、苔白腻，脉散或微。

（2）针灸治疗

1）阳闭

治法：清热豁痰，开窍启闭。以手足厥阴、足少阴经及督脉穴为主。

主穴：水沟、十宣、涌泉、内关、太冲、丰隆。

方义：督脉"入于脑"，水沟属督脉，刺之可开窍醒神；十宣放血泄热，为急救常用之法，并可通调十二经脉气血以开关通窍；涌泉为肾之井穴，有引火归元之效，使虚阳下降，得归水位；内关为心包经之络穴，心包为心之外卫，既可代心受邪，又可代君行令，心主神明，故针内关可调神开窍，使心神复明；太冲可清肝熄风；丰隆豁痰。

加减：身热甚者，加风府、大椎。

操作：针用泻法。十宣、大椎用三棱针点刺出血，只针不灸；风府穴针尖向下颌方向缓慢刺入0.5～1寸，防止伤及大脑；余穴常规针刺。留针30min。每日一次，7～10次为一疗程，疗程间隔3～5d。

2）阴闭

治法：温阳化痰，醒神开窍。以督脉、任脉及足阳明、足厥阴经穴为主。

主穴：水沟、百会、大椎、足三里、太冲、膻中。

方义：水沟为开窍醒神急救效穴；百会为三阳五会，大椎为诸阳之会，合之可温阳散寒、扫除阴霾；太冲疏理气机，条达脾土，使水归正化，配以膻中理气宽胸、潜降逆气。

加减：痰涎壅盛者，加丰隆、阴陵泉。

操作：针用泻法。百会、膻中平刺，余穴常规针刺。留针 30min。每日 1 次，7～10 次为一疗程，疗程间隔 3～5d。

3）脱证

治法：益气回阳固脱。以督脉、任脉及足阳明、手厥阴经穴为主。

主穴：关元、神阙、足三里、水沟、内关。

方义：关元为任脉与足三阴经的交会穴，且又联系命门之真阳，故为阴中有阳之穴；神阙位于脐中，脐为生命之根蒂、真气所系，故取任脉的关元、神阙两穴重灸，以回阳救逆；阳明为多气多血之经，足三里为胃之合穴，能益气养血；水沟、内关开窍醒神。

操作：以大艾柱隔盐或隔附子饼灸关元、神阙，无问壮数，以神清、肢温、汗止为度；足三里可针灸并施；水沟、内关施平补平泻法。留针 30min。每日 1 次，7～10 次为一疗程，疗程间隔 3～5d。

四、其他疗法

1. 头针疗法

处方：运动区、足运感区、语言区、感觉区。

操作：沿皮下刺入 0.5～1 寸，频频捻针，同时宜做患肢主被动运动。本法多用于中风后遗症半身不遂的患者，一般每 1～2d 一次。

2. 耳针疗法

处方：肾上腺、神门、肾、脾、心、肝、眼、耳尖、三焦、皮质下、瘫痪相应部位。

操作：每次取 3～5 穴，双侧用毫针中度刺激，闭证可耳尖放血。急性期每日可针数次。后遗症期隔日 1 次，10 次为一疗程。

3. 腧穴注射疗法

处方：肩髃、曲池、合谷、阳陵泉、足三里、悬钟。

药物：当归注射液、黄芪注射液、红花注射液、维生素 B_{12} 注射液或维生素 B_1 注射液。

操作：每次选 2～3 个穴，取上述任一种药液，每穴注入 0.3～0.5ml。隔日 1 次，10 次为一疗程。本法适用于恢复期及后遗症期。

4. 皮肤针疗法

处方：选穴参见体针。

操作：用皮肤针叩刺至皮肤出现细小出血点，隔日 1 次。本法适用于恢复期及后遗症期。

5. 火针疗法

处方：百会、尺泽、委中。

操作：点刺委中处浮络出血，每日 1 次，10 次为一疗程。本法适用于辨证为风痰上扰型的实证患者。

6. 巨针巨刺疗法

处方：肩髃透曲池、足三里透悬钟。

操作：用1尺长巨针，健侧取穴，腧穴常规消毒后，先直刺于皮下2mm许，卧倒针身沿皮下刺，直达透穴部位。行针用刮法50次，同时嘱患者活动患肢，留针30min，行针3次，每日1次。本法取穴少，操作简单，刺激量大，见效快，可用于缺血性卒中患者。

7. 眼针疗法

处方：上焦区、下焦区、肝区、肾区。

操作：用32号0.5寸毫针，平刺或斜刺，得气后留针15min。本法适用于中经络或后遗半身不遂初期的患者。

五、文献摘要

《灵枢·刺节真邪》：虚邪偏客于身半，其入深，内居营卫，营卫稍衰，则真气去，邪气独留，发为偏枯。

《金匮要略》：邪在于络，肌肤不仁；邪在于经，即重不胜；邪入于腑，即不识人；邪入于脏，舌即难言，口吐涎。

《景岳全书》：非风一证，即时人所谓中风证也。此证多见卒倒，卒倒多由昏聩，本皆内伤积损颓败而然，原非外感风寒所致。非卒厥危急等，用盐炒干，纳于脐中令满，加上厚姜一片盖定，灸百壮至五百壮，愈多愈妙。

《针灸大成》：中风手足瘙痒，不能握物，取申脉、臑会、合谷、行间、风市、阳陵泉。

《证治准绳》：卒中暴脱，若口开手撒，遗尿者，虚极而暴脱也，脐下大艾灸之。

《针经摘英集》：中风口噤，牙关不开，刺水沟、颊车。

六、名家医案

徐某，男，50岁。形体肥胖，血压高，忽然左侧肢痿软，头昏而晕，两目模糊，言语略有不清，舌苔光剥，脉弦虚。乃肾阴久虚，肝阳亢盛所致，治拟抑肝阳、固肾元，水足火自灭也。处方：阴包（补法，右侧）、曲泉（补法，右侧）、中封（补法，右侧）、行间（泻法，双侧）、肾俞（补法，双侧）、关元俞（补法，双侧）、命门（补法，双侧）、关元（补法，双侧）。手法：捻转提插。针治二月而愈。（吴绍德，王佐良，徐玉声，等.陆瘦燕针灸论著医案选［M］.北京：人民卫生出版社，1984：209.）

七、小结

针灸疗法可用于本病急救，更是恢复期及后遗症期的主要治法之一，疗效确切。急性期以及早明确诊断、积极抢救生命为主，以康复治疗为辅。当病情稳定时，可开始积极系统的针灸治疗及康复治疗。应及时治疗，取穴少而精，针刺应在得气的基础上施以一定的补泻手法。双侧同时针刺，病至后期以透穴为主，针刺同时要配合肢体功能锻炼。应仔细观察患者的针刺反应与病情变化，及时调整治疗方案，多途径选择治疗方法，以提高临床疗效。

（薛正海）

第三节　重症肌无力

重症肌无力是以神经－肌肉联结点传递障碍为主的自身免疫性疾病。本病自新生儿至老年均可发病，但多在20～40岁，40岁以前发病者女性明显多于男性，中年以后发病者以男性为多。本病发病率在1/10 000～1/40 000，部分患者兼有胸腺肿瘤或跟骨增生，采用免疫抑制剂治疗或胸腺切除后，部分可得到好转，故有人推测重症肌无力是一种机体免疫功能异常而产生的疾病。本病属于中医学"痿证"范畴。

本病因气血阴阳俱不足，兼挟湿邪为患，本虚标实，虚多实少，病变脏腑主要在脾、肾，尤以脾为重点。脾胃为后天之本，素体脾胃虚弱，或久病成虚，中气受损，则受纳、运化、输布的功能失常，气血津液生化之源不足，无以濡养五脏，运行血气，以致筋骨失养，关节不利，肌肉瘦削，肢体痿弱不用。患病日久，脾病及肝肾，脾运失司则无以输布津液，肾阳不足则无以温煦蒸腾，津液不能滋养肌肉筋骨，致肌肉痿软无力。

一、临床表现

受累骨骼肌（如眼肌、咀嚼肌、咽喉肌、肋间肌、四肢肌等）活动后极易疲劳，且朝轻暮重，经服用抗胆碱酯酶药物治疗或经休息后有一定程度的恢复。可以突然发生或起病隐渐，几乎所有的横纹肌均可受累，而心肌和平滑肌不受损害。根据受累肌肉的分布，可分为四个主要的临床类型。

1. 眼肌型　通常表现为一侧上睑下垂，若令患者向上凝视，上睑下垂更为明显。以眼睑下垂、眼球固定、复视或斜视等为主要临床表现。

2. 延髓型　也称球型，临床表现以吞咽困难，咀嚼无力为主，伴有饮水呛咳，声音嘶哑，吐字不清等症。

3. 躯干型　颈部伸肌受累，患者头向前倾，若胸锁乳突肌受累重于斜方肌，头可保持伸位。肋间肌和膈肌受累，可导致患者呼吸困难，如有喉肌麻痹，则呼吸困难更为明显，若不积极治疗，可导致患者死亡。

4. 全身型　开始即累及全身肌群，但发生和进行都很缓慢。在其病程中易发生肌无力危象。

二、诊断要点

（1）受累肌肉活动后极易疲劳，晨轻暮重，劳累则甚，休息后可减轻。
（2）对症状不典型者可做疲劳试验、新斯的明试验等帮助确诊。
（3）肌电图可见有不同程度去神经支配，出现复相棘波或干扰相。

三、辨证施治

1. 辨证分型

（1）脾气虚弱：眼睑下垂，四肢乏力，面色萎黄，形体消瘦，语声低微，食少纳呆，腹胀喜按，大便溏薄。舌质淡或淡胖、苔薄白，脉弱无力。

（2）气血两虚：神疲乏力，四肢软弱，行动困难，呼吸气短，头晕眼花，心悸失眠，面色苍白无华，手足麻木，指甲色淡。舌淡白而嫩，脉细无力。

（3）脾肾阳虚：四肢倦怠乏力，抬头困难，形寒肢冷，面色㿠白，颜面虚浮，腰膝酸软，少腹冷痛，下利清谷，小便清长。舌淡胖、边有齿痕，脉沉迟无力。

（4）肝肾不足：眼睑下垂，吞咽困难，咀嚼无力，头晕耳鸣，腰膝酸软。舌质红、苔薄白，脉沉细。

2. 针灸治疗

治法：脾气虚弱者，治宜健脾益气，针灸并用，用补法；气血两虚者，治宜补气益血，针灸并用，用补法；脾肾阳虚者，治宜温脾阳、益肾气，针灸并用，可重灸，用补法；肝肾不足者，治宜滋水涵木，濡养筋脉，针灸并用，补泻兼施。以任脉、足太阴经、足阳明经及背俞穴为主。

主穴：脾俞、膈俞、中脘、血海、三阴交、足三里、气海、太溪。

方义：因本病可累及全身肌肉，除按辨证选穴外，可根据出现症状的部位不同，采用对症局部取穴配合治疗。脾俞为脾经经气转输之处，补之以健脾益气；对胃募中脘与胃经合穴足三里施以针补或艾灸，可使脾阳得伸，运化有权；气海可益气升阳；三阴交可健脾助运；膈俞、血海补气活血；太溪为足少阴肾经原穴，可益肾养阴。

加减：眼肌型加攒竹、鱼腰、太阳、四白，单纯上睑下垂加阳辅、申脉；吞咽困难加风池、哑门、天突、廉泉；咀嚼肌无力加下关、合谷；发音不清加哑门、廉泉；躯体型加肩髃、曲池、外关、合谷、环跳、风市、阳陵泉、太冲；抬头无力加风池、天柱、列缺。

操作：廉泉针刺得气后即起针；余穴常规针刺。留针30min。每日1次，7～10次为一疗程，疗程间隔3～5d。

四、其他疗法

1. 头针疗法

处方：双下肢无力为主者取双运动区上1/5，加足运感区；双上肢无力为主者取双运动区中2/5；吞咽困难、喑哑者取双运动区中2/5。

操作：用26号不锈钢针斜刺于头皮下达所需深度，然后以200次/min左右频率持续捻转2～3min，重复1～2次后出针。留针30min。每日1次，7～10次为一疗程，疗程间隔3～5d。

2. 耳针疗法

处方：脾、肾、交感、神门、缘中、内分泌。

操作：每次选2～3穴，毫针强刺激，留针20min，每日1次。或采用压丸法。

3. 皮肤针疗法

处方：脾俞、胃俞、肺俞、肾俞、手足阳明经。

操作：叩刺，轻度刺激，隔日1次。

五、文献摘要

《素问·太阳阳明论》：今脾病不能为胃行其津液，四肢不得禀水谷气，气日以衰，脉道不利，筋骨肌肉，皆无气以生，故不用焉。

《素问·逆调论》：营气虚则不仁，卫气虚则不用，营卫俱虚，则不仁且不用，肉加苛也，人身与志不相有也，三十日死。

《儒门事亲》：大抵痿之为病，皆因客热而成。……总因肺受火热叶焦之故，相传于四脏，痿病成矣；痿病无寒；若痿作寒治，是不刃而杀之。

《罗氏会约医镜》：火邪伏于胃中，但能杀谷，而不能长养气血；治者，使阳明火邪毋干于气血之中，则湿热清而筋骨自强，此经不言补而言取者，取去阳明之热邪耳。

《眼科锦囊》：上睑低垂轻证者，灸三阴交。

六、名家医案

王某，女，50岁。4年前，因患感冒发热，热退后继之食欲不振，神疲乏力，在不知不觉中两眼上睑下垂，遮盖瞳孔，不能睁眼视物，早轻晚重，纳呆，乏力，舌嫩无苔，脉虚无力。属眼肌型重症肌无力，为脾肾两虚，以脾虚为主。治则：以补脾通经络、宣调气血为主，兼补肾。取穴：风池、头临泣、阳白、太阳、攒竹、合谷、脾俞、肾俞、三阴交、足三里。用提插捻转手法，留针30min，每10分钟行针1次，连续治疗20次，上眼睑功能恢复正常。（刘福，金安德．张涛清针灸治验选［M］．兰州：甘肃科学技术出版社，1987：218．）

七、小结

本病是一种较为常见而难治的疾病，现代医学对其病因尚未完全阐明，目前多认为与自身免疫有关，迄今为止，既无特效的疗法，也无理想的药物，以致临床处理上颇为棘手。多采用抗胆碱酯酶药物治疗，对部分病例有效，但维持时间短暂，且有一定的不良反应。免疫抑制剂不仅不良反应大，效果也不满意。胸腺切除适应范围窄，疗效尚不能肯定。针灸治疗本病，不仅近期有疗效，且维持作用时间较长，显示了一定的优越性。本病主要责之于脾，但亦常累及肝肾，故治疗中在健脾益气养血的同时，应注意调理肝肾，以图根治。因本病临床过程缓慢，可有自然缓解期，虽然临床症状消失，亦不能肯定治愈，故应长期观察，根据不同情况，予以巩固治疗。

（薛正海）

第四节　特发性面神经麻痹

特发性面神经麻痹是指茎乳孔内面神经非特异性炎症所导致的周围性面瘫，又称贝尔麻痹或面神经炎。目前本病的病因尚不明了。近年对本病患者进行检查，发现其中1/3以上患者有一项或多项病毒抗体效价明显增高，提示与病毒感染有关。一般认为茎乳孔内的病毒感染，引起组织水肿或骨膜炎以压迫面神经，或因局部营养血管痉挛，导致神经组织缺血、水肿、受压而麻痹；亦有人认为局部组织水肿可能是免疫反应所致。本病可发于任何年龄，20～50岁最多，男性略多于女性，常为单侧，起病急。本病属于中医学"口僻"、"口眼㖞斜"范畴。

本病多由劳累过度，正气不足，脉络空虚，卫外不固，风寒或风热之邪乘虚入中面部经络，以致气血阻滞，经筋受病，筋肉失于约束，而致口眼㖞斜。由于足太阳经筋为"目上冈"，足阳明经筋为"目下冈"，故眼睑不能闭合属于足太阳和足阳明经筋功能失调所致；

口颊部主要为手太阳、手阳明、足阳明经筋所主，因此，口眼㖞斜主要系该三条经筋功能失调所致。

一、临床表现

起病迅速，常在1~3d内达到高峰。患者常于晨起刷牙、洗脸时发现口角流涎和㖞斜。部分患者病初可伴有患侧耳后乳突区、耳内或下颌角的疼痛。患者患侧面部表情肌动作完全丧失，不能皱额、蹙眉、闭眼、鼓腮、示齿和吹哨等；额纹消失，眼裂增大，鼻唇沟变浅，口角下垂，口歪向健侧。由于健侧面肌收缩，使患侧症状更为显著。患侧眼睑闭合不全，流泪，流涎。因上下睑不能闭合，形成所谓"兔眼"。鼓气和吹哨时，因口唇不能闭合而漏气。少数患者经久不愈，可后遗患侧面肌痉挛。患者症状迁延不愈，后期可出现口角偏向患侧，患侧的鼻唇沟反而加深，眼睑缩小，称为"倒错"现象。部分患者患侧舌前2/3味觉减退，听觉过敏，唾液分泌减少，角膜反射减退或消失。

本病与中枢性面神经麻痹的主要鉴别要点在于：中枢性面神经麻痹患侧下面部表情肌运动障碍，上面部表情肌运动基本正常，且多伴有偏瘫。

二、诊断要点

(1) 多有受风寒病史，部分患者发病前3d有耳后疼痛先兆。
(2) 以突然发生的一侧面部瘫痪、口眼㖞斜为主症。
(3) 排除中枢性面神经麻痹。

三、辨证施治

1. 辨证分型
(1) 风寒证：见于发病初期，多由面部受凉引起，起病急，常于晨起刷牙、洗脸时发现口角流涎和㖞斜，患侧眼睑闭合不全，额纹消失，眼裂增大，鼻唇沟变浅，口角下垂，口歪向健侧。舌质淡红、苔薄白，脉浮紧。
(2) 风热证：见于发病初期，多继发于感冒发热，兼见舌质红、苔薄黄，脉浮数。
(3) 气血不足：多见于恢复期或病程较长的患者，兼见肢体困倦无力，面色淡白，头晕等症。

2. 针灸治疗
治法：活血通络、疏调经筋，针灸并用，用平补平泻法。以手足阳明、手足少阳经穴为主。
主穴：阳白、地仓、颊车、四白、翳风、颧髎、合谷。
方义：阳白为足少阳、手足阳明、阳维脉之会，可疏调额部经气。地仓为足阳明、任脉、阳跷脉之会，颊车为足阳明脉气所发，针刺时相互透刺，配合手太阳、手足少阳之会的颧髎穴以疏导面颊部经气。局部腧穴配以翳风，以及手阳明经原穴合谷，可祛风散寒、舒筋活络。
加减：风寒证者，加风池，以祛风散寒；风热证者，加曲池，以疏风泻热；抬眉困难者，加攒竹；鼻唇沟变浅者，加迎香；鼻唇沟㖞斜者，加水沟；颏唇沟歪斜者，加承浆；恢复期加足三里、气海。

操作：诸穴常规针刺。针刺得气后，面部腧穴平补平泻，恢复期可用灸法。急性期，面部腧穴手法不宜过重，肢体远端腧穴行泻法且手法宜重；恢复期，合谷行平补平泻法，足三里、气海用补法。

四、其他疗法

1. 皮肤针疗法

处方：阳白、太阳、地仓、颊车、合谷。

操作：用皮肤针叩刺上述腧穴，以局部微红为度，每日或隔日1次，10次为一疗程。本法适用于恢复期及后遗症期。

2. 腧穴注射疗法

处方：①太阳、翳风、温溜。②地仓、合谷、迎香。

药物：维生素 B_1 注射液。

操作：每次选取1组腧穴，每穴注入1ml，每日1次。

3. 刺络拔罐疗法

处方：阳白、颧髎、地仓、颊车。

操作：先用三棱针点刺，然后拔罐。每周2次，适用于恢复期。

4. 电针疗法

处方：颊车、阳白、太阳、地仓。

操作：针刺得气后，接通电针治疗仪，以连续波刺激 10～20min，强度以患者感觉适度、面部肌肉跳动为宜。此法不适用于急性期。

五、文献摘要

《针灸甲乙经》：口僻不正，翳风主之。

《铜人腧穴针灸图经》：客主人，治偏风口㖞斜。

《玉龙歌》：口眼㖞斜最可嗟，地仓妙穴连颊车。

《普济方》：口㖞，温溜、偏历、二间、内庭。

《针灸大成》：口眼㖞斜，先刺地仓、颊车、水沟、合谷。如愈后隔一月或半月复发，可针听会、承浆、翳风。

《神应经》：口眼㖞斜，颊车、水沟、太渊、合谷、二间、地仓、丝竹空。

六、名家医案

王某，男，61岁。1987年4月25日初诊。自诉双侧面瘫2周。2年前因事外出乘车，自觉面颊部受冷风吹袭，到家即觉右侧脸凉而发麻，晨起右眼闭合不方便，漱口时则口角流水，翌日左眼闭合不全，于某医院治疗，诊断为周围性面神经麻痹。曾用大量B族维生素和中药治疗无效。患者神情淡漠，面无表情，不会笑，面色黄，语言尚可，瞳孔等大同圆，光反应（＋），双眼睑下垂，眼裂 0.3～0.4cm，额纹消失，不能皱眉，不会鼓腮，不能吹气，鼻唇沟浅平，上唇下垂，两口角低下，舌质紫红、苔薄白，脉缓。诊断为风寒侵袭型面瘫。治则：益气和营，通经活络。选取印堂、攒竹、风池、地仓、颊车、合谷、足三里、气海。每日1次，7次为1疗程。针治13次完全恢复正常。（王雪苔，刘冠军. 中国当代针灸名家医案［M］. 长春：吉林科学技术出版社，1991：13.）

七、小结

针灸治疗本病具有良好效果，是目前治疗本病安全有效的首选方法。患者应注意避免局部受寒吹风，必要时可戴口罩、眼罩防护。因眼睑闭合不全，灰尘容易侵入，每日滴眼药水2～3次，以防感染。

（薛正海）

第五节　面肌痉挛

面肌痉挛为半侧面肌的阵发性不自主不规则抽动，通常情况下，仅限于一侧面部，因而又称半面痉挛。多在中年起病，以往认为女性多发，近几年统计表明，发病与性别无关。少数病例发展到最后可出现轻度的面瘫。本病属于中医学"筋惕肉瞤"范畴。

本病外因为风寒之邪客于经脉，经气运行不畅，筋脉收引而致面部肌肉拘紧瞤动；内因与气血亏虚、脾虚湿阻、肝肾阴亏使筋脉失养有关。或气血亏虚，面部肌肉失养，血虚生风而致肌肉瞤动；或素体脾胃虚弱，或因病致虚，脾胃受纳运化功能失常，津液气血生化之源不足，长期导致湿从内生，阻滞经脉气血运行而致面肌瞤动；或年老体弱，肾精不足，阴液亏耗，水不涵木，阴虚阳亢，而致风阳上扰使面肌阵发抽搐。

一、临床表现

病程初期多为一侧眼轮匝肌阵发性不自主的抽搐，此后，逐渐缓慢地向面颊乃至整个半侧面部发展，逆向发展者极为罕见。抽搐的程度轻重不等，可因疲劳、激动、精神紧张、自主运动而加剧，但不能自行模仿或控制，严重时甚至可呈痉挛状态。神经系统检查无阳性体征。少数患者抽搐发作时可伴有轻度面部疼痛。

二、诊断要点

（1）以一侧面部不自主抽动为主症。
（2）排除乳突及颅骨疾患。

三、辨证施治

1. 辨证分型

（1）风寒阻络：患侧面肌拘紧，眼睑瞤动，常因阴雨天气症状加重。舌质淡红、苔薄白，脉缓或弦紧。

（2）气血亏虚：患侧眼睑瞤动，面肌抽搐，伴有心悸眩晕，乏力自汗，面色无华，纳呆，便溏。舌质淡，脉细弱。

（3）脾虚湿盛：患侧眼睑瞤动，面肌抽搐，气短乏力，纳呆神疲，面色不华，伴有胸脘痞闷，食欲不振，头晕目眩。舌质淡、苔白腻，脉弦滑。

（4）肝肾阴亏：患侧眼睑瞤动，面肌抽搐，时发时止，伴有耳鸣健忘，失眠多梦，腰膝酸软。舌质红、少苔，脉细数。

2. 针灸治疗

治法：风寒阻络者，治宜祛风通络，针灸并用，用泻法；气血亏虚者，治宜补气养血，针灸并用，用补法；脾虚湿盛者，治宜健脾化痰，针灸并用，用平补平泻法；肝肾阴亏者，治宜滋肾柔肝，针灸并用，用补法。以手足阳明、足厥阴、足太阳及足少阳经穴为主。

主穴：合谷、太冲、血海、风池、四白、攒竹、地仓。

方义：合谷为手阳明大肠经之原穴，具有疏风解表、调理脏腑气血、活血镇痛的作用。太冲为足厥阴肝经原穴，可平肝熄风、清理头目、理气通络、镇痛止痉，合谷配太冲，有镇痛止痉等作用。血海能够调理血分，进而制止躁动之内风，气血充盈，经脉得以荣养，故内不生风。风池为手足少阳、阳维之会，可疏散风邪；四白、攒竹，可疏通局部经气；地仓，可调理阳明，以推动经气运行，以上各穴相配，起到疏通经络、平肝熄风、理气活血等作用。

加减：风寒阻络者，加外关、列缺、内庭、后溪，以祛风通络；气血亏虚者，加百会、足三里、气海、关元，以补气养血；脾虚湿盛者，加气海、足三里、三阴交、阴陵泉、丰隆、中脘，以健脾化痰；肝肾阴亏者，加太溪、三阴交，以滋肾柔肝。

操作：诸穴常规刺法。四肢部腧穴进针得气后，施以捻转提插补泻手法，促使经气感传，面部穴沿皮浅刺，施以补法或平补平泻法，不可过度提插捻转。留针 20 ~ 30 min。每日或隔日 1 次，10 次为一疗程。

四、其他疗法

1. 腧穴注射疗法

处方：翳风、颊车、四白、太阳、地仓、风池。

药物：地西泮注射液、维生素 B_1 注射液或维生素 B_{12} 注射液。

操作：每次选 2 ~ 3 穴，取上述任一种药液，每穴注入 0.2 ~ 0.5ml，每日或隔日 1 次，10 次为一疗程。

2. 耳针疗法

处方：面颊、肝、神门、皮质下。

操作：毫针强刺激，留针 1h，每日 1 次，10 次为一疗程。

3. 皮肤针疗法

处方：主穴取风池、合谷、太冲、阿是穴（抽动点）。病位在眼支分布区配阳白、鱼腰、太阳，病位在上颌支分布区配颧髎、迎香，病位在下颌支分布区配地仓、颊车、承浆。

操作：腧穴常规消毒，先用轻度叩刺法，待患者适应后予以中度叩刺。注意叩刺眼部区域时，嘱患者闭眼，不要转动眼珠。叩刺以面部潮红，患者感受轻度的热、胀痛，表皮少许渗血为度。每次叩刺 5 ~ 10min，隔日 1 次，10 次为一疗程。

五、文献摘要

《针灸大成》：风动如虫行，迎香。眼睑瞷动，头维、攒竹。

《针灸聚英》：杂病歌，假如唇动如虫行，水沟一穴治之宁。

六、名家医案

王某，女，43 岁，于 1979 年 2 月 7 日初诊。自诉：右侧面肌痉挛 4 个月余。患者于 10 个月前患口眼㖞斜。在本地医院经针灸及维生素 B_1 注射液、维生素 B_{12} 注射液腧穴注射，口服维生素 B_1、维生素 B_6，口眼㖞斜好转。4 个月前右侧下眼睑、面肌、口角抽动，次数频繁，尤以吃饭、说话、阴雨天明显。自觉右侧面肌拘紧，无疼痛，纳可，眠差梦多，心搏、二便正常。体格检查：额纹存在，闭目、皱眉、耸鼻力弱，口角向右拘紧。不能鼓腮，右侧面肌萎缩，示齿时口角向右歪，鼻唇沟存在。脉沉细无力，苔薄白，舌质红。证属风寒滞留、筋脉收引所致。治则：温散寒邪，舒筋缓痉。针取完骨同侧，行烧山火；外关双侧，同侧行气法；足三里双侧。每隔 10d 火针点刺四白、颧髎一次。治疗 4 次后，痉挛次数明显减少，由发作频繁变成 1d 跳动 10 次左右，每次持续 1～2min，但跳动力量加强。治疗 10 次后，眼睑、口角还抽动，但自己无感觉。治疗 28 次后，痉挛基本缓解，面部拘紧减轻。治疗 30 次后，阴雨天未出现痉挛。治疗 34 次后，停针观察。1980 年 1 月随访：停针 8 个月，病情仍稳定。（刘冠军. 现代针灸医案选［M］. 北京：人民卫生出版社，1985：30－31.）。

七、小结

本病是一种比较顽固的疾病。针灸治疗面肌痉挛有一定疗效，但目前仍缺少对此病的规律性把握，且临床疗效有差异，须进一步研究探寻。现代医学对于面肌痉挛的病因尚无明确定论，主要有外周和中枢两大类病因学说。外周因素最常见的是血管压迫学说。其一，长期血管压迫使面神经髓鞘受损，神经纤维暴露，神经冲动短路，产生面肌痉挛；其二，血管搏动直接刺激面神经产生有节律的面肌痉挛。中枢性因素是脑桥的面神经运动核由于炎症等因素的影响，使神经节细胞出现异常的突触联系，产生局灶性癫痫样放电。在治疗方面，尚无更好的方法。

（薛正海）

第六节　内耳眩晕症

内耳眩晕症又称梅尼埃病，是指以内耳膜迷路积水为主要病理学特征的一种内耳疾病。本病多见于中年人，常单耳发病，偶可见于双侧。本病属于中医学"眩晕"范畴。

本病病变部位主要在肝，与心、脾、肾有关。多因脏腑虚损，兼夹风、火、痰、湿等实邪而发病。

一、临床表现

典型症状为发作性眩晕，波动性、渐进性耳聋，耳鸣，以及耳胀满感。患者突然发生眩晕，自觉头晕眼花，视物旋转动摇，轻者平卧闭目片刻即安，重者如坐舟车、旋转起伏不定，以致站立不稳，呈间歇性、不规则发作，伴有恶心、呕吐、面色苍白、冷汗、耳鸣、耳聋、暂时性眼球震颤等。每次眩晕发作均使听力进一步减退，发作过后可有部分恢复。眩晕症状可持续数分钟至数小时，若反复发作，间歇期可有数日至数年不等。

二、诊断要点

（1）以反复发作的剧烈眩晕、耳鸣重听、恶心呕吐为主要表现。

（2）可引出规律性水平性眼球震颤。

（3）前庭功能减弱或迟钝，电测听有重震现象。

（4）排除其他疾病或原因引起的眩晕。

三、辨证施治

1. 辨证分型

（1）肝阳上亢：眩晕耳鸣，头痛且胀，每因烦劳或恼怒使头晕、头痛加剧，面红目赤，烦躁易怒，少寐多梦，口干口苦。舌质红、苔黄，脉弦数。

（2）痰浊上扰：眩晕，头重如裹，肢体困重，胸膈满闷，呕吐痰涎，嗜睡倦怠，食少多寐。舌胖、苔白滑或腻，脉濡滑。

（3）气血亏虚：头目眩晕，每于劳倦时发作或加重，神疲懒言，倦怠乏力，面色少华，唇甲色淡，心悸失眠，纳呆食少。舌质淡嫩、苔薄，脉细弱。

（4）肾精不足：眩晕耳鸣，精神萎靡，形体消瘦，腰膝酸软，少寐多梦，健忘，男子兼见遗精阳痿，妇女兼见带下。

2. 针灸治疗

治法：发作期以平肝潜阳、化痰降浊为主，间歇期以调补气血、补肾填精为主。肝阳上亢者，治宜滋阴清热、平肝潜阳，只针不灸，用泻法；痰浊上扰者，治宜健脾燥湿、化痰降浊，多针少灸，用泻法；气血亏虚者，治宜健脾益气、补血养心，针灸并用，用补法；肾精不足者，治宜补肾填精益髓，针灸并用，用补法。以足少阳经及手足厥阴经穴为主。

主穴：风池、内关、太冲、丰隆、三阴交。

方义：风池为足少阳胆经与阳维之会，具潜阳熄风止痉之功；内关可宽中豁痰、和胃降逆止呕；太冲为足厥阴肝经原穴，可平肝潜阳，降逆止眩；丰隆为足阳明胃经络穴，兼通脾胃，又可涤痰降浊；三阴交为足三阴经之交会穴，可调补三阴。诸穴共用，可平肝潜阳，涤痰止眩。

加减：肝阳上亢者，加百会、太冲；痰浊上扰者，加内关、中脘；气血亏虚者，加心俞、脾俞、膈俞、足三里、百会；肾精不足者，加肾俞、太溪、行间；耳鸣、耳聋者，加翳风、听会；呕吐者，加中脘。

操作：诸穴常规针刺。针刺得气后行补泻手法，留针 20～30min，发作期每日 1 次，间歇期隔日 1 次。10 次为一疗程。

四、其他疗法

1. 艾灸疗法

处方：百会。

操作：悬灸或将艾柱置于百会穴上灸，每次 20～30 壮，至患者百会穴局部有麻木感或烧灼感为止，每日 1 次，10 次为一疗程。

2. 耳针疗法

处方：肾上腺、内耳、神门、皮质下、肝、肾。

操作：毫针中度刺激，留针30min，每日或隔日1次。缓解期可用压丸法并结合体针治疗，10次为一疗程。

3. 头针疗法

处方：晕听区。

操作：针与头皮呈30°，斜刺进针1.5~2寸，捻转补法，留针40~60min，每日或隔日1次，10次为一疗程。

五、文献摘要

《针灸聚英》：头晕，挟痰气，虚火妄动其痰，针上星、风池、天柱。

《针灸大全》：寒厥头晕及头目昏沉，大敦、肝俞、百会。

《针灸大成》：风眩，临泣、阳谷、腕骨、申脉。

六、名家医案

杨某，男，38岁。1984年5月11日初诊。主诉：头晕耳鸣2个月，加重3d。病史：患者2个月前突然出现眩晕，自觉天旋地转，不敢睁眼，右耳耳鸣，到某医院诊断为梅尼埃病，服用茶苯海明、地西泮、天麻丸等中、西药20余日，稍有好转。3d前又出现头晕、耳鸣、目眩、心烦、胸脘满闷、恶心呕吐，服药无效而来针灸治疗。体格检查：右耳轻度听力减退。一般状态良好，面色苍白，无眼球震颤。舌质淡红、少苔，脉弦数。诊断：眩晕（内耳性眩晕），痰浊中阻型。治则：健脾和胃，涤痰燥湿。取穴：印堂、内关、风池、听宫、足三里。操作：用平补平泻手法，中强刺激，得气后，留针30min。每日1次，针6次后，头晕、目眩明显减轻。针12次后，头晕、目眩已基本消失，仅时有耳鸣。又针5次诸症消失，临床痊愈。（王雪苔，刘冠军．中国当代针灸名家医案［M］．长春：吉林科学技术出版社，1991：641.）

七、小结

针灸治疗本病疗效显著，本症亦为世界卫生组织推荐的针灸适应证之一。在本病发作时用针灸治疗，可使眩晕、恶心、呕吐等立即缓解，故在用针灸治疗时，发作期应先治其标，缓解期以治本为主，标本兼顾。眩晕发作时应先让患者平卧休息，若伴有呕吐，应防止呕吐物误入气管。患者日常应注意加强体育锻炼，饮食忌肥甘厚味、辛辣之品。

（薛正海）

第七节　精神分裂症

精神分裂症是一种常见病因尚未完全阐明的精神病。一般认为是以一定遗传因素为基础，在机体内、外环境影响下，体内酶系统发生缺陷，导致生化代谢异常的一种疾病。发病以16~35岁的青壮年居多，男女间无明显差别，一般占精神病住院患者的60%~70%。病程迁延，进展缓慢。本病在我国古代文献中称"呆痴"、"花盘"、"花痴"、"心风"等，属中医学"癫狂"范畴。

癫证多静，属阴，包括思维紊乱、妄想幻觉、情感及行为障碍等，常以沉默痴呆、语无伦次、静而多喜为主要特征；狂证多动，属阳，主要表现为兴奋、狂躁、动作言语增多，以喧扰不宁、躁动打骂、动而多怒为主要特征。因二者症状难以截然分开，又可相互转化或夹杂出现，故常以"癫狂"并称。

本病发病的主要因素是阴阳平衡失调，不能相互维系，以致阴虚于下、阳亢于上、心神被扰、神明逆乱。

一、临床表现

本病的症状极其复杂多样，一般精神症状特征为思维联想散漫、分裂，感情迟钝、淡漠，意志活动低下，幻觉和感知综合障碍，妄想，以及紧张性木僵等。

早期症状以性格改变和类神经症症状最为常见：精神活动迟钝、冷淡，与人疏远，或寡言呆坐、漫游懒散、违拗；或性格反常，无故发怒、不能自制，敏感多疑，或幻想、自语、自笑、无端恐惧等。

本病临床可分为以下类型。

1. 单纯型　多数为孤僻、被动、活动减少，生活懒散，感情淡漠，行为退缩等。

2. 青春型　言语增多，内容离奇，思维零乱甚至破裂，情感喜怒无常，表情做作，行为幼稚、奇特，时有兴奋冲动，活动亢进，意向倒错，幻觉生动，妄想片段。

3. 紧张型　分兴奋和木僵两类，临床上后者居多。木僵多见动作缓慢，少语少动，或终日卧床，不食不动，缄默不语，对言语、冷热、疼痛等无反应。兴奋，以突然发生运动性兴奋为特点。行为冲动，伤人毁物，詈骂高喊，内容单调。

4. 妄想型　初起敏感多疑，渐为妄想，迫害自责，中伤他人和嫉妒，或出现幻觉。

二、诊断要点

（1）以基本个性改变，感知觉、思维、情感、行为障碍，精神活动与环境的不协调为主要表现。

（2）丧失自知力，或丧失工作和学习能力，或生活不能自理。

（3）症状至少持续3个月。

三、辨证施治

1. 辨证分型

（1）癫证：精神抑郁，表情淡漠，寡言呆滞，或多疑思虑、语无伦次，或喃喃自语、喜怒无常，意志消沉，纳呆，舌苔白腻，脉弦滑；或呆若木鸡，目瞪如愚，傻笑自语，生活被动，甚则目妄见，耳妄闻，自责自罪，面色萎黄，便溏溲清。舌质淡胖、苔白腻，脉滑或弱。

（2）狂证：烦躁易怒，自尊自大，狂言骂詈，不避亲疏，哭笑无常，登高而歌，弃衣而走，甚则终日不眠，面红唇焦，目有凶光，口渴冷饮，便秘，舌质红、苔黄腻，脉弦滑数。阴虚火旺者，兼见形瘦面红，双目失神，情绪焦虑，多言不眠，舌质红、苔光，脉细数。

2. 针灸治疗

（1）癫证

治法：疏郁安神，豁痰开窍。以督脉、手厥阴、手少阴经穴为主。

主穴：百会、四神聪、印堂透面针心区、内关、通里、神门。

加减：相火旺者，加太冲、蠡沟；头痛者，加合谷；肝脾不和，加足三里、三阴交；痰多者，加丰隆；幻听者，加听宫、翳风。

方义：百会为诸阳之会，四神聪为经外奇穴，二穴皆位于颠顶，有醒脑开窍镇惊之效。印堂透面针心区，是取心脑相应之意，有清利脑窍之功。内关、神门、通里可调畅心气、宁心安神；泻太冲、蠡沟，清泄相火；足三里、三阴交调和肝脾；合谷、丰隆清阳明、豁痰浊；听宫、翳风疏导少阳。诸穴共奏醒神定志、豁痰通窍之效。

操作：进针得气后，采用提插捻转补法。癫证多虚，针刺宜浅，患者若配合，可留针30min。隔日1次，15次为一疗程。

（2）狂证

治法：清心泻火，豁痰宁神。以督脉、任脉及手少阳经穴为主。

主穴：水沟透龈交、大椎、鸠尾透上脘、间使透支沟。

加减：酌情选配风府、哑门、丰隆。

方义：泻督脉之水沟，透龈交以交通阴阳；鸠尾透上脘，豁痰镇静；大椎为诸阳之会，泻之可泄热定狂；间使透支沟，可清心除烦，配风府、哑门泻督脉之阳，可醒脑安神；泻胃经络穴丰隆，以和胃豁痰降浊。

操作：进针得气后用提插捻转泻法，针法宜深，宜重，不留针。每日1次，待狂躁稳定后可隔日1次，15次为一疗程。

四、其他疗法

1. 耳针疗法

处方：神门、心、脑干、皮质下、交感、肝、内分泌、胃、枕。

操作：每次选3~5穴，毫针强刺激，留针30min，隔5min捻针一次，隔日1次，10次为一疗程。

2. 电针疗法

处方：①水沟、百会。②大椎、太冲。

操作：每日针刺1~2次，每次取1组。针后接脉冲电治疗仪，电压6V，用较高频率间断通电，患者局部肌肉抽搐，麻胀感应很强。施术时，应严密观察，根据患者情况，调节电量和通电时间。本法适用于表现高度兴奋躁动的狂证。一般在2~3d内可控制症状，然后减少电针治疗次数。

3. 腧穴注射疗法

处方：心俞、巨阙、膈俞、间使、足三里、神门。

药物：氯丙嗪注射液。

操作：每次选用1~2穴，每日注射1次，每日用25~50mg，各穴可交替使用。本法适用于狂证。

五、文献摘要

《神应经》：发狂，少海、间使、神门、合谷、后溪、复溜、丝竹空。如痴呆取神门、少商、涌泉、心俞。

《备急千金要方》：狂十三穴，水沟、少商、隐白、大陵、申脉（用火针）、风府、颊车（温针）、承浆、劳宫、上星、男取会阴女取玉门头（穴在阴道口端）、曲池（用火针）、海泉（出血）。以上十三穴依次针刺。发狂，曲池、绝骨、百劳、涌泉。

《扁鹊心书》：风狂（言语无伦、持刀上屋），巨阙灸二三十壮，心俞两侧各五壮。

六、名家医案

金某，男，55岁。初诊日期：1964年4月。家属代诉：5d前与家人发生口角，自己生闷气，晚餐未进，彻夜不眠，自言自语，喋喋不休。次日突然发狂，急躁，悲哀，奔走，登高，不避亲疏，不知痛痒。家属将其锁在屋内，患者毁物砸窗。遂将其手足绑起悬梁，临诊探望时，仍被绑缚，双目直视，骂人，屎尿不避，净洁污秽不知，见人即挣扎欲打，喃喃自语，无法制止，昼夜不眠，3d未进食，面红目赤。舌苔黄燥，脉洪大。辨证：五志过极，火郁痰凝，蒙蔽心窍。治则：醒神开窍，泄热镇静。处方：水沟重刺；合谷透劳宫，太冲透涌泉，重刺捻转不留针；十宣放血；百会、大椎、长强、委中重刺。手法：泻法。治疗经过：针后患者躁动缓和，遂松绑安卧，即刻入睡。次日晨起吃半碗粥，另加安眠药2片，很快入睡。下午复诊，取穴：水沟、合谷透劳宫、太冲透涌泉，内关、中脘、气海点刺不留针。按上法每日1次，针刺2次，患者能礼貌接待、让座，说话已有伦次，未再打人骂人。但双目时有发直发呆，尚能配合治疗。留针30min。按此方治疗，隔日1次，连续4次。5月上旬复诊时，症状大减，问答贴切，饮食正常，每日可以入睡4~5h。改用五脏俞加膈俞方，隔日1次，继针6次，诸症消失，精神恢复正常，追访数月，一切正常。（北京中医医院. 金针王乐亭［M］. 北京：北京出版社，1984：179－180. ）

七、小结

《难经》最早以阴阳为纲，提出"重阳者狂，重阴者癫"。故癫证属阴，多虚，狂证属阳，多实。在治疗上应以调整阴阳为施治大法。治癫取督脉，从阳引阴，治狂取任脉，从阴引阳，并随症选穴。由于本病病程迁延，时有反复，故辨证既明，须有方有守，才可取效。针刺对本病有一定疗效，但因症状复杂多变，故可配合中药治疗。癫证多因痰气互结为患，忧郁惶恐、持久未解时，采用甘麦大枣合温胆汤加减。血虚，加当归、白芍；气虚，加党参、白术；气郁，加柴胡、郁金；惊悸、少寐，加远志、夜交藤、珍珠母；烦心，加黄连；阴虚，去半夏，加生地、麦冬等。狂证多由痰火扰心所致，症见狂乱不休、便秘等，可配大承气合导痰汤加减。大便尚调者，以生铁落饮与导痰汤加减；癫狂互为转化者，运用龙胆泻肝汤化裁；妇女经闭发狂配当归桃仁承气汤；相火妄动加黄柏、知母等。本病治疗，无论在发作时或症状减轻、痊愈后，均应注意精神调养，避免情志刺激，防止复发。

（蔡　润）

第八节　神经衰弱

神经衰弱是一种常见的神经症，患者常感体力和脑力不足，易疲劳，工作效率低下，常有头痛等躯体不适感和睡眠障碍，但无器质性病变存在。本病多见于青壮年，以脑力劳动者居多。精神因素是诱发神经衰弱最重要的因素。与本病发病有关的精神因素包括工作和学习过度紧张、忙乱，休息和睡眠长期无规律等。躯体有消耗性疾患时也可助长神经衰弱的发生。本病属于中医学"不寐"、"心悸"等范畴。

肾气肾精亏虚是本病的基本病机。

一、临床表现

（1）基本特点是常感脑力和体力不足，工作效率低下，诉多种躯体不适和睡眠障碍，但无器质性病变存在，常诉说头晕、胸闷、心慌、腹胀、关节酸痛等，但检查无阻性体征。

（2）容易疲劳，精神活动能力减弱十分突出。患者常精神不足，容易疲劳，注意力不集中，记忆力下降，用脑稍久即感头痛、眼花，肢体乏力，不愿多活动。

（3）睡眠障碍：不易入睡，多噩梦，易惊醒，醒后难再入睡。有的睡眠时间充足，但仍不能解除疲乏，有的夜间不眠，白天嗜睡，一旦上床，又无法入眠。

（4）自主神经功能紊乱：可有心动过速、血压不稳定、多汗、肢冷、厌食、便秘或腹泻、尿频、月经不调、遗精、早泄、阳痿等症。

二、诊断要点

（1）以容易疲劳、睡眠障碍及自主神经功能紊乱为主要表现。

（2）病程有反复波动和迁延的倾向，波动常与精神因素包括心理反应有关。

（3）无器质性病变。

三、辨证施治

1. 辨证分型

（1）肝郁化火：心烦不能入睡，烦躁易怒，头痛面红，胸闷胁痛。舌质红、苔黄，脉弦数。

（2）痰热内扰：睡眠不安，心烦懊恼，胸闷脘痞，口苦痰多，头晕目眩。舌质红、苔黄腻，脉滑或滑数。

（3）阴虚火旺：心烦不寐，或时寐时醒，手足心热，头晕耳鸣，心悸健忘，颧红潮热，口干少津。舌质红、苔少，脉细数。

（4）心脾两虚：多梦易醒，或朦胧不实，心悸健忘，头晕目眩，神疲乏力，面色少华。舌质淡、苔薄，脉细弱。

（5）心虚胆怯：夜寐多梦易惊，心悸胆怯。舌质淡、苔薄，脉弦细。

2. 针灸治疗

治法：调理跷脉，安神利眠。以相应八脉交会穴、手少阴经及督脉穴为主。

主穴：神门、照海、申脉、印堂、四神聪。

方义：心藏神，神门为手少阴心经输、原穴；脑为元神之府，印堂可调理脑神，两穴相配可安神利眠；四神聪穴镇静安神；照海、申脉为八脉交会穴，分别与阴跷脉、阳跷脉相通，阴阳跷脉主睡眠，若阳跷脉功能亢盛则失眠，故补阴泻阳使阴、阳跷脉功能协调，不眠自愈。

加减：肝火扰心者，加行间、侠溪；痰热内扰者，加丰隆、内庭、曲池；心脾两虚者，加心俞、脾俞、足三里；心肾不交者，加太溪、水泉、心俞、脾俞；心胆气虚者，加丘墟、心俞、内关；脾胃不和者，加太白、公孙、内关、足三里。

操作：诸穴常规针刺。神门、印堂、四神聪，用平补平泻法；对于症状较重的患者，四神聪可留针过夜；照海用补法，申脉用泻法；配穴按虚补实泻法操作。

四、其他疗法

1. 耳针疗法

处方：皮质下、神门、交感、心、脾、肾。

操作：多用埋针法或压丸法，嘱患者每日压3次，每次每穴按压1min左右，尤其是午睡或夜间睡眠前按压1次，使耳部稍有胀感即可。

2. 腧穴注射疗法

处方：心俞、厥阴俞、脾俞、肾俞、足三里。

药物：10%的葡萄糖注射液、维生素 B_1 注射液、维生素 B_{12} 注射液、胎盘注射液。当归枣仁等中药注射液。

操作：每次选用1~2穴，取上述任一种药液，每穴注入2ml。隔日1次，10次为一疗程。

3. 皮肤针疗法

处方：背部夹脊穴、头颈项、头颞部、手厥阴、手少阴、足少阴、四肢相应穴区。

操作：以轻度手法叩刺，使局部有红晕为度。隔日1次，10次为一疗程。

五、文献摘要

《扁鹊神应针灸玉龙经》：头眩风池吾语汝。

《针灸聚英》：目昏血溢，肝俞辨其实虚。

六、名家医案

韩某，女，40岁。初诊日期：1979年4月10日。主诉：胸胁胀闷已半年，去年10月份，因与同事发生口角，开始觉得胸中堵塞，服舒肝丸未见好转，日趋加重，胃脘及两胁发胀，背部酸沉，饥不欲食，不易入睡，不能仰卧，久立则心烦意乱、周身无力，头晕，大便干燥，小便正常。下肢有轻度水肿，体胖，舌质绛，苔白腻、中心稍黄，脉沉滑。辨证：肝失调达，木郁土壅。治则：疏肝健脾，宽胸理气。处方：上脘、中脘、下脘、气海、天枢、内关、足三里，隔日针治1次。手法：泻法。治疗3次，胸部堵闷减轻，胸胁仍胀，睡眠尚差。拟方如下：①"五脏俞加膈俞"方。②"老十针"方，即上脘、中脘、下脘、气海、天枢、内关、足三里。两组配方交替使用，每组方连刺2次，针治1个月，胸中堵闷已除，胁胀消失，睡眠纳食均好，劳累时头晕心烦。再以前方加百会、膻中、风池，继续治疗6次，诸症均除。（北京中医医院. 金针王乐亭［M］. 北京：北京出版社，1984：172.）

七、小结

本病症状较广泛，涉及心、肾、脾、胃、肝、胆等经，临床常见心脾气血不足，或阴虚火旺、心肾不交，也有肝郁气滞、痰浊内阻，甚至病久瘀血阻络者。治当辨别虚实，辨明病位。

（蔡　润）

第九节　老年痴呆

老年痴呆是由弥散性脑萎缩、脑功能失调引起的进行性智能衰退疾病。本病发病多在65岁以后，患病率随年龄的增长而增高。本病属于中医学"痴呆"、"文痴"、"善忘"、"郁证"、"癫狂"等范畴。

本病病位涉及五脏，尤其与肾、脾、心、肝有关，病变为虚实夹杂。

一、临床表现

起病缓慢，病情呈现进行性发展，主要表现包括精神变化、个性改变和行动异常。精神变化表现在记忆、理解、判断、计算、识别、语言等智能全面减退，认识能力障碍早于其他神经系统征象。患者有时不能正确回答自己和亲人的姓名及年龄，饮食不知饥饱，外出找不到家；缺乏学习能力和思维能力，对环境适应能力差，不能正确判断事物等。个性改变表现在丧失感情，有时以个人为中心，对周围事物逐渐淡漠，表现出自私、主观、急躁、固执、易激动或忧郁、意志薄弱。平时多疑，常有睡眠节律改变、白天卧床、夜出活动等。行动异常表现在病至后期呈现严重衰退，如弯腰俯身的体位、缓慢犹豫的动作、易摔跤与精神性行走不能等，甚至终日卧床不起，生活不能自理。本病患者外貌苍老，皮肤干燥多皱，色素沉着，发白齿落，肌肉萎缩，痛觉反应消失。神经系统检查无明显的阳性体征。

二、诊断要点

（1）以记忆减退、理解和判断力障碍、性格改变、晚期步态不稳为主要表现。

（2）病程至少6个月以上。

（3）排除其他疾病导致的痴呆，如假性痴呆（抑郁性痴呆）、精神发育迟滞、归因于教育受限的认知功能低下及药源性智能损害等。

三、辨证施治

1. 辨证分型

（1）痰浊阻窍：精神抑郁，表情呆钝，默默无言，或喃喃独语，闭户独居，不欲见人，脘腹胀满，口多痰涎。舌苔白腻，脉沉滑。

（2）肾精亏虚：目光晦暗，言语迟钝，四肢麻木，举动不灵，头晕目眩，耳鸣耳聋，颧红，盗汗。舌质红、无苔，脉细数。

2. 针灸治疗

治法：补益肝肾，化痰通络。以督脉及足少阳、足少阴经穴为主。

主穴：四神聪透百会、神庭透上星、本神、风池、太溪、悬钟、丰隆、合谷、太冲。

加减：肝肾不足者，加肝俞、肾俞；痰浊上扰者，加中脘、内关；脾胃亏虚者，加足三里、三阴交；瘀血阻络者，加内关、膈俞，或用大椎点刺出血。

操作：每次选用 3～5 穴，常规针刺，根据虚实施行补泻手法，头部腧穴间歇捻转行针，或加用电针。留针 30～50min。每日或隔日 1 次，30 次为一疗程。

四、其他疗法

1. 腧穴注射疗法

处方：风府、风池、肾俞、足三里、三阴交。

药物：复方当归注射液、丹参注射液、胞磷胆碱注射液或乙酰谷酰胺注射液。

操作：取上述任一种药液，每穴注入 0.5～1ml。隔日 1 次。

2. 头针疗法

处方：顶中线、顶颞前斜线、顶颞后斜线。

操作：将 2 寸长毫针刺入帽状腱膜下，快速行针，使局部有热感，或用电针刺激，留针 50min。隔日 1 次，30 次为一疗程。

3. 耳针疗法

处方：皮质下、枕、颞、心、肝、肾、内分泌、神门。

操作：每次选用 2～4 穴，毫针轻刺激，留针 30～50min。隔日 1 次，10 次为一疗程。

五、文献摘要

《医学入门》：神门专治心痴呆，水沟间使祛颠妖。

《扁鹊神应针灸玉龙经》：大钟一穴疗心痴。

《针经指南》：神门去心性之呆病。

六、名家医案

常某，男，66 岁。2004 年 6 月 22 日初诊。嗜睡、呆滞、记忆力差 1 个月。患者 4 月 23 日因感冒发热到附近医院静脉滴注氧氟沙星 2d、穿琥宁 3d 后，发现右手指不能持物，神志不清，持续 4～5min 后恢复正常，呈阵发性发作，持续时间最长 10min，共发作 4 次。经 CT、MRI 诊断为多发性梗死、血管性痴呆、短暂性脑缺血发作。予脑复素静脉滴注，注射盐酸罂粟碱，口服异山梨酯、长春西丁等，当时血压为（100～110）/（60～65）mmHg，右半身不遂逐渐加重，经治疗好转，但仍答非所问。既往有眼前发黑数分钟，呈阵发性，已有 1 年余。现症：精神差，答非所问，性格改变，记忆力差，语言差，大便常干，小便及饮食可，可以辨认方向，口臭；血压 115/70mmHg，心律 80 次/min；舌苔厚腻、有剥脱，脉弦滑。诊断：肝肾阴虚郁证（血管性痴呆）。治则：醒脑开窍，滋补肝肾，填精补髓，化瘀祛痰。处方：水沟、内关、三阴交、风池、百会、四神聪、丰隆、足三里。操作：水沟，向鼻中隔方向斜刺，0.5 寸，施用雀啄泻法，以眼球湿润为度；内关，丰隆，太冲直刺 1～1.5寸，施用提插泻法 1min；风池直刺 1 寸，百会、四神聪，向后平刺 1 寸，均用小幅度高频率（小于 90°，120 转/min 以上）捻转补法；三阴交，1 寸，施用提插补法 1min；足三里，1 寸，施用捻转补法 1min。复诊：针刺治疗 7 次后，患者精神状态好转，嗜睡减轻，可以计算十位数以上加减法。经过 15 次治疗，患者精神状态好转，对答正确。继续巩固治疗 5 次，患者基本恢复正常。（贺兴东，翁维良，姚乃礼，等．当代名老中医典型医案集：针灸推拿分册 ［M］．北京：人民卫生出版社，2009：21．）

七、小结

针灸治疗本病近年来有较多的实践，表明针灸对本症有一定效果，可以减轻症状，减少西药用量，增强体质，减慢病程。实验表明，针灸有激发中枢 5 – HT 能神经元功能，改善大脑皮层功能，通过改善血液循环，增强神经元能量代谢，增加乙酰胆碱酯酶活性等作用。针灸多用头针，与四肢腧穴相配，除手法行针外，头部还常用电针。本病较为顽固，疗程较长。本症的预防应重视治疗中年患有的高血压、高脂血症及脑动脉硬化，患者应坚持体育锻炼，保持良好的情绪，多参加集体活动，饮食忌油腻肥厚，戒烟酒，保持大便通畅。

（蔡　润）

第十节　癔症

癔症又称歇斯底里，是神经症中较常见的一种病症。好发于青年人，以女性居多。在发病时，常可发现有明显的精神创伤为诱因，诸如自尊心受到损伤、人格受到侮辱或与他人发生争吵等所致的气愤、忧伤等心情。中医学无"癔症"名称，但在古代医籍中早有类似本病的记载，由于临床表现多变，故一般可纳入"脏躁"、"奔豚气"、"梅核气"、"郁证"和"厥证"等病证范畴。

本病多由情志所伤、肝郁气滞而使脏腑阴阳气血失调所致。

一、临床表现

表现复杂，包括精神症状、运动症状和感觉症状三个方面。精神症状表现为在兴奋时常哭笑无常，大吵大闹，手舞足蹈，甚至作戏剧样表演。在抑制时往往出现昏睡状态，也有突然出现木僵情况，但时间短，常可恢复正常。运动症状常见的有语言抑制、失音和肢体瘫痪，或见到肢体震颤和痉挛等，有的还可以出现眨眼、摇头等奇异动作。感觉症状，如突然失明耳聋、喉头有异物梗阻及自主神经紊乱的呕吐、呃逆等，但患者经详细的体格检查不能发现与症状相符的阳性体征。

二、诊断要点

（1）性格特殊，发病与精神因素密切相关。

（2）夸张，做作，易受暗示，喜欢博得别人的注意和同情，暗示可使症状减轻、缓解或发作加重。

（3）排除相类似的神经系统疾病、内脏器质性疾病、五官科疾病、低血糖昏迷、低血钙抽搐、散发性脑炎、反应性精神病及其他精神病。

三、辨证施治

1. 辨证分型

（1）肝郁气滞：精神抑郁，情绪不宁，多疑虑，善太息，胸胁胀痛或咽中梗阻，咯之不出，咽之不下，但吞咽饮食并不困难。舌苔白腻，脉弦滑。

（2）忧郁伤神：精神恍惚，心神不宁，悲忧喜哭，时时欠伸，舌质淡、苔白，脉弦细。或兼见脘痞食少，心悸不寐，神倦，面色无华，舌质淡，脉细弦为心脾两虚。或兼见眩晕耳鸣，面色泛红，手足心热，多汗，腰酸，健忘，难寐，舌质红、少苔，脉细数，为心肾阴虚。

2. 针灸治疗

（1）肝郁气滞

治法：疏肝解郁，化痰宁心。以手足厥阴及手少阳经穴为主。

主穴：内关、神门、太冲。

加减：酌情选配天突、丰隆、照海。

方义：内关、神门宽胸理气、宁心安神，太冲疏泄肝气，丰隆和胃化痰，天突、照海调气利咽。诸穴配合共奏疏郁宁神之效。

操作：诸穴常规针刺。进针得气后，用提插捻转泻法。隔日1次，15次为一疗程。

（2）忧郁伤神

治法：滋阴益气，养心安神。以督脉、手厥阴、足太阳及相应背俞穴为主。

主穴：心俞、肾俞、水沟、内关、三阴交。

加减：酌情选配间使、后溪、身柱，滑肉门、通里、照海、中渚、听会、合谷、颊车、中脘、足三里、太冲、阳陵泉、水沟、中冲、百会、大陵、劳宫、涌泉。

方义：本证临床表现多种多样，除取心俞、肾俞滋肾阴、益心气，水沟醒脑，内关、三阴交理气健脾外，尚应随证选穴。哭笑无常者，加间使、后溪；多语妄言者，加身柱、滑肉门；失语者，加通里、照海；耳聋者，加中渚、听会；口噤者，加合谷、颊车；呃逆者，加中脘、足三里；四肢震颤者，加太冲、阳陵泉；神志朦胧者，加水沟、中冲；木僵者，加百会、大陵；昏倒不省人事者，加劳宫、涌泉。

操作：诸穴常规针刺。进针得气后行提插捻转泻法，留针20~30min。隔日1次，15次为一疗程。

四、其他疗法

1. 腧穴注射疗法

处方：内关、膻中、足三里、曲池、阳陵泉。

药物：维生素 B_1 注射液或维生素 B_{12} 注射液。

操作：每次选1穴，取上述任一种药液注入1ml。隔日1次，10次为一疗程。

2. 耳针疗法

处方：主穴取心、皮质下、枕、缘中、肝、内分泌、神门，配穴取胃、交感、咽喉、食道。

操作：每次选取2~3穴。主配穴交替使用，用强刺激手法，每次留针20min。10次为一疗程，恢复期可用埋针法。

五、文献摘要

《扁鹊心书》：厥证，形无所知、其状若尸，由忧思惊恐，此证妇人多有之。灸中脘穴五十壮。

《普济方》：嗜卧，五里、太溪、大钟、照海、二间。

《神应经》：喜哭，百会、水沟。

《针灸大成》：咽中如梗，间使、三阴交。

六、名家医案

钱某，女，27岁。初诊日期：1967年9月。家属代诉：3d前与其兄发生口角，当晚回宿舍，烦闷不语，欲哭，夜卧中哭醒，次日给予镇静剂，药后昏睡半日，醒后双手不时捻搓，喃喃自语，双目发呆，亲人问话也不理睬，拒绝服药。2d来也不得眠，强迫进流食，大便3d未解，尿黄、量少。月经昨日来潮，色正常。面色黄，默默发呆，脉沉弦。辨证：肝郁气结，痰扰神明。治则：疏肝解郁，清心安神。处方：合谷透劳宫、太冲透涌泉、水沟。留针30min，起针后点刺环跳。手法：泻法。治疗经过：起针后约40min，患者闭目不语，似醒非醒，约2h进入熟睡。次日上午复诊时称，凌晨3点以后睡眠较好，晨起仍不答话，仍是哭泣，两目发直。改刺中脘、气海、内关、足三里、膻中，治疗3次，患者能自行回答问题，答话切题，但语言较少，前1d约进食100g面条。继用上穴治疗，治疗5次，精神好转，表情如常，目呆消失，自觉有胸闷。继用以上方再针3次痊愈。（北京中医医院．金针王乐亭［M］．北京：北京出版社，1984：178－179．）

七、小结

本病的临床表现多样复杂，除梅核气和脏躁症以外，还可出现类似厥证、奔豚气、暴病等病的症状。往往以痉挛发作为主症者居多，其次为意识障碍或功能障碍，故针刺手法采用多捻转、强刺激、久留针、长疗程，直至痉挛停止发作、主症改善。本病兼症较多，临床上要随症而施，灵活选穴。针灸对本病有独特的疗效，尤其是毫针和电针疗法更为突出。对癔症中多发症状，如肢体痉挛、不语、癔症大发作、抽搐等，每可针到病除。如癔症性截瘫，无论疗程长短，绝大多数经治疗后均能奏效。故针刺可作为鉴别诊断的手段。针刺时，周围人的影响很重要，治疗环境应尽可能安静，患者身边人员尽量要少。施术者必须做到首次治疗即产生效果，否则将影响其后疗效。针灸治疗本病的同时，还可配合理疗及中西药物治疗。患者应适当参加体力活动，保持身心愉快。

（蔡　润）

当代针灸特色疗法

（下）

王建林等◎主编

吉林科学技术出版社

第十五章 血液系统疾病

第一节 白细胞减少

白细胞减少是指外周血中的白细胞绝对计数持续低于 $4.0 \times 10^9/L$，可分为原因不明性和继发性两类。多由理化因素（如各种放射性物质、化学品或药物）、感染、遗传及相关疾病通过人体变态反应和对造血细胞的直接毒性作用，或抑制骨髓的造血功能，或破坏周围血液的白细胞而引起。本病属于中医学"虚劳"、"虚损"范畴。

本病的发生与脾、肾关系最为密切。多由先天禀赋不足，后天失养，阴阳失调，脏腑虚损，营卫气血衰少，使脾、肾俱虚，肌体失养所致。

一、临床表现

原因不明性白细胞减少一般无明显症状，多数患者呈慢性良性过程，常在适当休息和治疗后，病情改善或恢复正常。持续性白细胞减少可有头晕眼花、神疲肢倦、少气懒言、腰酸背痛、嗜睡困倦、耳鸣健忘、自汗纳呆等。

继发性白细胞减少本身无特征性临床表现。由感染引起时，根据原发病的不同，而出现各种相应的症状和体征。例如，因各种物理因素引起者，多出现乏力、头晕、失眠等一系列神经症表现；因药物引起者，常在治疗原发疾病过程中发生。

二、诊断要点

（1）以白细胞减少和神疲肢倦为主要表现。

（2）实验室检查：白细胞总数低于 $4.0 \times 10^9/L$，中性粒细胞低于 $2.0 \times 10^9/L$，淋巴细胞相对增高，红细胞和血小板数正常或偏低；骨髓象正常或轻度增生，可有粒细胞成熟障碍。

三、辨证施治

1. 辨证分型

（1）脾气虚弱：面色萎黄或淡白，头晕气短，神疲乏力，嗜睡困倦，纳少便溏，舌质淡、苔薄，脉细。

（2）脾肾阳虚：除了脾气虚弱症状之外，还可见少气懒言，畏寒肢冷，自汗，腰膝酸软，男性遗精阳痿，女性月经不调，舌胖大、质淡、苔薄白，脉沉细。

2. 针灸治疗

治法：健脾益气，温肾固本。针灸并用，补法。以督脉、任脉及足太阳经穴为主。

主穴：气海、大椎、脾俞、肾俞、膏肓、足三里。

方义：取气海、大椎补气通阳，取脾俞、肾俞健运脾土、温补肾阳，膏肓、足三里为益气补虚之常用腧穴。诸穴合用，共奏健脾益气、温肾固本之功。

加减：脾气虚弱者，加中脘、胃俞，以补胃健脾；脾肾阳虚者，加灸关元、命门，以温肾固本。

操作：诸穴常规针刺，膏肓、大椎、关元、命门以灸法为主，每次灸 30min 以上。

四、其他疗法

1. 耳穴压丸疗法

处方：脾、胃、肾、内分泌、皮质下。

操作：用王不留行贴压，嘱患者每日按压 3～5 次，每次 1～2min，3～5d 更换 1 次，两耳交替贴压。

2. 腧穴注射疗法

处方：血海、足三里。

药物：当归注射液或黄芪注射液。

操作：取上述任一种药液，每穴注射 0.5ml。隔日 1 次。

3. 铺灸疗法

处方：督脉胸$_{10}$～腰$_5$、胸$_{10}$～腰$_5$ 夹脊。

药物：鲜生姜泥 250g、艾绒 120g。

操作：将姜泥铺在胸$_{10}$～腰$_5$ 所属督脉及夹脊穴上，再将艾绒制成艾炷，置于姜泥上如长蛇状，分上、中、下段点燃，让其自然燃烧，待患者有灼热感时，将艾炷去掉，连续 2 壮。每 2 周灸治一次，6 次为一疗程。

4. 耳、体针结合疗法

处方：耳穴取肾上腺、神门、肾、脾，体针取足三里、膈俞、三阴交、大椎。

操作：常规消毒耳郭后用 0.5 寸毫针速刺，以不透耳郭为宜，间隔 5min 捻针 1 次，30min 后起针。体针采用捻转提插补法，每日 1 次。

五、名家医案

凌某，男，61 岁。患者失眠已 5 年，伴头痛头晕，精神疲乏，胃纳不佳，消化不良，时有便秘或便溏，连续 3 周检查白细胞均在 3.2×10^9/L 左右。来诊时，脉左细弦，右弦滑，两尺脉均细弱，舌苔薄、质微红。此患者年近八八，肾气渐衰，劳心过度，心阳独亢，思虑损脾，土失健运，兼以木失滋荣，肝阳失潜，又药物损伤脾胃，因果相循，是以消化不良，精神疲惫。治则：益肾潜阳，补脾宁神，针、灸、中药综合治之。取穴：足三里、三阴交、阴郄、神门，行提插捻转补泻手法；灸中脘、气海、大椎、命门、脾俞、至阳、阳关、肾俞、血海、膈俞、绝骨各 5 壮，轮流施灸。陆氏认为肾亏脾虚，心肝之阳亢盛为本病之原因，初诊取三阴交、足三里施用补法，意在补肾健脾，泻心经之郄阴郄，潜降火邪，佐健脾补肾、益气宁神之中药而首战告捷。复诊在前方基础上加用胃募中脘、原气生发之海——气海，灸之以温补脾肾之气。再灸大椎温阳，灸脾俞、命门温补脾肾。再诊更用至阳、阳关、肾俞，均为温阳益气之穴，用血海、膈俞养血以安神。绝骨髓会，髓者骨之充，骨者肾所主，灸绝骨补益骨髓，亦寓有益精强身之意。共治疗 25 次，复查血常规，白细胞已升至

$5.4 \times 10^9/L$。（陆焱垚，王佐良，吴绍德．陆瘦燕朱汝功针灸学术经验选［M］．上海：上海中医药大学出版社，1994：279 - 281.）。

六、小结

针灸治疗本病效果较好，对继发性白细胞减少症，应注意同时治疗原发病。注重预防，避免滥用药物，控制放疗、化疗剂量，尽量减少理化因素的刺激。患者应尽量少去公共场所，注持皮肤和口腔卫生；适度锻炼，增强体质，提高抗病能力，预防感染。

（常万基）

第二节　特发性血小板减少性紫癜

特发性血小板减少性紫癜是由于免疫反应引起的血小板过度破坏，故又称免疫性血小板减少性紫癜。本病是一类较为常见的出血性疾病，其病因尚不明确，可能与感染、免疫、遗传、机体激素水平等因素及肝脾的作用有关。根据发病机制，诱发因素和病程，可分为急性型和慢性型两类。前者多见于儿童，男女发病率相近，可发展为慢性型。后者较常见，以青年女性为多。本病属于中医学"血证"中的"肌衄"、"紫癜"范畴。

本病可因感受外邪、饮食不节、劳倦过度、情志过极、久病或热病等，使热邪伤络，迫血妄行；或因气虚失摄，血溢脉外。

一、临床表现

1. 急性型　多见于儿童，发病前 1～3 周常有上呼吸道及其他病毒感染史。起病急，出血严重，突发广泛的皮肤黏膜血点或成片瘀斑，甚至皮下血肿，常伴有鼻出血、牙龈出血等。胃肠和泌尿道出血可见便血及尿血，偶见结膜下、视网膜出血。少数患者同时伴有内脏或颅内出血而出现严重不良后果。

2. 慢性型　多见于 40 岁以下的女性，病程为 6 个月以上，起病缓慢。出血症状轻，一般仅见皮肤瘀点或瘀斑反复发作性出现，或见鼻出血、齿龈出血、结膜下出血等其他出血倾向。女性患者可以月经过多或子宫出血为主要表现。长期反复大量出血而引起贫血者，可出现低热、乏力、头昏、失眠及脾肿大等。

二、诊断要点

（1）有广泛出血症状，见于皮肤、黏膜，重者累及内脏。
（2）脾脏不肿大或轻度肿大。
（3）血小板计数减少，出、凝血时间延长，束臂试验阳性。
（4）骨髓象检查：巨核细胞正常或增多，但有成熟障碍。
（5）排除继发性血小板减少症。

三、辨证施治

1. 辨证分型
（1）血热妄行：起病较急，皮肤出现青紫斑点和斑块，量多成片，或伴有鼻衄、齿衄、便血、尿血，女性月经过多，或伴有发热，口渴，烦躁不安，大便秘结，小便黄赤。舌质红、苔薄黄或黄燥，脉弦数或滑数。

（2）气不摄血：久病不愈，反复迁延，紫斑时隐时现，遇劳加重，神疲乏力，头晕目眩，面色苍白或萎黄，唇甲无华，食欲不振，心悸气短，震颤多汗。舌质淡、苔白，脉细数。

（3）阴虚火旺：皮肤紫斑较多，出血较严重，出血量多而色鲜红，时发时止，时轻时重，常有鼻衄，齿衄、女性月经过多；或见颧红，五心烦热，口渴，潮热盗汗，腰膝酸软，头晕乏力。舌质红、少苔，脉细数。

（4）瘀血内阻：病情迁延，皮肤瘀斑，色紫而暗，不易消退，时轻时重，或有腹部痞块；或见鼻衄、齿衄，女性可见月经量多，血色紫暗或有血块。舌质暗、有紫斑，脉细涩。

2. 针灸治疗

治法：血热妄行者，治宜清热凉血，只针不灸，用泻法；瘀血内阻者，治宜活血化瘀，只针不灸，用泻法；气不摄血者，治宜健脾益气，针灸并用，用补法；阴虚火旺者，治宜滋阴降火，只针不灸，用补法或平补平泻法。以足太阴及足阳明经穴为主。

主穴：血海、三阴交、足三里。

方义：血海乃血之海，取之以泄血中之热，止血热妄行；三阴交为足三阴经之交会穴，足三里为足阳明胃经合穴，与三阴交相配，可益气养血，补脾统血。

加减：血热妄行者，加内庭、委中，以清泻瘀热；气不摄血者，加脾俞、气海，以益气统血；阴虚火旺者，加肝俞、肾俞、太溪、太冲，以滋肾平肝；瘀血内阻者，加膈俞，以凉血化瘀、引血归经。

操作：诸穴常规针刺，虚补实泻，每日1次，每次留针20min。

四、其他疗法

1. 耳穴压丸疗法

处方：脾、肝、肾、三焦、皮质下、内分泌。

操作：每次选3~5穴，用王不留行贴压，中度刺激，嘱患者每日自行按压3~5次，每次1min。

2. 艾灸疗法

处方：八髎、腰阳关。

操作：采用艾条温和灸，每次45min，每日1次，10次为一疗程。本法适用于气不摄血者。

五、文献摘要

《针灸甲乙经》：衄而不衃，血流，取足太阳；衃，取手太阳。不已刺腕骨下，不已刺膕中出血。鼻鼽衄，上星主之。

《百症赋》：刺长强与承山，善治肠风新下血。

《针灸大成》：鼻衄不止，合谷、上星、百劳、风府。……针前不效，复针后穴：迎香、人中、印堂、京骨。

六、名家医案

高某，女，38 岁。皮下经常出现瘀点、瘀斑，此起彼伏，反复发作，且月经量多，经期延长已 10 余年。曾经多家医院检查血小板计数在（40 ~ 70）×10^9/L 之间，诊断为血小板减少性紫癜，虽经中西医多方治疗，效果均不明显，故于 1990 年 7 月 5 日前来我院就诊。查其体质欠佳，面色㿠白，下肢及少腹部可见多处紫癜，性情易于急躁，头晕，失眠多梦，口苦胁痛，舌质淡红，脉弦数。此为肝郁化热所致。治则：疏肝清热，健脾止血。方用丹栀逍遥散加生地黄、侧柏炭、茜草、藕节，改散为汤，水煎服，每日 1 剂，2 次分服。每日针足三里、血海、三阴交、肾俞、太冲。服药 5 剂，针 5 次后，月经来潮，停药续针。患者自诉这次经量明显减少，经期 5d，肢体及少腹部瘀点、瘀斑由紫色变淡，未再出现新瘀斑，经复查血小板计数已升至 120×10^9/L。为巩固疗效，休息 1 周后，按上穴又针 10 次，此后单用阿胶 12g，每日 1 次，开水炖化冲服，连服月余，症状消失，逐渐康复。随访 2 年，体质健康，血小板计数在 180×10^9/L 以上，病情未见反复。［邵素菊，邵素霞. 邵经明针药并治原发性血小板减少性紫癜［J］. 江西中医药，2000，31（4）：7，10.］

七、小结

针灸治疗本病，对改善出血症状、增加血小板数量均有一定作用，但对于急性型患者，宜配合药物共同治疗。针灸治疗本病起针时应多按压针孔片刻，以防止患者出血。患者饮食要有规律，宜以高蛋白、高维生素为主，如豆类、瘦肉、蛋类等；多吃新鲜水果，忌油腻、不易消化的食物及辛辣、烟酒等刺激物；平时宜保持心情舒畅，避免精神过度紧张；缓解期可以适当参加体育锻炼，如散步、慢跑、打太极拳等，以增强体质，提高抗病能力，但同时要特别注意防止外伤的发生。

（常万基）

第十六章　内分泌系统疾病

第一节　单纯性甲状腺肿

单纯性甲状腺肿也称非毒性甲状腺肿，系由于甲状腺非炎症性或非肿瘤性原因阻碍甲状腺激素合成而导致的代偿性甲状腺肿大，在通常情况下，不伴有临床甲状腺功能亢进或减退的表现。甲状腺呈弥漫性或多结节性肿大，女性多见。可呈地方性分布，常为缺碘所致，称为地方性甲状腺肿，多见于山区、高原等地区。亦可散发分布，主要是因先天性甲状腺激素（TH）合成障碍或致甲状腺肿物质等所致，称为散发性甲状腺肿。多发生于青春期、妊娠期、哺乳期和绝经期女性。多数单纯性甲状腺肿的原因不清，但致甲状腺肿的发病机制可能是共同的：主要由于一种或多种因素影响或损害 TH 合成，TH 分泌减少，导致促甲状腺激素（TSH）分泌增多，致使甲状腺组织代偿性增生，腺体肿大。本病相当于中医学"气瘿"范畴，若因甲状腺肿大较甚，压迫颈部血管而致颈浅静脉及毛细血管扩张充盈，则相当于"筋瘿"或"血瘿"范畴。

单纯性甲状腺肿的主要病因是情志不舒和饮食水土失宜。气滞、痰凝、血瘀三者合而为患，壅结颈前是本病的主要病机。

一、临床表现

1. 散发性甲状腺肿　腺体通常轻度肿大，呈弥漫性，质较软，晚期可有结节。一般无甲状腺功能紊乱，亦很少伴有压迫症状。

2. 地方性甲状腺肿　甲状腺大小不一，可分为 I ~ V 度。① I 度肿大：可扪及，直径小于3cm。② II 度肿大：可扪及，吞咽时视诊可见，直径为 3 ~ 5cm。③ III 度肿大：不吞咽时即可发现，直径 5 ~ 7cm。④ IV 度肿大：明显可见，颈部变形，直径 7 ~ 9cm。⑤ V 度肿大：极明显，直径超过 9cm，多数伴有结节。早期除甲状腺肿大外，往往无其他症状。久病者腺体肿大显著，可引起压迫症状，如咳嗽、呼吸困难、吞咽困难、声音嘶哑，严重者可出现霍纳（Horner）综合征（眼球下陷、瞳孔变小、眼睑下垂）。上腔静脉受压引起上腔静脉综合征，使单侧面部、头部或上肢水肿。胸廓入口处狭窄可影响头、颈和上肢的静脉回流，造成静脉充血，当患者上臂举起时这种阻塞表现加重，患者还可有头晕，甚至昏厥发生。甲状腺内的出血可造成伴有疼痛的急性甲状腺肿大，常可引起或加重阻塞、压迫症状。如胸骨后甲状腺过度肿大时，压迫颈内静脉或上腔静脉，造成胸壁静脉怒张或皮肤瘀点；压挤肺部，可造成肺扩张不全。舌下的甲状腺肿可使舌抬高，影响进食和说话。

成人在多结节性甲状腺肿基础上可发生甲状腺功能亢进症。在地方性甲状腺流行地区，如自幼碘缺乏严重，可出现地方性呆小病。地方性甲状腺肿患者（尤其当出现自主结节时）摄入碘过多，有时可诱发甲状腺功能亢进，称为碘甲状腺功能亢进症（简称碘甲亢）。另外，在缺碘严重的地区，甲状腺结节性肿大常伴程度不等的甲状腺功能减退。

二、诊断要点

（1）以甲状腺肿大，但甲状腺功能基本正常为主要表现。

（2）甲状腺素（T_4）正常或稍低，但三碘甲腺原氨酸（T_3）可略高以维持甲状腺正常功能，甲状腺^{131}I摄取率常高于正常，但高峰时间很少提前出现，T_3抑制试验呈可抑制反应。但当甲状腺结节有自主功能时，可不被T_3抑制。血清 TSH 常正常。

（3）甲状腺扫描可见弥漫性甲状腺肿，常呈均匀分布；结节性甲状腺肿可呈现有功能或无功能的结节。

三、辨证施治

1. 辨证分型

（1）气郁痰阻：颈前喉结两旁结块肿大，弥漫对称，肿块光滑、柔软，颈部觉胀，胸闷，喜太息，或兼胸胁窜痛，病情随情志波动。舌苔薄白，脉弦。

（2）痰结血瘀：颈前喉结两旁结块肿大，经久不消，按之较硬或有结节，胸闷，纳差。舌质紫暗或有瘀点、瘀斑，舌苔白腻，脉弦或涩。

2. 针灸治疗

治法：理气化痰，祛瘀散结。以颈部和任脉、手足阳明经穴为主。

主穴：阿是穴（肿块局部）、天突、风池、水突、合谷、足三里、膻中、丰隆。

方义：针刺肿块局部可疏通局部经气血，以达降气化痰、消瘿散结之功。颈前属手足阳明和任脉的分野，故循经近取足阳明经水突、任脉天突，远取手阳明经原穴合谷、足阳明经合穴足三里，以通调三脉之经气，使气血流畅而化痰瘀之互结；邻近取足少阳经穴风池，以疏导少阳之郁滞；膻中为气会以行气化痰、散结消肿；丰隆运脾化痰消瘿。

加减：吞咽困难者，加廉泉；声音嘶哑者，加扶突。

操作：风池、合谷、足三里、丰隆、膻中、廉泉诸穴，留针，用泻法，强刺激。肿块局部根据肿块大小施行围刺法，注意勿伤及颈总动脉和喉返神经。余穴常规刺法，但须严格掌握针刺的角度和深度，以免伤及神经和血管。扶突一般不使用电针，以免引起迷走神经反应。廉泉向舌根斜刺 0.5 ~ 0.8 寸。余穴常规针刺。在肿块局部针刺时，患者必须采取卧位，因留针过程中，有时可出现头昏、面色苍白、心率减慢、血压下降的情况。一般出针后，平卧休息片刻症状即可恢复。

四、其他疗法

1. 皮肤针疗法

处方：阿是穴、胸$_{5～11}$夹脊、脊柱两侧膀胱经和翳风、肩井、曲池、合谷、足三里等穴。

操作：反复轻叩，以皮肤潮红为度，隔日 1 次。

2. 耳针疗法

处方：甲状腺、颈椎、神门、内分泌、皮质下、交感、对屏尖、颈。

操作：每次选 2 ~ 3 穴，毫针浅刺，留针 30min。也可埋针或用压丸法。

3. 电针疗法

处方：肿块局部阿是穴 4 处。

操作：针刺得气后，同侧接正、负极，用疏密波中度刺激 20～30min，隔日 1 次。

五、文献摘要

《针灸甲乙经》：瘿，天窗及臑会主之。瘤瘿，气舍主之。

《备急千金要方》：天府、臑会、气舍，主瘿瘤气咽肿……脑户、通天、消泺、天突，主颈有大气……通天主瘿，灸五十壮。

《外台秘要》：灸瘿法，灸耳后发际，有一阴骨，骨间有一小穴，亦有动脉，准前灸，大效。臑会主项瘿气瘤，臂痛气肿。

《针灸资生经》：臑会治项瘿气瘤。……浮白疗瘿……肺俞疗瘿气。诸瘿，灸风池百壮，或两耳后发际百壮。

《百症赋》：瘿气须求浮白。

《针灸大全》：五瘿，列缺、扶突、天突、天窗、缺盆、俞府、膺俞、膻中、合谷、十宣（出血）。

《类经图翼》：天突治一切瘿瘤，初起者灸之妙。

六、名家医案

马某，女，33 岁，于 1979 年 5 月 14 日初诊。现病史：颈部肿物 3 月余。伴有心慌心悸，胸闷气短，失眠多梦，周身肿胀感，肿物于月经期明显增大，纳可，二便调。病后曾去某院检查，诊为"甲状腺瘤，冷结节"，服中药治疗未见明显效果。体格检查：颈部肿物 4cm×4cm，质硬，随吞咽上下移动，舌质淡，脉沉细。辨证：证系肝郁气滞，痰湿凝聚，结于颈部发为瘿瘤。治则：疏肝理气，散结消肿。治疗经过：取瘿瘤局部及大椎、膻中、合谷、足三里，每周 1～2 次，留针 30min。手法：从瘤旁刺入，深度为肿物的一半，稍停片刻，施慢提紧按法 30～50 次，提插毕即起针。针后肿物当即变软，如若消失，待 2～3d 后气瘿又凝聚，但随着针刺次数增加肿物逐渐缩小而消失。合谷施行气法，针入 2～3 分深，轻轻捻针，针感即沿经到达大椎，再由大椎到颈部肿物，到达后患者自觉肿物内热感。此法到了肿物摸不清时尤为重要，因为此时针刺局部有刺伤内脏之虑，故局部停针而只针合谷。经治 26 次后肿物缩小为 2cm×2cm，33 次后为 1.5cm×1.5cm，35 次肿物消失，共治疗 38 次，诸症消失。（于书庄．于书庄针灸医集［M］．北京：北京出版社，1992：430.）

阎某，女，40 岁，1987 年 3 月 4 日初诊。主诉：咽喉部有一椭圆形肿块，如拇指大，已半年余。病史：患者于半年前偶然发现咽喉部有一椭圆形肿块，逐渐增大至如拇指大。自发病以来，自觉胸痛，项背部牵痛，转动尤甚。性情急躁易怒，饮食尚可，二便正常。体格检查：颈部活动自如，无颈静脉怒张，颈部可触及拇指大小一肿物，按之不痛，表面平滑，活动度良好。双目有神，发育良好，步态正常。舌质红、苔薄黄、脉弦。诊断：瘿瘤（单纯性甲状腺肿大），痰气郁结型。治则：解郁化痰，散结消瘿。取穴：丰隆、合谷。操作：两穴均用平补平泻手法，隔日针刺 1 次。针刺 10 次后，颈部略感舒适，肿块较前稍软。按上穴继续针刺 10 次后，颈部肿块渐平软，胸部疼痛已愈。以后又加刺肝脾俞、血海，连续针刺 20 余次，颈部肿块完全消失，其他兼症随之痊愈。（王雪苔，刘冠军．中国当代针灸名家医案［M］．长春：吉林科学技术出版社，1991：610.）

七、小结

针灸治疗本病疗效较好，若能同时加用碘剂治疗，则疗效更佳。在本病流行地区，除改善饮用水源外，应以食用碘化食盐作为集体性预防，最好用至青春期以后。平时应多食海带、紫菜等含碘食物。发育期的青少年、妊娠期和哺乳期的妇女更应注意补碘。而对弥漫性甲状腺功能亢进的患者，则不宜高碘饮食。患者平时宜保持乐观情绪，心情舒畅，避免不良精神刺激、郁怒动气，对疾病的恢复有较重要的作用。甲状腺明显肿大而出现压迫症状时可考虑手术治疗。针刺肿块局部时，应注意勿刺伤气管、喉部及大血管。出针后用无菌棉球按压针孔片刻，以防出血形成血肿。

（李连洁）

第二节　甲状腺功能亢进症

甲状腺功能亢进症（简称甲亢）系指由多种病因导致体内 TH 分泌过多，引起以神经、循环、消化等系统兴奋性增高和代谢亢进为主要表现的一组疾病的总称。根据病因可分为以下几类

（1）甲状腺性甲亢，包括：①弥漫性毒性甲状腺肿，即 Graves 病，简称 GD，又称弥漫性甲状腺肿伴功能亢进症、突眼性甲状腺肿。②自主性高功能甲状腺结节或腺瘤。③多结节性甲状腺肿伴甲亢，又称毒性多结节性甲状腺肿。④碘甲状腺功能亢进症。⑤甲状腺滤泡样或乳头样癌。

（2）垂体性甲亢。

（3）异位促甲状腺激素综合征。

（4）卵巢甲状腺肿。

（5）甲状腺毒症。

在临床上以 GD 最常见，占所有甲亢患者的 80% ~85%，且针灸治疗 GD 的疗效较好，故以 GD 为例介绍如下。本病属于中医学"瘿病"范畴。

本病的发病原因是多方面的，主要与情志及体质因素有关。本病初起多实，以气滞、痰凝、血瘀、肝火为主要病机，中期多虚实夹杂，久病则以阴虚为主。病位在颈前，与肝、肾、心、脾、胃多个脏腑密切相关。

一、临床表现

典型表现有高代谢综合征、甲状腺肿和眼征。老年和儿童患者的表现常不典型。

1. 甲状腺毒症表现

（1）高代谢综合征：由于甲状腺激素分泌增多和交感神经兴奋性增高，促进物质代谢，加速氧化，使产热、散热明显增多，患者常有疲乏无力、不耐热、多汗、皮肤温暖潮湿、低热（危象时可有高热）、心动过速、胃纳亢进等症状，但体重下降。

（2）精神神经系统：可有多言好动、失眠紧张、焦虑烦躁、思想不集中、记忆力减退等，甚至躁狂症，也有寡言抑郁、神情淡漠者。手和眼睑震颤，有时出现幻觉，腱反射

活跃。

（3）心血管系统：心悸、气促是大部分甲亢患者的突出主诉。体征如下。①心动过速：是心血管系统最早最突出的表现，绝大多数为窦性心动过速，心率多在 90 ~ 120 次/min。②心律失常：房性期前收缩最常见，也可见室性或交界性期前收缩、阵发性或持续性心房颤动和扑动，偶见房室传导阻滞。③心音改变：心尖部第一心音亢进，常有收缩期杂音，偶在心尖部可听到舒张期杂音。④心脏扩大：多见于久病及老年患者。当心脏负荷加重、合并感染或应用 β 受体阻滞剂时，可诱发充血性心力衰竭。⑤收缩压升高、舒张压下降和脉压增大为甲亢的特征性表现之一。

（4）消化系统：大便溏稀、次数增加，甚至呈顽固性腹泻或脂肪痢。TH 对肝脏也可有直接毒性作用，致肝大，少数可出现肝功能异常，氨基转移酶升高或伴黄疸。

（5）血液和造血系统：周围血液中白细胞总数偏低，淋巴细胞百分比和绝对值、单核细胞增多，血小板寿命缩短，有时可出现皮肤紫癜。

（6）运动系统：主要表现为肌肉软弱无力、肌肉萎缩。少数患者可表现为甲亢性肌肉病变，包括急性甲亢性肌病、慢性甲亢性肌病、甲亢伴周期性麻痹、甲亢伴重症肌无力。甲亢时由于代谢亢进可致骨骼脱钙，尿中钙离子排泄增加而发生骨质疏松。

（7）生殖系统：女性患者常有月经稀少、月经周期延长，甚至闭经。男性多阳痿，偶见乳腺发育。

（8）内分泌系统：TH 分泌过多除可影响性腺功能外，肾上腺皮质功能于本病早期常较活跃，血 ACTH、皮质醇及 24h 尿 17 - 羟皮质类固醇升高，而在重症（如危象）患者中，其功能可呈相对减退，甚或不全。

（9）皮肤、毛发及肢端表现：皮肤光滑细腻，缺乏皱纹，触之温暖湿润。部分患者有典型对称性黏液性水肿，多见于小腿胫前下 1/3 部位、称为胫前黏液性水肿，是本病的特异性表现之一。初起时呈暗紫红色皮损，皮肤粗厚，以后呈片状或结节状叠起，最后呈树皮状，可伴继发感染和色素沉着。少数患者可见指端软组织肿胀，呈杵状，掌指骨骨膜下新骨形成，以及指或趾甲的邻近游离边缘部分和甲床分离，称为指端粗厚，为 GD 的特征性表现。

2. 甲状腺肿　甲状腺多呈弥漫性、对称性肿大，质软，吞咽时上下移动，少数患者的甲状腺肿大不对称或不明显。由于甲状腺的血流量增多，故在上、下叶外侧可听到血管杂音，可扪及震颤（以腺体上部较明显）。甲状腺呈弥漫性、对称性肿大伴杂音和震颤为本病的一种较特异性的体征，对诊断本病具有重要意义。

3. 眼部表现　甲亢时引起的眼部改变大致分为两种类型：一类由甲亢本身所引起，由交感神经兴奋眼外肌群和上睑肌所致；另一类为 GD 所特有，为眶内和球后组织体积增加、淋巴细胞浸润和水肿所致，又称 GD 眼病。

单纯由甲亢引起的眼部改变主要有：①轻度突眼，伴上眼睑挛缩。②眼裂增宽。③上眼睑移动滞缓，即眼睛向下看时上眼睑不能及时随眼球向下移动，可在角膜上缘看到白色巩膜。④瞬目减少和凝视。⑤惊恐眼神。⑥向上看时，前额皮肤不能皱起。⑦两眼内聚减退或不能。

患者有明显的自觉症状，常有畏光、流泪、复视、视力减退、眼部肿痛、刺痛、异物感等。视野缩小，斜视，眼球活动减少甚至固定。眼球明显突出，两侧多不对称。结膜、角膜外露而引起充血、水肿、角膜溃疡等。重者可出现全眼球炎，甚至失明。

二、诊断要点

（1）以高代谢综合征、甲状腺弥漫性肿大、眼球突出和其他浸润性眼征、胫前黏液性水肿为主要表现。

（2）血清总甲状腺素（TT_4）、血清游离甲状腺素（FT_4）增高，TSH 减低。

（3）促甲状腺激素受体抗体（TSHRAb）、甲状腺刺激抗体（TSAb）、甲状腺过氧化酶抗体（TPOAb）、甲状腺球蛋白抗体（TgAb）阳性。

（4）排除其他原因引起的甲亢。

三、辨证施治

一般而言，本病初起多实，多见气滞、痰凝、血瘀、肝火等实证；中期多为阴虚阳亢之虚实夹杂；病至后期则转化为气阴两虚及脾肾阳虚。

1. 辨证分型

（1）气郁痰结：颈部瘿肿，精神抑郁或急躁易怒，失眠，胸闷不舒，气短，纳呆，脘腹胀满。舌苔白腻，脉弦滑。

（2）肝火亢盛：颈前轻度或中度肿大，形体消瘦，心烦易怒，怕热多汗，面部烘热，食欲亢进，口苦口干，目胀眼突，手、舌震颤。舌质红、苔薄黄，脉弦数。

（3）气阴两虚：瘿肿日久，肿势加重，颈部明显增粗或结块，心悸乏力，胸闷气短，汗多纳差，大便稀溏，呼吸不利，声音嘶哑。舌苔薄白，脉细或细数无力。

（4）脾肾阳虚：此证少见，常见于老年或淡漠型甲状腺功能亢进患者。表现为瘿肿质软，表情淡漠甚或呆滞，神疲乏力，畏寒肢冷，纳差，腹胀便溏，头晕目眩，腰膝酸软，或面浮足肿。舌质淡，舌体胖、边有齿印，舌苔薄白或薄腻，脉沉细弱或沉迟。

2. 针灸治疗

治法：气郁痰结者，治宜疏肝理气、化痰散结，只针不灸，用泻法；肝火亢盛者，治宜清肝泻火、散结消瘿，只针不灸，补泻兼施；气阴两虚者，治宜益气养阴、理气化痰，以针刺为主，用平补平泻法；脾肾阳虚者，治宜温补脾肾、散结消瘿，针用补法，并可用温针灸及隔物灸法。以颈部和手、足阳明经穴为主。

主穴：瘿肿局部、合谷、足三里、三阴交。

方义：采用远近配穴法，取瘿肿局部可疏通局部经气，以化痰消瘿。手、足阳明经均行于颈部，取手阳明经原穴合谷、足阳明经合穴足三里，以通达阳明之经气，阳明经多气多血，气血运行通畅，则能行气活血、消肿散瘀。三阴交为足三阴经之会，能调节肝、脾、肾三经之经气，有健脾助运、理气通经之功。

加减：气郁痰结者，加肝俞、太冲，以疏肝解郁；加丰隆、膻中，以理气化痰散结；加天突，以通调其所属任脉之经气，疏泄局部壅滞，有化瘀散结之功；加内关，通阴维脉以宽胸理气。诸穴合用，以疏肝行气化痰。肝火亢盛者，加太冲、间使，以泻肝火、除烦热；加太溪、复溜，以滋肾水、熄风火；加内庭，以清泄阳明、消胃热；加风池，以疏肝熄风。诸穴合用，以滋肾养阴、清肝泻火消瘿。气阴两虚者，加关元，以补气培元；加照海、复溜，以滋阴益肾。三穴合用，以益气养阴。脾肾阳虚者，加大椎，以宣通一身之阳气；加命门、关元、肾俞、脾俞，以温补脾肾。眼球突出者，加风池、攒竹、阳白、丝竹空，以疏导局部经气、行瘀化痰。失眠多梦者，加神门，以宁心安神。咽干多饮者，加承浆、廉泉，以滋阴利咽。腹胀便溏者，加大肠俞、脾俞，以理气健脾助运。

操作：根据肿块大小，在瘿肿局部施行围刺法，注意勿伤及颈总动脉及喉返神经。余穴常规刺法，但须严格掌握针刺的角度和深度，以免伤及神经和血管。在肿块局部针刺时，患者必须采取卧位。

四、其他疗法

1. 电针疗法

处方：甲状腺外侧、太阳、内关、神门。

操作：用输出功率为25W的直流电脉冲理疗仪，以电极板代替针刺，将高频或音频的两端置于肿大的甲状腺外侧，强刺激。两组低频输出线，一组置于太阳穴，弱刺激；另一组置于内关、神门穴，中等刺激。若合并其他症状，再辨证论治。每日1次，每次30~40min。

2. 耳针疗法

处方：内分泌、颈椎、皮质下、交感、神门。

操作：每次选2~3穴，中度刺激，留针20min。也可埋针或用压丸法。

3. 腧穴埋线疗法

处方：腺内（喉结与天突连线的上1/3处旁开0.1寸）。

操作：局部麻醉后用0号羊肠线4~5cm埋于穴下，深约0.5cm。每2个月一次。对甲状腺肿大明显者，可一次一侧埋入2~3根线。

4. 皮肤针疗法

处方：颈部和甲状腺局部及脊柱两侧的膀胱经。

操作：用皮肤针叩击颈部和甲状腺局部及脊柱两侧的膀胱经，待症状好转，叩击点可改为第8~12胸椎及腰骶部两侧和甲状腺局部。隔日叩击1次。

五、文献摘要

《备急千金要方》：瘿恶气，灸天府五十壮；瘿上气、短气，灸肺俞、云门五十壮；瘿劳气，灸冲阳随年壮；瘿气面肿，灸通天五十壮；瘿，灸中封随年壮。

《针灸资生经》：瘿恶气，大椎横三间寸灸之。风池、耳上发际、大椎各百壮；大椎两边各寸半下各三十；又臂臑随年壮，凡五处，共九穴。又垂两手两腋上纹头各三百壮，针亦良。

六、名家医案

耿某，女，24岁。1958年5月初诊。主诉：多汗心悸，多食易饥，手发抖5个月。

病史：患者于1958年1月两腕关节患腱鞘囊肿，心情忧虑，恐影响职业。同年5月双手发抖加重，性情急躁，多食易饥，多汗心悸，体重减轻，月经量少，颈部逐渐增大，衣领不能扣上，呼吸有时不适。基础代谢率+30.3%，服药未收效。症状日益加重，不能工作，北京某医院建议手术治疗，患者不同意而前来就诊。体格检查：发育正常，营养中等，脉搏90次/min，血压86/60mmHg，体重53kg，甲状腺呈弥漫性肿大，腺质柔软，吞咽时肿块随之上下移动，颈围32cm，两手发抖，心肺除心率较速外未见异常，脾肝未触及。无病理反射，基础代谢率+30%。脊柱两侧检查：第4～7颈椎及第6～10胸椎两侧可摸到条索，有压痛，第2～4腰椎两侧可摸到泡状软性物。舌质红、苔薄，脉细弦小数。诊断：瘿气（甲状腺功能亢进），气郁型。治则：疏肝理气，消瘿散结。取穴：脊柱两侧、颈部、甲状腺局部、阳性物处。配穴：风池、内关、天突、中脘、心俞、肝俞、胆俞。操作：用皮肤针叩打。经治7次，甲状腺缩小，已能扣上衣领，手发抖减轻，其他症状亦好转。7月6日检查基础代谢率为+20.2%。治疗14次后，甲状腺已不肿。治疗15次后于7月31日再检查基础代谢率已降至正常（-7%）。共治疗22次，上述诸症先后消失。停诊后继续观察基础代谢率的变化，1958年9月29日为+7%，1960年3月4日为+3.3%。患者无不适感，体格检查正常，精神愉快。1981年2月9日，患者来院医治眼肌疲劳症。告知甲亢自治愈停诊至今，无任何不适，检查未见异常。观察21年，疗效巩固。（王雪苔，刘冠军. 中国当代针灸名家医案［M］. 长春：吉林科学技术出版社，1991：521.）

七、小结

针灸治疗本病有较好的疗效，若能同时配合药物治疗，则疗效更佳。当临床症状缓解后，应继续针灸治疗，逐渐停药，一般能稳定病情，避免反复发作。患者精神状态与病情有密切关系，平时保持情绪乐观，心情舒畅，避免不良精神刺激，有助于提高疗效。患者应注意休息，加强饮食调配，忌食刺激性食物，摄入足够的维生素及高蛋白等营养丰富的饮食。针刺治疗局部选穴应注意勿刺伤气管、喉部及大血管。出针后用无菌棉球按压针眼片刻，以防出血形成血肿。甲状腺显著肿大出现压迫症状，经针灸及药物治疗无效者，可考虑手术治疗。出现高热、呕吐、烦躁、谵妄甚至昏迷等症状时，应考虑甲状腺危象的可能，须采取综合抢救措施。

（李连洁）

第三节　甲状腺功能减退症

甲状腺功能减退（简称甲减）症，是由多种原因引起的甲状腺激素合成、分泌或生物效应不足所致的一组内分泌疾病。按起病年龄可将其分为三型：功能减退始于胎儿或新生儿者，称为呆小病；起病于儿童者，称为幼年型甲减；起病于成年者，称为成年型甲减。重者可引起黏液性水肿，更为严重者可引起黏液性水肿昏迷。本病女性较男性多见，新生儿发病率约为1/4 000。引起甲减的病因有多种，可分为：①原发性甲减，即甲状腺腺体本身病变引起的甲减，占全部甲减的95%以上，且90%以上原发性甲减是由自身免疫、甲状腺手术和甲状腺功能亢进[131]I治疗所致。②中枢性甲减，即由下丘脑和垂体病变引起的促甲状腺激素释放激素（TRH）或者促甲状腺激素（TSH）产生和分泌减少所致的甲减。③甲状腺激素抵抗综合征，即由甲状腺激素在外周组织实现生物效应出现障碍引起的综合征。本病在中医学中并无专门病名，相当于中医学"虚劳"、"水肿"和"肤胀"等范畴。

本病多因先天不足所致，病机关键在于脾肾阳虚，随着病情的发展，可出现阴阳两伤，最终导致阴阳离绝之危候。病位在甲状腺，与心、脾、肾关系密切。

一、临床表现

1. 成人甲减及黏液性水肿

（1）低代谢综合征：疲乏，行动迟缓，嗜睡，记忆力明显减退，注意力不集中。周围血循环差和热能生成减少，以致怕冷、无汗，体温低于正常。

（2）黏液性水肿面容：面部表情淡漠，面颊及眼睑虚肿，面色苍白（贫血），或带黄色，或带陈旧性象牙色。由于交感神经张力降低，对 Muller 肌的作用减退，故眼睑常下垂或眼裂狭窄。部分患者伴轻度突眼，可能与眼眶内球后组织黏液性水肿有关。鼻、唇增厚，舌大而发音不清，言语缓慢，音调低哑，头发干燥、稀疏、脆弱，睫毛和眉毛（尤以眉梢为甚）脱落，甚至可发生秃头症。男性胡须生长缓慢。

（3）皮肤改变：皮肤苍白，或因轻度贫血和甲状腺激素缺乏使皮下胡萝卜素转变为维生素 A，同时维生素 A 生成视黄醛的功能减弱，致血浆胡萝卜素含量升高，而使皮肤呈现特殊的蜡黄色，且皮肤粗糙、少光泽、干而厚、冷、多鳞屑和角化。有非凹陷性黏液性水肿，有时下肢可出现凹陷性水肿。皮下脂肪因水分的积聚而增厚，致 2/3 患者体重增加。指甲生长缓慢且厚脆、表面常有裂纹。腋毛和阴毛脱落。

（4）精神神经系统：反应迟钝，嗜睡，理解力和记忆力减退。视力、听觉、触觉、嗅觉均迟钝，伴有耳鸣、头晕。有时可出现神经质，或可发生妄想、幻觉、抑郁或偏狂。严重者可有精神失常，呈木僵、痴呆、昏睡状。20% ~ 25% 重病者可发生惊厥。偶有共济失调或眼球震颤等。

（5）肌肉与关节：主要表现为肌肉软弱乏力，偶见重症肌无力，可有暂时性肌强直、痉挛、疼痛。咀嚼肌、胸锁乳突肌、股四头肌及手部肌肉可出现进行性肌萎缩。肌肉收缩后弛缓延迟，握拳后松开缓慢。深腱反射的收缩期多正常或延长，但弛缓期呈特征性延长，常超过 350ms（正常 240~320ms），其中跟腱反射的半弛缓时间延长更为明显，对本病有重要诊断价值。黏液性水肿患者可伴有关节病变，偶有关节腔积液。

（6）心血管系统：心动过缓，心音低弱，心排血量减低。由于组织耗氧量和心排血量的减低相平行，故心肌耗氧量减少，较少发生心绞痛和心力衰竭。心力衰竭一旦发生，因洋地黄在体内的半衰期延长，且由于心肌纤维延长伴有黏液性水肿，故疗效常不佳且易中毒。心脏扩大较常见，常伴有心包积液，经治疗后可恢复正常。久病者易发生动脉粥样硬化及冠心病。

（7）消化系统：常有厌食、腹胀、便秘，严重者可出现麻痹性肠梗阻或黏液性水肿巨结肠。由于胃酸缺乏或维生素 B_{12} 吸收不良，可出现缺铁性贫血或恶性贫血。肝功能可有异常。

（8）内分泌系统：性欲减退，男性出现阳痿，女性多有月经过多、经期延长及不孕症。如原发性甲减伴自身免疫性肾上腺皮质功能减退和 1 型糖尿病，则为多发性内分泌功能减退综合征（Schmidt 综合征）。

（9）呼吸系统：呼吸浅而弱，对缺氧和高碳酸血症引起的换气反应减弱。肺功能改变可能是甲减患者昏迷的主要原因之一。

（10）黏液性水肿昏迷：为黏液性水肿最严重的表现，多见于年老且长期未获治疗者，大多在冬季寒冷时发病。诱发因素为严重躯体疾病、TH 替代中断、寒冷、感染、手术，以及使用麻醉、镇静药物等。昏迷前常有嗜睡病史，昏迷时四肢松弛，反射消失，体温很低（可在33℃以下），呼吸浅慢，心动过缓，心音微弱，血压降低，休克，并可伴发心肾功能衰竭，常危及生命。

2. 呆小病婴儿　婴儿初生时体重较重，不活泼，不主动吸奶，逐渐发展为典型呆小病，一般起病越早病情越严重。表现为患儿体格、智力发育迟缓，表情呆钝，发音低哑，颜面苍白，眶周水肿，眼距增宽，鼻梁塌陷，唇厚流涎，舌大外伸，前后囟增大且关闭延迟，四肢粗短，出牙、换牙、骨龄、行走、性器官发育均延迟，心率慢。

3. 幼年型甲减　临床表现随起病年龄而异，幼儿发病者除体格发育迟缓和面容改变不如呆小病显著外，其余均和呆小病相似。较大儿童及青春期发病者，大多似成人黏液性水肿，但伴有不同程度的生长阻滞和青春期延迟。

二、诊断要点

（1）以低代谢综合征、黏液性水肿面容、肌肉软弱乏力、性欲减退为主要表现。
（2）小儿以发育迟缓、特殊面容和体征或生长阻滞和青春期延迟为主要表现。
（3）血清F_4、FT_4均低下，TSH升高。
（4）X线检查，患儿骨龄明显落后于实际年龄。

三、辨证施治

1. 辨证分型
（1）气血两虚：神疲乏力，少气懒言，头晕健忘，反应迟钝，纳呆，便溏，手足欠温，阳痿，月经量少或闭经。舌质淡、苔薄，脉细弱。
（2）脾肾阳虚：形寒肢冷，面色㿠白，神情淡漠，消瘦神疲，少腹冷痛，腰膝酸冷，小便频数或小便不利、面浮肢肿，甚或阳痿，或宫寒不孕、带下清稀。舌淡胖、边有齿痕，舌苔白腻，脉沉迟而弱。
（3）阳气衰微：常见于黏液性水肿昏迷者，表现为嗜睡、神昏肢厥、呼吸低微、身体水肿、尿少、木僵。舌淡胖，脉微欲绝。

2. 针灸治疗
治法：温补脾肾、扶正培元、调益气血、温经散寒，针灸并用，以补法为主。以任、督两脉及背俞穴为主。
主穴：大椎、肾俞、命门、关元、气海、脾俞、足三里。
方义：大椎属督脉，为诸阳之会，配肾俞、命门、关元有培元固本、温阳益气之功效。取肾俞、脾俞针而补之，并加灸法，能温补脾肾以开化源。关元、命门为任、督脉要穴，补法加灸，能益命火而振奋元阳。气海属肓之原穴，足三里为足阳明胃经之合穴，两穴可补元气而助脾运。
加减：水肿尿少者，加阴陵泉、三阴交，以运脾利水；狂躁者，加百会、风府，以安神定志；痴呆者，加百会、四神聪、心俞，以开窍醒神；手足麻痛者，加合谷、曲池、阳陵泉、承山，以舒筋通络；心律不齐者，加内关、神门，以宁心安神；腹胀鼓肠者，加天枢、大肠俞、上巨虚，以行气导滞；甲状腺肿大者，加水突、气舍，以消瘿散结；神志昏迷者，加水沟、百会，以醒脑开窍。

操作：以上诸穴均用温补手法，刺激可较强，在留针过程中可加用艾条温灸，或针后用隔附子饼灸或隔姜片灸。甲状腺肿大者，水突、气舍用平补平泻法，轻刺激。神志昏迷者，水沟、百会用补法，强刺激，百会同时用艾条做雀啄灸法。余穴均常规刺法。

四、其他疗法

1. 隔附子饼灸法

处方：命门、肾俞、脾俞。

操作：用大艾炷隔附子饼灸，或用温补肾阳的中药粉铺于腧穴（约1cm厚）并施灸，温度以患者舒适为宜，或自感有热气向肚腹内传导为度。每穴3～5壮，隔日1次。

2. 耳针疗法

处方：内分泌、皮质下、三焦、颈椎。

操作：每次取2～3穴，隔日1次。或用压丸法。

五、文献摘要

《千金翼方》：瘿瘤，风池、耳上发际、大椎累积灸百壮，大椎旁过半略下方三十壮，臂臑随年壮。

六、名家医案

冯某，男，12岁。初诊日期：1981年6月14日。主诉（其母代诉）：智力差，语言不清，行走不稳10年。病史：患者足月顺产，2岁后发现发育缓慢，至今行走不稳，智力低下，语声低微不清，常痴笑，反应迟钝，经某医院诊断为"呆小病"，经中西药治疗无效，今来我院门诊就医。体格检查：痴呆面容，发育不良，反应迟钝。上身长于下身，头大而圆，毛发稀少质软，皮肤细而油腻，胸廓窄小，腹部膨隆，躯体脂肪丰厚，肌肉发育极差。脑神经检查阴性，四肢生理反射存在，病理反射未引出。共济运动差，指鼻试验阳性。心音有力，心律齐，心率68次/min，各瓣膜未闻及病理性杂音。两肺呼吸音清，未闻及干、湿性啰音。肝、脾未触及。血压100/75mmHg，体温36.9℃。舌质淡，脉细弱。诊断：①中医：五迟。②西医：呆小病。辨证：患者先天不足，肝肾亏损，精气虚耗，发为五迟。肾为先天之本，作强之官，技巧出焉，肾气不足，作强失司，则行走不稳。气血不足，心失所养，神明无主，故呆傻痴笑。心神不明，机关不利，则语声低微不清。精血不足，毛皮失养，则肤嫩、发少。脉细弱无力为精血不足之象，体小头大为肾不主骨之征。治则：培补肝肾，养血益心。选穴：夹脊穴、风池、百会、上星、足三里、三阴交、关元、气海、太溪。操作：夹脊穴自第1颈椎至第5腰椎后正中线旁开0.5寸，向椎体方向稍斜刺，进针1.5寸，施捻转补法，每穴1min；百会、上星向后沿皮刺，进针1寸，施平补平泻手法1min；风池向喉结方向斜刺2寸，施捻转补法1min；足三里、三阴交、太溪直刺1～1.5寸，施捻转补法1min；关元、气海直刺1.5寸，温针灸。治疗经过：上穴每日针治1次，10次为一疗程。经8个疗程治疗，患者语言较清，能回答简单问题，能识别各种常见生活用品，走路稳健，共济运动基本恢复。（石学敏. 石学敏针灸全集［M］. 2版. 北京：科学出版社，2006：842.）

七、小结

对较严重的甲减患者，针灸治疗的同时，应配合用温肾助阳的中药及甲状腺素等西药口服。甲减患者皮肤的修复功能较差，在施用温针或灸法治疗时，要防止烫伤。

（陈春海）

第四节 肥胖症

肥胖症是指体内脂肪堆积过多或分布异常、体重增加，是包括遗传和环境因素在内的多种因素相互作用所引起的慢性代谢性疾病，可分为单纯性与继发性两类。无明显内分泌、代谢病病因可寻者称为单纯性肥胖症。根据发病年龄及脂肪组织病理学特征，单纯性肥胖症可分体质性肥胖症和获得性肥胖症两型。体质性肥胖症：与遗传有关，有肥胖家族史；自幼肥胖，一般从出生后半年左右起由于营养过度而肥胖直至成年，全身脂肪细胞增生肥大；限制饮食及加强运动疗效差，对胰岛素不敏感。获得性肥胖症：起病于 20～25 岁，由于营养过度及遗传因素而肥胖；以四肢肥胖为主，脂肪细胞单纯肥大而无明显增生；控制饮食和运动的疗效较好，对胰岛素的敏感性经治疗可恢复正常。继发于神经 - 内分泌代谢紊乱基础上的肥胖症称为继发性肥胖症，包括下丘脑病、垂体病、胰岛病、甲状腺功能减退症、肾上腺皮质功能亢进症、性腺功能减退症所致的肥胖症及其他如水钠潴留性肥胖和痛性肥胖（Dercum 病）等。单纯性肥胖症是肥胖症中最常见的一种，是糖尿病、冠状动脉粥样硬化性心脏病、脑血管疾病、高血压、高脂血症等多种疾病的危险因子。临床上所称的肥胖症大多指单纯性肥胖症。肥胖可见于任何年龄，幼年型者自幼肥胖；成年型者多起病于 20～25 岁，但临床以 40～50 岁的中壮年女性为多，60～70 岁或以上的老年人亦不少见。

本症多因年老体弱、过食肥甘、缺乏运动、先天禀赋不足等，导致气虚阳衰、痰湿瘀滞而成。热量摄入多于热量消耗、脂肪合成增加是肥胖的物质基础。此外，肥胖症的发生还与性别、地理环境等因素有关。

一、临床表现

轻度肥胖者多无明显症状，中、重度肥胖症可引起气急、关节痛、肌肉酸痛、消化不良、体力活动减少，以及焦虑、抑郁等。按脂肪组织块的分布，通常分为两种体型。中心性肥胖者脂肪主要分布在腹腔和腰部，多见于男性，故又称为内脏型、苹果型、男性型；而女性脂肪主要分布在腰以下，如下腹部、臀部、大腿，又称为梨型、女性型。临床上肥胖症、血脂异常、高血压、冠心病、糖耐量异常或糖尿病等疾病常同时发生，并伴有高胰岛素血症，即代谢综合征。肥胖症还可伴随或并发睡眠中阻塞性呼吸暂停、胆囊疾病、高尿酸血症、痛风、骨关节病、静脉血栓、生育功能受损，并可增加麻醉和手术的危险性。此外，肥胖症患者恶性肿瘤发生率升高：肥胖妇女子宫内膜癌发生率比正常妇女高，绝经后乳腺癌发生率随体重增加而升高，胆囊和胆管癌也比较常见；男性结肠癌、直肠癌和前列腺癌发生率较非肥胖者高。肥胖症患者皮肤上可有淡紫纹或白纹，分布于臀外侧、大腿内侧、膝关节、下腹部等处，皱褶处易磨损，引起皮炎、皮癣。平时汗多怕热，抵抗力较低而易感染。另因长期负重，易患腰背痛、关节痛。

二、诊断要点

根据体征及体重即可诊断。

1. 体重　超过标准体重10%为超重或过重。超过标准体重20%即为肥胖症，超过标准体重的20%～30%为轻度肥胖，超过标准体重的30%～50%为中度肥胖，超过标准体重的50%为重度肥胖。

2. 体重指数（BMI）　主要反映全身性超重和肥胖。1997年，WHO公布：正常BMI为18.5～24.9，≥25.0为超重，25.0～29.9为肥胖前期，30.0～34.9为Ⅰ度肥胖（中度），35.0～39.9为Ⅱ度肥胖（重度），≥40.0为Ⅲ度肥胖（极重度）。

2. 腰围（WC）　是反映脂肪总量和脂肪分布结构的综合指标。WHO建议男性WC > 94cm、女性WC > 80cm为肥胖。我国根据20世纪90年代的汇总分析结果，将男性WC≥85cm、女性WC≥80cm作为腹部脂肪蓄积的诊断界线。

3. 腰臀比（WHR）　是腰围与臀围的比值。WHR也被作为测量腹部脂肪的方法。WHR > 1.0的男性和WHR > 0.85的女性被定义为腹部脂肪堆积。

4. CT或MRI　用CT或MRI扫描第4～5腰椎间水平计算内脏脂肪面积，以腹内脂肪面积≥100cm^{2}作为判断腹内脂肪是否增多的切点，是评估体内脂肪分布最准确的方法。

三、辨证施治

1. 辨证分型

（1）胃肠腑热：体质肥胖，上下匀称，按之结实，食欲亢进，消谷善饥，口干欲饮，怕热多汗，急躁易怒，腹胀便秘，小便短黄。舌质红、苔黄腻，脉滑有力。

（2）脾胃虚弱：肥胖以面、颈部为甚，按之松弛，食欲不振，神疲乏力，形寒怕冷，心悸气短，嗜睡懒言，面唇少华，大便溏薄，小便如常或尿少身肿。舌质淡、边有齿痕、苔薄白，脉细缓无力或瓶迟。

（3）真元不足：肥胖以臀部、下肢为甚，肌肤松弛，神疲乏力，喜静恶动，动则汗出，面色㿠白，畏寒怕冷，头晕腰酸，月经不调或阳痿早泄。舌质淡嫩，舌体边有齿痕，舌苔薄白，脉沉细迟缓。

2. 针灸治疗

治法：胃肠腑热者，治宜清胃泻火、通利肠腑，只针不灸，用泻法；脾胃虚弱者，治宜益气健脾、祛痰利湿，针灸并用，用补法；真元不足者，治宜温肾壮阳、健脾利湿，针灸并用，用补法。以足太阴、足阳明经穴为主。

主穴：中脘、天枢、大横、曲池、支沟、内庭、丰隆、上巨虚、阴陵泉。

方义：肥胖之症，多责之脾胃肠腑。中脘乃胃募、八会穴之腑会，曲池为大肠经的合穴，天枢为大肠经的募穴，上巨虚为大肠经的下合穴，四穴合用可通利肠腑、降浊消脂。大横为脾经腹部腧穴，健脾助运。丰隆为胃经络穴，阴陵泉为脾经合穴，两穴合用以分利水湿、蠲化痰浊。支沟为三焦经的经穴，疏调三焦之气。内庭为胃经荥穴，清泻胃腑。诸穴共用有健脾胃、利肠腑、化痰浊、消浊脂之功。

加减：胃肠腑热者，加合谷，以清泻胃肠；加三阴交，以疏肝抑脾利湿。脾胃虚弱者，加脾俞、胃俞、足三里，以健运脾胃、利湿化痰。真元不足者，加肾俞、命门、关元，以益肾培元，治其本；再配三阴交、太溪，以健脾益肾、利湿消肿，治其标。少气懒言，加太白、气海，以补中益气。心悸者，加神门、心俞，以宁心安神。胸闷者，加膻中、内关，以宽胸理气。嗜睡健忘者，加百会，以升举清阳、醒脑提神；并加照海、申脉，以调理阴阳。

操作：脾胃虚弱、真元不足者，可选灸天枢、上巨虚、阴陵泉、三阴交、气海、命门、关元、脾俞、足三里、肾俞等穴。余穴视患者肥胖程度及取穴部位的不同而比常规刺深0.5～1.5寸。

四、其他疗法

1. 皮肤针疗法

处方：按"针灸治疗"选穴，或取肥胖局部阿是穴。

操作：用皮肤针叩刺。实证重度叩刺，以皮肤渗血为度；虚证中度刺激，以皮肤潮红为度。隔日1次。

2. 耳针疗法

处方：口、胃、脾、肺、三焦、饥点（外鼻）、神门、内分泌、皮质下等。

操作：每次选3～5穴，毫针浅刺，中度刺激，留针30min，每日或隔日1次。或用压丸法、埋针法，更换和留置的时间根据季节而定，其间嘱患者餐前或有饥饿感时，自行按压2～3min，以增强刺激。

3. 电针疗法

处方：按针灸主方及加减选穴。

操作：针刺得气后接电针治疗仪，用疏密波强刺激30～40min。隔日1次。

五、文献摘要

《备急千金要方》：身肿身重，关门主之。

《针灸聚英》：遍身肿满疾久缠，更兼饮食又不化，肾俞百壮病即痊。

六、名家医案

李某，男，17岁。因全身性肥胖10年，于1999年5月26日来针灸专家门诊就医。患者7岁患病毒性感冒，用青霉素和链霉素疗效不佳，改用红霉素和糖皮质激素治疗病愈后进食增多，肥胖逐年加重。就诊时证候：形体肥胖、食欲旺盛（进食量约0.75kg/d），烦热多饮，疲乏无力，大便溏薄，腰膝酸软，眼睑色暗，性情急躁，活动心悸气短，舌质红、苔黄，脉弦数。身高180cm，体重138kg，体重指数42.59，体脂百分率47.44%，肥胖度91.67%。实验室检查：总胆固醇（TC）7.18mmol/L，三酰甘油（TG）2.62mmol/L，高密度脂蛋白胆固醇（HDL－C）1.06mmol/L，低密度脂蛋白胆固醇（LDL－C）5.59mmol/L。诊断：肥胖症并发高脂血症。证型诊断：虚实夹杂，实为胃肠实热，虚为肝肾阴虚兼有肺脾气虚。治则：清泻胃肠实热，兼补益肝肾、健脾补肺。体穴：主穴取内庭、足三里、肝俞、肾俞、三阴交、照海、太溪、太冲；配穴取天枢、曲池、合谷、列缺、阴陵泉、上（下）巨虚、丰隆、复溜。耳穴：主穴取外鼻（饥点）、胃、肝、肾、脾、内分泌；配穴取胆、膀胱、三焦、皮质下。患者经过10个月治疗，诸症消失，体重明显减轻，身高183cm，体重88kg，体重指数26.28，体脂百分率30.47%，肥胖度17.8%。实验室检查：TC 4.63mmol/

L，TG1.42mmol/L，HDL – C 1.46mmol/L，LDL – C 2.88mmol/L。（徐恒泽，赵京生．名医针刺经验用典［M］．北京：科学技术文献出版社，2005：523 – 524.）

七、小结

针灸对单纯性肥胖症有较好疗效。在取得疗效后应巩固治疗 1～2 个疗程，以防体重回升反弹。指导患者改变不良的饮食和生活习惯，自觉限制食量，少吃零食，但也不宜过度节食；食物宜清淡，少食高脂、高糖及煎炸之品；用餐时须细嚼慢咽；生活有规律，忌过度睡眠；保持良好的精神状态，坚持适度的体力劳动和进行适当的体育锻炼，以增加热量的消耗。

（陈春海）

第十七章　传染科疾病

第一节　流行性感冒

　　流行性感冒简称流感，是一种流行性感冒病毒所引起的呼吸道传染病。流感一年四季均可发生，以冬春季常见。流感的传染源主要是患者和隐性感染者。流感病毒易发生变异，传染性强，主要借空气和飞沫传播，易引发流行。中医学根据发病情况不同，将其轻者称为"伤风"；重者称为"重伤风"；如果病情较重，且在一个时期内广泛流行，不分男女老幼，症候类似，称为"时行感冒"。

　　本病分为风寒和风热两大类。不论风寒还是风热，均是在人体虚弱、抵抗力低下、气候骤变、寒暖失常、肌表对寒暖之调节失司、卫气不固之时，六淫之邪乘虚而入所致。若风寒犯人，束于肌表，则腠理闭塞，阳气郁阻，肺气失宣而发病；若风热袭人，则腠理疏泄，热邪灼肺，肺失清肃，亦可发病。

一、临床表现

　　1. 典型感冒　起病急，畏寒高热，显著乏力，头痛身痛，咽部干痛，胸骨下有烧灼感，多无鼻塞流涕，可有鼻衄，腹泻呈水样便。急性热病面容，面颊潮红，结膜外眦充血，咽轻度充血，肺部可闻及干鸣。发热多于 1 ~ 2d 达高峰，3 ~ 4d 退热，但乏力可持续 1 ~ 2 周或以上。

　　2. 轻型流感　起病急，发热不高，全身与呼吸道症状都较轻，病程 2 ~ 3d。

　　3. 流感病毒性肺炎（肺炎型流感）　主要发生于老年，幼儿，较重的慢性心、肺、肾及代谢性疾病患者，以及用免疫抑制剂治疗者。初起如典型流感，1 ~ 2d 迅速加重，高热，剧咳，咳血性痰，继之呼吸急促、发绀，两肺满布湿性啰音，而无肺实变征。X 线检查，两肺呈弥漫性结节性阴影，近肺门处较多，周围较少。

二、诊断要点

　　（1）以畏寒高热、头痛乏力、口干咽痛、肌肉酸痛等为主要症状。

　　（2）全身症状重，呼吸道症状轻。

　　（3）发病急，有流行趋势。

　　（4）通过病原学检查如病毒抗原检测等确定病因。

　　（5）排除其他疾病，如流行性脑脊髓膜炎、流行性乙型脑炎、流行性腮腺炎，以及普通感冒、呼吸道感染（包括急性咽炎、扁桃体炎、鼻炎、细菌性肺炎、肺结核等）、结缔组织病、肺栓塞和肺部肿瘤等。

三、辨证施治

1. 辨证分型

（1）风寒感冒：发热轻，恶寒重，头痛，四肢酸痛，鼻塞流涕，喉痒，咳嗽，咳痰清稀，无汗。舌质淡、苔薄白，脉浮紧。

（2）风热感冒：发热重，恶寒轻，头胀痛，鼻干咽痛，咳嗽痰稠，口渴欲饮。舌质红、苔薄黄，脉浮数。夹暑湿，则发热较高，有汗而热不解，身重倦怠，口渴，小便短赤，舌苔黄腻，脉多濡数；夹燥，则发热，微恶风寒，头痛干咳，咽干口燥，烦热口渴，舌质红而少津，脉细数。

2. 针灸治疗

治法：风寒感冒者，治宜疏风散寒、宣肺解表，毫针浅刺，用泻法；体虚者用平补平泻法并可加灸；风热感冒者，治宜宣散风热、清肃肺气，毫针浅刺，用泻法。以足少阳、手太阴、手阳明、手少阳及督脉穴为主。

主穴：风池、大椎、列缺、合谷、外关。

方义：风邪与寒、热之邪夹杂伤表，故取风池、大椎、外关疏风祛邪解表。合谷祛风清暑、解表清热，列缺宣肺止咳，二穴相配乃原络配穴之法，可加强宣肺解表作用。

加减：风寒者，加风门、肺俞，以祛风散寒；风热者，加曲池、尺泽，以疏散风热；夹暑湿者，加曲泽、委中、阴陵泉、足三里，以祛湿；邪盛体虚，加肺俞、足三里，以扶正祛邪。鼻塞流涕，加迎香，以宣肺通窍；头痛，加印堂、太阳，以祛风止痛；咽喉肿痛，加少商以清热利咽。

操作：风寒者，大椎、风门、肺俞针灸并用；风热者，大椎用三棱针点刺出血。足三里用补法平补平泻法；少商用三棱针点刺出血；余穴常规针刺，用泻法。伤风每日1次，重伤风每日1~2次。

四、其他疗法

1. 腧穴注射疗法

处方：风池、定喘、曲池、尺泽。

药物：维生素 B_1 注射液、当归注射液或板蓝根注射液。

操作：每次选1穴，交替使用。每次取上述一种药液，每穴左右侧均注射，维生素 B_1 注射液或当归注射液 0.3~0.5ml/次，板蓝根注射液 2ml/次。每日1~2次，3~5d 为一疗程。

2. 耳针疗法

处方：肺、气管、内鼻、咽喉、扁桃体、额。

操作：每次选2~3穴，交替使用，毫针中度刺激，捻针1~2min，间歇运针，留针30~60min。

3. 皮肤针疗法

处方：足太阳膀胱经。

操作：对于发热、身痛、汗不出者，用皮肤针沿足太阳膀胱经由上向下叩刺3~5遍。

五、文献摘要

《灵枢·寒热病》：振寒洒洒，鼓颔，不得出……取太阴。

《素问·刺热论》：肺热病者，先凄凄然厥，起皮毛恶风寒……刺手太阴、阳明。

《伤寒论》：太阳病，初服桂枝汤，反烦不解者，先刺风池、风府。

六、名家医案

张某，男，39岁。头痛、发热、咳嗽、鼻塞、腰痛4d。检查：体温38.5℃，咽部充血，心肺无异常，肝脾未触及，腹软，舌苔薄、黄腻，脉滑数。证属时行感冒（流行性感冒）。治则：疏风解表。针大椎、风门、风池、肺俞、合谷、肾俞、足三里，每日1次。2次而愈。（肖少卿．实用针灸治病法精华．太原：山西科学技术出版社，1992：97-98.）

七、小结

针灸治疗本病疗效较明显。若出现高热持续不退、咳嗽加剧、咳吐血痰等症时，宜尽快采取综合治疗措施。本病流行期间应保持居室内空气流通，少去公共场所，并可灸大椎、足三里等穴进行预防。

（薛正海）

第二节　流行性腮腺炎

流行性腮腺炎是由流行性腮腺炎病毒所致的急性呼吸道传染病。一般预后良好，但有时会并发脑炎，青春发育期则可并发睾丸炎或卵巢炎。本病一年四季均可发生，冬春季节易于流行，学龄儿童发病率高。患者及隐性感染者为本病传染源，流行性腮腺炎病毒主要通过空气飞沫传播。中医称本病为"痄腮"，考诸古籍，曾有"颊肿"、"时行腮肿"、"赤痄痛"、"温毒"、"蛤蟆瘟"等名。

本病病因可分为外因与内因。外因是感受风热、温毒等邪气，亦有因感受寒邪而得者，即所谓初感虽属风寒，但郁久可以化热而成本病。内因为积热，《医门法律》说"腮肿亦名痄腮，因风热或膏粱积热而作"，指出本病的发生除外因外，与内有积热有关。

外感风热、风寒或温热毒邪，侵袭少阳、阳明脉络，或素有积热，蕴结于内，因外邪触发而流窜于少阳、阳明经络，致使经气痹阻，气血留滞，发于耳下腮颊之间，焮热漫肿，坚硬作痛而成本病。

一、临床表现

本病潜伏期为14~24d，平均为18d。

1. 前驱期　多数患者可无前驱症状，而以耳下腮部肿胀为最早症状。部分患者在腮腺肿大前1~2d，有发热、倦怠、食欲不振或呕吐、头痛、咽痛等。

2. 腺肿期　腮腺肿胀一般先见于一侧，1~2d后再波及对侧，亦有两侧同时发病者。肿大从耳垂下开始向周围蔓延，2~3d达高峰，肿胀甚时，脸面变形，局部疼痛，张口及咀嚼时更甚，肿大部灼热、有触痛。持续4~5d，以后逐渐减退，整个过程1~2周。

3. 并发症　本病并发症较多，以脑炎、睾丸炎较多见。脑炎一般都在腮腺肿大后3～10d出现，其主要症状为发热、头痛、颈项强直、呕吐、嗜卧、谵妄等。多数症状较轻，能完全恢复，重症者亦可见惊厥、昏迷。睾丸炎与附睾炎及卵巢炎多见于青春期，约在腮肿后1周出现，亦有与腮肿同时出现的。睾丸炎和附睾炎症状为高热、寒战、恶心、呕吐、下腹痛，以及睾丸肿胀、疼痛、压痛，多为一侧。卵巢炎较少见，临床症状亦较轻，仅感下腹部疼痛、下腰部酸痛、下腹部有轻度触痛、月经周期失常等。

此外，还可并发急性胰腺炎、肾炎、心肌炎等，但均少见。

二、诊断要点

（1）以发热，耳下腮部漫肿、疼痛为主症。

（2）根据发热的高低，以及耳下腮部肿胀、疼痛的轻重，区别轻症和重症。

（3）应注意并发症的产生，如出现高热、嗜睡等症，可能为并发脑炎前兆；如出现少腹疼痛、睾丸作痛等症，则为并发睾丸炎。

（4）与化脓性腮腺炎（发颐）相鉴别，化脓性腮腺炎多发于热性病后，且均为一侧，没有传染性，病情较重。

三、辨证施治

1. 辨证分型

（1）风热轻证：恶寒，微热，头痛，全身不适，一侧或双侧耳下腮部漫肿，疼痛，咀嚼不便，或咽红作痛。舌苔薄白或薄黄，脉浮数。

（2）毒热亢盛：壮热不退，烦渴欲饮，头痛，腮部肿胀，疼痛拒按、咀嚼困难，咽喉红肿疼痛。舌质红、苔黄，脉滑数。

（3）热郁肝经：睾丸肿胀作痛，多发于一侧，少有两侧者，少腹部亦掣痛，甚者有寒战、高热、渴饮、呕吐、腹痛、小便短涩等。舌质红、苔黄、脉弦数。

（4）邪毒内陷：在前驱期或腮肿期，突然高热，头痛剧烈，颈项强硬，嗜卧，甚则神志昏迷、四肢抽搐。舌质红或绛、苔黄，甚而少苔，脉大而数或细数。

2. 针灸治疗

治法：泻火解毒，消肿止痛。只针不灸，用泻法。以手足阳明及手少阳经穴为主。

主穴：颊车、翳风、外关、合谷。

方义：颊车、翳风为局部取穴，分属于足阳明经和手少阳经，可疏调少阳、阳明经气。合谷、外关为手阳明经、手少阳经远端腧穴，可清泻阳明、少阳之郁热，通络消肿。

加减：风热壅遏者，加风池；邪毒亢盛者，加大椎、曲池、关冲；热郁肝经者，加大敦、曲泉、归来；邪毒内陷者，加水沟、劳宫、阳陵泉。

操作：颊车沿面部向前平刺0.8～1寸；翳风向下斜刺0.8～1寸；余穴常规针刺，用泻法。留针30min，高热患者适当延长留针时间，每隔5～10min行针一次。每日1～2次。

四、其他疗法

1. 灯火灸疗法

处方：角孙。

操作：先将病侧腧穴处头发剪去，再点灸。据报道，一般轻症治疗 1 次即可消肿，如未全消，次日可重复 1 次。

2. 耳针疗法

处方：平喘穴（腮腺）、颊、皮质下、阿是穴。

操作：用细针浅刺，强刺激，留针 20min，反复行针。每日 1 次。

3. 皮肤针疗法

处方：合谷、二间、列缺、外关、翳风、胸$_{1\sim4}$夹脊。

操作：用皮肤针在各穴叩击，反复进行，以皮肤隐隐出血为度。每日 1 次。

五、文献摘要

《针灸甲乙经》：颊肿，口急，颊车痛，不可以嚼，颊车主之。

《针灸大成》：颊肿，颊车。颐颔肿，阳谷、腕骨、前谷、商阳、丘墟、侠溪、手三里。

六、名家医案

贺某，男，8 岁。两腮肿胀 5d，伴发热、烦躁。检查：体温 38℃。诊为腮腺炎。取角孙、率谷、悬颅、天容、耳和髎、太阳（均双侧）。先用皮肤针叩刺上穴，再叩刺肿胀处，微出血，然后用多头火针点刺上穴，1 次即愈。（师怀堂．中医临床新九针疗法．北京：人民卫生出版社，2000．）

七、小结

针刺治疗本病效果明显，有并发症者应及时对症治疗。本病传染性很强，注意隔离。发病期间，患者宜清淡饮食，多饮水，保持大便通畅。

（薛正海）

第三节　带状疱疹

带状疱疹系由水痘带状疱疹病毒感染所致的病毒性皮肤病。由于疱疹沿神经分布，排列带状而得名。本病多见于成人，以春、夏、秋季节多发。本病在中医学中名称很多，因其疱疹沿身体一侧呈带状分布，宛如蛇行，故有"甑带疮"、"火带疮"、"蜘蛛疮"、"蛇窠疮"、"蛇串疮"等名称，又因其常发于腰胁间，故又有"缠腰火丹"之称。

本病多因情志不遂，肝气郁结，郁久化火，肝胆火甚而致；或因饮食不节，脾失健运，蕴湿化热，湿热搏结，不得疏泄所致；或因感受风火、湿毒之邪，郁于少阳、厥阴经脉，导致肌肤营卫壅滞而发病。

一、临床表现

发疹前常有发热、倦怠、食欲不振等轻重不一的前驱症状，局部先感皮肤灼热，感觉过敏和神经痛，继则皮肤潮红，在红斑上出现簇集性粟粒大小丘疹，迅速变为小疱，疱膜紧张发亮，中心凹陷，呈脐窝状，不相融合，皮疹沿神经呈不规则带状分布，多为单侧性，不超过体表正中线，常见于肋间神经及三叉神经支配区，亦可侵犯眼、鼻、口腔及阴部黏膜，一般数日后干燥结痂，痂落后不留瘢痕，仅有暂时性色素沉着。严重者可发生大疱、血疱或坏疽。病变附近淋巴结往往肿大。一般经2~3周自愈，老年人常于皮肤损害消退后遗留较长时间的神经痛。

二、诊断要点

（1）以沿单侧神经干路呈带状排列的成群水疱伴灼热疼痛为主症。

（2）疼痛常沿受累神经支配区域放射，水疱之间皮肤正常。

（3）发疹前有发热、倦怠等前驱症状。

（4）与小疱性湿疹、单纯性疱疹相鉴别。前者皮疹呈多形性，无一定好发部位，多对称分布、自觉剧痒；后者好发于皮肤黏膜交界处，不沿神经分布，自觉轻度灼痒。

三、辨证施治

1. 辨证分型

（1）肝胆风火：皮损鲜红，疱壁紧张，灼热刺痛。伴口苦咽干，渴喜冷饮，食欲减退，烦躁易怒，便短赤，大便干结。舌质红、苔薄黄或黄腻，脉弦数。

（2）脾经湿热：皮损淡红，起黄白水疱，或起大疱，疱壁疏松，易于穿破，渗水糜烂。并伴纳谷不香，腹胀便溏。舌质淡红、苔黄腻，脉滑数。

（3）气滞血瘀：皮疹消退后，仍然局部疼痛不止，以致夜寐不宁，精神委顿。舌质暗或舌尖有瘀点、苔薄白，脉弦细。

2. 针灸治疗

治法：肝胆风火型，治宜清泻肝胆、凉血解毒，用泻法；脾经湿热型，治宜健脾利湿、清热解毒，用泻法；气滞血瘀型，治宜行气活血、疏经通络，用泻法。

主穴：与皮损部位相应之同侧夹脊、皮损局部。

方义：取与皮损部位相应之同侧夹脊及皮损局部围刺，以调畅患处气血，疏通经气、泄热解毒。

加减：肝胆风火型，加阳陵泉、曲泉、行间、侠溪、血海，以清泻厥阴之郁火、疏泄少阳之风热；脾经湿热型，加膈俞、血海、阴陵泉、三阴交、足三里、内庭，以凉血化瘀、利湿泻火；气滞血瘀型，加阳陵泉、太冲，以行气活血。

操作：诸穴强刺激。与皮损部位相应之夹脊穴，即皮损如在第5肋间，则取同侧胸$_{4、5}$夹脊。皮损局部围针法，即在皮损之头、尾各刺1针，两旁则根据皮损之大小，各选1~2点，取1寸长毫针向皮损中央做沿皮平刺，留针30min，出针时均应摇大针孔，略加挤压，令稍出血。在留针过程中，用艾条温灸水疱，或在疼痛局部加拔火罐。

四、其他疗法

1. 皮肤针疗法

处方：皮疹周围与皮损部位相应之夹脊。

操作：用重叩刺法，至皮肤微微出血，每日1次。

2. 腧穴注射疗法

处方：疱疹两端阿是穴与皮损部位相应之夹脊或背俞。

药物：醋酸泼尼松龙 25ml、维生素 B_{12} 注射液 100μg、1% 盐酸普鲁卡因注射液 4~6ml，或用当归注射液、丹参注射液。

操作：疱疹两端阿是穴采用向疱疹中部斜刺，夹脊或背俞均直刺。选上述任一药液，每穴注射 1ml，每日 1 次。

五、名家医案

刘某，女，41 岁。2d 前感觉腰背部刺痛，渐之有米粒大小的几簇密集丘疹、水疱出现，疼痛向胸腹部蔓延。自服消炎及止痛药物无效。刻诊：腰背腹部出现大片疱疹，面积约 40cm×20cm。体温 37.5℃，口苦，便干，舌质红、苔薄黄，脉弦数。证属邪客少阳，治宜疏利少阳。针刺外关、足临泣，同时在皮损局部刺络拔罐。次日复诊，疼痛减轻，原刺络拔罐部位已结痂，剩余疱疹已干枯，且面积缩小。仍按原法治疗 2 次而愈。（王国明，宋永强．针刺治疗带状疱疹 56 例临床观察．针灸临床杂志，2000，16（5）：16.）

六、小结

针灸治疗本病镇痛作用显著，可缩短病程，痊愈后多无后遗疼痛。患者在治疗期应忌食辛辣食物，以及鱼虾、牛肉、羊肉等发物。

（薛正海）

第四节　流行性脑脊髓膜炎

流行性脑脊髓膜炎简称流脑，是由脑膜炎双球菌引起的一种中枢神经系统急性传染病。15 岁以下儿童发病率最高，冬春季节易流行，患者和带菌者是传染源，致病菌借空气与飞沫传播，经上呼吸道侵入人体。中医学无此病名，归属于"痉病"、"惊风"及温病的"春温"范畴。

本病是由于人体正气虚弱，复感冬春温热毒疫之邪所致。

一、临床表现

主要表现为突然高热、剧烈头痛、喷射状呕吐、皮肤黏膜瘀点或紫癜，以及颈项强直、嗜睡、昏迷、谵妄等症状。儿童可有惊厥，囟门隆起。

本病潜伏期一般为 2~3d，短者数小时，长者 1 周左右。

1. 普通型　占 90% 的病例。按其发展过程分为四个阶段，但有时临床难以明确划分。

（1）上呼吸道感染期：主要表现为咽痛、鼻咽部黏膜充血。此期 1~2d。

（2）败血症期：多突然发热，伴头痛、呕吐、寒战、全身乏力、肌肉酸痛、神志淡漠等。此期主要而显著的体征为瘀点，见于约 85% 的患者。

（3）脑膜炎期：脑膜炎症状可与败血症症状同时出现，但大多数败血症患者于 24h 左右出现高热持续不退、头痛加剧、呕吐频繁、烦躁不安，重者可有昏迷、惊厥、谵妄等表现。

婴幼儿因颅骨缝和囟门未闭，中枢神经系统发育不成熟，脑膜炎的临床表现可不典型。患儿往往拒食、嗜睡、尖叫、呕吐、双眼凝视、惊厥、囟门紧张或隆起等。

（4）恢复期：体温降至正常，皮肤瘀点、瘀斑消失。

2. 暴发型　此型较为少见，但病情凶险，若不及时抢救，多于 24h 内危及生命。临床又可分为以下三型。

（1）休克型：曾称华－弗综合征，多见于儿童，成人亦非罕见。起病急，以高热、寒战、头痛、呕吐开始，中毒症状严重，精神极度萎靡，可有意识障碍或惊厥。皮肤瘀点、瘀斑迅速增多并融合成片，甚至坏死。休克是本型的重要特征。

（2）脑膜脑炎型：大多见于儿童，突出表现为剧烈头痛，反复惊厥，并迅速进入昏迷。

（3）混合型：兼有上述两种暴发型的临床表现，病情最重，病死率高。

3. 慢性败血症型　少见，主要见于成人。以发热、皮疹、关节病变为特征。发热后常见斑丘疹或多形性皮疹，也有瘀点或结节性皮疹，病程可长达数周至数月。易误诊为风湿热或疟疾。

4. 轻型　多见于流行后期，有上呼吸道感染症状，体温不高，出血点细小，有轻度头痛或呕吐，脑脊液轻度改变，病程短，易漏诊。

二、诊断要点

（1）以高热、头痛、呕吐为主要症状。

（2）在冬春季节流行。

（3）实验室检查：血白细胞总数增高伴核左移，脑脊液呈化脓性改变，皮肤瘀点或脑脊液沉渣涂片可找到革兰阳性双球菌，血培养、脑脊液培养阳性。免疫学特异性抗原阳性有助于早期诊断。

（4）排除其他类似疾病，如流行性乙型脑炎、化脓性脑膜炎、病毒性脑膜炎、结核性脑膜炎及流行性腮腺炎并发脑膜炎等。

三、辨证施治

1. 辨证分型

（1）卫气同病：恶寒发热，头痛项强，咽红疼痛，呕吐，神疲乏力，四肢酸痛，皮肤可见出血点，幼儿前囟隆起，烦躁抽搐。舌质红、苔薄白或白黄，脉滑数。

（2）气营两燔：高热烦躁，剧烈头痛，呕吐，神昏谵语，颈项强直，皮肤有斑片状出血点。舌质红、苔黄，脉洪数。

（3）热盛风动：高热烦躁，剧烈头痛，呕吐频繁，神昏，反复抽搐，两目上视或斜视。呼吸快慢、深浅不一，痰涎壅盛。舌质红绛，脉细数或弦滑。

（4）邪陷正脱：面色苍白，汗出肢冷，皮下斑片状出血，色紫暗，唇周、肢端青紫。舌质紫红，脉微细。

2. 针灸治疗

治法：以清热解毒，清气、清营凉血，清心开窍，凉肝熄风为主，出现内闭外脱等证宜开闭救逆、扶正祛邪。以督脉、手足阳明及手厥阴经穴为主。

主穴：大椎、曲池、内关、足三里、水沟、百会。

方义：卫主一身之表，肺主气，时行疫气从口鼻而入，侵袭肺卫客于肌表，当以宣肺清热治之。大椎为手足三阳经及督脉的交会穴。曲池为阳明经之合穴，是清热有效穴。足三里可和胃、止呕。内关可镇静。百会为诸阳之会,可升阳醒脑。水沟为急救要穴。

加减:卫气同病,加风门、肺俞、少商、太阳、印堂、尺泽等,以宣肺清热、宁心安神、泻火降逆;气营两燔,加关元、气海、十宣、涌泉,以清泻血热、醒脑安神;热盛风动,加印堂、尺泽、十二井穴、委中、涌泉、膻中、中脘,以清血热、缓筋急并镇惊安神;邪陷正脱,加涌泉、神阙、气海,以清心开窍、固肾培元。

操作:大椎直刺,肺俞、风门45°角斜刺,在得气基础上施以提插捻转泻法,深度一般为0.5~0.8寸,视患者胖瘦而定;十二井穴、委中、少商、尺泽、太阳、十宣、涌泉可点刺出血;印堂15°角斜刺向下进针;气海用补法。余穴常规刺法。

四、其他疗法

1. 耳针疗法

处方:肺、神门、皮质下、颈椎、胸椎、腰骶椎、相应区(如肩、肘、腕、膝、踝等)。

操作:每次选3~4穴,两耳交替针刺或压丸。每日1次。

2. 皮肤针疗法

处方:上肢瘫者,取患侧手阳明大肠经及手太阳小肠经的皮部,督脉颈部至第4胸椎;下肢瘫者,取患侧足阳明胃经、足太阴脾经、足厥阴肝经、足少阳胆经的皮部,以及督脉和足太阳膀胱经的腰骶部;腹肌瘫者,取患侧足阳明胃经、足太阴脾经、足少阳胆经等皮部在腹部区域。

操作:用皮肤针沿经叩刺。每日1次,每次3~4遍,刺激不宜过强。

3. 腧穴注射疗法

处方:同“针灸治疗”。

药物:10%葡萄糖注射液、维生素B_1注射液、维生素B_{12}注射液或当归注射液。

操作:每次酌选2~4穴,肌肉丰厚处的腧穴可选用10%葡萄糖注射液,每穴2ml。其他腧穴可根据病情选用维生素B_1注射液、维生素B_{12}注射液和当归注射液中的任一种,每穴注射0.5~1ml。每日或隔日1次,10~20次为一疗程。

4. 头针疗法

处方:运动区、感觉区、足运感区。

操作:进针后采用小幅度捻转约240次/min,或用电脉冲刺激。每日1次,10次为一疗程。

5. 腧穴激光照射疗法

处方:用穴同“针灸治疗”。

操作:每次选3~5穴,常用氦氖激光束照射,每穴3~5min。每日1次,10次为一疗程。

6. 电针疗法

处方:①环跳、秩边或阴廉;②合阳、足三里;③委中、落地。

操作:三组腧穴交替运用,每次通电30s,反复通电3~4次。

五、文献摘要

《素问·缪刺论》:邪客于足太阳之络,令人拘挛背急,引胁而疼,刺之从项始,数脊椎，夹脊、疾按之压手如痛，刺之旁三瘠立已。

《灵枢·热病》：风痉，身反折，先取足太阳及腘中，及血络，出血。

六、小结

针灸治疗本病效果较好，中西医结合治疗可提高治愈率和减少后遗症。儿童可注射流脑疫苗进行预防。流行期成人及儿童可内服磺胺类药物，多晒衣服，注意室内通风，用药物漱口、滴鼻，多食大蒜等，均可减少发病。

（薛正海）

第五节　百日咳

百日咳是由百日咳嗜血杆菌所致的小儿常见的一种急性呼吸道传染病。因反复发作，病程较长，可持续至3个月以上，故名百日咳。好发于冬春季节，5岁以下的幼儿易于感染，年龄越小，得病后病情往往越重，10岁以上则较少见。患者为本病传染源，致病菌主要通过空气飞沫传播。中医学称本病为"顿咳"，古代医籍中称本病为"疫咳"、"天哮"等。

本病的病因为外感时行毒邪及内有伏痰。邪毒从口鼻而入，郁于肺经，化火生痰，交阻于肺，肺失清肃，气逆上冲而发病。

一、临床表现

本病分为潜伏期、炎症期、痉咳期、恢复期。

1. 潜伏期　一般为 7～14d。

2. 炎症期　初起与普通感冒相似，症见咳嗽、喷嚏、轻度恶寒发热等，一般经过 2～3d 即消退，但咳嗽反见加重，显示与一般感冒不同。咳嗽常日轻夜重，并不断加剧，逐渐趋向于阵发性和痉挛性。此期一般为 7～10d。

3. 痉咳期　主要是明显的阵咳和痉挛性咳嗽。痉咳发作时，表现为紧接不断的咳嗽，常咳至数十声后，发出一种鸡鸣样长吸气声，如此反复多次，一次比一次剧烈，最后咳出大量黏稠痰液为止。痉咳的次数，轻症每昼夜 5～6 次，一般为 10 余次，重症可多至 40～50 次。此期一般为 2～6 周，重症者可达 2 个月以上。

4. 恢复期　痉咳减轻、消失，鸡鸣样吸气声消失。此期一般为 2～3 周，亦有更久的，但终可痊愈。

二、诊断要点

（1）以咳嗽日轻夜重且逐渐加重或呈阵发性痉挛性咳嗽，咳未有鸡啼声为主要表现。

（2）当地有百日咳流行史或有与百日咳患儿接触史。

（3）细菌培养有百日咳嗜血杆菌生长。

（4）排除其他疾病，如急性支气管炎，肺炎及气管支气管异物等。

三、辨证施治

1. 辨证分型　本病初咳期具有外邪束肺症状，痉咳期多见痰热阻肺症状，久咳体弱的婴幼儿则常见肺脾两虚症状。

（1）外邪束肺：初起与感冒相似，其症为喷嚏，流涕，或有恶寒发热，咳嗽日渐加剧，夜间为甚。属于风热者，多兼面赤唇红，咳嗽痰稠，咽红苔黄，脉浮数有力；属风寒者，多兼面色白，咳嗽痰稀，唇淡苔白。一般患儿体质壮实者，多偏于热证；体质较弱，阳气不足者，多偏于寒证。

（2）痰热阻肺：咳嗽阵作，日轻夜重，咳时连声不已，连续几十声后，伴有深吸气样鸡鸣声。咳剧时，面赤握拳，弯腰曲背，目睛红赤，涕泪交流，反复发作，吐出痰液或食物后，痉咳方可暂停，同时伴有胸胁疼痛，头额出汗，眼胞水肿，或双目出血、鼻血或痰中带血。舌质偏红、苔黄腻，脉滑数。

（3）肺脾两虚：咳声无力，食少纳呆，气短声怯，大便易溏，面目虚浮，唇白舌淡，脉细无力者，为肺脾气虚之象；如表现为干咳少痰，手足心热，颧赤盗汗，舌质红、少苔，脉细数无力者，为肺脾阴虚之象。

2. 针灸治疗

治法：外邪束肺者治宜解表宣肺，用泻法，不留针。痰热阻肺者，治宜清热化痰、肃肺降逆，用泻法。肺脾两虚者，治宜补益肺脾，捻转补法，轻刺即出。以足太阳经穴为主。

主穴：风门、肺俞。

方义：本病初期，属邪束于表，痰阻于肺，故取风门以解表祛风；肺俞为肺之背俞，泻之可肃肺利气，用补法亦可补肺。

加减：外邪束肺者，加合谷、列缺，以解表宣肺。痰热阻肺者，加尺泽、孔最，以清泻肺热；加足三里、丰隆泻之，以祛痰热。肺脾两虚者，加脾俞，以补脾。

操作：主穴浅刺，用捻转泻法，上下肢各穴可行提插泻法，婴幼儿浅刺即出针，稍大儿童、能配合者可留针5～10min。每日1次。属风热者，单用针法；属风寒者，针刺风门后加艾条灸法。属虚证者，用捻转补法，轻刺即出。

四、其他疗法

1. 耳针疗法

处方：肺、支气管、平喘、神门、交感。

操作：每次选2～3穴，用浅刺法，捻转后出针，两耳交替使用。每日1次。

2. 拔罐疗法

处方：风门、肺俞、脾俞、胃俞、中府、膻中。

操作：用小火罐吸拔，背胸部交替使用，每日1次，适宜于轻症。亦可配合针刺治疗，针刺后加拔火罐，以提高疗效。

3. 皮肤针疗法

处方：肺俞、风门、胸$_{1\sim4}$夹脊、合谷、尺泽、足三里、丰隆、天突。

操作：用皮肤针叩刺上述部位，反复几遍，以局部皮肤潮红为度。每日1次。

4. 针挑疗法

处方：身柱。

操作：用三棱针挑刺腧穴局部出血，并用口径较小的火罐拔5～10min。隔日1次。

五、名家医案

李某，女，5岁。顿咳10余天，咳时面赤唇紫、涕泪俱下，气噎呕吐，阵发不休，脸面水肿，咳声如鸬鹚音，虽曾服药顿咳如故。舌苔白、质淡，脉浮数。证属寒邪感于肺而聚于胃，故咳吐交错，只当宣肃肺胃。针治方法：用半刺法取四缝穴（左侧）刺出黄白黏液，少商（左侧）刺出血，合谷、内关、太渊（均左侧）。上方隔日治疗1次，左右轮取。经2次针治后，四缝即出血水，顿咳渐减，气噎呕吐止。4次后咳嗽已少，砗咳时间短而少，面肿亦退。6次咳嗽已止，无其他疾苦，再予巩固治疗而痊愈。（胡熙明．针灸临证指南．北京：人民卫生出版社，1991.）

六、小结

近年来，由于预防工作的普遍开展，小儿百日咳已较少见。门诊所见一般都在痉咳期，临床多表现为痰热症状，应用清泻肺热的针刺疗法多能较快地缓解症状，只要痉咳好转，便可顺利地恢复健康。

（薛正海）

第六节　细菌性痢疾

细菌性痢疾简称菌痢，俗称痢疾，是由痢疾杆菌引起的一种常见肠道传染病。本病传染源是患者及带菌者排出的粪便，致病菌主要经粪－口途径传播。无论男女老幼，对本病普遍易感，儿童较成人多见，占发病总数的一半以上，尤其中毒性菌痢，较多发生于儿童。本病全年均有发生，7～9月呈季节性流行高峰。中医学据痢疾的不同临床表现给予不同的命名，如"肠澼"、"滞下"、"小肠泄"、"大肠泄"、"水谷痢"、"赤白痢"、"热痢"、"冷痢"、"赤痢"、"脓血痢"、"白痢"、"噤口痢"、"休息痢"、"疫痢"、"疫毒痢"、"奇恒痢"等。

本病病因为外感暑湿或风冷之邪，或饮食不节、嗜食生冷，病机主要责之脾胃不和。

一、临床表现

潜伏期为数小时至1周，大多数为1～2d。根据本病的发病特点和主要表现，可分为急性与慢性两种。

1. 急性菌痢　根据患者全身中毒与肠道症状的严重程度，临床可分为以下四种类型。

（1）轻型：全身症状轻微，多无全身中毒症状。或有低热，有急性发作的腹泻，每日3～5次，左下腹压痛，里急后重，无脓血，多为稀便或稍带白色黏掖，病程持续3～8d，有可能自愈。

（2）普通型：起病急，早期可有中等度全身中毒症状，如畏寒、发热（体温可达39℃）、头痛、乏力、食欲不振、恶心、呕吐，继之阵发性腹痛及腹泻、脓血便、里急后重、左下腹压痛等肠道症状。脓血便每日可至数十次，严重病例可引起脱水，致中毒和电解质紊乱。儿童可发生惊厥。病程持续10～15d后有可能变为慢性菌痢。

（3）重型：起病急骤，早期可有严重的中毒症状。体温升高，恶心、呕吐，大便频频以至失禁，带血脓黏液便，里急后重显著，腹痛剧烈，全腹压痛，尤以左下腹为重，极度衰竭，四肢厥冷，意识模糊，谵语或惊厥，血压下降以致周围循环衰竭，危及生命。

（4）急性中毒型：大多发生在 2～7 岁体质较好的儿童，成人偶尔可发生。以精神萎靡、惊厥、昏迷、嗜睡、谵语、四肢冷等神经、精神症状开始。起病急骤，可在腹痛、腹泻尚未出现时即有高热，可达 40℃ 以上。

2. 慢性菌痢　病程在 2 个月以上，菌痢反复发作或迁延不愈者都列为慢性期，称为慢性菌痢，临床可分为以下三型。

（1）慢性迁延期：既往有菌痢史，常有不同程度的腹痛、腹胀，便秘与腹泻交替或经常腹泻。大便间歇或经常带有黏液或脓血，腹部有压痛。乙状结肠触诊有明显柔韧感（粗厚可触及）。

（2）慢性隐伏型：既往有菌痢史，临床症状已经消失 2 个月以上，但粪便培养有痢疾杆菌及黏膜病变，临床不易发现。

（3）急性发作型：半年内有菌痢史，常由饮食不洁或生冷食物为诱因激起急性发作，症见腹痛，腹泻，发热，大便频繁、呈脓血便。一般病情较轻，恢复多不彻底。

二、诊断要点

（1）以下痢脓血、里急后重，伴发热、腹痛为主要表现。
（2）病原学检查：大便常规检查找到吞噬细胞，大便细菌培养阳性。
（3）以发病时间的长短来区别急性或慢性痢疾。
（4）注意鉴别中毒性痢疾。

三、辨证施治

1. 辨证分型

（1）湿热痢：腹痛，里急后重，下痢赤白，肛门灼热，小便短赤。舌质红、苔黄腻，脉滑数。

（2）疫毒痢：发病急骤，壮热，口渴，头痛烦躁，甚则昏迷惊厥，或腹痛剧烈，里急后重，痢下鲜紫脓血。舌质红绛、苔黄燥，脉滑数。

（3）寒湿痢：下痢赤白黏冻，白多赤少，或纯为白冻伴有腹痛，里急后重，饮食乏味，中脘满闷，头身重困。舌质淡、苔腻，脉滑缓。

（4）噤口痢：下痢，腹痛，食入即吐，或纳则胃痛、呕逆，或口干舌燥、干呕呃逆、脘痞不畅。舌苔厚腻或黄腻，脉细数或滑数。

（5）虚寒痢：常见腹部隐痛，下痢稀薄而黏冻，食少神疲，口淡不渴，喜暖怕凉，或清晨鸡鸣而泻。舌质淡、苔薄白，脉细弱。

（6）休息痢：下痢时发时止，日久不愈，发作时便下脓血，里急后重，腹部疼痛。舌质淡，脉弱或弦滑。

2. 针灸治疗

治法：清热化湿解毒，调气行血。实证用泻法，虚证用补法，偏寒者加灸。以任脉及足阳明经穴为主。

主穴：天枢、下脘、关元、足三里、神阙。

方义：天枢为足阳明胃经穴，又为大肠之募，可疏调肠腑、理气消滞。关元、下脘为任脉经穴，前者为足三阴经与任脉交会穴，又为小肠之募穴，后者为足太阴脾经与任脉交会穴，二穴共用可疏通肠胃、理气导滞、清利湿热。足三里为足阳明胃经合穴，又为胃腑下合穴，可调理脾胃。神阙为任脉经穴，可温通元阳，化湿热、祛积滞。诸穴共奏清热除湿、理气导滞之功。

加减：湿热痢，加曲池、水分，以清热利湿；疫毒痢，加大椎、十宣，以泻热解毒；寒湿痢，加气海、阴陵泉，以温阳化湿；噤口痢，加中脘、内关，以和胃降逆；虚寒痢，加脾俞、肾俞，以温补脾肾；休息痢，加脾俞、胃俞、次髎、大肠俞，以增强人体正气、驱除下焦邪气。

操作：腹部腧穴针感向四周扩散，下肢腧穴针感向上下传导。关元用平补平泻法，神阙隔盐大艾炷（2g）灸2壮，大椎、十宣点刺出血，气海艾灸，脾俞、胃俞、肾俞用补法；余穴常规针刺用泻法。留针30min，每隔10min行针一次。一般每日1次，若大便次数在，10次以上者，可每日上、下午各1次，连续5~9d。

虚寒痢以艾灸为主，取神阙、关元隔盐大艾炷灸3壮。天枢、足三里施补法。每日1次，连续7~14d，治愈为止。

四、其他疗法

1. 耳针疗法

处方：大肠、小肠、质下、交感、神门。适用于慢性菌痢。

操作：诸穴中度刺激，留针15~20min，每日1~2次。或用压丸法，每日按压5~6次。

2. 腧穴注射疗法

处方：天枢、关元、气海、足三里。适用于急慢性菌痢。

药物：穿心莲注射液。

操作：取上述药液，加入少许0.5%~1%盐酸普鲁卡因注射液，每次每穴注射0.5~1ml。每日2次，连续7d为一疗程。

五、文献摘要

《针灸甲乙经》：病下血，取曲泉、五里……泄注肠澼便血，会阳主之……肠澼切痛，四满主之……便脓血……腹中痛，腹哀主之……肠澼……中郄主之。

《针灸大成》：赤痢，内庭、天枢、隐白、气海、照海、内关。白痢，外关、隐白、天枢、申脉。

六、名家医案

一人休息痢已半年，元气将脱，六脉将绝，十分危笃。予为灸命关三百壮，关元三百壮，六脉已平，痢已止。两胁刺痛，再服草神丹、霹雳汤，方愈。一月后，大便二日一次矣。（草神丹：川附子5两，吴茱萸、肉桂各2两，琥珀、辰砂各5钱，麝香2钱。霹雳汤：川附子5两，桂心、当归各2两，甘草1两）。（窦材．扁鹊心书．李晓露，于振宣，点校．北京：中医古籍出版社，1992.）

七、小结

针灸治疗本病有良好的疗效。动物实验表明，针灸治疗痢疾有抗炎、灭菌、防毒、解毒、提高免疫力等功效。对中毒性痢疾，应运用中西医结合的方法及时控制高热惊厥，纠正循环与呼吸衰竭，采取积极的抢救措施。

（王旭光）

第七节 肺结核

肺结核是由结核杆菌引起的一种慢性消耗性呼吸道传染病。本病的传染源是排菌肺结核患者的痰液，致病菌的传播方式主要是飞沫或尘埃吸入。本病具有强烈的传染性，人群普遍易感。由于病病变在肺，由"痨虫"引起，故中医学称之为"肺痨"、"传疰"、"传尸"、"骨蒸"。

本病的致病因素有内因和外因。内因是指正气不足、气血虚弱；外因是指感染痨虫。其病初起，病位主要在肺系，后可累及脾、肾等脏。

一、临床表现

1. 全身症状

（1）发热：大多为午后低热，多为38℃以下。重症患者，肺部病灶进展播散时，可有不规则高热、畏寒，体温可在39℃以上。患者常感手足心燥热、面颊潮红。

（2）疲乏、无力：休息后亦不能缓解。

（3）盗汗：以颈部、腋部和阴部出汗较多，严重者可湿透内衣。

（4）食欲不振及消瘦：由于食欲不振，逐渐消瘦，体重减轻。

（5）月经不调：女性患者可出现月经减少、经期不规则，甚至闭经。

2. 呼吸系统症状

（1）咳嗽、咳痰：多为干咳或少量的白色黏痰，继发感染时咳大量黏液脓性痰。

（2）咯血：约1/3患者有不同程度的咯血，咯血量的多少因血管损伤部位、大小不同而异，痰中带血可因炎性病灶的毛细血管损伤所致，较大量的咯血就可能有小血管乃至大血管损伤存在，重症大咯血甚至可发生失血性休克或血块阻塞引起窒息等。

（3）胸痛：当结核病变累及壁层胸膜时，使胸膜产生炎症或粘连，可出现胸痛，并随呼吸、咳嗽或体位变动而加剧。

（4）呼吸困难：一般患者无呼吸困难，只有大量胸腔积液、自发气胸或肺部病灶范围广泛，以及并发肺心病、呼吸衰竭、心力衰竭者才会出现呼吸困难，甚至发绀。

二、诊断要点

（1）以咳嗽、咯血、低热、盗汗及消瘦等为主要表现。

（2）有肺结核患者接触史。

（3）X线检查表现典型，如哑铃状阴影、钙化结节、有环形边界的不规则透光区或空洞形成等。

（4）痰中查找结核菌：因患者咳痰时呈间歇排菌，故须连续多次查痰。

三、辨证施治

1. 辨证分型

（1）肺阴亏虚：干咳少痰，咳声短促，或痰中有时带血，色鲜红，午后手足心热，皮肤干燥，或有少量盗汗，口干咽燥，胸部隐隐作痛。舌边尖红、苔薄，脉细数。

（2）阴虚火旺：呛咳气急，痰少质黏或吐稠黄痰，时时咯血，量少，色鲜红，午后骨蒸、潮热、颧红、口渴、心烦、失眠，盗汗量多，性急善怒，或胸胁掣痛，男子可见遗精，女子月经不调，形体日渐消瘦。舌质红绛而干、苔薄黄或剥，脉细数。

（3）气阴耗伤：咳嗽无力，气短声低，咳痰清稀、色白，偶或夹血，或咯血，血色淡红，午后潮热，伴有畏风、怕冷、自汗与盗汗并见、纳少神疲、面色㿠白、颧红。舌质光淡、边有齿印、苔薄，脉细弱而数。

（4）阴阳两虚：咳逆喘息少气，咳痰色白或夹有血丝、色暗淡，潮热，自汗、盗汗可并见，声嘶失音，面浮肢肿，心悸，唇紫，形寒肢冷，或见五更泻，大肉瘦削，男子遗精、阳痿，女子经少、经闭。舌淡胖、边有齿痕，或舌质光淡、隐紫少津，脉细而数或虚大无力。

2. 针灸治疗

治法：滋阴润肺，补虚培元。阴虚火旺者用平补平泻法，阳虚者多用灸法。以督脉、足太阳及足阳明经穴为主。

主穴：肺俞、大椎、膏肓、足三里。

方义：取肺俞以补肺疏邪。大椎为诸阳之会，以治骨蒸潮热。膏肓是古人主治诸虚百损的要穴。足三里为胃之合穴，调补脾胃，以补肺气，取培土生金之意。

加减：阴虚发热盗汗者，加手少阴郄穴阴郄，以滋阴清热。咯血，加肺之募穴中府及郄穴孔最，以清肺热而止血、加血会膈俞，以引血归经。阳虚者，加肾俞、关元，以培元固本；加膻中，以温补宗气。

操作：肺俞用补法，肾俞、关元用灸法，余穴常规刺法。留针 20～30min，每日 1 次，10 次为一疗程。

四、其他疗法

耳针疗法：

处方：肺、胃、脾、屏间前、屏间后、神门。

操作：一般采用毫针刺法或配合电针治疗仪，隔日 1 次，10 次为一疗程。还可耳穴注射盐酸普鲁卡因加链霉素或盐酸普鲁卡因加异烟肼。

五、文献摘要

《针灸资生经》：三里治五劳羸瘦、七伤虚乏……肺俞治寒热喘满、虚损口干，传尸骨蒸劳，肺痿咳嗽，膏肓治羸瘦虚损，梦中失精。

《针灸聚英》：骨蒸痨热灸四花穴。

《百症赋》：劳瘵传尸，魄户膏肓之路。

《针灸大成》：传尸骨蒸、肺痿，膏肓肺俞四花穴。

六、小结

本病是慢性衰弱病，针刺手法应用补法。但是在治疗过程中亦常出现实象与虚实互见的症状，针刺手法亦当随之改变。例如，潮热高时，对退热腧穴宜酌用泻法，以制阳亢；咳嗽剧烈时，止咳腧穴可酌用泻法，以平咳逆；咯血较多时，对止血腧穴应用泻法，加强针感，以止血等。症状缓解后仍应用补法。

（王旭光）

第八节　颈淋巴结结核

颈淋巴结结核是由结核杆菌侵入颈淋巴结而引起的慢性化脓性疾病。本病多发于儿童或青年，病程缓慢。中医学称之为"瘰疬"。

感染毒气病邪为本病的重要致病因素。肝气郁结，脾失健运，痰湿凝结，或肺肾阴虚，痰火凝结，阻于经脉，结于颈项，而成此病。

一、临床表现

1. 局部症状　本病多发于颈项、耳前、耳后，重者可延及颌下、锁骨上和腋下，或一侧或两侧。初起淋巴结肿大，如豆粒、果核，少则一个，多则累累如串珠，不发红，不痛，推之可移动。后逐步发展至淋巴结周围，核块与周围软组织粘连时，则推之不动。化脓时，则肿块增大、疼痛，按之柔软，有波动感。如继发感染则红肿焮热，疼痛加重，溃烂后流稀薄脓液，日久则形成瘘管，愈合甚慢，或长久不愈，或此愈彼溃。当瘘管长期不愈时，常有少许脓性分泌物排出，日久可引起附近皮肤并发瘰疬性皮肤结核。

2. 全身症状　多出现于化脓期和溃疡期，表现为午后潮热、两颧发红、面色少华、五心烦热、夜间盗汗、饮食减少、身体瘦弱等。

二、诊断要点

（1）以淋巴结肿大，呈串珠状，或溃烂形成瘘管为主要表现。

（2）有结核病接触史，或有结核病史。

（3）淋巴结穿刺，可发现结核病变，或找到结核杆菌。

（4）须与颈部急性化脓性淋巴结炎相鉴别，从其发病较急、局部淋巴结急性炎症及血常规检查白细胞计数增高等方面予以鉴别。

三、辨证施治

1. 辨证分型

（1）气郁痰结：耳前、耳后颈项及腋下等处结核肿胀，质地坚实，推之不移，不红不痛，无明显全身症状。多见于初期，但亦有病史较长而不出现全身症状者。一般舌、脉无异常。

（2）阴虚内热：潮热，盗汗，面色少华或潮热颧红，五心烦热，失眠，口干咽燥，舌质红而少苔，脉细数。多见于中后期瘰疬化脓或溃烂时，但也有未化脓而出现阴虚内热症状者，与原有结核病有关。

（3）气血两虚：瘰疬久延，局部溃烂，脓水淋漓，久不愈合，全身虚热不退，自汗盗汗，形体消瘦，饮食少进，面色无华，精神萎靡，舌质红或淡而少苔，脉细弱。多见于久病而成劳瘵者。

2. 针灸治疗

治法：气郁痰结者，治宜疏肝解郁、软坚消结，针灸并用，用平补平泻法，以手足少阳及奇穴为主；阴虚内热者，治宜养阴清热，根据辨证用补法或泻法，以督脉、手厥阴、足太阴、足少阴及足太阳经穴为主；气血两虚者，治宜补益气血，用补法，以任脉、足阳明、足太阴及足太阳经穴为主。

主穴：气郁痰结者，选百劳、天井、肘尖、支沟、阳陵泉；阴虚内热者，选大椎、间使、三阴交、太溪、膏肓；气血两虚者，选肝俞、脾俞、膈俞、膏肓、气海、足三里、三阴交。

方义：气郁痰结证，取手少阳合穴天井、经穴支沟及足少阳之阳陵泉，以疏经气而解郁结；取百劳，以消局部肿胀；肘尖为手少阳、手太阳等经所过，通过针刺或艾灸可以疏通经络气血，而促使瘰疬消散。阴虚内热证，取大椎、间使，以退虚热；取三阴交、太溪，壮水制阳，以治阴虚内热；取膏肓，可治虚损之证，为治瘰疬之效穴。气血两虚证，取肝俞、脾俞、膈俞等背俞穴，配以气海，以培补气血、从本图治；取足三里、三阴交，以调脾胃而畅气血生化之源；取膏肓，以治劳瘵。

操作：气郁痰结证，百劳、天井、肘尖三穴可先针刺，然后用灸，或单用小艾炷直接灸，每次5~7壮；支沟、阳陵泉二穴行平补平泻法。阴虚内热证，针用补法，但内热重时，可适当用泻法以清热，如大椎、间使用提插泻法，三阴交、太溪等则用提插补法，膏肓用平补平泻法。气血两虚证，针用补法，各穴刺激宜轻，缓慢行针，以得气为度。

四、其他疗法

1. 火针疗法

处方：瘰疬局部。

操作：火针可从肿块一侧穿至对侧即出，每隔7~10d一次；亦可直刺瘰疬中心，刺入即出，每次刺1~3处。本法系民间传统疗法，用于瘰疬未化脓时效果较好。

2. 针挑疗法

处方：①背部第7颈椎、两肩胛骨下角、两侧腋后线区域内的结核反应点。②双上髎及其连线中点，双次髎及其连线中点，双中髎及其连线中点，双下髎及其连线中点。③大椎下7、8寸，旁开1、2寸，各取2穴，共8穴，再加双侧臂臑。

操作：常规挑刺，每隔1~2周一次。

五、文献摘要

《素问·骨空论》：鼠瘘寒热，还刺寒府，寒府在膝外解营（足少阳胆经膝阳关穴）。

《针灸资生经》：瘰疬，灸章门、临泣、支沟、阳辅百壮，又肩井随年壮，又以艾炷绕四畔周匝，七壮即止。

六、名家医案

刘某，女，22岁。颈生瘰疬，已有数年，扪之坚硬，皮肉浮动而瘰疬不移，逐渐增大，惧而求治。乃用火针。左手拇指、示指二指捏住瘰疬，右手持火针，在酒精灯上烧红后立即从捏着瘰疬的两指间刺入瘰疬，不可穿透。初次针瘰疬两侧面，第二次则针上下面，每隔3d一次，每次三四针，七次愈。（胡熙明. 针灸临证指南. 北京：人民卫生出版社，1991.）

七、小结

针灸对本病是一种有效的治疗措施，其中灸法和火针疗法效果显著。对全身症状如潮热、盗汗等中毒症状较重者疗效明显。除针灸外，应配合药物治疗，养阴清热、舒肝化痰之剂颇为有益，抗结核药物的应用亦不可少。

（王旭光）

第九节　阿米巴痢疾

阿米巴痢疾亦称肠阿米巴病，是由溶组织阿米巴原虫侵入结肠引起的一种消化道传染病。其表现为肠炎或痢疾，易复发而变为慢性，或使感染者成为无症状的带菌者。本病可见于世界各地，而以热带和亚热带地区多发，国内华北地区比华中、华南地区的发病率高；夏秋季发病较高。一般为散发性，男性多于女性，幼婴至老年均可发病，以20~40岁的青壮年为多发。中医学无此病名，但其临床表现为肠炎者，属于中医学的"泄泻"范畴；表现为痢疾者，中医学则称之为"痢疾"或"下痢"。

本病的病因分外感和内伤两大类。如久延不愈或反复发作，则成为正虚邪实、虚实夹杂证。

一、临床表现

潜伏期从数日至2周，偶有长达数月或数年者。根据症状轻重不同，可分为轻型、痢疾型、暴发型和慢性型。临床常以无症状而带包囊者和轻型者为多见，典型病例较少见。

1. 轻型　大便稀，一日数次，或大便正常，仅感腹部隐痛和作胀，或轻度腹泻与便秘交替发作，粪便中常夹有黏液和少量血液，实验室检查可找到包囊和少数滋养体。

2. 痢疾型　发病缓慢，开始轻度腹泻，逐渐增多，每日从3~5次至10余次不等，大便呈果酱样，含血液和黏液，有腐败恶臭，实验室检查可找到大量滋养体，一般不发热或伴低热，里急后重多不明显，下腹有压痛。

3. 暴发型　恶寒高热，急骤发作，腹痛腹泻，便次每日达10~20次或以上，呈水样或血水样，并伴呕吐，甚至谵妄等，易继发肠出血和肠穿孔。

4. 慢性型　多由痢疾型迁延而成。病情反复发作，间歇期可无症状，在饮食失常、劳累等情况下出现腹泻或痢疾样大便。

二、诊断要点

（1）以腹痛、腹泻、排果酱样腥臭粪便为主要表现。

（2）粪便中找到阿米巴滋养体或包囊。

（3）须与血吸虫病、肠结核及结肠癌等相鉴别。

三、辨证施治

1. 辨证分型

（1）肝脾不和：大便不实或泄泻，便中央有黏液或见少量血液，每日3~5次，腹中隐痛，或见腹胀，或腹泻与便秘交替发作，食欲不振，肢倦少力。舌苔薄白，脉软弱或弦。多见于轻型。

（2）湿热内蕴：腹痛、腹泻，每日数次至10余次，大便稀溏如果酱样，夹有黏液和脓血，秽臭异常，或伴有发热和里急后重，少腹部有压痛，小便短赤，口渴欲饮，食欲不振。舌苔黄腻，脉滑数。多见于痢疾型。

（3）热毒内陷：起病急骤，恶寒高热，烦躁不安，口渴引饮，大便泄泻，所下为水样或血水样便，每日多达几十次，并见呕吐，皮肤干燥，甚则神志昏糊，谵言妄语。舌质红绛，脉滑数或细数。见于暴发型。

（4）脾胃虚弱：大便不实，或溏或泻，便中夹有黏液或血液，每日3~5次，反复发作，轻重不定，腹部或痛或胀，食欲不振，神倦肢乏，面色萎黄。舌质淡、苔腻，脉弱。见于慢性型。

2. 针灸治疗

治法：肝脾不和者，治宜疏肝理气、健脾利湿，用平补平泻法，以任脉、足阳明及足厥阴经穴为主。湿热内蕴者，治宜清热化湿、通腑导浊，用泻法，以任脉、足太阳、足阳明及足厥阴经穴为主。热毒内陷者，治宜宣泄解毒、清心宁神，用泻法，以督脉、手厥阴、足阳明及十二井穴为主。脾胃虚弱者，治宜调补脾胃、宣化湿浊，用补法，以足太阳及足阳明经穴为主。

主穴：肝脾不和者，选天枢、气海、足三里、太冲；湿热内蕴者，选大肠俞、天枢、阴陵泉、气海、上巨虚；热毒内陷者，选水沟、劳宫、十二井穴、天枢、足三里；脾胃虚弱者，选脾俞、胃俞、天枢、足三里。

方义：肝脾不和证，取太冲，以疏调肝气；取足三里，以调理脾胃；取大肠之募天枢，以调整大肠的传导功能；取气海，以调理气机，使肝气调畅、脾运正常。上穴兼施，则诸症自愈。湿热内蕴证，取天枢，以清泻热邪、宣化秽浊；取气海，以理气缓痛；取阴陵泉，以理脾化湿。热毒内陷证，泻劳宫并点刺各经井穴出血，以清心营之邪热；刺水沟，以清神志；取天枢、足三里，以宣泄肠中热毒之邪。脾胃虚弱证，便泻反复者，取脾俞、胃俞和足三里，以调补之；取天枢，以调理肠道而止腹泻。

操作：湿热内蕴及热毒内陷证各穴均宜用提插泻法，反复行针，加强针感，身热盛者宜久留针以加强退热作用。水沟、劳宫宜深刺；十二井穴用三棱针点刺出血；脾俞、胃俞均用补法，针后加艾条灸；余穴用提插结合捻转泻法，反复行针，并久留针。腹胀腹泻较重时，天枢、足三里可适当轻泻。

四、其他疗法

艾灸疗法：

处方：天枢、气海、足三里。

操作：选麦粒大小艾炷，用无瘢痕灸法，每穴 5 壮，每日 1 次，连续 1~3 个月。适用于慢性型。

五、文献摘要

《针灸甲乙经》：肠鸣澼泄，下髎主之。便脓血、寒中、食不化、腹痛，腹哀主之。

《针灸资生经》：丹田，主泻痢不禁。曲泉，治泄水下利脓血。

《针灸大成》：痢疾，曲泉、太溪、太冲、丹田、脾俞、小肠俞。溏泄，太冲、神阙、三阴交。

六、名家医案

某女，患大便脓血 7d，同时有一女婴泄泻 3d，两人分别服药及输液治疗 7d 与 3d 而毫无起色，女婴双上肢因反复输液而水肿。在征得其主管医生同意后，停止输液及服药，用灸架熏灸命门，女青年熏灸 2 次约（3h），女婴熏灸 2 次（约 2h），晚间开始灸治，次晨两人泻痢完全停止，又观察 1d 而出院。（胡熙. 针灸临证指南. 北京：人民卫生出版社，1991.）

七、小结

本病初期与轻型较易治疗，对于痢疾型及慢性型者，根治较难，必须长期治疗才能治愈。暴发型症情严重，必须中西医结合进行抢救，不能单用针灸治疗。患者的粪便、用具和食具应予消毒，以防传染。注意日常生活，防止暴饮暴食和大量饮汤。保持人体和胃肠道功能的正常，对预防感染和本病复发有一定作用。

（王旭光）

第十节　疟疾

疟疾是由于疟原虫寄生于人体所引起的疾病，以周期性的发冷、发热、出汗和退热为特征。本病由蚊传播，多发于夏秋季节，其他季节亦可发生，我国长江流域以南，气温高、湿度大的地区多见。本病分为间日疟、三日疟、恶性疟、卵圆疟四种。中医学分类中除包括这四种类型外，其他的分类如按寒热之轻重者，按病因之不同者，则与中医学辨证施治有关。

古人把外感风、寒、暑、湿之邪作为致疟的原因之一，还认为疟疾与痰和食有关，疟疾的发生是由于脾胃虚弱，痰湿内生，食积内停，同时感受疟邪而致，深得致疟之因。身体虚弱是感受疟邪的主要原因，故有"无虚不成疟"之说。另外，瘴毒致疟说也颇有影响。

一、临床表现

典型疟疾急性发作一般分为发冷期、发热期、出汗期三个阶段。

1. **发冷期** 发冷，寒战，面色苍白，发绀，皮肤呈鸡皮样，全身紧束痉痛，其持续时间为 0.5~2h，继则体温迅速上升。

2. **发热期** 寒战后进入高热，体温常可达 40℃或更高，皮肤灼热，头痛，全身酸痛，或伴恶心呕吐，小儿患者易发惊厥、谵妄。此期一般持续 4~6h。

3. **出汗期** 热退后常大量出汗，出汗后体温下降，一般持续 2~3h，最后各种症状完全消失，多感疲倦乏力。

疟疾的整个发作时间为 6 ~ 10h。其间隔时间为：间日疟隔 48h 又发作；三日疟隔 72h 发作一次。周期性可因同种疟原虫两重或三重感染，或不同疟原虫混合感染而受到扰乱。部分有前驱期症状如低热、寒意、头痛背痛、乏力等，3 ~ 5d 后才转为周期性发作。

恶性疟多见凶险发作，临床上有脑型和胃肠型两种。脑型：起病时有高热、头痛剧烈、恶心呕吐，继则出现神志昏迷、言语谵妄、四肢抽搐等症，甚则发作休克。胃肠型：起病多有寒战高热、头痛等症，继则出现弥漫性腹痛，痛势剧烈，伴呕吐、腹泻等，大便中常带血液及黏液，颇似急性菌痢或急腹症。

二、诊断要点

（1）以寒战、高热、出汗间歇性定时发作为主要表现。
（2）多次发作可出现脾大和贫血。
（3）有疟疾流行区住宿史。
（4）血涂片可查到疟原虫。
（5）用抗疟药做假定性治疗，3d 内症状可得到控制。

三、辨证施治

1. 辨证分型

（1）邪伏少阳：先有寒战，继则高热，汗出热退，每日或间一两日发作一次，伴有头痛、全身酸痛或恶心呕吐等。其热邪偏盛者，寒轻热重，口渴欲饮，舌苔黄腻，脉弦数；其寒邪偏盛者，寒多热少，口不渴，舌苔白腻，脉弦缓。多见于间日疟和三日疟。

（2）热毒内炽：发病急骤，热重寒轻，或壮热不退，汗出不畅，或寒热往来一日数发，面红渴饮，呕恶频作，小便短赤。邪热内陷心包，则见烦躁不安、谵言妄语、嗜卧或惊厥。舌质红绛，苔黄腻或灰黑，脉洪数或弦数。多见于恶性疟和脑型疟疾。

（3）正虚邪恋：疟疾迁延不愈，遇劳则发，发时寒热不著，或夜热早凉，面色萎黄，倦怠无力，饮食减少，自汗或盗汗。舌质淡或红，脉细弱或弦数。多见于慢性久疟体质衰弱者。

（4）痰瘀痞结：寒热时作或不作，左胁下有痞块（脾脏肿大），质地由软转硬，有隐痛或触痛，面色萎黄，肌肉消瘦，食欲不振，精神倦怠，甚者出现严重贫血现象。舌质淡，脉弦细。

2. 针灸治疗

治法：邪伏少阳者，治宜和解截疟，用泻法，以督脉、手厥阴及手少阳经穴为主；热毒内炽者，治宜清热解毒截疟，如邪热内陷，宜清心开窍，用泻法，以督脉、手太阴、足太阳、手阳明及手厥阴经穴为主；正虚邪恋者，治宜益气养阴、调和营卫，用补法，以足太阳、足太阴及督脉经穴为主；痰瘀痞结者，治宜调补气血、软坚化积，用先补后泻法，以足太阳、足厥阴、足阳明及经外奇穴为主。

主穴：邪伏少阳者，选大椎、间使、中渚；热毒内炽者，选尺泽、委中、曲池、陶道、间使；正虚邪恋者，选肝俞、脾俞、大椎、足三里、三阴交；痰瘀痞结者，选膈俞、脾俞、痞根、章门、太冲、丰隆。

方义：邪伏少阳而寒热往来者，大椎、间使有控制寒热作用，为截疟效穴，加中渚以和解少阳。疟邪与热毒内炽，而见高热烦渴者，宜先刺尺泽、委中出血，以清泻气营之邪热；取曲池，以清阳明而治高热；取陶道、间使，既能退热，又能截疟。久疟气血两虚者，故取肝俞、脾俞，培补藏血统血之脏以扶正；取足阳明之足三里、足太阴之三阴交，以资生化之源；取大椎，以治疟。疟疾多痰，痰瘀互结，形成痞块者，取血之会膈俞以化瘀；取丰隆以去痰；取痞根、章门以消痞块；胁下属肝，故泻太冲以助消痞之功；取脾俞，调补中气、资化源以生气血。

加减：邪伏少阳，其热邪盛、身热高者，加曲池、合谷，以泻热邪；其寒邪盛、恶寒重者，加至阳，以温阳而去寒邪。

操作：邪伏少阳证，针刺大椎宜较深，反复行针，使针感向胸椎放散；热毒内炽证，尺泽、委中等穴用粗针刺血；余穴均行提插捻转泻法，反复行针后留针30min。正虚邪恋证，针刺大椎宜强刺激；余穴均行轻度提插或捻转补法。痰瘀痞结证，主穴宜补泻兼施，丰隆、太冲二穴可用泻法；痞块大者，可在局部用隔姜灸，根据痞块大小取3~5点，每点各灸5~7壮。

四、其他疗法

皮肤针疗法：

处方：大椎、陶道、风府、身柱、间使、太溪、合谷、太冲、大杼、胸$_5$至骶夹脊等穴。

操作：在发作前用皮肤针反复叩击。

五、文献摘要

《针灸大成》：疟疾，刺百会、经渠、前谷；温疟，刺中脘、大椎；疟疾发寒热，刺合谷、液门、商阳；脾寒发疟，刺大椎、间使、乳根。

《针灸聚英》：先寒后热，刺绝骨、百会、膏肓、合谷；热多寒少，刺后溪、间使、百劳、曲池；寒多热少，刺后溪、百会、曲池。

六、名家医案

赵某，男，45岁。每年秋天发生疟疾，脾脏肿大三横指。每日发作1次，每次延长0.5h左右。按延迟时间提前1h针刺大椎，当日未发病。第2、3日按延迟时间提前1h针刺大椎各1次，3个月后随访未见复发，脾脏缩小到两横指。（胡熙明．针灸临证指南．北京：人民卫生出版社，1991.）

七、小结

治疗疟疾的腧穴以大椎应用最多。关于针刺治疗疟疾的时间，一般认为在疟疾发作前1~2h治疗效果最佳。

（王旭光）

第十八章　妇产科疾病

第一节　月经失调

正常月经是女性青春期以后子宫的周期性出血，系通过神经体液来进行调整的。性腺受下丘脑－垂体的支配并相互制约，故任何因素导致这一系统功能异常均可以影响性腺内分泌的靶器官——子宫内膜而致月经失调。月经失调是妇科常见病，包括月经周期、经期、经量、经质的改变。本病属西医有排卵性功能性子宫出血范畴。由于神经内分泌系统功能障碍，发生异常子宫出血，称功能性子宫出血（简称功血）。有排卵型功能性子宫出血大多数为育龄期功血，可能是因为 LH 分泌相对不足或持久分泌，引起黄体发育不全或萎缩不全所致。此外，西医也注意到很多其他因素及全身性疾病如血液系统疾病（血小板减少性紫癜、再生障碍性贫血、白血病等），肝硬化，慢性肾炎，糖尿病以及部分结缔组织病亦能导致月经失调的发生。中医历代妇科医籍对该病均十分重视，认为调整月经失调是治疗多种妇产科疾病最根本的方法之一。宋代陈素庵说："妇人诸病多由经水不调。调经，然后可以孕子，然后可以却疾，故以调经为首……既名月经，自应三旬一下，多则病，少则亦病，先期则病，后期则病，淋漓不止则病，瘀滞不通则病。故治疗妇人之病，总以调经为第一"。

一、临床表现

月经失调为月经周期或经质、经量的改变，一般包括经行先期、经行后期、经行先后不定期、经量过多、经量过少诸证。关于月经周期失常的概念，是指每次月经来潮比上次月经周期提前或错后 1 周以上，甚或一月两至，或二、三月一至，且连续 3 个以上月经周期者，即称经行先期或后期。若月经时而提前，时而错后，不按经期来潮连续 3 次以上者，称为经行先后不定期，中医又称经乱。若女性月经虽按期而至，但血量明显超过正常，或经行时间延长，血量亦随之增多，称经量过多。相反，血量明显少于正常或经行时间过短，量亦极少，甚至点滴即净，为月经过少。均属月经失调范畴。

二、鉴别诊断

1. 生理性周期失常　女性每次经期并非 28d 来潮 1 次，但仅提前或错后 3~5d，且无其他异常表现者属正常范畴。亦有因情绪波动、气候骤变或其他原因影响，偶尔出现 1~2 次月经周期异常，或经量偏多、偏少，均为生理性月经周期失常，不可作月经失调论，应注意鉴别。

2. 无排卵性功能性子宫出血　无排卵性功能性子宫出血约占全部功血的 70%，多发于青春期及更年期妇女。青春期雌激素水平低下，或雌激素分泌不稳定，或雌激素水平持续缓慢升高，内膜生长速度超过血液供应而致坏死脱落，形成淋漓出血或突破性出血。更年期卵巢功能逐渐衰竭，卵泡雌激素水平长期增高，内膜不断增殖，经期每见后延，当持续增生的内膜血供不足时，即开始脱落，发生子宫大量出血及周期严重不规则。无排卵性功能性子宫出血中医称为崩漏。崩，指经血非时暴下不止，又称经崩或崩中；漏，指经血淋漓不尽，又有漏下或经漏之称。但二者常交替出现，故概称为崩漏。崩漏是中医妇科的疑难重证，早在《内经》中就有"阴虚阳搏谓之崩"的论述，《诸病源候论》中专立"崩中漏下候"，指出"冲任之脉虚损，不能制约其经血，故血非时而下"。有排卵性功血即月经失调，与无排卵性功能性子宫出血不同，多见于育龄期妇女，一般仅表现为经量的改变或经期的波动，症状相对较轻。

三、治疗规范

1. 治则　补脾益肾、养血调经；或补气养血、调补冲任；或散寒暖宫、温通经脉；或清热养阴、凉血调经；或疏肝解郁、理气调经；或活血化瘀、理血调经；或利湿化浊、祛痰通经。

2. 配方

（1）取穴1：关元、气海、足三里、气穴、三阴交。用于辨证属于脾肾不足的月经失调患者，其证为经行先期或先后无定期，经血量多色淡质稀，神疲肢倦。或兼纳少便溏，或腰膝酸软，头晕耳鸣。舌淡苔白，边有齿痕，脉细而弱。

（2）取穴2：膈俞、脾俞、气海、足三里、三阴交。用于辨证为阴血不足的患者，临床表现为经行后期，量少色淡质薄，行经时或经后少腹疼痛，头晕眼花，面色萎黄，心悸少寐。舌淡苔薄白，脉沉细弱。

（3）取穴3：气海、大赫、子宫、三阴交。用于辨证属寒凝经脉之患者，其证为经行后期，经量减少，小腹隐痛或冷痛，喜热或得热痛减，腰酸痛，大便溏薄，小便清长。舌淡苔白，脉沉迟。

（4）取穴4：气穴、气海、血海、三阴交。用于血热妄行而致的月经先期而至，量多色赤，口干口苦，心烦意乱，小便短赤，大便燥结，或伴有颧红，五心烦热。舌红苔黄，或光红无苔，脉数或细数。

（5）取穴5：肝俞、期门、中极、行间、蠡沟、三阴交。用于辨证为肝郁气滞而致经行后期或先后无定期，经血不畅，色深红兼挟小血块，平时即有肝经所过部位如少腹、胁肋、乳房等处胀痛，经期疼痛尤甚，纳呆食减，食后作胀，频频嗳气叹息。舌淡红或边尖赤，苔白，脉弦。

（6）取穴6：合谷、三阴交、血海、太冲。用于瘀血内停而致经量减少，甚至点滴即止；瘀血内着，新血不循故道者或可出现经量大增。月经色黯有瘀块，小腹疼痛拒按，瘀血下行后则疼痛缓解。或兼有小腹部瘕瘕痞块。舌紫黯有瘀斑，脉弦或涩。

（7）取穴7：中极、白环俞、中脘、足三里、阴陵泉。用于痰湿阻滞而致经血量少，点滴即止，经色淡红，血质黏稠，形体丰肥，浮肿痰多，胸闷呕恶，白带量多，舌淡苔白滑腻，脉滑或沉缓。

3. 操作

（1）取穴1：关元、气海均直刺约1～1.5寸，使局部有酸胀感或向耻骨联合方向传导，气穴直刺1寸，均施提插补法；足三里直刺，进针1～1.5寸，三阴交沿胫骨后缘直刺，进针0.8~1寸，均施捻转补法。

（2）取穴2：气海直刺或稍向下斜刺，进针1~1.5寸，施提插补法，使脐上下有酸重感为佳；膈俞、脾俞均呈45°角斜向督脉进针，针深约1寸，施捻转补法；足三里、三阴交刺法同前。诸穴均可采用温针灸法。

（3）取穴3：气海直刺，进针1~1.5寸，大赫稍向任脉斜刺，针深1~1.5寸，子宫直刺或稍斜向任脉进针，深1~1.5寸，诸穴均施捻转补法；三阴交直刺约1寸，施提插之平补平泻法。腹部穴均宜并用灸法。

（4）取穴4：气穴、气海均直刺，进针0.8~1.2寸，施捻转平补平泻法；血海直刺1~1.5寸，施提插捻转泻法；三阴交沿胫骨后缘直刺，进针约1寸，施捻转补法。

（5）取穴5：肝俞向督脉方向斜刺，进针0.8~1.2寸，施捻转泻法；期门斜刺或平刺，进针0.5~1寸，施捻转泻法；行间直刺或稍向上斜刺，进针0.5~1寸，施捻转泻法；蠡沟直刺约1~1.5寸，施提插泻法；三阴交刺法同前。

（6）取穴6：合谷向第二掌骨后缘直刺，进针约1寸，施捻转补法；三阴交向胫骨后缘直刺，施提插泻法；血海直刺，进针1~1.5寸，施提插泻法；太冲直刺0.5~1寸，施提插泻法。

（7）取穴7：中极直刺，进针1~1.5寸，施提插泻法；白环俞直刺约1寸，施提插泻法；中脘直刺，进针1.5~2.5寸，施提插或捻转泻法；足三里、阴陵泉均直刺1~1.5寸，施提插泻法。

4. 疗程　每日针刺1次，30次为1疗程，连续观察3~5个疗程。

四、配方理论

本病病因病机较为复杂，临床兼证亦较多，故辨证选穴即显得十分重要。脾肾气虚者气海与关元相配，共奏调补冲任之功；气为血之帅，气充则血足，足三里为补气强身之要穴，补之可收益气养血之效；三阴交能调整三阴经脉，又为妇科调经之要穴。脾气虚弱者加脾俞以补脾摄血，肾气虚弱兼刺肾俞，配合关元、气海，以补养肾气。阴血不足者用气海能峻补中下二焦气虚，调养冲任；膈俞为八会穴之一，乃血会，能治血虚、出血诸证，尤以补血见长；脾俞补脾，配以足三里、三阴交，共收补益中气、生血补血之效。寒凝经脉者用气海为补气要穴，配以大赫温肾壮阳，子宫穴温养子宫，三阴交调经活血止痛，共收补气壮阳通经之效。寒自外侵，凝于经脉，兼用天枢、归来施灸，针刺地机以散寒活血；肾阳不足、虚寒内生，加灸命门、关元以助命门之火。血分蕴热应重在调理冲任，凉血养阴。气穴为肾经要穴，又为足少阴经与冲脉之会，能养阴固冲；气海为任脉穴，与气穴配合能调整冲任；血海能凉血止血，三阴交则养阴清热。血热实证，热邪迫血妄行，加太冲、行间、以清肝凉血；肾水不足，阴虚内热，则加然谷、太溪以滋养肾水。因肝气之郁而致月经失调，用俞募配穴法，取肝俞配肝之募穴期门，共奏疏肝解郁之效；行间为肝经荥穴，主理气泻肝；蠡沟为肝之络穴，疏泄肝气为其所长；中极为任脉要穴，能和冲任以调经，三阴交为三阴之会。诸穴合用，肝郁平复，气机条达，冲任和调，经水才能应时而下。瘀血内停用合谷为手阳明之原穴，有化瘀破血之功，配三阴交，可活血化瘀，逐下胞宫有形积滞；太冲为足厥阴之原输穴，理气活血为其所长；血海亦为活血调经之要穴。小腹部可扪及有形瘕积者，加泻子宫、中极、气穴、气门等局部穴。下焦痰湿阻络者用中极为任脉要穴，可调整冲任，疏理下焦，和血调经；白环俞既可调经化瘀，又能清下焦湿浊；中脘和中理气，为利湿祛痰之要穴；足三里为足阳明之合，阴陵泉为足太阴之合，二穴相配，共施培补中土，利湿化浊，止带调经之功。

五、转归及预后

针灸对月经失调有很好的疗效。经行先期、经行后期、经行先后无定期、经量过多及经量过少等临床表现，经针刺治疗后常会在针刺治疗当月即可好转，但要坚持 3～4 个月经周期的治疗，才能取得较好的远期效果。

六、预防与调护

本病治疗原则，应重视精神情感创伤的修复，强调整体治疗，促进性腺轴相互依赖、相互制约的动态调节，这是治疗功血的关键所在。另外，有排卵性功能性子宫出血的治疗应以止血及调整周期为主。

经行期间要注意调养，适当休息，避寒冷，避水湿，禁房事，禁剧烈活动。经期宜保持精神愉快，尽量避免恼怒、悲哀、惊恐。饮食富于营养而易于消化吸收。经血量过多时以卧床休息为宜。

七、临证提要

针灸治疗月经失调有极佳的临床疗效。治疗中宜采取阶段性治疗，即每一月经周期针刺 2 个疗程，每疗程针刺 3～6d，第一疗程可于每次月经来潮的前 3～4d 开始针刺，至经净为止，第二疗程于经间期（排卵期）针刺 2～3d 以加强疗效。

（柳秀峰）

第二节　闭经（继发性闭经）

温带地区，女性年逾 18 岁未行经者，称原发性闭经；而在初潮后的任何时期，月经闭止超过 3 个月经周期者，均称为继发性闭经。二者统称为闭经。严格地讲，闭经仅是一种症状，能够导致闭经的病因病理甚为复杂，涉及的范围亦较广，故必须根据每个患者的不同情况，寻找出确切病因，方可有的放矢地进行治疗。

闭经中医又称经闭、女子不月、月事不来。早在中医典籍《内经》中即有载述，兹后历代医家对本病论述颇多。明·张介宾《景岳全书·妇人规》中以"血扰""血隔"分虚实立论，语颇精深。针灸治疗本病，主要针对功能改变者，对宫腔粘连、子宫内膜缺如、卵巢肿瘤等器质性改变所致闭经无效。同时应详察虚实辨证予以选穴配穴，才能达到良好的治疗效果。

一、临床表现

女性在月经初潮后的任何时期，月经闭止超过 3 个月经周期者，均称为继发性闭经。

根据病变解剖部位的不同，闭经又可分为子宫性、卵巢性、垂体性及下丘脑性等四种。子宫性闭经常见于子宫发育不良，子宫内膜结核，宫腔粘连，内膜缺如。卵巢性闭经常因性染色体异常致卵巢发育不全和卵巢早衰，卵巢肿瘤等所致。垂体性闭经见于脑垂体功能减退症（Sheehan症）及垂体肿瘤。下丘脑性闭经可由多种原因如环境改变、精神创伤、哺乳期过长及长期应用激素类药物致下丘脑抑制，黄体生成激素释放激素、促性腺激素释放激素等分泌减少所致。

对本病的诊断除详细询问病史、进行全身及妇科体格检查外，还需辅以必要的实验室检查，如阴道脱落细胞学及宫颈黏液结晶检查、子宫内膜活检、性激素测定、垂体促性腺激素排泄量测定、染色体检查等，以资明确诊断。

二、鉴别诊断

1. 生理性闭经　青春期前、妊娠期、哺乳期以及绝经期后，闭经均属生理现象。应与病理性闭经相鉴别。

2. 假性闭经　病理性闭经又可分为真性闭经和假性闭经。生殖道下段包括处女膜、阴道、宫颈等的先天性粘连或闭锁，以致虽有经血，但不能流出体外，称假性闭经，一般所论闭经，均不包括假性闭经。

3. 口服西药避孕药后偶有发生继发性闭经者　目前尚不能预知哪些妇女口服避孕药后易出现经闭，一般认为服药前有月经不调，或服药后经量明显减少者，可能容易继发闭经。故恰当指导和合理使用避孕药，也是预防闭经的一个方面。

4. 注意与妊娠闭经相鉴别　育龄期妇女闭经应与早期妊娠相鉴别；在病史方面，闭经病多由经行后期量渐少而终至闭经，或曾有月经闭经史；早孕则月经多由正常而突然停止。在兼症方面，闭经常据虚实不同兼有肝肾亏虚、阴血不足、肝郁气滞、血瘀及痰湿中阻之表现；妊娠则伴有厌食、择食、呕吐、恶心、喜食酸味等早孕证候。在脉象上，闭经患者为病脉，如脉见沉涩、弦涩、虚细而弱等，妊娠则见孕脉，如滑而应指流利、两尺重按不绝等。且早孕妇科查体有妊娠体征，尿妊娠试验为阳性等均可资鉴别。

三、治疗规范

1. 治则　补益气血、调养冲任；或理气活血、祛痰通经。

2. 配方

（1）补益气血：膈俞、肝俞、脾俞、肾俞、关元、气海、足三里。治疗气虚血少，血枯经闭其证见经期后至量少而渐至经闭。或兼见面色㿠白，形体消瘦；或兼见头晕耳鸣，腰膝酸痛，五心烦热，盗汗；或兼有神疲气短，心悸怔忡，纳少便溏诸证。舌淡苔白薄，脉沉细数或脉弱无力。

（2）理气活血：中极、血海、三阴交、合谷、太冲、丰隆。用于气滞血瘀，痰阻胞门患者证见既往经行正常而突然闭止，兼有烦躁易怒，胸胁胀满，小腹胀痛拒按诸证，舌红瘀斑，苔白，脉沉弦或涩。或见胸闷呕恶，神疲倦怠，带下量多色白诸证，舌淡胖大，边有齿痕，脉沉弦滑。

3. 操作

（1）补益气血：取背俞穴，针尖朝督脉方向斜刺，进针约1寸，施捻转补法；关元向下斜刺，深约1.5寸，气海略向下斜刺，深1~1.5寸，二穴均施提插补法；足三里直刺，施捻转补法。诸穴均可施用灸法，或针后加灸。

（2）理气活血：中极向耻骨联合方向斜刺，进针 1～1.5 寸，使针感传至会阴部，施提插泻法；血海、三阴交均直刺，进针 1.5 寸，施提插泻法；合谷、太冲均直刺，施提插泻法；丰隆直刺，进针 1.5～2 寸，用捻转泻法。

4. 疗程　每日针刺 1 次，30 次为 1 疗程，连续观察 3～5 疗程。

四、配方理论

气血不足者以补益气血调整冲任为首务。膈俞为血之会，肝为藏血之脏，故取膈俞、肝俞以补阴血。肾为先天之根，肾气充则太冲脉盛，月经应时而下，故取肾俞合任脉穴气海、关元峻补肾气。脾胃为后天之本、气血生化之源，故取脾俞、足三里以健运后天之气，脾气充、化源足，则经自通。相反，血滞宜通，通则经水可调。中极为任脉穴，能理冲任，合血海以化瘀通经。太冲、合谷二穴《针灸大成》称为"四关"，功擅疏肝理气，调经活血。三阴交为脾经穴，既可调经活血，又能健脾祛湿化痰。且三阴交与合谷亦为对穴，常配合用于血瘀不行之证，《杂病穴法歌》说："脾病血气先合谷，后刺三阴交莫迟。"丰隆功专祛湿化痰。

胸胁胀满者加支沟、期门，小腹胀满疼痛加水道、归来；胸闷呕恶配内关；神疲倦怠者配足三里。

五、转归及预后

针灸对闭经有较好疗效。经过治疗经血复通后仍需坚持治疗，以巩固疗效。

六、预防与调护

应根据闭经致病因素的不同予以调养。凡气血不足、冲任空虚所致经闭，要注意后天之本脾胃的调养，因脾胃虚弱，后天失养是导致气血不足的重要因素。因此注意饮食营养，水谷精微的摄入，对血枯经闭的治疗是不可忽视的一环。现代医学也认为，营养不良对人类性周期能产生重要影响，通过临床和实验室观察，发现长期营养缺乏、慢性消耗性疾病或在机体对营养物质的需要量相对增加而摄入量不足时，都可导致一系列内分泌系统的功能障碍而引起闭经。故增强脾胃纳食功能，注意谷肉果菜的摄入，饮食中增加蛋白质及各种维生素，常可使闭经患者冲任充盛、血海满溢而致月经来潮。

由于七情内伤，郁怒伤肝或忧思伤脾致气结血瘀，是导致闭经的重要原因，甚至畏惧妊娠或盼子心切都可导致闭经。有人曾对 246 例闭经患者的发病因素进行分析，其中直接申诉七情内伤的约占 1/3（32.5%）。因此注意七情调护，避免恼怒、惊恐、忧伤等情志改变，对预防和缓解闭经是极有意义的。

经期应避免过度劳累，恣食生冷，淋雨涉水等。

口服西药避孕药后偶有发生继发性闭经者。目前尚不能预知哪些妇女口服避孕药后易出现闭经，一般认为服药前有月经不调，或服药后经量明显减少者，可能容易继发闭经。故恰当指导和合理使用避孕药，也是预防闭经的一个方面。

七、临证提要

闭经是妇产科常见疾病，针灸治疗有很好的疗效。但本病病因病机不同，临床兼证各异，因而辨证取穴亦迥然不同。临床上要合理辨证，才能达到最佳治疗效果。

（柳秀峰）

第三节 阴挺（子宫脱垂）

子宫颈外口沿阴道方向下降至坐骨棘水平以下时称子宫脱垂。多由产伤、生育过多、年老或先天性盆底组织松弛，张力下降，如再加上突然腹压增高或长期蹲式劳动、咳嗽等，可使脱垂程度加重并出现症状。中医将子宫脱垂称为阴挺，又名阴突、阴茄、鸡冠疮等。因本病多发生于产后，故又有产肠不收之名。并认为本病由中气不足、气虚下陷或肾气不足、失于固摄，子宫筋脉损伤，不能提摄子宫而成。补中益气、补肾升阳及提摄子宫为治疗大法。

一、临床表现

患者自觉下腹、阴道、外阴坠胀及腰背酸痛，站立及劳动时加剧。自觉有肿物向阴部脱出，轻者平卧时可自行回复，重者不能自行回复，行走亦感困难。并可能出现尿频、排尿及大便困难等证。

根据子宫下垂程度，本病可分为三度：

Ⅰ度子宫沿阴道轴下降，宫颈口在坐骨棘水平以下或距阴道口4cm以内。最低达处女膜边缘。

Ⅱ度部分子宫颈或部分子宫体已脱出阴道口外。

Ⅲ度整个宫颈与宫体全部脱出阴道口外。

二、鉴别诊断

1. 直肠或膀胱膨出 患者可有相似的感觉，通过妇科查体时能明确予以区别。
2. 阴道壁囊肿 一般囊肿边缘分界清楚，紧张而有囊性感。
3. 子宫黏膜下蒂性肌瘤 可自宫颈口脱出下降到阴道内，但子宫颈位置正常。

三、治疗规范

1. 治则 补气升阳、提摄子宫；或补益肾气、升提子宫。

2. 配方

（1）中气下陷：百会、气海、关元、维胞、足三里。治疗由中气下陷所致的子宫脱垂，小腹下坠，四肢无力，少气懒言，面色少华，小便频多，带下量多，色白质稀，舌淡苔白，脉虚细无力。

（2）肾气不固：关元、大赫、照海、维胞。治疗子宫下垂，腰酸腿软，小腹下坠，小便频数，夜间尤甚，头晕耳鸣，舌淡苔白，脉沉弱无力。

（3）芒针刺法：维道、维胞、维宫。三穴交替使用，每次1穴。

3. 操作

（1）中气下陷：百会针尖朝前沿皮平刺，进针约1寸，施捻转补法；或仅用艾条悬灸；气海、关元针尖朝下斜刺，针深1~1.5寸，施提插捻转补法；足三里直刺，进针1~1.5寸，施提插补法。以上各穴均可针后施灸。维胞进针1.5~2寸，施捻转补法，使受术者腹部有抽动感为佳。

（2）肾气不固：维胞，操作同前；关元针尖略朝下，进针约 1~1.5 寸，施捻转补法；大赫直刺，进针约 1~1.5 寸，施提插或捻转补法。以上各穴均可针后加灸，照海进针0.5~1 寸，施捻转补法。

（3）芒针疗法：针刺时针尖朝耻骨联合方向，深达脂肪下层，行强刺激手法，使会阴部和小腹部有明显的抽动感。

4. 疗程　每日 1 次，10~15 次为 1 疗程。

四、配方理论

百会为督脉穴，督脉总督一身阳气，取之可收升阳举陷之功。气海、关元为任脉穴，可通冲任而补下焦阳气。足三里为足阳明之合穴，又为全身强壮要穴，可补中益气。维胞为经外奇穴，穴下解剖为子宫阔韧带，故有提摄子宫之作用。关元与大赫、照海相配合，能补益肾气，升阳举陷。维胞为经外奇穴，为治子宫脱垂的经验效穴。

五、转归及预后

针灸治疗本病有较好的效果。病程较短者，经 1~2 个疗程的治疗，可基本恢复子宫位置。若病程较长，则应坚持治疗，一般约需 3 个月的治疗方可收功。

六、预防与调护

应向产妇宣传产褥期摄养，在产后 3 个月内特别注意充分休息，不作久蹲、担、提等重体力劳动。注意大小便通畅，及时治疗慢性气管炎、腹泻等增加腹压的疾病。哺乳期不应超过 2 年，以免子宫及其支持组织萎缩，导致子宫脱垂发生。宜根据妇女生理特点、体质、年龄等具体情况合理安排和使用妇女劳动力。对已发生子宫脱垂者应及时注意局部卫生，防止继发感染。对严重的子宫脱垂，在针灸治疗的同时，可配合放置子宫托，或盆底肌肉收缩运动、腹直肌运动等体育疗法。

七、临证提要

本病针灸治疗有效。但疗程宜长，应嘱患者耐心坚持治疗，否则效差。百会为督脉穴，督脉总督一身阳气，取之可收升阳举陷之功。足三里为足阳明之合穴，又为全身强壮要穴，可补中益气。关元为任脉穴，若配气海，可通冲任而补下焦阳气；配大赫、照海，能补益肾气，升阳举陷。此外，治疗本病，还常取维胞，维胞为经外奇穴，穴下解剖为子宫阔韧带，故有提摄子宫之作用，为治子宫脱垂的经验效穴。

（柳秀峰）

第四节　崩漏

崩漏是指女子非周期性子宫出血。发病急骤，暴下如注，大量出血者为"崩"；发病势缓，出血量少，淋漓不绝者为"漏"。崩与漏虽然出血情况不同，但在发病过程中两者常互相转化，崩血量少可致漏，漏势发展亦可致崩，故在临床上多以崩漏并称。青春期和更年期妇女多见。

现代医学中的功能性子宫出血及其他原因引起的子宫出血，可参照本病辨证施治。

一、病因病机

崩漏发生的机制，主要是冲任损伤，不能固摄经血，以致经血从胞宫非时妄行。或因素体阳盛，外感热邪，过食辛辣之品，致热伤冲任，迫血妄行；或素性抑郁，肝郁化火，致藏血失职；或因七情所伤，冲任郁滞，或经期、产后余血未尽，瘀阻冲任，血不归经，发为崩漏；或因饮食劳倦，忧思过度，以致损伤脾气，统摄无权，造成冲任不固；或因肾阳虚衰，失于封藏，致冲任不固；或因肾阴虚致虚火动血，而成崩漏。

二、诊断要点

（1）经血无周期，暴下如注或漏下不止。

（2）妇科检查有助于诊断，必要时全面检查排除血液病等。

三、辨证分型

崩漏辨证，是依据血量多少、浓稀程度、血色、气味，并审脉辨舌，结合全身症状，以判虚实。

1. 实证　下血量多或淋漓不断。若血色深红，血质黏稠，气味臭秽，口干喜饮，舌红苔黄，脉滑数，则为血热；若下血量多，色紫红而黏腻，带下量多，色黄臭秽，阴痒，苔黄腻，脉濡数，则为湿热；若血色正常，或夹有血块，兼有烦躁易怒，时欲叹息，小腹胀痛，苔薄白，脉弦，则为气郁；若漏下不止，突然下血甚多，色紫红而黑，有块，小腹疼痛拒按，下血后痛减，舌质紫暗有瘀点，脉沉涩，则为血瘀。

2. 虚证　暴漏下血，或淋漓不净。若色淡质薄，伴面色萎黄少华，神疲肢倦，气短懒言，纳呆便溏，舌质淡而胖，苔白，脉沉细无力，则为脾虚；若出血量多，日久不止，色淡红，兼见少腹冷痛，喜温喜按，形寒畏冷，大便溏薄，舌淡苔白，脉沉细而迟，则为肾阳虚；若下血量少，色红，伴头晕耳鸣，心烦不寐，腰膝酸软，舌红少苔，脉细数，则为肾阴虚。

四、治疗

（一）毫针刺法

1. 实证

治则：清热利湿，理气行瘀。

处方：关元、三阴交、隐白。

方义：关元穴为足三阴经与任脉之交会穴，可以调理冲任脉之气，以加强固摄，制约经血妄行；三阴交是足三阴经交会穴，可增强脾统血之作用，为治疗妇科病之要穴；隐白为脾经井穴，是治崩漏之经验穴。

随证配穴：血热配血海，湿热配阴陵泉，气郁配太冲，血瘀配地机。

操作：毫针刺，用泻法。每日 1 次，每次留针 20～30min，10 次为 1 疗程。

2. 虚证

治则：补虚调经。

处方：气海、三阴交、肾俞、足三里。

方义：气海穴是任脉穴，又为气之海，可补肾气；配三阴交穴以健脾益肾，调补肝血；又与肾俞相配加强补肾固摄作用；足三里调补中气，使固摄有权。诸穴配合，以达补益脾肾、固摄经血之作用。

随证配穴：盗汗配阴郄，不寐配神门。

操作：毫针刺，用补法，可施灸。每日 1～2 次，每次留针 20～30min，10 次为 1 疗程。

（二）耳针刺法

选穴：内生殖器、内分泌、卵巢、肾。

方法：毫针刺，每次选 2～3 穴，中等刺激，每日 1 次，每次留针 30～60min。亦可用揿针埋藏，或王不留行子贴压，每 3～5 日更换 1 次。

（三）穴位注射法

选穴：参照毫针刺法穴位。

方法：用 5% 当归注射液或维生素 B_{12} 注射液，每穴注射 0.5～1ml，每日 1 次。

（柳秀峰）

第五节　带下病

正常带下是指妇女阴道内流出的一种无色、黏稠、无臭液体，其量不多。若带下量明显增多，色、质、气味异常或伴全身、局部症状者，称带下病。至于行经期间、经前和妊娠期带下稍有增多者，属正常生理现象。

本病可见于现代医学的阴道炎、宫颈炎、盆腔炎等。

一、病因病机

带下病多由冲任不固，带脉失约，以致水湿浊液下注而成。或因饮食劳倦，损伤脾胃，运化失职，湿聚下注，伤及任脉，而为带下；或素体肾气不足，下元亏损，亦可导致带脉失约，任脉不固，遂致带下。其中黄带多者为脾经湿热，白带多者为虚寒。亦可因情志不舒，肝气郁结，郁久化热，致血与热相搏，湿热下注而致赤白带下。

二、诊断要点

（1）带下量多，绵绵不绝，或量虽不多，气味腥秽恶臭。

（2）妇科检查及必要时取分泌物作细菌培养有助于诊断。

三、辨证分型

带下量多，色白或淡黄，质黏稠，绵绵不绝，伴面色萎黄，纳少便溏，精神疲倦，舌淡苔白腻，脉缓弱，为脾虚所致；若带下清冷，量多色白，质稀薄，淋漓不断，腰酸疼痛，小腹冷，舌淡苔白，脉沉迟，则为肾虚所致；若带下量多色如脓，或夹有血块，或混浊如米泔，臭秽，阴中瘙痒，口苦咽干，舌红苔黄，脉滑数，则为湿毒所致。

四、治疗

（一）毫针刺法

治则：健脾利湿，补益肾气，固摄带脉。

处方：带脉、白环俞、气海、三阴交。

方义：带脉固摄本经经气；白环俞助膀胱气化以化湿邪；气海通调任脉，补益肾气；三阴交健脾利湿，调理肝肾以止带。

随证配穴：湿热配阴陵泉，寒湿配关元，肾虚配肾俞。

操作：毫针刺，补虚泻实。每日 1 次，每次留针 20～30min，10 次为 1 疗程，可灸。

（二）耳针法

选穴：内生殖器、内分泌、膀胱、三焦。

方法：毫针刺，每次选 2～3 穴，中等刺激强度，每日 1 次，每次留针 15～20min。亦可用揿针埋藏，或王不留行子贴压，每 3～5 日更换 1 次。

（三）穴位注射法

选穴：参照刺灸法穴位。

方法：用 5% 当归注射液，每穴注射 0.5～1ml，每日 1 次。

（薛正海）

第六节　女性不孕（无卵月经）

一、输卵管阻塞

女子婚后，配偶生殖功能正常，夫妇同居三年以上未避孕而不怀孕者，称原发性不孕；曾孕育过，并未采取避孕措施，又间隔三年以上未再孕者，称继发性不孕。统称不孕症。

中医对本病的研究较为深入，认为本病病因病机较复杂，因虚因实均可致病。病机主要与肾及冲任二脉有关，因肾主藏精，为先天元气之本，主生殖；冲为血海，任主胞胎。故肾精肾气虚弱，或冲、任失调，或痰湿阻胞，或气滞血瘀，均可致不孕症。本证治疗应以调经为主，并宜根据虚、实之异，分别配合补气、滋阴、祛湿、理气、化瘀诸法。

（一）临床表现

受孕的条件，必须有正常发育的卵子和精子，且精子和卵子能在输卵管内相遇而受精，受精卵能及时种植于子宫内膜中，并有正常的内分泌以维持胚胎的发育。因此就女方而言，不孕症的出现主要由卵巢内分泌失调及卵子生成异常，精子、卵子结合通路受阻以及孕卵着床障碍等三方面因素所导致，输卵管阻塞则属通路方面的问题所致不孕。

输卵管阻塞患者输卵管通畅试验为阳性。可采用输卵管通气术、通液术和子宫输卵管碘油照影术等试验来检查输卵管通畅情况。

（二）鉴别诊断

1. 先天生理及解剖缺陷所致不孕　不孕有因女子先天生理或解剖缺陷导致者，如阴道狭窄、处女膜肥厚、阴道有横膈等而致不孕者，古人称为"五不女"，应予手术治疗。

2. 子宫内膜异位症所致不孕　是指子宫内膜生长在子宫腔以外的组织。这种异位的内膜随着卵巢激素的周期性变化而发生增殖、分泌与出血。临床分两种类型，即外在型与内在型。外在型指子宫内膜异位在子宫以外的组织内，最常见的部位是卵巢，其次为子宫直肠窝及子宫骶骨韧带。在卵巢内可随月经周期变化而逐渐增大，形成囊肿，又称巧克力囊肿。在子宫直肠窝的病灶则可形成致密粘连硬结，有时可侵犯直肠或膀胱。内在型指子宫内膜样组织出现在子宫肌层，呈弥散性分布者称子宫肌腺病，亦有局限性分布呈肿瘤样，称子宫肌腺瘤。子宫内膜异位证可导致不孕，宜通过输卵管通畅试验、盆腔脏器 B 型超声波检查予以确诊。

（三）治疗规范

1. 治则　疏肝解郁、调经种子；或祛湿化痰、理气启宫；或活血化瘀、理气调经。

2. 配方

（1）疏肝解郁：中极、四满、太冲、三阴交，用于肝郁气滞所致多年不孕。经期先后不定、经行腹痛、血行不畅、量少色黯、有小血块、经前乳房胀痛、精神抑郁、烦躁易怒、舌红苔白、脉弦。

（2）祛痰化湿：中极、气冲、丰隆、三阴交、阴陵泉；用于痰湿阻滞所致婚后多年不孕、形体丰肥、带下量多质粘、面色㿠白、心悸头晕、胸闷呕恶、舌淡胖嫩、边有齿痕、苔白厚腻、脉滑。

（3）活血祛瘀：中极、归来、子宫、气穴、三阴交；用于血瘀胞脉而致婚后久不孕育、经行后期、量少色黯、挟有血块；或经行腹痛；或非经期少腹时痛时止；舌质紫黯，脉弦细或涩。

3. 操作

（1）疏肝解郁：中极向曲骨方向斜刺，针深 1～1.5 寸，施提插泻法，以针感向会阴传导为佳。四满直刺，进针 1～1.5 寸，施捻转平补平泻法。三阴交直刺，进针 1 寸，太冲直刺，进针 0.5～0.8 寸，均施捻转泻法。

（2）祛痰化湿：中极直刺，进针 1～1.5 寸，施提插捻转泻法。气冲直刺或稍向上斜刺，进针 0.5～1 寸，施捻转泻法。丰隆直刺，进针 1～1.5 寸，施提插泻法。阴陵泉、三阴交直刺，进针 1～1.5 寸，施捻转平补平泻法。

（3）活血祛瘀：中极、归来、气穴、子宫均直刺，可刺 1～2 寸，施捻转泻法，三阴交直刺，针 1～1.5 寸，施提插捻转泻法。

4. 疗程　每日针刺 1 次，一般 30d 为 1 疗程。

（四）配方理论

本证多为实证，部分为本虚标实证，临床应以辨证为准。疏肝解郁法中取中极为任脉要穴，功通冲任，四满为肾经穴，与中极相合能理气通经。太冲为足厥阴肝经原穴，可疏肝解郁，配三阴交可养血调经。祛痰化湿法取气冲虽为足阳明经穴，然冲脉起于气冲，与中极相配，可调理冲任，理气调经，丰隆为足阳明之络穴，阴陵泉为足太阴之合穴，均为祛湿化痰之要穴。配三阴交可调理三阴，理气和血。诸穴相合，共收理气化痰、调经种子之效。活血祛瘀法用中极能助气化，理冲任，调胞宫，化瘀通经。归来具有活血化瘀之功。配三阴交可和血调经。子宫、气穴均为治疗不孕症的经验穴。

二、子宫内膜异位症

子宫内膜异位症是指子宫内膜生长在子宫腔以外的组织。这种异位的内膜在组织学上不仅有内膜的腺体，而且有间质的围绕，在功能上随着卵巢激素的周期性变化而发生增殖、分泌与出血。临床分两种类型，即外在型与内在型。外在型指子宫内膜异位在子宫以外的组织内，最常见的部位是卵巢，约占80%，其次为子宫直肠窝及子宫骶骨韧带。在卵巢内可随月经周期变化而逐渐增大，形成囊肿，又称巧克力囊肿。在子宫直肠窝的病灶则可形成致密粘连硬结，有时可侵犯直肠或膀胱，虽非恶性肿瘤而有恶性生长行为。内在型指子宫内膜样组织出现在子宫肌层，呈弥散性分布者称子宫肌腺病，亦有局限性分布呈肿瘤样，称子宫肌腺瘤。

中医无子宫内膜异位症病名，据其临床表现，属于中医不孕症或痛经及妇科癥瘕范畴。针灸对子宫内膜异位症所导致的女性不孕有治疗作用，是非手术治疗本病的有效方法之一。

（一）临床表现

女子婚后，配偶生殖功能正常，夫妇同居3年以上未避孕而不怀孕；或曾孕育过，并未采取避孕措施，又间隔3年以上未再孕者，经妇科查体或B型超声波检查确诊患有子宫内膜异位证。

（二）鉴别诊断

1. 先天生理及解剖缺陷所致不孕　不孕有因女子先天生理或解剖缺陷导致者，如阴道狭窄、处女膜肥厚、阴道有横膈等而致不孕者，古人称为"五不女"，应予手术治疗。

2. 内分泌失调所致不孕症　受孕的条件，必须有正常发育的卵子和精子，且精子和卵子能在输卵管内相遇而受精，受精卵能及时种植于子宫内膜中，并有正常的内分泌以维持胚胎的发育。因此卵巢内分泌失调及卵子生成异常，均可导致不孕症。可通过各种内分泌检查及B型超声波检查予以鉴别。

3. 精子、卵子结合通路受阻所致不孕症　输卵管阻塞而致通路障碍所致不孕与子宫内膜异位证之鉴别应借助实验室诊断。可采用输卵管通气术、通液术和子宫输卵管碘油照影术等试验来检查输卵管通畅情况。

（三）治疗规范

1. 治则　理气活血、通经止痛；或活血通络、消癥破积。

2. 配方

（1）理气活血：中极、气海、子宫、血海、三阴交、太冲。用于气滞血瘀，经脉闭阻所致的女性不孕症，常兼经期腹痛难忍，痛经呈进行性加重。可发生在行经前、行经中及经后。内在型子宫内膜异位症痛在小腹当中，外在型子宫内膜异位症多痛在少腹两侧，兼及腰骶部疼痛。舌暗红苔薄白或薄黄，脉沉弦或沉紧。

（2）消癥破积：中极、气穴、气海、气门、三阴交、行间，少腹积块痛连骶部加秩边、次髎、中髎。用于胞脉损伤，癥瘕内存所形成的不孕症，常兼见小腹中间或少腹两侧有形积块，推之不移，压痛明显。病变累及子宫直肠窝则压痛波及腰骶部，并兼见性交疼痛，排便时疼痛及肛门重坠感。舌暗红，边尖有瘀斑，脉沉紧或涩。

3. 操作

（1）理气活血：中极直刺，深 1 寸左右，施捻转泻法。气海直刺或呈 60°向下斜刺，进针 1～1.5 寸，施提插泻法。子宫穴直刺，进针 1.5～2 寸，施捻转泻法，血海、三阴交均直刺，进针 1～2 寸，施提插兼捻转之泻法。太冲直刺或稍向上斜刺，进针 1 寸，施提插泻法。

（2）消癥破积：中极、气海刺法同前，气门为经外奇穴，在子宫穴上 1 寸，直刺，进针 1.5～3 寸，施提插泻法。三阴交直刺，进针 1～2 寸，施捻转泻法。行间直刺或稍向上斜刺，进针 0.7～1 寸，施提插泻法。气穴直刺，深约 0.5～1 寸，施捻转泻法。腹部穴可配合灸治。

4. 疗程　每日针刺 1 次，一般 30d 为 1 疗程。

（四）配方理论

本病治疗宜分步进行。不孕症缘于子宫内膜异位症所致患者行经过程中主要表现为严重的痛经，此时应以止痛为首要治疗目的。经间期虽无明显症状，但癥瘕内存，应结合腹腔积块的不同位置选穴配穴，以理气活血、消瘕化积为治疗原则，并应坚持较长疗程的施治，才能从根本上达到治疗不孕症的目的。经期用中极、气海为局部取穴，有理气降逆止痛作用。子宫穴位于卵巢的体表投影，能调整卵巢内分泌功能。血海能活血化瘀，太冲能疏肝止痛，三阴交为调经活血止痛第一要穴。诸穴同用，共奏活血止痛之效。欲消癥破积，针刺宜以局部穴为主，故取中极配气穴、气海、气门以理气通络，消散癥结。行间为足厥阴肝经荥穴，更具活血下瘀之功。三阴交亦为调经止痛、止血散瘀的常用穴位。

三、转归及预后

针灸对本证有较好疗效。但对古人称为"五不女"即"螺，纹，鼓，角，脉五种"非针灸治疗所能奏效。

四、预防与调护

须注意起居房事有节，以保养肾精，宜情志舒畅，"子不可以强求也，求子之心愈切而得之愈难"。另外辛辣之品能助热，寒冷之品能导致宫寒，故需忌食。

五、临证提要

针灸治疗不孕症有一定疗效，但治疗时应分清虚实，辨证施治，方能取得良好效果。本病多为实证，部分为本虚标实证，临床应以辨证为准。疏肝解郁法中取中极，其为任脉要穴，功通冲任；四满为肾经穴，与中极相合能理气通经。太冲为足厥阴肝经原穴，可疏肝解郁，配三阴交可养血调经。祛痰化湿法，常取气冲；然气冲虽为足阳明经穴，因冲脉起于气冲，故若与中极相配，还可调理冲任，理气调经。丰隆为足阳明之络穴，阴陵泉为足太阴之合穴，均为祛湿化痰之要穴。配三阴交可调理三阴，理气和血。诸穴相合，每收理气化痰、调经种子之效。活血祛瘀法用中极能助气化，理冲任，调胞宫，化瘀通经。归来具有活血化瘀之功。配三阴交可和血调经。另外，子宫、气穴均为治疗不孕症的经验穴。

（薛正海）

第七节　胎位不正

正常胎位中，绝大多数为枕前位。如果妊娠 30 周后，经产前检查发现胎位为枕后位、臀位、横位等，称胎位不正。常见于经产妇或腹壁松弛的孕妇。胎位不正主要通过妇产科腹部检查、肛门检查、阴道检查可以诊断。导致胎位不正的原因甚多，如为盆腔狭窄、子宫畸形等则不属针灸治疗范围。

本病禁针。

一、艾灸法

选穴：至阴。

方法：嘱孕妇放松腰带仰卧床上，或坐在靠背椅上，以艾条灸两侧至阴穴 15～20 分钟，每日 1～2 次，灸至胎位正常。若灸数次无效应查明原因，转妇科处理。

二、耳针法

选穴：内生殖器、交感、皮质下、肝、肾、腹。

方法：将王不留行子贴压在上述耳穴上，胶布固定。每 3～4 日更换 1 次，左右两侧耳穴交替贴压，每日早、中、晚饭后约 30min 依次用指压穴 15min，每晚临睡前放松腰带，取半卧位再按压耳穴 1 次。

（薛正海）

第八节　滞产

自分娩开始至宫口完全开张为第一产程，在此期间如果子宫收缩不能逐渐增强，使第一产程时间超过 24h，称为滞产。现代医学中因子宫收缩无力而致滞产者可参照本病施治。针灸对子宫收缩无力的滞产有催产作用，如因子宫畸形、盆腔狭窄等引起的滞产，应转产科处理。

一、病因病机

滞产多因产妇气血虚弱，胞宫收缩无力，或气滞血瘀所致。前者常因体质素虚，正气不足，或临盆过早，胞浆早破，耗血伤气所致；后者多因临产时过度紧张，或妊娠期间过度安逸，或临产时感受寒邪，以致气机不利、血流不畅所致。

二、诊断要点

第一产程期间子宫收缩无力，致产程超过 24h。

三、辨证分型

临产浆水已下，胎儿久久不能娩出，若腹部阵痛减弱，坠胀不甚，下血量多，面色苍白，神疲气短，舌淡，脉沉细无力者，为气血虚弱；若腹痛剧烈，下血量少，精神紧张，胸脘胀闷，舌质黯红，脉沉实而疾数不匀者，为气滞血瘀。

四、治疗

（一）毫针刺法

治则：理气，调血，下胎。

处方：三阴交、合谷、至阴。

方义：三阴交为脾经腧穴，又为足三阴经之交会穴，合谷为手阳明经原穴，两穴相配，补合谷，泻三阴交，补气调血以使胎下；至阴引产下行，为催产之经验用穴。

随证配穴：气血虚弱配足三里穴，心悸气短配内关。

操作：毫针刺，用泻法。每日 1 次，每次留针 30min。

（二）耳针疗法

选穴：腰椎、皮质下、内分泌、内生殖器。

方法：毫针刺，中等刺激，每隔 3～5min 捻转 1 次，每日 1 次，每次留针 30min。

（三）穴位注射法

选穴：合谷、三阴交。

方法：用 5% 当归注射液，每穴注射 0.5ml，根据子宫收缩情况间隔 15～30min 重复 1 次。

（薛正海）

第九节　乳少

产后乳汁分泌甚少或全无，称为乳少，亦称"缺乳"、"乳汁不足"或"乳汁不行"。产后乳汁分泌少或全无，为缺乳，治疗乳少同时，应注意补充营养，纠正哺乳方法。

一、病因病机

乳汁缺少多由体质虚弱，或分娩失血过多，气血耗损，致气血生化之源不足所致，亦可因产后情志不遂致肝郁气滞，乳汁运行不畅而致。

二、辨证分型

1. 气血虚弱　产后乳少，乳房无胀感，面色少华，食少神疲，舌淡少苔，脉虚细。
2. 肝郁气滞　产后乳少，乳房胀痛，情志抑郁，胸胁胀满，食欲减退，苔薄，脉弦。

三、治疗

（一）毫针刺法

治则：益气补血，疏肝解郁。

处方：乳根、膻中、少泽。

方义：乳根疏通阳明及乳房部局部经气；膻中为气会，功在调气；少泽为通乳有效穴。三穴相配，可奏通乳、催乳之功。

随证配穴：气血虚弱配脾俞、足三里，肝郁气滞配太冲。

操作：毫针刺，补虚泻实。每日 1 次，每次留针 30min。气血虚者可灸。

（二）耳针法

选穴：胸、内分泌、交感。

方法：毫针刺，中等刺激强度，每日 1 次，每次留针 15～20min。

（三）皮肤针疗

选穴：第 3～5 胸椎旁开 2 寸的两侧平行线、肋间、乳房周围。

方法：第 3～5 胸椎旁开处，每行从上而下垂直叩打 4～5 次，再沿肋间向左右两侧斜行叩打 5～7 次，两乳房放射性叩打，乳晕部作环形叩刺。轻刺激，每日 1 次。

（薛正海）

第十九章　儿科疾病

第一节　小儿遗尿

年满 5 周岁以上具有正常排尿功能的小儿，在睡眠中小便不能自行控制而排出，称为遗尿。偶因疲劳或临睡前饮水过多而尿床者，不作病态。针刺治疗小儿遗尿效果较好，但对某些器质性病变引起的遗尿，应治疗其原发病。治疗期间嘱家属密切配合，逐渐养成自觉起床排尿的习惯。

一、病因病机

多因肾气不足，不能固摄，致膀胱约束无权而发生遗尿；或因肺脾气虚，气不化水，脾失健运，以致水湿不行，渗入膀胱，水道无从制约而发生遗尿。

二、诊断要点

（1）发病年龄在 5 周岁以上，每夜或隔日发生尿床。
（2）必要时实验室检查找寄生虫卵，或 X 线摄片排除脊椎裂等。

三、辨证分型

1. 肾阳不足　睡中遗尿，醒后方觉。面色㿠白，小便清长而频数，手足发凉，腰腿酸软，舌淡，脉沉迟无力。
2. 肺脾气虚　睡中遗尿，醒后方觉。尿频而量不多，神疲乏力，食欲不振，气短声怯，大便溏薄，舌淡，脉缓或沉细。

四、治疗

（一）毫针刺法
治则：健脾益肺，温肾固摄。
选穴处方：中极、膀胱俞、三阴交。
方义：中极乃膀胱之募穴，配背俞穴膀胱俞，俞募相配，能振奋膀胱气化之功能；三阴交为足三阴经交会穴，可通调肝、脾、肾三经之经气而止遗尿。
随证配穴：肾气不足配肾俞，尿频者配百会。
操作：毫针刺，用补法，可灸。每日 1 次，每次留针 30min，10 次为 1 疗程。
（二）耳针疗法
选穴：肾、膀胱、皮质下、尿道。

方法：毫针刺，中等刺激强度，每次选2~3穴，每日1次，每次留针20min。亦可用揿针埋针，或王不留行子贴压，每3~5日更换1次。

（三）皮肤针法

选穴：小腹部任脉夹脊（第11~21椎）　三阴交肾俞脾俞膀胱俞

方法：每日睡前叩打1次，每次叩打20min，轻度或中度刺激。

（四）穴位注射法

选穴：参照刺灸法穴位。

方法：用维生素B_1注射液或维生素B_{12}注射液，每穴每次注射0.5ml，隔日1次。

（杨东梅）

第二节　小儿惊风

惊风是以四肢抽搐、角弓反张、口噤为特征的一种病证。严重者可出现神志不清，故又有"惊厥"之称。因其发病有缓急之分，证候有轻重之别，因而又有急慢惊风之不同。急惊风起病迅速，症情急暴，性质属实；慢惊风起病缓慢，多属虚证。本病以1~5岁婴幼儿为多见，年龄越小，发病率越高。现代医学中因高热、脑膜炎、血钙过低、大脑发育不全、癫痫等所致的抽搐属此范畴。针刺对小儿惊风具有较好的缓解作用，但须查明惊厥原因，以便针对病因进行治疗。

一、病因病机

1. 急惊风　多因小儿脏腑娇嫩，气血未充，加之感受时邪，实热内郁，引动肝风；或因饮食不节，脾胃受损，致水湿凝滞成痰，痰浊内生，化热生风；或暴受惊恐致气机逆乱发为惊厥。

2. 慢惊风　多因先天不足，后天失养，或久病吐泻，脾胃受损，致化源不足，或热病伤阴，肾阴不足，致肝血亏虚，木失濡养而虚风内动。

二、诊断要点

（1）急骤发生全身性或局限性阵挛抽搐，严重者伴意识丧失。
（2）神经系统检查、脑电图、实验室检查有助于诊断。

三、辨证分型

1. 急惊风　来势急骤，初起常有壮热面赤，烦躁不宁，摇头弄舌，咬牙切齿，睡中惊醒，继则神昏，牙关紧闭，两目上视，颈项强直，角弓反张，四肢抽搐、颤动，呼吸急促，苔微黄，脉浮数或弦滑。

2. 慢惊风　起病缓慢，面黄肌瘦，形神疲惫，四肢不温，呼吸微弱，囟门低陷，昏睡露睛，时有抽搐。脾阳虚者兼见大便稀薄，色青带绿，足跗及面部浮肿，舌淡苔薄，脉沉迟无力；肝肾阴亏者兼见神倦虚烦，面色潮红，手足心热，舌光少苔或无苔，脉沉细而数。

四、治疗

（一）毫针刺法

1. 急惊风

治则：清热祛邪，豁痰开窍，镇惊熄风。

选穴处方：水沟、印堂、合谷、太冲。

方义：水沟、印堂位居督脉，能开窍醒神镇惊；合谷、太冲相配谓之四关穴，功长治惊厥。

随证配穴：壮热配大椎、十宣放血，痰多配丰隆，惊恐配神门。

操作：毫针刺，用泻法。每日 1 次，每次留针 15～20min，10 次为 1 疗程。

2. 慢惊风

治则：补益脾肾，镇惊熄风。

选穴处方：百会、印堂、气海、足三里、太冲。

方义：百会、印堂为督脉腧穴，有醒神定惊之功；气海能益气培元；足三里补脾健胃；太冲平肝熄风；印堂为止痉经验穴。

随证配穴：潮热配太溪，口噤配颊车、合谷。

操作：毫针刺，用平补平泻法。每日 1 次，留针 15～20min，10 次为 1 疗程。

（二）耳针法

选穴：交感、神门、皮质下、心肝。

方法：毫针刺，每次 2～3 穴，急惊风用强刺激，慢惊风用中等刺激，间隔 5～10min 捻转 1 次，留针 30min，每日 1 次。

（杨东梅）

第三节　疳积

疳积是由多种慢性疾病引起的一种疾病，临床以面黄肌瘦、腹部膨隆、精神萎靡为特征。一般多见于 5 岁以下的婴幼儿，常见于小儿喂养不良，病后失调，慢性腹泻，肠道寄生虫等。针刺治疗疳积有一定效果，因寄生虫、结核等引起的需治疗原发病。注意饮食定时定量，婴儿断乳时给予补充营养。

一、病因病机

多由乳食无度，饮食不节，壅滞中焦，损伤脾胃，不能消化水谷形成积滞，导致乳食精微无从运化，脏腑肢体失养，身体日渐羸瘦，气阴耗损，终成疳证；亦可因饮食不洁，感染虫疾而耗夺乳食精微，气血损伤，不能濡养脏腑经脉，日久成疳。现代医学认为，本病多因长期喂养不当，食物不能充分吸收利用，以致不能维持正常代谢，致使生长发育停滞，是一种慢性营养缺乏症。

二、诊断要点

（1）形瘦、脘腹膨癃、毛发稀疏、精神萎靡为其主症。

（2）实验室检查：如血常规、粪便虫卵等检查有助于诊断。

三、辨证分型

临床以精神疲惫、形体羸瘦、面色萎黄、毛发稀疏干枯为主症。若兼见便溏，完谷不化，四肢不温，唇舌色淡，脉细无力者，为脾胃虚弱；若兼见嗜食无度或喜食异物，脘腹胀大，时有腹痛，睡中磨牙，舌淡，脉细弦者，属虫毒为患。

四、治疗

（一）毫针刺法

治则：健脾化滞，驱虫消积。

选穴处方：中脘、四缝、足三里。

方义：疳疾之病理变化，关键在于脾胃运化功能失调。脾胃乃后天之本，若脾胃功能旺盛，则生化之源复。取中脘以和胃理肠；足三里扶土以补中气；四缝为奇穴，是治疗疳疾的经验效穴。

随证配穴：虫积配百虫窠，潮热配三阴交。

操作：中脘、足三里毫针刺，用补法，留针30min；四缝点刺，挤出黄白色黏液。每日1次，10次为1疗程。

（二）皮肤针法

选穴：脾俞、胃俞、华佗夹脊穴（第7～12椎）。

方法：轻度叩打，每日1次，每次叩打20min。

（杨东梅）

第四节　小儿食积

食积是指小儿乳食停聚不化、滞而不消所致的一种胃肠疾患。临床以不思饮食、食而不化、腹满胀痛、嗳气呕吐、大便不调为特征。注意饮食定量定时，不宜过食油腻、生冷。

一、病因病机

多因喂养不当，乳食过度，脾胃受损，致使脾胃运化失调，气机升降失常而成积滞；或因小儿脾胃素虚，一旦饮食稍有不当，则停滞不消而致食积。

二、诊断要点

（1）不思饮食，腹胀，伴烦躁、夜啼或呕吐。

（2）有伤食史，注意伴随症状以利诊断。

三、辨证分型

1. 乳食内积　食欲不振，烦躁多啼，夜卧不安，呕吐乳块或酸腐食物，大便酸臭或溏薄，苔白厚或黄厚腻，脉弦滑。

2. 脾胃虚弱　面色萎黄，困倦无力，纳呆厌食，夜卧不安，腹满喜按，呕吐酸腐乳食大便溏薄酸臭，或夹有乳食残渣，苔白厚腻，脉细弱。

四、治疗

（一）毫针刺法

治则：健脾和胃，化积消滞。

选穴：足三里、天枢。

方义：足三里为胃之下合穴，能健脾和胃益气；天枢为大肠募穴，能调理肠道。

随证配穴：乳食内积配中脘，脾胃虚弱配胃俞，呕吐配内关。

操作：毫针刺，乳食内积用平补平泻法，脾胃虚弱用补法。每日 1 次，每次留针 30min，10 次为 1 疗程。

（二）皮肤针疗法

选穴：脾俞　胃俞　华佗夹脊（第 7～17 椎）。

方法：轻轻即打，每日 1 次，每次叩打 20min。

（杨东梅）

第五节　婴儿腹泻

婴儿腹泻是以大便次数增多、粪质稀薄或如水样为特征的一种小儿常见病。发于婴幼儿者称为婴幼儿腹泻。本病以 2 岁以下的小儿最为多见。虽一年四季均可发生，但以夏秋季节发病率为高，秋冬季节发生的泄泻容易引起流行。

小儿脾常不足，感受外邪，内伤乳食，或脾肾阳虚，均可导致脾胃运化功能失调而发生泄泻。

一、临床表现

1. 轻型腹泻　主要是大便次数增多，量少，质稀，呈黄色或黄绿色，混有少量黏液；其次偶有小量呕吐或溢乳，食欲减退，体温正常或偶有低热。面色稍苍白，精神尚好，无其他周身症状。体重不增或稍降。体液丢失在 50ml/kg 以下，临床脱水症状不明显。预后较好，病程为 3～7d。在佝偻病或营养不良患儿，腹泻虽轻，却色黄，常有黏液，有恶臭，大便性状和次数不稳定，迁延日久，营养情况越恶化，常继发泌尿道、中耳或其他部位感染。

2. 重型腹泻　可由轻型腹泻加重而成。大便次数明显增多。开始转为重型时，便中水分增多，偶有黏液，呈黄色或黄绿色，有腥臭味，如换尿布不及时，常腐蚀臀部皮肤，使表皮剥脱而发红。

但随着病情加重和摄入食物减少，大便臭味减轻，粪块消失而呈水样或蛋花汤样，色变浅，量增多。患儿常伴有食欲低下、呕吐、不规则低热，重者高热，体重迅速降低，明显消瘦。少数重症患儿起病急，高热达 39～40℃，频繁呕吐、泻水样便，迅速出现小便短少、烦渴神疲、皮肤干瘪、囟门凹陷、目眶下陷、啼哭无泪等脱水征，以及口唇樱红、呼吸深长、腹胀等水和电解质紊乱的症状。近 10 余年来，由于能提早就诊，严重的重型腹泻已明显减少。

二、诊断要点

(1) 具有婴儿腹泻的典型临床表现。

(2) 有乳食不节、饮食不洁或感受时邪病史。

(3) 大便镜检可有脂肪球或少量白细胞、红细胞。

(4) 大便病原体检查可有致病性大肠杆菌，或病毒检查阳性等。

三、辨证施治

1. 辨证分型

(1) 伤食泻：大便稀溏，夹有乳凝块或食物残渣，气味酸臭，或如败卵，脘腹胀满，便前腹痛，泻后痛减，腹痛拒按，暖气酸馊，或呕吐，不思乳食，夜卧不安。舌苔厚腻，或微黄。

(2) 风寒泻：大便清稀，多泡沫，臭气不甚，肠鸣腹痛，或伴恶寒发热，鼻流清涕，咳嗽。舌质淡、苔薄白。

(3) 湿热泻：大便水样或如蛋花汤样，泻下急迫，量多次频，气味秽臭，或见少许黏液，腹痛时作，食欲不振，或伴呕恶、神疲乏力，或发热烦闹、口渴，小便短黄。舌质红、苔黄腻，脉滑数。

(4) 脾虚泻：大便稀溏，色淡不臭，多于食后作泻，时轻时重，面色萎黄，形体消瘦，神疲倦怠。舌质淡、苔白，脉缓弱。

(5) 脾肾阳虚泻：久泻不止，大便清稀，完谷不化，或见脱肛，形寒肢冷，面色㿠白，精神委靡，睡时露睛。舌质淡、苔白，脉细弱。

2. 针灸治疗

(1) 治法：伤食泻者，治宜消食导滞，只针不灸，用泻法；风寒泻者，治宜疏风散寒、化湿和中，针灸并用，用平补平泻法；湿热泻者，治宜清热利湿，只针不灸，用泻法；脾虚泻者，治宜健脾益气、助运止泻，针灸并用，用补法；脾肾阳虚泻者，治宜补脾温肾、固涩止泻，针灸并用，用补法。以阳明经穴为主，辅以太阴经及任、督脉穴。

(2) 主穴：足三里、天枢、中脘、曲池。

(3) 方义：中脘、天枢分别为胃和大肠的募穴，是腑气募集之所。曲池、足三里是手足阳明的合穴，"合治内腑"。

(4) 加减：伤食泻者，加上巨虚、建里、气海，以理气导滞、通调胃肠气机，使食滞得化，则泄泻可止；风寒泻者，另灸脾俞，以温散寒湿、健运脾胃；湿热泻者，加内庭，该穴为足阳明胃经的荥穴，"荥主身热"；虚寒泻者，加脾俞、肾俞、章门，以健脾温肾、助运化。

(5) 操作：毫针针刺，属实者用泻法，属虚者用补法，每日1次，10次为一疗程。

四、其他疗法

1. 腧穴注射疗法

(1) 处方：足三里。

（2）药物：维生素 B_1 注射液或维生素 B_{12} 注射液。

（3）操作：取上述任一药液，每次注入 0.5～1ml（根据患儿年龄大小酌定用量，最大不得超过上述量）。每日或隔日 1 次。

2. 耳穴压丸疗法

（1）处方：胃、脾、三焦、大肠，小肠。

（2）操作：每次取 2～3 穴，每穴贴王不留行 1 个，每日按压 5～10 次，每次 1min，隔日更换 1 次。

3. 艾灸疗法

（1）处方：胸椎部位。

（2）操作：温灸患儿第 1～12 胸椎部位，热度以脊背部皮肤微微发红为宜。如艾灸器太热，可加厚纱布，以免烫伤皮肤。艾灸 30～50min。多数 2 次痊愈，个别 3 次以上痊愈。不愈者，可配合针刺治疗。此法用于单纯性消化不良。

4. 腧穴激光照射疗法

（1）处方：天枢、中脘、气海。

（2）操作：每穴照射 3min，每日 1 次。

5. 捏脊疗法

操作：先在患儿背上从上至下轻轻按摩 2～3 遍，然后将两手半握，以拇、示指从患儿骶骨处向上捏起皮肤，示指向下推，拇指向上拉，使皮褶向上移，如此两手交替往上捏至大椎穴部，共做 3～6 遍。每捏 2～3 下，即以拇、示指将皮肤向上提 1 次，提捏后用拇指揉按肾俞穴 3～5 次。每日 1 次，3～5 次即愈。

五、文献摘要

《类经图翼》：泄泻，胃俞、水分、天枢、神阙。

《扁鹊心书》：吐泻，脉沉细，手足冷者，灸脐下一百五十壮。

《神灸经纶》：虚寒灸泻，关元、中极、中脘、梁门。如腹痛、手足冷加天枢，腹满加三阴交，手足厥冷加气海，均用灸法。

六、名家医案

韦某，男，10 个月。1985 年 9 月 9 日初诊。10 多天来，大便稀如水样，呈绿色，有时夹有黏冻状物。每日 4～5 次，饭后即泻，未发热，原在太原市儿童医院儿科诊治，诊为婴儿腹泻。予以新霉素、胃蛋白酶，服用 3d 不效，遂来诊治，当时患儿伴有烦躁不安。检查：心肺（－），腹软，肝脾不大。此为湿盛而致。处方：大肠俞（双侧）、肾俞（双侧）、天枢（双侧）、水分、气海。治疗经过：上穴用火针，针后随访，一次痊愈。

七、按语

适当控制饮食，减轻胃肠负担，吐泻严重及伤食泻患儿可暂时禁食 6～8h，以后随着病情好转，逐渐增加饮食量。忌食油腻、生冷及不易消化的食物。勤换尿布，保持皮肤清洁干燥。每次大便后，宜用温水清洗臀部，并扑上爽身粉，防止发生红臀。提倡母乳喂养，不宜在夏季及小儿生病时断奶，遵守添加辅食的原则，注意科学喂养。注意饮食卫生，食品应新鲜、清洁，避免食用变质食品，勿暴饮暴食。饭前、便后要洗手，餐具要卫生。

（杨东梅）

第六节　初生儿不啼

一、概述

本症的发生多由于难产，或寒气内迫脏腑所致。是以婴儿娩出后 1～2 分钟不能啼哭出声，或呼吸不利为主要表现的新生儿疾病。

本症出自明·寇平《全幼心鉴》。历代医籍中也都有关于本症的记载，元·朱震亨《幼科全书》中称之为"闷脐生"，清·吴谦等在《医宗金鉴》称之为"草迷"，清·陈复正《幼幼集成》称为"梦生"。

啼哭是婴儿的本能之一，是生命体征的重要表现之一，一般婴儿娩出呼吸与啼哭相伴而发，初生儿不啼哭多同时伴有窒息存在，为肺气将绝之兆，预示有危及生命的可能。

本症常见于西医的新生儿窒息、新生儿缺氧缺血性脑病等疾病。

二、诊察

（一）一般诊察

以婴儿娩出后 1～2 分钟不能啼哭出声，或呼吸不利为主诉。

（二）经穴诊察

小儿手部食指指纹透过风、气二关至命关，且色紫黑。

三、辨证

本症的发生多由于难产，或寒气内迫脏腑所致。

（一）常用辨证

1. 青紫窒息（轻症）　皮肤多呈青紫色，呼吸微弱或时断时续，四肢有屈曲动作，有皱眉活动。

2. 苍白窒息（重症）　皮肤多呈苍白色，呼吸消失或偶见有微弱呼吸动作，肢体柔软松弛无力，手足逆冷。

（二）经络辨证

从经络辨证的角度看，初生儿不啼与肺、脾、肾等经脉有一定的联系。

青紫窒息不啼：肺主气而司呼吸，如果肺气不足，又不能温脏腑而行气血，气血不畅，则经脉阻滞，所以临床多表现为皮肤呈青紫色；如果呼吸微弱或时断时续，为肺气虚衰之象；如果四肢有屈曲动作表明阳气虚衰不能布达四肢、荣养经脉，故筋脉挛缩而屈曲。治疗多取气会及补气之腧穴。

苍白窒息不啼：呼吸消失或偶见微弱呼吸动作，则为呼吸衰竭、肺气将绝之兆；皮肤苍白、手足逆冷，则为阳气暴脱之危急证候。治疗多取关元、神阙等具有回阳之功效的腧穴。

四、治疗

（一）刺法灸法

1. 主穴　水沟、百会、涌泉

2. 配穴　肺气不足加膻中、足三里；肺气将绝加关元、神阙。

3. 方义　水沟、涌泉均为醒神开窍之要穴，百会升提阳气，增强醒神之功效。三穴合用，醒神开窍，升阳启闭。膻中、足三里健脾补肺，助阳益气，关元、神阙补肾培元，温阳固脱。

4. 操作　水沟、涌泉均用毫针强刺激，百会用灸法。

5. 灸法　本病患者为新生儿，不适宜用灸法。

（二）针方精选

1. 现代针方

（1）处方1：主穴：水沟、涌泉、百会。备选穴：大椎、合谷、四缝、气海。采用中强刺激，提插法。

（2）处方2：取穴：水沟、素髎、涌泉。用毫针强刺激，留针后捻转，针刺5～30分钟，直至发生呼吸并有啼哭后起针。30分钟后无效者加其他治疗方法。在治疗抢救中，保证呼吸道通畅并间断给氧。

2. 经典针方

（1）《医宗金鉴》幼科心法要诀：小儿生下不能啼，俗语名之为草迷，多因临产难生育，或值严寒气所逼，气闭不通声不出，奄奄呼吸命须臾，气闭不通葱鞭背，寒逼急用火熏脐。

（2）《备急千金要方》卷五：可取儿脐带向身却捋之，令气入腹，仍呵之至百度，啼声自发。亦可以葱白徐徐鞭之，即啼。

（3）《幼科铁镜》：啼哭声从肺里来，无声肺绝实哀哉。

（4）《外台秘要》小儿初生将护法·卷三十五：小儿初生三日中，须与朱蜜，只不宜多，多则令儿脾胃冷，腹胀，喜阴痫气急，变噤而死也。

（三）其他疗法

1. 指针　患儿俯卧，医者以两拇指置于脊柱两侧，自大杼穴平高处之肋间隙，自上向下沿肋间隙点按至膈俞穴止，反复操作2～3分钟。患儿俯卧，医者以两手拇指掌侧对置脊柱两侧大杼穴平高处，自上向下沿脊柱两侧推动至大肠俞穴止，反复操作2～3分钟。

2. 电针　取头部双侧运动区和百会穴，接G6805治疗仪通电20～30分钟/次，用连续波的中档频率120～160次/分钟，10天为1个疗程。疗程间停针3天。有些病例再配以穴位注射疗法，如用胞二磷胆碱液0.125～0.175g/支在曲池穴及足三里穴隔天交替注射。一般经过1～2个月治疗。

3. 头针　头针治疗的方法共两种，一为囟门前三针：前发际上1寸，水平旁开1.5寸，向前平刺0.5寸；二为巅顶四神针：百会穴前后左右各1.5寸，向百会方向平刺0.5寸。用29号1寸毫针。针与头皮呈15°沿皮刺达帽状腱膜层，快速捻转6次，留针20分钟，每日1次，10日为1个疗程，休息10天，进行下1个疗程。穴位注射：选头穴百会、四神聪，上肢选双侧肩髃、曲池、合谷，下肢选双侧足三里、委中、承扶。注射用维生素 B₁、B₁₂、胞二磷胆碱各 1 支，共 5ml 混匀，体穴每穴位注射 0.5ml，头穴每穴位注射 0.2ml，每日 1 次，10 日 1 个疗程，休息 10 天。

五、验案

【张文进治疗新生儿不啼案】

张某，男，初诊于 1975 年 12 月 7 日。

主诉：其母产其时发生难产，产程甚长，出血较多，出生后已近 20 分钟，仍不啼哭，四肢有屈伸动作，但呼吸微弱，时断时续，面部及全身皮肤颜色青紫，口中有黏液流出。

查体：触之手脚欠温，体温 35.6℃，余无异常。证属窒息不啼轻证。

治疗：急掏擦口中黏液，使患儿面朝下，头部低位，轻击其背，取素髎、人中、十宣、涌泉针用泻法，行针 3 分钟，先有一声低沉哭声后，口中又流出少量黏液，随之哭声逐渐响亮。留针 30 分钟后，面部及全身肤色渐转红润，手脚转温，体温 36.3℃。余无异常。10 小时后，患儿开始吮乳，体温 37℃。余无异常。

按语：新生儿不啼属于小儿疾病的急症、重症，多引起小儿后期的发育不良，用其他方法急救，窒息的患儿往往须在呼吸恢复一段时间后，肤色才开始好转。而以针灸救治，即使重度窒息也往往在呼吸逐渐恢复的同时，肤色即渐渐转红，可见针灸疗法治疗本病有较好的效果。

六、评按

针灸疗法治疗本病有较好的效果，除了在急性期能够利用针灸等方法，起到通畅呼吸的作用，从而挽救患儿的生命，而且在缓解症状之后，也可以利用头针、穴位注射等对患儿的整体状况进行调理，从而降低致死率和致残率，另外，本症属于急重症，在条件允许的情况下应该争取做到综合治疗和抢救，而取得更好的疗效。

（杨东梅）

第七节　初生儿不乳

一、概述

初生儿不乳是指婴儿出生后，哺乳时不吮乳为主要临床表现的症状。

在《备急千金要方》中认为是患儿腹中有痰癖；《小儿卫生总微论方》中认为本症主要是由难产、伤风、中寒所引起；《幼科全书》中认识本症的原因为恶血秽露入腹，胎中受寒等。《医宗金鉴》则认为是患儿生后，腹中脐粪未下，或其母过食寒凉，胎受寒气所致。

二、诊察

（一）一般诊察

婴儿出生后，哺乳时不吮乳。

（二）经穴诊察

小儿手部食指指纹透过风、气二关，且色紫。说明患儿体内有郁热食积，且已化热。

三、辨证

在《备急千金要方》中认为是患儿腹中有痰癖；《小儿卫生总微论方》中认为本症主要是由难产、伤风、中寒所引起；《幼科全书》中认识本症的原因为恶血秽露入腹，胎中受寒等。《医宗金鉴》则认为是患儿生后，腹中脐粪未下，或其母过食寒凉，胎受寒气所致。

（一）常用辨证

1. 胃有秽浊　气息短促，面赤唇红，肚腹胀满，二便通而不食乳水，呕吐频作，吐量不多，吐物为黏液夹棕红色血样成分，指纹红紫。

2. 脏有伏寒　四肢不温，啼哭无力，口鼻气冷，面色苍白或青紫，神情淡漠而不乳，苔白，指纹淡或隐约不显露，或面色苍白，四肢欠温，啼哭不休，进而不乳。

3. 元气虚弱　呼吸气弱，面色苍黄，合目少神，哭声短小，四肢少力，反应迟钝而不乳，苔薄白，指纹紫。

（二）经络辨证

从经络辨证的角度看，初生儿不乳与肾、脾、胃等经脉有一定的联系。

1. 胃有秽浊不乳　多由于在分娩过程中婴儿吞咽羊水、恶血，秽浊之邪郁滞胃肠，浊气扰胃，令胃气机升降失调，而肚腹胀满，气息短促，浊气上逆则呕吐不止。秽浊化热则面赤唇红，气息短促，指纹红紫。如果是由于羊水秽物咽下而引起的胃腑失于和降，则会出现呕吐物有棕红色血样成分。治疗多取胃经腧穴。

2. 脏有伏寒不乳　多因其母在怀孕期间过食生冷或寒凉药品，寒气入胞伤胎；或产时、产后中寒；或产房寒冷；或产后保温欠当等，导致寒邪中新生儿之脾胃，阳气不振，或脾肾阳虚，不能温煦脏腑、肌腠，行气血，故表现面色苍白或青紫，口鼻气冷，四肢不温，阳虚气弱则啼哭无力，神情淡漠，脾失运化，摄纳无权，故不乳，寒凝气滞而络脉收引，因此腹痛啼哭不休，进而不食乳水。治疗多取任脉腧穴。

3. 元气虚弱不乳　多因先天精气不足，致胎儿脏腑畸形，或难产、早产等损伤脏腑之气，致元气虚弱，使受纳运化之气机不振，进而不乳。治疗多取气海穴以大补元气。

四、治疗

（一）刺法灸法

1. 主穴　中脘、内关、璇玑

2. 配穴　胃有秽浊者加丰隆；脏有伏寒者加神阙；元气虚弱者加气海。

3. 方义　中脘为胃腑之募穴，内关为八脉交会穴，二穴配合可和胃化痰；璇玑位于膈上，消积导滞，配中脘、内关，可以宽胸理气，降逆导滞。丰隆祛痰除湿，健脾和胃；灸神阙可益本培元、温里祛寒；气海大补元气，行气散滞。

4. 操作　根据虚补、实泻原则操作。中脘、气海、神阙可采用灸法治疗。

5. 灸法　可对中脘、中庭、气海、璇玑等穴位进行温和灸，以穴位皮肤有温热感而无灼痛为度，一般每处灸 10 ~ 15 分钟，至皮肤出现红晕为度。

（二）针方精选

1. 现代针方

（1）处方1：吐乳：主要症状即为吐乳，其次为拒乳，故时作腹痛状之哭啼，睡卧不宁。取穴：内关、内庭、中脘。内关或内庭，轻者或左或右一针可愈，重者加开中脘可愈。针时须轻浅刺，以使小儿不哭最好。

（2）处方2：主穴取中脘、足三里。胃有秽浊者加天枢、上巨虚，诸穴用泻法。留针20分钟，间断行针。秽浊化热者，可再加内庭，诸穴用泻法，持续行针数分钟出针，加厉兑放血。脏有伏寒、脾肾阳虚者，加阴陵泉、脾俞、命门、肾俞，诸穴补法，留针30分钟，间断行针，针后加灸或火罐，或再加灸神阙、气海、关元。元气虚弱者，加气海、关元、三阴交、脾俞、肾俞、复溜、太溪，诸穴补法，留针20分钟，间断行针。

2. 经典针方

（1）《幼科全书》：凡小儿初生时即不吃乳者，此由拭口不净，恶秽入腹，致令儿腹满气短，不能吃乳；或有呕吐，乳不得下；或胎中受寒，令儿腹痛，亦不吃乳。

（2）《太平圣惠方》卷一百：小儿喉中鸣，咽奶不利，灸璇玑一穴三壮，在天突下一寸陷者中，炷如小麦大。

（3）《针灸资生经》第七卷：小儿吐奶，灸中庭一壮，小儿喉中鸣，咽乳不利，璇玑三壮。

（三）其他疗法

1. 灸法　吐乳，膻中下一寸六分，名中庭灸五壮。

2. 灸法　小儿吐乳，灸膻中，巨阙。

3. 指针　处方，推三关200次，补脾土500次，揉外劳300下，揉二马300下，揉板门300下，平肝200次，捣小天心5下，猿猴摘果5次。

五、验案

【王凤仪治疗新生儿不乳案】

刘某，男，产后2天。

主诉：产后2天，拒乳。

检查：足月正常产，产后2天拒乳，无其他异常。舌红苔白。

治疗：取四缝穴，用三棱针点刺四缝穴，挤出少许黄白色透明黏液。治疗1次即愈。

按语：本患儿在出生过程中因吞入羊水而致秽热郁积，治则为逐秽健脾导滞。四缝可健脾滞，初生儿脏腑娇嫩，误吞羊水，脾胃脉络受阻则拒乳，点刺四缝，婴儿当日即可进乳，疗效甚速。

六、评按

新生儿不乳一般表明小儿生机不振，凡胎内患病、产伤、产时中寒、羊水、秽血吸入腹中、严重的先天性畸形，以及早产儿等皆可因元气亏损，挫其生机而表现不乳。因而初生儿不乳是一个比较严重而重要的病症，见到此种情况，应立即到医院针对病因进行诊治，不可延误。

还有一部分新生儿，生后吸乳好，以后逐渐不想饮食，这就需要查明原因，最常见的原因有胃肠滞热，初生儿脏腑娇嫩，易寒易热，而多数家长唯恐小儿受凉，经常是过度保护而忽略了通风散热，导致小儿胃肠有热、中焦受阻、不思饮食。再有"小儿脾常不足"，"胃肠嫩弱"，一旦受到外界不利因素影响，或稍有哺乳不当，即可出现脾胃运化失常，食滞中满、不食等症，这又是导致小儿不乳的一个常见原因。因而，初离母体之儿，犹如草木之萌芽，必须倍加爱护，护理得当，才能健康成长。

（杨东梅）

第八节　小儿夜啼

一、概述

小儿啼哭，简称儿啼，是指新生儿或婴儿因多种原因引起的啼哭过频而言，多见于半岁以下的乳婴儿。若小儿入夜啼哭不安，或每夜定时啼哭，甚则通宵达旦，但白天如常者，称为"夜啼"。两者病因病机相类，故一并讨论。

本症包括《诸病源候论》的"躯啼"、"夜啼"，《颅囟经》的"夜啼"，《小儿药证直诀》的"胃啼"，《幼幼集成》的"拗哭"等。

由于啼哭是新生儿的一种本能反应，新生儿乃致婴儿常以啼哭表达要求或痛苦，故应排除因喂养不当，护理不善而引起的啼哭。此类啼哭主要表现为哺乳饮水或更换潮湿尿布衣着后，抱起亲吻或恢复原有习惯后，啼哭即停，哭时声调一致，并经详细诊查，而无异常者，不属本病讨论范围。

二、诊察

（一）一般诊察

婴儿难以查明原因的入夜啼哭不安，时哭时止，或每夜定时啼哭，甚至通宵达旦，而白天如常。临证必须详细询问病史，仔细检查身体，必要时辅以有关实验室检查，排除外感发热、口疮、肠套叠、寒疝等疾病引起的啼哭。

（二）经穴诊察

耳穴电测神门、脾、胃、内分泌、肾上腺等穴呈阳性反应。小儿食指风关、气关推按之后见指纹紫红或淡红而浮于表。

三、辨证要点

本病主要因脾寒、心热、惊恐所致。脾寒腹痛是导致夜啼的常见原因。常由孕母素体虚寒、恣食生冷，胎禀不足，脾寒内生。或因护理不当，腹部中寒，或用冷乳哺食，中阳不振，以致寒邪内侵，凝滞气机，不通则痛，因痛而啼。若孕母脾气急躁，或平素恣食香燥炙烤之物，或过服温热药物，蕴蓄之热遗于胎儿。出生后将养过温，受火热之气熏灼，心火上炎，积热上扰，则心神不安而啼哭不止。彻夜啼哭之后，阳气耗损，无力抗争，故白天入寐；正气未复，入夜又啼。周而复始，循环不已。小儿神气怯弱，若见异常之物，或闻特异声响，而致惊恐。惊则伤神，恐则伤志，致使心神不宁，神志不安，因惊而啼。总之，寒则痛而啼，热则烦而啼，惊则神不安而啼，是以寒、热、惊为本病之主要病因病机。

（一）常用辨证

1. 脾经虚寒　夜间啼哭不歇，或屈腰而啼，啼而无泪，哭声时高时低，声长不扬，喜俯卧，面青手腹俱冷，食少便溏，唇舌淡白，脉象沉细，指纹淡红沉滞。

2. 心经积热　夜间啼哭，哭声有力，喜仰卧，见灯光则啼哭愈甚，烦躁，小便短赤，大便秘结，面赤唇红，舌尖红，苔薄，脉数有力，指纹色紫。

3. 心虚禀弱　夜间啼哭，哭声无力，低沉而细，伴虚烦惊惕不安，消瘦，低热，唇舌淡红或见樱红，舌尖红少苔或无苔，脉虚数，指纹淡红。

4. 受惊恐惧　夜间啼哭，多泪，睡中惊惕易醒，振动不宁，忽而啼叫，口出白沫，唇与面色乍青乍白，紧偎母怀，大便青绿色，舌苔多无明显异常，脉象夜间可现弦急而数，指纹青紫。

5. 伤食积滞　哭声嘹亮，时哭时止，腹痛拒按，呕吐乳片，不欲吮乳，大便或秘，或泻下酸臭不化之乳食，舌质淡红，苔白厚，指纹紫滞。

（二）经络辨证

从经络辨证的角度看，小儿夜啼与肾、脾、心等经脉有一定的联系。

脾经虚寒啼哭与心经炽热啼哭：两者虽均为夜啼，但寒热虚实各异。脾经虚寒啼哭多因护理不当，腹部中寒，寒邪内侵，脾寒乃生，故屈腰而啼；阴盛于夜，至夜则阴极发躁，寒邪凝滞，气机不通，故入夜则腹痛而啼，常伴有面色青白，手冷，食少便溏，唇舌淡白，脉象沉细，指纹沉伏色淡滞等症。心经积热啼哭每因乳母或乳儿平日恣食辛香燥热动火之食物，或多服温热之药物，火伏热郁，积热上炎。心主火属阳，至夜则阴盛而阳衰，阳衰则无力与邪热相搏，正不胜邪，邪热乘心，心神不宁而致夜间啼哭，常伴有烦躁不宁，见灯火则啼哭愈甚，面赤唇红，身热，尿赤，大便秘结，舌尖红，苔薄，脉数有力，指纹紫滞之症。脾经虚寒者多取脾俞、关元以温脾阳。心经炽热者多取心经、心包经腧穴。

心经积热啼哭与心虚禀弱啼哭：病位虽同在心，心藏神，神安则脏和，故小儿昼得精神安而夜能稳睡，若心气不和，或心失所养，皆可因精神不得安宁而啼哭。然心经积热啼哭为实热扰心，而心虚禀弱啼哭属血少心神失养之故，常见于病后体弱及禀赋不足之儿，伴虚烦不寐，惊惕不安，面白少华，唇舌淡白，少苔或无苔。若兼有虚火者，则见唇樱红，舌尖红，脉虚数等。心虚者多取心包经、胆经腧穴。

心虚禀弱啼哭与受惊恐惧啼哭：两者虽均有心悸脉数之症，但受惊恐惧啼哭，因醒时恐怖，寝则惊惕，振动不宁，忽而惊叫，惊悸尤著，且啼哭多泪，一有音响，即欲紧偎母怀，或作惊跳，面色乍青乍白，脉时数时不数，而唇舌多无异常。受惊恐者多取胆经、心包经腧穴。

伤乳积滞啼哭：乃乳食壅积，损伤脾胃，导致脾胃不和，气机不利而腹痛，因痛而啼哭。故哭声响亮，时缓时剧，时止时作，白天亦然，兼见乳积之症。治疗多取胃经腧穴和既是腑会又是胃之募穴的中脘。

四、治疗

（一）刺法灸法

1. 主穴　百会、印堂、神门、足三里。

2. 配穴　脾经虚寒者加关元、脾俞；心经积热者加少府、通里；受惊胆怯者加内关、阳陵泉；伤食积滞者加中脘、天枢。

3. 方义　百会、印堂镇静安神、醒神益智；神门为心之原穴，足三里为胃经之合穴，两穴相配宁心安神、补脾益胃，脾胃和则卧之安，共奏养心和胃，镇惊宁神止啼之功。关元、脾俞补健益气，温里散寒；少府、通里清心除烦，泻热镇静；内关、阳陵泉疏肝理气、镇静安神；中脘、天枢健脾导滞，清热除烦。

4. 操作　各穴根据虚补、实泻原则操作。虚证者亦可采用灸法治疗。

5. 灸法　可对神门、印堂、足三里等穴位进行温和灸，以穴位皮肤有温热感而无灼痛为度，一般每处灸 10～15 分钟，至皮肤出现红晕为度。百会穴在头顶部，故不适宜用灸法。

（二）针方精选

1. 现代针方

（1）处方1：小儿夜啼，针间使，灸百会。

（2）处方2：夜啼：夜间突然惊醒哭叫，兼有恐怖情况。次日起床问之，则不复记忆。取穴：间使、隐白、照海、劳宫、涌泉。小儿夜啼，刺隐白1次即愈。否则针间使、照海，甚或加针劳宫、涌泉亦愈。

（3）处方3：针刺印堂穴 1～2 次即愈，最多针 4～5 次。操作方法：针刺用平补平泻的捻转手法，不留针。

2. 经典针方

（1）《太平圣惠方》卷一百：小儿夜啼，上灯啼，鸡鸣止者，灸中指甲后一分中冲穴一壮，炷如小麦大。

（2）《证治准绳》卷九·幼科：夜啼，灸幼宫三壮。

（3）《痧惊合璧》卷三：今有小儿日间安然，夜间啼哭……印堂中间灸一火，人中灸一火。

（4）《针灸易学》上卷·小儿科：夜啼，灸百会三壮。

（5）《类经图翼》十一卷·诸证灸法要穴：夜啼，心气不足，中冲三壮。

（三）其他疗法

（1）小儿夜啼灸脾俞，百会风池暨身柱，手足三里命门上，更加中脘与天枢。本病宜用灸治，对四肢穴道可轻针浅刺。

（2）肝俞、命门，用半粒米大艾炷，各灸三壮。小儿夜啼：因热者：大椎针、合谷针、内关针、内庭针、身柱灸。因惊者：针神门、少商、曲池、委中。因滞者：中脘针、足三里针、天枢针、内庭灸。

（3）产肠风引起的夜啼，治疗患儿腹胀、肠鸣、腹筋显露青紫，拒哺，夜啼。属脾胃虚寒，肠风内窜。治则为温经散风，健脾温胃。艾灸"肚脐梅花穴"，即神阙、滑肉门（双）、外陵（双）及足三里（双），每穴 3 壮。每日 1 次。

五、验案

（一）王辉针刺治疗小儿夜啼案

陈某，男，7 岁，鹤壁市陈家湾人。

主诉：4 天前在汽车上玩耍，因汽车未熄火，而将车开动撞于墙上，患儿因此惊吓致发热，夜间哭闹不安。

治疗：取巨阙、四缝（双）、少商（双）。巨阙穴用 28 号 1 寸毫针以 25°～30°角向下斜刺 0.3～0.5 寸（视患儿胖瘦而定，不可直刺、深刺）；再用针点刺四缝穴，用手挤出少许澄清黄白色液体或血，少商穴点刺挤出血液少许。穴位针刺后均不留针。针刺 1 次后小儿神情活泼，目有精神，夜已能安寝，各种症状消失。

按语：因小儿神气怯弱，元气未充，神经系统发育不够完善，偶受惊恐及恶性刺激，易伤及心神，而出现惊惕不安，夜间啼哭不能安寐。临床中采用针刺心之募穴巨阙配以四缝、少商穴，可以清心肝、退惊热、镇惊安神。此法用来治疗惊吓引起之夜啼，见效快，无副作用，易于推广。

（二）陈辉磁珠耳穴贴压治疗小儿夜啼案

刘某，男，8 月，2000 年 8 月 5 日来诊。

主诉：患儿夜间啼哭 2 月余，每晚睡眠时间仅为 3～4 小时，白天尚能安睡，但易惊醒。

查体：患儿素来体弱，形体消瘦，食少便溏，唇舌淡白，苔薄白，脉沉细。

辨证：脾虚。

治则：治宜温脾宁心，镇惊安神。

治疗：用磁珠按压耳穴神门、脾、心、脑。1 个疗程后，症状明显好转，继续治疗 1 个疗程，诸症消除。随访半年未复发。

按语：耳与全身脏腑经络关系密切，通过按压耳穴神门、心、脾、肝、脑等穴，以及磁珠中磁力线透过耳穴所起的双重作用，能起到镇惊安神，温脾清心的作用，以达到阴阳气血平衡，从而使诸症自消。

六、评按

夜啼是婴儿时期常见的一种表现，凡有相应的机体内源性刺激、外源性刺激或精神上的冲动都可引起，例如饥饿、冷热、尿布浸湿、断乳或喂养不当、护理不当等皆是其刺激源。生理性夜啼常不表示机体有异常的改变，在经过详细检查未发现病理状态时，无需进行治疗。病理性夜啼则需细察病因，排除各种皮肤病、疝气、蛲虫病、消化不良、感染性疾病等疾患，以免贻误治疗。

（杨东梅）

第九节　顿咳

一、概述

顿咳，为一种阵发性、痉挛性的咳嗽，咳后有鸡鸣样回声，反复发作，缠绵难愈。

顿咳即百日咳，古代医籍中称"时行顿咳"、"疫咳"、"天哮"、"鸡咳"等。《本草纲目拾遗》描述本症"哮从少腹下逆上而咳，连咳数十声，少住又作，甚或嗽发必呕，牵掣两胁，涕泪皆出，连月不愈"。本症是一种急性呼吸道传染病，常见于冬春季节，以五岁以下小儿为多见。由于本症内蕴伏痰，不易咳出，所以病程迁延，不易速愈，与一般咳嗽迥然有别。

本症相当于西医学之百日咳。

二、诊察

（一）一般诊察

（1）根据流行病学资料，未接种百日咳菌苗，有百日咳接触史。

（2）临床表现：本病的临床诊断应注意几个特殊症状、体征。发病初期感冒症状逐渐减轻，而咳嗽反增；阵发性痉咳，咳嗽末有鸡鸣样吸气性回声，日轻夜重；面目浮肿，目睛出血，舌系带溃疡等。

（3）部分患儿可有合并症，如肺炎、脑病。好发于年龄幼小、病情严重及体弱儿童。

（4）应结合血象、细菌培养、荧光抗体检查、血清学检查等实验室辅助检查以明确诊断。

（二）经穴诊察

一部分顿咳患者会在肺经循行路线上的太渊、列缺等穴位处出现压痛，或扁圆形条索状结节状病理产物，部分患者可在肺俞、中府募穴处出现敏感点。

有些患者在头穴双侧胸腔区可出现压痛反应点；耳穴神门穴、肺穴呈微小皱褶或点状白色或黯红色反应；指纹紫滞。

三、辨证

小儿时期肺常不足，易感时行外邪，年龄愈小，肺更娇弱，感邪机会愈多。外感的时行邪毒侵入肺系，夹痰交结气道，导致肺失肃降，肺气上逆，而出现形似普通感冒咳嗽症状，且有寒热之不同。继而疫邪化火，痰火交结，咳嗽加剧，以致痉咳阵作，痰随气升，待痰涎吐出后，气道稍得通畅，咳嗽暂得缓解。本症以脏腑辨证为主，主要与肺有密切的关系，但时邪与伏痰胶结日久，除造成肺气上逆外，还常常累及肺、脾、大肠、膀胱等脏器，风、痰、热、寒、火邪均为重要的致病因素，同时与肺经、大肠经有一定联系。

基本病机为肺气交阻，肺气上逆。实证包括邪犯肺卫（初咳期），痰火阻肺（痉咳期），虚证包括气阴耗伤。

（一）常用辨证

邪犯肺卫（初咳期）：常因肺弱不足，百日咳时邪从口鼻而入，侵袭肺卫，肺气失宣，肺气上逆，故出现了肺失清肃的卫表症状。兼喷嚏，鼻塞流涕，或有发热，2～3天后咳嗽日渐加重，连声咳嗽，日轻夜重。鼻流清涕，咳痰清稀为风寒犯肺；痰黄黏稠，不易咯出者为风热犯肺。取肺、大肠经，疏风祛邪，宣肺止咳。

痰火阻肺（痉咳期）：是疫邪化火，痰火胶结，气道阻塞，肺失清肃，气逆上冲，而咳嗽加剧，以致痉咳阵作，痰随气升，待痰涎吐出后，气道稍得通畅，咳嗽暂得缓解。可伴有目睛红赤，两胁作痛，舌质红。故取肺、大肠经，宣肺止咳，并配合大椎，合谷穴清热泻火。

气阴耗伤：是病之后期，由于病程日久，邪气渐退，但正气耗损，肺脾亏虚，故多见气阴不足证候，治疗时取肺、胃经合穴尺泽、足三里，补脾益肺，益气止咳。

（二）经络辨证

从经络辨证角度看，顿咳与经脉中的肺经关系最为密切，《灵枢·经脉》："肺手太阴之脉，起于中焦，下络大肠，还循胃口，上膈属肺，从肺系横出腋下"故当肺经有外邪或火热内生时，可引起本病。

四、治疗

（一）刺法灸法

1. 处方　太渊、合谷、肺俞、丰隆、列缺

2. 配穴　风寒痰阻者加外关、曲池；痰热阻肺者加大椎、尺泽；肺脾两虚者加尺泽、足三里。

3. 方义　太渊能疏调肺气以止咳，特别是肺经虚弱，又感风寒者，止咳效果尤佳；合谷能疏风解表，疏散表邪；肺俞能降气，配丰隆止咳化痰；列缺是肺经络穴，疏风散寒、宣表。诸穴合用，共奏疏风止咳，祛痰降气之功。外关、曲池，疏风散寒，降气止咳；大椎、尺泽能肃肺气，止咳血，尺泽、足三里补脾益肺，益气止咳。

4. 操作　以上各穴均采用毫针刺法，太渊穴要避开桡动脉进行针刺。合谷、肺俞、列缺平补平泻，丰隆泻法，每日针刺 1 次，每次留针 30 分钟，10 次为 1 个疗程。

5. 灸法　可对太渊、合谷、肺俞、列缺、丰隆等穴位进行温和灸，以穴位皮肤有温热感而无灼痛为度，一般每处灸 10 ～15 分钟，至皮肤出现红晕为度。

（二）针方精选

1. 现代针方

（1）处方 1

1）毫针法：取穴大椎、合谷、尺泽、肺俞为主，配风池、风门。操作：徐缓刺入，捻转平补平泻，每穴捻针 1 分钟即出针。日 1 次，5 ～7 次为 1 个疗程。或取定喘、天突，配大椎、丰隆。毫针中强刺激，大椎穴出针后拔火罐，痰多加丰隆。

2）三棱针法：取穴华佗夹脊胸$_{1~10}$，肺俞。三棱针点刺出血，肺俞放血后拔火罐。

（2）处方 2：取大椎、四缝、少商、尺泽、内关、合谷、列缺。初咳期加风门、丰隆；痉咳期加大椎、身柱；恢复期加肺俞、脾俞、太渊、足三里；外感风热者加外关、迎香、风池、风府；痰热蕴肺者加肺俞、天突、丰隆；肺胃虚弱者加中脘、足三里；肺阴损伤者加肺俞、太溪。方法：先用三棱针点刺四缝穴，挤出黄白色黏液或血水少许，接着针内关、合谷穴，用中强刺激，留针 20 ～30 分钟，效不佳时加用其他穴，施捻转补泻。患儿不能自控者，速刺不留针。每日 1 次，直至痊愈。

（3）处方 3：处方取天突、少商、列缺、合谷、大椎、风门、肺俞。呕吐者加中脘，痰中带血加尺泽。

2. 经典针方

（1）《胜玉歌》：若是痰涎并咳嗽，治却须当灸肺俞，更有天突与筋缩，小儿吼闭自然疏。

（2）《古今医统》：小儿咳嗽不瘥，灸肺俞穴。

（3）《针灸甲乙经》：咳逆上气，涎出多唾，呼吸喘悸，坐卧不安，或中主之。

（4）《针灸资生经》：三里主咳逆多唾……天突治咳逆上气，胸中气噎，喉中如水鸡声。

（5）《针灸大成》哮吼喘嗽：肺俞、足三里、中脘、俞府、天突、膻中。

（6）《针灸集成》：咳逆上气多吐冷痰，灸肺俞五十壮。

（三）其他疗法

1. 灸法　取鱼际、尺泽、身柱、内关。风寒型加风门、大椎、曲池；痰热型加丰隆、足三里；肺脾两虚加肺俞、脾俞、膻中。操作：①温和灸，每穴灸 10～20 分钟，每日 1 次，7 次为 1 个疗程。②隔姜灸，艾炷如麦粒大，每穴灸 7～10 壮，每日 1 次，5 次为 1 个疗程。③无瘢痕灸，艾炷如黄豆大，每穴灸 10 壮，每日 1 次，10 次为 1 个疗程。④药物灸：取大蒜适量，捣烂敷两足底涌泉穴，纱布固定，每晚睡前 1 次，早晨去掉，10 次为 1 个疗程。

2. 刮痧　大椎、大杼、风门、肺俞、膏肓、身柱。配合尺泽、列缺、太渊、丰隆、足三里。中等强度刮拭以上各经穴部位 3 分钟左右。

3. 穴位注射　取双侧肺俞穴先用 75% 乙醇脱碘，采用卧位或坐位即可，选用 5 号针头，2ml 注射器，抽取黄连素注射液（用量为 1～3 岁每穴注入 1ml，3～5 岁每穴注入 1.5ml，5～7 岁每穴注入 2ml）。快速垂直刺入穴位 0.3～0.5cm，然后再缓向脊柱侧斜刺 1cm，抽无回血，徐徐推入药液即可出针，每天 1 次，3 天为 1 个疗程，痉咳缓解可改用双穴隔日交替注射，2～3 天即可。

五、验案

（一）王远华治疗小儿百日咳案

王某，男，6 岁，厉山镇星炬村人，1994 年 8 月 18 日就诊。

其母代诉：患儿阵发性痉咳 3 周余。曾在随州市两家医院检查诊断为百日咳，运用多种抗生素与止咳药物效果不显。

检查：患儿颜面轻度浮肿，胸部透视显示肺纹理增粗，外周血白细胞的总数为：$14.5 \times 10^9/L$，中性粒细胞 35%，淋巴细胞 65%。

诊断：百日咳。

治疗：采用眼针配合穴位贴药给予治疗。眼针疗法取穴：肺区、上焦区，采用眶外斜刺法，留针 10 分钟后取针，隔日 1 次，5 次为 1 个疗程。穴位贴药药物制备：皂荚 10g，川贝母 5g，氯化铵 3g，樟脑 10g，甘草 10g，分别研细，混匀，贮瓶中备用。取穴：肺俞、内关、膻中，贴药方法：选定穴位后，先以生姜片摩擦穴区至皮肤发红，再取药粉约 10g 以凡士林调匀后涂上约小指头大（患者指头）一团，以麝香追风膏贴其上，3 日换药 1 次，3 次为 1 个疗程。1 次即见效果，连治 7 次告愈，半年后随访未见复发。

按语：本病的发生主要是由于小儿脏腑娇嫩，感染时行疫邪，致使肺气失宣，清肃无权，痰涎阻遏气道，随气上逆而发痉咳。治疗当宣肺理气，止咳化痰，疏风散邪。眼针肺区，有宣肺理气之功，取上焦区乃是病位取穴法；穴位贴药时选肺俞以宣肺，用膻中以理气，取内关乃是按"心胸内关谋"的原则而定的，贴药时所用药物皂荚、贝母、甘草、氯化铵有化痰止咳之功，樟脑即有刺激穴位产生经穴效应之功，又具引助药物渗入皮肤进入血液而发挥相应药理作用之效，诸法配合，相得益彰，共奏宣肺理气、止咳化痰、解痉平喘之功，故而每获良效。

（二）顾天培针刺治疗小儿百日咳案

胥某，女，7岁，1980年4月3日初诊。

主诉（代诉）：阵发性痉咳2周。

病史：患儿2周前开始咳嗽，并逐渐加重，呈阵发性痉咳，1日30余次，咳时有吸气性吼声，同时伴发热、呕吐、衄血、眼结膜充血。患儿住百日咳流行区，与百日咳患儿有接触史。

检查：体温38.5℃，神清面肿，眼结膜充血，眼睑周围青紫，鼻腔内血痂。心率稍快，呼吸音粗糙，腹软，肝脾未及，余无异常。化验：血白细胞12 300/mm³，中性53%，淋巴47%。胸透：心肺及膈正常。

诊断：百日咳（痉咳期）

治则：清热化痰止咳

取穴：四缝穴

治疗：取四缝穴，左右交替刺之，至出血或挤出少许黄白色透明黏液。4月3日至5日各针1次后，痉咳吼声明显减轻，身热退，呕吐止。6日至8日继续针治各1次，痉咳吼声大减，鼻衄已止，面肿亦减。9～10两日又各针治1次，痉咳吼声消失。查血白细胞9 000/mm³，中性65%，淋巴35%。前后共治疗8次而愈。3个月后随访，一切正常。

按语：百日咳中医学称为鹭鸶咳、疫咳、顿咳。因小儿脏腑娇嫩，感受外邪侵袭，肺失清肃而气上逆所致。"四缝"穴属经外奇穴，主治小儿疳疾等症，近代研究表明，针刺"四缝"后可使血液中红细胞、血红蛋白有所增加。我们在治疗过程中，观察到患儿治疗后贪睡，饮食增加，小便增多，同时痉咳吼声迅速缓解，痰涎减少，白细胞计数分类也有复常趋势。这些可能是针刺"四缝"后，抑制了病原体，清除毒素刺激或中断了发病过程中的某些环节，从而起到消炎、解痉、除咳、化痰的作用，达到了治愈的目的。

六、评按

发现顿咳患儿及时隔离4～7周，顿咳流行期间，可每日用生大蒜汁和糖水口服1～2次，连服5～7天。保护易感儿，凡出生3个月后，即按期种百日咳菌苗。要注意患儿休息，尤其保证夜间睡眠，如因阵发性咳嗽而致精神不安，严重影响睡眠时，可适当给予镇咳之品，对幼小患儿在阵咳时要抱起，轻拍背部，但不要紧抱，以防引起窒息。

（杨东梅）

第十节　痄腮

一、概述

痄腮是指感受时邪疫毒，以致腮部肿胀热痛而言，又名"腮肿"、"含腮疮"、"蛤蟆瘟"、"鳗鲡瘟"等。本病是因外感时行温毒，更夹痰火积热，郁滞少阳，少阳经脉失于疏泄，以致耳下腮部肿大疼痛，并有恶寒、发热等症。肝与胆相为表里；肝脉络阴器，故常兼有睾丸肿痛。

痄腮发作轻者，表现为耳下腮部一侧发酸肿胀，或两侧齐发，按之柔软，咀嚼食物不便；发作重者常伴有发热畏寒，烦躁口渴，纳差，精神不振等全身症状，但"此症永不成脓，过一候自然消散"。

本症相当于西医中的流行性腮腺炎。

二、诊察

（一）一般诊察

（1）腮腺炎流行期间，发病前2～3周有流行性腮腺炎接触史。

（2）初病时可有发热。腮腺肿大以耳垂为中心，向前、后、下扩大，边缘不清，触之有弹性感、疼痛感。常一侧先肿大，2～3天后对侧亦出现肿大。腮腺管口红肿，或同时有颌下腺肿大。

（3）可并发脑膜脑炎、睾丸炎、卵巢炎、胰腺炎等。

（4）可辅助血象检查、血清和尿淀粉酶测定、病原学检查以明确诊断。

（二）经穴诊察

一部分痄腮患者会在手少阳三焦经循行路线上的外关、耳门、丝竹空等穴位处出现压痛，或扁圆形条索状结节状病理产物，部分患者可在三焦俞、石门等俞募穴处出现敏感点。

有些患者在耳穴反射区肺、三焦、交感、内分泌、皮质下呈环状或指纹状皱褶，或有脱屑，并可出现压痛反应点；在足穴肺、三焦穴可呈点、片状红晕或条索状、片状增厚等反应。

三、辨证

痄腮，也称流行性腮腺炎，原因是感受腮腺炎时邪所致。在气候变化或腮腺炎流行期间易被传染。当小儿机体抵抗力下降时，时邪乘虚侵入致成痄腮。《疮疡经验全书·痄腮》记述："此毒受在牙根耳聍"，通过肝肾气血不流，壅滞颊腮，此是风毒肿。指出了本病的病因和病机特点。即为邪毒壅阻足少阳经脉，与气血相搏，凝滞于耳下腮部。

本证以经络辨证为主，同时辨常证、变证。根据全身及局部症状，凡发热、耳下腮肿，但无神志障碍，无抽搐，无睾丸肿痛或少腹疼痛者为常证，病在少阳经为主，包括邪犯少阳，热毒壅盛；若高热不退、神志不清、反复抽搐，或睾丸肿痛、少腹疼痛者为变证，病在少阳、厥阴二经，包括邪陷心包，毒窜睾腹。

（一）常用辨证

1. 温毒在表　一侧或两侧耳下以耳垂为中心的腮部漫肿疼痛，伴有恶寒发热，全身轻度不适，咽红，舌红苔薄黄，脉浮数。

2. 热毒蕴结　腮部掀热疼痛，坚硬拒按，咀嚼困难，高热，烦躁，头痛，大便干结，小便黄赤，咽痛，睾丸肿痛，舌红苔黄厚，脉滑数。

（二）经络辨证

1. 邪犯少阳　是由时邪病毒从口鼻而入，侵犯足少阳胆经引起。胆经起于眼外眦，经耳前耳后下行于身之两侧，终止于两足第四趾端。邪毒循经上攻腮颊，与气血相搏，凝滞于耳下腮部，则致腮部肿胀疼痛；邪毒郁于肌表，致发热恶寒；邪毒郁阻经脉，关节不利，则致咀嚼不便；邪毒上扰清阳，则头痛；邪毒内扰脾胃，则致纳少、恶心、呕吐。治疗以疏风清热，散结消肿为原则，取手足少阳、阳明经穴。

2. 热毒壅盛　时邪病毒壅盛于少阳经脉，循经上攻腮颊，气血凝滞不通，则致腮部肿胀、疼痛、坚硬拒按、张口咀嚼不便；热毒炽盛，则高热不退；邪热扰心，则烦躁不安；热毒内扰脾胃，则致纳少呕吐；热邪伤津，则致口渴欲饮、尿少而黄。治疗以清热解毒，软坚散结，取手足少阳、阳明经穴。

3. 邪陷心包　足少阳胆经与足厥阴肝经互为表里，热毒炽盛者，邪盛正衰，邪陷厥阴，扰动肝风，蒙蔽心包，可见高热、抽搐、昏迷等症，此为邪陷心肝之变证。治则为清热解毒，息风开窍，取手足少阳经，阳明经邪热，取十二井穴开窍解痉。

4. 毒窜睾腹　足厥阴肝经循少腹络阴器，邪毒内传，引窜睾腹。此为痄腮之变证。治则为清肝泻火，活血止痛。取手足少阳经，阳明经邪热，去厥阴肝经太冲、曲泉以清泻肝胆，活血止痛。

四、治疗

（一）刺法灸法

1. 主穴　角孙、风池、翳风、颊车、合谷

2. 配穴　邪犯少阳者加外关、曲池、侠溪；热毒壅盛者加大椎、曲池、商阳；邪陷心包者加水沟、太冲、十二井穴；睾丸肿痛者加太冲、三阴交、曲泉。

3. 方义　取翳风、角孙为手少阳之穴，均属局部邻近取穴，以宣散患部气血的蕴结，颊车能疏通阳明经气血以疏散邪热，远取手少阳络穴外关及手阳明经原穴合谷，以清泄少阳阳明两经之郁热温毒，且外关通阳维脉，"阳维治病苦寒热"，与擅长治疗头面疾病的合谷穴同用，更有疏风解表清热消肿之功。

4. 操作　角孙穴采用灯心草灸法。其余穴位均用毫针泻法。每日针刺1次，每次留针30分钟，10次为1个疗程。

（二）针方精选

1. 处方1　小儿外感痄腮症，点刺二间、风池、翳风、横骨。如热不下降，加针风池、翳风。

2. 处方2　痄腮翳风与颊车，风池天井暨列缺，曲池外关并合谷，如有化脓药物兼。本病针治宜用较粗毫针作强刺激。

3. 处方3　痄腮：风池、翳风、颊车、液门、曲池（均泻）。

（1）《针灸资生经》：侠溪，和髎，颊车治颔颊肿，少商治腮颔肿。

（2）《针灸大成》：颐颔肿，阳谷，腕骨，前谷，商阳，丘墟，侠溪，手三里。

（3）《医学纲目》：面赤颊热，恶风寒，颔痛：攒竹、玉枕（各三壮）、巨髎（五壮）。

（三）其他疗法

1. 灸法　灸角孙穴治疗小儿腮腺炎，取双侧角孙穴，灸前将两耳尖部角孙穴所处的位置用刀片刮干净，嘱患儿取仰卧位憋气，此时用灯心草一根，蘸麻油点燃后，快速对此角孙穴点灸，当听到"叭"一声响迅速拿开即可，同时让患儿张嘴调匀呼吸，每穴用同种治疗方法灸1~3次，2次/天，3天为1个疗程。

2. 刺血疗法　用针刺放血治疗小儿流行性腮腺炎254例。取合谷、少商、耳垂下3或5

分处，配足三里、颊车、商阳。强刺激捻转，不留针，少商、商阳点刺放血。每日针刺 1次。结果：轻度 26 例 3 次内治愈；中度 171 例 3 次内治愈 162 例，余 9 例 4～5 次治愈；重度 57 例 3 次内治愈 45 例，4～7 次内治愈 12 例；除 5 例因合并颌下腺炎配合内服药外，均用上法治愈。

3. 拔罐　将无底有盖小瓶盛 1/2 温水于痄腮患处，用针管从盖中将空气吸出，每次留水罐 15 分钟，每日拔 1～2 次。结果 1 周内治愈 95%。

五、验案

（一）翟爱华灯草灸治疗流行性腮腺炎案

侯某，男，4 岁。

主诉：双侧颌下肿大、胀痛，饮食张口痛甚，伴发热、头痛、乏力 2 天。

取穴：取患侧角孙穴，如两侧肿大可取双侧，预防治疗可任选一侧。

治疗：经消炎、抗病毒药物治疗效果欠佳，将患侧耳壳向前曲折，耳尖正上方入发际处，用龙胆紫做标记，75% 乙醇消毒后，取灯心草 3～4cm，将一端浸入油中（麻油）约 1cm，用左手捏住灯心草 1/3 处，点燃后迅速向穴位一触即起，随即发出"啪"的爆炸声，在施灸处出现一绿豆大小的小泡，灸后局部保持清洁，防止感染，2 天后，症状及体征消失，痊愈。

按语：中医认为，本病是由于外感时行温毒，更夹痰火积热，郁热壅阻少阳之络，循经外发而为病。角孙穴是手少阳三焦经穴，又是手、足少阳之会穴，灯心草灸角孙穴，可宣散三阳之邪，而达解表散风，清热解毒，消肿散结之功。通过对 128 例患儿的预防、治疗效果观察，此治疗方法能提高患儿的免疫、抗病能力，对预防、控制此传染病的流行，是一种行之有效、速捷的治疗方法。

（二）曹志刚针刺为主治疗流行性腮腺炎案

张某，女，6 岁。1988 年 12 月 8 日诊。

主诉：三天前因发热、咳嗽、咀嚼时有酸涩感。用青霉素、安痛定治疗两天症状加重而来院治疗。

现病史：症见两侧腮部肿如鸡卵大，皮色光亮边缘不清，触之灼热胀痛，拒按、咀嚼困难，憎寒壮热，体温 38.6℃，咳嗽有痰，舌红、苔薄黄，脉弦数。

诊断：流行性腮腺炎。

取穴：合谷、颊车、痄灵、大椎、陶道，每日一次。连续治疗 2 天，病情痊愈。

按语：该病中医学称为"痄腮、搭腮肿、猪头风"。多因风温毒邪郁结少阳经脉所致。在治疗上以清泄少阳经脉邪热为主。翳风为少阳经会穴，能宣散局部气血郁滞积热；角孙为少阳三焦经穴，有疏通经络、消散郁结的作用。手足阳明经脉均上行面颊，故取颊车、合谷穴以散在经之风热；痄灵是经外穴，位子胸锁乳突肌后缘，与廉泉穴、天突穴连线中点相平处，是治疗本病主要选穴之一，余临床用之，收效甚捷。

六、评按

针灸对本病有较好的疗效。本病属急性呼吸道传染病，故在治疗期间应注意隔离，居室应空气流通，冬季可定时开窗通风，同时要注意保暖，应卧床休息，一般至腮腺肿大完全消失为止。

（杨东梅）

第十一节　小儿多动

一、概述

小儿多动是指小儿活动过多，躁动不安的一种症状，常与注意力涣散、活动过多、情绪不稳、冲动任性、自我控制能力差等同时出现。主要是由于先天不足和后天失养所致，本症多责在心、肝、脾、肾四脏功能失调，以肝肾阴虚、心脾两虚之虚证为主，也有痰火扰心、心火偏旺的实证，或虚实互兼者。古代并无此症的记载，类似于"健忘"、"不寐"、"肝热"、"阳躁"等症状。

本症多见于西医中的轻微脑功能障碍综合征与注意力缺损障碍等。

二、诊察

（一）一般诊察

（1）7岁以前起病，病程持续半年以上。

（2）注意力涣散，上课时思想不集中，坐立不安，喜欢做小动作，活动过度。

（3）情绪不稳，冲动任性，动作笨拙。

（4）学习成绩不稳定，但智力正常或近于正常。

（5）体格检查动作不协调，如翻手试验、指鼻和指指试验阳性。

（6）排除其他精神发育障碍性疾病。

（二）经穴诊察

有些患者在耳穴反射区心穴、脾穴、肾穴呈环状或指纹状皱褶，或有脱屑，并可出现压痛反应点；神门穴呈微小皱褶或点状白色或黯红色反应；枕穴、额穴可呈点、片状红晕或条索状、片状增厚等反应。

三、辨证

因人的情志活动与内脏有着密切的关系，必须以五脏经气作为物质基础，五脏功能的失调，则产生阴失内守、阳躁于外的种种情志、动作失常的病变。《素问·生气通天论》："阴平阳秘，精神乃治。"《素问·阴阳应象大论》中记载："阴在内，阳之守也，阳在外，阴之使也。"中医认为，儿童多动症是因为先天不足、后天失养或其他疾病所伤，导致肝肾阴亏，肝阳偏旺，阴阳失调。本症以脏腑辨证为主，经络辨证为辅，主要与心、脾、肾、肝、胆有密切关系，痰、热邪均为重要的致病因素，同时与脾经、胃经、肾经、心经、心包经、阴阳跷脉都有一定联系。

小儿多动症的病因主要有先天禀赋不足，后天护养不当、外伤、病后、情志失调等。虚证主要包括心脾两虚等，实证包括痰热扰心，另有虚实夹杂之肾虚肝旺。

（一）常用辨证

1. 心脾两虚　多由于患儿先天禀赋不足，伤食或病后失于调护，使脾气虚弱，心气受损；脾虚则思虑不周，言语冒失，兴趣多变，虽能自悟而不能自制；心气不足则兼见心悸健忘，神疲乏力，时而汗出，惕然而惊等症；心气不足，神窍不利则可见口吃，语言迟缓；脾虚运化失职则见面色萎黄，纳呆腹泻等症状。治疗时既要调理脾胃两经，又应取心经之穴，补益心血。

2. 痰热内扰　多由于小儿胎热较重，寒热调护失宜，或过饮水浆，或过食肥甘厚味，而蕴生湿热。湿热内蕴，化为痰火；湿热痰瘀弥漫脏腑三焦，阻滞胸膈，上扰心神，心失所主，故神思涣散，注意力不能集中，烦躁不宁，多动多语，冲动任性，难以制约；痰热互结阻滞中焦则兼见胸闷纳呆；湿热流注下焦则大便秘结或溏而不爽，小便黄赤而短少。故治疗时既要取脾胃经之穴，又要兼泻肝经，以理气化痰，降火除烦。

3. 肾虚肝旺　因先天不足或后天体弱多病，调护失宜，导致肾阴不足，阴虚则无以制阳，而出现一系列"阳躁"的症状，多动多语，精神亢奋，语言高昂，烦急善动等。肝肾同源，肾阴不足则水不涵木，肝阳亢旺而出现魂失所藏之症，常伴有神荡无主，夜寐不安，梦游梦吃，性情急躁，易怒冲动。故治疗时可取肾经之穴补益肾气，取足厥阴肝经荥穴泻肝火，疏肝气。

（二）经络辨证

从经络辨证角度看，小儿多动与阴跷脉、阳跷脉关系最为密切。另外与心经、脾经、肾经也有一定联系。

小儿多动症因动静失制，阴阳失调而成，即阴静不足，阴不制阳，阳动有余所致。《素问·阴阳应象大论》曰："阴静阳躁"，"阴在内，阳之守也；阳在外，阴之使也。"阴跷脉与阳跷脉分别是主阴气与阳气。故二脉异常，阴阳二气运行无常，可引发小儿多动。

四、治疗

（一）刺法灸法

1. 主穴　内关、太冲、大椎、三阴交

2. 配穴　肾虚肝旺者加太溪、行间；痰火扰心者加丰隆、太冲；心脾气虚者加气海、章门。

3. 方义　内关属心包经络穴，又为八脉交会穴之一，通于阴维，维络诸阴，心包络为心之臣使之官，代心受其损，心主血脉，又主神志，故内关具有宁心安神之效；太冲为足厥阴肝经之原穴，针用泻法，可平肝理气、镇惊安神；大椎为阳经之交会穴，点刺放血，清热通阳，统摄全身阳气；三阴交为足三阴经之交会穴，调理脾胃、补益肝肾，调整阴经之经气。内关、太冲相配调心志、疏肝气，大椎、三阴交调和阴阳，安神宁神。四穴共奏养心安神，镇静宁志之功效。太溪、行间滋阴补肾，疏肝理气；丰隆、太冲理气化痰，降火除烦；气海、章门补气养血，补脾养心。

4. 操作　内关用1寸毫针直刺，平补平泻，太冲用1寸毫针直刺，捻转泻法，大椎穴点刺放血，三阴交穴用1.5寸毫针直刺，补法。

5. 灸法　可对内关、大椎、三阴交等穴位进行温和灸，以穴位皮肤有温热感而无灼痛为度，一般每处灸 10～15 分钟，至皮肤出现红晕为度；太冲穴以泻法为主。

（二）针方精选

1. 现代针方

（1）处方 1：针灸：取督脉、足少阴经穴及背俞穴为主，毫针刺用补法为主。处方配穴：百会、四神聪、印堂、三阴交。心脾肾虚配心俞、神门、内关、肾俞、太溪、脾俞、足三里；肾虚肝亢配太冲、照海；记忆力差配悬钟；盗汗配阴郄、复溜。

（2）处方 2：治法：育阴潜阳，安神定志。以督脉及足少阳、足厥阴、足少阴经穴为主。

主穴：百会、印堂、风池、太冲、太溪、神门。配穴：阴虚阳亢者，加三阴交、侠溪；心脾两虚者，加心俞、脾俞；痰热内扰者，加大陵、丰隆；烦躁不安者，加照海、神庭；食欲不振者，加中脘、足三里；遗尿者，加中极、膀胱俞。操作：风池、太冲用毫针行泻法，太溪用补法，其余用平补平泻法；四肢穴位可用速刺法，不留针，头部穴位留针 30 分钟，每日 1 次。配穴按虚补实泻法操作。

（3）处方 3：治则：补养心脾、补肾益精。主方：四神聪、心俞、脾俞、内关。配穴：心脾两虚，加阳陵泉；先天不足，加肾俞、绝骨。随症选穴：瞬目，加攒竹；扭颈，加风池；咧嘴，加地仓；耸鼻，加迎香。

2. 经典针方

（1）《幼幼新书》卷十：揉眼咬指甲，此是文曲星所作，灸两手心三七壮，未瘥，灸中指头七壮。

（2）《幼幼新书》卷十：爱吐逆，舌不住，名蛇惊，于承浆穴中灸三七壮。

（三）其他疗法

1. 耳针　采用针刺耳穴治疗 28 例，取得满意疗效。治疗方法：取耳穴：兴奋、皮质下、脑干、肝区、肾区，血虚者加脾区、心区，均取单侧。患儿取坐位，穴位常规消毒，用 0.5 寸毫针针刺以上穴位 1～2mm 深，不行任何手法，不留针。每日 1 次，两耳交替使用，10 次为 1 个疗程，休息 5 天行第 2 个疗程。全部患儿均经 2～3 个疗程治疗。

2. 奇穴　以四神聪为主穴，随证配穴，用 1.5～2 寸毫针，常规消毒后，采用提捏进针法将针快速刺入前沿帽状腱膜下，向左透左聪、左聪透后聪、后聪透右聪、右聪透前聪，接上 G6805－1 针灸治疗仪，连续波，留针 30 分钟。15 次为 1 个疗程，隔日 1 次。

3. 耳针　采用耳针或耳压法，取神门、心、脾、脑干、皮质、失眠等穴，治疗本病 16 例，总有效率为 87.5%。

五、验案

（一）李远实治疗小儿多动症案

赵某，男，8 岁，小学 2 年级学生。1995 年 8 月初诊。

病史：其母代诉：患儿在幼儿园大班时，曾因任性、孤僻中途退学。一年级时，老师也多次反映他上课不认真听讲，爱做小动作，不耐端坐，坐辄摇头晃脑，装扮鬼脸，偶尔还会尖叫一声。经某医院诊为"儿童多动症"。中西药迭治罔效。

症见：形体消瘦，面黄少华，好动寡言，胆怯心悸，多梦易惊，纳差挑食，大便溏，小便清长，舌淡苔薄，脉弦细。

辨证：小儿多动症（胆气虚弱）。

治则：温胆安神。

治法：用 28 号 1 寸毫针刺双侧头窍阴、足窍阴穴，施平补平泻手法，皆不留针，然后用艾条围绕双耳做回旋灸，同时嘱助手于双侧足窍阴穴上做隔姜灸。整个操作过程约 30 分钟。每日 1 次，10 次为 1 个疗程。1 个疗程后，症状显著减轻，治疗 3 个疗程后诸症消失。

嘱服归脾丸善后。随访 2 年未发。

按语：小儿多动症以注意力涣散，任性冲动，活动过多为基本特征。目前对该病尚无统一认识，临床治疗较为棘手。此案笔者四诊合参，辨证为胆气虚弱，故治疗直取足少阳胆经。选用头、足窍阴为主穴，因足窍阴为胆经之根、本，头窍阴与听会、听宫合属胆经之标、结，耳为空窍，且为胆经气街所在，标、本表经气之弥散，根、结表经气之源流，气街表经气之贯行。三者畅则胆气荣，胆气荣则脑窍清，脑窍清而多动止。

（二）李江琪针刺治疗小儿多动症案

顾某，男，14 岁，学生。1986 年 4 月诊。

主诉：头项转动频作一年余。

现病史：头项转动频作，同时不自主地撅嘴、伸舌、眨眼，喉部发出"哼哼"响声，上课注意力不集中，学习成绩下降，只能停学在家。患儿形体消瘦，心烦性躁，胃纳、睡眠少，舌质红，苔少，脉弦数。曾在多家医院诊治，查抗"O"、血沉、尿常规、脑电图均正常，诊断为"多种抽动综合征"，服用氯呱啶醇、脑复康、安坦、止痉中药等无效，而来针刺治疗。

治疗：取用百会、合谷、神门、足三里、太冲、太溪。除太冲用泻法外，其他穴位均用平补平泻。针 15 次，诸症控制，复课上学。因学习紧张 2 年后病复发，再次来我室诊治，按原法治疗 20 次，症状消失而愈。现已中技校毕业参加工作，一切正常。

按语：患儿肾阳不足，水不涵木，肝阳偏亢。头为诸阳之首，肝为风木之脏，主风主动，木气上冲，故头动较甚，取用合谷与太冲，为四关穴，为一阴一阳，一气一血，两穴同用能协调阴阳，调和气血，达到疏肝清热、通络息风；百会、神门镇静安神；太溪滋阴潜阳，足三里能滋养筋脉。上穴合用，风阳自止。

六、评按

本病针灸治疗效果较好。患儿应树立信心，加强自制能力，发挥主观能动性。家长要给患儿一个宽松的生活、学习环境，尽量避免忧愁、惊恐，不责骂、体罚，培养良好的生活习惯，耐心训练，稍有进步即应鼓励。本病预后较好，绝大多数患儿至青春期逐渐好转而痊愈。针刺头部、背部穴位必须掌握好进针的方向和深度，避免损伤脑组织、内脏和大血管。

（杨东梅）

第十二节　小儿疝气

小儿疝气是指腹腔脏器或组织通过先天或后天形成的薄弱点、缺损或孔隙进入另一部位，向体表突出的病症，其内容物多为小肠。本病包括小儿脐疝和腹股沟疝两种。小儿脐疝是因脐环闭锁不全或脐部瘢痕组织不够坚韧，在啼哭或便秘等腹内压增加的情况下腹内容物突出脐部。腹股沟疝是因患儿腹壁肌肉薄弱或发育不全，先天性鞘状突未闭或闭锁不全形成孔隙，当小儿啼哭或便秘等使腹内压增高时腹内容物自此向体表突出于腹股沟，形成腹股沟肿块者为腹股沟直疝，经腹股沟环进入阴囊者为腹股沟斜疝。

小儿脐疝是圆形或卵圆形疝囊突出于脐部，属于中医学"脐突"范畴；腹股沟疝是疝囊突出于腹股沟或阴囊，属于中医学"狐疝"范畴。

本病因小儿先天不足、本藏虚弱，复因风寒之气侵袭脐腹、内食生冷或卧湿地致寒邪凝滞而成；或因乳食蕴郁化热，复被寒邪束于外，邪气乘虚流入厥阴，阴阳失和，气滞不行，经脉阻塞牵引睾丸少腹绞痛。

一、临床表现

1. 脐疝　脐部突出，呈圆形或卵圆形，用手按之，可以回纳，但是啼哭或咳嗽时又可重复突出。

2. 腹股沟疝　腹股沟或阴囊肿块，有坠胀感、触痛，初起以手按之还纳腹中，在久立、啼哭或咳嗽时肿块出现或增大，平卧、睡眠后肿块变小或消失。如果手按不能还入腹中，腹中绞痛，则已成嵌顿，病情危急。

二、诊断要点

（1）出生后腹股沟部有肿块，可看到或摸到，有些甚至主降到阴囊内。

（2）通常在小孩哭闹、咳嗽、便秘等增加腹壁压力时，囊肿突出体表或逐渐增大，在平躺或用手按压时回纳。

（3）如果疝块无法回纳发生嵌顿时，会出现腹痛、恶心、呕吐、发热、厌食、烦躁不安，甚至肠管缺血坏死等严重并发症。

三、辨证施治

1. 辨证分型

（1）寒滞厥阴：腹股沟或脐膨大冷痛，引及少腹，形寒肢冷，甚则手足麻木，面色苍白。舌质淡、苔薄白，脉沉弦或沉细。

（2）湿热积聚：脐或腹股沟处膨大胀痛，连及少腹，暖气吞酸，手足沉重，小便短赤，大便秘结。舌质红、苔黄腻，脉弦数或濡数。

2. 针灸治疗

（1）治法：寒滞厥阴者，治宜温经散寒、行气止痛，针灸并用，用补法；湿热积聚者，治宜清化湿热、消肿止痛，只针不灸，用泻法。以任脉及足厥阴、足太阴、足阳明经穴为主。

（2）主穴：大敦、太冲、百会、关元、归来、三阴交义：足厥阴经之大敦、太冲，疏肝缩筋、理气止痛。百会为诸阳之会，可升提阳气。关元为足三阴经与任脉的交会穴，可培补元气、疏通气血。阳明经合于宗筋。归来为治疝要穴。三阴交可通足三阴经的气血。因足三阴经皆循行于少腹，诸穴共用可疏通经脉，使疝块顺利还纳。

（3）加减：寒滞厥阴者，加神阙，以培元阳、解寒凝；湿热聚积者，加四满、水分，以消肿止痛。

（4）操作：神阙用艾条灸 30min 左右。百会、关元针后行温和灸，以皮肤红润为度。余穴用小幅度的提插捻转针法。症状未控制前，每日 2 次；待缓解后每日 1 次，5 次为一疗程。

四、其他疗法

1. 热敷疗法

（1）处方：疝块局部。

（2）操作：用热毛巾温敷疝块局部 15～30min，可促使疝块还纳。

2. 手法还纳法

（1）脐疝：使患儿平卧，揉按其中脘、神阙，分别推按腹部两侧数十次，可助脐疝还纳腹中。

（2）腹股沟疝：使患儿侧卧于健侧，臀部垫高过于头，助手将患者患侧腿抬起，医者用手捏住疝块，轻轻捻挤，可使疝块还纳。

3. 厚垫压迫法

（1）脐疝：回纳疝块后，用一大于脐环、外包纱布的硬币抵住脐环，然后用胶布或绷带加以固定，勿使其移动。

（2）腹股沟疝：采用棉线束带或绷带压住腹股沟管深环，防止疝块突出，并可帮助疝孔闭合，给发育中的腹肌以加强腹壁的机会。

五、文献摘要

《针灸甲乙经》：卒疝，少腹疼，照海主之。

《外台秘要》：卒疝暴痛，灸大敦，男左女右，三壮而已。

《子午流注针经》：稽夫大敦去七疝之偏坠。

《针灸聚英》：大敦、照海，患寒疝而善癪。

《席弘赋》：若是七疝小腹痛，照海阴交曲泉针，又不应时求气海，关元同泻效如神。

《针灸大成》：肾胀偏坠，关元灸三七壮、大敦七壮。寒疝股痛，阴市、太溪、肝俞。卒疝，丘墟、大敦、阴市、照海。癫疝，涌泉、中封、太冲、商丘。阴疝，太冲、大敦。

六、名家医案

李某，男，9 岁。于 1975 年 10 月 27 日初诊。主诉：左阴囊部肿胀已 4 个月。病史：今年夏收中，学校组织小学生拾麦，因气候炎热，走路过多，回家后即感觉左侧睾丸肿痛，请厂内卫生所医生检查，认为是睾丸炎，即给予抗生素和解热镇痛药。服后，痛稍有缓解，肿块依然不消。后又到本院外科检查，诊断为鞘膜积液，建议用手术治疗。其父母担心小孩年龄小，怕以后影响生育，故要求中医保守治疗，由外科转入针灸科开始用针灸治疗。体格检查：左侧睾丸上方，靠近耻骨下缘，有约 6cm×3cm×3cm 大的包块，按之柔软，有波动感。透光实验（＋），深按感觉疼痛：辨证：水疝。治则：行气消水，活血止痛。选穴：三阴交、气冲（左）、阴廉，并于肿块处行"五虎擒羊法"（于肿块四周各刺 1 针，中央刺 1 针，共刺 5 针，由此而得名）。针法：先循经刺三阴交，使经气向前阴传导，以达到行气消水的作用；次针气冲、阴廉，以助三阴交的作用；然后再针局部，活血、止痛、消肿。起针后，局部按摩，并嘱咐加疝气带压迫。按以上方法，共治疗4次，肿块消散。

七、按语

针灸治疗小儿疝气疗效可靠，但应注意，待疝块还纳后，要用厚垫压迫固定，防止其再次脱出，且可促使疝口闭合。本病多因患儿体虚、先天不足，加之患有咳嗽、便秘等疾病，使腹压增加，而导致腹内容物突出体表而形成疝气。所以，治疗引发疝气的疾病，增强体质才是治疗小儿疝气的根本。

（杨东梅）

第十三节　小儿直肠脱垂

小儿直肠脱垂是指直肠黏膜、肛管、直肠和部分乙状结肠向下移位，脱出肛门外的一种疾病。本病多见于5岁以前的小儿，男女发病率均等，无季节性。中医学称本病为"小儿脱肛"。

本病病因主要有正气亏虚、饮食所伤两个方面。小儿脏腑娇嫩，形气未充，或禀赋怯弱，加之久泻伤脾，中气不足，气虚下陷，无力收摄，导致肛门失约而脱出；或小儿脾常不足，运化力弱，又饮食不节，恣食辛辣厚味，以致湿热滋生蕴积胃肠，胃火过盛，热注大肠，下迫肛门而为脱肛。

一、临床表现

发病初期，小儿排便时有肿物脱出肛门，状如球形、表面呈放射状纵沟者为不完全性直肠脱垂；若脱出物呈圆锥形，黏膜皱襞呈环状排列，则为完全性直肠脱垂。多数便后可自行回缩至肛门内。反复发作后，每次便后均须用手托回，并常有少量黏液从肛门流出。甚者在哭闹、咳嗽用力等腹内压增加的情况下即脱出。若久未复位，则可出现直肠充血、水肿、溃疡、出血等症状，以致复位困难、甚至肠管坏死。

二、诊断要点

（1）有肿物自肛门脱出。
（2）直肠指诊时感到肛门括约肌松弛无力。乙状结肠镜检查可见远端直肠充血、水肿。
（3）排除内痔脱出等其他疾病。

三、辨证施治

1. 辨证分型
（1）中气下陷：逐渐发病，由轻到重，大便后或咳嗽、打喷嚏时直肠脱出，一般不能自行还纳，需用手托回。脱出物微红，无肿痛。患儿神疲倦怠，气短乏力，面色少华，口唇淡白，纳少便溏。舌质淡、苔薄白，指纹淡，脉缓弱。
（2）湿热下注：发病突然，多于排便后直肠脱出，肛门肿痛，脱出直肠的黏膜充血、水肿，甚至糜烂。患儿烦热哭闹，口舌干燥，喜食生冷，热泻或便秘，小便黄。舌质红、苔黄腻，指纹暗紫，脉滑数。

2. 针灸治疗

（1）治法：中气下陷者，治宜补中益气、升陷固脱，针灸并用，用补法；湿热下注者，治宜清热化湿、疏导大肠，只针不灸，用泻法。以督脉及足太阳经穴为主。

（2）主穴：百会、长强、大肠俞、承山。

（3）方义：百会为督脉与手足三阳经的交会穴，统于督脉，灸之有升阳益气、举陷固脱的作用。长强为督脉之别络，位近肛门，针刺本穴可增强肛门的约束功能。足太阳经脉循尾骶，承山配大肠俞可促进直肠回收。数穴合用，可起到举陷固脱的作用，使陷者可举，脱肛自收。

（4）加减：中气下陷者，加气海、关元、足三里及肛周3点、9点，以补虚培元、升陷固脱；湿热下注者，加曲池、上巨虚、阴陵泉，以清化湿热、疏通大肠。

（5）操作：中气下陷者，各穴均用捻转补法，不留针，针后再施以灸法；湿热下注者，阴陵泉速刺进针，捻转补泻，不留针，余穴均施以捻转泻法，不用灸法。每日1次，5次为一疗程。

四、其他疗法

1. 艾灸疗法

（1）处方：长强、百会、神阙。

（2）操作：长强、百会用艾条点灸，以红润为度，再用艾炷置神阙穴行无瘢痕灸，5～20壮。每日1次，5次为一疗程。

2. 耳针疗法

（1）处方：直肠下段、神门、皮质下、大肠、脾。

（2）操作：点刺进针，以不透耳郭软骨为度，留针30min，每日1次，10次为一疗程。或用压丸法，每日按压3～5次，每次每穴按压1～2min，3～5d换一次，5次为一疗程。

3. 针挑疗法

（1）处方：在第3腰椎至第2骶椎之间，脊椎中线旁开1.5寸的纵行线上，任选一点。

（2）操作：挑治，15d一次，一般需2～3次。

4. 腧穴注射疗法

（1）处方：长强。

（2）药物：维生素B_1注射液。

（3）操作：取维生素B_1注射液，每次0.2～0.3ml注入长强穴，隔日1次，3次为一疗程。

5. 腧穴贴敷疗法

（1）处方：百会。

（2）操作：取蓖麻子10粒，煮半熟的粳米适量，共捣烂为泥，敷于百会（应剪去头发）4h，一次无效，隔5～7d再如法敷药。

6. 腧穴埋线疗法

（1）处方：承山，长强，肛门3点、9点外周0.5寸远处。

（2）操作：在诸穴呈内斜方向各埋入一段羊肠线（长0.5～1cm），20～30d可重埋一次。

五、文献摘要

《针灸聚英》：脱肛起百会、尾翳之所。

《席弘赋》：小儿脱肛患多时，先灸百会次鸠尾。

《针灸大成》：脱肛，百会、长强。

《类经图翼》：脱肛，百会三壮……小儿亦然。胃俞、长强又有洞泄寒中脱肛者，须灸水分百壮。

六、名家医案

何某，男，8岁。代诉：脱肛2周，始于间歇腹泻1个月后。早期于大便时下脱，可自行回复，但以后需外托纳回，近日发展至下蹲、奔跑亦脱出，经治疗效果不显。现患儿面色萎黄，轻度消瘦，神疲，食欲不振，心肺正常，腹微胀，下蹲时直肠下脱约1.5cm，轻触痛，外托可纳回，脉细弱，舌质淡、苔白腻。脉证相参：脱肛始自久泻后，乃脾阳失运，致中气下陷，大肠腑气收摄无力而成病。治宜调补胃肠气机与升阳并进，取足阳明及督脉穴为主，刺用补法，针灸并施。一诊：针足三里、大肠俞、隔姜灸大椎5壮（刺大肠俞针尖向下，以针感向骶及肛门扩散为佳）。针后肛门垫一小纱布块，外用丁字带固定。二诊：经针灸后食欲较前改进，神疲减，大便时脱肛改善，奔跑时无明显不适，脉细，舌苔薄白。刺后胃肠气机稍复，仍按前法取长强、上巨虚以旺盛大肠腑气，灸百会5壮以升阳。三诊：神情较活跃，思食，除大便后肛门尚微下脱外（可自行回复），余无不适，脉细，舌苔薄润。脾胃受纳与运化功能渐复，阳气得补，大肠腑气得调益，故脱肛能收摄。由于患儿脱肛虽愈但体质尚虚弱，按上法针灸一次后嘱其家属每日用艾卷温灸脾俞、胃俞、足三里，以补益后天生化之源而终止针刺。2周后复诊，神情活泼，面色泛红，体力增加，食欲佳，脱肛未现，病已愈。

七、按语

小儿脱肛的治疗宜标本兼顾。此病多为脾胃虚弱、气虚下陷所引起。取长强、百会，意在"下固上提"，属治标之法。若欲治其本，补气健脾、养后天之气才是关键。小儿脱肛后应注意护理：祛除引起脱肛的原因，积极治疗增加腹压引起脱肛的疾病，如便秘、腹泻、百日咳等；注意饮食营养，身体虚弱的患儿要给予充足的营养食物。湿热引起脱肛的患儿，要养成良好的饮食习惯，均衡营养。

（杨东梅）

第二十章　五官科疾病

第一节　青盲（视神经萎缩）

青盲指眼外观良好，一如常人，视力缓慢下降而致人物不辨者。西医学的视神经萎缩属本病范畴。视神经萎缩是指视神经发生退行性病变，视神经乳头颜色变为苍白，视力下降的一种严重疾病。根据病因及视盘的形态，视神经萎缩可分为原发性视神经萎缩和继发性视神经萎缩两类。原发性者病变位于球后，萎缩过程是下行性的，如脊髓劳、外伤、球后视神经炎、眶内压迫及遗传性等。继发性者其原发病变在视盘、视网膜或脉络膜，萎缩过程是上行性的，如视神经乳头炎，视神经盘水肿、脉络膜视网膜炎、视网膜色素变性等。中医学认为本病多因久病体虚，肝肾阴亏，精血不足或七情郁结、头眼外伤以致目失濡养，光华不能发越而致。针刺治疗视神经萎缩，在增进视力，改善视力功能方面有一定疗效。

一、临床表现

视力显著减退，可进行至完全失明。视野多呈向心性收缩，也可出现中心暗点，扇形缺损和偏盲等。色觉减退，先红后绿。视野改变与视力减退同时进行，瞳孔对光反射迟缓或消失。检眼镜下，原发性者视神经乳头颜色苍白，边缘清晰，筛板清楚可见，视网膜血管晚期稍细。继发性者，视神经乳头颜色青灰、污秽、边缘模糊、筛板不清，视神经乳头附近血管常伴白鞘。

二、鉴别诊断

1. 家族遗传性视神经萎缩（leber病）　多为男性发病，女性为遗传因子携带者，发病急、视力迅速降低，但可有一定恢复，也有逐渐恶化者。
2. 幼年型视神经萎缩　为遗传性疾病，视力低，视野向心性缩小，蓝黄色尤甚。
3. 伴有糖尿病的幼年型视神经萎缩　可伴有或不伴有耳聋，多为进行性。

三、治疗规范

1. 治则　补气血、益肝肾、通络明目。
2. 配方
（1）经穴刺法：以足三阳经及太阴经穴为主。取患侧睛明、球后、承泣、风池、合谷；双侧足三里、三阴交、肝俞、肾俞。
（2）耳针刺法：取双侧眼、目1、目2、皮质下、枕区。
（3）穴位注射：取患侧风池、太阳、球后，药物为复方丹参注射液。

3. 操作

（1）经穴刺法：患眼睛明穴直刺 0.5~1 寸，缓慢进针，施提插平补平泻法，酸胀为度；球后穴沿眼眶下缘中、外 1/3 交界处缓慢进针，针尖斜向内上，进针深度 1~1.5 寸，施术同前，以眼胀、泪出为度；睛明、球后穴不可大幅度提插捻转；承泣斜刺 0.5~1 寸，捻转平补平泻 1min；风池向对侧眼角斜刺，进针 1~1.5 寸，施术同前；合谷直刺 1.5 寸，施术同前；足三里、三阴交直刺 1.5~2 寸，施捻转补法 1min；肝俞斜刺 0.5~0.8 寸；肾俞直刺 0.8~1 寸，施捻转补法。诸穴施术后均留针 20min。

（2）耳针刺法：双侧眼、目 1、目 2、皮质下、枕区中等刺激，留针 20min，间断捻转施术。

（3）穴位注射疗法：患侧风池、太阳、球后，药用复方丹参注射液，每次 0.2~0.5ml。

4. 疗程

（1）经穴刺法：每日针刺 1 次，12 次为 1 疗程，1 疗程结束后，休息 2~3d，再行第 2 疗程，治疗 3~4 疗程后，可改隔日 1 次，间断治疗。

（2）耳针刺法：每日针刺 1 次，12 次为 1 疗程，治疗 2 个疗程后，改用耳穴贴压法治疗，以王不留行子贴压耳穴，自行按压，每日 3~4 次，每次 20~30s，耳穴贴压隔日更换 1 次。

（3）穴位注射疗法：隔日 1 次，5~10 次为 1 疗程。

四、配方理论

青盲一词首见于《诸病源候论》"青盲者，谓眼本无异，瞳子黑白分明，直不见物耳。"《证治准绳·七窍门》云："目内外并无障翳气色等病，只自不见者是……失青盲者，瞳神不大不小，无缺无损，仔细视之，瞳神内并无些别样气色，俨然与好人一般，只是自看不见。"西医学视神经萎缩属青盲范畴。视神经萎缩为多种原因导致气血不足、肝肾亏虚、精气不能通达上荣，以致神光耗散而致。因此疏通三阳经穴为首要，睛明为手足太阳、足阳明之会穴，球后为经外奇穴，具有疏结、通络、明目之功效；承泣为足阳明、阳跷与任脉之会穴；风池为手足少阳与阳维之会穴，肝俞、肾俞可加灸，滋养肝肾、调肝明目。临证可加耳针、穴位注射及其他配穴，在增进视力、改善视野方面，取得良好疗效。

（薛正海）

<h2 align="center">第二节　目割</h2>

目割，即眼睑干涩不适，频频眨动，不能自主。本证常为多种眼病中出现的主要症状，如沙眼、慢性结膜炎、浅层点状角膜炎、角结膜干燥症、角膜软化、暴露性角膜炎、眼轮匝肌痉挛等。中医对本病的记载首见于《审视瑶函》，认为系由肝风入目所致，将临床常见之目割分为四类：胆经风热欲作肝疳之目割、受惊之目割。临床上应针对原发病积极治疗，同时以针刺治疗频繁眨眼之症状，除角膜软化症、干燥症、眼睑痉挛外，大多疗效良好。

一、临床表现

双睑频频眨动，眼干涩，常喜揉拭。或有畏光、流泪眼痛；或形体消瘦，烦躁易怒，饮食偏嗜；或黑睛生翳，白睛混赤，视力下降。

二、鉴别诊断

对患目劄者应进行详细的眼科检查，以区别原发病症，分别予以治疗。

1. 沙眼　由沙眼衣原体感染而致。特征为眼睑内颗粒累累，状如花椒，色红，以上睑内为明显。常有分泌物。其所致目劄随沙眼本身程度轻重而变化。轻时可仅有干涩而无目劄，重时干涩难忍，目劄频频。

2. 浅层点状角膜炎　为病毒感染而致，常在感冒等病毒感染性疾病后发生。自觉双眼干涩，轻度畏光，白睛微红或不红。行结膜囊染色后裂隙检查，可见角膜表面弥散分布点状上皮浸润。

3. 角结膜干燥症　可为干燥综合征的眼部表现或沙眼、眼烧伤等的并发症。眼干涩明显，除频频眨动外，常伴挤眼动作。行泪液学检查可见泪液分泌量减少、泪膜破裂时间缩短，结膜干斑及角膜损伤等。

4. 角膜软化症　常见于营养不良之小儿，先有夜盲，继则畏光、眼干、频频眨眼。白睛灰益，出现干燥斑，黑睛失润，先有点状，片状浸润，继则溃疡、变性，甚则全部黑睛灰白呈毛玻璃样，最终失明。全身有形体消瘦，偏食厌食，大便秘结等消化不良表现。

5. 眼睑痉挛　病因不明。可能与紧张，用眼过度及精神因素有关，眼睑不自主抽动，可一眼或双眼；检视眼部，大多无明显异常，或仅有慢性结膜炎症。

三、治疗规范

1. 治则　活血通络、祛风止痉。
2. 配方
（1）经穴刺法：取双侧风池、太阳、阳白、攒竹、四白、合谷。
（2）梅花针法：眼周皮肤。
3. 操作
（1）经穴刺法：双侧风池向对侧眼球斜刺，进针约1.5寸，施捻转平补平泻法1min；太阳、阳白、四白诸穴，均向眼球方向平刺0.3~0.5寸，施捻转平补平泻法1min；攒竹向下斜刺0.3寸，不施手法；合谷穴直刺0.5寸，施捻转平补平泻法1min。诸穴捻转至有明显酸、胀、痛等感觉后留针20min。
（2）梅花针法：嘱患者闭目，沿双眼眶缘外0.5寸范围，依上、内、下、外顺序呈环状叩刺，每眼叩刺20周，以皮肤潮红，有微小出血点为度。注意用力均匀轻柔，勿叩触至眼睑上。
4. 疗程　每日1次，10d为1疗程，间隔1~3d可行下1疗程。症状明显好转后可改为隔日针1次。

四、配方理论

目劄证临床多系外感风邪，引动内风，客于眼目所致；又"久病入络"，故常伴局部目络瘀阻，气血不和。故治疗当以祛风通络为主。风池为治疗头面之风之要穴，刺之散风疏通目系，配以局部诸穴通目络，散风邪；合谷乃多气多血之阳明经要穴，素有"面口合谷收"

之称，刺之引血上行于面，有助于调和气血、止痉明目，加强局部诸穴的作用。

（薛正海）

第三节　麦粒肿

麦粒肿是一种常见的眼睑腺组织急性化脓性炎症，又称睑腺炎。因发病所在部位不同，有内外麦粒肿之分。凡睫毛所属皮脂腺的化脓性炎症称外麦粒肿，而睑板腺的化脓性炎症为内麦粒肿。是青少年的多发病。

一、病因病机

本病多因风邪外袭，客于胞睑化热，风热煎灼津液变成疮疖，或因多食辛辣炙博等物，以致脾胃蕴积湿热，遂使气血凝滞，停聚于胞睑皮肤经络之间而成。若反复发作多因余邪未消，热毒蕴伏，或体质虚弱，屈光不正等。

现代医学认为，本病多因金黄色葡萄球菌感染而成。针灸治疗本病，炎症初期可促使其吸收，消肿，止痛，切忌挤压。如已成脓可转眼科进行处理。

二、诊断要点

（1）初起胞睑微红肿痒痛，按之有如麦粒样小硬结，有压痛。

（2）起于睑板腺者为内麦粒肿，发于睫毛所属皮脂腺者为外麦粒肿，须与急性泪腺炎和眼睑脓肿相鉴别。

（3）局部红肿加剧逐渐成脓，排脓后病情缓解。

三、辨证分型

1. 外感风热　病初起，局部微有红肿痒痛，伴有头痛、发热、全身不适等症，苔薄白，脉浮数。

2. 脾胃湿热　眼睑局部红肿，灼热疼痛，伴有口干、口臭，便秘溲赤，苔薄黄，脉数。

四、治疗

（一）毫针刺法

治疗原则：疏风，清热，利湿。

选穴处方：外感风热——睛明、攒竹、行间、太阳。

脾胃湿热：合谷、承泣、四白、阴陵泉。

方义：取睛明、攒竹、肝经荥穴行间和经外奇穴太阳以疏风清热。合谷、承泣、四白乃手足阳明经穴，有疏导患部郁热的作用；阴陵泉清脾胃湿热。诸穴共奏疏风清热、利湿解毒之功。

随证配穴：恶寒发热配外关，头痛配风池。

操作：毫针刺，用泻法，每日1次，每次留针30min；太阳点刺出血。

（二）耳针疗法

选穴：眼、肝、脾、肾上腺、耳尖。

方法：耳尖点刺出血，余穴每日针 1 次，每次留针 30min，反复运针 2 次，5 次为 1 疗程。反复发作者改用王不留行子贴压，每 3~5 日更换 1 次。

（三）挑治疗法

选穴：肩胛间第 1~5 胸椎旁淡红色皮疹。

方法：挑断疹下白色纤维组织，并捏挤点状出血。每次挑 2~3 根，每日 1 次。

（薛正海）

第四节　近视

近视，即以视远不清而视近清晰为主要临床表现的眼病。古称"能近怯远"，至《目经大成》始称"近视"，与西医学所称"近视眼"同。中医对本病的认识受"阳气发越于外，阴精收敛于内"的影响，认为本病乃阳气虚所致，亦有认为"不能远视，责其无火，法当补心"者（《此事难知》）。临床常见之近视，分为病理性近视及单纯性近视，后者若发病时间不长、程度不深，患者年龄较小时，针刺每可获得良好增视效果，否则，应采用配镜或手术治疗。

一、临床表现

一般双眼外观无异，近视力良好，远视力减退。常喜眯眼视物，或伴双眼酸胀、干涩；偶有视物稍久即眼痛头痛者。

二、鉴别诊断

对近视眼患者除进行远、近视力检查外，还应进行验光、眼底等多项检查，以防误诊。

1. 高度近视眼　高度近视眼患者视远视近皆不清晰，因视力低下而常喜将物体移至眼前观看。从现象看，易被误为近视。进行验光检查可发现其远视屈光状态。

2. 某些白内障　在一些白内障之膨胀期，特别是糖尿病性白内障，由于晶体肿胀，表现为一种近视的屈光状态。视近清楚、视远模糊，此为暂时现象，待白内障发展时，则近视状态消失。行散瞳后裂隙灯检查并结合病史即可鉴别。

三、治疗规范

1. 治则　益气活血、增视明目。

2. 配方　双侧太阳、攒竹、四白、手三里、百会；病眼加睛明。

3. 操作　太阳向眼球方向斜刺 0.5 寸，施捻转之平补平泻法 1min；攒竹向下斜刺 0.3 寸，不施手法；四白向下斜刺 0.3~0.5 寸，施捻转之平补平泻法 1min；手三里直刺 0.5 寸，施平补平泻法 1min；百会向后平刺 0.3 寸，不施手法。诸穴施捻转手法，以患者有明显针感为度，后留针 20min。

4. 疗程　每日针 1 次，10d 为 1 疗程，疗程间隔 3d，连续 3 个疗程后若无效即停止治疗。有效者改为隔日 1 次，巩固疗效。同时嘱患者注意用眼卫生。

四、配方理论

古代中医有"能近怯远阳气虚"之说。但近代研究表明，近视眼除先天遗传因素外，与后天用眼过度、调节紧张、睫状肌疲劳有密切关系。

（薛正海）

第五节　视一为二（麻痹性斜视）

"视一为二"又称"风牵偏视"、"视歧"、"目偏视"等，其中下斜视又称"坠睛"，偏视较甚者又称"神珠将反"。是以眼球偏视突然发作，转动受限，视一物成二物为主要表现的眼病。相当于西医学之麻痹性斜视。本病自《内经》起即有记载，历代医家多从外风、内风论治，近代以来尤重视内风。西医学认为，本病多因外伤、颅内占位病变、脑出血病、内分泌疾病（如糖尿病）等引起，以眼位偏斜、运动受限、代偿头位、复视、眩晕为特点。针刺治疗本病有良好疗效。

一、临床表现

卒然一眼偏斜于某侧，转动受限，视一为二，或伴上睑下垂。常有恶心、呕吐、步态不稳等症，遮盖一眼则诸症消失。

二、鉴别诊断

对本病患者应行系统眼肌学检查，如复视像、斜角、同视机等。

共同性斜视共同性斜视常见于儿童，其眼位偏斜与麻痹性斜视易混淆，但无"视一为二"现象，且非"卒然"发病。如行同视机及其他眼肌学检查则易于区别。

三、治疗规范

1. 治则　除风解痉、通络牵正。

2. 配方

（1）经穴刺法：患侧风池、翳风、太阳、头维、睛明、承泣、外关。

（2）麻痹眼肌直刺法：判断准确为某条眼外肌麻痹后，直刺眼肌附着点之肌腹。

3. 操作

（1）经穴刺法：本病一般为单眼发病，故只取患侧。风池与翳风皆向眼球方向斜刺 0.5 寸，施捻转提插平补平泻手法 1min；太阳向下斜刺 0.5 寸，施捻转之平补平泻手法 1min；诸穴施术后留针 20min。睛明直刺 0.5 寸，不施手法；承泣直刺 0.5～1 寸，不施手法；外关直刺 0.5 寸，施捻转之平补平泻手法 1min。

（2）麻痹眼肌直刺法：局部用麻醉剂后，以毫针直刺相应眼肌附着点后约 5mm 处之肌腹，并向眼球后方轻轻推按，带动眼珠轻轻转动 20～30 次。刺后点抗生素眼药水 1 滴。

4. 疗程

（1）经穴针法：每日 2 次，10d 为 1 疗程，疗程间隔 3d。直至恢复后，改为隔日针 1 次，连续 10 次（20d）后停止治疗。

（2）麻痹眼肌直刺法：隔日施针 1 次；若局部结膜下有出血时，隔 3～5d 1 次。一般于疾病初起症状明显时施用。病情有所好转后停用。

四、配方理论

风牵偏视乃由多种病因导致目珠一侧经络气血不行、邪风入客，筋肉失用，弛缓不收；而健侧筋肉如常，遂致牵引睛珠偏向健侧。本病病因虽多，但一经发病则治疗应重在祛邪（风）通络，促使气血运行复常，筋肉弛缓有度而使目珠正常转动。故取祛风通络要穴风池、翳风为主穴以散风邪、行气血、通目络；睛明、承泣位近眼球，可疏通气血而振奋筋肉功能；太阳助诸穴活血明目；外关乃八脉交会穴之一，联络阳维脉而交于目锐眦，起平衡眼球内外转动之特殊功效。诸穴合用则气血流畅于眼目、筋肉功能恢复，偏斜复正，诸证得除。

五、病案精选

赵某，女，54 岁，工人。

主诉：右眼内斜，右上肢麻木 1 月余。

病史：高血压 20 余年，1989 年初发作左半身活动欠灵活已愈，1989 年 3 月右上肢麻木，服"大活络丹"无效，1989 年 4 月右眼内斜视，伴头痛，复视，右侧尤甚。某医院查脑 CT 示"腔隙性脑梗死"。眼科诊断："外展神经麻痹"。治疗效果不显著，来我科求治，收入住院。

查体：神清合作，发育正常，营养中等，皮肤巩膜无黄染，表浅淋巴结未触及，双瞳孔等大等圆，光反射存在，双眼同向运动正常，右眼外展时复视，眼睑无下垂，眼球无震颤，心肺（－），肝脾无肿大，四肢肌力均 Ⅴ 级，生理反射存在，病理反射未引出，血压 120/70mmHg。

印象：

（1）中医：中风（视一为二）。

（2）西医：腔隙性脑梗死（麻痹性斜视）。

辨证：患者高血压病 20 年，肝阳偏亢，肝阴不足，虚阳上越，上冲于脑，发为头痛，肝主筋，肝阴不足，血不荣筋，故肢体麻木，肝开窍于目，肝不藏血，目失所养，发为复视。

治则：醒脑开窍，滋补肝肾，疏通经络。

选穴：内关、人中、三阴交、极泉、尺泽、合谷、风池、完骨、天柱、攒竹、睛明、鱼腰。

操作：攒竹捻转泻法；鱼腰捻转泻法；睛明用 32 号针进针 1 寸，捻转补法。余穴同前（见醒脑开窍针刺法）。

治疗经过：采用上法 1 周，右上肢麻木减轻，2 周后，右上肢麻木明显减轻，头痛减轻，3 周后，右眼复视范围缩小，4 周后，外展复视明显减轻，经 6 周治疗，患者视物如常，右上肢麻木缓解，无头痛，临床治愈。

（薛正海）

第六节 上睑下垂

上睑下垂亦称上胞下垂、睑废、睑皮重缓等。临床上以上睑不能提起，掩盖部分或全部瞳仁而影响视力为特征。本病是由多种原因引起的提上睑肌功能不全或丧失。按病因分类可分为先天性上睑下垂等。提上睑肌运动由动眼神经支配。动眼神经核或周围神经纤维受损害时，表现上睑下垂。肌源性上睑下垂多见于重症肌无力的患者。中医学则认为风邪外袭筋脉，筋脉弛缓，或脾虚气弱，气血不足，血不荣筋，筋肉失养，弛缓不用，以致上胞升举无力。先天性上睑下垂，多为双侧，与生俱来，或伴有其他先天异常存在。针刺治疗麻痹性上睑下垂及肌源性上睑下垂为有效疗法之一。

一、临床表现

上睑不能上举或力量不足，常单眼或双眼受累，表现为自然平视时；上睑覆盖角膜上缘2mm以上，更甚者遮盖部分或全部瞳仁，患眼上睑沟消失，睁眼时抬眉、皱额，双侧上睑下垂有仰视现象，属动眼神经麻痹，可合并动眼神经所支配的其他眼外肌或眼内肌麻痹。属重症肌无力者，晨起时好转或正常，下午即变重或完全下垂。

二、鉴别诊断

1. 老年性上睑下垂　下垂程度一般较轻，为双侧。因老年眶脂肪萎缩、吸收，眼球内陷，肌纤维发生萎缩所致。

2. 眼肌炎　眼肌炎的上睑下垂，发病较急。触及眼肌部位有肿块或条索，还有痛感。B超扫描或CT检查有助诊断。

3. 眼眶眼睑病的症状性上睑下垂　眼眶内肿瘤、慢性炎症，眶尖综合征，球后药物注射、睑板炎、垂沙眼、眼睑肿瘤等因重力压迫或病变损害，均可致上睑下垂，解除原发病后，下垂多可消失或减轻。

三、治疗规范

1. 治则　祛风通络、补脾益气。

2. 配方

(1) 经穴刺法：以阳明经穴为主。风邪伤络取攒竹、阳白、丝竹空、百会、风池、合谷、阳白透刺鱼腰，阳白透刺攒竹。脾虚气弱取攒竹、阳白、丝竹空、足三里、三阴交。

(2) 皮肤针疗法：取患侧头部足太阳经、足少阳经及眼部周围区域。

(3) 穴位注射疗法：取阳白、鱼腰、攒竹、丝竹空。

3. 操作

(1) 经穴刺法：取患侧阳白透鱼腰、阳白透攒竹，风邪伤络，施捻转泻法1min；中气不足，施捻转补法1min。丝竹空向鱼腰方向横刺，风池斜刺向对侧眼角进针1～1.5寸，施术同前；合谷直刺1.5寸，施术同前；足三里直刺1.5寸，施术同前；三阴交直刺1.5寸，施术同前。

(2) 皮肤针疗法：采用循经叩刺，眼轮匝肌部位则由上而下，由内而外轻度叩刺，以皮肤潮红、不出血为度，每次 5min。

（3）穴位注射疗法：药用维生素 B_1 注射液 2ml，每穴注射 0.3ml。

4. 疗程　各种针法每日 1 次，12 次为 1 疗程。

四、配方理论

上睑下垂为临床常见病之一，《诸病源候论》记载，因本病常借助仰首使瞳孔显露，以便视物，故称睢目。该书还因其多由风邪客于胞睑引起，而称侵风。上睑下垂之垂症，正如《目经大成》所云："视目内如常，自觉亦无恙，只上下左右两睑，日夜长闭而不能开，攀开而不能眨……以手指抬起眼皮，方能视。"故又称睑废。

《灵枢·经筋》云："太阳为目上网，阳明为目下网。"《类经》又云："网，网维也，所以约束目睫，司开合者也。"中医经络学说认为上下眼睑为太阳、阳明所属，与足少阳之经筋关系密切。太阳、阳明、少阳之筋网维结聚于眼及其四周，共同作用，支配着眼睑的开合。在五轮学说中，眼睑又统属于脾，如劳汗当风，风邪外袭，筋脉失和或脾虚气弱，不能统摄，肌肉弛纵，则上胞下垂。本病治则以益气疏风为主，局部与整体结合，配合捻转补泻手法，虚则补，实则泻。一则近取眼周穴如攒竹、丝竹空、阳白等以疏通眼部经气；二则远取足三里、三阴交培补后天之本，升提眼肌。在经穴治疗的基础上，辅以皮肤针疏导风邪结聚，皮肤针叩刺疗法对眼睑局部的皮部行良性持久刺激，以达到鼓动卫气、疏通经络、调整脏腑功能活动，增强眼睑肌肉的兴奋，达到治疗目的。

五、病案精选

罗某，男，7 岁，学生。

主诉：右上睑下垂 7 年。

病史：患者其母体弱多病，患儿系不足月产，出生后人工哺养不当，经常溢乳，腹胀夜啼，半周岁后逐渐发现右上睑下垂，因幼小未予治疗，5 岁后经用六味地黄汤及人参健脾汤交替服用仍无效，曾经眼科医院诊治予维生素 B_1、B_2 内服及注射，仍无效，患儿平素消化不良。

查体：患儿形体瘦弱，面白无华，右上眼睑下垂，无力睁开，眼球转动尚灵活，舌淡红苔薄白，脉沉细。

印象：

（1）中医：上胞下垂。

（2）西医：先天性上睑下垂。

辨证：患儿不足月产，先天禀赋不足，肾精不充，后天喂养失调，脾胃虚弱，脾肾两虚，气血不和，脉络失养，血不荣筋，而致上胞下垂。

治则：益肾健脾，活血通络。

选穴：攒竹阳白太阳养老商丘太溪

操作：攒竹、阳白、太阳斜刺 0.3 寸，施捻转补法 1min；养老斜刺 0.3 寸，施捻转补法 1min；商丘斜刺 0.3 寸，施捻转补法 1min；太溪直刺 0.3 寸，施捻转补法 1min，均不留针，每日 1 次。

治疗经过：经治疗 7 次后，右上眼睑可用力睁开，微露睛，12 次后右上睑可上抬，并有眨眼动作，20次后，右眼睁开略小于左眼，30次后恢复正常，临床治愈，经追访5年未复发。

（薛正海）

第七节　伤风鼻塞（急性鼻炎）

伤风鼻塞即外感风邪而致鼻塞，且伴有流涕、鼻痒、喷嚏的病证。本病常可流行、传染。其病程较短，一般数日可愈。但反复发作者，则易致鼻窒、鼻渊等疾病。本病相当于现代医学的急性鼻炎。急性鼻炎是鼻黏膜的急性炎症。是一种具有传染性的急性病。其发病原因先由病毒感染，以后鼻腔和咽部的细菌乘机侵入鼻黏膜，鼻黏膜充血、水肿而发病。中医认为本证之主要病因病机为正气虚弱，肺卫不固，以致风寒或风热之邪侵犯鼻窍，肺失宣降而致鼻塞、流涕等证，治疗当以祛邪通窍为法。

一、临床表现

突发鼻塞、流涕、鼻痒、喷嚏，伴发热、恶寒、头痛等全身症状。

二、鉴别诊断

1. 过敏性鼻炎　虽然症见鼻塞、流涕，但常反复发作，且以喷嚏、流稀涕为主，鼻黏膜苍白水肿。

2. 慢性鼻炎　以鼻塞时轻时重，或双侧鼻窍交替堵塞，反复发作，经久不愈，甚至嗅觉失灵为特征，以鼻塞为主证。鼻黏膜慢性充血、肿胀。

三、治疗规范

1. 治则　祛风、宣肺、通窍。

2. 配方　大椎、肺俞、风池、迎香。

3. 操作　大椎穴消毒后用三棱针点刺3～5点，再用闪火法拔罐，令出血5～10ml；肺俞进针0.5寸，施捻转补法；风池向对侧眼球方向斜刺1～1.5寸，施捻转泻法；迎香向内斜刺0.3～0.5寸，施捻转泻法。以上施手法1分钟后，再留针20min。

4. 疗程　每日治疗1次，10次为1疗程。

四、配方理论

伤风鼻塞即急性鼻炎，其发病主要在正气虚弱即机体免疫力低下时，感受风邪，即病毒侵犯人体，使肺卫失宣，肺开窍于鼻，肺窍闭塞而发病。故治疗以祛邪通窍为主。正如《医学入门·窒塞》指出："新者偶感风寒，鼻塞声重，流涕喷嚏，宜以风寒治之。久则略感风寒，鼻塞等证便发，乃肺伏火邪，郁甚则喜热恶寒，故略感冒而内火便发，宜清金降火兼通气之剂。"大椎穴为手足三阳经与督脉之会，督脉主一身之阳，具有扶正、清热之功。现代研究表明针刺大椎穴可提高机体的免疫力，增强白细胞对病菌的吞噬能力；风池为足少阳经与阳维脉之会，有疏风解表祛邪利窍之功；肺俞居足太阳膀胱经、主一身之表，具有宣肺之功；迎香夹鼻，为通鼻窍之效穴。本法治疗急性鼻炎迅速有效。

（薛正海）

第八节　鼻鼽（过敏性鼻炎）

鼻鼽是以突然和反复发作鼻塞、鼻痒、喷嚏、鼻流清涕为特征的疾患。鼽，即鼻出清涕之意。本病为鼻科常见病、多发病之一。可为长年性，也可为季节性，或在气候突变或邪毒、异味刺激时发作。本病以突然发作鼻塞、鼻痒、喷嚏、流大量清涕，鼻黏膜苍白水肿为特征，现代医学的过敏性鼻炎属于本病范畴。现代医学认为本病属于变态反应性疾病，与变态反应体质、精神因素、内分泌失调有关。由于鼻黏膜有了特殊敏感反应，当有外界各种致敏源，如冷热变化、化学气体、刺激性气味、烟尘、花粉等刺激时即引起发作。主要病理变化为鼻黏膜水肿及嗜酸性粒细胞浸润。中医认为肺气虚弱，感受风寒是本病的主要原因。由于脾气虚弱，可使肺气虚弱，肾气虚可使肺失温煦而导致鼻鼽的发生。故其病主要在肺，其本在脾、肾。治疗主要以温补肺、脾、肾，祛风散邪为法。

一、临床表现

本病呈阵发性发作，先有鼻腔发痒，随着胀闷，喷嚏频作，鼻塞，流大量清鼻涕。其发病迅速，消失也快，症状消失后，则如常态。可伴头痛、耳鸣、听力障碍等症状。检查见鼻黏膜淡白或暗灰色。呈水肿样，鼻甲肿大。因此，该病的主要临床表现为：突然和反复发作鼻塞、鼻痒、喷嚏、鼻流清涕。

二、鉴别诊断

1. 急性鼻炎　由于外感引起鼻塞、流涕、喷嚏，伴恶寒、发热、头痛等全身症状。鼻黏膜充血、水肿。
2. 急性鼻窦炎　鼻塞、鼻流腥臭脓涕、嗅觉减退为主症。

三、治疗规范

1. 治则　宣肺益气、固表止鼽。
2. 配方　迎香、合谷、列缺。
3. 操作　迎香向内斜刺 0.3~0.5 寸，施捻转补法 1min；合谷直刺 1~1.5 寸，施捻转补法 1min；列缺斜刺 0.5~0.8 寸，施捻转泻法 1min，留针 15min。
4. 疗程　过敏性鼻炎是一种疑难病症，常反复发作。其治疗每日针刺 2 次，12 次为 1 疗程，一般常要治疗 2~3 个疗程。

四、配方理论

鼻鼽一证历代医家从不同方面论述了其病因病机、治疗原则和方法。《济生方·鼻门》说："风寒乘之，阳经不利，则为壅塞，或为清涕。"《素问玄机原病式·六气为病》说："嚏，鼻中因痒而气喷作于声也，鼻为肺窍，痒为火化，必火邪热于阳明，发于鼻，而痒则嚏也。"综上所述，鼻鼽为本虚标实之证。本虚或为肺虚或为肾虚或为脾虚，标实为风寒之邪。故治疗当补肺、益肾、温脾为法。列缺穴为手太阴肺经络穴，施捻转泻法可宣肺而通鼻窍。合谷为手阳明大肠经之原穴，肺与大肠相表里，补合谷而达到补肺气的目的。迎香为手足阳明经之会，主治鼻塞不通，不闻香臭，三穴合用共奏宣肺、益气通窍之功。

（薛正海）

第九节　鼻渊（急慢性鼻窦炎）

鼻渊是以鼻流浊涕不止为特征的疾病。因涕下长流不止，状如水泉，故名鼻渊。鼻渊又名脑漏，脑泻，为鼻科常见病、多发病之一。本病发生无季节性，不分男女老幼，但以青少年多见。鼻渊有急性与慢性之分。急性鼻渊多为实证，起病急，病程短，其病机为火热上亢，以肺、胆、脾三经热盛为主；慢性鼻渊多属虚证，或虚实夹杂之证，病程长，缠绵难愈，其病机以脏腑虚损为主。因此鼻渊的治疗，依虚实的不同而有补虚、清热之异。现代医学的急、慢性鼻窦炎与本病相似，其病因是多方面的，当机体防御功能下降，如受凉受湿、过度疲劳、烟酒过度而引起的鼻腔急性炎症或邻近组织炎症引起鼻窦开口黏膜肿胀，影响窦腔引流通气而发病。西医治疗以抗炎及改善鼻腔通气为原则。

一、临床表现

鼻流大量浊涕；伴有头痛、鼻塞、嗅觉减退。

二、鉴别诊断

1. 急、慢性鼻炎　鼻塞、喷嚏、鼻痒、流涕，其以流清涕为特点。
2. 过敏性鼻炎　突然发作鼻痒、喷嚏、流清涕，反复发作。

三、治疗规范

1. 治则　清泻肝胆、通利清窍。
2. 配方　风池、迎香、合谷、行间。
3. 操作　风池向对侧眼球方向斜刺 1 ~ 1.5 寸，针感循头至额中，施捻转泻法 1min；迎香向内斜刺 0.3 ~ 0.5 寸，施捻转泻法 1min；合谷直刺 1 寸，施捻转泻法 1min；行间直刺 0.5 ~ 0.8 寸，施捻转泻法 1min。留针 20min。
4. 疗程　15 次为 1 疗程。久病不愈者可酌用小艾炷灸印堂、百会、上星、迎香等穴。

四、配方理论

鼻渊一证的发生，历代医家论述颇多。有因风寒袭肺、蕴而化热、肺失宣肃，肺开窍于鼻而致鼻塞；或因肝胆火盛、上犯清窍所致者。故方用风池，风池为胆经与阳维之会，有疏风清热、清泻肝胆之功；迎香为阳明经穴，阳明与太阳互为表里，二经循行皆上挟鼻孔，可疏调阳明经气，宣泄肺热而通鼻窍，为治鼻渊的要穴；合谷为手阳明大肠经之原穴，配迎香可共奏泻热之功；行间为足厥阴肝经的荥穴，有清泻肝经实热之功。诸穴配用共奏清热泻肝通窍之功。

（白　伟）

第十节 鼻窒 (慢性鼻炎)

鼻窒即鼻塞,是以鼻塞时轻时重,或双侧鼻窍交替堵塞,反复发作,经久不愈,甚则嗅觉失灵为特征的一种病症。其发病无季节性和地区性,多在受湿着凉后加重。其病因病机为伤风鼻塞反复发作或饥饱劳倦、肺脾气虚,以致余邪滞留鼻窍而成。治疗上以补益肺脾,行气化瘀,祛邪通窍为主要大法。现代医学的慢性鼻炎相当于本病。其病理改变为鼻腔黏膜的慢性炎症。多由急性鼻炎反复发作或经久不愈,或受邻近器官(鼻旁窦、腺样体、扁桃体等)炎症涉及所引起鼻黏膜慢性充血肿胀。

一、临床表现

鼻窒时轻时重、反复发作、经久不愈;甚则嗅觉失灵。

二、鉴别诊断

1. 急性鼻炎 突发鼻塞、流涕、喷嚏、鼻痒,伴恶寒、发热、头痛等全身症状。鼻黏膜充血、水肿。

2. 过敏性鼻炎 鼻塞、喷嚏、流涕反复发作为其特点,以喷嚏、流稀涕为主证,鼻黏膜苍白水肿。

三、治疗规范

1. 治则 疏风清热、宣肺通窍。
2. 配方 攒竹、迎香、合谷、大椎。
3. 操作 攒竹向下斜刺 0.3~0.5 寸,施捻转泻法 1min;迎香向内斜刺 0.3~0.5 寸,施捻转泻法 1min;合谷直刺 1 寸,施捻转泻法 1min;大椎三棱针点刺放血。
4. 疗程 本证治疗 1 次可见效,但需每日针刺 2 次,连续治疗 15 次为 1 疗程,方可巩固疗效。

四、配方理论

鼻窒即鼻塞,早在《灵枢·本神》中说:"肺气虚,则鼻塞不利少气。"阐述了鼻窒的病因病机。明代王肯堂在《证治准绳·杂病一》进一步论述:"若因饥饱劳役所伤,脾胃发生之气不能上升,邪害空窍故不利而不闻香臭。"阐述了鼻窒的主要病因病机。由此可见鼻窒一证实为本虚标实之证。肺脾气虚为本,邪留鼻窍,阻塞不通为标。风邪袭肺,肺气不宣,肺窍不利。风邪客久化热,而阻塞孔窍,窒而不通而发为本病。故治疗以宣肺、散邪、通窍为法。攒竹穴为足太阳膀胱经之穴,居鼻窍上方,足太阳经主一身之表,施捻转泻法可散邪通鼻窍;配手足阳明经交会穴迎香,其当鼻唇沟中,夹鼻窍,具有通鼻窍之功,为治鼻塞之效穴;合谷为手阳明经之原穴,手阳明与手太阴相为表里,其脉又上挟鼻孔,合谷、迎香可疏调手阳明经气,清泻肺热而通窍;大椎为手足三阳与督脉之会,主一身之表,主一身之阳,点刺放血而达泄热益气之功。四穴相伍共奏泻热、散邪、通窍之功,而使鼻塞治愈。

(白 伟)

第十一节　鼻衄（鼻出血）

鼻衄是指鼻中出血的病证。鼻衄属血证范畴。血液生化于脾，藏受于肝，总统于心，输布于肺，化精于肾，运行于脉。当各种原因导致脉络损伤或血液妄行时，血液不循常道，上溢鼻窍，渗于血络外，谓之鼻衄。一般以小量出血称鼻衄；严重出血不止称鼻洪。究其病机，肺气通于鼻，足阳明之脉起于鼻之交颔中，风热袭肺，或风寒化热伤肺，或饮食所伤、胃火炽盛均可致血热妄行，或肝肾阴虚，虚火上炎，血随火升，从清窍溢出而病。故治疗以泻肺胃之热、滋阴降火、和血止血为基本大法。现代医学的多种疾病均可出现鼻出血的症状。如高血压、动脉硬化、血小板减少、血友病、白血病、严重的肝肾疾病、维生素 K 与 C 缺乏等。鼻出血是多种疾病的一种症状，找出病因，积极治疗原发病是关键。

一、临床表现

鼻腔出血反复发作，伴全身不同的症状。

二、鉴别诊断

鼻出血是多种疾病的症状之一，因此对鼻腔出血的患者应根据其伴有的不同症状及体征认真加以鉴别。临床常见的疾病如下：

1. 萎缩性鼻炎　鼻内干燥，灼热，鼻塞，鼻涕浊秽，呈现黄绿色或黑褐痂皮，鼻气腥臭；鼻黏膜及鼻甲萎缩。鼻涕中有血丝为其鼻出血的特点。

2. 血小板减少性紫癜　全身皮肤瘀点或瘀斑，鼻、口腔等黏膜及内脏出血。实验室检查血小板减少、出血时间延长、毛细血管脆性试验阳性。

3. 白血病　发热，进行性贫血，皮肤、黏膜、内脏出血，肝、脾、淋巴结肿大。实验室检查骨髓象及周围血象中发现"幼稚型"白细胞为诊断该病的重要依据。

4. 肝硬化　患者常有肝炎病史或长期饮酒或长期营养不良史，出现水肿、腹水、齿龈与鼻腔出血、皮肤与黏膜出血、肝、脾肿大等症候。实验室检查见肝功能异常。

5. 血友病　患者常有终身轻微损伤后的严重出血现象。化验检查提示凝血时间延长，某种凝血因子缺乏。

6. 高血压病　患者血压超过 160/90mmHg，可出现鼻腔、眼底甚颅内出血，伴头痛、眩晕或神经系统定位症状与体征。

三、治疗规范

1. 治则　益气、统血、止衄。

2. 配方　风池。

3. 操作　双侧风池穴均向对侧眼球方向刺入 1～1.5 寸，施捻转补法，使针感达鼻咽部，患者鼻咽部有堵胀不适感，至鼻出血止后再继续捻转 1min，留针 20min。

4. 疗程　采用本法治疗可取得立即止血的效果。对于反复发作者可坚持每日治疗 1 次，10 次为 1 疗程，以巩固疗效。应该指出的是必须查明出血原因，积极治疗原发病。

四、配方理论

鼻衄一证为多种疾病的一种症状。《针灸大成》指出："鼻衄不止：合谷、上星、百劳、风府。问曰：此症缘何而得？出血不止。答曰：血气止壅，阴阳不能升降，血不宿肝，肝主藏血。血热妄行，故血气不顺也……。"可见其病机为血不循经、溢于鼻窍。故治宜理血止血为法。风池穴为足少阳胆经与阳维脉之交会穴，而阳维脉又合于督脉，督脉循于鼻，针风池穴使针感达病所，施以补法而达到益气摄血止血的作用。

（白　伟）

第十二节　乳蛾（急性扁桃体炎）

咽喉痛或称喉咙痛、咽溢痛，是指咽喉部位的疼痛而言。喉核即腭扁桃体，位于喉关两侧。由于毒邪侵犯，发生病变，以致红肿胀大，形似蚕蛾，故名乳蛾或喉蛾。现代医学的急性扁桃体炎属于本病范畴。其以咽喉疼痛、乳核红肿、突出或陷匿于两厢，形似乳头或蚕蛾为特征的一种疾病。其病因多为溶血性链球菌、肺炎双球菌感染，引起咽充血，扁桃体肿大、充血、白色或黄色假膜。中医认为其主要病因病机为先天禀赋不足，外邪侵袭，饮食所伤及脏腑虚损，以致邪热上灼喉核为病。故古人有"咽喉诸病皆属于火"之说，故治疗以清热泻火为大法。

一、临床表现

起病急，突发咽喉疼痛，乳核红肿，伴恶寒、发热38～40℃等全身症状。

二、鉴别诊断

1. 咽白喉　起病较缓，发热37.5～38.5℃，有并发症时可高热，热度与症状不成正比，咽痛较轻，面色㿠白，咽部稍充血，假膜灰白或奶白油样，白膜坚韧厚，不易擦去，勉强除去后易出血。

2. 急性咽炎　起病急，咽部红肿、疼痛，咽痒不适，吞咽困难。咽部及喉核红肿、悬雍垂肿胀，咽后壁淋巴滤泡肿大，颌下淋巴结肿大。

三、治疗规范

1. 治则　消热泻火、消肿利咽。
2. 配方
（1）经穴刺法：少商、商阳、曲池、合谷、天容。
（2）耳穴疗法：耳屏区、咽喉区、耳舟下段的敏感压痛点。
3. 操作
（1）经穴刺法：少商、商阳局部消毒后，用三棱针点刺一下，挤出血液7～10滴；曲池穴直刺，进针1.5寸，施捻转提插泻法1min；合谷直刺1寸，施捻转提插泻法1min；天容进针0.5寸，针尖向咽喉方向，施捻转泻法1min。留针20min。
（2）耳穴疗法：取耳屏区、咽喉区、耳舟下段的敏感压痛点，以及耳轮三穴，皆用强刺激捻转手法，留针30min，甚至几小时。配合耳背静脉点刺放血，即用毫针在静脉怒张处点刺1~2针，放血2~3滴。

4. 疗程　每日1次，5次为1疗程。

四、配方理论

急性扁桃体炎以咽喉肿痛为主要临床表现，属中医"乳蛾"范畴。喉为肺系，外通口鼻，故易受外邪侵扰。风热之邪侵犯，循口鼻而入，先犯肺系，邪热壅结喉核，脉络瘀阻，肌膜受灼而致本病。另咽通胃气，热邪犯胃，脾胃运化失职，积热壅于阳明之络，上攻咽喉，亦可致喉核红肿、溃烂发为本病。故取手太阴经与手阳明大肠经之井穴少商、商阳，点刺放血，以清热泻火；合谷为手阳明大肠经原穴，可镇痛通络、疏风清热；曲池为手阳明大肠经的合穴，合治内腑，有消除胃火，泻火解毒之功；以上诸穴为清泻肺胃的有效配方。佐以天容穴泻小肠热，引火下行，可清热消肿利咽，是治疗咽喉痛实热证的经验穴。采用本法治疗立竿见影，疗效显著。现代研究表明针刺与刺络治疗可提高机体免疫力，促进炎症吸收。

（白　伟）

第十三节　喉痹（急慢性咽炎）

咽喉肿痛指咽喉部红肿疼痛的症状。在多种外感及咽喉部的疾病中可出现此症。现代医学的急、慢性咽炎属于其中一种，中医称之为"喉痹"。是以咽部红肿、疼痛或微红，咽中不适为特征的咽部疾病。古人根据临床表现的不同，又有"喉闭"、"嗌痛"、"风热喉痹"、"阴虚喉痹"等不同的称谓。本病常年发病，以秋、冬、春季多见，多发于成年人。其发病多因外邪侵袭、饮食失调、情志所伤、环境污染及粉尘刺激，而使火热之邪壅滞咽部，灼伤肌膜所致。古人将"喉风"、"喉痛"、"乳蛾"等病统称"喉痹"。在此专指咽部红肿、咽中不适的咽病，即咽部黏膜与黏膜下组织的急、慢性炎症。临床上根据虚实的不同，而施以散风清热、泻火解毒、滋阴降火之法。

一、临床表现

咽部微红、微肿、微痛，吞咽不利或困难，伴发热、恶寒、咳嗽、咯痰等症，此为实热之证。迁延日久或长期烟酒刺激或用嗓过度则形成虚热之证，证见咽中不适、微痛、干痒、灼热感、异物感。

二、鉴别诊断

1. 急性扁桃体炎　起病急、咽部疼痛剧烈，喉核红肿，连及周围咽部，伴发热、恶寒等全身症状。

2. 慢性扁桃体炎　反复发作，咽部干燥不适，微痛，微痒，干咳，咽喉哽哽然，喉核肥大或缩小，压之可有黄白色脓样液溢出。

三、治疗规范

（一）急性咽炎

1. 治则　疏风清热、解毒利咽。
2. 配方　风池、曲池、合谷、天突、廉泉、少商、商阳。
3. 操作　风池向对侧眼方向斜刺，进针1.5寸，天突直刺0.2~0.3寸，然后沿胸骨柄后缘、气管前缘缓慢向下刺入0.5~1寸，以上诸穴均施提插捻转泻法1min；廉泉直刺进针1寸，施提插泻法1min，留针20min。少商、商阳消毒后用三棱针迅速点刺一下，放血5~10滴。
4. 疗程　每日针刺2次，5次为1疗程。

（二）慢性咽炎

1. 治则　滋阴、降火、利咽。
2. 配方　列缺、照海、太溪、三阴交、廉泉。
3. 操作　列缺，仰掌取穴，向肘部斜刺0.5寸，施迎随捻转泻法1min；照海、太溪、三阴交直刺0.5~1寸，施捻转补法1min，令针感沿其经脉传导；廉泉，当舌骨的下缘凹陷处进针，直刺0.5~1寸，施提插捻转泻法1min。留针20min。
4. 疗程　每日针刺2次，10次为1疗程。

四、配方理论

急、慢性咽炎属中医"喉痹"范畴，本病发生的原因，早在《素问·阴阳别论》即有："一阴一阳结，谓之喉痹"的记载。"痹"指闭塞不通，一阴指少阴，一阳指少阳，此为喉痹的脏腑经络辨证的梗概。喉痹多属火热，有实火、虚火之分。治疗应辨明虚实，确立补泻大法。急性咽炎起病急，红肿疼痛明显，故属实证，当以泻火为主。风池为足少阳与阳维脉之交会穴，有疏风清热之功；配手阳明大肠经之曲池、合谷穴清泻肠胃之火；少商、商阳点刺放血，增强泻火解毒之力；廉泉、天突穴均为阴维与任脉之会穴，有清利咽喉之效。以上诸穴配伍泻火利咽之效显著，为治疗急性咽炎的验方。慢性咽炎为久病渐起，反复发作，红肿疼痛微轻，且日久难消，故属虚证，治疗以降火为法。列缺、照海为八脉交会穴中的一对。列缺任脉行肺系，阴跷、照海膈喉咙，二穴相伍可滋补肺肾之阴，清降虚浮之相火；三阴交为三阴经之会，太溪为足少阴肾经之原穴，二穴施以补法可滋补阴精、引虚火下行；廉泉有利咽消肿之功，以上配方实为治疗慢性咽炎之良方。临床对于急、慢性咽炎采用上述方法治疗，疗效肯定，简单易行。

（柳秀峰）

第十四节　耳鸣、耳聋（神经性耳鸣、神经性耳聋）

耳聋是各种听力减退症状的总称。分为传音性聋、感音性聋和混合性聋。传音性耳聋由外耳与中耳病变阻挡声音传入内耳所引起。感音性耳聋则为耳蜗及蜗后病变致使不能或难以感觉声音。混合性耳聋即是上述两种因素同时出现。感音性耳聋又称神经性耳聋。神经性耳聋包括病毒性聋、突发性聋、中毒性聋、老年性聋、噪音性聋。中医学把本病的发生责之于肝火上炎、肾气亏虚、脾胃虚弱。

一、临床表现

耳聋发作前多无先兆，少数有轻度感冒、疲劳或情绪激动史，耳聋发生突然，多为单侧，双侧者耳聋程度不一。此外，可伴有耳闷、胀感及耳鸣、眩晕、头痛等症状。检查时在外耳道、鼓膜、咽鼓管各处常无明显病变可见，音叉检查属感音性聋。听力计检查结果显示气导和骨导均下降，以高频区下降或高、低频区同时下降者最多，语音频率区听阈平均提高50分贝左右，复响实验约半数（59%）阳性，部分患者有病理性适应。前庭功能检查：部分病例前庭反应减退或消失。

二、鉴别诊断

耳聋需辨明传音性聋或感音性聋，根据临床症状及检查，一般可明确诊断。传音性聋听力检查为气导下降、骨导正常，外耳及鼓膜、中耳检查异常。感音性聋随各种耳聋而独具特点：

1. 病毒性聋　有发热、上呼吸道感染或胃肠道等病史或症状，听力减退常突然发生。听力为高频损失最重，前庭功能减退。

2. 药物中毒性聋　除有用药史外，可出现眩晕，耳鸣，口周及四肢麻木，听力为双侧对称性下降。

3. 噪音性聋　有长期噪声接触史，有明显的高调耳鸣，并有头晕、头痛、失眠等症状，听力曲线上4 000Hz处切迹。

4. 老年性聋　多为双侧渐聋，发展缓慢，鼓膜可见浑浊，辨音能力差。

三、治疗规范

1. 治则　开窍通络。

2. 配方

主穴：风池、翳风、听宫、三阴交。

辅穴：肝胆火盛加太冲、中渚。

痰火郁结加丰隆。

肾精亏虚加太溪、关元。

脾胃虚弱加足三里、脾俞、胃俞。

3. 操作　风池向外耳道方向斜刺1～1.5寸，施捻转泻法1min。翳风张口取穴，斜刺向耳前方向，进针1～1.5寸，施捻转泻法1min。听宫张口取穴，直刺0.8～1寸，施捻转泻法1min，令耳内重胀感。三阴交直刺1寸，捻转补法1min。太冲直刺0.5～1寸，捻转泻法1min，中渚直刺0.5寸，捻转泻法1min。丰隆直刺1～1.5寸，捻转泻法1min。太溪直刺0.5寸，捻转补法1min。关元直刺1～2寸，呼吸补法1min。足三里直刺2寸，捻转补法1min。脾俞、胃俞直刺1寸，捻转补法1min。

4. 疗程　每日针刺1次，15次为1疗程，一般需2～3个疗程。

四、配方理论

本病在《内经》中早有论述，如《灵枢·脉度》："肾气通于耳，肾和则耳能闻五音矣"。《灵枢·海论》："髓海不足则脑转耳鸣。"《灵枢·决气》："精脱者，耳聋，……液脱者，……耳数鸣。"《灵枢·口问》："故上气不足，脑为之不满，耳为之苦鸣，""耳者，宗脉之所聚也，故胃中空则宗脉虚，虚则下溜，脉有所竭者，故耳鸣。"《外台秘要·风聋方》："病源足少阴之经，宗气之所聚，其气通于耳，其经脉虚，风邪乘之，风如于耳之脉，使经气痞塞不宣，故为风聋。"《仁斋直指附遗方论·耳》："肾通乎耳，所主者精，精气调和，肾气充足则耳闻而聪。如劳伤气血，风邪乘虚，使精脱肾惫则耳转而聋。"皆认为耳鸣、耳聋是肾精亏虚，脾胃虚弱，肝火、痰浊上蒙，以及风邪上袭耳窍所致。因此治疗上拟开窍通络为大法，取风池、翳风、听宫三穴。风池可疏风通络，翳风、听富为局部取穴，可开窍利机关。再结合脉证，进行辨证论治。肝胆火盛加太冲、中渚可清泻肝胆之热。痰火郁结泻丰隆可燥湿化痰。补太溪、关元可补肾精壮元阳。脾胃虚弱则补足三里、脾俞、胃俞，可补益后天之本。治疗本病当辨虚实，清·张三锡《医学准绳六要·治法汇》："耳聋、耳鸣，须分新久虚实。"《景岳全书·耳证》："凡暴鸣而声大者多实，渐鸣而声细者多虚，少壮热盛者多实，中衰无火者多虚，饮酒厚味素多痰火者多实，质清脉细素多劳倦者多虚。"但病因不论内外，多与精气不足有关，正如《济生方·耳论治》所云："疲劳过度，精气先虚，于是乎风寒暑湿得以从外入，喜怒忧思得以内伤，遂致聋聩耳鸣。"所以劳伤精气是本病的根本原因之一，故取三阴交穴补三阴经之经气。

（柳秀峰）

第十五节　口疮

口疮是青壮年罹患较多的口腔黏膜溃疡，亦称"口疳"。因具有周期性反复发作的特点，又称复发性口疮。

一、病因病机

引起口疮一证的病因病机，或为心脾蕴热，如《圣济总录》所说："口舌生疮者，心脾经蕴热所致也。盖口属脾，舌属心，心者火，脾者土，心火积热，传之脾土，二脏俱蓄热毒，不得发散，攻冲上焦，故令口舌之间生疮肿痛。"或因素体阴亏，病后劳伤，真阴耗损，虚火内旺，上炎口舌而生疮。

现代医学认为本病病因复杂，与某些感染、机体的免疫功能状态低下和遗传等因素有关，其预后良好，但不易根治。针刺治疗口疮有一定效果。平时注意口腔卫生，少食刺激性食物。

二、诊断要点

（1）口腔内黏膜溃疡、红肿灼痛为其特点。
（2）病因复杂，可作必要检查。

三、辨证分型

1. 心脾蕴热　唇、颊、上腭及舌面等处见绿豆大小黄白色溃疡，周围鲜红微肿，灼热作痛，影响进食，舌红苔黄腻，脉滑数。

2. 阴虚火旺　口疮灰白，周围色淡红，溃疡面较小而少，每因劳累诱发，此愈彼起，反复绵延，舌红苔少，脉细数。

四、治疗

（一）毫针刺法

1. 心脾蕴热

治疗原则：清热泻火。

选穴处方：地仓、合谷、劳宫

方义：地仓为手足阳明与阳跷脉之会，可清泻阳明邪热；合谷为手阳明经原穴，以泻阳明之热；劳宫为手厥阴经荥穴，可清心火而止痛。

随证配穴：痛甚者点刺金津、玉液出血。

操作：毫针刺，用泻法，每日1次，每次留针20~30分钟。

2. 阴虚火旺

治疗原则：养阴清热。

选穴处方：廉泉、通里、照海

方义：廉泉为阴维、任脉之会，联系舌本，可疏通口腔气机；通里为手少阴经之络穴，取之以养阴清心；照海为足少阴经穴，阴跷脉始发，可导虚热下行。

随证配穴：肝肾阴虚配三阴交，失眠配神门。

操作：毫针刺，平补平泻，每日1次，每次留针30分钟。

（二）耳针疗法

选穴：心、口、脾、胃、三焦

方法：采用王不留行子贴压，每3~5日更换1次，双耳交替，5次为1疗程。

（柳秀峰）

第二十一章　皮肤科疾病

第一节　斑秃

斑秃是指头皮部毛发突然发生斑状脱落的病症。本病的病因可能与高级神经活动障碍有关，可由中枢神经功能紊乱、内分泌失调、毛发乳头供血障碍、营养不良所致。本病相当于中医学中的"鬼舐头"或"油风"范畴。

本病主要由于房劳过度，肾精亏损，或思虑伤脾，气血生化无源而致毛发失养脱落；或肝肾阴虚，精血不足，血虚生风而致毛发失养脱落；或情志不畅，肝气郁结而致血瘀气滞，瘀血不去，新血不生，血不养发而脱落；或精神刺激、心火亢盛而致血热生风，风动发脱。

一、临床表现

患部头发突然间成片脱落，呈圆形、椭圆形或不规则形，边界清楚，小如指甲，大如钱币，一个至数个不等，皮肤光滑而有光泽。少数患者可出现头发全秃，甚至眉毛、胡须、腋毛、阴毛亦脱落。

二、诊断要点

（1）以头发突然间发生斑片状脱落为主要表现。
（2）脱发处头皮正常，无炎症及自觉症状。
（3）本病应与麻风脱发、脂溢性脱发、黄癣秃、假性秃等相鉴别。

三、辨证施治

1. 辨证分型
（1）血热生风：头部突然脱发，进展迅速，头发常是大把脱落，甚至可发生在眉毛、胡须部位，偶有头皮瘙痒。可伴有头部烘热、心烦易怒、急躁不安。舌质微绛、苔薄黄，脉弦数。

（2）气滞血瘀：头发呈斑块状脱落，继而可出现头发全秃。头发脱落前，常可有头痛、偏头痛或头皮刺痛等自觉症状，面色晦暗。舌质暗或有瘀点、瘀斑，脉弦涩。

（3）肝肾不足：多见于40岁以上者，平素头发焦黄或花白，发病时头发常以均匀的方式大片脱落，病情严重时可出现阴毛、腋毛乃至毫毛的脱落。伴头晕目眩、耳鸣、失眠多梦、健忘。舌质红、少苔，脉沉细。

（4）血虚生风：脱发往往渐进加重，范围由小到大，在脱发区还能见到少数散在的参差不齐的残存头发，但轻触即脱落，头皮松软光亮。伴有唇白、心悸、气短语微、头晕、嗜睡、倦怠无力等全身症状。舌质淡白、苔薄白，脉细弱。

2. 针灸治疗

治法：气血两虚、肝肾不足者，治宜补益肝肾、养血生发，针灸并用，用补法或平补平泻法。血热生风、瘀血阻络者，治宜行气活血、化瘀通窍，只针不灸，用泻法。以病变局部和肝经、肾经的背俞穴为主。

主穴：阿是穴、百会、通天、大椎、肝俞、肾俞。

方义：百会、通天、阿是穴，均为局部取穴，可疏通局部经络气血。大椎属督脉，为诸阳之会穴，可激发诸阳经之气，补气生血。肝俞、肾俞，滋补肝肾、养血生发。

加减：气血两虚者，加气海、血海、足三里，以补气养血；肝肾不足者，加命门、太溪，以补益肝肾；血热生风者，加风池、曲池，以祛风泻热；瘀血阻络者，加膈俞、太冲，以活血祛瘀。脱发病灶在前头者，加上星、合谷、内庭；病灶在侧头者，加率谷、外关、足临泣；病灶在头顶者，加四神聪、太冲、中封；病灶在后头者，加天柱、后溪、申脉。

操作：脱发区从病灶部位四周向中心沿皮刺。肝俞不可直刺、深刺。余穴常规刺法。

四、其他疗法

1. 皮肤针疗法

处方：阿是穴、夹脊或相关背俞穴。

操作：先从脱发边缘呈螺旋状向中心区叩刺，再叩刺夹脊或背俞穴，范围在 0.5～1cm，至局部皮肤微出血。隔日 1 次。脱发区在叩刺后用生姜片外擦或外搽斑蝥酊剂、墨旱莲酊剂、侧柏叶酊剂，能提高生发效果。

2. 腧穴注射疗法

处方：阿是穴、头维、百会、风池。

药物：维生素 B_{12} 注射液或三磷酸腺苷二钠注射液。

操作：取上述任一种药液，每穴注射 0.5ml。隔日 1 次。

五、文献摘要

《医宗金鉴》：此证毛发干焦，成片脱落，皮红光亮，痒如虫行，俗名鬼剃头。……若耽延年久，宜针砭其光亮之处，出紫血，毛发庶可复生。

六、名家医案

王某，女，36 岁。患者头发成片脱落 1 年余。1981 年 4 月，患者因事与邻居大吵生气后，出现头发成片脱落，伴有失眠头昏，睡则多梦，胸闷，腰腿酸软，食欲不振，口苦便干，于 1982 年 7 月 5 日来刺血科治疗。检查：精神抑郁，头发花斑秃，患处皮肤光滑无痂痕，诊断：斑秃。治疗：点刺太阳、曲泽。效果：点刺出血后睡眠、食欲渐趋于正常，胸闷腰酸等症状亦相继消失，脱发处长出新发，5 个月后头发全部长齐。追访：满头黑发，身体健康，精神愉快。（王秀珍，郑佩，孟雷. 刺血疗法 [M]. 合肥：安徽科学技术出版社，1986.）

乔某，女性，21 岁，1992 年初秋初诊。患者主因斑秃反复发作 4 年，加重 1 年，前来就诊。患者 4 年前中考时精神过度紧张，出现失眠，随后后枕及头顶出现两处片状脱发，经中西药治疗，数月后长出新发。1 年前由于交男友之事与同事发生矛盾，心情郁闷，脱发复发，起初于顶枕部出现 2～3 片伍分硬币大圆形脱发，以后逐渐发展至全头。虽经各大医院诊治，均未取得满意疗效。就诊时所见：全头满布圆形或椭圆形片状脱发，全头 20～30 片，大小不等，有的皮肤光亮，有的可见细小绒毛，有的可见黑白相间的软发。因正常毛发所剩无几，患者不得已将头剃秃，佩戴假发。患者诉平素睡眠很差，经常失眠，夜间梦多，近 1 年来月经常错后，经量少。舌质淡红，舌体偏瘦，脉细数。因久病不愈，影响美观，精神非常焦虑。诊断：中医诊为斑秃，血虚风燥；西医诊为斑秃，圆形脱发。治则：养血熄风，养心安神。治法：①梅花针叩刺斑秃局部，并于局部涂擦姜汁。每周 3 次，10 次为一疗程。②毫针刺神庭、内关、神门、血海、三阴交、膻中、太冲。每周 3 次，10 次为一疗程。疗效：第 1 个疗程后，原来已萎缩的毛囊均已饱满，原来有绒毛的脱发区有白发生出。第 2 个疗程后，斑秃处相继生出黑发。3 个疗程后所有斑秃处均已生出粗黑毛发。1 年后随访，患者一头乌黑亮泽的齐肩短发。5 年后医者在街上见到患者，得知病情未再复发。（田从豁. 田从豁临床经验［M］. 北京：华文出版社，2000.）

七、小结

针灸治疗本病有较好效果，但对毛发全脱者则疗效欠佳。注意将本病与脂溢性脱发相鉴别，脂溢性脱发多从额部开始，延及前头和颅顶部，伴有脂溢，患部毛发稀疏，均匀不一，常有瘙痒及脱屑。治疗期间及平时宜保持心情舒畅，忌烦恼、悲观、忧愁。

（赵晓燕）

第二节　扁平疣

扁平疣是发生于皮肤浅表的硬性扁平赘疣，是一种常见的病毒感染性皮肤病，由 HPV（人乳头瘤病毒）感染引起，病毒类型主要为 HPV-3，HPV-5，HPV-8，HPV-11 型，主要的传染途径是直接接触，外伤亦是感染本病的一个原因，病程与机体免疫有重要关系。本病好发于青少年的面部、前臂和手背。中医学称本病为"扁瘊"、"疣疮"、"疣目"。

本病多因风热毒邪蕴结于肺、胃，脾湿痰瘀阻于经络、郁于肌肤所致。

一、临床表现

粟粒到黄豆大扁平隆起的丘疹，表面光滑，质硬，正常肤色或淡褐色，圆形或椭圆形，数目少则十数个，多则上百个，散在分布或簇集成群，或相互融合，有的因搔抓面在抓痕处发生新的损害，形成一串同样的皮疹。一般无自觉症状，偶有微痒。本病常对称发生于颜面和手背，有时亦见于前臂、肩胛、膝部等处。病程呈慢性，可在数周或数月后突然消失，但也有的长年不愈。若突然瘙痒加重，疣体增多、增大、颜色变红，不久即可自然消失，愈后不留痕迹。

二、诊断要点

（1）常对称发生于颜面和手背，为粟粒到黄豆大的扁平隆起的丘疹，表面光滑、质硬，微痒。

（2）组织病理检查：表皮棘层肥厚，乳头瘤样增生和角化过度，伴角化不全。棘层上部和颗粒层有空泡化细胞，核深染，嗜碱性。

（3）排除瘊子、汗管瘤。

三、辨证施治

1. 辨证分型

（1）肺胃蕴热：扁平疣色褐，散在分布，搔抓后呈条状结节，似串珠状。伴发脂溢及粉刺、唇干口渴。舌质红、苔黄，脉浮数。

（2）脾湿痰瘀：扁平疣多发于面部，数量少，高出皮肤，多呈皮色，时有痒感。伴纳呆脘胀。舌质淡、苔腻，脉沉数。

2. 针灸治疗

治法：肺胃蕴热者，治宜疏风清热、泻肺胃之火，只针不灸，用泻法；脾湿痰瘀者，治宜祛湿化痰、疏通经络气血，针灸并用，用泻法。以病变局部和手阳明经穴为主。

主穴：合谷、曲池、太冲、三阴交、疣体局部。

方义：取合谷、曲池，以泻阳明、太阴之风热。合谷配太冲称为"四关"，调和气血、疏肝理气。三阴交，滋养脾肝肾、调肌肤气血。取疣体局部，以通行气血、祛瘀除疣。

加减：肺胃蕴热者，加尺泽、内庭，以清热凉血、和营祛疣；脾湿痰瘀者，加商丘、阴陵泉，以健脾祛湿、化痰通络。

操作：诸穴均常规针刺。疣体局部严格消毒后用短粗毫针平刺其基底部，并从中央直刺一针，留针20min，出针时挤出少量血液。每日1次。

四、其他疗法

1. 皮肤针疗法

处方：背腰部、足太阳经第一侧线。

操作：从上而下用中度叩刺，以皮肤潮红为度。每日1次。

2. 火针疗法

处方：疣体局部。

操作：用烧红的火针迅速刺入疣体2～3mm，几秒后退出，再烧红针头复刺，反复进行2～3次。每日1次。术后1d内局部勿沾水，防止感染。

3. 耳针疗法

处方：肺、神门、肝、肾上腺、皮质下、内分泌、生疣部位相应耳穴。

操作：每次选3～4穴，毫针中度刺激，留针15min。每日1次。

4. 腧穴注射疗法

处方：按生疣部位，取患侧曲池、足三里。

药物：板蓝根注射液。

操作：每穴注入药液1ml。隔日1次。

五、文献摘要

《医宗金鉴》：赘疣诸痣灸奇穴，更受紫白二癜风，手之左右中指节，屈节尖上宛宛中。

《针灸资生经》：着艾炷疣上灸之，三壮即除。支正治生疣目。

六、名家医案

赵某，女，31岁。面部、手背簇生扁平丘疹3年余。曾用中西药治疗无效。近1周来面部作痒，扁平丘疹有增多趋势。伴口干、大便结。检查：额部、两侧面颊、手背密集簇生扁平丘疹，表面光滑，色淡红稍光亮，丘疹大者如粟粒，小者如针头，舌质红、苔薄黄，脉稍数。诊为扁平疣（风热型）。取面部生疣区、印堂、颧髎、风池、曲池、合谷、足三里、三阴交。局部围刺，余穴常规针刺，留针30min。每日1次。经10次治疗，疣赘全部消失。4个月后随访，未见复发和新生。（徐之珍. 围针结合体针治疗扁平疣38例［J］. 针灸临床杂志，1999，l5（4）：37.）

七、小结

针灸是一种简便有效的治疗扁平疣的方法。针灸治疗后，有的患者可能会出现疣疹加重现象，色泽转红，瘙痒加剧，呈急性发作状态，这是一种正常现象，为气血旺盛流畅的表现，无须改变治法，应坚持继续治疗。治疗期间，忌食辛辣、海腥之品，禁止抓破皮肤。

（赵晓燕）

第三节　瘾疹（荨麻疹）

荨麻疹是一种常见的皮肤病，是由于各种原因引起的皮肤黏膜、血管扩张及渗透性增加而发生的暂时性局部水肿性损害。以皮肤出现鲜红色或苍白色风团、时隐时现、瘙痒无度，消退后不留痕迹为特点。本病发病因素比较复杂，如药物，尤其是青霉素类，磺胺类等，如食物，主要是动物蛋白，鱼、虾、蟹或食物添加剂等，慢性感染如咽炎、中耳炎、肠炎等也可成为发病的原因，精神紧张、内分泌的改变也可发生荨麻疹。

其发病的机制有变态反应和非变态反应两种。主要表现为真皮水肿，皮肤毛细血管及血管扩张充血。中医学称为"培瘤"等。认为本病的发生总由禀赋不耐，素体虚弱，卫外不固，外受虚邪贼风侵袭而致，或因食物、药物七情变化、病灶感染导致营卫失和，内不得疏，外不得泄，郁于皮毛腠理而发。针灸治疗在于清热疏风、卫外固表，提高自身免疫力，是治疗本病很好的方法之一，尤其对于慢性、顽固性荨麻疹疗效显著。

一、临床表现

皮肤常有瘙痒，迅速出现风团，呈鲜红、淡红色或苍白色，形态大小不等。有时风团表面可出现水疱，风团可以互相融合成片。数分钟或数小时后消退，消退后不留痕迹。也有少数人数天后消失，也可反复发作。皮疹可局限，也可泛及全身。如消化道受累，可出现恶心、呕吐、腹痛、腹泻，如喉头和支气管受累可出现咽喉发堵、憋气、呼吸困难甚至窒息的喉头水肿的一系列症状。病程可长可短。

临床可分为以下几种类型：

1. 急性荨麻疹　常常是急性发作，有大小不等的风团发生。风团成回状、环状或地图样损害，有些风团则融合成大片。风团上可有水疱、大疱、皮疹，可骤起骤消，也可以此消彼发。全身有发热，有些伴有腹痛腹泻和喉头水肿的症状，严重者泛发全身，可有血压下降、头晕、胸闷等症状。病程可在 1～2 周内痊愈。

2. 慢性荨麻疹　持续 1～3 个月以上可称为慢性荨麻疹。皮疹反复发生、瘙痒时轻时重，有些劳累或失眠后加重，由于经常搔抓，皮肤可有抓痕或色素沉着。此类患者可并发人工荨麻疹即受到钝性物刺激时，如用指甲划过，在受刺激的部位出现线状风团样损害，或在接触部位出现风团。

3. 血管神经性水肿　此类损害常单发于口唇，侧面部出现正常颜色的肿胀，由于压迫皮肤浅表的毛细血管，肿胀常为白色，边界不清。又称巨大荨麻疹，瘙痒不明显，数天内可自然消失，可以反复发生，一般无全身症状。少数患者如发生在咽喉部而造成窒息，可发生危险。

4. 丘疹性荨麻疹　皮疹多为丘疹样红色风团样损害，丘疹顶端有小水疱，可散在发生，也可群集发生，数目不定，一般不融合，瘙痒较重，新旧皮疹可同时存在。儿童多发，成人也可发生。春秋季节为多发季节，许多患者与虫咬有关，皮疹 10d 左右可消退，退后可有短暂的色素沉着，以腰、四肢为多发部位。

二、鉴别诊断

根据本病出现的风团皮疹与迅速发生和消退的特点，不难确诊。

1. 伴有腹痛的荨麻疹与阑尾炎、胆囊炎相鉴别　阑尾炎以转移性右下腹痛、反跳痛为特点，血象白细胞总数和中性粒细胞增加。胆囊炎则有发热、右上腹部压痛，体位改变或呼吸时疼痛加重，常向右肩及背部放射，白细胞总数增高。

2. 血管神经性水肿与接触性皮炎相鉴别　后者虽有肿胀，但只局限于暴露或接触部位有皮炎的改变。

3. 丘疹性荨麻疹与水痘相鉴别　后者病程短，有发热、水疱性皮疹，主要分布在头面躯干部、口腔及咽峡部黏膜有红斑水痘样损害。

三、治疗规范

1. 治则　疏风固表、调和营卫、清营止痒。

2. 配方

（1）刺络法：沿脊椎旁开左右各 2 寸刺络拔罐。

（2）经穴刺法

风寒型：大椎、风池、肺俞、曲池、足三里。

风热型：大椎、风池、血海、神门。

气血两虚型：曲池、血海、郄门、三阴交、气海、关元。

3. 操作

（1）刺络法：沿脊椎旁开左右 2 寸用三棱针点刺，出血为度，后闪火拔罐，每次左右各两罐。

（2）经穴刺法：大椎向上斜刺 0.5～1 寸，不施手法；风池针尖微下，向鼻尖斜刺 0.8～1.2 寸施平补平泻法 1min；肺俞斜刺 0.5～0.8 寸，施呼吸补法 1min；曲池直刺 0.5～1 寸，施提插泻法 1min；足三里直刺 0.5～1 寸，施捻转补法 1min；血海直刺 1～1.5 寸，施提插泻法 1min；神门直刺 0.3～0.5 寸，施捻转补法 0.5min；郄门直刺 0.8～1.2 寸，施提插补法 0.5min；三阴交直刺 1~1.5 寸，施提插补法 1min；气海直刺 1~2 寸，施呼吸补法 1min；关元直刺 1~2 寸，施呼吸补法 1min。

4. 疗程

（1）刺络法：每日 1 次，10 次为 1 个疗程，间隔 1 周后可进行下 1 个疗程。

（2）经穴刺法：每日 2 次，10 次为 1 个疗程，1 个疗程后停 1 周可进行下 1 个疗程。

四、配方理论

荨麻疹是临床常见的皮肤病之一，是暂时性水肿的一种皮肤血管反应，临床呈风团样损害，急性者突然发作，时隐时现，瘙痒无度，可以迅速消退，慢性者反复发作，可达数日或数月。中医学对此病论述较多，如《金匮要略》中讲述"风气相搏，风强则为瘾疹，身体发痒。"《儒门事亲·小儿疮疱丹·瘾疹旧蔽》云："凡胎生血气之属，皆有蕴蓄浊恶热毒之气。有一、二岁而发者，有三、五岁至七、八岁而作者，有老年而发丹，瘾疹者。"说明了本病禀赋不耐是根本的原因，加之腠理不密，卫外不固，风邪外袭，或寒，或热，或湿热相兼郁于肌肤而发，故采用刺络法，刺络以祛邪拔罐以温通经络，以达疏风固表之功，经穴刺法所取大椎有调阴阳、和气血、泻热以固表，风池为足少阳胆与阳维的交会穴，有疏风清热之功，风池、肺俞、血海三穴相配可健中养血、温中实脾，尤其对气血两虚能起益阴养血、补气强身之功，郄门为手厥阴的郄穴，可清营祛风以止痒，气海、关元同属任脉，通于三阴，有补气养血、调冲任的作用。经穴刺法诸穴相合共奏疏风固表、调和营卫之功，腠理密，营卫和则风消痒止。

五、转归及预后

本病临床证型较多，表现变化多端，其转归如下：

1. 急性期　多由外邪及饮食所诱发，起病迅速，消退亦快，经过治疗，很快可愈，不留任何痕迹。

2. 慢性期　原因复杂，常反复发作，可缠绵不愈，但预后较好。

若瘾疹突然出现面色紫暗，呼吸急促，喘息痰鸣，手足不温者，预示病情危急，必须积极抢救治疗。

六、预防与调护

瘾疹的发病原因与外邪，饮食有关，因此饮食要有规律，忌食辛辣，鱼腥之品，适寒温，调冷暖，避免冷热刺激，加强养生锻炼，抵抗外邪侵袭是本病调护要点。

（赵晓燕）

第四节　湿疹

湿疹是一种具有多种损害的皮肤病。在急性期可出现红斑、丘疹、水疱、糜烂等炎症反应。在慢性或静止期患处皮肤干燥、鳞屑、粗糙及苔藓样改变。以对称性、复发性、慢性病程及瘙痒为其特点。发病的原因很复杂，一般认为与遗传基因过敏体质有关。这类患者除患有湿疹，还易得哮喘，过敏性鼻炎或荨麻疹等疾病，有些患者由于精神紧张，过度疲劳而引发湿疹或使湿疹加重，尤其是慢性湿疹的患者，往往精神创伤或自主神经紊乱时而引起皮疹剧烈瘙痒。消化功能失调造成胃肠吸收功能紊乱也常常引发湿疹，另外病灶的感染、内分泌失调和血液循环障碍都是湿疹发病的原因。

中医学称此病为湿疹、浸淫疮，也因发病部位的不同而称之为四弯风、旋耳疮、苔病疮等。认为本病的发生主要责之于风、湿、热，而风、湿又分为内风、内湿和感受的外风和外湿。外因方面如气候的变化，风邪外袭，腠理不固，或坐卧湿地，感受雾露水浸。内因则以脾虚不运湿从内生，心主火，或由于精神紧张，情绪烦扰导致血热，湿热互结日久而发病或过食辛辣之品伤阴耗血，血虚生风，风盛则燥，燥则生风，复感风邪则皮疹瘙痒呃度，用针灸治疗本病在于健脾利湿，养血润燥，祛风止痒。

一、临床表现

临床皮疹表现多种多样，可以有红斑、丘疹、水疱、糜烂、结痂、鳞屑、肥厚和皲裂等。按其病程和皮疹表现分为以下三种。

1. 急性　多为密集的丘疹或水疱、界限不清、面积大小不等，基底部潮红常因搔抓合并感染而出现渗出、糜烂、可以合并毛囊炎，疖肿及同侧的颈部、腋窝及腹股沟处的淋巴结肿大，皮疹可以发生在任何部位，亦可泛发全身，一般以四肢屈侧为多，自觉瘙痒。

2. 亚急性　湿疹多由急性湿疹迁延而来。皮损以丘疹、红斑、鳞屑和结痂为主，自觉剧烈瘙痒。

3. 慢性　多由急性、亚急性湿疹反复发作而成，也有少数患者开始发病即为慢性者。患处皮肤增厚，粗糙，纹理增厚，皮色呈暗红或紫褐色。常伴有抓痕、血痂，愈后常留有色素沉着。患者自觉瘙痒无度。病程很长，此慢性皮疹多见于小腿、手、足、腘窝、外阴、肛门等处。

二、鉴别诊断

本病有典型的皮疹，同时有红斑、丘疹、水疱，也可以一种损害为主。皮疹可发生在任何部位，但常呈对称性发作，界限不清，可以局部发生，也可散在或泛发全身。瘙痒因人而异，甚者因痒而失眠，一般无全身症状，据此可作诊断，应与以下几种病作以鉴别。

1. 接触性皮炎　有比较明显的接触史，病变局限于接触的部位，皮疹比较单一，易起水疱，界限清楚，祛除病因，避免接触很快痊愈，且不易复发。

2. 神经性皮炎　有明显的神经衰弱表现，如失眠、多梦、烦躁，皮疹好发于颈背、肘、膝、尾骶部等摩擦部位，皮疹以皮肤肥厚、粗糙和苔藓样变为多见，而一般无水疱、湿润和糜烂。

3. 手足癣　常发生在一个部位，界限清楚，指（趾）间皮肤多有浸渍、糜烂，常伴有灰指（趾）甲，夏季多加重，实验室检查可有菌丝。

4. 多形性红斑　皮疹多发生在四肢末端的伸侧面，为水肿性的斑丘疹呈红色，或顶端为扁平的丘疹，或呈虹膜红斑，发病后可伴有发热，关节及肌肉酸痛，病程为二周至一个月，愈后不留痕迹，可以有复发。

5. 疥疮　多发于指缝，腕部的屈侧，阴部或腋窝等处，皮疹为红疱疹，晚间瘙痒加重，镜下可查到疥虫，常常全家或集体发病。

三、治疗规范

1. 治则　健脾利湿、养血祛风、安神止痒。

2. 配方

（1）刺络法：脊柱旁开左右2寸刺络拔罐。

（2）皮部刺法：梅花针叩打局部皮疹。

（3）经穴刺法

脾虚湿重：大椎、足三里、阴陵泉、合谷、曲池、丰隆、神门、四神聪。

血虚风燥：足三里、血海、三阴交、曲池、神门、四神聪。

3. 操作

（1）刺络法：脊柱两旁左右各2寸，用三棱针点刺以出血为度，后加闪火拔罐，每次左右各5罐，每罐出血2～3ml为宜。

（2）皮部刺法：用梅花针叩打慢性肥厚性皮疹，以轻度出血为度。

（3）经穴刺法：大椎直刺0.5～1寸，施捻转泻法1min；足三里直刺1.5寸，施捻转补法1min；阴陵泉、合谷、曲池、丰隆均直刺1～1.5寸，施捻转泻法各1min；神门直刺0.3～0.5寸，施捻转补法1min；四神聪沿皮向后平刺，进针0.5～1寸，施捻转平补平泻1min；血海直刺1寸，施捻转泻法1min。

4. 疗程

（1）刺络法：隔日1次，5次为1疗程。

（2）皮部刺法：每日1次，10次为1疗程。

（3）经穴刺法：每日2次，10次为1疗程。

四、配穴理论

湿疹是临床常见的皮肤病之一，是一种具有多种损害性的皮肤病。临床急性期可出现红斑、丘疹、水疱、糜烂等炎症反应；慢性或静止期患侧皮肤干燥、鳞屑、粗糙及苔藓改变。该病以对称性、复发性、慢性病程及瘙痒为特点。发病原因很复杂，现代医学认为与遗传基因过敏体质有关，与精神紧张、过度疲劳也有关。中医学认为本病的发生主要责之于风、湿、热等。外因为外风内袭，腠理不固；内因为伤阴耗血，血虚生风，风盛则燥，复感风邪，则皮疹瘙痒无度。本病治疗当健脾利湿，养血润燥，祛风止痒。取胃经之下合穴足三里；配脾经合穴阴陵泉。脾胃相合，纳运枢转，水湿得利。配曲池、丰隆除湿泻热，配神门、四神聪清心宁志，配血海，养血以润燥，活血。诸穴配合使用，共奏祛风、安神、止痒之功。

五、病案精选

蒋某，女，37岁。两下肢发疹，瘙痒9d。2004年7月19日初诊。

初诊：患者于10d前冒雨涉水，次日觉双下肢沉重，伴双下肢内侧皮肤瘙痒，经搔抓后局部皮肤出现粟状红色丘疹及水疱，瘙痒加剧，搔后破溃流水，逐渐蔓延至全身，因瘙痒而致寝食不安，口苦，心烦，小便短赤，大便不利。现体胖，痛苦面容，双下肢内侧可见最大3～5cm直径之红斑二处，表面渗液结痂。此外双下肢及头、面、躯干等处有散在粟状丘疹及水疱，渗出液为黄白色，舌质红，苔黄腻，脉滑数。体肥湿蕴热盛，又因冒雨涉水，风湿之邪外袭，内外合邪，湿热俱盛，泛溢于肌肤而发疹疱，痒而渗液；湿热内困脾阳，致口苦，心烦，小便短赤，大便不利；舌红，苔黄腻，脉滑数，均为风湿热盛之征。

治法：健脾利湿，养血祛风，安神止痒。

处方：大椎、足三里、阴陵泉、合谷、曲池、丰隆、神门、四神聪、血海、三阴交。

操作：大椎直刺 0.5 ~ 1 寸，施捻转泻法 1min；足三里直刺 1.5 寸，施捻转补法 1min；阴陵泉、合谷、曲池、丰隆均直刺 1 ~ 1.5 寸，施捻转泻法各 1min；神门直刺 0.3 ~ 0.5 寸，施捻转补法 1min；四神聪沿皮向后平刺，进针 0.5 ~ 1 寸，施捻转平补平泻 1min；血海直刺 1 寸，施捻转泻法 1min。

复诊：经本法治疗 2 次后瘙痒减轻，3 次后疹疱部分消退；4 次后痂块脱落，9 次后痒止，疹疱消失，皮肤恢复正常。

（王建林）

第五节　缠腰火丹（带状疱疹）

缠腰火丹系指发生在腰胁部、大小不等的水疱，古医籍中名称不一，《外科大成》称"缠腰火丹"，《外科启玄》称"蜘蛛疱"，后世称之为"串腰龙"。现代医学称之"带状疱疹"。是由水痘－带状疱疹病毒感染而引起的急性疱疹性皮肤病，其主要临床特点：在发疹部位往往先有神经痛或发痒或皮肤感觉过敏，而神经痛最为突出，疱疹是粟粒状，绿豆大小，疱液澄清，疱壁紧张发亮，周围有红晕，数片成群出现。古人对缠腰火丹从病名、症状到病机病位都有精湛的论述。《医宗金鉴·外科心法要诀》中曰："缠腰火丹蛇串名，干湿红黄似珠形，肝心脾肺风热湿，缠腰已遍不能坐。"针对带状疱疹分布特点，现代医学认为是沿一侧周围神经作带状分布，常伴有神经痛和局部淋巴结肿，愈后复发率极低。

一、临床表现

本病初起，局部皮肤有烧灼或刺痛感，皮肤感觉过敏，其中绝大多数于刺痛后 1 ~ 4d 出现皮疹，极少数患者无前驱症状即发疹。常有轻度全身症状，如低热、食欲不振、周身不舒等。疱疹呈粟粒状，绿豆大的水疱，累累如串珠，常呈条带状排列，疱液先为透明，后转混浊。各簇水疱群之间隔皮肤正常。有时可相互融合成为弥漫的一大片损害，附近淋巴结常肿痛，数日后水疱可混浊化脓或部分破裂，露出糜烂面，最后干燥结痂，痂皮脱落后，遗留暂时性淡红色斑或色素沉着，若无继发感染，愈后不留瘢痕，病程约 2 ~ 4 周。

二、鉴别诊断

1. 单纯疱疹　本病是因感染单纯疱疹病毒引起的，常围绕口、鼻腔及生殖器分布的群集性疱疹，故亦称面部疱疹、唇疱疹、生殖器疱疹、冷疱、水疱热。其临床表现根据疱疹发生部位不同症状各异，疱疹发生在口唇、颊黏膜、上腭等部位，多见 1 ~ 5 岁儿童，水疱较小，局部炎症显著，有流涎、呼吸时口臭，可伴发热、倦怠、食欲不振等全身症状。疱疹发生在生殖器部位较少见，多由性交感染引起。疱疹发生在角膜易引起角膜穿孔、前房积脓等症，可导致失明。总之单纯疱疹好发于皮肤与黏膜交界处，分布无一定规律，水疱较小易破，疼痛不显著，常易复发。

2. 接触性皮炎　由于接触外界物质而发生的皮肤炎性反应，其临床特点在接触部位发生边缘鲜明皮肤损害，轻者为水肿性红斑，重者可见丘疹、水疱、大疱、表皮松解，甚至坏死，形态比较一致，瘙痒但痛不明显。

三、治疗规范

1. 治则　祛湿清热、消疹止痛。
2. 配方
（1）刺络法：在疱疹发生部位，分别于2~3处刺络拔罐。
（2）经穴刺法：选双侧丰隆、阴陵泉。
3. 操作
（1）刺络法：局部皮肤常规消毒，以三棱针点刺在疱疹间隙处（轻者皮内，重者皮下），刺4~5点，加以闪火罐放血5~10ml，注意不要点在疱疹上，拔罐部位应交替进行，留罐时间不得超过8min。
（2）经穴刺法：丰隆直刺进针1~1.5寸，施捻转提插泻法1min；阴陵泉直刺1~1.5寸，施捻转平补平泻法1min，二穴施术后均留针20min。
4. 疗程
（1）刺络法：每日或隔日1次，7次为1疗程。
（2）经穴刺法：每日2次，10d为1疗程，疗程中不得中断治疗。

四、配方理论

缠腰火丹现代医学称之为带状疱疹。多因脾胃运化失常，水湿停滞，久而化热；或肝胆湿热，郁而化火；或湿热毒邪侵及经脉；湿热内蕴，壅阻脉络，发于腠理，外达皮部，故见疱疹簇生瘙痒而痛甚。治疗上常以清热泻火，解毒利湿为法。刺络疗法配合针灸治疗本病，有卓著疗效，且取效快，不使用任何药物可痊愈。刺络拔罐具有促进血液循环，增强代谢，以改善局部免疫状态的功能。从而，起到杀灭病毒，抑制细菌的继发感染，加速带状疱疹痊愈的作用。临床积累了数百例病例，与普通针刺方法比较疗效显著，有立即止痛消疹之功。基于中医理论，究其病因病机，邪阻经脉，壅结于皮部，而皮部者以"经脉为纪"，循其皮部发病部位，刺之于血即可通过皮部以疏调本经气血，引邪外出。再配合针刺丰隆、阴陵泉祛湿清热、通调经脉瘀阻，正如"菀陈则除之，去血脉也。"

五、预后

带状疱疹属自限性疾病，其自然病程通常2~4周，而皮肤结痂、疼痛缓解越早，患者所受的痛苦就越少。针灸治疗带状疱疹镇痛效果明显，一般在1~3次针灸治疗后，即会有显著的改善。部分患者常在皮损消退后遗留有后遗神经痛。故针灸治疗带状疱疹疗程需长些，尤其是老年人，在疱疹结痂后要针灸1~2疗程，对于缩短病程、缓解疼痛、预防后遗神经痛的发生，提高生活质量尤为重要。采用针灸法治疗本病见效快、疗程短、止痛效果好，无感染，无后遗症。

六、病案精选

例1　陈某，男，47岁。2004年3月24日初诊。

患者左侧胸胁部起斑疹疱伴局部刺痛3d。

初诊：患者有心脏病史，素体虚弱，于3d前外出就诊返家后，突感左侧胸胁部轻度瘙痒，搔抓后发现局部有红色丘疹，疹上少许水疱，第二日皮肤刺痛而痒、丘疹簇生间隔分布如带状，刺痛阵发，服止痛药物无效，遂赴某医院诊治，予注射哌替啶50mg，注射后疼痛仍不缓解，心烦不安，不能入睡。现慢性痛苦病容，面白无华，左侧胸胁部有三处簇生丘疹，上有水疱，疱内液呈白色，有搔抓破溃之结痂处，舌淡苔白，脉弦数。患者久病体虚，血虚气衰，卫外不固，外出感受时邪，郁结于胸胁，发为火丹，邪不得解，郁阻经脉，致气血不通，痒痛剧甚，舌脉均为正虚邪实之征。

治法：祛邪通络，活血止痛。

取穴：疱疹间隙刺络。

操作：局部皮肤消毒，以三棱针点刺疱疹间隙3～4点，加以火罐放血4～5ml，注意不要点刺在水疱上，每日1次。

复诊：经1次治疗后，刺痛减轻，丘疹减少，复诊1次后痛止，疹消而愈。

例2　康某，男25岁，干部，初诊日期，1986年4月6日。

主诉：右上额及上眼睑，右面颊丘疹，刺痛2d。

病史：患者3d前自觉右眼不适，以手揉摸后右眼白睛发红，次日晨起，右上额及上眼睑及右面颊部刺痒，搔后皮肤发红并起丘疹，午后丘疹上起水疱，搔破后有白色渗液，刺痛加剧，目不能睁，经口服吗啡胍，外用疱疹灵眼药水均不显效而来就诊。

查体：痛苦病容，右眼上睑内缘充血，球结膜充血，右上额密集簇生红色丘疹，右面颊亦有一处簇生丘疹上有小水疱，舌红，苔薄黄，脉浮数。

印象：

(1) 中医：抱头火丹。

(2) 西医：带状疱疹。

辨证：疱疹部位，系阳明经所过，故为阳明热盛，外感风邪，风热相搏，郁结皮部所致，舌脉为风热俱盛之征。

治则：清热解毒，疏风止痛。

选穴：阳白，太阳，四白。

操作：上穴为疱疹所发部位，以三棱针点刺2～3点，加以火罐，放血2～3ml，每日1次。

治疗经过：治疗1次后，痛减，2次后疹稍退但未全消，痛已止，3次后疹全消而愈。

七、临证提要

带状疱疹是皮肤科的常见病症，它是一种病毒性疾病，所以以抗病毒为主的治疗在临床上取得了良好的疗效，但带状疱疹相关疼痛的病理改变目前尚未完全明了，西医采用外用收敛药物擦敷，内服抗病毒类药、镇痛药及维生素类药物的现代医学治疗方案，但疗效不满意，尤其对于后遗神经痛无理想药物。针灸治疗这一有效、实用、简便的方法不仅可以缩短病程，而且对后遗神经痛的发生有明确的预防作用。研究证明针灸这一传统治疗方法对改善带状疱疹发作期疼痛及后遗神经痛的疗效明显优于中西药物对照组，据报道分析针灸治疗该病的有效率为90.47%～96.7%，后遗神经痛有效率为90.5%～100%。

（王建林）

第六节　痤疮

痤疮是由于毛囊和皮脂腺阻塞、发炎引起的一种慢性炎症性皮肤病，又称青春痘。其发病机制尚未完全清楚，初步认为与遗传因素密切相关，与内分泌因素、皮脂分泌过多、毛囊内微生物、精神因素和消化功能等也有一定的关系。本病多见于15～30岁的青年男女，青春期以后大多自然痊愈或减轻；好发于颜面、胸背等处，常对称分布，可少而稀疏或多而密集。中医学称之为"粉刺"。

本病由肺经血热郁于肌肤，熏蒸面部而发；或冲任不调，肌肤疏泄失畅而致；或恣食膏粱厚味、辛辣之品，使脾胃运化失常，湿热内生，蕴于肠胃，不能下达，上蒸头面、胸、背部而成。

一、临床表现

有皮脂过多现象，毛孔多较粗大。损害主要发生于面部，尤其是前额、双颊部、颈部，其次是胸部、背部及肩部。初起为粉刺，黑头为开放性粉刺，顶端为黑色，略高于皮面或与皮面平行，可挤出乳白色微弯的脂栓；白头为封闭性粉刺，约针尖大，无黑头，不易挤出脂栓。痤疮粉刺在发展过程中可演变为炎性丘疹、脓疱、结节、脓肿、囊肿、瘢痕等，往往数种皮损同时存在。炎性丘疹一般有粟粒至绿豆大小，呈淡红色至暗红色，顶略尖而微硬。脓疱多位于丘疹顶端，因炎症较重或化脓感染而形成。结节呈紫红色或暗红色，可高出皮面，亦可部位较深仅能扪及，以后逐渐吸收或化脓破溃，最后产生瘢痕。囊肿大小不等，色暗红或正常，较大者压之有波动感，并可排出胶冻状或血性分泌物，而表面炎症反应往往不重，或有1～2个扩大的毛孔或黑头；病程缓慢，时轻时重，常可持续到中年，病情才逐渐缓解而痊愈，留下或多或少的凹坑状萎缩性瘢痕或瘢痕疙瘩性损害。

二、诊断要点

（1）以毛囊溢脂、炎症为主要表现。
（2）多发于青春期男女之面部及胸背部，常对称分布。
（3）病程缓慢，时轻时重。

三、辨证施治

1. 辨证分型
（1）肺经风热：丘疹多发于颜面、胸背上部，色红，或有痒痛。舌质红、苔薄黄，脉浮数。
（2）湿热蕴结：丘疹红肿疼痛或有脓疱，伴口臭、便秘、尿黄。舌质红、苔黄腻，脉滑数。

（3）痰湿凝滞：丘疹以脓疱、结节、囊肿、瘢痕等多种损害为主，伴纳呆、便溏。舌质淡、苔腻，脉滑。

（4）冲任失调：女性患者经期皮疹增多或加重，经后减轻，伴月经不调。舌质红、苔腻，脉浮数。

2. 针灸治疗

治法：肺经风热、湿热蕴结、痰湿凝滞者，治宜清热化湿、凉血解毒；冲任失调者，治宜行气活血、调理冲任。以上均只针不灸，用泻法。以病变局部和手阳明经穴为主。

主穴：阳白、颧髎、大椎、合谷、曲池、内庭。

方义：本病好发于颜面部，取阳白、颧髎，疏通局部经气，使肌肤疏泄功能得以调畅。大椎清热泻火、凉血解毒。阳明经多气多血，其经脉上走于面，取合谷、曲池、内庭，可清泻阳明邪热。

加减：肺经风热者，加少商、尺泽、风门，以清泄肺热；湿热蕴结者，加足三里、三阴交、阴陵泉，以清热化湿；痰湿凝滞者，加脾俞、丰隆、三阴交，以利湿化痰；冲任不调者，加血海、膈俞、三阴交，以调理冲任。

操作：诸穴均常规针刺，用泻法。大椎点刺出血。隔日1次。

四、其他疗法

1. 挑治疗法

处方：背部第1~12胸椎旁开0.5~3寸范围内的丘疹样阳性反应点。

操作：用三棱针挑刺，挑断皮下部分纤维组织，使之出血少许。每周1~2次。

2. 刺络拔罐疗法

处方：大椎、肺俞、膈俞、太阳、尺泽、委中。

操作：每次选2穴，用三棱针快速点刺腧穴处瘀血的络脉，使其自然出血，待血色转淡后，再以闪火法拔罐。2~3d一次。

3. 耳针疗法

处方：肺、脾、大肠、内分泌、肾上腺、耳尖。

操作：毫针中度刺激，留针15~20min。也可用压丸法或腧穴激光照射疗法。

五、文献摘要

《针灸聚英》：合谷……兼治头上诸般病。

六、名家医案

顾某，女，1989年6月4日初诊。主诉：面部痤疮2个月。病史：2个月前，患者前额及口唇四周先后出现10多个散在的米粒大小的丘疹，呈深红色，自觉麻痒微痛，1周后有的成为脓疱，脓头破溃后干燥结痂，脱落后留有色素沉着，随即其他部位又出现新的丘疹。曾在哈尔滨市多家医院就诊，均诊断为痤疮。曾口服头孢氨苄，内服中药及局部贴敷乳酸依沙吖啶纱条均未见效。伴有胃中嘈杂感、不欲饮食、大便秘结等症状，因用药物治疗无效而来我院求治于针灸科。检查：前额及口唇四周有散在的米粒大小的毛囊丘疹，初起如粟，色深红，有的已成为脓疱，破溃处有少许脓性分泌物，周围皮肤有暗紫色的色素沉着。舌质红、苔黄，脉弦数。诊断：痤疮，火毒炽盛型。治则：清泻阳明火热。取穴：大椎、委中、曲池、合谷、足三里。操作：大椎、委中，用三棱针点刺放血，每日 1 次；其他腧穴，用毫针针刺，施捻转补泻手法之泻法，留针 30min，每日 1 次。针刺 3 次后胃中嘈杂感消失，食欲增加；1 周后丘疹变小变平，表面干燥，色泽由红变紫，由紫变淡，脓疮破溃后结痂；2 周后有少部分丘疹消失，结痂脱落；1 个月后丘疹全部消失。（王雪苔，刘冠军．中国当代针灸名家医案［M］．长春：吉林科学技术出版社，1991.）

七、小结

针灸对本病有一定的疗效，部分患者可达到治愈目的。轻症者注意保持面部清洁卫生即可。本病治疗期间禁用化妆品及外搽膏剂，应用硫黄肥皂温水洗面，以减少油脂附着面部堵塞毛孔。本病应注意与酒渣鼻和溴、碘引起的痤疮样药疹相鉴别。酒渣鼻的发病年龄比痤疮大，皮疹只发生于面部中央，常伴毛细血管扩张；溴、碘引起的痤疮样药疹有服药史，皮疹为全身性，无典型的黑头粉刺，好发于各种年龄。严禁用手挤压丘疹，以免引起继发感染，遗留瘢痕。忌食辛辣、油腻及糖类食品，多食新鲜蔬菜及水果，保持大便通畅。

（王建林）

第七节　皮肤瘙痒症

皮肤瘙痒症是指皮肤无原发性损害，仅以皮肤瘙痒为主的神经功能障碍性皮肤病。临床上分全身性瘙痒症和局限性瘙痒症两大类。其发病原因十分复杂，局限性瘙痒多与局部摩擦刺激、细菌、寄生虫或神经症有关；全身性瘙痒多与慢性疾病如糖尿病、肝胆病、尿毒症、恶性肿瘤等有关。部分病例与工作环境、气候变化、饮食、药物过敏有关。瘙痒的程度与下述因素有关。①个体差异：大部分患者感觉极为剧烈，持续时间长，部分患者感觉轻微，持续时间短暂。②身体各部位的痒阈不同：耳道、眼睑、鼻孔、肛周、生殖器区域和腋窝对瘙痒特别敏感。③精神因素的影响：精神创伤和紧张降低痒阈，与注意力分散程度有关。④环境因素的影响：如温度、湿度、工作或居住环境中的生物或化学物质刺激等，一般在就寝脱衣时最为严重。本病好发于下肢，病程较长，冬季发病，春天好转。本病属于中医学"风痒"、"痒风"、"风瘙痒"、"血风疮"等范畴。

本病多因肝肾阴虚、血虚化风生燥、肌肤失养而成，或因风湿、风热蕴肌肌肤不得疏泄而致。

一、临床表现

1. 全身性瘙痒症　多见于成人，最初瘙痒仅局限于一处，进而逐渐扩展至身体的大部分或全身。瘙痒常为阵发性，尤以夜间为重，严重者呈持续性瘙痒伴阵发性加剧；有时瘙痒呈游走性，部位不定。饮酒和浓茶、吃海鲜食物、情绪变化、被褥温暖及搔抓摩擦，甚至某些暗示，都可促使瘙痒发作或加重。瘙痒的程度因人而异，有的轻微，时间也较短暂，有的剧烈，难以忍受，常不断搔抓，直至皮破血流有疼痛感觉为止。由于反复搔抓，导致皮肤出现抓痕、表皮剥脱、血痂、色素沉着、湿疹或苔藓样变等继发性损害，有时可引起继发性感染。有继发感染时，可发生脓疱疮、毛囊炎、疖病、淋巴管炎及淋巴结炎等。由于瘙痒剧烈，长期不得安眠，可有头晕、精神忧郁及食欲不振等神经衰弱的症状。

2. 局限性瘙痒症　瘙痒局限于某一部位，亦可同时数处发病。以肛门、阴囊及女阴等部位最为多见。

3. 精神性瘙痒症　在有瘙痒症状的患者中，20%～40%可能为精神性瘙痒症。可为全身性或局限性，局限性中以肛门、生殖器和头皮瘙痒最常见；全身性精神性瘙痒症的瘙痒呈阵发性，常与情绪状态一致，入睡时加重，但极少使患者从睡眠中惊醒，如果转移患者注意力，可使瘙痒减轻。临床体征常较轻。

二、诊断要点

（1）先有皮肤瘙痒而无原发皮疹。

（2）经常搔抓后常出现表皮剥蚀、血痂、抓痕等继发性损害。

（3）应与湿疹、皮炎、荨麻疹、疥疮、脂溢性皮炎等相鉴别。

三、辨证施治

1. 辨证分型

（1）脾虚卫弱：阵发性瘙痒，遇风触冷瘙痒加剧，食欲不振，气短无力。舌质淡、苔白，脉细弱。

（2）肝肾亏损：以夜间瘙痒为主，皮肤干燥多屑、肥厚呈草席状，腰酸膝软，夜寐不安。舌质淡、苔黄，脉沉细。

（3）气血两燔：皮肤弥漫性潮红，瘙痒剧烈，抓痕血迹斑斑，烦热口渴，小便短赤。舌质红、苔黄，脉数。

2. 针灸治疗

治法：脾虚卫弱、肝肾亏损者，治宜健脾化湿、滋养肝肾、养血润肤，针灸并用，用补法；气血两燔者，治宜清热凉血、疏风止痒，以针刺为主，用泻法。以手阳明、足太阴经穴为主。

主穴：曲池、血海、风市、膈俞。

方义：曲池为手阳明大肠经的合穴，既清肌肤之热，又清胃肠湿热，起到搜风止痒的作用。血海可养血润燥、祛风止痒。风市乃祛风之要穴。膈俞属血会，能活血止痒，配血海，寓"治风先治血，血行风自灭"之意。

加减：脾虚卫弱者，加脾俞、肺俞，以健脾固卫；肝肾亏损者，加肝俞、肾俞、太溪，以补益肝肾；气血两燔者，加大椎、外关、合谷，以清营凉血。

操作：膈俞向下或朝脊柱方向斜刺1寸左右。余穴常规刺法。

四、其他疗法

1. 耳针疗法

处方：神门、交感、肾上腺、内分泌、肺、痒点。

操作：常规针刺，留针30min。

2. 腧穴注射疗法

处方：肩髎、血海、风门、曲池、足三里。

药物：0.1%～0.25%盐酸普鲁卡因注射液。

操作：每次选2～3穴，每穴缓慢注射药液2ml。隔日1次。

五、名家医案

宁某，女，54岁。1953年8月1日初诊。主诉全身瘙痒3年，经多方调治未效，日渐加重，奇痒难忍，尤以清晨5时左右为重。检查：神清语明，皮肤干涩，其色苍淡，无丘疹，全身可见指甲搔痕。脉浮无力，舌质淡红、苔薄白。诊断为皮肤瘙痒症，属风热型。治则：补肺固表，疏风止痒。取穴：太渊、曲池、外关。操作：毫针刺法。太渊、曲池，均以呼吸法补之；外关，先补后泻。（王雪苔，刘冠军．中国当代针灸名家医案［M］．长春：吉林科学技术出版社，1991.）

六、小结

避免过度搔抓，以防抓破皮肤，继发感染。避免用碱性强的肥皂洗浴，且忌热水烫洗。内衣要穿柔软宽松的棉织品或丝织品，不宜穿毛织品。忌食辛辣刺激性食物及浓茶，少食鱼、虾等海味发物，多吃蔬菜、水果。力戒烟酒。

（王建林）

第八节　神经性皮炎

神经性皮炎是一种皮肤神经功能障碍性疾病。根据皮损范围大小，临床分为局限性神经性皮炎和播散性神经性皮炎两种。本病和大脑皮质兴奋与抑制过程平衡失调有关。精神因素被认为是本病的主要诱因，情绪紧张、神经衰弱、焦虑都可促使皮损发生或复发。本病属于中医学"银屑病"、"顽癣"等范畴。

本病多因情志不遂，肝郁不舒，以致气血运行失调，瘀血凝滞于皮肤，郁久化热，耗血伤阴，化燥生风，肌肤失养而发；或因风热之邪外袭肌肤、凝聚不散所致；或因硬衣领等外来刺激所引起；或因久病耗伤阴液，营血不足，血虚生风，皮肤失去濡养而成。

一、临床表现

1. 局限性神经性皮炎　皮损多发于颈侧、项部、额部，其次为骶尾、肘窝、腘窝，也可见于腰背、两髋、会阴部、腹股沟、上眼睑及四肢伸侧等处。常呈对称分布，亦可沿皮肤皱褶或皮神经分布，呈线状排列。初起时，局部皮肤只间歇发痒，由于搔抓，皮肤迅速呈苔藓化，患部皮肤肥厚，皮纹加深，皮肤表面被互相交叉的皮纹划成很多的斜方形、多角形或菱形小面，上被少许鳞屑。损害范围不定，呈圆形、卵圆形、不规则形或线形。有时患部有密集或散列的扁平丘疹样损害，表面坚硬光泽或附有少量鳞屑。皮损以中央最著，愈近边缘愈轻微，境界不清。搔抓和摩擦可引起皮肤抓破、血痂及脓疱等继发性损害，有时因为强烈外用药的刺激而发生皮炎。本病呈慢性，时轻时重，一般夏季加重，冬季缓解，有阵发性剧痒。皮损发展扩大至一定程度后就长期不变，也有的在数周内痊愈，不留痕迹，但容易复发。

2. 播散性神经性皮炎　又称泛发性神经性皮炎，好发于头面部、颈项、四肢、肩背及腰部等处。初起时，皮肤多处瘙痒，搔抓后逐渐发生圆形或多角形扁平丘疹，融合成片，反复搔抓刺激后，形成苔藓样改变。自觉奇痒无比，夜间尤甚，精神紧张或情绪波动时病情加重。病程缓慢，反复发作，常迁延数年之久，虽经治愈，但易于复发。

二、诊断要点

（1）以皮肤肥厚、皮沟加深、苔藓样改变和阵发性剧烈瘙痒为特征。

（2）皮损如牛项之皮，顽硬且坚，抓之如枯木。

（3）好发于颈项部，其次发于眼睑、四肢伸侧及腰背、骶、髋等部位，呈对称分布，或呈线状排列。亦可泛发于全身。

（4）多见于情志不遂、夜寐欠安之成年人。病程较长。

（5）组织病理检查示表皮角化过度，棘层肥厚，表皮突延长，可伴有轻度海绵形成。真皮部毛细血管增生，血管周围有淋巴细胞浸润。或可见真皮成纤维细胞增生，呈纤维化。

三、辨证施治

1. 辨证分型

（1）血虚风燥：丘疹融合，成片成块，表面干燥，色淡或灰白，皮纹加深，上覆鳞屑，剧烈瘙痒，夜间尤甚，女性或兼有月经不调。舌质淡、苔薄，脉濡细。

（2）阴虚血燥：皮损日久不退，呈淡红或灰白色，局部干燥肥厚，甚则泛发全身，剧烈瘙痒，夜间尤甚。舌质红、少苔，脉弦数。

（3）肝郁化火：皮损色红，心烦易怒或精神抑郁，失眠多梦，眩晕，口苦咽干。舌质红，脉弦数。

（4）风热蕴阻：皮疹呈淡褐色，皮损成片，粗糙肥厚，阵发性剧痒，夜间尤甚。舌苔薄黄，脉浮数。

2. 针灸治疗

治法：血虚风燥、阴虚血燥者，治宜养血祛风、滋阴润燥，以针刺为主，用平补平泻法；肝郁化火、风热蕴阻者，治宜祛风清热、凉血化瘀，只针不灸，用泻法，可点刺出血。以足少阳、手阳明经穴及病变局部阿是穴为主。

主穴：风池、大椎、曲池、委中、膈俞、阿是穴。

方义：风池位于项后，是神经性皮炎的好发部位，可祛风解表，宣通局部气血。大椎为督脉与诸阳经之会，能清泻热毒。曲池既可疏风清热，又能清血分之郁热。委中点刺出血，可祛风清热、凉血解毒。膈俞为血会，可祛风清热、活血止痒。皮损局部围刺可疏通局部经气，祛风解毒化瘀。

加减：血虚风燥者，加脾俞、血海，以养血疏风；阴虚血燥者，加太溪、血海，以滋阴润燥；肝郁化火者，加行间、侠溪，以疏肝泄热；风热蕴阻者，加合谷、外关，以祛风清热。

操作：皮损局部，取4～6个点用毫针围刺，针尖沿病灶基底部皮下向中心平刺，留针30min。还可用多个艾炷直接灸，将艾绒捏成火柴头大小若干粒，先在皮损局部涂以大蒜汁，置艾炷于其上，每炷间距1.5cm，点燃烧净后，除去艾灰，覆盖无菌敷料即可。

四、其他疗法

1. 皮肤针疗法

处方：皮损局部，配背俞穴、次髎、夹脊。

操作：在皮损局部，皮肤针由外向内螺旋式叩刺。轻者，中度叩刺，以微有血点渗出为度；角化程度严重者，重度叩刺，以渗血较多为宜。配穴轻度叩刺，以局部出现红晕为度。每3天治疗一次。

2. 耳针疗法

处方：肺、神门、肾上腺、皮质下、内分泌、肝。

操作：毫针浅刺，留针30min。也可用埋针法或压丸法。

3. 腧穴注射疗法

处方：曲池、足三里、大椎、肺俞、百会。

药物：维生素 B_{12} 注射液或盐酸异丙嗪注射液。

操作：每次选2～3穴，每穴注入0.5ml，两种药液交替使用。隔日1次，10次为一疗程。

五、文献摘要

《针灸甲乙经》：痂疥，阳溪主之。

《针灸资生经》：举体痛痒如虫啮，痒而搔之，皮便脱落作疮，灸曲池二穴，随年壮。发即灸之，神良。

《针灸大成》：疥癣疮，曲池、支沟、阳溪、阳谷、大陵、合谷、后溪、委中、三里、阳辅、昆仑、行间、三阴交、百虫窠。

六、名家医案

张某，男，25岁。患者双下肢小腿膝关节稍下对称出现约3.5cm×4.5cm的神经性皮炎的皮损2年，瘙痒，经多种治疗未愈。针灸取神门、血海、风市、心俞、阳陵泉、足三里、皮损局部，常规针刺，平补平泻。皮损局部用4～5根毫针由边缘向中心进行围刺，留针30min，每5min行针一次。起针后加拔火罐至局部发红发紫流血水为佳。每日1次，15次为一疗程。经治1个疗程后瘙痒消失，2个疗程后皮肤恢复正常。（吴绪平.100种病证针灸治疗验方精粹［M］.北京：中国医药科技出版社，1997.）

七、小结

针灸对本病有较好的近期疗效，能通过调整神经系统的兴奋、抑制功能，起到明显的镇静、止痒的作用。患者应保持精神平和，皮损处避免搔抓，忌用热水烫洗和用刺激性药物外搽。多食新鲜蔬菜、水果，忌食辛辣、海腥刺激之品，力戒烟酒。

（王建林）

第二十二章 外科疾病

第一节 急性乳腺炎

急性乳腺炎中医称之为"乳痈"，中医学与现代医学对本病因认识较相似，中医认为：由于乳房不清洁，毒邪外侵，邪毒由乳络进入乳房，乳汁壅滞，乳络不畅，乳管阻塞，乳汁郁阻于乳络，郁久化热而发乳痈。现代医学认为：急性乳腺炎由于乳房不清洁，乳头被婴儿咬破，以及乳腺管阻塞，排乳不畅，细菌入侵乳管，而后进入乳腺小叶，停留在瘀积的乳汁中繁殖，乳腺组织受到破坏。针刺治疗在祛除毒邪，消炎止痛，清热排脓方面效果佳。因此，针刺是治疗急性乳腺炎的有效方法之一。

一、临床表现

患者乳房肿胀疼痛，皮肤发红，皮温增高，排乳不畅，局部压痛，患处腋窝淋巴结常肿大，全身不适，可出现发热、寒战等中毒反应，患者乳房肿块增大，焮红疼痛，时时跳痛，舌红苔黄腻，脉弦滑而数。

二、鉴别诊断

有很多疾病可以乳腺疼痛为其症状，因此，本病应与乳房结核与炎性乳癌等病进行鉴别诊断。

1. 乳房结核　是结核杆菌侵犯乳腺组织而引起乳房部分硬化，可使乳房发生严重变形及乳头内缩，以妊娠期和哺乳期发病率较高，乳房结核大多系结核杆菌血源性传播，原发病灶多为肺或肠系膜淋巴结核。疼痛不重，局部不红，午后低热，结核菌素试验阳性，活组织检查有助于诊断。

2. 乳房纤维腺瘤　是一种生于乳房的良性肿瘤，主要鉴别点是发病年龄在30岁左右，青年妇女多见，多为单侧乳房内出现单个无痛性肿块，少数有局部微刺痛，病程一般发展缓慢，不溃破质坚韧，肿物表面色正常，多无压痛，无发热、寒战等全身中毒反应。

3. 炎性乳癌　多发生于年轻妇女，尤其在妊娠期或哺乳期，由于癌细胞侵袭乳房，因而引起局部炎症，主要鉴别点是常伴有皮肤红肿，局部温度增高，水肿等改变，同时腋下淋巴结肿大，发展快，预后差。

三、治疗规范

1. 治则　清泻肝胃郁热、疏通经络。
2. 配方
（1）经穴刺法：取肩井、膻中、乳根、少泽、足三里、合谷、足临泣、外关。

（2）火针排脓法：取患乳肿之低位，用火针穿刺排脓。

3. 操作

（1）经穴刺法：肩井针尖向后斜刺1寸，捻转泻法1min，膻中向下斜刺，先向下刺1~1.5寸，捻转泻法，然后左右侧施捻转泻法，共计1min；乳根向下斜刺5~8分，捻转泻法1min，少泽直刺2~3分，捻转泻法，出针时挤压针孔，放血2滴；合谷直刺1寸，捻转泻法1分钟；外关直刺0.8~1寸，捻转泻法1min，足三里直刺1~1.5寸，捻转泻法1分钟，足临泣直刺0.5~0.8寸，捻转泻法1min；以上针刺施术后，留针20min。

（2）火针排脓法：取患乳脓肿之低位，局部皮肤酒精消毒后用2%普鲁卡因注射液局部麻醉，取三棱针用酒精灯烧红或使用电火针治疗仪接通电流，针头烧红后，迅速刺入脓腔，缓慢稍加转动退出，脓液随之而出，轻按患乳，排净脓汁，外盖敷料，每日排脓汁，更换敷料一次，直至伤口愈合。

4. 疗程

（1）急性期（发病7d之内）：针刺每日2次，2周之内不可间断治疗，2周后可针刺每日1次，乳腺炎晚期或为脓肿者，可使用火针排脓法，1周2次，预后较好。

（2）稳定期（发病1~3周）：治疗同急性期，以针刺治疗为主，无脓肿者不使用火针排脓法，疗程延长。

四、配方理论

乳痈相当于现代医学的急性乳腺炎，是外科常见病之一。该病源于《外科证治全书》曰："所乳之子，口气燔热，含乳而肿，热气鼻风吹入乳孔，气递乳凝，遂致结肿"。通过临床研究认为，针刺治疗急性乳腺炎，可明显促使炎症消散，祛除毒邪，加速脓液排出。

乳腺炎是由于乳汁瘀滞，乳络不畅，乳管阻塞，败乳蓄积，化热而成痈肿，或因情志不畅，肝气不舒，气机失于疏泄，邪热蕴蒸阳明，胃热壅滞，以致经络阻塞，气血瘀滞而成乳痈。治疗时可以病症的初、中、后期，选择散解、透脓、调理气血之大法。足阳明胃经过乳头、乳根，乳房位于肝胃经分野，故取厥阴、阳明之穴，消肿散结，调理气血；乳痈后期残余毒热，深入血络，故宜清解阳明，疏达脉络，使余邪得散，故取邻近患部腧穴为主。

治疗急性乳腺炎，使用火针治疗，疗效较为理想。火针源于《灵枢·官针》中记有："焠火卒刺者，刺燔针则取庳也"。火针引流古称燔针焠刺，是用来取脓，代替开刀的一种方法，使用火针治疗急性乳腺炎，患者痛苦小，疗程缩短，疗效良好，操作简便。火针方法创口小，不易闭塞，所以排脓是通畅的。火针疗法，关键在于引流口通畅。所以，在临床上火针疗法是治疗乳痈的常用有效方法。

五、转归及预后

（1）针灸对于本证早期，尚未破溃者有良好效果。已溃破者配合药物外治可提高疗效。

（2）如合并全身症状较重，出现高热、谵语等症，应采用综合治疗为佳。

六、预防与调护

（1）哺乳期患者应注意乳头清洁，发病期停止喂养，应及时吸乳，防止乳汁积聚。并注意保持精神愉快。

（2）患者饮食以清淡为宜，忌食辛辣、肥甘厚味、鱼腥发物等；溃后疮口久不愈合者，宜适当增加营养食物。

（3）注意休息，病情较重者应卧床休息。以三角巾或胸罩托起患乳。

（4）一般不要轻易断奶，更不要发现乳房结块就动员患者停止哺乳，应鼓励患者继续哺乳，否则会影响乳房泌乳功能，更可使乳汁瘀积加重，导致新的感染发生。

七、临证提要

乳痈为外科常见病，针灸治疗在早、中期疗效较好。对于脓已成而未溃者火针疗法立竿见影。因此审其病因，辨明病机，视病情不同阶段施以不同治疗，可获事半功倍之效。综观乳痈的治疗，关键在于清热、解郁、散结。

（白　伟）

第二节　乳腺增生

乳腺增生是指由于内分泌障碍，使乳腺实质增生过度和复旧不全的一类疾病。主要由女性激素代谢障碍，尤其是雌、孕激素比例失调或部分乳腺实质成分中女性激素受体的质和量的异常所致。部分患者的病情与月经周期有关。本病属于中医学"乳癖"、"乳痰"、"乳核"范畴。

本病多因情志忧郁、冲任失调、痰瘀凝结而成。

一、临床表现

单侧或双侧乳房出现单个或多个大小不等、形态不一、质韧、边界不清、推之可动的肿块，多位于外上象限，伴胀痛或触痛，腋下淋巴结不大。与月经周期及情志变化密切相关，往往在月经前疼痛加重，月经来潮后减轻或消失。

二、诊断要点

（1）以乳房疼痛、有结节，腋下淋巴结不大为主要表现。

（2）无炎症表现，以多发、质韧、边界不清、推之可动为特征。

（3）排除生理性乳房疼痛及乳腺癌、乳腺纤维腺瘤等其他乳腺疾病。

三、辨证施治

1. 辨证分型

（1）肝郁气滞：乳房肿块和疼痛随喜怒消长，伴急躁易怒、胸闷胁胀、心烦、口苦、喜叹息、经行不畅。舌苔薄黄，脉弦滑。

（2）痰湿阻络：乳房肿块坚实，胸闷不舒，恶心欲呕，头重身重。舌苔腻，脉滑。

（3）冲任失调：多见于中年妇女，乳房肿块和疼痛在月经前加重，经后缓解，伴腰酸乏力、神疲倦怠、月经失调、月经色淡量少。舌质淡，脉沉细。

2. 针灸治疗

治法：肝郁气滞、痰湿阻络者，治宜疏肝理气、理冲任、软坚散结，以针刺为主，用平补平泻法。以足阳明经穴为主。

主穴：膻中、乳根、屋翳、期门、丰隆。

方义：本病病位在乳，涉及肝、胃两经。膻中、乳根均位于乳房局部，膻中为气之会穴，乳根属于胃经，刺之可宽胸理气，消除患部气血之瘀阻。屋翳宣畅乳部经气，散结化滞。期门邻近乳房，又为肝之募穴，善疏肝理气、化滞散结。丰隆为胃经之络穴，功善除湿化痰、通络消肿。

加减：肝郁气滞者，加太冲、肩井，以疏肝胆之气、解郁止痛；痰湿阻络者，加内关、中脘、足三里，以化痰通络、消肿止痛；冲任失调者，加关元、三阴交、肝俞、肾俞，以补益肝肾、调理冲任。

操作：膻中向患侧乳房横刺，乳根向上刺入乳房底部，屋翳、期门沿肋间隙向外斜刺或刺向乳房，三穴均不能直刺、深刺，以免伤及内脏。余穴常规刺法。

四、其他疗法

1. 皮内针疗法

处方：屋翳。

操作：将皮内针由内向外平刺入皮下，以患者活动两臂不觉胸部疼痛为准，用胶布固定，留针 2～3d，留针期间每日按压 2～3 次。

2. 耳针疗法

处方：内分泌、交感、皮质下、胸、肝。

操作：毫针中度刺激。或用压丸法。

3. 腧穴注射疗法

处方：参考针灸治疗取穴。

药物：当归注射液、丹参注射液或维生素 B$_1$ 注射液。

操作：取上述任一药液，每次选 2～3 穴，每穴注入药液 0.5ml 左右。上述药液可交替使用，10 次为一疗程，疗程间隔 5～7d。

五、名家医案

宁某，女性，33 岁，初诊日期 1997 年 5 月。患者主因发作性鼻塞、鼻痒、流涕 3 年前来就诊，经一疗程的治疗，鼻炎症状基本缓解，因针灸在她身上产生了满意的疗效，因此患者提出要求治疗其原已患有的乳腺增生病。患者诉两年前开始无明显诱因地出现两乳胀痛，发病初表现为经前及经期疼痛，以后逐渐发展至整个月经周期均痛，经前加重，并且逐渐出现两乳肿块，曾间断服用中药百消丹及汤药 1 年，未获得明显疗效。就诊所见：两乳丰满，两乳外侧均可触及核桃大的块状肿物，压痛以右乳为甚，肿块质地中等，推之可移动，压痛明显。月经经期基本正常，经血中常带有血块，平常性格较急躁，舌质偏暗，脉弦。诊断：中医，乳癖（肝气郁结）；西医，乳腺增生。治则：疏肝理气，化郁散结。治疗：取患处（围刺）、膻中、天井、期门、三阴交，以泻法为主，留针 30min，每周 3 次。疗效：一诊后胀痛即消失，肿块变软，患者自扪之甚感诧异；三诊后症状体征均消失。为巩固疗效令患者继续针数次。此后患者间断来诊 2～3 次。1 年后随访，病情未见复发。（田从豁. 田从豁临床经验［M］. 北京：华文出版社，2000.）

六、小结

针刺对本病有较好的疗效，能使乳房的肿块缩小或消失。应及时治疗月经失调及子宫、附件的慢性炎症。少数患者有癌变的可能，必要时应手术治疗。保持心情舒畅。控制脂肪类食物的摄入。

（白　伟）

第三节　腹胀（肠梗阻）

肠梗阻是临床常见的急腹症。是由多种不同疾病，引起的肠道不同部位的阻塞和阻塞后引起的肠管膨胀，造成液体和电解质丧失，以及腹腔感染和全身毒血症等一系列全身性病理改变。中医学将此病归为"腹胀"、"关格"、"肠结"等范畴，病因多由于饮食不节或暴饮暴食、食物积滞于肠、阻塞肠道、腑气不通或热结于肠；热久伤津、燥屎内结、阻于肠道、肠管气机痞塞；血行瘀结、通降下行功能失常、清浊不分、滞塞上逆而发病。

一、临床表现

腹痛、呕吐、腹胀为该病的主要临床表现。腹痛特点以脐周阵发性绞痛或窜痛，腹痛发作时伴有肠鸣或气过水声，有时腹壁可见肠型和肠蠕动波；反射性呕吐，梗阻部位愈高，呕吐出现的愈早、愈频繁；腹胀，腹周膨隆显著。梗阻发生后，患者排气排便消失，高位梗阻早期可有少量排便。腹部听诊对诊断有很大帮助；腹平片可见肠腔积气，积液。舌红，苔黄腻或垢，脉弦滑或紧。

二、鉴别诊断

本病为外科急腹症，有很多疾病均以腹痛为主要症状，因此，应认真进行疾病鉴别诊断。

1. 急性肠胃炎　有饮食不洁史，有腹痛、呕吐或腹泻，腹痛可为阵发性绞痛，亦可有肠鸣音活跃，肠蠕动增强。主要鉴别点：病史为饮食不洁，可见腹痛、呕吐，但无腹胀、便闭，腹平片检查无积液或积气。

2. 急性胆囊炎、胆绞痛　有反复发作史，腹痛为阵发性绞痛，主要鉴别点：疼痛以右上腹为主，向右肩部放射，呕吐但无明显腹胀，无肠鸣音亢进，B超检查为主要依据。

3. 肾绞痛　发病急骤，腹痛。主要鉴别点：腰部绞痛牵制于腹，大多向生殖器或大腿部放射，肉眼血尿，X线检查可在肾区发现密度增高影像，但无肠管扩张和液平面，B超检查可见肾结石影像或肾盂、输尿管扩张。

4. 胃十二指肠溃疡穿孔　起病突然，上腹部剧烈疼痛，很快涉及全腹。主要鉴别点：多有典型溃疡病史，腹肌紧张，腹部压痛，反跳痛，肠鸣音消失，X线可见膈下游离气体和腹腔积液，B超检查腹腔液性暗区，无肠管扩张。

三、治疗规范

1. 治则　开闭止痛、通利腑气。

2. 配方

（1）经穴刺法：①大肠俞、小肠俞、天枢、关元、足三里、上巨虚。②水道（左）、归来（左）、外水道（左）、外归来（左）、丰隆、蛔虫扰动加四缝、中脘。

（2）穴位注射：新斯的明注射足三里。

（3）电针：大肠俞、小肠俞、上巨虚、丰隆。

（4）耳针：神门、交感、枕、便秘点、大肠、小肠、胃。

3. 操作

（1）经穴刺法：大肠俞、小肠俞直刺 2 寸，施提插捻转泻法，针感达于骶部；天枢、关元直刺 2 寸，施捻转泻法，针感达于小腹部；曲池、上巨虚直刺 1.5～2 寸，施提插捻转泻法 1min；水道、归来、外水道、外归来，直刺进针 2.5 寸，呼吸泻法 1min；丰隆直刺 2 寸，施提插捻转泻法 1min；四缝用三棱针点刺挤出白色黏液，不留针。其他穴位留针 30 分钟。每隔 10min 施手法 1 次，每次 5min。

（2）穴位注射：新斯的明 0.5mg，分注于两侧足三里穴内，适用于肠麻痹患者。

（3）电针：同侧大肠俞和小肠俞，上巨虚和丰隆应用疏密波或断续波电针刺激，电流量为强刺激，以患者能耐受为度，每次 30～60min，以达到腹痛、腹胀缓解。

（4）耳针疗法：先施耳穴探察，选反应明显的穴 2～3 个，给予强刺激，留针 20min，每 10 分钟捻转一次，症状缓解后改用耳穴贴压法。

4. 疗程　每天针刺 2 次，配合电针、耳针，穴位注射每日 1 次，7 天为 1 疗程；病情稳定后，诸治疗改为每日 1 次，耳针改用耳穴贴压法，隔日更换 1 次，直至完全康复。

四、配方理论

肠梗阻为外科常见病，隶属于中医学"腹胀"、"肠结"、"关格"范畴，该病源于《内经》经曰："饮食不下，膈塞不通，邪在胃脘"。明代《医贯》曰："关者下不得出也，格者上不得入也"。我们通过多年临床实践认为：针刺治疗肠梗阻，可以增强胃肠蠕动功能，改善肠道血液运行，促进胃肠道吸收功能，针刺对肠梗阻止痛效果较好，针刺可以迅速达到排便排气。

急性肠梗阻病变主要在大肠、小肠，故取大肠俞、小肠俞、天枢、关元为俞募配穴法，以通利腑气；足三里为胃经下合穴，可加强胃肠功能，以达行气、活血、止痛；上巨虚为大肠经合穴，合治内腑；中脘为腑之会穴，以达祛食滞，通腑气；治疗肠梗阻应严格掌握适应证。机械性、动力性、单纯性肠梗阻均为针刺治疗范围，治疗中必须分清轻重缓急，严格按照手法量学要求施术。对病情变化者，不能采取保守治疗的，应尽快手术治疗，以免贻误病机。

五、转归及预后

由于腹胀各型，证情轻重不等，因而预后情况不一样。热结一型，起病较急，病情较重，如能及时正确施治，可以胀除病愈，否则气滞血瘀，凝结不通，也可能导致病势严重，甚至出现厥脱死亡；脾虚型腹胀虽然胀满程度较轻，但由于病情迁延，正气已虚，因而恢复也较慢，假以时日，耐心调治，一般也可渐愈；其他各型腹胀治疗较易，预后良好。

六、预防与调护

本病关键是气机阻滞，郁而发胀，所以应使患者心情平静，避免各种精神刺激，以利气机调畅；同时饮食宜细软，易消化，少食或暂时禁食，以减少有形之物阻于胃肠，使腹胀易于恢复；热结型患者还应卧床休息，密切注意病情变化，以便及时采取相应处理措施。

七、临证提要

腹胀是临床较为常见病种，也是针灸效果显著的病种之一。尤其在缓解胀满方面，可说收效迅速。但临证中治疗腹胀应该细审其病因，因因而治，以疏调理气为主，实者泻之；虚者补之；滞者导之；瘀者除之；寒者散之；热者清之；辨清虚实寒热，针到胀止，效如桴鼓。

（白　伟）

第四节　阑尾炎

阑尾炎是外科常见病，在急腹症中占首位，主要是由于阑尾管腔阻塞和细菌感染引起的急性右下腹疼痛为主的疾病。中医学称为"肠痈"；为肠腑内外发生痈肿之疾患，病因多由饮食不节，劳伤过度或湿热郁结，气血凝滞肠间形成肠痈，大肠为传导之官，故以通为顺。若因恣食生冷，聚湿生热，壅塞肠道或因暴饮暴食，食后作剧烈运动伤及肠络，致血瘀停聚化热，积而成痈。针刺治疗急性阑尾炎，应严格掌握适应证，急性单纯性阑尾炎，化脓性阑尾炎初起，急性阑尾炎穿孔已形成包块均为针刺治疗之列，治疗过程中要密切观察病情，特别注意特定穴配伍治疗，临床收到较好疗效。

一、临床表现

1. 瘀滞期（初期）　腹痛出现于上腹或脐周围数小时至一、二天转于右下腹，呈持续性钝痛或胀痛，可有阵发性加剧，右下腹阑尾点有局限性压痛或轻度拒按，脘腹胀闷，嗳气纳呆，恶心欲吐，大便正常或秘结，舌苔白腻，脉弦滑。

2. 蕴热期（酿脓期）　若病情发展，腹痛加剧，右下腹明显压痛，反跳痛，右下腹可扪及包块，壮热不退，恶心呕吐，纳呆，便秘或腹泻，小便短赤，舌苔厚腻而黄，脉洪数。

3. 毒热期（溃脓期）　脓或不能局限者，腹痛从右下腹扩展到全腹，全腹压痛、反跳痛，腹胀、恶心呕吐，大便秘结，尿痛，舌红苔黄糙，脉洪数或弦数。

二、鉴别诊断

有很多疾病出现腹部疼痛为主要症状，因此，应与输尿管结石，胰腺炎，胆囊炎，急性出血性坏死性肠炎等区别。

1. 急性出血性坏死性肠炎　起病多急骤，腹痛为首发症状者约占90%，脐周或中上腹阵发性绞痛，其后可转为全腹持续性疼痛，腹膜刺激征。主要鉴别点：腹痛伴有腹泻，每日数次至数十次，或果酱色便，肠鸣音亢进或减弱。

2. 急性胰腺炎　起病突然，常于饱餐和饮酒后发病，腹痛位于左上腹、中上腹或右上腹。主要鉴别：疼痛位于左上腹，并向腰部放射，恶心呕吐。实验室检查：血尿淀粉酶升高，舌红苔黄，厚腻，脉滑数。

3. 右侧输尿管结石　结石在输尿管内下降时可引起绞痛，输尿管上段的结石疼痛常位于脊肋角，腰部或腹部，输尿管中段或下段结石沿输尿管常向下放射。主要鉴别是：下腹部疼痛伴尿频、尿急、尿痛，排尿困难，肉眼血尿，泌尿系 X 线检查是最主要的诊断方法。

4. 急性胆囊炎　多发于饱餐或进食油腻后，开始疼痛主要位于上腹部逐渐转至右上腹，主要鉴别：右上腹疼痛可放射至右肩胛下角，胆囊区压痛明显，恶心、呕吐，大便秘结或呈灰白色，舌苔黄腻，脉弦滑数，胆囊 B 超对此病诊断意义大。

三、治疗规范

（一）瘀滞期（初期）

1. 治则　通腑、清热、导滞。

2. 配方

（1）经穴刺法：上巨虚、曲池、天枢、足三里、内关、中脘、合谷、丰隆、腹部压痛点。

（2）电针：足三里、阑尾穴、阿是穴。

3. 操作

（1）经穴刺法：上巨虚为大肠经下合穴，曲池为大肠经合穴，合治内腑，上巨虚、曲池直刺进针 1.5～2 寸，施提插捻转之泻法，施手法 20min，留针 1h，每 20 分钟施手法一次；天枢为大肠的募穴，用 30 号毫针深刺 2～2.5 寸，捻转泻法；足三里、内关施捻转提插泻法；丰隆、合谷施捻转泻法。中脘进针 2 寸，呼吸泻法。腹部压痛点，进针 1.5～2 寸，施呼吸泻法。

（2）电针：每次选一对穴，进针得气后分别接电针仪正负极，用可调波，强度以能耐受为度，每次 20～30min。

（二）蕴热期（酿脓期）

1. 治则　通腑、清热、散瘀。

2. 配方

（1）经穴刺法：上巨虚、天枢、曲池、大椎、内庭、丰隆、腹部压痛点。

（2）刺络法：大椎。

3. 操作

（1）经穴刺法：上巨虚、天枢、曲池、丰隆、同上述。内庭为足阳明荥穴，进针 1 寸，施呼吸泻法。

（2）刺络法：大椎穴常规消毒后，用三棱针点刺 3～5 点，加拔火罐，出血量 5～10ml。

（三）毒热期（溃脓期）

1. 治则　清热解毒、行气化瘀。

2. 配方

（1）经穴刺法：上巨虚、曲池、天枢、人中、支沟、阴陵泉、腹部压痛点。

（2）芒针疗法：阑尾穴、天枢、气海。

3. 操作

（1）经穴刺法：上巨虚、曲池、天枢同上述。人中用重雀啄手法，以眼球充满泪水为度；支沟、阴陵泉施提插泻法，行针 20min，每 5 分钟施手法 1 次。

（2）芒针疗法：阑尾穴在右侧的足三里和上巨虚之间，以压痛点为准，强刺激捻转，留针 20min。

4. 疗程

（1）急性期（发病 7d 之内）：针刺每日 2 次，疼痛剧烈时可再加 1 次针刺，配合电针、芒针，治疗不可间断，手法量学必须达到要求。

（2）稳定期（发病 2～4 周）：针刺治疗每日 1～2 次。

四、配方理论

中医学将阑尾炎归属于肠痈范畴，是外科急腹症之一。《金匮要略》云："肠痈之为病，其身甲错，腹皮急，按之濡，如肿状，腹无积聚，身无热，脉数，此为肠内有痈脓"。后世医家结合临床，从病因病机，成脓后病理机转，以及治疗法则，选方用药，将本病分为大肠痈，小肠痈，我们认为急性阑尾炎从属大肠痈范畴。

临床将此病分三期治疗，并特别强调特定穴的使用，足三里为阳明经合穴，上巨虚为大肠经合穴，合治内腑达运气止痛之效，腹部压痛点具有以痛为腧的作用，内庭、曲池、一荥一合，可清肠胃积热，消痈化坚。针刺治疗急性阑尾炎，应严格掌握适应证。治疗过程中必须密切观察病情变化，注意疾病转归，既不能放弃治疗法则，也不贻误病情，针刺治疗过程中，要按操作要领实施。针刺治疗急性阑尾炎具有止痛快、控制炎症、免受手术之苦等优点。通过临床研究证实针灸可改善阑尾的血液供应，增强机体的免疫功能，从而促使炎症吸收。针灸对治疗单纯性阑尾炎疗效较好，若症状严重，白细胞总数在 2 万左右，则应考虑有阑尾穿孔的可能，应转外科手术处理。

五、转归与预后

针刺治疗肠痈有一定疗效，如肠痈不及时治疗病情多会加重，甚至危及生命，故临床上多配用中药同时治疗。日久不愈而未加重者可转成脾胃虚弱之症。

六、预防与调护

注意调饮食，适寒温，不要饭后剧烈运动，避免情志刺激以预防本病的发生。

七、临证提要

肠痈是临床常见病种，针灸治疗有一定疗效。但应辨其轻重缓急，治疗上实则泻之，虚则补之，滞者导之，热则清之。并可结合药物等其他疗法。

（白　伟）

第五节　痔疮

凡是直肠下段黏膜和肛管皮肤下的静脉丛瘀血、扩张和屈曲所形成的柔软静脉团都称为"痔"，是最常见的肛肠疾病。根据痔核的位置可分为内痔、外痔、混合痔三种。生于齿线以上者为内痔；生于齿线以下者为外痔；内、外痔兼有者为混合痔。临床以内痔为多。本病以久坐办公的成人多见。

本病多因脏腑本虚，兼久坐久立、负重远行，或饮食失调、嗜食辛辣肥甘，或长期便秘、泻痢，或劳倦、胎产等，导致肛肠气血不调、络脉瘀滞、蕴生湿热而成。

一、临床表现

（1）内痔：便血，Ⅰ期痔核不脱出，Ⅱ期脱出可自行还纳，Ⅲ期脱出不可自行还纳。

（2）外痔：自觉肛门坠胀、疼痛，有异物感。

（3）混合痔：具有内痔、外痔的双重特点。

二、诊断要点

（1）痔核脱出、出血、疼痛、异物感。

（2）排除直肠脱垂、下消化道出血、肿瘤等疾病。

三、辨证施治

1. 辨证分型

（1）气滞血瘀：肛内有肿物脱出，肛管紧缩，坠胀疼痛，甚或嵌顿，肛缘水肿，触痛明显，大便带血。舌质暗红、苔白或黄，脉弦细涩。

（2）湿热瘀滞：便血鲜红，便时肛内有肿物脱出，可自行还纳，肛门坠胀或灼热疼痛，腹胀纳呆。舌质红、苔黄腻，脉滑数。

（3）脾虚气陷：便时肛内有肿物脱出，不能自行还纳，便血色淡，肛门下坠，少气懒言，面色少华，纳少便溏。舌质淡、苔白，脉细弱。

2. 针灸治疗

治法：气滞血瘀、湿热瘀滞者，治宜行气活血、清热利湿，只针不灸，用泻法；脾虚气陷者，治宜健脾益气、升阳举陷，针灸并用，用补法。以督脉和足太阳经穴为主。

主穴：长强、会阳、百会、承山、二白。

方义：长强属督脉，会阳属足太阳经，为近部取穴，可疏导肛门瘀滞之气血。百会属督脉，位于颠顶，功擅升举下陷之气，亦是下病上取之意。足太阳经别自尻下别入肛门，取足太阳之承山可清泻肛肠湿热、消肿止病、凉血止血。二白为经外奇穴，是古今治疗痔疮的经验效穴，《玉龙歌》中曰"痔漏之疾亦可憎，表里急重最难禁，或痛或痒或下血，二白穴在掌后寻"。

加减：气滞血瘀者，加白环俞、膈俞，以疏通肠络、化瘀止痛；湿热瘀滞者，加三阴交、阴陵泉，以清热利湿；脾虚气陷者，加气海、脾俞、足三里，以补中益气、升阳固脱。肛门肿痛者，加秩边、飞扬，以行气止痛；便秘者，加大肠俞、上巨虚，以通调腑气；便后出血者，加孔最、膈俞，以清热止血。

操作：长强沿尾骶骨内壁进针，会阳常规针刺，均要求针感扩散至肛门周围。承山向上斜刺，使针感向上传导。百会可用艾条温和灸 10～15min。

四、其他疗法

1. 三棱针疗法

处方：龈交。

操作：点刺出血。

2. 挑治疗法

处方：第 7 胸椎至腰骶椎旁开 1～1.5 寸范围内。

操作：寻找痔点（红色丘疹，1 个或者数个不等），用粗针逐一挑破，并挤出血或黏液。每周 1 次。

3. 耳针疗法

处方：直肠、肛门、神门、皮质下、脾、三焦。

操作：每次选 3～5 穴，毫针中度刺激。

4. 腧穴埋线疗法

处方：一侧关元俞、大肠俞、承山。

操作：在上述腧穴埋入羊肠线。每 20～3 天一次。

五、文献摘要

《针灸甲乙经》：肠澼，便血，会阳主之。

《针灸资生经》：痔若未深，尾闾骨下近谷道（肛门）灸，一穴七壮，大称其验。

《针灸大成》：脱肛久痔，二白、百会、精宫、长强……五痔，承山、委中、飞扬、阳辅、复溜、侠溪、气海、会阳、长强。

《类经图翼》：痔漏，命门、肾俞、长强（五痔便血最效，随年壮灸之）、三阴交（痔血）、承山（久痔）。

六、名家医案

王某，男，46 岁。1988 年 6 月 20 日初诊。主诉：大便带血伴肛门不适 2 年。患者便秘多年，于 2 年前发现便后出血少许，血色鲜红，呈点滴状，并感肛门部有肉赘脱出。经当地医院检查诊为内痔便血，伴有外痔。经以痔核丸、消痔丸、槐角丸及各种止血药治疗，便血时止时发，不能彻底治愈。西医曾建议采用注射或手术治疗，患者疑虑术后再发，迟迟未做。近 2 个月来便后出血较前增多，经人介绍，遂来我处就诊。患者面色黄白，身体较瘦，舌质暗红、苔薄黄，两脉细涩。实验室检查：血红蛋白 100g/L，红细胞 3.8×10^{12}/L。肛门视诊：齿线下 4 点处可见约黄豆大外痔 2 个。肛镜检查：窥视截石位 3、5、11 点处有 3～5 个暗红色圆形结节，表面充血，呈颗粒状。诊断为痔疮（气血瘀结型）。治则：消瘀祛滞，温通经络。取穴：阿是穴。操作：令患者左仰卧位，暴露肛门部，局部常规消毒，铺无菌孔巾。嘱患者深呼吸，用肛门镜扩肛，观察暴露痔核部位，病位暴露后，固定肛门镜，然后向患处吹入 1g 麻沸散，等待 3～5min。操作者持火缇针在酒精灯上烧至白亮，然后迅速将火缇针伸入肛管内烧灼痔核（勿伤周围正常组织）。要仔细检查是否已将内痔全部点灼，如内痔已全部点灼即可退出肛镜。换用火铍针割除外痔，先用组织钳将外痔夹起，撒上麻沸散，然后将火铍针在酒精灯上烧至白亮，割除外痔，动作要轻慢，以避免出血。经过以上方法治疗后，嘱患者 2 周后复查。患者来诊时诉说仍有很少量便血，肛门不适感已明显减轻。又过 1 周后复查已无便血，肛门不适感消除，随访 1 年未复发。（王雪苔，刘冠军. 中国当代针灸名家医案［M］. 长春：吉林科学技术出版社，1991.）

七、小结

针灸对本病疗效较好，可减轻痔疮疼痛和出血等症状。养成定时排便习惯，保持大便通畅，可减少痔疮的发生。平时应多饮开水，多食新鲜蔬菜、水果，忌食辛辣刺激性食物。

（白　伟）

第六节　直肠脱垂

直肠脱垂是指直肠黏膜部分或全层脱出肛门之外。中医学称之为"脱肛"。本病常见于小儿、老人和多产妇女，主要与解剖缺陷、组织薄弱及腹压增高有关。

本病虚证多因小儿气血未充、肾气不足，老人气血衰弱、中气不足，多产妇女耗精伤血、肾气亏损。另外，久泻、久痢或久咳也致脾气亏虚、中气下陷。实证多因湿热蕴结，下注大肠，络脉瘀滞。因大肠与肺相表里，脾为肺之母，肾开窍于二阴，所以，其病位虽然在大肠，但与肺、脾、肾等脏腑密切相关。

一、临床表现

轻者排便时直肠脱出，便后可自行回纳；重者稍劳、咳嗽亦可脱出，便后需用手帮助回纳，伴神疲乏力、食欲不振、排便不尽和坠胀感。

本病可分为三度：Ⅰ度脱垂为直肠黏膜脱出，呈淡红色，长 3～5cm，触之柔软无弹性，不易出血，便后可自然恢复；Ⅱ度脱垂为直肠全层脱出，色淡红，长 5～10cm，呈圆锥状，表面为环状而有层次的黏膜皱襞，触之较厚，有弹性，肛门松弛，便后有时需用手回复；Ⅲ度脱垂为直肠及部分乙状结肠脱出，长达 10cm 以上，呈圆柱形，触之甚厚，肛门松弛无力。

二、诊断要点

（1）以直肠脱出肛外，肛门松弛为特征。
（2）排除其他疾病。

三、辨证施治

1. 辨证分型
（1）脾虚气陷：脱肛遇劳即发，便时肠端脱出，色淡红。伴有肛门坠胀、神疲乏力、食欲不振、面色萎黄，头晕心悸。舌质淡、苔薄白，脉细弱。
（2）肾气不固：脱肛每遇劳累即发或加重，肠端脱出，肛门坠胀、松弛，腰膝酸软，头晕耳鸣。舌质淡、苔薄白，脉沉细。
（3）湿热下注：多见于痢疾急性期或有炎症时，肛门红肿痛痒，大便时肛门灼热、坠痛，肠端脱出，色紫暗或深红。舌质红、苔黄腻，脉弦数。
2. 针灸治疗
治法：脾虚气陷、肾气不固者，治宜补中益气、培元固本，针灸并用，用补法；湿热下注者，治宜清利湿热、提托止痛，只针不灸，用泻法。以督脉和足太阳经穴为主。

主穴：长强、百会、承山、大肠俞。

方义：长强为督脉之别络，位近肛门，局部取穴可增强肛门约束力；百会位于颠顶，为督脉与足太阳经之会，气属阳，流于督，针灸并用能使阳气旺盛，有升阳举陷之功；足太阳经别自尻下别入肛门，取足太阳之承山清泻肛肠湿热、消肿止痛；肛门为大肠的连属部分，大肠俞为大肠腑气转输之处，又隶属于膀胱经，可调节、充实肠腑之气。

加减：脾虚气陷者，加脾俞、气海、足三里，以调补脾胃、益气固摄；肾气不固者，加气海、关元、肾俞，以补益肾气、培元固本；湿热下注者，加三阴交、阴陵泉，以清热除湿、疏调肛门气机而固脱。

操作：百会针用补法，并用温和灸或雀啄灸法。长强斜刺，针尖向上与骶骨平行刺入1寸左右，要求针感放射至肛门周围，注意不要刺穿直肠。余穴常规刺法。

四、其他疗法

1. 皮肤针疗法

处方：肛门周围外括约肌部位。

操作：轻轻叩刺，每次 10 ~ 15min。

2. 挑治疗法

处方：第 3 腰椎至第 2 骶椎之间足太阳经第一侧线。

操作：任选 1 ~ 2 个反应点进行挑治，每周治疗 1 ~ 2 次。

3. 耳针疗法

处方：直肠、大肠、皮质下、神门。

操作：毫针中度刺激。也可埋针或用压丸法。

4. 腧穴注射疗法

处方：按针灸处方取穴。

药物：生理盐水或维生素 B_1 注射液、维生素 B_{12} 注射液。

操作：取上述任一药液行常规腧穴注射。

5. 腧穴埋线疗法

处方：承山（两侧交替）、长强、提肛穴（坐骨结节与肛门连线中点）。

操作：在上述腧穴埋入羊肠线。每 20 ~ 30d 一次。

五、文献摘要

《针灸大全》：病寒冷脱肛，灸脐中……大肠虚冷、脱肛不收，取内关、百会、命门、长强、承山。

《医学纲目》：脱肛，取大肠俞、百会、长强、肩井、合谷、气冲。

《类经图翼》：凡脱肛者，皆因阳气下陷。胃俞、长强……又洞泄寒中脱肛者，灸水分百壮。

《针灸逢源》：脱肛由气血虚而下陷，灸脐中随年壮、长强三壮、水分百壮。

六、名家医案

赵某，男，39 岁。1956 年 5 月 8 日初诊。自诉：脱肛已 16 年，因患痢疾所致。嗣后，痢疾经治虽愈，但每次大便时肛门即脱出，须用草纸包裹以手抵托才能复位。近几年来，症情加剧，稍有劳累肛即滑脱，痛苦异常。曾服补中益气汤 30 多剂，亦未见效。检查：面色萎黄，形体消瘦，精神萎颓，头晕眼花，心悸不宁，脉象细弱，舌质淡、苔薄白。察其肛门脱垂不收，由于暴露及衣服摩擦，局部呈轻度红肿。据此证情，推断由患痢体弱、虚坐努责太过、大肠筋脉弛缓而致脱肛之候。治则：补中益气，提气升陷。乃取支沟以疏调三焦之气，继取气海、关元、足三里以益中气，更取百会以提气举陷，独取长强以敛肛门而收脱。诸穴合用，其奏提肛固脱之效。隔日施术 1 次，每次留针 20min，同时加灸。经针灸 4 次后，临厕大便甚为通畅，已不脱肛。继针 5 次后，即使挑担负重亦不滑脱。再针 3 次以巩固之。共针灸 12 次而获痊愈。（刘冠军．现代针灸医案选［M］．北京：人民卫生出版社，1985.）

七、小结

针灸治疗对Ⅰ度直肠脱垂疗效显著，重度脱肛应采取综合治疗。积极治疗原发病如慢性腹泻、久咳、便秘等，以降低腹压。配合腹肌功能锻炼，经常做提肛练习。治疗期间宜清淡饮食，避免烟、酒和辛辣食物的不良刺激。

（白　伟）

第二十三章　骨伤科疾病

第一节　腱鞘囊肿

一、概述

腱鞘囊肿是指常发生在肌腱附近的囊性肿物。囊内为胶样黏液，囊肿呈单房性或多房性。多见于腕、踝关节背面。西医认为，腱鞘囊肿的外膜为纤维组织构成；内膜与关节滑膜相似，腔内为胶状黏液，囊肿多附着关节囊上；腱鞘内还可能与关节腔或腱鞘互相沟通。腱鞘囊肿易发部位的顺序是，腕关节背部、腕关节的掌侧面、手指背面和掌面、足背部、趾背面、腕关节的侧面和腘窝，其中手腕部腱鞘囊肿占 70% 左右。本病与外伤劳损有一定关系，多见于青壮年，以女性居多。

本病属中医"痰核"、"聚筋"、"筋结"的范围。

二、病因病机

本病的发病机制，目前尚不明确。但从临床观察，与各种急、慢性外伤有一定的关系。关节囊、腱鞘及韧带中的纤维结缔组织，由于急性损伤或慢性劳损，局部血液循环障碍而致局限性营养不良，进而发生退行性黏液样变性，遂呈囊肿。也有人认为是由于关节囊或腱鞘膜向外突出。囊肿的外层为较坚韧的纤维结缔组织，内层系类似滑膜白色光滑的内皮膜覆盖，内容物为淡黄色澄清的胶状黏液。部分患者的囊肿基底部比较广阔，并与关节囊和腱鞘相通。经过长期的慢性炎症刺激，囊壁逐渐肥厚变硬，甚至达到与软骨硬度相似的程度。囊内没有肿瘤细胞，不属于肿瘤范畴。囊肿可嵌顿于关节间隙，突出于关节或腱鞘附近的皮下，形成半球形的隆起层，因其外形像瘤，故又称之为"筋瘤"。日久可与周围组织发生粘连，经久不愈。

中医认为，本病多因外伤筋脉，局部气血郁滞，津液运行不畅，水液积于骨节经络而成。

三、临床表现和体征

1. 症状　囊肿多逐渐发生，成长缓慢，一般呈半球状隆起，似蚕豆大或指肚大，外形一般光滑。患者自觉局部酸痛或疼痛，有时会向囊肿周围放射。若囊肿和腱鞘相连，患部远端就会出现软弱无力的感觉。有时囊肿可压迫其周围的神经和血管，从而出现相应的神经压迫症状。

2. 体征　①囊肿在皮下，高出皮面，或大或小，一般不超过 2cm，成圆形或椭圆形；②触诊时质地较软，可有波动感，且周缘大小可能发生变动，日久囊肿可变小、变硬。

四、鉴别诊断

根据年龄、性别、发病部位等，可做出明确的临床诊断。

本病与滑膜囊肿（本病为类风湿性关节炎并发症，或属一个症状，其特点是炎性过程广泛，病变范围较大，基底部较宽广）和腕背骨膨隆症（又称腕背隆突综合征、腕凸症。多发生于骨性挤压伤、急性或慢性暴力伤、肌肉牵拉或慢性劳损等，主要症状为第二、三腕掌关节背侧隆突畸形，疼痛无力，压痛明显，过度背伸和抗阻力时症状加重。X 线片显示，关节间隙狭窄，不平整，硬化或骨质增生）容易混淆，应注意加以鉴别。

五、基本针灸治疗

治则：软坚散结。

处方：主穴为阿是穴。在囊肿正中垂直进一针，深度以达囊肿基底部；再在囊肿边缘，以 20°向囊肿刺入 3～6 针，深达囊肿直径约 2/3 处才止，留针 30min；并在囊肿正中处加灸。配穴原则在肿物附近取穴。

方义：以肿物针加灸，能直接破坏囊肿内容物，灸能温通经脉，促进局部代谢，软坚散结的功效。

六、其他疗法

火针疗法：消毒皮肤后，用三棱针，针尖烧红后直刺囊肿正中处，然后再用拇指按压，将囊肿中内空物挤出，或使囊肿内容物向四周流散。术后可作加压包扎 2～3d，并加以包扎防止感染。

七、小结

（1）少数囊肿能自行消失，并不再复发。但多数囊肿继续存在，或进行性增大者，必须进行治疗。

（2）治疗期间，发生囊肿的关节应避免用力。

（3）嘱患者进行功能锻炼，在针推治疗 24h 后，若局部疼痛减轻者，即可练习腕指活动，包括伸屈腕及各指，旋转前臂等。

附【腱鞘炎】

凡是因腱鞘发生变性和增厚，滑膜与肌腱发生水肿和创伤性炎性改变时，肌腱受到增厚的腱鞘压迫并呈葫芦样肿大，肌腱通过狭窄的骨纤维管发生交锁或弹响等症状，即为腱鞘炎，又称狭窄性腱鞘炎。本病常见于急性损伤和慢性劳损，受凉常是致病的重要诱因。好发于家庭妇女及长期从事手腕部操作的人，女性多于男性。本病属于中医学"筋痹"范畴。

本病多由外伤或劳损伤及经筋，或寒湿侵及脉络，经脉受阻，气血运行不畅，气滞血瘀所致。

1. 临床表现

（1）桡骨茎突部狭窄性腱鞘炎：腕部有明显劳损史。桡骨茎突部疼痛，压痛明显，活动或劳累后加重。拇指屈伸时，会发生响声，即"弹响指"。握拳尺偏试验阳性。X 线片检查，一般无异常发现，极个别病例于桡骨茎突处有轻度脱钙，少数病例有钙沉着现象。

（2）拇指屈肌腱鞘炎：有手部劳损史。手指活动不灵活，拇指掌骨头和掌侧面有局限性疼痛和压痛，晨起、活动或劳累后加重。可在拇指掌指关节掌侧触到肥厚的腱鞘结节，状如豌豆，并有压痛。后期拇指不能自由伸屈，常须用另一手协助扳动，可出现弹响或交锁现象，即"弹响指"或"扳机指"。

（3）肱二头肌长头腱鞘炎：大多呈慢性发病过程，多有明显劳损史。开始表现为肩部酸、胀、困不适，逐渐加重，出现肩前部疼痛，休息后减轻，活动后加重，有时向三角肌放射。肱骨结节沟处有明显压痛，少数患者可触及局部条索状物。举臂和屈肘抗阻力试验阳性。X线片检查，一般无异常发现，严重时有骨质疏松，肌腱呈硬化阴影。

2. 诊断要点

（1）以病变部位疼痛和压痛、活动受限为主要表现。

（2）排除骨骼病变。

3. 辨证施治

（1）辨证分型：根据不同的症状、体征和病变部位，区分桡骨茎突部狭窄性腱鞘炎、拇指屈肌腱鞘炎和肱二头肌长头腱鞘炎等不同证型对症治疗。

（2）针灸治疗

治法：祛寒除痹，疏通经络，行气活血。一般以病变处的压痛点（即阿是穴）或腧穴为主穴。急性期用泻法，强刺激；非急性期用平补平泻法。

主穴：①桡骨茎突部狭窄性腱鞘炎，阿是穴、阳溪、列缺、合谷。②拇指屈肌腱鞘炎，阿是穴、合谷、鱼际、孔最。③肱二头肌长头腱鞘炎，阿是穴、肩髃、肩髎、臂臑。

配穴：合谷、三阴交、阳陵泉。

方义：通过针刺局部腧穴，可疏通经络、行气活血化瘀，以缓解局部疼痛。

操作：诸穴均常规刺法，留针30min，每日1次。

4. 其他疗法

（1）温针灸疗法

处方：同"针灸治疗"。

操作：每次每穴灸2~3壮。每日1次，5次为一疗程。

（2）小针刀疗法

处方：阿是穴。

操作：患肢屈时，手指功能位，拳眼向上置于治疗台。刀口线与前臂纵轴平行，针刀体与皮面垂直刺入，在腱鞘内进行纵行疏通剥离1次，再横行剥离1次，严重者可将刀身倾斜，将腱鞘从骨面上剥离铲起，硬结较大者，术者左手拇指固定住硬结，针刀稍提起，在硬结上切13刀，出针刀后用无菌敷料覆盖。

（3）腧穴注射疗法

处方：阿是穴。

药物：醋酸泼尼松龙注射液、维生素B_1注射液、维生素B_{12}注射液或2%盐酸利多卡因注射液。

操作：取上述任一药液，每次取2~3个阿是穴，每穴注入药液0.8~1ml，隔日1次。

5. 文献摘要

《医学纲目》：腕痛取阳溪、曲池、腕骨。

《针灸资生经》：阳溪疗腕臂外侧痛不举，列缺疗腕劳。

6. 名家医案　患者，女，45 岁。右手腕疼痛已有 2 个月，近 1 个月疼痛加重。检查见右桡骨茎突部有轻度漫肿，按压痛剧，令握拳外展时桡骨茎突部出现剧痛，并向前臂及手部放射，拇指运动乏力，当拇指活动时患部出现摩擦音，诊断为桡骨茎突狭窄性腱鞘炎。取患侧阿是穴、阳溪、列缺、合谷，用平补平泻法，针后加灸，并于最为肿胀疼痛的腱鞘内注射药物（醋酸泼尼松龙、维生素 B_1、维生素 B_{12}、盐酸利多卡因），经治 2 次后痊愈。（邢锐，李骁飞，潘尚．温针灸配合水针治疗手腕部腱鞘炎的临床体会 [J]．上海针灸杂志，2007，26（6）：15 – 16.）

7. 小结　针灸治疗本病简便有效。腱鞘炎患者应避免患部的过度活动，不宜用冷水洗东西，要注意保暖。自我保健与预防也很重要，可常常翔健侧手掌掌面擦热患部，在压痛点做环状揉动，常做患部外展、背伸的功能活动，以防止肌腱和腱鞘粘连。

（臧　波）

第二节　肱骨外上髁炎

肱骨外上髁炎是以肘后外侧痛，前臂旋前及提、拉、端物等疼痛加重为特征的一种疾病，又称"网球肘"。多数患者发病缓慢，一般无明显外伤史，多见于需反复作前臂旋转、用力伸腕的成年人，好发于右侧，是骨伤科临床常见病。本病属于中医学"肘痛"、"肘部伤筋"等范畴。

本病发生的内在因素是正气亏虚，外邪入侵或外伤是外因。本病主要由肘部筋脉受损，气血运行不畅，气滞血瘀，局部失却濡养所致。

一、临床表现

患者肘后外侧酸痛，尤其在旋转背伸、提、拉、端、推等动作时更为剧烈，同时沿伸腕肌向下放射。局部有压痛，可微呈肿胀。前臂旋转及握物无力。劳累或受寒时可加重。

二、诊断要点

（1）肱骨外上髁处及肱桡关节处有明显压痛，沿伸腕肌行走方向有广泛压痛。
（2）网球肘试验（Mill 试验）伸肌紧张（抗阻力）试验均阳性。
（3）排除骨端病变。

三、辨证施治

1. 辨证分型
（1）风寒阻络：肘部酸痛麻木，屈伸不利，遇寒加重，得温痛缓。舌苔薄白或白滑，脉弦紧或浮紧。
（2）湿热内蕴：肘外侧疼痛，有热感，局部压痛明显，活动后疼痛减轻，伴口渴不欲饮。舌苔黄腻，脉濡数。
（3）气血亏虚：起病日久，肘部酸痛反复发作，提物无力，肘外侧压痛，喜按喜揉，并见少气懒言、面色苍白。舌质淡、苔白，脉沉细。

（4）瘀血阻络：肘外侧疼痛日久，逐渐加重，拒按，活动后疼痛加重。舌质暗或舌下瘀青，脉涩。

2. 针灸治疗

治法：以活血行瘀、舒筋通络为主。以患侧阿是穴及手少阳经、手阳明经穴为主，多用平补平泻法。受寒重者可配用灸法。

主穴：阿是穴、外关、曲池、手三里。

方义："以痛为腧"，针刺阿是穴可疏通局部；外关是三焦经要穴，曲池是大肠经要穴，二穴相配可疏通经脉、散寒祛湿；手三里可补益局部气血。上穴伍用使气血行而瘀阻自去，瘀去则疼痛自止。

加减：疼痛放射到肘内侧者，加尺泽、少海。

操作：患者正坐，屈患肘呈120°，桡侧在上放平，医者用左手拇指在患肘周围触压，寻找一敏感压痛点，即阿是穴。常规刺法，留针30min，每5～15min行针一次，每日1次，10次为一疗程。

四、其他疗法

1. 隔姜灸疗法

处方：阿是穴、曲池。

操作：每穴灸5～7壮，以使皮肤红润而不起泡为度。隔日1次。

2. 电针疗法

处方：曲池、手三里。

操作：用电针治疗仪规律波通电20min，强度以患者能耐受为度。每日1次，10次为一疗程。

3. 皮肤针疗法

处方：肱骨外上髁局部手三阳经皮部。

操作：用皮肤针叩刺上述部位，使其微出血。隔日1次，5～7次为一疗程。

4. 腧穴注射疗法

处方：阿是穴。

药物：当归注射液。

操作：取上述药液，每次注入0.5ml。每日1次，5次为一疗程。

5. 小针刀疗法

处方：阿是穴。

操作：找准阿是穴，用甲基紫先行做压痛点标记，麻醉后，从标记处进针，垂直刺入，经皮肤达病处，倾斜刀柄30°，将附着在外上髁上的伸肌总腱平行于肌腱方向剥离，并往返剥离数次，上下左右松解粘连，出刀后指压以防止出血，贴创可贴，2～3d内避免沾水。

五、文献摘要

《针经摘英集》：治肩臂疼痛不可忍，刺曲池穴，得气，先泻后补之。灸亦良，可灸三壮。

《针灸聚英》：火针以火烧之可用……其功能治风邪入舍于筋骨间不出者，宜用之。

六、名家医案

蔡某，男，57岁。初诊：右肘酸痛年余，持重物则疼痛加剧，伸屈不便，肘端按之更痛。舌苔薄腻，脉弦细。劳伤筋膜，风寒入络，气血凝滞。拟宣通气血、疏散风寒。针灸方法：右侧曲池用合谷刺，捻转补泻法，留针20min。配合中药熏洗。经针治后，疼痛即减轻，以后每隔1d，用上针法治1次，共针治4次，即获痊愈。（杨依方，徐明光，葛林宝．杨永璇针灸医案医话〔M〕．上海：上海科学技术出版社，2002：48.）

七、小结

针灸治疗本病，对病程短的患者可配合局部封闭疗法，病程较久的患者可配合中草药熏洗。注意在治疗期间，腕部不宜做背伸活动。治疗期间应适当使患臂休息，避免患臂用猛力扭转，减少患部活动，以利于炎症早日吸收，治愈后仍须注意保护患肢，避免再度劳伤，否则易复发。注意局部保暖。

（臧　波）

第三节　腕关节扭伤

一、概述

腕关节因间接暴力而造成的关节周围韧带、肌肉、关节囊等软组织受到过度牵拉而发生的损伤，包括撕裂、出血、关节脱位，严重者可合并小片撕脱性骨折。这种损伤可发生于任何年龄。腕关节可作屈、伸、内收、外展和环转运动。由于其活动范围大，而且活动频繁，极易发生扭伤，常合并骨折，所以腕部急性损伤必须排除腕骨骨折和桡骨尺骨下端骨折等。

二、病因病机

1. 急性损伤　在生产劳动、体育运动及日常生活中由于不慎跌仆，手掌猛力撑地或因持物而突然旋转或伸屈腕关节，造成关节周围肌腱、韧带的撕裂伤，当暴力过大时可合并撕脱骨折和脱位。

2. 慢性劳损　腕关节超负荷的过度劳累及腕关节长期反复操劳积累，使某一肌肉、韧带、肌腱处于紧张、收缩状态而损伤。损伤后，软组织撕裂，局部渗出或出血，肌腱移位，日久可致粘连。

中医认为，上述原因致筋脉受损，气血凝滞而致本病。《诸病源候论》说腕关节损伤"皆是卒然致损，故气血隔绝，不能周荣……按摩导引，令其血气复也"。

三、临床表现和体征

1. 症状　①急性损伤者，腕部疼痛（腕背侧韧带与伸指肌腱损伤，则腕关节用力掌屈时在背侧发生疼痛；腕掌侧韧带与屈指肌腱损伤，则腕关节用力背屈时在掌侧发生疼痛；桡侧副韧带损伤，则当腕关节向尺侧倾斜时在桡骨茎突部发生疼痛；尺侧副韧带损伤，则当腕关节向桡侧运动时尺骨小头处疼痛。如果向各种方向运动均发生疼痛，且活动明显受限，则为肌腱等的复合损伤），活动时痛剧，夜间常因剧痛而致寐不安，肿胀、皮下瘀斑明显，腕关节功能受限；②慢性劳损者，腕关节疼痛不甚，作较大幅度活动时，伤处可有痛感，无明显肿胀，腕部常有"乏力"、"不灵活"之感。

2. 体征　①受伤部位有明显的压痛及肿胀；②分离试验阳性，即作受累肌腱、韧带相反方向的被动活动，在损伤部位可出现明显的疼痛；③X线检查，单纯腕与手部扭伤及侧副韧带损伤，X线片除有局部软组织肿胀阴影外，其余无明显发现。

四、鉴别诊断

本病有外伤史，局部肿痛，压痛明显，活动受限。根据肌腱、韧带的解剖位置，不难做出诊断。

临床上本病应与下列疾病相鉴别：①腕舟骨骨折（有外伤史，如摔倒时手掌着地，腕关节疼痛肿胀以桡侧为主，阳溪穴处压痛明显，桡偏腕关节或叩击第2、3掌骨头部，腕部有剧烈疼痛，而牵拉时疼痛不明显，拍腕关节舟状位X片，一般可以确诊）；②桡骨远端无移位骨折（腕关节外伤后肿胀、疼痛，压痛点在桡骨远端周围，X片可以确诊）。

五、基本针灸治疗

治则：舒筋通络，祛瘀止痛。

处方：大陵、内关、郄门、太渊、鱼际。

方法：以大陵为主穴，针尖向腕管内刺入，中等刺激。可以用电针或温针，局部悬灸或直接灸，也可用泼尼松龙0.5ml加入2%普鲁卡因0.5ml穴位注射。

六、小结

（1）急性损伤后，经检查不伴有骨折、脱位、肌腱断裂者，但局部肿胀明显，或皮下出血严重，一般在损伤后的24~36h内不作推拿治疗，应及时给予冷敷或加压包扎为宜。

（2）治疗期间可用"护腕"保护，局部要保暖，避免寒冷刺激及腕部过度用力。

（3）嘱患者进行功能锻炼，在疼痛减轻后练习。可用抓空增力势（五指屈伸运动），即先将五指伸展张开，然后用力屈曲握拳。

（4）对非急性损伤者，可让患者进行自我保健推拿，以健侧的拇指指腹或拇、示指指腹，按揉或夹住受伤的肌腱、韧带、关节，揉动该处3~5min。接着擦热患部，每天1次。

（臧　波）

第四节　踝关节扭伤

一、概述

踝关节扭伤是临床上常见的一种损伤，包括踝部韧带、肌腱、关节囊等软组织的损伤，但主要是指韧带的损伤。任何年龄均可发生本病，尤以青壮年更多见。

本病中医称为"踝缝伤筋"。

二、病因病机

踝关节扭伤多是由于行走时不慎，踏在不平的路面上或腾空后足跖屈落地，足部受力不均，而致踝关节过度内翻或外翻而造成踝关节扭伤。当踝关节的内、外翻及旋转活动，超过了踝关节的正常活动范围及韧带的维系能力时，则首先造成韧带的撕裂伤或韧带附着部位的撕脱骨折。如果将关节附近的脂肪组织及断裂的韧带嵌入关节间隙中，则使关节腔内及皮下发生瘀血，韧带全部断裂时可合并踝关节的脱位。

根据踝部扭伤时足所处位置的不同，可以分为内翻损伤和外翻损伤两种，其中尤以跖屈内翻位损伤最多见。跖屈内翻位扭伤时，多造成踝部外侧的距腓前韧带和跟腓韧带损伤，距腓后韧带损伤则少见。外翻位扭伤多损伤踝部内侧的三角韧带，但由于三角韧带较坚韧，一般不易造成韧带的损伤，而常常发生内踝的撕脱骨折。

三、临床表现和体征

1. 症状　①患者多有明显的外伤史；②损伤后局部疼痛，尤以内、外翻活动及行走时疼痛明显，轻者可见局部肿胀，重者则整个踝关节均肿胀；③踝部的软组织较少，损伤后常可引起局部血管破裂，见皮下瘀血明显，尤其是在伤后 2～3d，皮下瘀血青紫更为明显。主要表现为跛行，走路时患足不敢用力着地，踝关节活动时损伤部位疼痛而致关节活动受限。

2. 体征　①踝关节被动内、外翻并跖屈时，局部疼痛剧烈。如足内翻跖屈时，外踝前下方发生疼痛，且有明显局部压痛；②X 光片可除外踝部的撕脱骨折。被动强力使足内翻或外翻位，在此应力下拍摄 X 光片，可见踝关节间隙明显不等宽或距骨脱位的征象，则提示韧带完全断裂。

四、鉴别诊断

本病有明显外伤史，局部症状典型，一般不难确诊。

临床上本病应注意与踝部骨折（踝部扭伤史更明显，局部肿胀严重，疼痛更剧烈，踝关节功能活动丧失，不能行走。骨折处严重压痛，有时可触及异常活动或骨擦音。X 光片检查可确立诊断）相鉴别。

五、基本针灸治疗

治则：行气活血，通络止痛。

处方：以受伤局部取穴为主，如解溪、昆仑、丘墟、太溪、商丘、三阴交、阳陵泉、阿是穴。

方义：扭伤取穴，一般是根据损伤部近取法的原则，针刺用泻法或平补平泻，以达到行气血、通经络的目的，使受伤组织功能恢复正常。伤势较重的，亦应采用循经近刺和远刺相结合的方法。

六、其他疗法

1. 艾灸　在扭伤 24h 后，可温和灸局部穴位，取穴同上述针刺取穴，每次灸 15～20min 即可。

2. 耳针　取相应敏感点、踝、皮质下、神门、肾上腺。中强刺激，留针 10～30min，每天或隔天 1 次。适用于各类型的急性扭伤。

七、小结

（1）踝关节扭伤多有外伤史，因此在治疗前应排除骨折与脱位，以及有无韧带断裂，同时还要观察局部肿胀是否严重，若有上述情况则应暂不作推拿治疗，应等肿胀消退或骨折脱位痊愈后，方可采用手法治疗。

（2）如果踝关节韧带损伤轻者，可用绷带或胶布将踝关节固定于韧带松弛位，即外侧副韧带损伤将足外翻位固定，内侧副韧带损伤将足内翻位固定。韧带撕裂严重者，也可采用石膏托按上述方法固定之。约 3 周拆除外固定即可。

（3）外固定期间，应练习足趾的屈伸活动和小腿肌肉收缩活动。拆除外固定后，要逐渐练习踝关节的内、外翻及跖屈、背伸活动，以预防粘连，恢复踝关节的功能。

（4）要注意踝部保暖，避免重复扭伤。

（臧　波）

第五节　颞颌关节紊乱症

颞颌关节紊乱症（TMD）是指累及下颌关节和（或）咀嚼肌的一组症候的总称，是口腔颌面部的一种常见病、多发病。本病多为单侧，女性多于男性。中医学虽无颞颌关节紊乱症病名，但对其早有论述，称为"错骨缝"。本病属于中医学"痹证"范畴。

本病多因风寒湿邪侵袭或局部外伤、关节劳损，使气血运行不畅，瘀滞脉道，筋骨失养所致。

一、临床表现

颞颌关节周围区及咀嚼肌附着区酸胀或疼痛，可有轻重不等的压痛，尤以咀嚼及张口时明显。张口时出现弹响，响声可发生在下颌运动的不同阶段，可为清脆的单响声或碎裂的连响声。张开口幅度受限，两侧面颊不对称，臼齿不能咬紧，言语不够清晰流利。严重者开口困难，不能嚼物，只能进食流质或半流质食物，部分患者病史较长。此外，还可伴有颈部疼痛、头晕、耳鸣等症状。

二、诊断要点

（1）以颞颌关节局部酸胀或疼痛、运动时弹响、张口受限为主要表现。
（2）X 线检查示髁状突位置异常。
（3）排除肿瘤、颞下颌关节炎、耳源性疾病、颈椎病等疾病。

三、辨证施治

治法：治宜祛风散寒、疏通经络、解痉止痛。以阳经穴为主，其中从手足阳明、手太阳及手少阳经穴为主。局部取患侧穴，远端双侧同取。

主穴：下关、颊车、听宫、翳风、合谷、阿是穴。

方义：下关是手三阳经和足少阳经的经筋所过处，又是足阳明经之筋所结之处，针刺下关、颊车可调理阳明经经气，有通经活络、开关止痛之功效；听宫、翳风位居颞颌关节处，通经活络利关节；合谷活血止痛。

加减：伴有气血偏虚，见面色少华、体倦乏力、舌苔薄白、脉细软者，可加用足三里。

操作：常规针刺，用平补平泻法。留针 30min，每隔 10～15min 行针一次。每日 1 次。

四、其他疗法

1. 艾灸疗法

处方：下关、阿是穴。

操作：①艾条灸，取艾条点燃，温灸患处。每穴 10～15min，以患部皮肤红润，患者局部有温热感、无灼痛为宜，每日 1 次，7 次为一疗程，灸疗时，颞颌关节可配合做小范围有规律的缓慢运动。②温针灸，针刺得气后，将艾粒放置于针尾点燃，每次 3 壮，每日 1 次，7 次为一疗程。

2. 腧穴贴敷疗法

处方：阿是穴。

操作：取中华跌打丸 1 丸，用 40% 乙醇或姜汁调成糊状，敷在患侧颞颌关节阿是穴处 4～6h。每周 2 次。

3. 耳针疗法

处方：主穴取颞颌点（多数患者在耳屏处软骨弯曲部的外缘突出有一敏感点）；配穴取神门、皮质下、心、肝。

操作：采用耳穴压丸法，每日按压 3～5 次。每 5 天更换一次，6 次为一疗程。

4. 电针疗法

处方：下关、听宫、率谷（患侧）。

操作：诸穴常规刺法，下关、听宫二穴接通电针治疗仪，采用疏密波，刺激强度适中，留针 30min。每日 1 次，10 次为一疗程，疗程间隔 1d。

5. 火针疗法

处方：下关（患侧）。

操作：用钨合金火针烧刺，隔日 1 次，5 次为一疗程。

6. 腧穴注射疗法

处方：下关、颊车、阿是穴、合谷。

药物：丹参注射液。

操作：局部取患侧腧穴，每穴注射药液约 1ml。每日 1 次，5 次为一疗程。

五、文献摘要

《针灸甲乙经》：失欠……下关主之。颊肿，口急，颊车痛，不可以嚼，颊车主之。

《针灸大成》：颊车主中风牙关不开，口噤不语……牙车疼痛。

六、名家医案

荆某，女，51 岁。2006 年 4 月 15 日初诊。主诉：右侧下颌部疼痛半年，加重 1 周。病史：患者右侧面颊部疼痛有半年余，张口时下颌关节部疼痛，咀嚼困难，不能吃硬物，疼痛常牵及颧部，近日因外出受风导致疼痛加剧。检查下颌关节紧，周围有压痛，外观无红肿，活动下颌关节时可出现弹响，X线检查无异常发现。舌苔薄白，脉弦细。治法：疏风散邪，通络止痛。取穴：翳风、下关、颊车、合谷。针刺得气后行平补平泻法，留针 20～30min。每日 1 次，针 2 次后，疼痛减轻，又连续针 5 次后，疼痛消失，下颌关节活动自如。（王洪峰．针医百案［M］．北京：科学技术文献出版社，2007．）

七、小结

本病多属功能性紊乱，器质性改变较少见。全国第二届颞颌关节紊乱症专题研讨会将其分为咀嚼肌紊乱疾病、结构紊乱疾病、炎性疾病及骨关节病四类。现代医学认为该病为肌肉和筋膜等组织的无菌性炎症、痉挛及关节盘移位。针灸治疗本病疗效较好。在治疗期间，应注意局部保暖，避免吃硬性食物，避免大声谈笑。

（臧　波）

第六节　颈椎病

颈椎病又称"颈椎综合征"，是增生性颈椎炎、颈椎间盘脱出以及颈椎间关节、韧带等组织的退行性改变刺激和压迫颈神经根、脊髓、椎动脉和颈部交感神经等而出现的一系列综合症候群。其部分症状分别见于中医学的"项强"、"颈筋急""颈肩痛"、"头痛"、"眩晕"等病症中。好发于 40～60 岁中年人。西医学认为，本病是由于颈椎间盘慢性退变（髓核脱水、弹性降低、纤维环破裂等）、椎间隙变窄、椎间孔相应缩小、椎体后缘唇样骨质增生等压迫和刺激颈脊髓、神经根及椎动脉而致。

本病多因年老体衰、肝肾不足、筋骨失养，或久坐耗气、劳损筋肉，或感受外邪、客于经脉，或扭挫损伤、气血瘀滞、经脉痹阻不通所致。

一、临床表现

发病缓慢，以头枕、颈项、肩背、上肢等部疼痛及进行性肢体感觉或运动功能障碍为主症。轻者头晕，头痛，恶心，颈肩疼痛，上肢疼痛、麻木无力；重者可导致瘫痪，甚至危及生命。其病变好发于第 5～6 颈椎间盘，其次是第 6～7、第 4～5 颈椎间盘。颈椎病按其受压部位的不同，一般可分为神经根型、脊髓型、交感型、椎动脉型、混合型等。开始常以神经神压迫和刺激症状为主要表现，以后逐渐出现椎动脉、交感神经及脊髓功能或结构上的损害，并引起相应的临床症状。

X线颈椎摄片可见颈椎体有唇状骨刺突出，小关节及椎间孔周围骨质密度增加，颈椎前突出生理曲度消失。

二、诊断要点

（1）以颈项僵硬、疼痛和活动障碍为主要症状。

（2）X线片示有颈椎生理曲度改变或椎间关节不稳等表现。

（3）排除颈部其他疾患，如落枕、肩周炎、风湿性肌纤维组织炎、神经衰弱及其他非颈椎间盘退行性变等所致的颈肩部疼痛。

三、辨证施治

1. 辨证分型

（1）风寒痹阻：夜寐露肩或久卧湿地而致颈强脊痛，肩臂酸楚，颈部活动受限，甚则手臂麻木发冷，遇寒加重。或伴形寒怕冷、全身酸楚。舌苔薄白或白腻，脉弦紧。

（2）劳伤血瘀：有外伤史或久坐低头职业者，颈项、肩膀疼痛，甚则放射至前臂，手指麻木，劳累后加重，项部僵直或肿胀，活动不利，肩胛冈上下窝及肩峰有压痛，舌质紫暗有瘀点，脉涩。

（3）肝肾亏虚：颈项、肩臂疼痛，四肢麻木乏力。伴头晕眼花、耳鸣、腰膝酸软、遗精、月经不调。舌红、少苔，脉细弱。

2. 针灸治疗

治法：祛风散寒、疏筋活络，针灸并用，泻法与平补平泻。以颈项局部取穴为主。

主穴：大椎、天柱、后溪、颈夹脊等。

方义：大椎是督脉穴，为诸阳之会，针灸能激发诸阳经经气，通经活络；后溪、天柱分别属于手足太阳经，天柱不局部取穴，后溪又为八脉交会穴之一，与督脉相通，二穴配伍可疏调太阳、督脉经气，通络止痛；颈夹脊穴具有疏理局部气血而止痛的作用。诸穴远近相配，共奏祛风散寒、疏筋活络、理气止痛之功。

加减：风寒痹阻者加风门、风府祛风通络，劳损血瘀者加膈俞、合谷、太冲活血化瘀、通络止痛；肝肾亏虚加肝俞、肾俞、足三里补益肝肾、生血养筋；根据压痛点所在取肩井、天宗疏通经气、活络止痛；上肢及手指麻痛甚至加曲池、合谷、外关疏通经络、调理气血；头晕、头痛、目眩者加百会、风池、太阳祛风醒脑、明目止痛；恶心、呕吐加天突、内关调理胃肠。

操作：大椎穴直刺 1～1.5 寸，使针感向肩臂部传导；夹脊穴直刺或向颈椎斜刺，施平补平泻法，使针感向项、肩臂部传导；余穴常规针刺。

四、其他疗法

1. 耳针疗法

处方：颈椎、神门、枕、肾。

加减：伴头晕或头痛者，加缘中、心、肝；伴耳鸣者，加外耳、内耳、内分泌；伴恶心、呕吐者，加胃、交感；伴视力减退者，加额、眼或屏间前、屏间后；伴有神经衰弱症状者，加心、神门。

操作：用耳穴压丸法，左右耳交替按压，每日 3～5 次。每 5 天更换一次，6 次为一疗程。

2. 拔罐疗法

处方：患处皮部。

操作：采用药罐法。先以当归 60g、红花 50g、桂枝 50g、独活 50g、黄芪 50g、木瓜 50g，用 2 000ml 水浸泡 2h 后，煎煮 1h，取汁 500ml；再加水 2 000ml，煎煮取汁 500ml。将两次煎汁混合，再煎煮浓缩成 500ml 备用。将上述药液 60ml 倒入罐内，令患者自然舒适坐位，然后用抽气法将药罐吸于皮肤上，以第7颈椎及双侧肩胛骨内上角为中心，在患处皮部共吸附3~5罐，每次留罐10~15min。每日1次，5次为一疗程。

3. 电针疗法

处方：同"针灸治疗"。

操作：毫针刺法得气后，接通电针治疗仪，采用疏密波刺激，每次30min，每日1次。

4. 小针刀疗法

处方：相应部位颈夹脊。头痛、头晕者，取颈$_{2~4}$夹脊及颈百劳。上肢疼痛、麻木，肩背部疼痛者，取曲垣、天宗、肩井、肩中俞、阿是穴。

操作：选准部位，垂直迅速进针刀。当针刀穿过筋膜时遇有阻力，可切割并左右剥离1~4次，压痛点在颈部棘间韧带。术后贴创可贴。每次可选3~5处进行治疗，10d治疗一次。

五、文献摘要

《针灸大全》：颈项拘急引肩背痛，取后溪、承浆、百会、肩井、中渚。

《医学纲目》：颈项痛，后溪……项强，承浆、风府。

六、名家医案

李某，女，45岁。主诉：颈项痛伴右上肢麻痛1周余。现病史：1周前长时间低头工作后致颈项痛，后牵及右上肢憋胀疼痛和麻木，颈部活动后加重，右上肢被迫取上举姿势后症状稍缓解，影响睡眠，未予系统治疗。体格检查：痛苦面容，颈部肌肉僵硬疼痛，活动受限，叩顶试验（+），右臂丛牵拉试验（+），舌质红、苔薄腻，脉弦滑。颈椎CT检查示：颈椎生理曲度变直，$C_5 ~ C_6$、$C_6 ~ C_7$椎间盘膨出，同节段硬膜囊前脂肪间隙消失。诊断：中医为痹证，西医为颈椎病（神经根型）。治疗：取俯卧位，颈椎排刺第1侧线，左侧颈$_{5~7}$夹脊用75mm针深刺，进针50~65mm，施捻转泻法，右侧相同夹脊用40mm毫针针刺，配左侧肩贞、曲池、外关、养老、合谷常规刺法，配TDP照射，留针30min，每日1次，12次为一疗程；取颈部压痛点，刺络放血加拔罐，出血量3~5ml，隔日1次。3次后疼痛明显缓解，经治疗2个疗程后症状完全消失，随访半年未复发。（耿巧，张会芝，廉玉麟.廉玉麟主任医师分型治疗颈椎病经验介绍［J］.中国针灸，2006，265（6）：443-445.）

七、小结

针灸较适用于颈椎病退变过程中的颈椎失稳期和骨赘刺激期，对于骨赘压迫期，则需要采取综合治疗措施。有手术指征者，尚需进行手术治疗。养成良好的工作、生活习惯及自主功能锻炼，对于本病的康复有重要意义。

（臧　波）

第七节　落枕

落枕又称"失枕"，是指由于睡姿不当引起颈项部软组织损伤的一种常见病症。本病多发于青壮年，成年人经常发作多为颈椎病的前驱症状。

本病多由于睡眠枕头过高或过低、躺卧姿势不良等使头项部较长时间处于过屈或过伸状态，以致发生痉挛而致；或睡眠时露肩当风，颈项部感受风寒湿邪，气血运行不畅，经络痹阻拘急所致。

一、临床表现

睡起突感颈后部、上背部疼痛不适，以一侧为多，或两侧俱痛，或一侧重、一侧轻，患者头向患侧倾斜，下颌转向健侧，仰头、点头及转头等颈部活动受限，向患侧活动功能障碍尤为明显，甚者疼痛牵涉及头部及上臂部。

二、诊断要点

（1）睡起突感颈项疼痛、僵硬、转侧不利。
（2）颈部肌肉挛缩、有压痛，可有条索状物。
（3）排除颈椎病变。

三、辨证施治

治法：舒筋活络，温经通络，行气止痛。选用局部腧穴和远端腧穴，以泻法为主，刺激强度宜大。以督脉、足少阳、手太阳经穴及阿是穴为主。

主穴：大椎、阿是穴、后溪、悬钟、外劳宫（落枕穴）。

方义：取足少阳胆经之悬钟，能疏通经络、宣通气血；后溪通于督脉，针之可疏通项背经气；落枕穴是治疗落枕的经验效穴，有活血通络、解痉镇痛作用。以上三穴合用，并配合颈部活动，更有利于滑利关节、缓解痉挛，达到活血散寒之目的。大椎穴属于督脉，位于项背部，与阿是穴合用可疏通局部经气，使脉络通畅，通则不痛。

加减：病及督脉、太阳经者，加风府、天柱、肩外俞；病及少阳经，加风池、肩井；向肩胛区放射痛者，加天宗、秉风。

操作：患者端坐，放松全身肌肉。先针后溪、外劳宫、悬钟，使之产生酸、麻、胀、沉感，如能使针感上行，效果更佳。在行针的同时，嘱患者向前、后、左、右活动颈项部，直至疼痛大减或消失；活动自如后再常规针刺其他腧穴。留针20~30min，每日1次。

此外，临床采用独穴治疗落枕，也常可收到奇效，常用独穴有外劳宫、外关、阳池、中渚等。

四、其他疗法

1. 艾灸疗法

处方：阿是穴。

操作：用艾条在患侧颈部行悬起灸法，以温和灸与回旋灸为主，要求患侧肌肤有灼热感，但要注意防止灰渣掉落，以免烫伤皮肤，灸30min。

2. 拔罐疗法

处方：阿是穴、风池至肩井皮部。

操作：将罐吸附于风池穴，沿胆经拉至肩井穴，反复拉行2~5次，至皮肤潮红或出现丹痧，然后取下罐。隔日1次，3次为一疗程。

五、文献摘要

《灵枢·经筋》：足少阳之筋……颈维急。

《灵枢·杂病》：项痛不可俯仰，刺足太阳，不可以顾，刺手太阳也。

《针灸大全》：颈项拘急引肩背痛，取后溪。

六、名家医案

王某，男，33岁。初诊：前夜入寐，枕席不平，致后项不适，晨起即感牵强，既不能抬头仰视，亦不敢左旋顾盼，强为之则疼痛难忍。舌苔薄腻，脉缓。症属落枕，多因由气血失于宣通，络道受阻。拟用宣散温通法。针灸方法：取右天柱、右肩井、右风门，均用捻转泻法，双合谷用提插泻法。肩井针后加艾条熏灸，风门针后加拔火罐。针治后，立即痊愈。（杨依方，徐明光，葛林宝.杨永璇针灸医案医话［M］.上海：上海科学技术出版社，2002：45.）

七、小结

针灸治疗落枕疗效快而显著。平素应注意睡眠枕头高低适宜，勿过高，亦不要过低。天冷时颈部宜保暖，避免外感风寒之邪。如反复发作，应当检查以排除颈椎病。

（柳秀峰）

第八节　腰痛

腰痛是以腰部一侧或两侧疼痛为主要症状的一种病症。本病常见于腰部软组织损伤、肌肉风湿腰椎病变、椎间盘病变及部分内脏病变等。引起腰痛的原因复杂，此处仅以腰肌劳损、肌肉风湿病为例进行介绍。

本病多由感受风寒或久居湿地，寒湿之邪客于经络，经络受阻而发病；或闪错撞击或陈伤积累，气血凝滞，络脉不和而致；或久病肾亏、年老体弱或劳欲太过，耗损肾气，筋骨失养所致。

一、临床表现

自觉一侧或两侧腰部疼痛，常可放射到下肢。有受寒史者，遇天气变化或阴雨风冷时加重，腰部冷痛重着、酸麻，或拘挛不可俯仰，或疼痛连及下肢；有劳损或陈伤史者，晨起、劳累、久坐时加重，腰部两侧肌肉触之有僵硬感，痛处固定不移；起病缓慢，腰部隐隐作痛、缠绵难愈者，常酸胀乏力、痛无定处、喜按喜暖。

二、诊断要点

（1）以腰部疼痛为主症。

（2）有受寒、劳损或陈伤史。

（3）排除内脏、妇科病症，以及结核、肿瘤等。

三、辨证施治

1. 辨证分型

（1）寒湿腰痛：腰痛重着，痛连臀腘，转侧不利，遇阴雨天加重。舌苔白腻，脉沉迟。

（2）肾虚腰痛：腰痛喜揉喜按，反复发作，遇劳则甚，腰膝酸软。阳虚则手足不温，腰背少腹冷痛，少气乏力，舌质淡，脉沉细；阴虚则五心烦热，口干咽燥，失眠，健忘，耳鸣，舌质嫩红，脉细数。

（3）瘀血腰痛：多有腰部外伤史，腰痛如刺，痛处固定拒按，日轻夜重，转侧不利。舌质紫暗或有瘀斑，脉沉涩。

（4）湿热腰痛：腰痛，痛处有热感，热天或雨天加重，活动后可减轻，小便短赤。舌苔黄腻，脉濡数或弦数。

此外，疼痛在腰脊正中部，为督脉病证；疼痛部位在腰脊两侧，为足太阳经病证。

2. 针灸治疗

治法：急性腰痛以通络行气止痛治标为主，慢性腰痛以祛寒除湿、活血化瘀或清利湿热治本为主。以局部取穴和循经取穴为主，多用督脉、足太阳经、足少阴经穴。急性期以泻法为主，恢复期可用平补平泻法。

主穴：委中、肾俞、大肠俞、腰阳关、阿是穴。

方义：委中是腰背足太阳经两分支在腘窝的汇合点，可疏调腰背部经脉之气血；肾俞可壮腰益肾；大肠俞、腰阳关、阿是穴可疏通局部经络气血、通经止痛。

配穴：寒湿腰痛者，加命门、阴陵泉。肾虚腰痛者，加太溪，其中肾阳虚者可另加关元、气海，肾阴虚者可另加照海。瘀血腰痛，加膈俞、血海。湿热腰痛者，加阴陵泉、三阴交。

操作：俯卧位，局部常规消毒后，常规刺法。留针 30min，每 5～10min 行针一次，每日 1 次，10 次为一疗程。

四、其他疗法

1. 温针灸

处方：同"针灸治疗"。

操作：每穴每次 3 壮，每日 1 次，7 次为一疗程。

2. 耳针疗法

处方：腰骶椎、臀、神门、肾。

操作：毫针强刺激，留针 10～20min，每日 1 次，10 次为一疗程。亦可用压丸法，左右耳交替，间歇按压，每日 3～5 次。每 5 天更换一次，6 次为一疗程。

3. 拔罐疗法

处方：腰部督脉及足太阳膀胱经两条侧线。

操作：在上述部位反复走罐 5～10 次，至皮肤潮红或出现丹痧，然后留置在阿是穴或两侧肾俞，留罐 5～15min。隔日 1 次，3 次为一疗程。

4. 腧穴注射疗法

处方：阿是穴、肾俞、委中、昆仑。

药物：盐酸利多卡因注射液、当归注射液、维生素 B$_{12}$注射液。

操作：取上述任一药液，注入上穴，每穴 1ml。

五、文献摘要

《素问·刺腰痛》：足太阳脉令人腰痛，引项脊尻背如重状，刺其郄中。太阳正经出血……少阳令人腰痛，如以针刺其皮中，循循然不可以俯仰，不可以顾，刺少阳成骨之端出血，成骨在膝外廉之骨独起者……足少阴令人腰痛，痛引脊内廉，刺少阴于内踝上二痏。

《丹溪心法》：腰痛，血滞于下，委中刺出血，仍灸肾俞、昆仑。

《席弘赋》：气滞腰痛不能立，横骨、大都宜救急。

《针灸大全》：肾虚腰痛，举动艰难，取足临泣、肾俞、脊中、委中。

六、名家医案

梅某，男，46 岁。初诊：劳损有年，近因闪挫致腰痛。经治 1 周，效果不显，转来针治。神色委顿，行动转侧困难，咳则引痛。脉细滑，舌苔薄腻。病在督脉，有损阳脉之海。用宣通散瘀法。针灸方法：取水沟、双侧委中、双侧气海俞，均用捻转泻法。气海俞针后加拔火罐。每隔 1 天针治一次，症情逐渐好转，共针治 4 次痊愈。（杨依方，徐明光，葛林宝．杨永璇针灸医案医话［M］．上海：上海科学技术出版社，2002：47．）

七、小结

针灸治疗本病因病因不同，疗效常有差异：对风湿性腰痛和腰肌劳损疗效最好；对腰椎病变和椎间盘突出引起的腰痛可明显缓解症状；对腰部小关节周围的韧带撕裂疗效较差。内脏疾患引起的腰痛要以治疗原发病为主，因脊柱结核、肿瘤等引起的腰痛则不属针灸治疗范围。患者应避免诱发因素，防止受凉及坐卧潮湿之地，宜卧硬板床休息；合理进行功能锻炼，避免腰肌萎缩。

附【腰椎间盘突出症】

腰椎间盘突出症又名腰椎间盘纤维环破裂症，是由于腰椎间盘的退变与损伤，导致脊柱内外力学平衡失调，使椎间盘的髓核自破裂口突出，压迫腰脊神经根而引起腰腿痛的一种病症，是临床常见的腰腿痛病症之一。本病易发生于 20~40 岁，男性多于女性。本病发生的原因有内因和外因两个方面，内因主要是腰椎间盘自身的退行性改变及解剖学上的薄弱点，外因是外伤、慢性劳损、寒凉刺激等。

本病属于中医学"腰腿痛"、"痹证"范畴。

本病多因脾肾虚弱、督脉失养，加之跌打损伤、感受外邪，导致气滞血瘀、经脉受阻而发痛。其外因为感受风、寒、湿邪，以及外伤、劳损等；其内因则以脾肾虚弱为主。在病因和发病机制上，脾肾虚弱是本，外邪、外伤、劳损为标，两者相互影响，但脾肾虚弱是关键。

1. 临床表现　腰部疼痛，疼痛程度轻重不一，较重者坐立、翻身均感困难，经休息后症状多数可减轻，咳嗽、打喷嚏时可使腰痛加剧。一侧下肢坐骨神经区域放射痛，常在腰痛减轻或消失时出现，亦有与腰痛同时出现，疼痛由臀部向下放射至大腿后侧、小腿外侧，有的可放射至足背外侧足跟和足掌，影响站立和行走。在椎旁有明显压痛，局部肌肉防御性紧张。多数患者可出现不同程度的腰脊柱侧弯。腰部活动功能障碍，多以后伸障碍明显。病程较久者常有主观麻木感。

2. 诊断要点

（1）以腰痛伴下肢放射痛为主症。

（2）腰脊柱侧弯，腰部活动受限。

（3）直腿抬高试验、加强试验阳性。

3. 辨证施治

（1）辨证分型

1）气滞血瘀：有明显外伤史。伤后即感腰部刺痛，痛有定处，并向下肢放射，腰部板硬，俯仰旋转受限，痛处拒按；日久未愈，可见下肢疼痛麻木，甚至肌肉萎缩。舌质暗红或有瘀斑，脉涩或弦数。

2）风寒湿困：腰腿冷痛重着，转侧不利，静卧痛不减，受寒及阴雨加重，肢体发凉。舌质淡、苔白或腻，脉沉紧或濡缓。

3）肝肾亏虚：腰腿酸痛，疲软乏力，劳累更甚，卧则痛减，缠绵数年，时轻时重。肾阳虚者，面色㿠白，畏寒肢冷，少气懒言，小便清长，或有阳痿、早泄，妇女带下清稀，舌质淡、苔白，脉沉迟；肾阴虚者，形体消瘦，心烦少眠，多有头晕目眩、耳鸣耳聋、潮热盗汗、口干咽燥，舌质红、苔白，脉细数等。

（2）针灸治疗

治法：多以补肾强腰、散寒除湿、活血化瘀、温阳通络为主。急性期以泻法为主，恢复期可用平补平泻法。以局部取穴和循经取穴为主，多用足太阴经和督脉穴。

主穴：命门、肾俞、大肠俞、委中、环跳。

方义：命门为督脉穴，可补肾强腰、散寒逐瘀、通络止痛；肾俞、大肠俞、委中为足太阳膀胱经穴，上下配穴可活血化瘀、温经止痛；环跳为足太阳膀胱经与足少阳胆经的交会穴，温针能疏通二经之瘀滞，行气活血止痛。

配穴：大腿外侧痛者，加风市；小腿胀痛者，加承山；足跟痛者，加昆仑、太溪；足内侧、脚趾疼痛麻木者，加公孙、太冲。

操作：患者先取俯卧位，局部常规消毒后，取1.5寸毫针直刺肾俞、大肠俞、命门、委中约1寸。再取侧卧屈股位，患侧朝上，取3寸毫针直刺环跳穴2.5寸左右，以局部有强烈酸、麻、重、胀等感觉，并向下肢放散传导为佳。留针30min，每5~10min行针一次，每日1次，10次为一疗程。

4. 其他疗法

（1）艾灸疗法

处方：肾俞、命门、环跳、阳陵泉。

操作：每穴用艾条温和灸5~10min，每日1次，10次为一疗程。

（2）耳针疗法

处方：腰骶椎、臀、坐骨神经、神门。

操作：毫针强刺激，留针10~20min，每日1次，10次为一疗程。亦可用压丸法。每5天贴敷一次，6次为一疗程。

（3）电针疗法

处方：大肠俞、肾俞、环跳、承扶、殷门、委中、风市、阳陵泉、足三里、昆仑。

操作：俯卧位，局部常规消毒，进针得气后，同名经同侧两穴接电针治疗仪，用连续脉冲波，电流以患者适宜为度，留针 30min，每日 1 次，10 次为一疗程。

（4）腧穴注射疗法

处方：肾俞、大肠俞、关元俞。

药物：当归注射液或维生素 B_{12} 注射液。

操作：取上述任一药液，每穴注入 0.8～1ml。隔日 1 次，5 次为一疗程。

5. 文献摘要

《针灸大全》：肾虚腰痛，举动艰难，刺足临泣、肾俞、脊中、委中。

《针经摘英集》：久虚腰痛，重不能举，刺而复发者，刺委中。

6. 名家医案　程某，男，40 岁。初诊日期：1963 年 4 月。患者 3 个月前突然感觉腰痛，放射至足部，不能着地步行，大声咳嗽则疼痛剧烈，翻身亦感困难。睡眠欠佳，纳食不香，二便正常。经治不愈。患者面色黄，舌苔薄白，脉沉紧。检查腰两侧有压痛，叩击时左下肢疼痛明显，放射至左侧小腿，肌肉松弛，无明显肌肉萎缩现象。辨证为脾肾两虚，经脉失养。治则：健脾补肾，濡养经脉。处方：肾俞、环跳、委中、足三里、阳陵泉。用补法。治疗 2 次，腰腿痛减轻，能翻身。治疗 5 次，左下肢能着地走动数步。共治 10 次而痛解。（北京中医医院. 金针王乐亭 [M]. 北京：北京出版社，1984：127.）

7. 小结　本病患者应卧硬板床休息，避免腰部着凉或居住潮湿之地。在症状消失后，应鼓励患者适当做腰背肌锻炼。临床上对腰椎间盘突出症病程较长、缠绵难愈，虽经保守治疗，但症状逐渐加重者，或患者症状比较严重，影响生活者可考虑手术治疗。

（柳秀峰）

第九节　梨状肌综合征

一、概述

梨状肌综合征为针推临床常见疾病之一，又称梨状肌损伤或梨状肌孔狭窄综合征，是由于间接外力（如闪、扭、下蹲、跨越等）使梨状肌受到牵拉而造成撕裂，引起局部充血、水肿、痉挛，而刺激或压迫坐骨神经，产生局部疼痛和功能障碍等一系列综合征。

二、病因病机

1. 损伤　梨状肌损伤多由间接外力所致，如闪扭、跨越、下蹲等，尤其在负重时，髋关节过度外展、外旋或下蹲猛然直立用力，使梨状肌拉长，肌肉产生保护性痉挛，突然收缩，使梨状肌因牵拉而致损伤，局部充血、水肿，引起无菌性炎症，从而刺激或压迫周围的神经、血管而产生症状。

2. 变异　在解剖学上，坐骨神经紧贴梨状肌下缘穿出为正常型。梨状肌变异是指坐骨神经和梨状肌的解剖位置发生改变，一是坐骨神经从梨状肌肌腹中穿出，另一类是指坐骨神经高位分支，即坐骨神经在梨状肌处就分为腓总神经和胫神经，腓总神经从梨状肌肌腹中穿出，胫神经在梨状肌下穿出。当梨状肌因损伤或受风寒湿邪，即可使梨状肌痉挛收缩，导致梨状肌营养障碍，出现弥漫性水肿、炎症，从而使梨状肌肌腹钝厚、松软，弹性下降等，使梨状肌上、下孔变狭，从而刺激或压迫坐骨神经、血管等而出现一系列临床症状。

三、临床表现

1. 症状　①大部分患者有外伤史，如闪、扭、跨越、负重下蹲，部分患者有受凉史；②臀部深层疼痛，疼痛可呈牵拉样、刀割样或蹦跳样疼痛，且有紧缩感，疼痛逐渐沿坐骨神经分布区域出现下肢放射痛。偶有小腿外侧麻木，会阴部下坠不适；③患侧下肢不能伸直，自觉下肢短缩，步履跛行，或呈鸭步移行，髋关节外展、外旋活动受限。

2. 体征　①沿梨状肌体表投影区有明显压痛，有时压痛点可扩散到坐骨神经分布区域；②在梨状肌处可触及条索样改变或弥漫性肿胀的肌束隆起，日久可出现臀部肌肉萎缩、松软；③患侧下肢直腿抬高试验，在60°以前疼痛明显，当超过60°时，疼痛反而减轻；④梨状肌紧张试验阳性。

四、鉴别诊断

本病根据病史、症状及相关检查，本病不难明确诊断。

临床上本病须与下列病症相鉴别：①腰椎间盘突出症；②臀上皮神经损伤（以一侧臀部及大腿后侧疼痛为主，痛不过膝，在髂嵴中点下方2cm处压痛明显，梨状肌紧张试验阴性）。

五、基本针灸治疗

治则：舒筋、通络、止痛。

处方：环跳、居髎、承扶、风市、阳陵泉、委中、承山、昆仑。

方义：足少阳胆经是主骨所生病者，足太阳膀胱经是主筋所生病者，两经皆经腰走足，故取胆经的环跳、居髎、风市、阳陵泉，膀胱经的委中、承山、昆仑以疏通经络，舒筋止痛。

六、小结

（1）梨状肌位置较深，推拿治疗时不可因位置深而用暴力，避免造成新的损伤。

（2）急性损伤期，不宜作深部针刺，应卧床休息1～2周，以利损伤组织的修复。

（3）注意局部保暖，免受风寒刺激。

（柳秀峰）

第十节　臂丛神经痛

由发出臂丛神经的神经根及神经丛、神经干原发或继发病变所产生的疼痛，称为臂丛神经痛。临床上最常见的臂神经受损部位乃颈胸神经根，其次是臂丛，周围神经干极为少见。常见的原因有炎症、感染、压迫（肿瘤或结核等）、损伤（颈椎损伤、脱位和骨折等）及其后遗症等。中医学称之为"肩臂痛"，大多认为属于"痹证"范畴。

本病是由于风寒湿邪闭阻经络、痰湿流注经络、外伤瘀血内停经络等，使气血运行不畅而致，不通则痛。

一、临床表现

急性或亚急性起病。常先见于一侧肩、颈部疼痛，数日后向上臂、前臂及手部延伸，渐波及同侧整个上肢达到高峰。疼痛从开始的间歇性逐渐转为呈持续性或阵发性加剧，常呈放射性，有针刺、烧灼或酸胀感。上部臂丛炎引起的疼痛以颈、肩及上肢外侧为主，下部臂丛炎则累及锁骨上下凹、上肢内侧及腋下。疼痛可因上肢运动、牵拉或某种姿位而加重。肩胛带肌无力或完全麻痹。部分患者可无或仅有轻微运动障碍。肌肉萎缩呈局限性，亦可广泛地波及颈、背、前胸及上肢。肌束颤动少见。后期腱反射减弱或消失。感觉障碍及自主神经症状少见。

二、诊断要点

（1）以肩部及上肢疼痛为主症。
（2）刺激和压迫臂丛疼痛加剧。
（3）肌电图检查见臂丛神经受损。

三、辨证施治

1. 辨证分型

（1）风湿痹阻：颈肩臂疼痛，游走不定，肌肤不仁，或有寒热表现及局部肿胀。舌苔薄白或白腻，脉濡缓或浮缓。

（2）寒湿侵袭：突然肩、颈及上肢剧痛，屈伸不利，遇寒更甚，得热痛减，手指肿胀，口不渴。舌体胖大、质淡、苔白腻，脉弦紧或滑或缓。

（3）瘀血阻络：肩、颈、上肢疼痛不移，痛处拒按，日久不愈，肢体麻木，面色黯滞。舌质紫暗或有瘀点瘀斑，脉弦细或涩。

（4）湿热浸淫：肩、颈及上肢疼痛，关节沉重不利，有灼热感，局部红肿，口干渴而不欲饮。舌质偏红、苔黄腻，脉数。

2. 针灸治疗

治法：散寒除湿、活血化瘀、疏通经络。局部取穴与循经取穴相结合，急性期多用泻法，宜强刺激；恢复期用平补平泻法，刺激强度不宜过大。对于年老及正气不足的患者，尚可配合使用温通补益的方法。以手少阴及手阳明经穴为主。

主穴：极泉、天鼎。

方义：极泉、天鼎为局部取穴，深部为臂丛神经所在，针刺能改善臂丛神经的病理状况，疏通肩臂经气，是治疗肩臂痛的有效腧穴。

加减：疼痛以肩胛部、肩部为主者，加肩髃、肩髎、天宗、秉风。疼痛向桡侧放射者，加手三里、曲池、列缺、内关。疼痛向上肢背侧放射者，加臑会、三阳络、外关。

操作：诸穴常规刺法，留针30min，每10～15min行针一次，以捻转手法为主。每日1次。

四、其他疗法

1. 电针疗法

处方：风池、颈椎夹脊、肩井、肩中俞、肩外俞、肩髃、胸夹脊、肩胛骨内侧缘压痛点、天宗、曲池。

操作：诸穴常规刺法，得气后接通电针治疗仪，用连续波刺激 20～30min，每日 1 次，10 次一疗程。

2. 温针灸疗法

处方：大椎、阿是穴。

操作：针刺得气后调整针感，使产生麻胀感并沿上肢扩散至双手。将艾粒挂在针尾，点燃。每穴 3 壮，隔日 1 次，5 次为一疗程。

3. 腧穴注射疗法

处方：肩井、肩髃、阿是穴。

药物：复方丹参注射液或维生素 B_{12} 注射液。

操作：每次选患侧 2～3 穴，取上述任一药液，每穴注入 0.8～1ml，隔日 1 次，7 次为一疗程。

4. 腧穴埋线疗

处方：肩外俞、颈夹脊。

操作：用 2% 盐酸利多卡因溶液做穴位局部浸润麻醉，埋入羊肠线，每 14d 治疗一次。

五、文献摘要

《针灸资生经》：手麻痹不仁，曲池、臑会、支沟、腕骨、肘髎主之。

《神应经》：肩膊烦痛，肩髎、肩井、曲池。

六、名家医案

患者，男，34 岁。1998 年 4 月就诊。半个月前因连续跑车出现左侧前臂与上臂肌肉酸痛，经中西药及理疗等治疗无效并逐渐加重，尤夜间为甚而彻夜不眠，见其左臂吊于胸前，表情痛苦，X 线片示正常，且不能承受颈椎牵引，查病位无红、肿、痛，只感其左侧颈部及斜方肌僵硬。辨其病情属局部劳损并感受风寒，由寒凝气滞、络脉不通所致，故采用散寒通络之法，针其左侧风池、天柱、天宗、肩井、曲池、手三里、外关、合谷，并对风池、肩井、曲池等穴进行轮流温灸，拔针后对僵硬肌群行走罐以梳理经络。1 次症减，续疗 1 周后诸症全消。（任世昌. 臂丛神经痛 2 例治验 [J]. 现代中西医结合杂志，2005，14（9）：1119.）

七、小结

本病患者应适当休息患肢，予以肾上腺皮质激素、止痛药和镇静药等，并辅以物理治疗。对肋骨锁骨综合征患者，将肩部保持上举和适当休息可缓解症状，严重病例出现手术指征可采用手术治疗。

（柳秀峰）

第十一节　肋间神经痛

肋间神经痛是指由肋间神经受损引起的疼痛。原发性肋间神经痛极少见，临床上通常见到的是继发性肋间神经痛，由邻近器官和组织的病变引起，多与病毒感染、毒素刺激、机械损伤及异物压迫等有关，是带状疱疹常见的后遗症，中老年患者尤为多见，且病程长，疼痛剧烈，病情顽固。本病多属于中医学中的"胁痛"范畴。

肝脉"布胁肋"，胆脉"循胁里，过季胁"，所以本病多与肝、胆有关。其病机为情志抑郁、气机阻滞或瘀血痹阻脉络，经络阻滞不通，不通则痛。

一、临床表现

一个或几个肋间部位经常性疼痛，时有发作性加剧，多为刺痛或灼痛，并沿肋间神经分布。有时呼吸动作可激发疼痛，咳嗽、喷嚏时疼痛加重。疼痛剧烈时可放射至同侧的肩部或背部，有时呈带状分布。检查时可发现相应皮肤区感觉过敏和相应肋骨边缘压痛，在肋间神经穿出背部、胸侧壁、前胸处尤为显著。有些患者可发现各种原发病变的相应症状和体征。

二、诊断要点

（1）以经常性肋间疼痛、发作性加剧为主要表现。
（2）疼痛沿肋间神经分布。
（3）做超声波等检查排除肝胆疾病。

三、辨证施治

1. 辨证分型
（1）风热阻络：胁痛，发热，口渴引饮，面赤，咽干。舌质红、苔薄，脉浮数。
（2）肝郁气滞：胁胀痛，走窜不定，常因情志变动而痛有增减，胸闷不舒，嗳气频作，饮食减少。舌苔薄，脉弦。
（3）瘀血停着：胁肋刺痛，痛处不移，按之痛剧，入夜更甚，胁肋下或见癥块。舌质紫暗或有瘀点，脉沉涩。

2. 针灸治疗
治法：通络止痛为大法。治宜疏泄少阳、厥阴气机。风热阻络，当清热疏风；肝郁气滞，当疏肝理气；瘀血停着，当活血化瘀。本病多实证，多用泻法。以足厥阴、足少阴、手少阳经穴为主。

主穴：太冲、阳陵泉、内关。

方义：太冲为足厥阴肝经之输穴、原穴。"输主体重节痛"，原穴为"脏腑原气经过和留止"的部位，故取太冲施泻法，可以通胁部壅滞的气机，调畅肝经气血而止痛。阳陵泉为胆经合穴，肝胆相表里，取其疏泄肝经阳气而止痛之功，配内关可宽胸解郁、行气止痛。

加减：风热阻络者，加风池、曲池、外关。肝郁气滞者，加蠡沟、行间。瘀血停着者，加期门、膈俞。发热者，加曲池、合谷。脘闷纳差者，加中脘、上脘。痛剧者，加迎香透四白、水沟、合谷。

操作：太冲针刺得气后轻插重提3~5次，使针感沿经络循行至病所，然后用捻转补泻法，同时让患者做缓缓深度呼吸，刺激强度依患者体质强弱而定。阳陵泉施以泻法，局部以酸胀感为主，针感向病所扩散为佳。余穴常规刺法。留针30min，每隔10min行针一次。每日 1 次。

四、其他疗法

1. 耳穴压丸疗法

处方：神门、交感、胸椎、皮质下。

操作：用耳穴压丸法，嘱患者每日按压 3 次，每次每穴 2 ~ 3min，刺激强度以自觉热胀为宜。每 5 天更换一次，6 次为一疗程。

2. 电针疗法

处方：主穴取期门、支沟、阳陵泉、足三里；配穴取太冲、至阳、肝俞、肾俞、行间、丘墟。

操作：取主穴 2 ~ 3 穴，配穴 1 ~ 2 穴。诸穴常规刺法，施捻转手法，先补后泻，运针 10min，再接通电针治疗仪，负极接主穴，正极接配穴，用密波或疏密波，强度以患者能耐受为度，通电 5 ~ 20min。每日 1 次。

3. 皮肤针疗法

处方：主穴取夹脊、膀胱经背部循行线；配穴取病变区肋间隙、胆经胁部循行段。

操作：在上述主穴部位反复以中等强度叩刺 5 遍。然后令患者侧卧，使患部朝上，沿病变区肋间隙和胆经胁肋部循行段，叩刺 5 遍，再在疼痛区上下各一肋间隙叩刺 2 遍，均采用中等强度。隔日 1 次，5 次为一疗程。

4. 腧穴注射疗法

处方：夹脊。

药物：当归注射液、维生素 B_{12} 注射液。

操作：取任一药液，选 3 个相应的夹脊穴，每穴常规注入药液 1ml。每日 1 次，两侧交替使用。

5. 拔罐疗法

处方：阿是穴、夹脊。

操作：将罐吸附于上述部位，留罐 10 ~ 15min，待皮肤瘀血呈紫红色时取罐。隔日治疗 1 次，6 次为一疗程，疗程间隔 3 ~ 5d。

五、名家医案

许某，男，67 岁。初诊：右侧胁肋疼痛 3 个月，起于盛怒之下，负重以后，痛引胸胁，不得俯仰，转侧活动均感剧痛，呼吸咳嗽时疼痛尤甚。当第 5、6 肋间压痛明显。脉弦滑，舌质红、苔薄黄。诊为暴怒气逆、操劳负重、肝气郁结、厥阴之络失宣所致。治则：疏泄肝胆。针灸方法：右侧行间、支沟、阳陵泉用呼吸、徐疾泻法，痛点加拔火罐。针下痛止，呼吸舒畅，起居活动如常，1 次而愈。（杨依方，徐明光，葛林宝. 杨永璇针灸医案医话 [M]. 上海：上海科学技术出版社，2002.）

六、小结

针灸治疗本病，较早的报道见于 20 世纪 50 年代中期。目前，针灸对本病的平均有效率在 90% 左右。继发性肋间神经痛应重视病因的治疗，可配合其他疗法综合治疗。在预防和康复方面，应注意保持情志愉快，避免外邪侵袭，防止过劳、跌仆等，饮食应少食肥甘厚腻、辛辣之品，以防湿热内生。无论外感还是内伤胁痛，只要治疗调养得法，一般预后良好。

（柳秀峰）

第二十四章　急症

第一节　中暑

中暑是指在高温、高湿环境下，以体温调节中枢功能障碍，汗腺功能衰竭和水、电解质丢失过多为特征的一种疾病。本病多发于夏季，发作前多有高温下长时间过度体力劳作、长途行走史，有颅脑疾患者、年老体弱者、产妇及耐热能力差者，尤易发生中暑。本病属于中医学"暑证"的范畴，又名"中暍"、"中热"、"伤暑"、"暑风"、"暑痫"、"冒暑"等。

本病是盛夏暴发病证之一，多因暑邪袭人，猝然发病。

一、临床表现

根据临床病情轻重，中暑可分为以下几个类型。

1. 先兆中暑　在高温环境下，患者感全身疲乏无力，头昏口渴，胸闷心悸，大量汗出，动作不协调，注意力不集中，体温正常或略有升高，一般不超过38℃。如及时转移到阴凉通风处，稍事休息，补充水和盐分，短时间内即可恢复。

2. 中暑轻证　有先兆中暑的症状，同时体温上升，常在38.5℃以上，并伴有面色潮红、大量汗出、皮肤灼热或出现面色苍白、四肢湿冷、胸闷烦躁、恶心呕吐、血压下降、脉搏增快等呼吸及循环衰竭的早期症状。若及时处理，休息数小时后往往可以恢复。

3. 中暑重证　体温多在40℃以上，除上述症状外，患者多出现突然剧烈头痛、恶心呕吐、烦躁不安、眩晕，甚至昏厥、痉挛抽搐、呼吸急促、血压下降、脉率增快、皮肤干燥、灼热无汗等症状。

二、诊断要点

（1）以高温（一般指室温或气温超过35℃）环境中出现体温升高、肌肉痉挛和（或）晕厥为主要表现。

（2）排除其他疾病，如暑瘟、疫疟、中风、食物中毒及其他高热疾病等。

三、辨证施治

1. 辨证分型

（1）中暑轻证：身热汗出，头晕头痛，口渴烦躁，恶心呕吐，胸闷心悸，乏力倦怠。舌苔白腻，脉濡数。

（2）中暑重证：壮热烦渴，肌肤灼热，口唇干裂，神昏谵语，甚至拘挛抽搐。舌质红、苔黄，脉洪数。若气阴两虚，可见面色苍白，四肢厥冷，气短汗出，血压下降，神志昏蒙。舌质淡，脉细弱。

2. 针灸治疗

（1）中暑轻证

治法：清热解暑、化湿和中，只针不灸，用泻法。以督脉及手阳明经穴为主。

主穴：大椎、曲池、合谷、内关。

方义：大椎属于督脉经穴，督脉为诸阳之会，总领一身之阳气，针泻大椎可疏利阳经之气，清热解表；曲池、合谷为手阳明经穴，阳明主肌表，原穴合谷可疏泄邪热、清热祛暑；合穴曲池可清营血之热、解暑泄热。三穴同用可疏通阳明、清热解暑。内关为手厥阴经络穴，又为八脉交会穴，通于阴维脉，长于清心除烦、化湿和中、降逆止呕、宽胸理气。

加减：恶心呕吐者，配中脘、足三里，以健脾和胃、清化湿浊；头晕头痛者，配太阳、风池，以清暑泄热、化浊醒神；口渴引饮者，配金津、玉液，以清热生津、除烦止渴。

操作：金津、玉液点刺出血，余穴常规刺法。

（2）中暑重证

治法：清泄暑热、宁心开窍，只针不灸，用泻法；虚脱者，回阳救逆，针灸并用，补泻并施。以督脉、手厥阴经及足太阳经穴为主。

主穴：百会、水沟、十宣、曲泽、委中。

方义：百会、水沟穴属于督脉经穴，督脉上颠入脑，功能醒脑开窍、安神定志；十宣穴在四肢末端，为阴阳经交会之处，功能调节阴阳、开窍泄热；曲泽为手厥阴经合穴，委中为足太阳经合穴，合主逆气而泄，刺泻二穴浮络出血可清营凉血、泄热解暑。

加减：拘挛抽搐者，加曲池、阳陵泉、承山、太冲，以舒筋通络、熄风解痉；热盛耗伤气阴而致虚脱者，加气海、关元、神阙，以扶阳益气、回阳固脱。

操作：百会、水沟施泻法；十宣、曲泽、委中用三棱针点刺放血；神阙、关元用艾炷隔盐灸或多壮重灸；余穴常规针刺。

四、其他疗法

1. 耳针疗法

处方：耳尖、神门、心、枕、皮质下、肾上腺。

操作：取双侧，毫针强刺激，留针30min，耳尖点刺放血。

2. 取嚏疗法

处方：诸葛卧龙丹。药物组成：麝香3g，灯草灰30g，猪牙皂3支，闹洋花9g，冰片3g，细辛6g，西牛黄1.8g。（《经验秘方类钞》）

操作：研细末，将少许吸入鼻中，取嚏开窍。

3. 刮痧疗法

处方：选取脊柱两侧肌肉、前胸、肘窝、腘窝等部位。

操作：用汤匙、大铜钱或者刮痧板蘸取食用油、盐汤、活络油等，刮上述部位，自上而下，刮至皮肤出现紫红色为度，用力要均匀，不可过量。也可用示指、中指屈曲，提捏印堂穴、颈项部至皮肤紫红为度。

五、文献摘要

《针灸大成》：中暑不省人事，水沟、合谷、内庭、百会、中极、气海……复刺中冲、行间、曲池、少泽。

《杨敬斋针灸全书》：中暑不省人事，百会、风门、水沟、承浆、中冲、合谷、少冲、气海、足三里、内庭、脾俞、中脘、阴谷、阴陵泉、三阴交。

《针灸逢源》：中暑，水沟、中脘、气海、曲池、合谷、中冲、足三里、内庭……中暑水沟百会搜，阳明合谷内庭求。

《神灸经纶》：中暑神昏……宜灸百会、中脘、足三里、脾俞、合谷、水沟、阴谷、三阴交。

六、名家医案

黄某，青年教师。因在盛暑烈日下长途坐火车，途中出现头晕头痛、心胸憋闷、昏睡、神志不清而急诊。诊断为中暑。治则：清泄暑热，开窍醒神。取内关穴，泻法刺之，患者自觉针后心胸憋闷减轻，不愿接受针刺第二个腧穴。但是观察5min后，患者昏睡，神志不清，立即给予针刺心包经井穴中冲（双），用泻法刺出血后，患者立刻清醒，应针而愈。（胡熙明．针灸临证指南［M］．北京：人民卫生出版社，1991：82.）

七、小结

本病具有明显的季节性，与具体的炎热环境有关。因此，要注意防暑降温工作，避免在高温环境中过度劳作。本病发病急骤，且病情发展迅速，变化快，应及时抢救，首先必须迅速撤离高温环境，将患者移至阴凉通风处，再施以救治。针灸治疗中暑疗效明显，方法简单，操作方便，是急救的首选措施。但对于病情严重者，应严格观察病情的变化，除针灸外，可配合补液、乙醇擦洗、抗休克治疗等中西医结合疗法，采取综合治疗措施。夏季应保持室温，多喝水，保证室内空气的流通，同时注意劳逸结合。

（常万基）

第二节　昏厥

昏厥是由一过性脑缺血、缺氧所致的突发性、短暂性的意识丧失，患者常因位置觉丧失和肌张力消失而不能保持正常姿势，跌倒在地。本病常因精神刺激、惊恐或体位变动而诱发，多见于素体亏虚，气血虚弱或久病、产后失血过多患者。本病属于中医学"厥证"、"脱证"的范畴。

本病多由外感寒邪、暑热、疫疠之邪，内伤情志、饮食、劳倦，或者产后失血过多、病后气血未复及各种消耗性疾病导致气血亏虚、元气虚弱。每因操劳过度、骤然起立等致使经气一时逆乱，十二经气血不能上达于头，阳气不能通达于四肢而发病；或因情志的异常波动，或外伤剧烈疼痛，而致经气逆乱，上蒙清窍而突然昏倒。

一、临床表现

起始自觉头晕乏力、眼前发黑、泛泛欲呕，继而突然昏倒、不省人事、大汗淋漓、四肢厥冷、血压下降，短时间内可逐渐清醒。少数患者在晕厥前可有头痛、眩晕、恶心、苍白、出冷汗、肢端厥冷、周身乏力等症状。

二、诊断要点

（1）以突然昏倒、短暂性意识丧失为主要表现。醒后如常，无遗留症状。

（2）排除其他疾病（如中暑、眩晕、癫痫、虚脱、休克和昏迷等）。

三、辨证施治

1. 辨证分型

（1）实证：外伤或恼怒后出现突然昏仆，不省人事，两拳握固，牙关紧闭，面赤息粗，四肢厥逆。舌质红，脉沉伏或弦。

（2）虚证：操劳、惊恐，或久病、产后眩晕昏仆，面色苍白，气短息微，汗出肢冷。舌质淡，脉细数无力或脉微欲绝。

2. 针灸治疗

治法：实证者，治宜开窍醒神、苏厥降逆，只针不灸，用泻法；虚证者，治宜益气固脱、醒神救逆，针灸并用，用补法。以督脉及手厥阴经穴为主。

主穴：水沟、内关、中冲、涌泉、足三里。

方义：水沟为督脉穴，督脉入脑上颠，功能开窍醒神、苏厥启闭；内关为手厥阴经之络穴，又为八脉交会穴，通于阴维脉，功能宁心安神、宽胸和胃；中冲为手厥阴经井穴，能调节阴阳经气逆乱，有泄热开窍、熄风解痉之功，是治疗晕厥的要穴；涌泉为足少阴经井穴，可激发肾经之气，并能引气下行，可开窍启闭、苏厥醒神；足三里为足阳明经合穴，功能益气生血、养神益智。

加减：实证者，加合谷、太冲，以开窍醒神、苏厥降逆；虚证者，加百会、气海、关元，以益气固脱、醒神救逆。

操作：中冲用三棱针点刺放血；涌泉用强刺激，泻法；神阙、关元用艾炷隔盐灸；余穴常规刺法。

四、其他疗法

1. 耳针疗法

处方：心、神门、肾上腺、皮质下。

操作：毫针刺法，强刺激，两耳交替取穴，间歇运针。本法适用于晕厥实证。

2. 三棱针疗法

处方：大椎、十宣、太阳、委中。

操作：用三棱针点刺上述腧穴，并使其出血数滴。本法适用于晕厥实证。

3. 指针疗法

处方：水沟、合谷、内关、涌泉。

操作：在没有针具或者紧急情况下，可用拇指重力按压或者掐按上述腧穴，直至患者出现疼痛感并苏醒。

五、文献摘要

《扁鹊心书》：气厥、尸厥，灸中脘五百壮。

《针灸大全》：吐血昏晕、不省人事，肝俞二穴、膈俞二穴、通里二穴、大敦二穴。

《针灸大成》：尸厥，列缺、中冲、金门、大都、内庭、厉兑、隐白、大敦。

《类经图翼》：厥逆，水沟（灸七壮，或针入至齿妙）、膻中（二十一壮）、百会（暴厥逆冷）、气海。

《神灸经纶》：扁鹊治虢太子疾，取三阳五会，更熨两胁下，即苏……厥逆昏沉，不省人事，脉伏绝者，气海、丹田、关元，用大艾炷灸二七壮，得手足温暖，脉至知人事，无汗要有汗即生。

六、名家医案

1929 年夏，在无锡望亭治愈杨润生之小儿暑厥一症。四肢厥冷而牵引，两目上视，神昏不语，脉数无伦。为刺少商、关冲、尺泽、委中、涌泉、中脘数穴而苏，复与却暑丹二丸而愈。此丹先父梦琴公每喜用之。昔年先父梦琴公曾治巷路里赵某之子暑厥，背反张而不语，仅针大椎、中脘、气海三穴而立苏，亦与却暑丹而愈。却暑丹即《幼幼集成》上之太极丸。（承为奋，谢永光，梅焕慈，等. 承淡安针灸选集［M］. 上海：上海科学技术出版社，1986：42.）

七、小结

晕厥，即《黄帝内经》所称"薄厥"，后世有"郁冒"、"气厥"、"血厥"、"痰厥"、"食厥"、"暑厥"、"酒厥"、"昏厥"、"昏仆"等名称，在临床上晕厥须与神昏、眩晕、癫痫等病相鉴别。神昏是持久而不易迅速逆转的知觉丧失；眩晕是一种运动性幻觉，视物旋转不定，甚则不能站立，但无神志不清；癫痫是短暂的大脑功能障碍，出现突然和一过性症状，但发则四肢抽搐，口眼抽引，牙关紧闭，口吐白沫。晕厥的处理方法基本上分两种：①对因治疗，即根据不同病因采取相应措施。②辨证施治，通常功能性晕厥可分为气虚、血虚与阴虚肝旺三型，其他还可分为气血上逆、痰浊上蒙、暑邪中伤三型，气血上逆、痰浊上蒙者需要进一步检查来明确诊断，暑邪中伤者必须同时采取降温措施。癔症性晕厥者可同时用通关散吹鼻以开窍，频发体位性晕厥者应给以高盐饮食，排尿性晕厥患者夜间不宜起床排尿，应采取坐位排尿。

（常万基）

第三节 休克

休克是一种常见的急性临床综合征，是人体受到各种有害因素的侵袭后迅速出现的微循环障碍。本病相当于中医学中的"虚脱"，在临床常表现为亡阴、亡阳或阴阳俱亡证候，属于中医学"脱证"范畴。

本病多是由六淫邪气、疫疠之气、情志内伤、久病体虚、大吐、大泻、大量失血、药物过敏或中毒等导致脏腑阴阳失调，气血亏乏，元气虚衰，气血津液不能濡养周身，造成脏腑功能极度衰竭，阴不敛阳，阳不固阴，阴阳外越离绝，出现亡阴、亡阳或者阴阳俱亡之危象。

一、临床表现

发作前常有精神刺激、吐泻过度、大量失血或中毒等明显诱因。发作时面色苍白或发绀，恶心呕吐，表情淡漠或烦躁不安，甚至昏迷不醒，血压下降，四肢逆冷，大汗淋漓，少尿或无尿，脉细数无力或脉微欲绝。可兼见口唇发绀、面色晦暗、呼吸微弱，或烦躁不安、发热口渴、唇红舌干。

二、诊断要点

（1）神志改变，四肢不温，多汗。

（2）脉搏 >100 次/min，细或不能触及。尿量 <30ml/h 或无尿。血压明显下降，收缩压 <80mmHg，脉压差 <20mmHg，或原有高血压患者，收缩压在原基础上下降30%以上。

三、辨证施治

1. 辨证分型

（1）亡阴：面色发绀，发热，心悸不宁，虚烦躁扰，汗出如油，汗热味咸，呼吸急促，便干尿赤或无尿，口渴喜饮，唇干。舌质红、苔干黄或无苔，脉细数无力。

（2）亡阳：面色苍白，神志淡漠，四肢逆冷，冷汗淋漓，汗出如水，汗多味淡，呼吸微弱，下利清谷，尿少或失禁，口唇发绀。舌质淡、苔白，脉微欲绝。

（3）阴阳俱亡：面色苍白，二便失禁，昏迷不醒，手撒口张，瞳孔散大，气息微弱，周身俱冷，脉微欲绝。

2. 针灸治疗

治法：亡阴者，治宜滋阴敛汗、养阴固脱，只针不灸，用补法；亡阳者，治宜回阳固脱、苏厥救逆，针灸并用，用补法；阴阳俱亡者，治宜阴阳双补、固脱复脉，针灸并用，用补法。以督脉、任脉及手厥阴经穴为主。

主穴：素髎、水沟、百会、神阙、内关。

方义：素髎、水沟、百会为督脉穴，督脉上颠入脑。素髎有升阳救逆、开窍醒神之功，急刺可回升血压；水沟为苏厥救逆要穴，急刺可回阳固脱；百会可升阳举陷、补虚固脱；神阙为任脉穴，可固护一身元气，重灸回阳固脱复脉。内关为手厥阴经穴，可调补心气，助气血运行以养神窍。

加减：亡阴者；加太溪、涌泉、三阴交，以养阴固脱；亡阳者，加气海、足三里、大椎、命门，以回阳救逆；阴阳俱亡者，加关元、神门、命门，以固脱复脉；神昏者，加中冲、涌泉，以苏厥醒神。

操作：大椎向上斜刺；神阙、关元用艾炷隔盐灸或多壮重灸；素髎从鼻尖端斜向上刺，持续运针至血压回升；涌泉强刺激，用泻法；余穴常规刺法。

四、其他疗法

1. 指针疗法

处方：素髎、百会、神门、内关、合谷。

操作：拇指按压，强刺激，直至患者苏醒或症状改善。

2. 耳针疗法

处方：肾上腺、皮质下、心、神门、枕。

操作：毫针中度刺激，两耳交替取穴，间歇运针。

3. 电针疗法

处方：主穴取水沟、足三里、涌泉，配穴取内关、素髎、太溪。耳穴取肾上腺、内分泌、皮质下、心。

操作：用疏密波或连续波，连续刺激，通电时间以收缩压升到 90mmHg 以上、全身症状改善为度。

4. 艾灸疗法

处方：膻中、百会、气海。

操作：用艾条以雀啄法熏灸，离穴区距离以患者能耐受为度，不计时间，至汗出脉动停止熏灸。亦可先针刺上述腧穴，施平补平泻法 2～3min 后取针，再施灸法。如果血压停灸后下降，可反复施灸。

5. 腧穴注射疗法

处方：水沟、复溜、太溪。

药物：0.5% 盐酸普鲁卡因注射液。

操作：每穴注入 2～4ml，总量不超过 10ml。

五、文献摘要

《针灸资生经》：久冷伤惫脏腑，泄利不止，中风不省人事等，宜灸神阙。

《济生拔萃》：产后血晕不识人，支沟、（足）三里、三阴交。

《扁鹊神应针灸玉龙经》：大便失血阳虚脱，脐心对脊效天然。

《针灸大成》：血迷血晕，水沟。

《类经图翼》：尸厥卒倒气脱，百会、水沟、合谷、间使、气海、关元。

六、名家医案

翁某，女，28 岁，因子宫破裂急诊入院。在全身麻醉下施行子宫次全切术，腹腔内出血 1 500ml。于手术将终时，病情突变，呈潮式呼吸，全身发绀，四肢冰冷，脉细如丝，血压不能测得。即施行人工呼吸，加速输液，连续用急诊药，并无好转。0.5h 后瞳孔散大，口吐泡沫，心搏缓慢无力。于是针灸百会、内关。不久口唇颜色转红，脉搏逐渐加强，瞳孔收缩，呼吸深长，呈叹息声，3h 后脱险。（焦国瑞. 针灸临床经验辑要［M］. 北京：人民卫生出版社，2006：12.）

七、小结

虚脱是一种危重证候，为多种疾病发展到一定阶段的严重表现，应及时抢救。针灸对本病有一定疗效，但必须对原发病进行治疗。必要时可配合其他治疗方法，或采取中西医结合治疗的方法进行抢救。应密切观察病情的变化，详细记录病情发展，对重度患者要加强护理，同时积极治疗并发症。

（常万基）

第四节 高热

凡体温超过 39℃，称为高热，是临床常见急症之一。现代医学的急性感染、急性传染病、中暑、风湿热、恶性肿瘤等均可出现高热。本病在中医学中又称"壮热"、"实热"、"日晡潮热"、"身大热"、"灼热"等，均属于"发热"范畴。一般分为外感和内伤两大类，临床上尤多见于外感六淫邪气，特别是湿热火毒所致的疾患中，疠气、温毒等也可引起高热。

本病由外感六淫邪气从口鼻而入，卫气失宣，肺失清肃，经络瘀阻，腠理闭塞，郁而发热；或温邪疫毒侵袭入体，燔于气分，正邪相争，阳热亢盛；或外感暑热之邪，湿热中阻，下迫肠道，泌别失司，上蒸酿浊，蒙蔽心包，导致高热；或因内伤七情，五志过极，肝阳暴亢，心火亢盛，痰、火、气、血随逆乱之气上蒙清窍，窍闭神昏，阳气内阻不得外发，郁而发热。

一、临床表现

体温升高，超过 39℃，伴有面红目赤、呼吸急促、口渴喜饮、咽喉肿痛、皮肤蒸热、大便干结、小便短赤，舌质红、苔黄，脉洪数等症状。

二、诊断要点

（1）体温超过 39℃。
（2）实验室检查可见白细胞和中性粒细胞计数均升高。
（3）通过热型的区分和对伴随症状的观察进一步明确病因。

三、辨证施治

1. 辨证分型
（1）风热表证：发热汗出，微恶风寒，头身疼痛，鼻塞流涕，口干喜饮，咽痛咳嗽。舌边尖红、苔薄黄，脉浮数。
（2）邪热蕴肺：发热不恶寒，咳嗽胸痛，咳痰黄稠，咽干唇燥，渴喜冷饮，鼻息气粗。舌质红、苔黄燥或黄腻，脉滑数有力。
（3）气分实热：高热大汗，烦渴引饮，腹痛拒按，大便秘结，小便短赤。舌质红、苔黄，脉洪数。
（4）热入营血：高热，夜间更甚，烦渴引饮，吐血，便血，衄血，斑疹隐隐，狂躁不安或神昏谵语，抽搐。舌质红绛或干，脉细数。

2. 针灸治疗
治法：风热表证者，治宜疏风清热、宣肺解表，只针不灸，用泻法；邪热蕴肺者，治宜清热肃肺、止咳化痰，只针不灸，用泻法；气分实热者，治宜清热理气、通腑解郁，只针不灸，用泻法；热入营血者，治宜清营凉血、开窍泄热，只针不灸，用泻法。以督脉、手太阴、手阳明经穴及井穴为主。

主穴：大椎、曲池、合谷、十宣、十二井穴。

方义：大椎是督脉穴，为诸阳之会，总督一身之阳，针泻大椎可宣散全身阳热之气，为清热之要穴；曲池、合谷分别为手阳明经合穴、原穴，二穴合用，共奏宣肺解表、清肃肺热，以泄阳明实热之功；十宣、十二井穴皆在四肢末端，为阴阳经交接之处，点刺十二井穴，可开窍泄热、调节阴阳。

加减：风热表证者，加鱼际、外关，以疏风清热、宣肺解表；邪热蕴肺者，加尺泽、少商，以清热肃肺、止咳化痰；气分实热者，加内庭、支沟，以清热理气、通腑解郁；热入营血者，加曲泽、委中、内关、血海，以清营凉血、开窍泄热；抽搐者，加太冲，以熄风止痉；神昏者，加水沟、内关，以开窍醒神。

操作：大椎刺络拔罐；十宣、十二井穴、少商、曲泽、委中点刺放血；余穴常规针刺，用泻法。

四、其他疗法

1. 耳针疗法

处方：耳尖、肾上腺、神门、耳背静脉。

操作：耳尖、耳背静脉用三棱针点刺放血；余穴用毫针浅刺，强刺激。

2. 刮痧疗法

处方：脊柱两侧和背俞穴。

操作：用刮痧板或瓷汤匙蘸取食油或清水，刮脊柱两侧和背俞穴，以皮肤紫红为度。

3. 腧穴注射疗法

处方：大椎、曲池、合谷。

药物：柴胡注射液或阿尼利定注射液。

操作：每次选 2 穴，用柴胡注射液，每次注入总量 0.5～1ml；或用阿尼利定注射液，每穴每次注入 0.1～0.2ml 即可，此法可达到退热的目的。

4. 腧穴贴敷疗法

处方：脚心。

药物：生附子 63g、面粉 31g、葱 16g。

操作：生附子研末，葱捣成泥状，和酒调面粉，包脚心，1h 后即可引热下行，高热自降。

五、文献摘要

《灵枢，热病》：热病而汗且出，及脉顺可汗者，取之鱼际、太渊、大都、太白。泻之则热去，补之则汗出，汗出太甚，取内踝上横脉以止之。

《针灸甲乙经》：热病汗不出，天柱及风池、商阳、关冲、液门主之。

《扁鹊神应针灸玉龙经》：伤寒一二日，发热如火，曲池、委中。

《针灸大成》：身热头疼，攒竹、大陵、神门、合谷、鱼际、中渚、液门、少泽、委中、太白。洒淅恶寒、寒慄鼓颔，鱼际。身热，陷谷、吕细（足寒至膝，乃出针）、（足）三里、复溜、侠溪、公孙、太白、委中、涌泉。伤寒汗不出，风池、鱼际、经渠（各泻）、二间。大热，曲池、（足）三里、复溜。

《针灸集成》：身热如火汗不出，命门、中脘、胆俞、孔最（三壮）、肺俞、太溪、合谷、支沟。

六、名家医案

杨某，男，35岁，头痛发热1d就诊。患者因深秋之夜贪凉，翌日则病，头昏重痛，全身失和，恶风寒而汗不出，继之体温40℃，鼻塞声重，时流清涕，喉痒微咳，二便正常，饮食欠佳，口淡无味，苔薄白润，脉浮紧，要求针灸治疗。取合谷、太阳针刺泻法，发汗解表，疏头面风热；风门针后拔罐，疏风宣肺解表；大椎属督脉，为诸阳之会，针能固护卫气，灸能温散寒邪。经治1次，汗出热退，2次症状大减，3次诸症消失，而痊愈，实属针攻艾灼之力也。（胡熙明.针灸临证指南［M］.北京：人民卫生出版社，1991：96.）

七、小结

本病病因复杂，病证多变，预后亦相差很大。一般来说，邪在卫分、气分者，预后良好；邪入营血、导致脱证者，预后险恶。针灸治疗高热有很好的效果，可作为处理高热的应急措施之一，但须明确诊断，查明病因，针对病因治疗，切勿延误治疗时机。同时应采取综合疗法，如补充体液，保持水、电解质和酸碱平衡。本病极易伤津耗液，高热患者饮食上应以清淡、易消化食物为主，切忌油腻、辛辣厚味或鱼虾类食物。同时应保持空气新鲜、流畅，为患者创造一个整洁、清新、安静的环境。

（常万基）

第五节　抽搐

抽搐是指四肢肌肉不随意地抽动，或兼颈项强直、四肢抽搐、角弓反张、口噤不开等。属锥体外系疾病，可见于小儿惊厥、破伤风、颅脑外伤、颅内占位性病变、癫痫、癔症等。本症又名"瘛疭"，筋脉拘急挛缩者为"瘛"，筋脉松弛伸张者为"疭"，属于中医学"痉证"范畴。

本症的病因有很多，或因感受时邪，不得外发，郁闭于内，化火化热，邪热消灼津液，筋脉失于濡养而致；或因脉络郁阻，气血运行不利，筋脉失养而致；或因热极引动肝风，肝血不足，筋脉失养，刚劲太过，失去柔和之性而致；或因素体脾虚湿盛，聚液成痰，上蒙清窍而致；或因气血不足导致虚风内动而致。此外，金刃所伤、虫兽咬伤等也是引起抽搐的重要原因。

一、临床表现

四肢抽搐，可有短暂性的意识丧失、两目上翻或斜视、颈项强直、角弓反张、牙关紧闭、口吐白沫、二便失禁等，严重者可伴有神志昏迷。

二、诊断要点

（1）以四肢肌肉抽动为主要表现。
（2）颅脑CT、MRI、脑脊液等检查可明确病因。

三、辨证施治

1. 辨证分型

（1）热极生风：起病急骤，四肢抽搐，颈项强直，甚至角弓反张，壮热头痛，汗大出，渴喜冷饮，神志昏迷。舌质红、苔黄，脉洪数。

（2）痰热内盛：喉中痰鸣，牙关紧闭，惊厥神昏，壮热烦渴，四肢抽搐。舌质红、苔黄腻，脉滑数。

（3）血虚风动：手足搐搦，纳呆，露睛，无热或低热。舌质淡，脉细无力。

2. 针灸治疗

治法：热极生风者，治宜清热定惊、熄风止痉，只针不灸，用泻法；痰热内盛者，治宜化痰熄风、开窍醒神，只针不灸，用泻法；血虚风动者，治宜养血和营、解肌止痉，针灸并用，用平补平泻法。以督脉及手足厥阴、手阳明经穴为主。

主穴：水沟、内关、合谷、太冲。

方义：水沟为督脉穴，督脉上颠入脑，针刺水沟可调神导气、醒脑开窍，为止抽搐的要穴；内关为手厥阴经络穴，又为八脉交会穴，通于阴维脉，针刺内关可活血通络、调理心气，可助水沟醒脑开窍；合谷为手阳明经原穴，功能祛风解表、通络镇痛；太冲为足厥阴经输穴、原穴，功能熄风定惊、开窍止痉；合谷、太冲二穴通用，称为开四关，为熄风止痉之首选穴。

加减：热极生风者，加大椎、曲池，以清热定惊、熄风止痉；痰热内盛者，加中脘、丰隆、阴陵泉，以化痰熄风、开窍醒神；血虚风动者，加血海、足三里，以养血和营、解肌止痉；神志昏迷者，加涌泉、十宣、百会，以开窍醒神、熄风止痉；风邪甚者，加风池、风府，以祛风通络、散邪止痉。

操作：大椎向上斜刺；涌泉用强刺激泻法，不留针；十宣可点刺放血；余穴常规针刺。

四、其他疗法

1. 耳针疗法

处方：肝、皮质下、心、脾、缘中。

操作：每次选用3～5穴，毫针刺法，强刺激，留针30～60min，或者埋针数小时。

2. 电针疗法

处方：合谷、太冲、阳陵泉。

操作：针刺得气后，接电针治疗仪，用连续波、快频率、强刺激20～30min。

五、文献摘要

《灵枢·热病》：风痉身反折，先取足太阳及腘中及血络出血；中有寒，取（足）三里。

《针灸甲乙经》：痉、身反折，口噤、喉痹不能言，足三里主之。

《备急千金要方》：五处、身柱、委中、委阳、昆仑主脊强反折，瘛疭癫疾头痛。

《扁鹊心书》：破伤风，牙关紧急，项背强直，灸关元穴百壮。

《针灸资生经》：肾俞、中膂俞、长强，主寒热痉反折……肝俞，主筋寒热痉、筋急手相引。

《针灸大成》：脊反折，哑门、风府。

《类经图翼》：角弓反张，百会、神门、间使、仆参（七壮）、命门。

《针灸集成》：角弓反张，天突（先针）、膻中、太冲、肝俞、委中、昆仑、大椎、百会。

六、名家医案

邵某，女，5岁。患儿在3d前出现上呼吸道感染症状，2d后息粗面赤，口渴索饮，在1h前突然握拳戴目，扬手掷足，呼之不应，急诊求治。肛温41.8℃，心音亢进。立即火针点刺大椎，当点刺至第2下时，患儿已渐平静，点至第3下时，双手已可放松，目睛转动，抽搐停止，体温已降至40℃，其他检测未见明显异常，仍以上呼吸道感染论治，再熏灸大椎而退热解表，2d后一切恢复正常。（胡熙明．针灸临证指南［M］．北京：人民卫生出版社，1991：443.）

七、小结

针灸治疗本症有一定的疗效，有镇惊止痉功效，可用于急救。但是痉止后必须查明病因，及早做出诊断，针对病因治疗。患者在针刺时出现抽搐，应及时出针，以防止发生弯针、滞针、断针等现象。日常生活中患者应避风寒、劳逸适度、饮食起居有节，增强体质，减少和预防发作。

（常万基）

第二十五章　临床常见痛症针灸治疗

第一节　概述

疼痛是一种感觉，是人体接受体内外的刺激后产生的一种痛苦的感觉反应，它既是人体一种必备的感觉机能，又是机体遭受伤害性刺激形成病理改变的一种表现。前者属于生理性痛觉，后者属于病理性痛症。二者是一个事物的两种不同程度的反应，然而二者之间存在着一定的质的区别。它们对机体的影响截然不同。

生理性痛觉，是与触觉、温度觉、听觉、视觉、嗅觉、味觉相并列的一种人体感觉机能。尽管痛觉不是一种舒服的感觉，而是一种给人带来痛苦和不愉快的感觉，但它确实有着极其重要的生物学意义，是人体必不可缺的生理功能。其对人体的作用有：①保护和防御作用，过强过重的痛刺激能引起机体组织的损伤，而当人体接受这种刺激时，首先出现的反应是疼痛，疼痛使人体本能地避开伤害刺激，或者调动体内的防御器官来抗衡消除刺激的作用，减少伤害造成的痛苦。其实在日常生活中，我们常常受着这种保护，如当你触到某一种尖状物，刚感到刺痛时，就会立即避开。②维持生存：机体对痛的反应能力能够增加其生存和繁衍能力；而如果机体没有进行这种保护性反应的能力，就将导致它们的衰亡。关于这一点，那些先天性痛觉缺乏的病人不能生存长久，就是一个很好的例证。③获取信息的作用：痛的表现是千差万别的，程度上有强有弱，性质上有锐、钝、绞、胀，持续时间上有长有短，引起这些不同，虽然有体质的因素，但主要是由伤害性刺激的信息不同所决定，不同的刺激信息使机体产生不同的痛觉，故可以通过受到的不同痛觉信息来判断刺激源属于何种原因，故痛觉是一种接受信息的方式。④反映机体的状况：引起痛觉的刺激可以是外源性的，也可以是内源性的，当感受内源性刺激而出现痛觉时，可以从疼痛程度上了解到机体当时所处的状态，医生可根据具体情况处理。⑤反映疾病的转机：病情轻或病程短时，一般疼痛加剧，表明病情在加重或进展；而有的疑难病或病程长时，原来不疼痛或疼痛不明显，经过治疗后，出现短时间的疼痛或疼痛明显化，也可能是疾病开始好转的先兆。可见痛觉是人体生命活动中具有重要作用的一种必不可少的生理机能。

病理性痛症是致病因素作用于人体，是生理性疼痛的发展，造成病理改变，而出现的病理反应，即症状。它已超出了正常生理感觉的范围。它与生理性痛觉有以下几点质的区别。①造成疼痛的刺激不同：引起病理性痛症的刺激一般比生理性痛觉的刺激要强、要持久，更富有伤害性，所以引起痛症的刺激属于致病因素或病因。②疼痛的表现：病理性痛症比生理性痛觉要持续的时间长，而且后者可随刺激作用的解除而减轻或消失，但前者则相反。③机体的状态：病理性疼痛是在病因引起了机体发生病理改变的基础上出现痛症的，它标志着机体状态已失去了正常的机能。而生理性痛觉，只是机体对刺激做出的一种感觉反应，尚无引起病理变化的条件。④生理性痛觉一般不伴有其他异常表现，最多只是情绪上的不愉快，而病理性痛症则将伴随着一系列的与之相关的症状出现，如外感引起的头痛，同时会伴有恶寒、发热、鼻塞、流涕等。

病理性痛症，虽然是一种机体出现病理变化的表现，而且是一种给人带来痛苦的感觉，但对机体不是无意义的，就痛的感觉本身而言，具有二重性，一则它可以作为不良刺激加重机体已经形成的病理变化，使其进一步发展。一则它起到了一个报警的作用，给医生提供了诊断依据，同时，当机体正气充足时，它可以调动自身的机能去抗衡痛刺激，改善已形成的病理变化，这种对痛症反应的辨证认识，对治疗是有指导意义的。

生理性痛觉与病理性痛症都属于机体的感觉反应，故不仅有区别，而且还存在着联系，二者是可以转化的。即当生理性痛觉反应过重、过久、超出了机体的承受能力时，势必要破坏正常的生理功能，而造成病理变化，从而发展成为病理性痛症。可以说二者是量变到质变的关系。

正确认识生理性痛觉与病理性痛症对探讨痛症的病因、病机及探索其治疗规律是十分必要的。

（刘文郁）

第二节　疼痛的病因与病机

一、病因

痛症是致病因素作用于人体，使机体发生病理改变，从而产生以疼痛为主症的一种病证。

引起痛症的病因很多，中医将其分为三类，几乎每类的各种病因都可导致痛证的发生。

（一）外感六淫

六淫是中医对疾病发生的外因认识，是指由自然界中的风、寒、暑、湿、燥、火六种气候变化要素失常转成的侵害人体的致病因素，包括：风邪、寒邪、暑邪、湿邪、燥邪、火邪。这六淫外邪，都可在一定条件下侵害人体，使机体发生病理性改变，从而产生疼痛。①风邪：风邪伤人常可引起疼痛。如外感风邪除恶风、恶寒、鼻塞、流涕等症状外，常伴有头痛、项背强痛、骨节酸痛。《素问·骨空论》载有："风从外入，令人振寒汗出，头痛身重恶寒。"指出了风邪袭表可出现疼痛症状。又如行痹，其症状疼痛表现为无定处，是由风邪夹杂寒湿侵入筋脉、关节所致。故明·龚廷贤在《增补万病回春卷上·诸气》中指出："风伤气者为疼痛……"②寒邪：寒邪是引起疼痛最常见的原因。临床上许多痛证究其病因，都是寒邪所致，如临床上常见的胃脘痛，大多是由寒邪直入中焦引起的胃肠气机阻滞而致，当施艾灸、火针以温中散寒，使其痛缓解。再如，少腹痛引睾丸之疝气痛，也是由寒邪引起，是寒邪客于肝经之脉所致。《素问·痹论》对此作过精辟论述，云："痛著，寒气多也，有寒故痛也。"《素问·举痛论》云："寒气客于脉外则脉寒，脉寒则缩踡，缩踡则脉绌急，绌急则外引小络，故卒然而痛。"③暑邪：暑邪是夏令气候中的一种致病因素，有阴暑、阳暑之分，无论阴暑还是阳暑，都可有疼痛见症。如：明·张介宾在《景岳全书·杂证谟·暑证》中说："阴暑者……病为发热，头痛，无汗，恶寒，身形拘急，肢体酸疼等症。""阳暑者……病为头痛烦躁，肌体大热，大渴大汗，脉浮气喘或无气以动等症。"夏天伤暑的病人首先引起头痛，昏蒙不清的感觉。④湿邪：金·李东垣《脾胃论·饮食劳倦所伤始为热中论》云："如身有疼痛者，湿。"《增补万病回春·中湿》亦论曰："中湿而一身尽痛者，邪在表也。"可见湿邪亦是一个致痛的因素。湿邪致痛其痛的性质多呈重痛。如湿邪侵犯筋骨关节所成的湿痹，其主症表现为肢体关节重着疼痛。《素问·痹论》指出："风寒湿三气杂至，合而为痹也……湿气胜者为着痹。"⑤燥邪：燥邪伤人也可引起疼痛，如外感媒邪，除见口鼻干燥、咳嗽、少痰或无痰等症外，还可并有咽痛、头痛、胸痛等症状，清·石寿棠《医原·望病须交神气论》中记有："燥者，或肌肤刺痛，手不可扪，或项背强痛……"⑥火邪：《素问·阴阳应象大论》说："热伤气，气伤痛。"刘完素在《素问玄机原病式》中提出："人近火气者，微热则痒，热甚则痛。"这是刘完素借人烤火时的感觉来形象地比喻火热之邪伤人引起疼痛的情况。火热之邪致痛是极多见的，如外感热邪客于上焦出现咽喉肿痛。

此外，一种具有强烈传染性的外邪——疫疠之邪亦是引起疼痛的重要因素，几乎所有的疫病中，疼痛都是其主要见症之一，如痄腮患者有严重的腮颊肿痛；疫疠、霍乱伴有剧烈的脘腹疼痛；大头瘟，其致痛欲死。清·余师愚在《疫病篇》中云："疫则头痛如劈。"

通过以上列举，可以看出所有外因不论阴邪还是阳邪都可作用于人体引起以疼痛为主症或者伴有疼痛的病症。

（二）内伤七情

属精神情志的致病因素，包括喜、怒、忧、思、悲、恐、惊七种异常情绪变化。情绪变化即是以气机的升降出入和脏腑功能活动为基础的。

情绪变化又是气机和脏腑功能的一个影响因素，不同的情绪变化引起不同的气机运动。如《素问·举痛论》曰："怒则气上，喜则气缓，悲则气消，恐则气下……惊则气乱……思则气结。"正常的情绪变化促进气机的正常运行和脏腑的生理功能。异常的情绪变化则导致气机紊乱和脏腑功能失调，所以以七情致痛与六淫不同，它发自体内，直接作用于气机和相应内脏，使脏腑气血功能失调，引起疼痛的病理表现。如：喜笑不休可出现胸痛和上腹痛；大怒生气后常引起头胀痛、胸胁满痛；肝郁乘脾还可伴脘腹胀痛；再有思虑日久可表现纳食减少，脘腹胀痛；悲伤哀泣者可出现胸闷胸痛；常受惊吓者，日久可出现腰痛酸软。正如金·张子和在《儒门事亲·九气感疾更相为治衍二十六》中所论述的："……此轩岐所以论诸痛，皆因于气，百病皆生于气，遂有九气不同之说，气本一也，因所触而为九，所谓九者，怒、喜、悲、恐、寒、暑、惊、思、劳也。"

（三）不内外因

按照中医病因学说中的"三因论"，凡不属于外因六淫和内因七情者皆列为不内外因，一般有饮食因素、劳逸问题和外伤虫咬。

1. 饮食致病因素　包括饥饱失常，暴饮暴食，饮食不洁，饮食偏嗜几个方面。尽管不内外因致病的机理和致病的种类都不尽相同，但它们却都可以引起疼有痛症状的病理变化。如饮食过量，暴饮暴食，造成食滞中焦，则可出现胃脘疼痛；饮食失宜，过食生冷，寒伤中阳，则可出现脘腹冷痛；饮食不洁，腐败食物聚于胃肠之中可致腹痛，甚者吐泄并作。

2. 劳倦致病因素　主要是指体劳、心劳、房劳的过度。过劳则气血精微消耗，容易导致虚性疼痛的发生，如房劳过度是内伤性腰痛的主要原因。明·刘纯在《玉机微义·腰痛门》中提出："有房室劳伤、肾虚腰痛者，是阳气虚弱、不能运动故也。"经金·李杲在《内外伤辨惑论》中提出了体劳致疼痛，他说："乘天气大热之时，在于路途中劳役得之；或在田野间劳形得之；更或有身体薄弱，食少劳役过甚；又有修善常斋之人，胃气久虚，而因劳役得之者……亦身疼痛。"

3. 外伤虫咬　创伤、跌打损伤、持重努伤和烧伤及虫兽咬伤几乎都以疼痛为主要表现，它们直接作用于人体的肌肤或筋骨，造成损伤引起疼痛。

综上所述，疼痛是许多致病因素都可导致的病理变化的表现，由外因、内因、不内外因各自通过一定的方式和途径，造成伴有疼痛的病理变化，引起不同性质，不同程度的疼痛症状。所以，疼痛在患者中具有极强的普遍性和复杂性。

因此，需要对其机理进行深入探讨，提高认识和掌握其发生规律。

二、病机

（一）疼痛的病理变化基础是气血运行障碍

从前面的论述中可以看出，致病因素很多，而且是各式各样多方面的。那么诸多因素引起疼痛的共同病理基础是什么？它是如何产生的？中医理论认为："不通则痛"，不通是导致疼痛的最终原因，是各种疼痛的病理变化基础，所有致病因素都是通过引起机体发生"不通"的病理变化而导致疼痛出现的。

所谓"不通"是指气血运行的障碍，包括运行不畅和瘀滞不行。正常情况下，人体气血在经脉之中流行不止，环周不休。如《灵枢·脉度》所说："……如水之流，如日月之行不休。"经脉是气血运行的通路，十二经按照肺、大肠、胃、脾、心、小肠、膀胱、肾、心包、三焦、胆、肝的顺序构成了气血运行的主要环路，十五络脉和十二经别形成气血运行的支路，帮助十二正经运行气血到达全身，并且加强气血的环行；奇经八脉起一个储蓄库的作用，调节着气血在十二经脉中的运行。气血要保持在脉道中正常运行、畅通无阻，需要几个方面来维持。首先在运行的动力方面需要心气、肺气、肾气、宗气来维持。心主血脉，心气具有推动血液在脉管中运行的作用；肺有主气司呼吸的功能，而且参与形成宗气，故是气血运行不可缺少的动力；肾气中含有元阳，是一身阳气之根本，故是气血运行的根本动力。宗气聚于胸中，行喉咙、贯心脉，有人身"动气"之称。这几个方面共同构成了气血运行的动力，推熟着气血不停地运行周身。其次在运行的道路方面需要肝的疏泄，脾的运化和阳气的温煦等来维持。肝的疏泄功能，使气机条达、气道通畅以利气血运行。脾的运化功能，及时疏通水湿，扫清气血运行的道路。阳气的温煦功能，使脉道舒展，以免脉道拘急不利，而影响气血运行。以上某个方面出现异常，都会造成气血运行的障碍。气血运行障碍是疼痛的变化基础。疼痛是气血运行障碍的外在表现。二者可以说是现象与本质的关系。所以要认识疼痛的规律，首先要搞清气血运行障碍是如何形成的。

（二）致病因素如何引起气血运行障碍

气血运行障碍，是各种致病因素分别影响于维持气血正常运行的某环节而导致的。

1. 六淫导致气血运行障碍　由于六淫邪气性质不同，故其导致气血运行障碍途径亦不尽相同。属阳的风、热、火、暑几种邪气侵入人体，鼓动气血运行，使之产生逆乱或壅塞，于某处阻滞而不行，或者运行不畅，故形成气血运行障碍的病理变化。属阴的寒和湿邪则不同，寒伤阳气、寒主收引、其性凝滞，故寒邪入侵，既能使气血运行的动力受损，气血运行无力，又能使脉道蜷缩拘急，脉道不利，两方面的共同作用影响气血运行障碍而发生疼痛。《素问·举痛论》对此作了大篇幅的论述："寒气入经而稽迟，泣而不行，客于脉外则血少，客于脉中则气不通，故卒然而痛……寒气客于脉外则脉寒，脉寒则缩蜷，缩蜷则脉绌急，绌急则外引小络，故卒然而痛……寒气客于肠胃之间、膜原之下，血不得散，小络急引故痛，按之则血气散，故按之痛止。寒气客于侠脊之脉，则深按之不能及，故按之无益也。寒气客于冲脉，冲脉起于关元，随腹直上，寒气客则脉不通，脉不通则气因之，故喘动应手矣。寒气客于背俞之脉则脉泣，脉泣则血虚，血虚则痛，其俞注于心，故相引而痛，按之则热气至，热气至则痛此矣，寒气客于厥阴之脉，厥阴之脉者，络阴器系于肝，寒气客于脉中，则血泣脉急，故胁肋与少腹相引痛矣。厥气客于阴股，寒气上及少腹，血泣在下相引，故腹痛引阴股。寒气客于小肠膜原之间，络血之中，血泣不得注于大经，血气稽留不得行，故宿昔而成积矣。寒气客于五藏，厥逆上泄，阴气竭，阳气未入；故卒然痛死不知人，气复反则生矣。寒气客于肠胃，厥逆上出，故痛而呕也。寒气客于小肠，小肠不得成聚，故后泄腹痛矣。"可见寒邪致痛是极其广泛的，是致痛的首要因素。湿邪其性黏滞，阻遏气机，湿邪侵入，轻则使脉道涩滞不爽，脉道变窄，重则阻塞脉道，使气血不得通过。故湿邪致痛是通过影响脉道的通利，使气血运行障碍而造成的。燥邪致痛一方面是由于燥伤肺、肺气虚则气血运行动力不足；另一方面是由于燥伤阴，使脉道失以濡润而不滑利，二者共同导致气血运行的阻滞。

2. 七情导致气血运行障碍发生滞泣　七情是外界的刺激因素引起的精神情志的反应，属于"神志"的范畴。神由心所主，心为"精神之所主"，精神刺激首先作用于心，心对其有所感应时，则产生精神情绪反应，情绪反应又直接影响着心的功能，《灵枢·口问》云："心者，五脏六腑之主也，故悲哀愁忧则心动。"心主血脉，良性的情绪反应可以促进心的功能，当情绪变化过激或过久时，则损伤心气，使心主血脉功能减弱，从而影响气血正常运行而发生疼痛。肝藏血，精神情志活动是精气的外在表现，是以气血活动为基础的，而肝有主疏泄、条畅气机的功能，故肝与情志活动有密切的联系。情志活动正常，可使肝不郁不亢，保持正常的疏泄功能，气机条达，气血流畅，当发怒情绪反应过于强烈时，则使肝郁滞不疏，气机不畅，导致气血运行滞涩，假如疏泄太过，气机逆乱，血则壅遏，二者都将导致疼痛的发生。怒、喜、思、悲、忧、恐、惊几种情志变化，总属于心，分属于五脏。《素问·阴阳应象大论》云："人有五脏化五气，以生喜怒悲忧恐。""肝"在志为怒，"心"在志为喜，各种不同的精神刺激通过心作用于相应脏腑产生的相应的情绪反应，当精神情绪变化过程超过一定程度时，则影响相应的内脏。《素问·阴阳应象大论》云："怒伤肝、喜伤心、思伤脾、悲伤肺、恐伤肾"，情志的异常变化伤及脏腑，主要是影响脏腑的气机，使气机升降失常，气血运行障碍。如思虑过度，则致脾气郁结，运化失职，湿邪内停，湿阻脉道，气血运行不利，而导致脘腹疼痛。再如，惊恐伤肾，致肾气虚，肾间动气不足则推动气血运行的原动力亦不足，而使得气血运行障碍，故时常出现腰腿酸痛疲乏无力。总之，七情致痛的机理是通过扰乱心、肝、脾、肺、肾的气机活动，导致气血运行的动力不足，造成荣卫之道泣，使得气血运行障碍而实现的。

3. 饮食、外伤及虫咬导致气血运行障碍

（1）饮食过饱，则食积内停，阻于中焦，影响脾胃气机升降，造成气机阻滞，同时过饱则压迫脉道，使血行受阻，故可致胃肠疼痛。

（2）饮食失调，营养不良，气血生化不足，如气虚，气血运行无力；如血虚，脉道失于濡润，脉道滞涩，故导致经脉空虚得不到濡养则痛。

（3）饮食不洁，湿热内生，湿阻脉道、热迫气血，气血逆乱，从而造成气血壅塞不行，不通则痛。

（4）外伤直接作用于脉道，造成脉道的损伤，使血瘀脉外或停滞脉中产生疼痛。

（5）虫兽咬伤致痛，也是通过损伤脉道造成气血瘀滞，或是其毒素蔓延，侵犯肌肤脉络，使气血逆乱壅塞于局部所致。

综上所述，内因、外因、不内外因各种致痛因素，都可通过作用于维持气血运行的某些环节，而致气血运行障碍，气血运行障碍是各种致病因素导致的共同病理结果，是疼痛发生的病理基础。

（三）气血运行障碍为什么会引起疼痛

对疼痛病机的认识，一般只解释到痛为止，不再予以进一步的探究。古人认识到"不通则痛"这个机理，确实已把握住了疼痛的主要症结，在中医治痛的理论中占有重要地位，对临床治疗痛证起到了一定的指导作用。但是，不管从理论上，还是从实践意义上讲，只认识到这种程度还是不够的，仍须使其完善。因此，有必要在前人基础上进行更深一步的探讨，阐明气血运行发生障碍产生疼痛的机理，是至关重要的。

疼痛是一种感觉机能，按照中医的理论，感觉属于神的活动，神由心所主。《灵枢·本神》云："所以任物者谓之心。"一切感觉都是心感受了刺激传导后而发生反应的，所以疼痛也是心感受到了气血运行障碍的反应而产生的感觉。中医认为，心有主血脉的功能，心与脉相通，心气将血液灌注脉道，周流全身后又将血液流回至心，故当气血运行障碍发生时，心必然会有所感受，心感受到了这种病理变化，则有疼痛的证候产生。所以《素问·至真要大论》云："诸痛痒疮，皆属于心。"把气血运行障碍引起疼痛归为心的作用，是有临床实践基础的，临床上在治疗疼痛时，往往辅以移神宁心通调血脉之法，可以提高治痛效果。

以上所讨论的是气血运行障碍与疼痛的关系，然而疼痛对气血运行障碍也会产生影响。疼痛是气血运行障碍病理变化的一种外在表现，这种表现可反过来影响气血运行的障碍，它的影响可分为两个方面：①疼痛调动起机体的正气，加强排除气血运行障碍的干扰因素，使气血运行障碍得以改善或恢复正常；②疼痛感觉作为一种不良刺激，反过来加重气血运行的障碍。给疼痛带来不利因素，更使气血郁而不疏、脉道紧缩，从而使得气血运行更加滞涩，瘀结更重。这两个方面的作用造成一对同时存在的矛盾，但机体所处的状态不同，其矛盾的主要方面则不同，故矛盾双方邪正交争的结果也将不同，当机体正气充足，气血瘀滞较轻微时，第一种作用处于矛盾的主要方面，疼痛唤起了心的功能，故而可以改善气血运行的障碍，使气血趋于通畅，有时不治自愈；而当机体正气不足，气血瘀滞较重、时间较久时，则第二种作用处于矛盾的主要方面，疼痛将进一步加剧气血运行的障碍，气血瘀滞更趋严重，形成恶性循环。这时需要认真对待及时治疗。

通过以上论述，可以得出：疼痛的产生需要经过四个互相影响的环节。第一，致痛因素作用于人体的质和量；第二，在致病因素的作用下，形成气血运行障碍的病理改变的轻或重；第三，气血瘀滞的病理变化通过心反映出疼痛的迟与速；第四，疼痛反过来加重气血运行障碍的程度不同，有可能痛症消失，亦可加剧。

（刘文郁）

第三节　对疼痛症状表现的认识

疼痛症状非常复杂，不论是在性质、发病时间上还是在持续时间长短上，都存在着差异，认识和鉴别这些疼痛的不同表现，对临床诊断、治疗有很大的意义。下面以《内经》对疼痛表现的记载为蓝本，从疼痛的性质、部位范围、时间、程度和形态等几个方面对疼痛症状表现进行论述。

一、疼痛的性质

1. 酸痛　《内经》中有"足胫酸痛……骨行酸痛"（《素问·刺疟》），"足胫酸痛"（《素问·本病论》）的记载，从中可以看到酸痛多发生于四肢、躯干，是一种痛不剧烈，而伴有痛处发酸，感觉无力的疼痛表现，多见于虚性病理变化。

2. 重痛　重痛的特点是疼痛兼有沉重感，多出现在头部和四肢，《灵枢·癫狂》有："癫疾始生，先不乐，头重痛……"《素问·至真要大论》也指出："太阳之复……头顶痛重。"重痛多由脾运失职湿邪阻滞所致。

3. 满痛和痛胀　这是一种兼有胀满感的疼痛，多见于胸、胁、腹等部位，如"胁胀痛"、"腹满痛"、"脘腹胀痛"等，《灵枢·胀论》记有："胆胀者，胁下痛胀"，满痛和痛胀主要责于气机受阻，是气不通致痛。

4. 绞痛　据《辞海》解释：绞者"两物相交，而捩之，使之紧也"。《中国医学大辞典》解释绞痛者："痛之甚，如绳索之相绞也"，可见绞痛是一种剧烈的疼痛，多发生于内脏器官。《素问·至真要大论》有："少腹绞痛"的记载。绞痛一般由寒邪内袭，或有形寒邪内停，如瘀血、痰浊所致。

5. 纽痛　纽痛是一种与经筋有关的疼痛，如《灵枢·经筋》指出："足太阳之筋……其病……腋支缺盆中纽痛。"纽痛者，筋掣而痛也，即筋脉抽掣而痛，但纽痛只是感觉筋脉抽掣而痛，并看不到筋脉的抽动。例如，"阴器纽痛"仅仅是自觉阴器抽掣疼痛，但在视觉上看不到抽动。现在的"三叉神经痛"也属这一类。

6. 痞痛　即感觉心下有痞块堵塞作痛。多发生于心下胃脘之处，《内经》有"心下痞痛"之记载，此痛多由有形之邪停于心下胃脘之处，影响气机升降所致。

7. 痛涩　涩者，不滑也，往来不利是为涩。痛涩即痛而痹涩。《内经》曰："其病前后痛涩"。是感觉胸背之间气之运行受阻，往来涩滞，欲行不能，因而产生窒闷性的疼痛。多由血运滞涩不畅所致。如胸痹之痛状。

8. 支痛　支痛是感觉似有物横撑其中的胀痛，多见于胁部。《素问·标本病传论》有："肚支痛"，"两胁支痛"，"胁支满痛"的记载。此种疼痛多责于肝胆疾患（《素问·六元正纪大论》云："厥阴所至，为支痛"）及胃脘部疾患。

9. 切痛　切痛是指肠中病变之疼痛。其痛剧烈如刀切之状，故称为"切痛"。此外，"切痛"还有急切之特点。多发生于肠道，是肠中气机不通所致。

10. 引痛　是指两个以上的部位互相牵引作痛。如《素问·脏气法时论》记有："胁下与腰相引痛。""两胁下痛引少腹。"《素问·缪刺论》记载："邪客于足太阳之脉络……令人拘挛背急，引胁而痛"，《素问·举痛论》记载："背与心相引而痛。"所谓互相牵引作痛，应从两种情况来理解。一种是疼痛发作时两处同时疼痛，而且两个痛处间有牵引的感觉。另一种情况是一处先痛，其痛感传至另一处，即所谓放射痛。如肝胆疾患放射到肩背。

11. 跳痛　是一种有节律的一跳一跳的疼痛。《内经》将此描述为："痛如小锤居其中"，多见于痈肿疮疡成脓时及肝阳上亢之证。如两太阳处跳痛。

12. 刺痛　《内经》形象地描述曰："痛如似锥针刺"，此种疼痛多发生于瘀血出现的局部，痛处固定不移，伴有一系列的瘀血或缺血表现，如真心痛。

13. 掣痛　掣者，牵线也，掣痛即身体或手足的筋脉牵掣作痛，病变多发生于筋脉，究其病本，责于肝，筋脉失养所致。

14. 隐痛　指疼痛不甚剧烈，尚可忍耐，但绵绵不休。常见于头部、脘腹部，一般多由精血亏损，或阳气不足，阴寒内盛，机体失却充养、温煦所致。

15. 空痛　指疼痛有空虚之感。常见于头部或小腹部，多由气血精髓亏虚，组织器官失其荣养所致。

二、疼痛的时间

1. 卒痛　指疼痛突然发作，来势迅猛，一般疼痛比较剧烈，多见于寒证性疼痛，有时此种疼痛也称为疾痛，痛急，暴痛。

2. 缓痛　指疼痛间断而来，或徐徐加重，或时痛时止，或始终隐隐而痛，多见于久病，虚证之中，为气血不足，温煦失调而痛。

3. 时痛　即疼痛过程中时作时止，不是持续疼痛不缓解，而是阵发性疼痛，此种疼痛多见于气滞性疼痛或虚性疼痛。

4. 乍痛　乍者"暂也"、"忽也"。即疼痛发作突然，时间短暂，移时复痛，与时痛相比，虽然都归阵发性疼痛，但比时痛维持时间更短，起病急剧。

5. 持续痛　即痛甚不休，无缓解之时，多为瘀血所致。

三、疼痛的范围

1. 搐痛　搐者，积聚也，搐痛即聚痛，《灵枢经白话解》提出搐痛是形容疼痛集中于一处，为局限性疼痛，多见于瘀血，痰湿等有形实邪凝聚于某处之症。

2. 偏痛　即偏于一侧疼痛，是身体对称部位的某一侧发生疼痛，如《灵枢·刺节真邪》所载"脉偏痛"，《灵枢·本脏》亦载"胸偏痛"，偏痛属气血不调，营卫不和，阴阳失调所致。

3. 皆痛　是指身体若干部位都痛。如《素问·本病论》载："肢体皆痛"，《灵枢·经脉》记载"足少阴之筋……所过而结者皆痛……"《灵枢·经脉》又载："项、背、腰尻、腘、腨、脚皆痛。"属于多发性关节痛。

4. 尽痛　尽者，全也。指周身疼痛，如《灵枢·经脉》所记："身尽痛"，《素问·长刺节论》所载"肌肤尽痛"。一般多见于血虚受风的患者。

5. 窜痛　即痛无定处，游走不定，如《素问·刺热论》中记有"痛走胸膺背"即疼痛走窜于胸背之间。再如：痹证中之行痹是典型的游走性疼痛，此类疼痛大多由于风邪浸袭所引起。

四、痛处的不同形态

1. 坚痛　痛处按之坚硬，如《骨空论》云："缺盆骨上切之坚痛。"坚痛多属于实证，为有形实邪积聚于某处，使气血结聚所致，如瘰疬等症。

2. 肿痛　为疼痛局部肿胀，或红或肤色不变，如疮疡，局部红肿热痛。关节扭伤，关节周围肿胀疼痛等。肿痛多由于局部血脉瘀阻或局部组织水肿造成。

五、痛的程度

1. 小痛　即疼痛较轻或轻微疼痛，病性不很重，如《素问·刺痛论》中提到："身体小痛"即身体微痛之意。

2. 痛甚　即很痛、极痛、痛剧烈。《内经》中多处载有"痛甚"二字，如《灵枢·厥病》中有"头痛甚"。

六、痛之喜恶

1. 痛而拒按　疼痛部位不可触及、按压，按之则痛剧，此类疼痛多属实证，如食积内停，胃脘疼痛。

2. 痛而喜按　喜欢按压疼痛部位、按之则痛减，舒适，此类疼痛多属于虚证，如肾虚腰痛。

3. 痛而喜暖　痛而欲饮热水，或欲加热敷，得温得热则减，遇寒则重，此类多为寒证或虚证，如寒邪犯胃的胃脘痛。

4. 痛而恶热喜冷　痛而欲饮冷水或不欲盖衣被，得寒则减，则舒服，得热则剧，此为热证。

为了便于了解古人对痛证的描述及各自的表现形式，有利于临床分析提高疗效，而列举以上数十种不同的痛证。这些表现形式有时单一出现，有时综合数种同时出现。临床医生必须把错综复杂的不同疼痛归纳分析辨证治之。

（刘文郁）

第四节　针灸治痛的机理

针灸治痛的疗效好是众所周知的。针灸几乎可以治疗各种性质的疼痛，而且其治痛效应可达到"立竿见影"的程度。针灸治痛为国内外医务界人士所关注，大家纷纷从不同角度探讨其机理。在这里我们想从中医的传统认识观点来探究针灸是如何治痛的，从中摸索出一套治疗规律。

针灸治痛可以通过三个途径来实现，从而阻断恶性循环。

（1）病因治疗：纠正和消除使气血瘀滞，运行障碍的因素。

（2）病机治疗：通经络、调气血，以改善气血运行障碍的状态。

（3）症状治疗：移神宁心，阻断恶性循环。

这三者往往相辅相成，同用时共同发挥作用。但"通经络，调气血"是解除疼痛的关键一环，也是针灸治疗原理的共同机制，在针灸治疗学中起着决定性的作用。

一、病因的治疗

在审证求因、辨证论治的基础上，选配经穴、确定手法，施以针灸治疗，是常用的临床思路之一，这是一种治本、治因、阻断病理变化形成，调整改善恶性循环的治法，针灸治痛就是通过这条途径来实现的。针刺作用可以祛散外邪，在调整的基础上消除内邪，补其不足，泻其有余，纠正一切导致气血运行障碍的倾向。

外邪引起的气血运行障碍，通过选择相关穴位，施以适当手法，可以祛散外邪，阻断它对气血运行障碍的影响。①外感风邪，客于肌表，致营卫不和，气血运行不利，通过针刺风池、曲池、合谷等穴，可疏散风邪，从而使营卫调和，气血运行归于正常，消除疼痛。②寒邪内客，损伤阳气，使脉道蜷缩，拘急，气血凝滞，通过选取有关经穴，施以烧山火手法，或灸法、火针等可以起到助阳散寒，舒缓筋脉，促进气血运行的作用，以治痛。③火热伤人，胁迫气血，使气血紊乱、壅塞脉道，通过施以透天凉手法或放血疗法，可以起到疏泄阳热，改善气血运行障碍的作用而治痛。④湿邪内蕴，阻遏气机，脉道不畅，针刺腧穴中脘、天枢等穴，可以蠲除湿邪通利脉道而治痛。⑤燥邪伤人，使脉道干涩，气益运行不利，通过针刺然谷、列缺等穴，可以养阴润燥，滑利脉道，使气血流畅，从而治痛。

对于内伤七情引起的气血运行障碍，针刺可以通过调和脏腑功能，补其不足，泻其有余，起到改善气血运行障碍的局面，从而治痛。①针灸可以通过疏肝解郁，调理气机，而改善气血运行，治疗肝气郁结引起的胁肋疼痛。②针灸可以补益心气，温通心阳，增加心脉灌注功能而治疗心气不足、心阳闭阻所致的心胸痛。③针灸有温肾阳、填精髓，促进气血运行的功能，从而治疗肾阳不足，腰膝冷痛。④针灸可以通过健脾燥湿，而通利脉道，改善气血运行障碍的状况，可以治疗脾湿不运，湿滞内阻所致的脘腹痛。⑤针刺可以通过益肺养阴，增强肺气的洒布，以及宗气推动功能，用以治疗胸膺痛。

此外，针刺具有消食导滞，通调胃肠的功能，故可以对饮食不节，食积内停引起气血运行障碍有改善作用，故而治痛。针刺还有益气健脾，促进气血生化的作用。并可改善脾胃虚弱，营养不良引起的气血运行不利，通过健脾利湿治疗虚性疼痛。

从以上列举的理论和实践足以见得：针刺可以通过消除病因，阻断病因对气血运行的干扰，起到治痛的作用。

二、病机的治疗——改善气血运行障碍

《灵枢·刺节真邪》云："用针之类，在于调气"，《灵枢·九针十二原》云："凡用针者，虚则实之，满则泄之，菀陈则除之。"可见针灸具有行气活血的作用，中医对疼痛的病机已有明确的定论："痛则不通"，"通"即指气血运行流畅正常无阻滞现象。针灸可以行气行血，起到通的作用。故可以达到治痛的效果。当动力不足，气血运行无力时，针灸可以起到鼓舞气血运行加速的作用。当脉道不滑利，气血运行受阻时，针灸可以通调脉道，促进气血运行滑利，当气血瘀滞不行时，针灸可以活血化瘀，恢复气血运行。总之，针灸可以通过气血达到"通"的状态，改善致痛的病理条件，起到治痛的作用。

三、痛症的治疗——针灸对疼痛的阻断作用

针灸治痛的效果，单纯地用消除致病因素，改善病理变化来解释，都是不全面的。在针

后几分钟内或更短的时间内止痛，瞬间将病因和病理变化消除是不容易的，而取得即刻效应，只能是对痛觉反应的阻断。抑制痛反应需要心神对疼痛性病理变化－－气血运行障碍有所感受。而针刺作用的穴位是"神气之所游行出入"之所。针刺穴位，可以作用于心，阻断和转移心对疼痛性病理变化的感知，使疼痛消失，正如《素问·至真要大论》所云："心燥则痛甚，心寂则痛微。"针刺对痛反应的抑制，不单是缓解症状，解除痛苦，它可以直接影响病理变化，帮助改善气血运行。将疼痛的病理过程引向良性循环。可见针刺可以通过"以移其神"使"神归其室"来达到"住痛移疼"的目的。对于针刺治痛这个机理的探讨，提示在治疗痛证时，要注意配以宁心安神的经穴，对临床治疗颇有意义。针灸治痛是通过多方面多途径来实现，关键环节是针刺经穴起主要作用，它是调动人体气血的法宝，只有在抓住气血运行障碍这一主要矛盾的同时，采用针刺经穴和适当的针刺手法，才可取得满意疗效。

（刘文郁）

第五节　心绞痛

心绞痛是心脏冠状动脉供血不足，心肌急剧、短暂缺血与缺氧所引起的临床综合征。本病多见于40岁以上的男性，多因劳累、情志过极、饮食过饱、感受寒邪等引起。本病属于中医学"真心痛"、"心痛"、"胸痹"等范畴。

本病责之于"本虚标实"，本虚指正气内虚，年老体弱，先天不足，情志过极，思虑劳倦太过，导致心之阴阳气血不足；或劳逸过度，耗伤营血，心脉失养，发为心痛等。标实指寒邪入侵，气滞血瘀，饮食过度，肥甘厚味滋生痰浊，闭阻心络而导致疼痛。本病病位在心。

一、临床表现

典型心绞痛发作常见于情绪激动、劳累、受寒或饮食之后，胸骨体上、中段之后或心前区出现压榨性、窒息性或闷胀性疼痛，与呼吸无关。疼痛可放射至左肩、左上肢前内侧及环指和小指，同时伴有心悸、气短、面色苍白、四肢逆冷、大汗淋漓、恶心呕吐、有濒死感等症状，疼痛一般持续数分钟，休息或舌下含化硝酸甘油后可自行缓解。不典型的心绞痛，疼痛可位于胸骨下段、左心前区或上腹部，可放射至颈、下颌、左肩胛部或右前胸，疼痛可很轻或仅有左前胸不适或发

二、诊断要点

（1）以发作性心前区憋闷疼痛为主要表现。

（2）疼痛一般持续 1～5min，很少超过 15min。休息或舌下含化硝酸甘油几分钟内可缓解。

（3）常因操劳过度、抑郁恼怒、多饮暴食或感受寒冷而诱发。

（4）心绞痛发作时，心电图检查常见 ST 段压低。

三、辨证施治

1. 辨证分型

（1）寒凝心脉：心胸痛如缩窄，遇寒而作或加重，得热痛减，形寒肢冷，面色苍白，

四肢厥冷，胸闷心悸，甚则喘息不得卧。舌质淡、苔白滑，脉沉迟或弦紧。

（2）痰浊内阻：心胸窒闷或如物压，气短喘促，昏困易睡，多形体肥胖，腹胀纳呆，喉中痰鸣、痰多口黏。舌苔黄腻，脉滑。痰浊化热则心痛如灼，心烦口干，痰多黄稠，大便秘结。舌质红、苔黄腻，脉滑数或濡数。

（3）心血瘀阻：心胸阵痛，如刺如绞，固定不移，入夜为甚，伴有胸闷心悸，心烦不安，面色晦暗，唇甲青紫。舌质紫暗，或有瘀斑，舌下络脉青紫，脉沉涩或结代。

（4）心气虚弱：心胸隐痛，反复发作，胸闷气短，动则喘息，心悸易汗，倦怠懒言，面色㿠白。舌质淡暗或有齿痕、苔薄白，脉弱或结代。

（5）心肾阴虚：心胸隐痛，久发不愈，心悸盗汗，心烦少寐，五心烦热，面色潮红，腰膝酸软，耳鸣头晕，气短乏力。舌质红、苔少，脉细数。

（6）心肾阳虚：胸闷气短，遇寒则痛，心痛彻背，虚烦不眠，形寒肢冷，喘不得卧，动则气喘，心悸汗出，腰酸乏力，面浮足肿。舌淡胖、苔白，脉沉细或脉微欲绝。

2. 针灸治疗

治法：寒凝心脉者，治宜温经通脉、散寒止痛，针灸并用，用泻法；痰浊内阻者，治宜化痰除湿，行气止痛，只针不灸，用泻法；心血瘀阻者，治宜行气通络、化瘀止痛，只针不灸，用泻法；心气虚弱者，治宜补心益气、通络止痛，针灸并用，用补法；心肾阴虚者，治宜滋阴益肾、养心止痛，只针不灸，用补法；心肾阳虚者，治宜温补心肾、通阳止痛，针灸并用，用补法。以手厥阴、手少阴经穴为主。

主穴：膻中、阴郄、内关。

方义：膻中为手厥阴经募穴，又为八会穴之气会，功能调畅气机、宽胸散结，为治疗心胸疾病之要穴；阴郄为手少阴经郄穴，功能清心止汗、缓急止痛；内关为手厥阴经之络穴，又为八脉交会穴，通于阴维脉，功能宁心安神、调理心气、活血通络，为治疗心绞痛的特效穴。

加减：寒凝心脉者，加灸神阙、关元，以温经通脉、散寒止痛；痰浊内阻者，加脾俞、中脘、丰隆、阴陵泉，以化痰除湿、行气止痛；心气虚弱者，加气海、足三里，以补心益气、通络止痛；心肾阴虚者，加心俞、肾俞、太溪，以滋阴益肾、养心止痛；心肾阳虚者，加心俞、巨阙、命门、关元，以温补心肾、通阳止痛。

操作：膻中向下沿皮刺，神阙、关元可用重灸法以散寒止痛、温阳通络，余穴常规刺法。

四、其他疗法

1. 指针疗法

处方：心俞、内关、三阴交、厥阴俞、膈俞、间使、阿是穴。

操作：每次选用 3～4 穴，拇指按压，每穴 3～5min。

2. 耳针疗法

处方：心、神门、交感、小肠、内分泌。

操作：每次选 3～5 穴，毫针强刺激，每次留针 30～60min。

3. 电针疗法

处方：内关、膻中、心俞、厥阴俞、足三里。

操作：针刺得气后，接电针治疗仪，用连续波、快频率刺激，以患者能耐受为度，每次5~10min。

4. 腧穴注射疗法

处方：内关、膻中、心俞、厥阴俞。

药物：复方丹参注射液。

操作：每次选用1~2穴，每次注入0.5~1ml，隔日1次。

5. 腧穴贴敷疗法

处方：膻中、心俞、厥阴俞、巨阙。

药物：七厘散（血竭、儿茶、制乳香、制没药、红花、朱砂、冰片、麝香）。

操作：取七厘散少许，撒于麝香虎骨膏上，贴敷上述腧穴，隔日1次。

五、文献摘要

《针灸甲乙经》：实则心暴痛……内关主之。

《圣济总录·针灸门》：治胸痹心痛，穴天井、临泣、膻中，或灸百壮。

《针经摘英集·治病直刺诀》：如灸冷心痛，燔针针任脉巨阙穴。

《神应经》：心胸痛，曲泽、内关、大陵。

《席弘赋》：心痛手颤少海间，若要除根觅阴市。

《医学纲目》：心胸痛并气攻，劳宫、大陵、内关。

《杨敬斋针灸全书》：心气疾痛，心俞、内关、通里、大陵、中冲、膻中、上脘、鸠尾。

六、名家医案

贺某，男，54岁，1985年冬谈话间突然左心前区疼痛憋闷，胸有紧迫感，四肢凉，心乱不安，随即倒卧于床上，脉结代。属心阳不振，气滞血瘀，脉道不通。治则：强心通脉，活血化瘀，取内关、膻中，然谷放血。下针后疼痛马上减轻，胸闷消失，然谷放血后心律不齐有所改善，但仍有三五不调。起针后0.5h诸症状消失，骑车回家。一周后随访，诉类似症状未再发作。（胡熙明．针灸临证指南［M］．北京：人民卫生出版社，1991：200.）

七、小结

本病发病急，病情危重，须及时救治，慎重处理。针灸可缓解心绞痛、心律不齐，疗效显著，但病情缓解后要针对病因，采用综合疗法治疗。间歇期坚持治疗，对减少心绞痛发作、减轻症状及心电图的改变有很大的帮助。患者应在情志上勿大喜、大悲、过于激动，保持乐观、平静的心态；慎起居，保持充足的睡眠，适当活动；饮食要有节制，宜清淡，少肥甘油腻，忌食辛辣刺激之物；平时注意气候变化，避免寒冷刺激。

（刘文郁）

第六节　胆绞痛

胆绞痛是由于胆囊管或胆总管突然阻塞或化学刺激引起痉挛性收缩所致的一种急腹症，临床常见，也是消化系统发病率较高的疾病。本病常见于西医学的多种胆管疾患，如胆囊炎、胆石症、胆道蛔虫病、胆管炎等。胆绞痛的发生与肠道寄生虫、饮食习惯、情绪波动、细菌感染、地理环境、腹部受到震动等因素有关。患者常有饮食不节、情志内伤、跌仆闪挫或劳欲久病等病史。本病属于中医学"胁痛"范畴。

本病多是由于各种原因引起肝络失和所致，病理变化可以归结为"不通则痛"。或因情志不遂，肝郁气滞，气机不畅而作痛，气郁日久导致血瘀，亦可致痛；或因饮食内伤，脾失健运，痰湿内生，化热化石，或郁遏肝胆，或阻滞胆管，肝胆疏泄不畅，发为疼痛；或因肠道蛔虫妄动，误入胆道，气机受阻或逆乱，疏泄不通，气机严重郁滞，发为绞痛。

一、临床表现

突发性右上腹剧痛，持续性绞痛，阵发性加重，疼痛部位拒按，有压痛和叩击痛，疼痛可放射至右肩部或右肩胛骨处，可伴有恶心呕吐、腹胀黄疸等症状。疼痛剧烈时患者坐卧不安、捧腹弯腰，甚至倒地翻滚、大声喊叫、面色苍白、大汗淋漓，更甚者可发生晕厥、休克等现象。疼痛呈周期性发作，间隔时间为数分钟到数小时不等，一般持续 10～120min，以后逐渐减轻至消失，如持续绞痛 5～6h，就应考虑胆结石并发症的发生。

二、诊断要点

（1）以突发性右上腹剧痛、持续性绞痛、阵发性加重为主要表现。
（2）体格检查可见墨菲征阳性，可扪及肿大的胆囊及痛性包块。
（3）血常规检查：白细胞升高，中性粒细胞偏高。
（4）胆囊造影及 B 超检查可明确病因。

三、辨证施治

1. 辨证分型
（1）肝胆气滞：右胁胀痛，可向右肩部放射，右上腹压痛，可触到胆囊，但无明显的肌紧张，疼痛常由情志的波动而发生，伴见胸闷纳呆、恶心呕吐、心烦易怒、嗳气呃逆。舌苔薄白，脉弦紧。
（2）肝胆湿热：右胁疼痛，右上腹有触痛和肌紧张，伴见发热寒战、口苦咽干、恶心呕吐、面目身黄、小便短赤、大便秘结、大汗淋漓。舌苔黄腻，脉弦数。
（3）蛔虫妄动：右上腹及剑突下突发性钻顶样疼痛，辗转不宁，疼痛拒按，伴见寒热往来、恶心呕吐、手足冰凉、呕吐胆汁或蛔虫。舌苔薄白，脉弦紧。
2. 针灸治疗
治法：肝胆气滞者，治宜疏肝利胆、行气解郁，只针不灸，用泻法；肝胆湿热者，治宜清热利胆、祛湿止痛，只针不灸，用泻法；蛔虫妄动者，治宜驱杀蛔虫、行气止痛，只针不灸，用泻法。以足少阳经穴和相应的俞、募穴为主。
主穴：阳陵泉、胆囊穴、肝俞、胆俞、日月、期门。
方义：阳陵泉是足少阳胆经的下合穴，"合治内腑"；功能疏肝利胆、理气止痛，为疏利胆腑之要穴；胆囊穴是经外奇穴，是胆囊病变在体表的反应点，功能解痉利胆、驱蛔止痛，为治疗胆系疾病的经验有效穴；肝俞、胆俞分别为肝、胆之背俞穴，期门、日月分别为肝、胆之募穴，肝俞配期门、胆俞配日月，俞募相配，可疏调肝胆气机，共奏疏肝利胆、解痉止痛之功。

加减：肝胆气滞者，配太冲、侠溪，以疏肝利胆、行气解郁；肝胆湿热者，加阴陵泉、三阴交，以清热利胆、祛湿止痛；蛔虫妄动者，加迎香透四白、鸠尾透日月、百虫窝，以驱杀蛔虫、行气止痛；呕吐者，加内关、足三里以和胃理气、降逆止呕；黄疸者，加至阳，以清热祛湿、利胆退黄；发热者，加大椎、曲池，以清热解表、行气利胆。

操作：大椎、曲池点刺放血，余穴常规刺法。

四、其他疗法

1. 耳针疗法

处方：肝、胰胆、脾、胃、腹、神门、交感、耳迷根。

操作：每次选用 3～5 穴，毫针强刺激，留针 30min，每日 1 次。

2. 电针疗法

处方：肝俞、胆俞、阳陵泉、胆囊穴、足三里、膈俞。

操作：针刺得气后，接电针治疗仪，采用连续波、快频率、强刺激，以患者可以耐受为度，每次 30～60min，每日 1 次。

3. 刺络拔罐疗法

处方：①神道、肝俞、日月。②灵台、胆俞、中脘。

操作：每次选用一组腧穴进行治疗。常规消毒后，用三棱针在腧穴上进行点刺，然后在该腧穴上拔火罐，使之出血，留罐 10～15min。

4. 腧穴注射疗法

处方：期门、日月、阳陵泉、胆囊穴、右上腹阳性反应点。

药物：654－2 注射液。

操作：每穴注射 0.5～1ml，每日每穴 1 次。

5. 眼针疗法

处方：眼针双侧 4 区（肝、胆）、5 区（中焦）。

操作：用 0.5 寸毫针在眼眶缘外 0.2 寸处沿皮浅刺，左眼用补法，右眼用泻法，留针 5min，每日 1 次。

6. 腧穴埋线疗法

处方：①鸠尾、透巨阙、幽门。②日月透期门、腹哀（均右侧）。③上脘透中脘、梁门。④肝俞、胆俞（均右侧）。⑤阳陵泉。

操作：根据病情每次选 2～3 组穴，局部严格消毒后以 1% 盐酸普鲁卡因注射液局部麻醉，采用特制埋线针，将消毒后的长 0.5～1cm 的羊肠线送入腧穴肌层。鸠尾用平刺法，先透巨阙，再透幽门，均进针 1.5～2 寸；日月先平刺透期门，进针约 1.5 寸，再透腹哀以 40° 角刺入 1.5 寸；上脘透中脘、梁门，均以 45° 角进针 1.5～2 寸。余穴直刺，注意背部穴不可过深。推入肠线后要适当破坏穴下脂肪组织，然后从针孔挤出少许血液，贴压无菌敷料。7～15d 治疗一次，3～5 次为一疗程。

五、文献摘要

《针经摘英集》：治胸胁痛不可忍，刺足厥阴经期门二穴……针入四分，次针章门二穴……针入六分，可灸七壮至七七壮，次针足厥阴经行间二穴，足少阳经丘墟二穴，足少阴经涌泉二穴。

《针经标幽赋》：胁疼肋痛针飞虎。

《普济方》：治胁支急痛。穴支沟。治胁痛。穴膈俞、中膂俞、窍阴、阳谷、颅囟。治胸胁痛不可忍。穴刺期门（针入四分，可灸七壮）、次针章门（针入六分，可灸七壮至七七壮）、行间、丘墟、涌泉。

《神应经》：胸胁痛，取天井、支沟、间使、大陵、（足）三里、太白、丘墟、阳辅。

《针灸聚英》：胁痛，肝火盛、木气实，有死血、痰注、肝急。针丘墟、中渎。

《针灸大成》：胁肋下痛，心脘刺痛，气海一穴、行间二穴、阳陵泉二穴。胁痛，阳谷、腕骨、支沟、膈俞、申脉。胁肋疼痛，支沟、章门、外关。……复刺后穴：行间（泻肝经治怒气）、中封、期门（治伤寒后胁痛）、阳陵泉（治挫闪）。

《东医宝鉴》：胁并胸痛不可忍，取期门、章门、行间、丘墟、涌泉、支沟、胆俞。胸胁胀痛，取公孙、（足）三里、太冲、三阴交。

《类经图翼》：胁肋胀痛，膈俞、章门七壮，阳陵泉、丘墟三壮。

《神灸经纶》：两胁胀满，胆俞、意舍、阴陵泉。

六、名家医案

唐某，女，40岁。左胁下疼痛3年，经常发作，绞痛难忍，大汗，近来更剧，伴恶心，呕吐。经胆囊造影后，诊断为"胆囊结石"，内有两枚1cm×1cm结石。因患者拒绝手术而来本院，舌苔白，脉细弦，证系肝郁气滞胆道失其通利，致成结石，不通则痛。治则：疏利肝胆，通调经脉。取丘墟透照海。经1个月治疗，共针12次，经复查，结石消失，胆囊大小恢复正常。（胡熙明.针灸临证指南［M］.北京：人民卫生出版社，1991：209.）

七、小结

针灸治疗本病有很好的疗效，特别是对于病程短、急性发作、无严重并发症者疗效更佳。在病情稳定后要查明引起本病的病因，针对病因进行治疗，可以提高疗效。患者平时要注意饮食的清淡，少食油腻高脂食物，避免剧烈运动，避风避寒，同时要积极调整心态，保持良好的精神状态。

（刘文郁）

第七节　神经性头痛

神经性头痛又称紧张性头痛、肌肉收缩性头痛。多由精神紧张、焦虑等因素，而导致颈项部、头部肌肉的持久收缩和相应动脉的扩张而引起。由于头痛的病因甚多，有时作为一个常见症状发生在多种急慢性疾病中，有时亦是某些相关疾病加重或恶化的先兆，所以诊治头痛应详细询问病史，仔细检查，探求病因。本病属于中医学"头痛"、"脑风"、"头风"范畴。

本病外感多因起居不慎，坐卧当风，其感受外邪，以风为主，多夹寒、热、湿邪。内伤可因情志、饮食、体虚久病所致。

一、临床表现

发病部位一般位于枕部或枕下部，但也可在颞部、前额部、顶部，甚至整个头部。头痛可为单侧，也可为双侧。多数患者感到紧箍样、压迫性钝痛，但也可不感觉疼痛，而仅有一种紧束感或压迫感。情绪不佳、紧张、失眠可使头痛加重。其持续时间多为 2～3h，但也有达数日、数月甚至数年之久的。除头痛外，常伴有疲倦、不愉快等感觉。

二、诊断要点

（1）头部有持续性紧箍样、压迫性钝痛或有紧束感、压迫感。

（2）排除后颈凹肿瘤、小脑出血、脑桥出血、蛛网膜下腔出血、脑膜炎、颈椎病等疾病。

三、辨证施治

1. 外感头痛　一般发病较急，头痛连及项背。如风寒重兼见恶风畏寒，口不渴，舌苔薄白，脉浮紧；风热重则头痛而胀，发热，口渴欲饮，便秘溲黄，苔黄，脉浮数；若风湿重则头痛如裹，痛有定处，肢体困倦，舌苔白腻，脉濡。

治法：祛风散寒，化湿通络。以督脉及手阳明、足少阳经穴为主。

主穴：百会、太阳、风池、合谷。

方义：风为百病之长，外感头痛多以风邪为主。百会位于巅顶，太阳散风通络，两穴相配，通络止痛；风池为足少阳与阳维脉交会穴，可祛风止痛；合谷通经止痛。

加减：前头痛者，加印堂；偏头痛者，加外关；后头痛者，加天柱；头顶痛者，加四神聪；风热者，加曲池；风寒者，加风门，拔火罐；风湿者，加头维、阴陵泉。

操作：常规针刺，用泻法，风寒可配合灸法，每日 1 次，每次留针 20～30min，10 次为一疗程。

2. 内伤头痛　头痛发病较缓，多伴头晕，痛势绵绵，时止时休，遇劳或情志刺激发作、加重。兼见头胀痛，目眩，心烦易怒，面赤口苦，舌质红、苔黄，脉弦数，为肝阳上亢头痛；头痛兼头晕耳鸣，腰膝酸软，神疲乏力，遗精，舌质红、苔少，脉细无力，为肾虚头痛；头部空痛兼头晕，神疲无力，面色不华，劳则加重，舌淡，脉细弱，为血虚头痛；头痛昏蒙，脘腹痞满，呕吐痰涎，舌苔白腻，脉滑，为痰浊头痛；头痛迁延日久，或头部有外伤史，痛处固定不移，痛如锥刺，舌质暗，脉细涩，为瘀血头痛。

（1）实证

治法：疏通经络，清利头窍。以督脉及足阳明、足少阳经穴为主。

主穴：百会、头维、风池。

方义：百会、头维疏通头部经络气血；风池活血通经，清利头目，调和气血。

加减：肝阳上亢者，加太冲、太溪、侠溪；痰浊头痛者，加太阳、丰隆、阳陵泉；瘀血头痛者，加血海、膈俞、内关、阿是穴。

操作：毫针刺，用泻法。

（2）虚证

治法：疏通经络，滋养脑髓。以督脉及足阳明、足少阳经穴为主。

主穴：百会、风池、足三里。

方义：百会疏调气血以养脑髓；风池活血通经，调和气血；足三里补益气血，滋养脑髓。

加减：血虚头痛者，加三阴交、肝俞、脾俞；肾虚头痛者，加太溪、肾俞、悬钟。

操作：毫针刺，风池用平补平泻法，余穴均用补法。

四、其他疗法

1. 耳针疗法

处方：皮质下、额、枕、肾、胰胆。

操作：在上述区域找敏感点，间歇运针。如头痛顽固者，用强刺激，捻转 5min 左右，也可在找到敏感点后埋针 1~7d。

2. 刺络拔罐疗法

处方：腰$_1$~骶$_4$夹脊，结合叩刺患病局部，如头颠、两手掌及指端。头痛较重者，可选风池、太阳、阳白。

操作：叩刺至少量出血，后加拔火罐。

3. 腧穴注射疗法

处方：患侧风池、天柱、阳白、攒竹。

用药：维生素 B_1 注射液、维生素 B_{12} 注射液或 10% 葡萄糖注射液。

操作：取上述任一种药液，每穴注入 0.5ml，隔日 1 次，10 次为一疗程。

4. 头针疗法

处方：前头痛取对侧或双侧面部感觉区，后头痛取对侧或双侧下肢躯干头部感觉区。

操作：进针后快速捻转，留针 15~20min，每日 1 次，10 次为一疗程。

五、文献摘要

《神应经》：头风，上星、前顶、百会、阳谷、合谷、关冲、昆仑、侠溪。

《针灸大成》：头风顶痛，百会、后顶、合谷。

《神灸经纶》：偏正头痛，脑空、风池、列缺、太渊、合谷、解溪，上穴均用灸法。

《针灸大全》：偏正头痛且两额角痛，后溪、头临泣、丝竹空、太阳、列缺、合谷。

《普济方》：风头眩主痛，天牖、风门、昆仑、关元、关冲。

六、名家医案

王某，女，34 岁。1986 年 7 月 12 日就诊。主诉右侧头痛 5 年。患者 1982 年始右侧头痛、时轻时重，原因不明，每日昏昏沉沉，影响生活、工作。曾做脑血流图，报告神经紧张度增高，饮食尚可，便秘，经用中西药、针灸治疗无效来诊。体格检查：面色潮红，语言爽朗。舌质红、苔腻，脉弦细。血压 120/90mmHg。手足阳明经合谷、内庭压痛反应（+），肝经太冲压痛反应（+），胆经足临泣过敏压痛反应（+）。诊断为头痛（神经性头痛）。取穴：合谷、太冲、外庭、足临泣。采用毫针泻法，右侧点刺，左侧留针 15min。每 5min 一进三退捻转 1 次。患者在二诊后头痛头晕减轻，昏沉消失。三诊后头不觉痛。四诊便秘解。五诊全身松快，压痛反应减轻。继针 5 次反应消失而愈。随访数月，头痛未作。（王雪苔，刘冠军．中国当代针灸名家医案［M］．长春：吉林科学技术出版社，1991：40．）

七、小结

针灸治疗本病疗效较好。如治疗效果不显著，应进一步明确诊断，防止误诊。伴有发热的急性头痛、伴有意识障碍的头痛均应按急症全面检查，综合治疗。针刺治疗神经性头痛有立竿见影之效，中药治疗则有治本之功，尤其慢性头痛应以针灸结合中药进行治疗。

（曾　强）

第八节　三叉神经痛

在三叉神经分布区内反复发作的阵发性、短暂性的剧烈疼痛，称为三叉神经痛。本病多发于面部一侧的额部、上颌部或下颌部。本病常反复发作，表现为慢性疾病，常于40岁后起病，女性多见。本病有原发性与继发性之别。原发性三叉神经痛的病因与发病机制尚未完全明确，多数人认为三叉神经根受到机械性牵拉和压迫是原发性三叉神经痛最可能的发病原因。继发性三叉神经痛常由颅内疾病和神经系统损害引起。本病属于中医学"头风"、"面痛"范畴。

本病多与外感风邪、情志不调、外伤等因素有关。风寒之邪侵袭面部阳明、太阳经脉，寒性收引，经脉凝滞，气血痹阻；或因风热毒邪侵袭面部，经脉气血壅滞，运行不畅；外伤或情志不调，或久病入络，使气血瘀滞。面部经络气血痹阻，经脉不通，产生面痛。眼部痛主要属足太阳经病证；上下颌部痛主要属手、足阳明和手太阳经病证。

一、临床表现

一侧面部三叉神经一支或几支分布区内突然发生剧烈疼痛，疼痛呈电击、刀割、撕裂或烧灼样，可伴有反射性面肌抽搐。每次发作历时数秒至2min骤然停止，间歇期正常，无任何不适。一天可发作数次。发作常呈周期性，持续数天至数周，可自行缓解数月或更长时间，称为静止期。病程初期发作较少，静止期较长，随病情进展，发作加频，缓解期缩短。

疼痛常因说话、呵欠等张口动作，刷牙、洗脸等面部刺激，以及进食等诱发。通常疼痛发作自一侧的上颌支或下颌支开始，随病情发展而影响到同侧的其他分支。

二、诊断要点

（1）以三叉神经分布区反复发作性短暂的剧烈疼痛为主症。

（2）间歇期触压"扳机点"，如上下唇、鼻翼外侧、舌侧缘、颊黏膜、眼眶上缘等诱发区，常可引起疼痛发作。

（3）排除颅内占位性病变。

三、辨证施治

1. 辨证分型

（1）风寒证：有感受风寒史，面痛遇寒则甚，得热则轻，鼻流清涕。舌苔白，脉浮紧。

（2）风热证：痛处有灼热感，流涎，目赤流泪。舌苔薄黄，脉浮数。

（3）气血瘀滞：多有外伤史，或病程日久，痛点多固定不移。舌质暗或有瘀斑，脉涩。

2. 针灸治疗

治法：疏通经络、祛风止痛，以针刺为主，用泻法。以足太阳及手足阳明经穴为主。

主穴：攒竹、四白、下关、合谷、地仓、内庭、太冲。

方义：攒竹、四白、地仓、下关均为局部取穴，旨在疏通局部经络气血；合谷为手阳明经原穴，"面口合谷收"，与太冲相配可祛风定痉、通经止痛；内庭可清泄阳明风热。

加减：眼支痛者，加丝竹空、阳白；上颌支痛者，加颧髎、迎香；下颌支痛者，加承浆、颊车、翳风；风寒者，加列缺，风热者，加曲池、外关；气血瘀滞者，加内关、三阴交。

操作：针刺时宜先取远端穴。面部诸穴均宜深刺透刺，但刺激强度不宜过大。风寒证酌情加用灸法，每日1次，10次为一疗程。

四、其他疗法

1. 耳针疗法

处方：额、颌、面颊、神门、交感。

操作：每次选3~5穴，毫针强刺激，留针30min，约隔5min捻针1次。缓解期用弱刺激或压丸法，隔日1次，10次为一疗程。

2. 腧穴注射疗法

处方：眼支痛，取攒竹；上颌支痛，取四白；下颌支痛，取下关。

药物：2%盐酸普鲁卡因注射液或维生素 B_{12} 注射液。

操作：选上述任一种药液，按发病部位注入上述患侧腧穴，每隔2~3d注射一次。

3. 皮内针疗法

操作：在面部寻找"扳机点"，将揿针刺入，以胶布固定。2~3d更换一次。

4. 刺络拔罐疗法

处方：颊车、地仓、颧髎。

操作：三棱针点刺，然后闪罐，拔出血液约10ml，隔日1次，5次为一疗程。

五、文献摘要

《针灸大全》：两眉角痛不已，后溪、攒竹、阳白、印堂、合谷、头维。

《针灸甲乙经》：颔痛，刺足阳明曲周动脉见血，立已；不已，按经刺人迎，立已。

《备急千金要方》：攒竹、龈交、玉枕，主面赤、颊肿痛。

六、名家医案

温某，女，43岁。1987年6月12日就诊。右面部疼痛4个月。近2周发作频繁，疼痛难忍。4个月来，患者右侧面部从下唇到鼻旁、目内眦，呈发作性放射样剧烈疼痛，持续0.5~1min左右。经住院治疗症状改善。2周前因感冒、发热致面痛复发，疼痛部位向前额窜痛、灼痛，发作频繁。可因风吹、说话、漱口、轻微碰触而诱发。经住院综合治疗不效。患者精神萎靡，面容痛苦，少华。其疼痛部位为右侧三支混合作痛，鼻旁"扳机点"明显。舌质红、苔薄黄，脉弦数。问有尿黄、便秘。诊断：面痛（胃热型）。治则：清泻肝胃肠火，通经止痛。疼痛发作时，针丰隆（双）、迎香（右）、禾髎、承泣。间歇期时，毫针刺四关（合谷、太冲），粗毫针（26 号），行针得气后，皆用泻法，强刺留针 30min，留针期间运针 3 次，两组腧穴操作相同。共 10 次获愈。（王雪苔，刘冠军. 中国当代针灸名家医案［M］. 长春：吉林科学技术出版社，1991：260.）

七、小结

针灸治疗本病有较好的疗效，尤其是对原发性三叉神经痛有较好的止痛效果。对于继发性三叉神经痛，如颅内疾病及神经系统损害引起者，疼痛多呈持续性而阵发性加剧，则应治疗其原发病。应注意排除脑部占位性病变。

（曾　强）

第九节　目赤肿痛

目赤肿痛是以目赤而痛、羞明多泪为主症的一种常见的急性眼科病证，又称"天行赤眼"。多发于春、夏季节，具有传染性和流行性。针灸治疗本病效果良好。本病流行时，注意洗脸用具隔离，以防接触感染。

一、病因病机

多因外感风热之邪或猝感时邪疫毒，以致经脉闭塞，血壅气滞交攻于目，或因肝胆火盛，火郁不宣，循经上扰，气血壅滞于目，使目睛肿痛。现代医学认为由细菌或病毒感染所致，或因过敏而成。

二、诊断要点

（1）骤发眼部沙涩、痒、痛、红肿，畏光流泪，眼眵分泌较多。
（2）具有流行性、传染性。

三、辨证分型

1. 外感风热　起病较急，患眼灼热，流泪，羞明，眼睑肿胀，白睛红赤，痒痛皆作，多黄粘，伴头痛、鼻塞，苔薄白或微黄，脉浮数。
2. 肝胆火盛　起病稍缓，病初眼有异物感，视物模糊不清，畏光羞明，涩痛，白睛混赤肿胀，伴口苦咽干、便秘、耳鸣，苔黄，脉弦数。

四、治疗

（一）毫针刺法
治疗原则：清热消肿，散郁止痛。
选穴处方：合谷、太阳、睛明、太冲。
方义：目为肝窍，阳明、少阳、太阳的经脉均循于目部。合谷调阳明经气，疏散风热，太冲通导厥阴经气，泻火疏肝，双侧共取四穴相配，即"开四关"，以疏散热邪；睛明宣散眼部之邪热，有通络明目的作用；太阳点刺出血，以清热消肿止痛。

随证配穴：外感风热配少商、风池，肝胆火盛配行间。

操作：毫针刺，用泻法，每日1次，每次留针30min。太阳可点刺出血。

（二）耳针疗法

选穴：眼、神门、耳尖

方法：耳尖或耳背静脉用三棱针点刺放血，每日1~2次；其他穴位针刺，每次留针30min，留针期间运针2次。

（三）挑刺疗法

选穴：肩胛间敏感点或大椎旁开0.5寸处。

方法：所选穴位常规消毒后，用6号注射针头挑断皮下白色纤维2~3根，用2%碘酒棉球按压伤口。

（曾　强）

第十节　牙痛

牙痛是常见的口腔病症，中医辨证分为三种类型：风热牙痛、胃火牙痛、虚火牙痛，虽有虚实之分、内外之别，但病机总不离"火热"二字。西医学则主要按解剖位置归属为急性及亚急性牙髓炎、冠周炎、牙周炎、急性根尖周围炎和牙本质过敏等，小儿则常见龋齿疼痛。其病理主要是各种炎症因子侵及牙髓的神经组织，引发剧痛。针刺对于消除和缓解牙痛症状效果颇佳，常有立竿见影之效。治病必求其本，纠正患者的不良用齿习惯，使其积极护齿，从而预防复发或加重才是最重要的，医者绝不能满足于针到标除。

一、临床表现

1. 风热牙痛　牙龈红肿，患处受热痛剧，得冷痛减，可伴全身症状，如恶寒发热、口渴，舌红苔白，脉浮数。

2. 胃火牙痛　牙龈红肿较甚，或有痈肿、溢脓（又称牙痈，为外科适应证，针刺可辅助消炎止痛），疼痛剧烈，可有颊肿、头痛，伴口渴、口臭、大便秘结，舌赤苔黄厚，脉洪数。

3. 虚火牙痛　牙龈稍红肿，或见萎缩，牙痛隐隐，咬物无力，全身可伴有腰酸膝软，口干不欲饮，舌红少苔，脉细数。

二、鉴别诊断

牙痛为一症状，凡以牙痛为主要症状者，均可诊为牙痛。这里主要介绍与头痛、面痛的鉴别：

1. 头痛　有器质性头痛与功能性头痛之分，前者凭MRI、CT、EEG多可明确诊断，后者多有精神诱因。由于牙痛特别是风火牙痛也可引发头痛，所以需与偏头痛等鉴别，主要鉴别点：牙痛以牙龈红肿在先，头痛在后，常有口腔不洁史及病程短为特点，头痛则多无牙龈红肿，病程可持久转为慢性。

2. 面痛　与西医学中的三叉神经痛基本吻合，其主症为面颊抽掣疼痛。三叉神经在面部分为三支：眼支，上颌支，下颌支。疼痛部位主要在后两支分布区为多。三叉神经痛可由炎症浸润或肿瘤压迫引起，特点是：①突然发作，呈阵发性放射性电击样剧痛；②每次疼痛时间很短，数秒或数分钟后自行缓解；③易复发，病程较长；④常有"扳机点"，可因吹风、洗脸、说话、吃饭等刺激此点而发作。由于上颌神经、下颌神经的感觉纤维在上、下颌齿龈处各有分布，所以常应分清牙痛由何而起。以上4个特点可资鉴别。

三、治疗规范

1. 治则　清热止痛。

2. 配方

（1）主穴：合谷、下关、颊车。

（2）配穴

风热牙痛：风池、外关。

胃火牙痛：内庭、足三里。

虚火牙痛：太溪、三阴交。

3. 操作　①除太溪、三阴交采用捻转补法外，余穴均采用捻转泻法，要达到一定的刺激量；②下关穴可深刺1.5~2寸，此时针感向牙龈放射，患者常感强烈的酸胀感；③合谷穴取对侧；④痛症宜较长时间留针（40~60分钟）。

4. 疗程　风热牙痛1~2次即可；胃火牙痛依据苔、便改善情况决定，多在2~6次治疗后痊愈；虚火牙痛也依据全身症状改善情况而定，长短不一。针刺间隔：每日1~2次，随症决定。

四、配方理论

无论何型牙痛，均宜取主穴合谷、下关、颊车，因为手阳明大肠经入下齿中（足阳明胃经入上齿中），故取合谷，下关、颊车不仅隶属阳明经，更是局部常用穴。风热毒邪侵袭牙体，邪聚不散，气血滞络，不通则痛，故当以祛风散邪，风池祛风较好，手法得当时针感可传至局部，外关是宣散风热常用穴，为远端取穴。胃火素盛，又嗜食辣醇，或风热邪毒外犯，引动胃火上蒸牙床，故牙龈肿痛，火热郁久可成痈化肿，引起剧痛，内庭为胃经荥穴，"荥主身热"，故可引热下行；足三里用泻法亦能调理中焦，助火热从二便排出。肾主骨，齿为骨之余，肾阴亏损，虚火上炎，灼伤牙龈，则发为痛，但由于本虚标实，痛轻齿松，所以宜滋肾阴，清虚火，太溪为肾经原穴，三阴交为肝、脾、肾三经所交会之穴，二者均为补肾阴常用穴。总之，只要辨证得当，多数牙痛皆可很快治愈。针刺治疗可以改善局部神经水肿、缺血、缺氧的病理状态，抑制神经的过度兴奋状态，所以，不仅牙痛，大多数痛症都宜及早采取针刺治疗。

（曾　强）

第十一节　痛经（原发性痛经）

凡在行经当中或经期前后发生下腹部疼痛，以致影响正常的生活及工作者，称为痛经。痛经，中医妇科又称经行腹痛，为常见病之一，尤以青年女性为多见。本证早在东汉张机所著《金匮要略·妇人杂病脉证并治》中即有载述。历代医家对该病的病机辨证已有了相当的了解，认为多由劳伤气血，体质虚弱，气滞血瘀，或风寒之气外袭，伤及冲任等所致。明代张介宾在所著《景岳全书·妇人规》中指出："凡妇人经行作痛，夹虚者多，全实者少，即如以可按拒按及经前经后辨虚实，固其大法也，然有气血本虚而血未得行者亦每拒按，故于经前亦常有此证，此以气虚血滞无以流通而然。"对痛经病的虚实辨证有了深入的认识，至今仍对临床有指导意义。针灸辨证论治对本病有较好疗效。

一、临床表现

痛经常表现为阵发性疼痛或持续性疼痛阵发性加剧。疼痛部位除下腹部外，还常兼有腰骶部酸痛。严重时伴有面色苍白，冷汗淋漓，四肢逆冷，恶心呕吐，甚至昏厥等症状。

二、鉴别诊断

痛经分为原发性和继发性两种，原发性痛经指患者无生殖器官器质性改变，常于月经初潮即出现的痛经，多见于身体虚弱、患有全身性慢性疾病、精神过于紧张及感觉异常过敏的妇女。继发性痛经除有痛经症状之外，并有明显的生殖器官器质性病变，如盆腔炎、子宫内膜异位症、女性内生殖器肿瘤等，多为月经初潮以后尚无痛经，伴随原发病灶的形成而出现痛经。本节所述均为原发性痛经。

痛经还应与一些以腹痛为主要临床表现的内外科疾病进行鉴别，如急慢性阑尾炎、急慢性肠炎、胃肠道痉挛等，可以从是否经期、临床兼证、全身表现等方面区分，一般不难鉴别。

三、治疗规范

1. 治则 理气化瘀、活血止痛；或温经散寒、除湿止痛；或益气补血、滋养胞脉。

2. 配方

（1）配方1：气海、气穴、合谷、三阴交、太冲。用于中医辨证属于气滞血瘀之痛经。证见经行之先，或经行当中小腹胀痛，拒按，甚则牵及腰骶部酸胀难忍，当经血畅行或逐下瘀块后，疼痛可减轻。常伴有经前乳房胁肋胀痛，烦躁不安，急躁易怒等肝郁表现。舌黯有瘀斑，苔白或微黄，脉沉弦。

（2）配方2：中极、水道、命门、阴陵泉。用于寒湿凝滞而致经期或经前小腹冷痛，拒按，喜热，得热痛可稍减，经迟量少、色黯而不畅；常面色晦黯，食欲不振，口淡无味。舌边紫暗，苔白微腻，脉沉紧或沉迟。

（3）配方3：气海、关元、肾俞、足三里。用于气血虚弱致经期或经后小腹隐痛，喜揉喜按，月经量少，色淡质稀，或腰骶酸痛，肢体乏力。舌淡苔薄白，脉沉细弱。

3. 操作

（1）配方1：气海直刺，进针1.5寸，施提插泻法，使脐上下至耻骨联合均出现酸重感为佳；气穴直刺0.5～1寸，施提插泻法；合谷向第2掌骨后进针1～1.5寸，施捻转补法；三阴交向胫骨后缘直刺，进针0.8～1.2寸，施捻转泻法；太冲直刺或稍向上斜刺，进针0.5～1寸，施捻转泻法。

（2）配方2：中极直刺，进针1～1.5寸，施提插补法，使针感传至外阴部为佳；水道直刺，进针 1 寸左右，施提插平补平泻法；命门沿棘突向上斜刺，针深 1～1.5 寸，施捻转补法；以上三穴均可在针刺的同时于针柄施灸，或起针后艾条悬灸每次每穴 20min。阴陵泉直刺，进针 1～1.5 寸，施捻转补法。

（3）配方 3：气海、关元均直刺，进针 1～1.5 寸，施捻转补法；肾俞直刺或向督脉方向斜刺，进针 1 寸，施捻转补法；足三里直刺，进针 1 寸，施捻转补法。诸穴均宜并用灸法，行经之后仍须坚持灸疗至下一次月经来潮。

4. 疗程　每日针刺 1 次，15 次为 1 疗程。

四、配方理论

本病应辨证选穴，其中气海穴的应用较为广泛。气滞血瘀用气海配气穴，调整下焦气分，使冲任之气调畅，气行则血行，经血自能畅行无阻，即所谓通则不痛之理；太冲为肝经原穴，可疏理肝气，活血化瘀；合谷配三阴交，为促进子宫收缩，化瘀通经之经验配穴。寒湿凝滞者用中极，中极为任脉穴，任脉主胞胎，补之可暖胞宫、调任脉；水道属足阳明，为利水除湿要穴，兼具活血止痛之功；命门温暖下元以散寒邪；阴陵泉为脾经合穴，健脾渗湿为其所长。若胞脉失养应以补养先后天之气为主。肾俞虽为膀胱经穴，实为肾脏经气转输之所，能补养先天之气；气海、关元均为全身强壮穴，通过补养肾气达到强壮作用，且二穴均属任脉，可调补冲任，调经养血；足三里为足阳明经之合，具有肯定的全身强壮作用，针用补法或坚持用灸均有补气养血之功。诸穴配合，先后天同补，气足血充，自无痛经之虞。

五、转归及预后

本病针灸治疗有很好的止痛效果，但为取得很好的远期疗效，需嘱患者坚持 3～6 个月经周期的针灸治疗，才能达到预防痛经发作的效果。

六、预防与调养

由于原发性痛经多为青春期少女，因此对她们进行月经生理教育是十分重要的，以消除对月经的焦虑、恐惧等精神负担，加强身体锻炼，坚持健美体操，多数可使痛经的症状缓解，进而达到治愈的目的。

注意营养和经期卫生，经期宜保暖，忌食生冷及冒雨涉水，并需注意避免过度劳累。寒湿凝滞者可服生姜赤砂糖水，局部热敷及温水淋浴亦可暂时缓解疼痛。

七、临证提要

痛经，特别是原发性痛经，是妇科常见病，青春期少女尤为多见。本病针灸治疗有极佳的效果。痛经发作时，经针刺治疗后可迅速缓解，若坚持针刺治疗远期效果亦很好。

（曾　强）

第十二节　骨关节炎

骨关节炎是关节软骨退行性改变致软骨丢失、破坏，伴有关节周围骨质增生反应的疾病，又称骨关节病、退行性关节炎、增生性关节炎、肥大性关节炎、老年性关节炎，是一种最常见的关节病变。以手的远端和近端指间关节，以及膝、肘、肩和脊柱关节容易受累，而腕、踝关节则较少发病。可从 20 岁开始发病，但大多数无症状，一般不易被发现。患病率随着年龄增长而增加，女性比男性多见。据世界卫生组织统计，55 岁以上的人群发病率为 80%。本病属于中医学"痿证"、"痹证"、"劳伤"等范畴。

本病多因年老体衰，气血渐亏，肝、脾、肾亏虚，局部劳损，关节退化，风、寒、湿及瘀血客于局部，致经络痹阻不通，筋失于血之濡养，骨不滋润，筋骨痿弱、关节不利，为本虚标实之证。其中，膝关节最易受急慢性损伤和风、寒、湿邪的侵袭，产生膝关节骨性关节炎。此处以膝关节骨性关节炎为主介绍如下。

一、临床表现

膝关节疼痛，夜间痛甚，屈伸功能受限，有摩擦音。晨起或起立时疼痛、发僵明显，活动片刻可缓解，但活动多时又加重。局部肿胀，部分患者关节腔有积液，行走活动受限。膝关节功能障碍，影响正常的生活或工作。

二、诊断要点

（1）膝关节疼痛 1 个月以上，晨僵 ≤30min，活动受限，有弹响声。

（2）X 线片示关节边缘骨赘，髌骨、股骨髁增生，关节间隙狭窄，髁间棘变尖，软组织肿胀。

（3）关节液检查符合骨关节炎，膝眼饱满，浮髌试验阳性。

三、辨证施治

1. 辨证分型

（1）风寒湿痹：膝关节窜痛，活动不利，遇寒加重，得温痛减，动则痛剧，日轻夜重。舌质淡、苔薄白，脉弦滑或弦紧。

（2）经脉失养：膝关节酸痛乏力日久，肌肉挛缩，活动不利，关节僵直，动作受限，酸痛，局部得温则减，受凉加剧。舌质淡或有瘀点，脉细弱。

2. 针灸治疗

治法：以经络辨证和脏腑辨证为依据，治宜除湿散寒、祛风活血、通络止痛。发作期以活血通络、祛风散寒除湿为主，缓解期以补气益血、补益肝肾、健脾除湿、强筋壮骨为主，兼顾治标和治本。多取足三阴、足三阳经穴，其中以足太阴经和足阳明经穴为主。局部取穴，配合使用特定穴。

主穴：阳陵泉、血海、梁丘、内膝眼、犊鼻、阿是穴。

方义：筋会阳陵泉，取之可柔筋；血海、梁丘，补益气血，气行则血行，血行则痛止；内膝眼、犊鼻、阿是穴，疏通局部气血以止痛。

配穴：风寒湿痹者，加阴陵泉；经脉失养者，加悬钟、大杼、足三里、三阴交。并可根据肝、脾、肾偏虚状况分别选用三阴交、太溪、肾俞、肝俞、脾俞等。

操作：内膝眼、犊鼻可相互透刺，血海、梁丘针尖可斜向膝关节方向。局部有酸、麻、沉、胀感则疗效显著。急性期用泻法，缓解期用平补平泻法或补法。留针 30～40min，10min 行针一次。每日 1 次，10 次为一疗程。

四、其他疗法

1. 艾灸疗法

处方：阿是穴、足三里。

操作：①艾条灸，每次每穴 15～20min，以局部皮肤红润、有温热感、无灼痛为宜，每日 1 次，7 次为一疗程。灸疗时，膝关节可配合做小范围有规律的缓慢运动。②温针灸，每次每穴 3 壮，每日 1 次，7 次为一疗程。

2. 拔罐疗法

处方：膝关节局部及附近肌肉丰厚处。

操作：在上述部位拔罐，留罐 5～15min。隔日 1 次，3 次为一疗程。多在针刺后配合使用，有时可见罐内有少量渗液。

3. 电针疗法

处方：同"针灸治疗"。

操作：每次选用 1 对同经腧穴加电针，采用疏密波，刺激强度不宜太大，使患者局部有麻胀感或肌肉产生微小颤动而不感到疼痛为度，留针 30min。每日 1 次，10 次为一疗程。

4. 腧穴注射疗法

处方：阿是穴、内膝眼、犊鼻。

药物：当归注射液或威灵仙注射液。

操作：取上述任一药液，每穴注入 0.5～1ml。

五、文献摘要

《席弘赋》：最是阳陵泉一穴，膝间疼痛用针烧。……脚痛膝肿针三里，悬钟二陵三阴交。

六、名家医案

沈某，女，76 岁。初诊：右膝关节酸痛月余，肿胀发热，屈伸不利，得温痛不减，大腿小腿肌肉瘦削。脉弦细带数，舌苔腻。年逾古稀，气血已虚，风湿之邪，乘隙内注，郁久化热，经气受阻，流行不畅，络道阻塞，痹闭不通。治拟祛风通络、和气血、利关节为法。针灸方法：右膝关刺，阴 3 阳 4（内侧取血海、曲泉、阴陵泉，外侧取膝阳关、阳陵泉、足三里、委中）。连续 10d，每日针治 1 次，遂痊愈。（杨依方，徐明光，葛林宝. 杨永璇针灸医案医话［M］. 上海：上海科学技术出版社，2002：54-55.）

七、小结

本病严重影响患者的日常生活和工作，其治疗手段繁杂，但到目前为止，仍然缺乏更有效的保守治疗方法。针灸治疗本病的疗效确切、简便、易行，且选取腧穴多在膝关节及以下部位。在众多治疗方法中，温针、电针使用较多，常配合推拿、中药内服外用等以提高疗效。其他部位的骨关节炎，可参照膝关节骨关节炎进行辨证配穴，主穴改为患处局部腧穴和阿是穴即可。注意防寒湿、保暖，使膝关节得到很好的休息，多晒太阳。科学合理地进行功能锻炼，尽量减少上下台阶、跑步等使膝关节负重的运动，避免、减少关节软骨的磨损，股四头肌功能训练是较好的方式。

（曾　强）

第十三节　肩关节周围炎

一、概述

肩关节周围炎是指肩关节及其周围的肌腱、韧带、腱鞘、滑囊等软组织的急、慢性损伤，或退行性变，致局部产生无菌性炎症，从而引起肩部疼痛和功能障碍为主症的一种疾病，其确切的病因尚不完全明确，但损伤、寒冷等常为本病发病的诱因。本病体力劳动者多见，女性略多于男性，针推治疗肩周炎有较好的疗效。

本病初期主要表现为肩关节疼痛，中医称为"漏肩风"；若迁延日久，肌肉萎缩、粘连、关节活动受限，则称为"肩凝症"。因其发病多在五十岁左右，故有人称本病为"五十肩"。

二、病因病机

本病的病因病机目前尚不十分清楚，主要有以下几种观点：

1. 外伤、劳损　肩关节是人体活动范围最广泛的关节，其关节囊较松弛。维持肩关节的稳定性，多数依靠其周围的肌肉、肌腱和韧带的力量。跨越肩关节的肌腱、韧带较多，而且大多是细长的腱，正常人的肌腱是十分坚韧的，但由于肌腱本身的血供较差，随着年龄的增长，常有退行性改变；另一方面由于肩关节在日常生活和劳动中，活动比较频繁，肩部软组织经常受到上肢重力和肩关节大范围运动的牵拉、扭转，容易引起损伤和劳损。损伤后，软组织出现充血、水肿、渗出、增厚等炎性改变，如得不到有效的治疗，久之则可发生肩关节软组织粘连形成，甚至肌腱钙化，导致肩关节活动功能严重障碍。

2. 肝肾亏虚，气血不足　中医认为，人到50岁左右，肝肾精气开始衰退，气血不足，血脉周流运行迟涩，不能濡养筋骨，筋脉失其所养，血虚生痛，日久则营卫失调，筋脉拘急而不用。

3. 外感风寒湿邪　"风寒湿三气杂至，合而为痹"（《素问·痹论》）。本病的发生与风寒湿三邪的侵袭有关，其中湿邪长期滞留于关节，是导致关节运动功能障碍的主要原因。因湿性重浊黏滞，使气血运行迟涩，易使肩部诸筋粘连。在日常生活中，患者久居湿地，风雨露宿或贪凉夜寐露肩当风，以致风寒湿邪客于血脉筋肉，血受寒则凝，使筋脉失养，脉络拘急疼痛；寒湿之邪淫溢于筋肉、关节，则关节屈伸不用。

三、临床表现和体征

1. 症状　①有肩部外伤、劳损或感受风寒湿邪的病史；②初期常感肩部疼痛，疼痛可急性发作，多数呈慢性，常因天气变化和劳累后诱发。初期疼痛为阵发性，后期逐渐发展成持续性疼痛，并逐渐加重，昼轻夜重，夜不能寐。肩部受牵拉或碰撞后，可引起剧烈疼痛，疼痛可向颈部及肘部扩散；③肩关节各方向活动功能明显受限（早期功能障碍多因疼痛所致，后期则因肩关节广泛粘连所致），尤以外展、内旋、后伸功能受限为甚，特别是当肩关节外展时，出现典型的"扛肩"现象。梳头、穿衣等动作均难以完成。严重时肘关节功能也受限，屈肘时手不能摸对侧肩部。日久，则可发生上臂肌群不同程度的废用性萎缩，使肩部一切活动均受限，此时，疼痛反而不明显。

2. 体征 ①本病在肩关节周围可找到相应的压痛点，主要在肩内陵、肩骨髃、秉风、肩贞、天宗、曲池等处，常有不同程度的压痛；②肩关节功能检查，先作主动活动，再作被动活动，以作比较。作肩关节上举、外展、后伸、内收、内旋及外旋活动，观察并记录其活动幅度及粘连程度；③X 线检查一般无异常改变，后期可出现骨质疏松，冈上肌腱钙化，大结节处有密度增高的阴影，关节间隙变窄或增宽等现象。

四、鉴别诊断

根据发病年龄及典型症状，一般不难做出诊断。肩关节平片检查一般无异常。

临床上本病应与以下疾病鉴别：①冈上肌肌腱炎（疼痛多在肩外侧冈上肌肌腱止点处，局部压痛，且可触及肌腱增粗、变硬等。肩外展出现典型的疼痛弧 60°～120° 是诊断本病的重要依据）；②肱二头肌长头腱鞘炎（疼痛部位局限在肩前肱骨结节间沟处，少数患者可触及条索状物。肩关节内旋试验及抗阻力试验阳性）；③肩峰下滑囊炎（疼痛部位在肩外侧深部，并向三角肌止点放射。活动受限以外展、外旋为主）。

五、基本针灸治疗

1. 漏肩风

治则：祛风散寒，去湿止痛。以手足三阳经为主，泻法。

处方：风池、合谷、足三里、条口、曲池、肩井、肩髃、肩髎、臂臑。

方义：取风池、合谷二穴，可以疏风解表散寒；足三里、条口用以健脾祛湿；肩部乃三阳经气之所过，故配以曲池、肩井、肩髃等调阳明、少阳之经气，再加局部的肩髎、臂臑以通络止痛。

2. 肩凝症

治则：疏通经络，行气活血。以近部取穴为主，补法，多灸。

处方：肩髃、肩内陵（肩前）、肩贞、曲垣、天宗、曲池、手三里、臂臑。

方义：肩痛日久，血脉凝结，筋脉挛缩，故取局部穴位以调经络而运气血，使关节屈伸自如。

六、其他疗法

1. 耳针 取穴肩、肩关节、神门、肝、肾、肾上腺、内分泌。每天 1 次，每次 4～5 穴，留针 2～3h，对肩痛效果良好。

2. 穴位注射 用 1% 普鲁卡因 4ml 加泼尼松龙 1ml 穴位注射，对疼痛较剧，或关节粘连明显者可用。

3. 拔火罐 在肩关节周围软组织拔罐，每次 4～6 个，每次 10～15min，对止痛及防止肌肉进一步萎缩有效。

4. 按摩 按摩疗法对肩周炎有较好疗效，特别是肩凝症，有很好的功效，除了手法按摩外，用木棒局部揉按都可使症状减轻。

5. 其他 红外线局部照射、低频磁疗、超短波、温灸等对本病都有一定的帮助，可配合使用。

七、小结

（1）有条件的地方，在治疗前先拍 X 线片，以排除骨关节本身病变；因骨折或脱位而继发的冻结肩，须经复位或骨折愈合后，方可作推拿治疗。施术手法要轻柔，不可施用猛力，以免造成损伤。

（2）注意局部保暖，防止受凉，以免加重病情，影响治疗效果。

（3）治疗期间须配合适当的肩部功能锻炼，并遵循持之以恒、循序渐进、因人而异的原则。

（4）本病预后良好，一般功能均能恢复，且痊愈后很少复发，但有糖尿病史或结核病史的患者，治疗效果差。

（白 伟）

第十四节 足跟痛

足跟痛是指一侧或两侧跟骨结节周围疼痛、行走困难的一种常见病症，常伴有跟骨结节部骨骨增生。本病多见于 40～60 岁的中老年人、肥胖者及产后受风者。

足跟部是足少阴肾经经脉和经筋循行分布的部位，肾脏亏虚、经脉失养是本病发生的主要内因；劳损或外伤经筋，或寒湿入络则是常见的外因。久行久立、局部挫伤、负重行走等损伤经筋，气血凝滞，脉络痹阻，不通则痛。

一、临床表现

一侧或两侧足跟或足底部疼痛，晨起站立时较重，行走片刻可略减轻，行走站立过久或负重行走时疼痛加重，不红不肿，步履困难。病变部位不同，其临床表现亦有所不同。

1. 跟腱止点滑囊炎 跟腱附着部肿胀、有压痛，走路多时可因鞋的摩擦而产生疼痛。冬天比夏天严重，疼痛与天气变化有关。

2. 跟骨下脂肪垫炎 站立或行走时跟骨下方疼痛，有僵硬肿胀及压痛，但无囊性感。

3. 跟骨骨骺炎 多见于 6～14 岁的儿童。足跟部疼痛，走路可出现跛行，运动后疼痛加剧，跟骨结节后下部疼痛，有轻微肿胀。X 线片显示跟骨骨骺变扁平，骺线增宽。

4. 跖筋膜炎 站立或走路时，跟骨下面疼痛，疼痛可沿跟骨内侧向前扩展到足底，尤其在早晨起床以后或休息后刚开始走路时疼痛明显。

二、诊断要点

（1）以足跟疼痛、行走困难为临床表现。

（2）患足跟疼痛、行走困难为临床表现。

（3）X 线片多显示跟骨结节前方骨赘形成。

三、辨证施治

1. 辨证分型

（1）肾脏亏虚：足跟酸痛或隐痛，喜按，乏力，行走困难。偏阳虚者，腰膝酸软，畏寒肢冷，腹胀便溏，舌质淡、苔薄白，脉细无力；偏阴虚者，腰膝酸软，头晕目眩，耳鸣，健忘，潮热，唇红颧赤，五心烦热，舌质红、少苔，脉细数。

（2）寒湿痹阻：足跟酸痛沉重，拒按，遇寒凉加重，得温则减，步履不变，恶风畏寒，舌质淡红或暗淡、苔薄白或白腻，脉沉紧或弦缓。

（3）气滞血瘀：足跟胀痛或刺痛，痛有定处，拒按，行走受限。舌质暗，脉弦数。

2. 针灸治疗

治法：急性期以行气活血、通经止痛为主，刺激量宜大，多行各种补泻手法；缓解期以补益肾气为主，多行平补平泻手法。以局部取穴为主，多取阿是穴及足少阴经经过局部或附近的腧穴。

主穴：阿是穴、昆仑、太溪、仆参、水泉、然谷。

方义：太溪是足少阴经的输穴、原穴，又是回阳九针穴之一，与足太阳经穴昆仑相配，可补肾壮骨、活血通络，再结合疼痛部位取足少阴经仆参、水泉、然谷和阿是穴疏通局部经络，以疏调局部气血，缓急止痛。

加减：老年患者，加养老。偏阳虚者，加命门、关元。偏阴虚者，加照海、劳宫。

操作：阿是穴可用多针齐刺，进针速度要快；太溪行烧山火手法，以足底产生温热感为度；仆参、然谷针尖刺入跟下；昆仑、水泉施平补平泻手法。中度刺激，留针30min。每日1次。

四、其他疗法

1. 隔药饼灸疗法

处方：阿是穴。

操作：将附子、肉桂等中药研粉用95%乙醇调成糊状备用。以纱布条围成一圆形箍，面积略大于疼痛面积，置于痛处（足底痛者可令患者取俯卧位，患足搁起，架于高度适宜的物体上，使足底面呈水平）。将药粉糊置于圆形箍中，厚度为1~1.5cm，再做一直径与高度均约5cm的圆锥形艾团，点燃，吹熄明火，将其放置在药粉糊（即药饼）上。在艾团燃烧的过程中，患者每次感觉灼热时，医者要立即将艾团取下，待患者感觉药饼温度降下来时，再将艾团放置到药饼上继续加热。如此反复，直到艾团完全燃尽，一次治疗即完成。每日治疗1次。注意：①艾团放置在药饼上以前，一定要将艾团上的明火吹熄，否则，明火遇到药饼里的乙醇会立即燃烧，发生烫伤。②治疗过程中，不要急于求成而灸量过大，以免发生烫伤。⑧糖尿病、高血压患者慎用此法，病情严重者禁用。

2. 小针刀疗法

处方：阿是穴。

操作：以盐酸利多卡因局部麻醉，进针刀时，刀口线和足纵轴垂直，进针达骨刺尖部，做横行切开剥离3~4下，切割时病理点会有挡刀感和阻力，松解后即可出针，刀口处贴创可贴，压迫1~2min。术毕，用手握患足掌部，使足背屈伸2~3次，同时另一手拇指向前后左右方向推顶跖长韧带和跖腱膜 2~3 次即可。

3. 腧穴贴敷疗法

处方：阿是穴。

操作：用醋调川芎粉贴敷，暖水袋中装入 32℃ 左右热水，将患侧足跟踩于其上，每晚治疗 20~40min。10 次为一疗程，可连用 3 个疗程，治疗期间可配合热水烫脚。

五、文献摘要

《肘后歌》：脚膝经年痛不休，内外踝边用意求，穴号昆仑并吕细，应时消散即时瘥。

《玉龙歌》：脚背痛起丘墟穴，斜针出血即时轻，解溪再与商丘识，补泻行针要辨明。

六、名家医案

患者，女，62 岁。2000 年 1 月 21 日初诊。患者于 1999 年 5 月到省外旅游后，感右足跟疼痛，劳累及活动后加重。1999 年 11 月参加老年登山比赛，下山后感右足跟剧烈疼痛，不能站立，跛行，经 X 线跟骨摄片未见异常。诊断为跟腱滑囊炎、跖筋膜劳损。予理疗及中西药物治疗 3 周，无效。于 2000 年 1 月 21 日来我科治疗。症见足跟下及足心胀裂感，晨起站立时较重。检查见右足跟部轻度肿胀，内侧压痛明显，足趾背伸时足底疼痛加剧，舌质暗红夹瘀、苔薄白、脉沉紧。辨证为肝肾亏虚，筋脉失养，气血凝滞，脉络痹阻。采用"跟痛六平穴"针刺 5 次，配合"骨痛灵洗方"熏洗，10d 后疼痛肿胀消失，行走如常，随访半年未复发。（谭保华，徐杰. 管遵惠治疗足跟痛的经验 [J]. 针灸临床杂志，1999，15（2）：5-6.）

七、小结

针灸对本病有一定疗效，常须配合其他疗法。若是由跖筋膜炎所引起的足跟痛，常采用矫形鞋垫，以垫高跖骨头近端，使跖骨头持重减少，并做跖趾关节跖屈及背伸运动。患者应注意适当休息，减少负重，控制剧烈运动。

（白　伟）

第十五节　坐骨神经痛

坐骨神经痛是指在坐骨神经通路及其分布区内发生的疼痛。根据发病原因，本病可分为原发性坐骨神经痛和继发性坐骨神经痛，原发性坐骨神经痛（坐骨神经炎）与感染、受寒、损伤等有关；继发性坐骨神经痛为神经通路的临近组织病变产生机械性压迫或粘连所引起的脊髓蛛网膜病变、腰及臀部肌肉筋膜病变。按其受损部位，继发性坐骨神经痛又可分为根性坐骨神经痛和干性坐骨神经痛。本病是极为常见的周围神经病，男性青壮年较多，多单侧发病。本病属于中医学"痹症"范畴，《灵枢》称之为"周痹"。

本病由于腠理空虚，营卫不固，感受寒湿之邪，其邪凝滞，经脉受阻，气血运行不畅而为寒湿痹症；如素为阳盛之体，内有蕴热，感受风寒湿邪，易于化热，形成湿热痹证；或因腰部用力不当，如弯腰负重，或提举重物，或肩荷重担，挫闪损腰，均可导致局部损伤，以致气滞血瘀，经脉不通，不通则痛，而为瘀血阻络之证。如本病迁延日久，病邪固着，病势缠绵难愈，久病则气血不足，筋脉失养，以致出现臀肌或腓肠肌萎缩，则符合肌痹的临床特征。

一、临床表现

一侧腰部、臀部、大腿后侧、小腿后侧和外侧及足部发生烧灼样、放射样或针刺样阵发性或持续性疼痛。原发性坐骨神经痛发病突然，无腰部外伤史，无明显腰背痛，感觉障碍不显著；继发性坐骨神经痛，有原发病可查，常伴腰背痛、咳嗽、喷嚏，排便可使疼痛加重，腰椎旁有压痛及叩击痛，腰部活动受限，下肢有放射痛，感觉障碍明显，肌萎缩明显。

二、诊断要点

（1）沿坐骨神经分布区域内有传导性、放射性疼痛。
（2）常见压痛点有坐骨切迹、臀中点、腘窝点、腓点、踝点。
（3）拉赛格（Laseg）征阳性，跟腱反射减弱或消失。

三、辨证施治

治法：疏通经络，行气止痛。针灸并用，用泻法。以足太阳、足少阳经穴为主。

主穴：①足太阳经型：环跳、阳陵泉、秩边、承扶、殷门、委中、承山、昆仑。②足少阳经型：环跳、阳陵泉、风市、膝阳关、阳辅、悬钟、足临泣。

方义：由于坐骨神经痛有沿足太阳、足少阳经放射疼痛两种情况，故循经取足太阳和足少阳经穴以疏导两经闭阻不通之气血，达到"通则不痛"的治疗目的。环跳为两经交会穴，一穴通两经；阳陵泉乃筋之会穴，可舒筋通络止痛，故可通用。

加减：有腰骶部疼痛者，加肾俞、大肠俞、腰阳关、腰夹脊、阿是穴，以疏调腰部经络之气；与天气变化有关者，加灸大椎、阿是穴，以温经止痛；气滞血瘀者，加膈俞、合谷、太冲，以化瘀止痛。

操作：诸穴常规针刺，用提插捻转泻法，以出现针感沿腰腿部足太阳经、足少阳经向下放射为佳。急性期每日 2 次，15d 为一疗程；缓解期每日 1 次，15 次为一疗程。

四、其他疗法

1. 电针疗法

处方：根性坐骨神经痛取腰$_{4\sim5}$夹脊、大肠俞、关元俞、阳陵泉、委中，干性坐骨神经痛取环跳、秩边、阳陵泉、委中、足三里、昆仑、侠溪。

操作：进针得气后，将每对导线上下连接，用脉冲电针治疗仪，采用密波，电流量由小至大，每日 1 次，每次 10～15min，10 次为一疗程，休息 3d。

2. 腧穴注射疗法

处方：腰$_{4\sim5}$夹脊、秩边、环跳。

药物：维生素 B_1 注射液、维生素 B_{12} 注射液或 1%～2% 盐酸普鲁卡因注射液。

操作：以上腧穴任选其一，维生素 B_1 注射液或维生素 B_{12} 注射液，每穴注入 0.5～1ml，每次 2～3 穴。疼痛剧烈者可用 1%～2% 盐酸普鲁卡因注射液 5～10ml 注入相应腧穴。

五、文献摘要

《针灸甲乙经》：腰以下至足，清不仁，不可以坐起，尻不举，腰俞主之。髀痹引膝股外廉痛，不仁，筋急，阳陵泉主之。

《神应经》：腰脚痛，环跳、风市、阴市、委中、承山、昆仑、申脉。

《针灸大成》：腰脚疼痛，委中、水沟。

《普济方》：腰不遂，上髎、环跳、巨虚下廉。

六、名家医案

关某，男，50岁。因左腿疼痛半月余，于2003年1月9日入院。患者腰痛史10余年，每因劳累后可诱发加重，休息后可自行缓解，半月前出差，途中感受风寒，后出现腰臀部疼痛，向左下肢放射，活动受限，影响睡眠，单诊为坐骨神经痛，口服维生素 B_{12} 及止痛片等药，左下肢疼痛更剧，痛如刀割，遂入院治疗。患者痛苦面容，强迫体位，喜卧健侧，左臀外侧及腘中均有压痛，左下肢直腿抬高试验（＋），左侧屈踝试验（＋），左侧分髋试验（＋），病理反射未引出，血压130/80mmHg，脉率80次/min，腰椎X线片示腰椎退行性骨关节病。舌暗红，苔白，脉弦。中医诊断：痹证。西医诊断：腰椎增生性关节炎，继发性坐骨神经痛。辨证：患者腰痛经久不愈，复感风寒之邪，邪侵肌表，太阳受之，故足太阳脉阻，气血痹阻，不通则痛，故见"腘如结"、"腰似折"等经脉病候。治则：祛风散寒，活血通络。取穴：大肠俞、秩边、环跳、委中、阳陵泉。治疗经过：每日针2次，经治疗3d患者左下肢疼痛减轻，可以下床站立。1周后可以行走，左下肢直腿抬高试验（－），2周后腰及左腿疼痛消失，活动自如，痊愈出院。（石学敏．石学敏针灸全集［M］．2版，北京：科学出版社，2006：613–614.）

七、小结

本病如由肿瘤、结核等原因所引起者，应治其原发病；由腰椎间盘突出引起者，可配合牵引或推拿治疗。急性期应卧床休息2~3周，腰腿部注意保暖，睡硬板床。

（白　伟）

第十六节　软组织扭伤

软组织扭伤是指四肢关节或躯体部的软组织（如肌肉、肌腱、韧带、筋膜、脂肪垫、软骨和血管等）损伤，而无骨折、脱臼、皮肉破损等情况，又称伤筋。

本病多发生于踝、膝、腰、髋、腕、肘等部位，其中，踝关节扭伤是软组织扭伤中发生率最高的，膝关节扭伤主要是指膝关节侧副韧带损伤，髋关节扭伤多发生在5~10岁人群。

本病多由剧烈运动或负重持重时姿势不当，或不慎跌仆、冲撞、牵拉和过度扭转等原因，引起某一部位的皮肉筋脉受损，以致经络不通、经气运行受阻、瘀血壅滞局部而成。

一、临床表现

扭伤部位疼痛，关节活动不利或不能，继则出现肿胀。伤处肌肤发红或青紫。兼见皮色发红多为皮肉受伤，青色多为筋伤，紫色多为瘀血留滞。

1. 踝关节扭伤　有明显的外翻或内翻扭伤史。扭伤后踝部骤然疼痛，活动功能受限，活动时疼痛加剧，踝部内外侧或前外侧、足背部肿胀，皮下瘀斑。韧带牵拉试验阳性。X 线片有时可见移位现象。

2. 膝关节侧副韧带损伤　有明显的膝部扭伤史。扭伤后膝部内侧或外侧肿胀、疼痛，功能障碍，股骨内上髁、外上髁或腓骨小头处关节间隙压痛。侧向试验阳性。X 线片检查，可见膝外侧关节间隙增宽或腓骨小头撕脱骨折。

3. 腰扭伤　有腰部扭伤史。扭伤后立即出现腰部剧烈疼痛，呈持续性，休息后减轻、但不消除，咳嗽、喷嚏、用力排便等腹压增大时疼痛加剧，腰部僵直，活动功能受限。腰部肌肉紧张痉挛，压痛点多在棘突旁骶棘肌处。直腿抬高试验阳性，但加强试验阴性，骨盆旋转试验阳性，骶髂关节分离试验阳性。X 线片检查，一般无骨折或脱位等异常改变。

4. 腕关节扭伤　有腕关节扭伤史。扭伤后腕部肿胀、疼痛，活动功能受限，活动时疼痛加剧。在韧带撕裂部有明显压痛。伤侧腕韧带牵拉试验阳性。X 线片检查一般无异常改变。

5. 肘关节扭伤　有明确的肘部扭伤史。扭伤后肘部肿胀、疼痛，活动功能受限，活动时疼痛加剧。严重者关节不稳，侧向试验阳性。X 线片检查一般无异常改变。

二、诊断要点

（1）有明显的扭伤史。
（2）局部疼痛、肿胀，活动受限。
（3）韧带牵拉试验阳性。
（4）排除骨折、脱位。

三、辨证施治

1. 辨证分型　首先根据症状部位分别诊断，主要包括踝关节扭伤、膝关节侧副韧带损伤、腰扭伤、髋关节扭伤、腕关节扭伤、肘关节扭伤、肩关节扭伤等。此外根据症状分清新伤、旧伤。

2. 针灸治疗　适用于腰扭伤、髋关节扭伤、腕关节扭伤、肘关节扭伤、肩关节扭伤等。此外，应根据症状分清新伤、旧伤。

治法：以受伤局部取穴为主，配合远端取穴。肿胀及瘀血明显者可用刺络放血法，属陈旧伤者可用灸法。以局部穴为主。

主穴：①踝部，阿是穴、申脉、丘墟、昆仑、照海、解溪。②膝部，阿是穴、内膝眼、犊鼻、膝阳关、梁丘、血海。③腰部，阿是穴、肾俞、腰阳关、委中、水沟、后溪。④腕部，阿是穴、阳溪、阳池、外关。⑤肘部，阿是穴、曲池、小海、天井、手三里。

方义：取局部腧穴和阿是穴可祛瘀消肿、通络止痛。配穴：可根据受伤部位的经络所在，配合循经远端取穴。操作：根据损伤部位选取适合体位，毫针常规刺法。急性期用泻法，留针 15～20min 即可；恢复期用补法或平补平泻法，留针 30min。每 5～10min 行针一次，每日 1 次，5 次为一疗程。

四、其他疗法

1. 艾灸疗法

处方：同"针灸治疗"。

操作：每次选 2～3 穴。①艾条灸，每次每穴 15～20min，以患部皮肤红润、有温热感、无灼痛为宜，每日 1 次，7 次为一疗程。灸疗时，患部可配合做小范围有规律的缓慢运动。②温针灸，每次每穴 3 壮，每日 1 次，7 次为一疗程。

2. 耳针疗法

处方：神门、扭伤部位相应耳穴敏感点。

操作：用压丸法，间歇性按压，每日按压 3～5 次。每 5d 更换一次，6 次为一疗程。

3. 拔罐疗法

处方：患部局部及附近肌肉丰厚处。

操作：拔罐后留罐 5～15min。急性期多在针刺后或三棱针点刺后配合使用。

4. 皮肤针疗法

处方：阿是穴、损伤局部腧穴。

操作：将颗粒型皮内针埋入上述腧穴，每 5～7d 换埋针一次。本法主要用于恢复期。

五、文献摘要

《肘后歌》：打仆伤损破伤风，先于痛处下针攻。脚膝经年痛不休，内外踝边用意求，穴号昆仑并吕细，应时消散即时瘥。

《类经图翼》：腰挫闪痛，岂止艰难，脊中、肾俞三壮，命门、中膂俞、腰俞俱七壮。

六、名家医案

姜某，男，45 岁。2004 年 9 月 5 日就诊。主诉：右踝关节剧烈疼痛 1d。病史 1d 前因行走不慎外翻扭伤右踝关节，疼痛剧烈，行走不便。检查见右踝关节外侧肿胀、青紫，压痛较剧烈，X 线摄片排除骨折。诊断为右踝关节扭挫伤。治则：活血止痛，化瘀消肿。取穴：解溪、昆仑、丘墟、悬钟。针刺得气后行捻转手法，接电针治疗仪，刺激 30min，每日 1 次，配合外敷中药。4d 后关节肿胀消失，踝关节在正常活动范围内无明显压痛，行走自如。（王洪峰. 针医百案 ［M］北京：科学技术文献出版社，2007：215.）

七、小结

本病系针灸治疗传统适应证之一，方法多样，以刺灸法为主，疗效确切。扭伤后 24h 内应冰敷以加强止血、减少渗出，24h 后热敷以帮助活血化瘀。若伴随有韧带断裂，应配合外科处理。

（白 伟）

第二十六章　现代难病针灸治疗

第一节　针灸治疗难病的优势与地位

一、概述

难病，又称难治病。它通常是指缺乏有效防治方法的一类疾病。从 20 世纪末以来，随着对难病研究的深入，对其概念的认识逐步趋于明晰。

首先，不同的医学体系有着不同的认识。难病，中医称为疑难病，是中医学术常用的一个比较古老传统的概念。然而这个概念，自古至今论述颇多，但一直未能取得统一的认识或意见。目前的共识是，疑难病是指在医学发展过程中的某一时期内，学术界所公认的，具有诊断辨证难、临床治疗难等特点的临床各科疾病的总称。疑，主要是指诊断或辨证方面而言，症状纷杂或罕见，证候疑惑，病机复杂，致使辨证难明，诊断难定。难，主要是指治疗方面而言，或诊断不明，无法治疗；或诊断已定，疗效不佳，甚至治疗无效。在《黄帝内经》、《伤寒论》、《金匮要略》等众多的中医经典著作中，对一些医家困惑不解、疗效不佳、预后不良的疾病，多用难治、难已、不可治、不治、死不治、逆证、死证等概念来描述，这些均有疑难病的类似概念。

中医疑难病的概念与西医现代难治病范围不尽相同。疑难病除难治外，还有辨证诊断不易方面的含义，而现代难治病是一个比较新的概念，多指现代医学领域中的疾病，诊断往往并不难，而是难在医学界公认没有好疗法或疗效不佳，以难治为主要特点。有些疾病，中医、西医专家均认为属于疑难病或难治病，这应该占多数；但也有少数疾病，西医认为是难治病，但对中医来说，不一定是难治病，如某些心身性疾病、骨伤科和肛肠科病症；当然，也有相当部分中医的疑难病，在西医看来已不疑不难。因此，中医疑难病与西医难治病既有联系又有区别。本书介绍的是中西医均感棘手的难治病。

其次，难病还存在时间性和空间性。它的时间性，是指随着医学科学的发展，不同时期或时代，有不同的难治病界限。如在汉代，最困扰当时人群的难病就是伤寒病。这类疾病使得张仲景家族"犹未十稔，其死亡者，三分有二，伤寒十居其七"。后来，通过张仲景"勤求古训，博采众方"，确立了临床辨证论治的原则和方药，使这类病症得以控制；金元时期，由于战乱频仍，内伤病成为令人束手的难治病，于是李东垣、朱丹溪等脱颖而出，转难治为可治。明清时期瘟疫猖獗，成为当时的难治病。吴又可、叶天士深入观察发病特点，推究病因，探索规律，拟订治法，创立了独树一帜的温病学派，有效抑制了温病。又如曾肆虐于全球的天花、鼠疫、脊髓灰质炎等一些传染病，当其相应的疫苗问世之前，无法控制其传播和对人类的严重摧残；在抗生素问世之前，人们对败血症等许多感染性疾病也无能为力，这些在当时都可称之为难病。这些难病，随着得以攻克，也就化难为易了。即使是现代最令人闻之色变的难治病如肿瘤、艾滋病之流，一旦在医学认清其本质并获得有效的防治方法之后，也就将退出难病的历史舞台。它的空间性，实际上是指存在形式。有学者认为，难病有三种存在形式。一是普遍存在形式。也就是说这一类难病，跨地区、跨国界，乃至全球都存在，如上述的传染性、感染性疾病以及肿瘤等大多数难病，都属于普遍存在的难病。二是部分存在的形式。鉴于不同国家，不同地区、单位或个人，因科学技术、经济条件、认识水平等各种因素的差异和发展的不平衡，对解除疾病危害的能力必然有先有后，有强有弱，有高有低。有些疾病，在发达国家能治疗，我们及一些发展中国家尚难以治疗；同样，有些我们可以治疗的疾病，在发达国家也不一定能治愈，这就是局部性或地区性难病。三是偶尔出现或存在的难病，一般是指误诊、误治的病症，这多指医务人员的责任心、医疗作风、道德修养以及技术认识水平等方面的缺陷，使得临床上一些本来可以治好的疾病变为不治。

最后一点，难病在我国还可以分为传统难病和现代难病两大类。其主要特点是：多为在时间上跨越较长的时代，在空间上则普遍存在于我国各地的难治性疾病。其中，传统难病是指古代医家比较公认的难病，如内科中的"风、痨、臌、膈"。传统难病虽在一定程度上受到个别医家的诊疗水平而上下浮动，但一般而言，都具有下列特征：①表现稀奇，临床少见，证候奇怪，使医者难以理出头绪。②临床疑似，病证多种，证候相似，难于互相区别。③病机复杂，六淫相兼，寒热错杂，虚实互见，内外同病；或治疗失时，病势急变，危及生命；或大虚大实，复因外感内伤等夹杂变化，总之，辨证难以抓住关键。④病程漫长，多因病邪深伏体内，正气无力伏邪，治疗不易奏效；或虽能一时取效，但病根不去，反复发作。⑤病证广泛，表现为多脏腑同病，多系统异常，辨证与治疗难以照顾全面。⑥治疗棘手，若攻邪，则正气不支；或扶正，则邪气有碍。

现代难病，据目前国内外比较一致的意见，其概念可做如下表述：迄今为止病因不明，或病因虽明（包括部分清楚），但现代医学尚无特效疗法的一类疾病。这类疾病多呈慢性过程，并对病人生理、心理、家庭和社会带来不同程度的不良后果。它有两个特征：其一是难治性，传统难病可以是疑而不难，或当时难，现在不难，如"风、痨、臌、膈"中的"痨"，现代就不算难治病（除难治性肺结核外）；而现代难病则是各种现存的医学体系都认为是难治的。其二是历史性，即现代难病是指当代难治的病，而不是被某一历史时期所认为的难治病。本书主要讨论现代难病。现代难病，目前一般指遗传性疾病、病毒性疾病、代谢性及内分泌失调性疾病、免疫性疾病，还包括环境污染与公害、药物滥用与药害、生活方式不良与食品安全、社会心理失衡等综合因素所导致的疾病。这类疾病往往表现为：①涉及多个脏器，特别是神经、内分泌、免疫、血液、心血管系统，代谢及结缔组织疾病等。②不少属于心身性或先天性的疾病，或各种各样的疾病后遗症，特别是心身性疾病，已经越来越引起人们的注意。如恶性肿瘤患者，其个性特征以惯于克制、谨小慎微、忧虑重重、情绪压抑多见；而社会心理紧张引起的恶劣情绪，往往可以降低和抑制机体的免疫能力，减弱免疫识别，消除对恶性细胞的监视作用，从而使突变的细胞株得以增殖。③多属于个体医学疾病，也就是说，这类疾病的发生，遗传、体质和生活因素起着十分重要的作用。

现代难病和传统难病有一定联系。有些目前仍归属难治的病症，在我国古代医籍中就有类似的记载，如《黄帝内经》所述的"脉痹"等，颇与现在的"主动脉炎综合征"、"重症肌无力"相似；而《金匮要略》所载的"狐惑病"，其症状与白塞病相类同，这样的例子相当多。值得一提的是，多数现代难病，或是古代医家只是做过模糊的描述，如脘痛、嘈杂，就可能包含萎缩性胃炎等病；或未被重视，如癌症，古籍中只是作了比较零星的记载；或未被发现，如全身型红斑狼疮、再生障碍性贫血等；而另有一些则是在现代才出现的，如艾滋病之类。

正因为现代难病和传统难病有一定的联系，我国古代医家的大量实践所取得的经验，毫无疑问是具有一定借鉴意义的。

二、优势与地位

从根本上说，现代难病是当代西医学家从生物医学模式的疾病观念中产生的一种分类概念。按照生物医学模式规定，对任何一种疾病都须尽力弄清病原（体）、病位及病理改变，并主要应用化学药物来补救机体功能的缺陷，运用外科技术来消除脏器的病变。也就是以消除致病因素，纠正病理改变为治疗主导思想。其具体过程为：首先通过各项检查，根据病原体的确定和临床症状得出病名诊断和病理诊断，然后选用对病原体具有特异性的药物或病理部位的手术，即可获得相当的疗效。这种诊疗思想的优点，虽能达到诊断与治疗的一体化、规范化，且能获得重复性强的治疗效果。但是现代难病，如前所述，系属于个体医学多脏器疾病，病因复杂隐匿，疾病的发生和变化受到多种因素的影响和牵制，涉及脏器广泛。因为病因不明，难以用已知的化学药物治疗；或因病变复杂广泛，难以施展外科手术，因此用固定的、规范的生物医学模式的诊治方法往往难以奏效。同时，这类以对抗为主要特征的方法，又往往忽视人体自我防卫抗病和自我调整的巨大能力，更不利于现代难病的治疗。西医学之短，恰恰是中医针灸之长。

（一）优势

面临现代难病的严峻挑战，特别是源于中医学而又以非药物疗法为主的针灸医学却越来越显示出它的独特作用和优势。其作用可表现在以下几个方面：

1. 认知优势　主要是通过整体动态观察，有助于深入认识现代难病的本质。这是因为针灸学与中医药学属于同一医学体系的两大重要组成部分，最主要的特点之一是从整体的角度，动态考察人体。这个整体既包括整个外环境，诸如气候、地理、时间乃至社会生活等各种因素对人体的影响，也包括整个人体本身，诸如心理、体质，以及脏器之间的作用等。而所谓动态是指在内外环境变化中，时刻注意阴阳消长，疾病的发生、发展、转化过程。针灸学的这一特点，显然有助于加深对病因复杂、变化错综的现代难病的认识，并开拓诊治思路。

2. 诊断优势　首先，目前不少现代难病尚属病因不明，因此难以运用有效的治疗方法。而依据中医针灸学逆向思维的特点，则可从疾病所呈现的证候，去推求发病原因及病变机理。这种从机体反应状态中来认识疾病的方法，中医针灸学称之为审证求因。它对不少现代难病的诊治有着不可忽视的作用。进而分型辨治，组方用穴，选择适当的手法。其次，按照病在内、形于外的学说，根据经络穴位能反映脏腑病证的特点，临床上还常通过对经络、穴位的望诊或触诊来发现疾病，其中也包括现代难病。近年做得比较多的是对耳穴的研究，包括视诊、触诊及电测等法，用以诊断胃炎、肝硬化及肝癌、胃癌、肾癌等多种恶性肿瘤（黄丽春，耳穴诊断学．科学技术文献出版社）。当然目前还是经验积累阶段，有待进一步验证。

3. 治疗优势　通过大量的医疗实践，中医针灸学已积累了一整套独特的治疗手段。首先是，现代难病证候复杂，多涉及整个机体，且往往病程漫长而又变化多端。中医针灸学的辨证施治方法适应现代难病治疗的要求，具有具体问题具体解决的特点。不仅可以根据其所表现的证候进行细致的整体分析，而且可以在不同的病程阶段做动态处理。这对于以个体医学为特征的现代难病治疗有着十分重要的意义。现代难病，中医学认为多属于寒热错杂，虚实并存，邪正混乱，升降失常，造成机体失衡状态。现代西医学的病因治疗措施，由于难以从整体上加以调整，在现代难病诊治上往往顾此失彼，容易造成机体新的失衡。如采用化疗或放疗治疗恶性肿瘤，其毒副作用就相当明显。相反，中医和针灸学十分重视调理二字。调者，调其阴阳，使其平衡；理者，理其邪正，平其逆乱。通过寒热并用、攻补兼施、刚柔合法、升降同用等多向调节之法，用复杂之方，治复杂之病，使机体从失衡状态中获得恢复。如以肝硬化为例，早期肝硬化，通过辨证，其病理状态是气血瘀结，体质状态是气虚脾弱，其特点是病实体虚，虚实互间，至晚期，则其病本在肝，病机是虚，病原是瘀，病标是水。治疗上强调须根据虚实情况，虚者先补后攻，实者先攻后补，虚实兼夹则攻补兼施，从而可取得较好的治疗效果。

其次，是通过对机体的全面调整来达到治疗难病，使机体获得新的动态平衡。这也是最重要的作用。针灸不是以疾病为治疗对象，而是以病人为治疗对象，以人体生理学的一个独特方面——能量学为基础，用毫针或其他刺激方式作用于穴位，激发病人体内的抗病因素，使疾病转愈。随着心身医学进入科学发展阶段，已经发现有很大一部分现代难治病属于心身疾病。如目前公认的心身疾病就有心律失常、原发性高血压、血栓闭塞性脉管炎、支气管哮喘、溃疡病、慢性胃炎、胃下垂、溃疡性结肠炎、糖尿病、甲状腺功能亢进症、脑血管意外及其后遗症、自主神经功能失调、遗尿症、慢性关节炎、斑秃、银屑病、耳鸣、青光眼、习惯性流产、某些恶性肿瘤、系统性红斑狼疮等。以上这些心身疾病均属于难治病，而心身疾病十分适宜使用将病人作为治疗对象的针灸疗法。

在古今医家大量实践的基础上，特别是近几十年来的大量临床和实验研究，都已证实针灸对整体的调整有两大特点，第一个特点是：双向的、多环节、多途径及多水平的。小小的毫针和艾炷，正是通过对全身各器官系统诸如神经、呼吸、消化、心血管、血液、内分泌、免疫及生殖泌尿等的有效调节，才起到治疗病证作用的。如机理研究证明针刺可以提高大脑皮质相应区域神经细胞的兴奋性，从而能解释针灸治疗皮质盲、发作性睡病、中风后遗症、小儿脑病后遗症之所以能有效；另一些工作提示，针灸可能借助特定的皮质－网状－脊髓通路，一方面直接调整造血器官的造血功能，另一方面又对血细胞的储存、释出等再分配过程加以调节，这样就意味着有可能治疗多种血液病；另如糖尿病，针灸通过对神经内分泌系统的影响，可以有效地调节血糖水平、胰岛功能、血脂含量及多种有关的活性酶等，达到治疗作用。第二个特点则是，针灸在调节的手段上具有多个可变参数，优化这些参数，可以不断提高其调整的水平和效能。这些参数，包括对不同穴位的选择、组合；不同的穴位刺激方法选择，如针刺、艾灸、电针、穴位激光照射、皮肤针、穴位注射等等；不同的刺激参数的选择，如针刺的强度、频率、幅度、运针及留针时间等。不同的参数可以产生不同的调节作用。以对免疫系统影响为例，发现不同量的刺激，弱刺激可使单核－吞噬细胞系统吞噬功能提高，强刺激反使之降低；而不同质的刺激，体针、电针和艾灸虽都可使单核－吞噬细胞系统的吞噬功能提高，但效应的强弱却有明显差别，依次为：电针＞艾灸＞体针；至于穴位与非穴位，穴位与穴位之间，以及不同的穴位组合，其作用都有差异。也正因为如此，它可以适应证候复杂多变、病变涉及广泛的现代难病的治疗要求。上述二点，恰恰是以对抗治疗为主要特点的现代药物和手术疗法所难以达到的。总之，这种治疗方式对难病的攻克有重要的意义。当然，对这些针灸参数进行最优化研究，发挥其尽可能大的调节作用，更有效地治疗难治病症，还有很艰巨的工作要做。

4. 协同优势　这是针灸在难病诊治中又一重要特点。由于现代难病病因不明、证候复杂、病变广泛，病程漫长。运用单一疗法，难以获得满意的效果。针灸不仅仅本身可以采用多个穴位刺激之法进行协同治疗，还可以配合各种中西药物或手术疗法，也可以配合各种非药物疗法，如推拿、气功等，从而充分适应现代难病的治疗。大量临床实践证实，在难病治疗过程，针灸可以充当三种协同角色。一种是单独应用针灸自身的各种疗法协同作战进行治疗，有学者在多种难治性眼病的治疗中，就将不同的穴位刺激法进行整合优化，协同治疗，取得了较好的疗效；一种以针灸唱主角，其他疗法协同参与，这种情况最为多见；三是以其他疗法为主，针灸唱配角，如抗肿瘤治疗中，针灸可以对抗放化疗的副反应，增强机体免疫功能等。还应指出的是，不仅不同的病症，针灸扮演的角色不一样，而且在难病的不同阶段也可以转换角色，或主或次。如难治性面瘫的早期，针灸只是次要的，至恢复期，就成为主要力量了。值得一提的，针灸的协同作用还有自己的特点，可以在同一种难病治疗中发挥多方面协同作用。如抗癌治疗，针灸既能增强免疫功能，使癌肿缩小，又能抑制癌肿疼痛，同时还可以对抗化疗或放疗治癌时所出现的毒副作用。

（二）地位

针灸在难病治疗中的地位是和它的作用分不开的。当前，在与现代难病的斗争中，现代西医学仍然是主要的力量，但是由于认识上、理论上、技术上等多种原因，它正面临困境。鉴于中医针灸具有上述明显的优势和特点，故在现代难病的防治中，越来越受到重视。

国际上，不少有识之士已经充分认识到中医针灸的重要价值。日本名古屋大学教授版本信夫指出："现代医学似乎已形成了这样一种常规，即在医疗上每逢束手无策时，就向东方医学求援。"早在二十世纪八九十年代，日本医界已通过多种渠道向我国传统医学界提出协作建议，希望针对几十种现代难治疾病，共同研究高效治疗方法。非洲一些国家向我国提出对包括艾滋病在内的多种难病的治疗援助要求。我国的中医药院校及研究机构也正在和欧美的不少国家开展有关以针灸为主的课题的合作研究。其中，不少已取得了令人瞩目的成果。

事实也如此，近三十年来，特别是进入新世纪以来，我国两支力量正在崛起，一支是中医药学，它在整体、动态的思想原则指导下，运用辨证论治的方法，充分发挥中草药的潜力，已对一百余种难病进行了为时数十年的实践，并证明效果是确切的。另一支则是针灸医学。针灸学正如前述，其理论体系和诊治原则与中医药学一致。但在治疗方法上，则可归属于以整体调节为特点的能量医学。能量医学是一种特殊的医学形式，由于其在治疗中所显示的越来越重要的作用，正在日益引起世界医学界的重视。针灸学是世界上最古老而实践范围最大的能量医学。从 20 世纪 50 年代以来，针灸治疗的疾病谱正在逐渐发生改变，如果说50、60 年代主要还停留在传统常见病的治疗方面的话，从 60 年代后期，特别是 70 年代，针灸已被广泛用于诸如急腹症、休克等现代急症。而进入 80 年代以后，进一步移向了现代难病。从有学者依据文献学统计针灸治疗的 532 种病症中看，现代难病占据了很大比例。以内科为例，目前医学界公认的约 90 种左右的现代难病中，针灸几乎全部涉及。本书所选的较为成熟的就达 50 种左右。这实际上是医学科学赋予针灸的任务和目标，也是针灸学自身发展的需求。因为只有在突破或补充现有医学理论的局限性，适应疾病的治疗要求中求得生存和发展。攻克现代难病，是全世界医务工作者的共同心愿。因此，中医针灸学研究、治疗难治病，将有助于它更迅速地走向世界，通过与西医互补和合作，促进两种不同体系医学的全面结合，共同为人类健康作出更大贡献。

最后，值得一提的是，尽管针灸在现代难病治疗中具有重要的作用和不可忽视的地位，但是难病证候复杂，病变广泛，只有多种治疗协同作战，才能取得更好的疗效。同时，针灸的作用特点是促进机体自我调节功能，也就是说，针灸的效能只能建立在人体自我调节功能的基础上，一旦超出机体本身调节范围时，仅仅依靠单一的针灸是难以获效的。因此要防止"万病一针"的偏向。其次，针灸治疗现代难治病，尽管已经取得了大量绎验，但是，离成熟还有相当大的距离，对针灸治疗难治病的临床规律性，有待进一步探索和完善；其防治机理更有待进一步揭示和阐明。这些都有大量的工作需要去做。

（刘文郁）

第二节　慢性支气管炎

一、概述

慢性支气管炎（简称慢支）是一种严重危害人类健康的疾病，以咳嗽、咳痰或伴有喘息及反复发作的慢性过程为主要临床表现，即所谓"咳"、"痰"、"喘"、"炎"为特征。慢性支气管炎的病因极为复杂，主要与大气污染、吸烟、感染、过敏及气候变化等有关，但迄今为止，尚有许多因素还不清楚。目前尚无特效疗法。

慢性支气管炎，中医归属于咳喘，尤属痰饮、咳嗽范畴。

针灸治疗咳喘病，在《内经》中即有多处记载，如《灵枢·五邪》云："邪在肺……寒热，上气喘，汗出，咳动肩背。取之膺中外腧，背三椎之旁，以手疾按之，快然，乃刺之，取之缺盆中以越之。"至《针灸甲乙经》，进一步提到应针对不同症状取用不同穴位。《备急千金要方》还载述了一种艾熏之法，治疗咳喘，方法是"以熟艾薄薄布纸上，纸广四寸，后以硫黄末薄布艾上，务令调匀，以获一枚，如纸长，卷之作十枚。先以火烧缠下去获。烟从孔出，口吸烟，咽之取吐，止"（《备急千金要方·卷十八》）。在后代的医著，如《针灸资生经》、《医学纲目》及《神灸经纶》等，都有大量记载。

从20世纪50年代起，针灸已经成为国内治疗慢性支气管炎的常用方法之一。在此之前，意大利的维内依（A·Vinaj）教授等采用针刺之法，于20世纪30年代曾有效地治疗了多例喘息性支气管炎，并获良效。至20世纪70年代，随着我国大规模防治慢性支气管炎工作的开展，使针灸治疗本病获得了迅速的推广和发展。近三十年来，本病的针灸防治工作更趋深入。总之，几乎所有的穴位刺激之法都被试用于本病的治疗。

通过长期大量的观察，发现对于慢性支气管炎患者来说，无论是急性发作期的寒证、热证，还是慢性迁延期的肺虚咳痰、脾虚痰滞和肾虚喘促及缓解期，针灸都有一定疗效。有人曾统计针灸治疗的18 400余例病人，其总有效率为70%～97%，部分患者获得临床治愈或临床控制，多数患者临床症状有所改善。表明针灸治疗本病的疗效是肯定的。

总之，针灸是治疗慢性支气管炎的主要疗法之一。

二、古籍记载 （咳喘）

（一）取穴

天突、肺俞、身柱、风门、膻中、足三里、肾俞、太渊、列缺、直骨。

直骨穴位置：乳头直下一指。妇人按其乳直向下，乳头所到处。

（二）操作

每次取四五个穴。天突穴在针刺时，取仰卧位，先与水平呈15°角平刺，入皮后缓缓送针，至针尖如觉抵触硬物，即为气管。宜略退0.1~0.2寸，改向下横刺，在胸骨柄后缘和气管前缘之间，慢慢进针，刺入1~1.5寸，以得气为度。肺俞、身柱，针后用呼吸补泻法，急性发作期用泻法，慢性迁延期用补法；膻中、肾俞用灸法。肺俞亦可针后加灸。直骨穴为古人治久嗽不愈之验穴，可用赤豆大艾炷灸3壮。四肢穴用针刺，平补平泻，留针15~30分钟。

（三）古方选辑

《针灸甲乙经·卷之九》：咳逆上气，唾喘短气不得息，口不能言，膻中主之。

《备急千金要方·卷十八》：上气咳逆，短气胸满，多唾，唾恶冷痰，灸肺俞五十壮。

《丹溪心法·卷二》：治嗽灸：天突穴、肺俞穴，大泻肺气。

《医学纲目·卷之二十六》：治咳嗽：身柱（三分，泻三吸）、至阳（三分，补三呼）。不已，再取后穴：肺俞（寸一分，沿皮向外一寸半，泻六吸。寒痰红痰，俱是虚补实泻）。又法：风门（一分，沿皮向外一寸半）。

《针灸大成·卷九》：久嗽不愈：肺俞、三里、膻中、乳根、风门、缺盆。

《神灸经纶·卷三》：咳嗽：丹田、膻中、身柱、列缺、天突、俞府、华盖、乳根、风门、肺俞、至阳。久嗽不愈：将本人乳下约离一指许，有低陷之处与乳直对不偏者，名直骨穴。如妇人，即按其乳头直向下，看其乳头所到之处，即是直骨穴位。灸艾三炷，艾炷如赤豆大。男灸左，女灸右，不可差错。

三、电针

（一）取穴

主穴：大椎、陶道。

（二）治法

选用28号毫针，令病人取正坐位，头稍低下，针尖约呈45°角，斜向头部方向刺入，深度一般在1.8~2寸左右，以有酸胀等得气感为度，但不要求出现向躯体放射的针感。当接通电针仪后，患者须感到前胸部有电麻样感，如未达胸部，应适当调整针刺的角度与深度。电针频率为80次/分，电流强度3~20mA，以病人能耐受为宜，用可调波。均留针20分钟，隔日一次。10次为一疗程，间隔3~5天，继续下一疗程。孕妇及有出血倾向者，忌用此法。

（三）疗效评价

近期控制：咳嗽、咯痰、喘息等症状及肺部阳性体征均消失，且未复发；显效：症状明显好转、体征消失，偶有复发；有效：症状与体征均有好转，但易复发；无效：体征或症状未见好转或反加重。

共治疗 1 493 例，按上述标准评定，近期控制：793 例，显效 382 例，好转 245 例，无效 73 例，总有效率为 95.2%。内有 80 例为住院病人，其总有效率达 98.7%。经与内服西药（SMZ、四环素、咳必清）比较，亦以电针治疗为佳。

四、穴位敷贴（之一）

（一）取穴

主穴：分 2 组。①肺俞、心俞、膈俞、肝俞、脾俞；②天突、神阙、膻中、命门、灵台。

配穴：喘息加大椎、定喘；脾虚加足三里、丰隆；肾虚加肾俞、膏肓。

（二）治法

敷药制备：

（1）参龙白芥散：白芥子、细辛、甘遂、吴茱萸、苍术、青木香、川芎、雄黄、丁香、肉桂、皂角各等量，红参为 1/10 量，每 10g 药用海龙 1 条。均研细末，密封保存。使用前加适量麝香、冰片。用时以鲜姜汁调成糊状，做成直径 1cm 的圆饼。

（2）白芥子、细辛、白芷、甘遂、轻粉各等份，研细末，用蜂蜜做成蚕豆大药饼。

治疗时，每次取一组穴位，两组穴位交替，据症加穴。药物亦选一组。用参龙白芥散，应先令病人取适当位置，每穴拔罐 5~10 分钟（7 岁以下只拔神阙，其他穴贴药）。然后，贴上药饼，用胶布固定，20 小时后取下，个别痒甚者 3 小时取下。于每年夏天入伏起，头伏的 10 天中任选一天贴穴，以后每隔 10 天贴一次，共 3 次；冬季入九起，头九的 9 天内任选一天治疗 1 次，以后每隔 9 天贴一次，共 3 次。一年连治 6 次为一疗程，连治两个疗程以上。

第 2 组药，可于平时贴敷，每次选 1 穴（双侧），先拔罐 5~10 分钟，然后用生姜涂擦穴位，令热，置饼于其上，以胶布固定。每次贴 24~48 小时，3~4 天贴敷一次，10 次为一疗程。疗程间隔 7~10 天。

（三）疗效评价

基本痊愈：经两年以上观察，咳、痰、喘、炎等症状未复发，基本上不感冒或少感冒，肺部无啰音及哮鸣音，未再服用治疗本病的对症药物，体力恢复，能从事正常劳动；显效：咳、痰、喘、炎的程度和发作次数，经两年观察，较治前减轻和减少 2/3 以上，基本上不用对症药，偶有发作，对症处理 5~10 天可控制到治前水平；有效：咳、痰、喘、炎的程度、发作次数和持续时间等持续两年以上好转 1/3~1/2，对症用药量减少 1/2，或最后一年基本达显效以上者；无效：病情好转程度，发作次数和持续时间、用药量减少均不足 1/3 者，或时轻时重，最后一年发作持续两个月以上者。

共治疗 922 例，总有效率在 76.3%~95.7%。其中 503 例，以参龙白芥散贴敷，按以上述标准评价，基本痊愈 312 例，显效 82 例，好转 65 例，无效 44 例，总有效率为 91.2%。本法对单纯型慢性气管炎较好，对喘息性慢性气管炎疗效差，对肺虚、脾虚效果较好，对肾虚者较差。

五、穴位敷贴（之二）

（一）取穴

主穴：风门、肺俞、膏肓。

配穴：定喘、心俞、肾俞、天突、膻中、足三里。

（二）治法

敷药制备：

（1）白芥子、细辛、甘遂、洋金花各等份，麝香按6‰兑入。

（2）白芥子2g，延胡索2g，生甘遂1g，生川乌1g，牙皂1g，桂枝1g，公丁香0.2g。焙干，研细末过筛。上述两药任选其一。使用时将药粉用生姜汁（或麻油）调成泥状。

在每年夏天初、中、末三伏的第一天贴敷。每次选2~4对穴位，治疗时取坐位，对选定的穴位常规消毒后，先用毫针直刺穴位，背俞穴向内斜刺，使局部产生酸、麻、胀感，不留针。然后用制备的药膏2~3g左右，置于橡皮膏中央，贴在穴位上。也可不经针刺直接贴敷，2小时后局部有烧灼感或蚁走感时揭去药膏，以局部微红或微微起水疱为佳，若贴敷局部反应不明显，可适当延长贴敷时间，但一般不超过24小时。

（三）疗效评价

共治4 556例，结果：基本痊愈1 348例，显效2 277例，好转352例，无效559例。总有效率为87.7%。

六、艾灸（之一）——化脓灸

（一）取穴

主穴：分3组。①肺俞、灵台、天突；②风门、大椎；③定喘、身柱、膻中。

配穴：膏肓。

（二）治法

于小暑至白露之间施灸。每年灸一组，连灸三年。第一年，灸双肺俞各7壮，灵台、天突各4壮；第二年，灸双风门各7壮，大椎4壮；第三年灸双定喘各7壮，大椎、身柱各4壮。体弱者，第三年加灸双膏肓穴各4壮。将纯艾制成黄豆大圆锥形艾炷，灸前先以大蒜汁涂穴区以增加黏附性，然后置艾炷以灸之。灸时为了减轻患者疼痛，可在穴周用手掌轻轻拍击。一炷燃完再换一炷，据病情轻重及病人体质，壮数可按规定数增减。灸毕，以消毒敷料或棉球蘸生理盐水轻轻拭去穴区艾灰，然后贴上淡膏药或拔毒膏。约7日左右，可出现局部无菌性坏死，如未出现，则继续着肤灸，直到形成灸疮，再用生理盐水清创，覆盖消毒敷料，约30天左右愈合。

（三）疗效评价

以上法共观察1 087例，近期控制300例，显效393例，有效276例，无效118例。总有效率为89.2%。

七、艾灸（之二）——隔姜灸

（一）取穴

主穴：分4组。①大椎、肺俞、天突；②陶道、定喘、璇玑；③身柱、华盖、风门；④神道、厥阴俞、膻中。

配穴：尺泽、丰隆、足三里。

（二）治法

主穴采用隔姜灸法，每次取一组穴，4组穴轮换；配穴用艾条灸法，据症酌选。可先在主穴拔罐（天突不拔）5~10分钟，以鲜老生姜切一分厚薄片，上置麦粒大艾炷，点燃后放在穴位上。待艾火燃尽另换1炷，灸4~5壮。配穴，用艾条灸，每穴雀啄灸10~15分钟，至局部有红晕为度。隔2天灸治1次，4次一疗程，间隔5~7天续灸。

（三）疗效评价

用上法治疗332例，近期控制107例，显效130例，有效65例，无效30例，总有效率为91.0%。

八、艾灸（之三）——铺灸

（一）取穴

主穴：督脉（大椎至腰俞段）。

（二）治法

患者俯卧，充分暴露脊柱，取督脉自大椎至腰俞段经线。常规消毒经线及两侧皮肤，在经线上撒上薄薄一层督灸粉（肉桂、川芎等适量，研磨成粉）后，铺上一层桑皮纸，然后在上面放一条宽6cm、厚4cm搅碎的生姜泥，再于生姜泥上铺宽3cm、厚3cm的艾条施灸，以艾绒条燃完为1壮，以施灸3壮为1次，每次须灸2小时。每个月灸治1次，3次为一疗程。

（三）疗效评价

本法主要用于治疗慢性阻塞性肺病。共治疗108例，配合西药，结果显效68例，有效30例，无效10例，总有效率为90.7%。观察分析表明，本法适用于肺肾气虚型的慢性阻塞性肺病病人。

九、穴位埋植

（一）取穴

主穴：膻中、肺俞、天突。
配穴：定喘、丰隆、足三里、身柱。

（二）治法

主穴每次取1~2个穴，配穴据症情酌配2~3个穴。可采取主穴埋藏家兔脑垂体，配穴注入肠线。方法如下：取体重2kg以上家兔的脑垂体（或小块脑组织），置于无菌液中。再将 0～1 号肠线剪成 1cm 左右长之小段，浸于 75% 酒精之中。嘱患者平卧，用 1% 普鲁卡因浸润麻醉，于主穴旁 1cm 处沿脊柱方向纵行切开皮肤约 1cm，深达肌层，分离组织。然后，用刀柄或止血钳按摩深部，使病人有较明显的麻胀之感。再将备好之垂体或脑组织送入穴位深部，全层缝合，消毒切口后，外敷无菌敷料。一般埋植 3 次，第 1、2 次间隔 50 天；第 2、3 次间隔 5 个月。辅穴可用带针芯之 12 号腰穿针，将肠线注入。

亦可全部采用埋线针埋植。每次 2～4 个穴，选定穴位，由助手常规消毒。术者戴消毒手套，将 0～2 号羊肠线放入腰穿针针套内（长度 1～2cm）或埋线针，消毒局麻后，右手持埋线针，左手固定穴位，以 90° 角将针快速刺入皮下，然后向下慢慢进针，深度基本同针刺深度，得气后，将套管向外慢慢退出，同时针芯向下推动羊肠线至穴位内，针眼处放置无菌纱布块，用胶布固定即可。注意勿使线头露出，针眼用消毒敷料包扎。埋线针埋植，可 20 天左右一次，3 次为一个疗程。

（三）疗效评价

以上法共治慢性支气管炎 1 929 例，其中埋植兔脑垂体配合注线为 1 203 例，近期控制 475 例，显效 512 例，有效 206 例，有效率达到 100%；单纯用埋线针埋植 596 例，近期控制 194 例，显效 223 例，有效 155 例，无效 24 例，总有效率为 94.0%；单纯埋植兔脑组织 100 例，均为喘息型支气管炎，结果单纯性喘息型气管炎有效率为 95.0%，并发肺气肿者为 92.0%。表明疗效大致类似。另有 30 例为肺肾两虚型的慢性阻塞性肺病，应用埋线法治疗，配合西药，经随机对照观察，虽然总有效率和单纯药物治疗相近，但其显效率明显高于对照组。

十、耳针

（一）取穴

主穴：咽喉、气管、肺、大肠、肾、内分泌、肾上腺。

配穴：急性发作加听宫透内鼻；咳重加迷根、缘中；喘重加对屏尖；痰多加脾。

（二）治法

主穴每次取 4～5 个穴，配穴据症而取。除听宫透内鼻外，均以王不留行籽或磁珠（300～400Gs 磁场强度）贴敷压丸。取 0.7cm×0.7cm 之小方块胶布，中置王不留行籽或磁珠 1 粒，探索到敏感点后贴上，并按压至耳部发红发热，耳背部对称点如能加贴更佳，可加强刺激。每日令患者自行按压 2～3 次，每次每穴 3～5 分钟（磁珠贴敷者，可不按压）。每次一侧耳，两耳交替。听宫透内鼻为针刺法，以 1 寸长毫针，从听宫进针。方法为：拇、食指提取耳屏并以食指尖压耳屏后部弧形沟之中央部，致耳根发痛，耳中发胀，有似鼓膜向外鼓胀的感觉。从此点进针 2～3 分后，转向斜下，刺入耳屏肾上腺穴下方之软骨膜上的内鼻内，使之产生持续针刺样疼痛，以病人可耐受为度。留针 10～15 分钟。每次只针一侧。耳穴贴压及针刺，为每周 2～3 次。10 次为一疗程。

（三）疗效评价

以上法共治疗 452 例，总有效率在 90.2%～97.1%。耳穴贴压简便无痛，可长期应用，易为病人接受。不仅能明显改善症状，且可提高病人的免疫功能及抗感染能力。而听宫透内耳对急性发作有效，针后往往即呼吸通畅、咳喘减轻。

十一、穴位注射

（一）取穴

主穴：风门、肺俞、大杼、膻中、中府。

配穴：大椎、内关、足三里。

（二）治法

药液：当归注射液、鱼腥草注射液、核酪注射液、丙酸睾酮、混合注射液（系维生素 B_1 100mg/2ml、维生素 B_{12} 100μg/1ml 与 10% 葡萄糖注射液 5ml 三药混合而成。注射时，临时混合）。

鱼腥草注射液用于慢性支气管炎急性发作时，混合注射液用于慢性喘息型支气管炎。余药任选一种，用于各种类型慢性支气管炎。每次选主穴 1~2 个，酌加配穴。选用胸背部穴时，可先寻找阳性结节，以肺俞及中府附近多见，为结节状或条索状物。注射时，宜将针头刺中阳性物或压之有酸麻的阳性反应点。得气后注入药液。如为急性发作，推药速度可稍快，一般宜缓缓注药。用药量：当归注射液，每穴 2ml，核酪注射液每穴 1ml，鱼腥草注射液每穴 0.5~1ml，混合注射液每穴 2ml。应用上药，均为隔日穴注一次，5~10 次为一疗程。疗程间隔 3~5 天。丙酸睾酮每次每穴 12.5mg，仅用于膻中穴，每周注射 1 次，10 次为一疗程，冬季和夏季各注射一疗程。

（三）疗效评价

应用穴位注射法总计治疗 483 例，其中近期控制 145 例，显效 168 例，有效 132 例，无效 38 例，总有效率为 90.6%。

十二、穴位敷贴加体针

（一）取穴

主穴：肺俞、心俞、膈俞、璇玑、膻中。

配穴：肾俞。

（二）治法

敷药制备：1 号方：白芥子、地龙、细辛各 30g，延胡索、甘遂各 20g，冰片、樟脑各 10g，麝香 1g，附子 60g；2 号方：上方加天竺黄 60g，去附子。共研细末，同时用姜汁调成糊状备用。

主穴为主，每次选 3~4 对穴。年老体弱加肾俞。先针刺，得气后出针，然后将药糊 2g 用胶布贴于各穴。其中属寒型用 1 号方，热型用 2 号方。混合型者，璇玑、膻中贴 2 号方，余穴贴 1 号方。24 小时后取下，如有疼痛或痒痛者可提前取下。每年入伏开始治疗，每伏贴 1 次，共 3 次，连贴 3 年。

（三）疗效评价

共用上法治 1 280 例，基本痊愈 429 例，显效 549 例，有效 98 例，无效 204 例，总有效率为 84.1%。

（刘文郁）

第三节　慢性风湿性心脏病

一、概述

慢性风湿性心脏病以心脏瓣膜病变最为显著，亦称风湿性心瓣膜病，或简称风心病。轻者多无症状，较重者则在劳累后出现心悸、气促，伴咳嗽、咯血或粉红色痰等，体征则与所损害瓣膜有关，本病各瓣膜损害率，以二尖瓣最高，并可出现两侧面颊大片紫红色的二尖瓣面容及心尖区杂音等。本病的现代西医治疗主要是改善心功能，控制房颤及选择适宜病人进行手术。

中医学中，尚无与慢性风湿性心脏病完全相等的独立病名。但根据其临床表现，可归属于"心悸"、"怔忡"及"心痹"等病证的范畴。

现代明确提出针灸治疗风湿性心脏病的临床文章，始见于 1957 年。广泛开展针灸治疗本病是在 20 世纪 70 年代初，除了体针之外，尚应用耳针、电针、穴位埋植以及挑治等。主要对象为慢性充血性心力衰竭患者，发现治疗可改善患者的临床症状，对体征的缓解也有一定帮助。配合药物治疗后，相当一部分病人的心功能得到不同程度的恢复。80 年代以来，尽管所积累的病例数不如 70 年代多，但工作则更加深入，取穴逐步趋向精简和优化，观察指标则不断多样化。

针灸治疗，从总体上来说还只能作为慢性风湿性心脏病综合治疗方法中的一种，在重症病人中尤其如此。值得一提的是，从 90 年代之后，由于西医外科技术的进展，有关针灸治疗本病的报道虽然趋于少见，但直至 2011 年，仍有多病例的临床对照研究，在观察上更为严谨。总之，通过 50 多年的工作，针灸调节心脏功能的作用已通过大量临床和动物实验得到了证实，而改善本病患者的症状（主要是心悸、乏力、水肿等）与体征的疗效也基本上肯定，因此，针灸无疑是一种值得进一步探索总结的疗法。

二、古籍记载

（一）取穴

心痹：神门、大陵、尺泽、心俞、足三里。

惊悸：巨阙、液门、百会、间使、通里。

怔忡：内关、鱼际、膏肓、解溪。

（二）操作

据症取穴，每次取 3 ～ 4 穴。以毫针刺为主，用平补平泻法。其中心俞、膏肓、足三里可用艾条灸或着肤灸。余穴留针 15 ～ 20 分钟。

（三）古方选辑

《针灸甲乙经·卷九》：心膨膨痛，少气不足以息，尺泽主之。

《圣济总录·卷第一百九十二》：心懊恼，微痛烦逆，灸心俞百壮。

《普济方·卷四百二十》：治惊悸少气：穴神门、蠡沟、巨阙。疗惊悸：穴间使。治惊悸：穴百会、神道、天井、液门。

《神应经·心脾胃门》：心烦怔忡：鱼际。心痹悲恐：神门、大陵、鱼际。

《神灸经纶·卷三》：怔忡健忘不寐：内关、液门、膏肓、解溪、神门。懊侬心悸：通里。

三、体针

（一）取穴

主穴：分2组。①内关、厥阴俞、足三里；②心俞、郄门、三阴交。

配穴：胸闷、心悸加神门、通里、膻中、心脏点，下肢浮肿加阴陵泉，呼吸困难加肺俞、列缺，肝脏肿大加肝俞、太冲，水肿加水分、肾俞、复溜，腹胀加天枢、气海，咳血加肺俞、孔最，纳差加脾俞、膏肓。

心脏点位置：少海穴下5寸。

（二）治法

主穴每次选一组，两组可交替轮用。配穴则据症选取1~2穴。内关穴，双侧同时进针，针尖略向肩部方向，并作提插探寻，使感应向上放射，同时捻针，以中等刺激量，捻转幅度120°~180°，频率80~100次/分，捻转2分钟后留针。心俞穴，选准穴位后，在旁开3~5分处进针，针体呈45°角刺入，并缓慢进针1.5~2寸，针尖遇有抵触感（触及横突根部），将针提起1~2分，略作提插捻转，当产生由背向胸前传导的麻胀感、闷压感及揪心感时，做轻刺激量手法，手法操作同上。余穴均采用平补平泻法，手法为捻转结合小提插。留针15分钟，留针期间可施行刮针术，即以拇指甲轻刮针柄数下。开始可每日或隔日一次，待一疗程后改为隔日一次或每周2次。12次为一疗程，疗程间隔5天。也可采用纳甲法，即采用徐凤的《子午流注逐日按时定穴歌》，根据每日气血输注十二经时表开穴的原则，结合病情，灵活选用。采用平补平泻手法，留针30分钟，每日治疗1次，30次为一疗程。

（三）疗效评价

采用评分制。胸闷、气急或心悸好转一级各为1分，失眠、胁胀、胸痛、浮肿消失各为1分，肝大小于1cm者为1分，心功能好转一级为1分。显效：上述分数总和 >4分者；有效：上述分数总和在1~3分之间者；无效：上述分数总和不到1分或死亡者。

共治疗250例。其中214例按上述或类似上述标准评分，显效78例，有效112例，无效（包括死亡）24例，总有效率为88.8%。另外36例，系按子午流注纳甲法治疗，结果表明，纳甲法取穴针刺治疗风心病明显优于一般辨证取穴法（P<0.05~0.01）。另外，用腕踝针治疗各种心脏病并发房颤，结果以风心病并发房颤的疗效为差。

四、耳针

（一）取穴

主穴：心、神门、内分泌、皮质下。

配穴：肾上腺、小肠、风湿线、交感。

风湿线位置：位于耳舟中，自锁骨穴至肘穴间连线，本穴呈线状。

（二）治法

每次取2~3个主穴，1~2个配穴。开始可以针刺为主，体质强者针双侧，体质差者针单侧，并接通电针仪，以密波刺激，开始刺激强度宜轻，以后逐渐加强，时间为 45 分钟左右，随症情好转，延长留针时间。当病情趋向稳定，可用磁珠（380Gs）贴敷配合针刺，即一耳针刺，取针后在另一耳贴敷磁珠。方法为将磁珠先置于 0.7cm×0.7cm 见方之小方块胶布中，于所选穴位测得敏感点后贴上，并做按压。值得一提的是，对本组处方中主穴心穴的位置，有不同意见，有认为在原心穴之偏内上或偏内下部位，有认为在耳甲腔最凹处，均以有明显压痛为宜，须做仔细测定。耳针在心衰期间或治疗初期可每日 1 次，待症状改善后，可改为隔日一次或每周 2 次。穴位据症情变化而更换，以 3 个月为一疗程，停针 7 天，再作下一疗程。

（三）疗效评价

以上法治疗 115 例，治疗前心力衰竭Ⅱ度和Ⅲ度者共 88 例，Ⅰ度心衰 27 例。治疗后，心力衰竭Ⅱ度和Ⅲ度仅 6 例，Ⅰ度心衰 34 例，死亡 6 例，而其他 69 例心功能恢复。同时劳动力也得到了恢复，治疗前 115 例中，全休 77 例，半休 28 例，无 1 例全班；治疗后，除 6 例死亡外，全休 5 例，半休 44 例，全班达 57 例。表明耳针是有一定疗效的。

五、综合法

（一）取穴

主穴：分 2 组。①内关、郄门；②间使、心俞、肾俞、脾俞。

配穴：分 2 组。①神门、心、交感、肾、肺、肾上腺（均为耳穴）；②阴陵泉、阳陵泉、曲池、外关、丰隆、神门、中脘、足三里、肺俞、三阴交、太冲。

（二）治法

主穴行穴位注射。在本病发作期，选第 1 组穴，取药液：5% 葡萄糖液 2ml 加丹参注射液 2ml 行交替注射，每穴 1ml；配合备用第 1 组穴（耳穴）行耳针治疗，每次选 3～4 个穴；在症状改善后，则改用第 2 组主穴行穴位注射，每次取 2 个穴，药物同上；同时以配穴之二组穴行体针及耳针治疗，每次选 2～3 个体穴和 3～4 个耳穴。选时宜辨证，如抗风湿用阳陵泉、阴陵泉、曲池；强心安眠用神门、三阴交等。另，如有风湿活动者用复方当归注射液 2ml，心衰用辅酶 A 100 单位行穴位注射。每日或隔日一次。

（三）疗效评价

共治 423 例，显效 54 例，有效 292 例，无效 77 例，总有效率为 82.7%。经 10 余年随访观察，疗效稳定。

（刘文郁）

第四节　帕金森病

一、概述

帕金森病又称震颤麻痹，是一种发生于中年以上的黑质和黑质纹状体通路变性疾病。以进行性运动徐缓、肌强直和震颤及姿势反射消失为主要临床特征。震颤多由一侧上肢远端开始，逐渐扩及全身；因肌张力增高，表现为"铅管样"或"齿轮样"强直；起步困难，慌张步态，并形成面具样脸。本病主要病理虽为黑质变性，但变性原因迄今未明。目前，西医学采用药物能使症状在一定时期内获得不同程度的改善，但无法阻止本病自然发展，且药物或手术都可能造成一定的并发症。

本病在中医学中归属颤证。

针灸治疗颤证，在古籍中还描述为战、战掉、动摇、振等。首见于马王堆出土的古医书《阴阳十一脉灸经》："臂钜阴之脉……是动则病……甚则交两手而战，此为臂厥，是臂钜阴之脉主治。"之后，晋代的《针灸甲乙经》、唐代的《备急千金要方》、宋朝的《太平圣惠方》、《铜人腧穴针灸图经》，直至明清的多部针灸专著，多有记载。尽管所述的证候涉及多种疾病，但其中不少的类似本病。所提供的经验，值得借鉴。

针灸治疗震颤麻痹的现代报道，最早见于1955年。之后，再未见有人试用。直到20世纪70年代中期，上海医科大学附属华山医院采用头部穴位针刺治疗并获得一定效果后，才逐渐引起针灸界的重视。从20世纪80年代末，特别是从90年代中期迄今，大量病例的临床观察和动物实验研究文章发表在针灸专业和其他医学类杂志上（仅1993—2005年就有69篇之多）。在穴位刺激方法，更为多样化，包括头皮针、体针、电针及穴位注射等。其中，头皮针治疗还是占主要地位。其有效率多在80%左右，主要是显效和有效病例，但临床治愈率尚低。

鉴于本病对中西医来说都深感棘手，针灸不失为一种无副作用的有价值的疗法。

二、古籍记载

（一）取穴

曲池、曲泽、内关、后溪、合谷、阳陵泉、承山、足临泣、绝骨、关元。

（二）操作

据症酌取，上穴轮用。针刺为主，补泻结合。针后，内关、合谷、关元可用艾灸法。

（三）古方选辑

《针灸甲乙经·卷七》：肘瘈，善摇头……曲泽主之。

《备急千金要方·卷三十》：丘墟：战掉不能久立。

《太平圣惠方·卷一百》：飞阳：脚踹酸重，战栗不能久立。

《扁鹊心书·卷下》：手颤病……若灸关元三百壮，则病根永去矣。

《针经指南·流注八穴》：后溪，手足颤掉。

《神应经·手足腰膝部》：浑身战掉，胻酸：承山、金门。

《针灸大全·卷四》：（后溪）手足颤掉，不能行步握物：阳溪二穴、曲池二穴、腕骨二穴、阳陵泉二穴、绝骨二穴、公孙二穴、太冲二穴。

三、综合法

（一）取穴

主穴：额顶线后1/3，顶颞前斜线（头皮针穴）；百会、水沟、风池、曲池、消颤、外关、阳陵泉、太冲。

配穴：气血不足加足三里、合谷，肝肾阴虚加三阴交、复溜，痰热动风加阴陵泉、丰隆。

消颤穴位置：少海穴下 1.5 寸。

（二）治法

主穴为主，据证加配穴，每次取 4～5 穴。头穴用 28 号 1.5 寸毫针平刺额顶线后 1/3 为 2 针，双侧顶颞前斜线接力透刺各 3 针。用小幅度提插泻法，行针时让病人憋气，并尽量让病人活动手脚刺入后通以脉冲电流，连续波，频率 250～300 次/分，强度以患者感觉适宜为度。主穴之体穴，除太冲、水沟穴位用针泻法。其余施以平补平泻法，配穴据证施以补泻之法。留针 30 分钟后，体穴均去针，头皮针停用电刺激，留针至 8 小时。每日或隔日一次，10 次为一疗程。

并配合服消颤丸（以天麻、钩藤、珍珠母、僵蚕等制成重 9g 的蜜丸）或定风胶囊（内含羚羊角粉、洋金花等）和冲剂（山萸肉、钩藤、天麻、丹参等），每日 2 次，每次服 2 丸或 2 包。

（三）疗效评价

临床痊愈：全身震颤消失，1 年内无复发；显效：震颤明显缓解，行动自如，粗看不能发现其震颤；好转：震颤程度较前减轻，发作次数较前减少；无效：病情无变化。

以上法共治 267 例。结果临床痊愈 13 例，显效 77 例，有效 135 例，无效 42 例，总有效率 84.3%。

四、电针加穴位注射

（一）取穴

主穴：分二组。①百会、脑空、四神聪；②足三里、命门、关元。

配穴：全身症状明显加风池、太溪、肝俞、阳陵泉，上肢震颤为主加通里、曲泽、三阴交、肝俞、后溪、合谷。

（二）治法

主穴每次均取，配穴据症酌取，轮换配用。第一组主穴用电针法：以 0.30mm×40mm 之毫针，沿头皮斜向 30°角捻转进针，深度 1～1.5 寸，刺入帽状肌腱下，以局部有明显之胀重感为宜。然后接通电针仪，连续波，频率为 120～200 次/分，强度则以病人可耐受为度。通电时间 30 分钟。第二组穴行穴位注射：在留针期间，取维生素 B_1（100mg/2ml）和维生素 B_{12}（0.1mg/1ml）各 1 支，混合吸入注射器内，用 5 号齿科针头，在未行电针之穴内进行注射，每次 2～3 个穴，每穴 0.5～1ml。注射前先应得气，并缓慢推入。配穴常规针法，得气后留针 30 分钟。电针与穴位注射均为每日 1 次，10 天为一疗程，疗程间停针 3 天。

（三）疗效评价

临床痊愈：临床症状消失，功能恢复正常；好转：临床症状明显减轻，手能握筷吃饭，颤动减轻，行走平稳，面部表情大致正常；无效：治疗前后，症状未见改善。

共治疗 125 例，经上法治疗后，临床痊愈 14 例，显效 20 例，有效 70 例，无效 21 例，总有效率为 83.2%。发现，经一个疗程治疗无效者，继续治疗效果亦差。病人中强直型患者的疗效优于震颤型者。

五、针灸

(一) 取穴

主穴：①百会、身柱、孔最、环跳、合谷、太冲；②肝俞、肾俞、关元、气海。

配穴：上肢抖动明显，加曲池；下肢僵硬，步履困难加曲泉。

(二) 治法

主穴均取，配穴据症而加。主穴第一组用刺法。每次由上而下针百会、身柱、孔最、环跳。百会以1寸毫针向前直刺，使局部出现重压感为度；身柱用2寸毫针，令患者低头，从三椎棘突下凹陷处进针，针入5分后，再令患者端坐仰首，再进针1.2寸，行提插捻转泻法，使局部出现麻胀感；孔最行提插捻转泻法，合谷、太冲针刺得气后行平补平泻手法。每隔5分钟行针1次，留针30分钟。第二组穴采用无瘢痕直接灸法，施灸时先在所灸腧穴部位涂以少量万花油，以使艾炷便于黏附，每次采用约如苍耳子大的艾炷，置于以上所选腧穴上点燃施灸，当艾炷燃剩五分之二或四分之一而患者感到微有灼痛时，即易炷再灸，每穴均5壮。每日针灸1次，10～15次为1个疗程，停治3天后进行第2个疗程，连续2个疗程为1个治疗期。

(三) 疗效评价

共治39例，按上述标准评定，显效23例，有效14例，无效2例，总有效率为94.9%。

六、头皮针

(一) 取穴

主穴：舞蹈震颤区。

配穴：运动区、晕听区。

(二) 治法

震颤为主者，仅取主穴，兼肌力增强者，加运动区，因服用药物产生头晕等副作用者，配晕听区。早期，单侧肢体颤动或肌力增强者，仅取对侧头皮针穴区。后期，双侧出现症状则取双侧穴区。并依据肢体的不同病变部位，取相应的区域，如上肢症状明显，取运动区之中2/5区域等。以0.30mm×40mm毫针，快速刺入，并推至所需深度，即予以捻针，捻针频率为200～240次/分，持续1分钟，留针15～20分钟，每隔5分钟捻转1次，出针前捻转1次，手法同上。如在对侧肢体出现热、麻、胀者为佳。亦可通以电针，电针频率240～280次/分，连续波，强度以患者能耐受为宜。通电20～30分钟。每日或隔日一次，15次为一疗程，间隔5～7天，再进行下一疗程。

(三) 疗效评价

显效：震颤部分停止，历时6个月以上，肌强直基本恢复正常，全身情况接近正常，能恢复工作，但半年后复发；好转：静止时震颤停止8小时以上，肌强直和全身情况明显改善；无效：治疗前后症状无改善。

共治34例，4例为个案，余30例按上述标准评定：显效13例，好转16例，无效1例，总有效率为96.6%。据有些学者体会，头皮针治疗在本病早期患者的开始治疗阶段效果较为明显。

七、体针

（一）取穴

主穴：四神聪（或四中穴）、完骨、天柱、风池、哑门、颊车、曲池、合谷、阳陵泉、太冲。

配穴：口干、舌尖红加复溜，腰脊强直酸痛加命门、肾俞，便秘、苔黄加足三里，言语不利加上廉泉、聚泉。

四中穴位置：四神聪各外开1寸处。

（二）治法

主穴每次取4～5个穴，据症加配穴。用0.22～0.25mm×40mm之毫针，四神聪或四中穴以针向百会穴进针1～1.5寸，风池穴向对侧眼部进针1.5寸，颊车穴针尖向同侧下关穴进针1.5寸，完骨进针1寸，针尖向鼻尖，天柱垂直进针1寸。均用捻转，平补平泻，哑门垂直进针，针尖略向下，患者头部不得前后俯仰。并在0.5～1.2寸范围内提插3次。余穴常规刺法。采取捻转补泻法。其中，主穴均用泻法，复溜、命门、肾俞施补法，足三里、上廉泉、聚泉用泻法。除上廉泉、聚泉速刺泻法不留针外，余穴均留针30分钟。留针期间，每隔10分钟做1次捻转补泻法。隔日针刺1次，10次为一疗程，停针7天，继续下一疗程。

（三）疗效评价

以肢体震颤、步行前冲、言语謇涩、面肌表情、手指内收的改善作为疗效五项指标。临床痊愈：五项症状消失，恢复正常；显效：五项症状减轻50%以上；有效：五项中有二项减轻50%以上；无效：五项症状减轻不明显。

共治疗135例，临床痊愈10例，显效41例，有效50例，无效34例。总有效率为74.8%。

八、穴位注射

（一）取穴

主穴：①额中带、额顶带后1/3（头穴）；②膈俞、心俞、风府。

配穴：①顶颞前斜带、枕下旁带的双侧带（头穴）。②上肢及头面部震颤严重者加大椎，下肢震颤严重者加命门。

（二）治法

药液：复方丹参注射液，维生素 B_{12} 注射液（0.1mg/1ml），维生素 B_1 注射液（100mg/2ml）。

操作：主穴或配穴每次取对应一组，二组交替，或单用一组。主穴为主酌加配穴。采用穴位注射。第一组主配穴注射法：取6号针头，5ml一次性注射器，吸取复方丹参注射液4ml，维生素 B_{12}。注射液2ml混匀，快速刺入所取的治疗带皮下，有酸、麻、胀、沉感即可。无酸、麻、胀、沉感可稍提插捻转，得气后，回抽无回血即可缓慢注入药液，按顺序注入额中带、额顶带后 1/3、顶颞前斜带、枕下旁带的双侧带，顺穴带循行注入，每穴带约 1~2ml，注射完毕后轻轻按揉 2 分钟，待药液吸收。第二组主配穴注射法：每次选取 4 个穴点，吸取 2ml 维生素 B_1 注射液，针头刺入得气后，每穴注入 0.5ml，穴位轮用。第一组穴隔日一次，第二组穴每日一次。15 次为一疗程。

（三）疗效评价

共治 27 例，临床痊愈 16 例，有效 8 例，无效 3 例，总有效率 88.9%。

（刘文郁）

第五节　肌萎缩性侧索硬化症

一、概述

肌萎缩性侧索硬化症是一种最为常见的运动神经元疾病，以肌肉无力、肌肉挛缩、肌束颤动以及萎缩为主要临床表现。起病隐袭，进展缓慢，常从手部开始，无力和动作不灵活，手小肌萎缩。然后，向前臂、上臂和肩胛带发展，并从一侧上肢发展至另一侧。继肢体症状后，还可出现舌肌萎缩、纤颤、吞咽困难、发音含糊等。发病常见于 40~50 岁，男性多于女性。本病病因不明，现代西医学尚无有效措施阻止本病的进展。

本病症也可归属于中医学的痿病。

针灸治疗痿病，古代早有记载。但痿病所含病症颇广，与本病相类的首见于《针灸甲乙经》，之后在明清的《神应经》、《循经考穴编》、《针灸集成》等著作中都可以找到类似的记述。

针灸治疗肌萎缩侧索硬化症，现代报道较早的见于 20 世纪 70 年代，之后陆续有临床文章出现。据统计，从 90 年代开始，临床资料不断增加，2002 年曾达到高峰。最近（2012年），还有学者报道了用毫针焠刺法有效地治疗了一例症情与本病症相类似的脊髓延髓肌萎缩症。这些都表明，本症的治疗正在引起针灸工作者的重视。虽然从总体上看，迄今为止所积累的经验还不多，所做的临床观察还较为肤浅。但因本病临床上颇为难治，针灸作为一种有潜力的方法，特述于此，以供参考。

二、古籍记载

（一）处方

曲池、肩髃、手三里、合谷、阳陵泉、足三里、昆仑、太冲。

（二）操作

据症情酌选上穴，多用针刺之法。曲池、阳陵泉可用先泻后补之法，余穴可用平补平泻法或补法。

（三）古方选辑

《针灸甲乙经·卷十》：痹，痿，臂腕不用，唇吻不收，合谷主之。

《神应经·手足腰腋部》：两手拘挛……筋缓手臂无力，皮肤枯燥：曲池（先泻后补）、肩髃、手三里。

《循经考穴编·足少阳经》：阳陵泉：主瘫痪痿痹，髀枢以下，筋挛不得屈伸。

《针灸集成·卷二》：瘫痪：合谷、曲池、下三里、昆仑、太冲。

三、综合法

（一）取穴

主穴：大椎、手三里、曲池、合谷、足三里、阳陵泉、绝骨。

配穴：①血海、太冲、内关、关元、鱼际；②脾俞、命门、神阙、关元、气海。

（二）治法

主穴每次取 4 ~ 5 个穴，酌加配穴 1 ~ 2 穴。针大椎穴时，正坐，头稍向前倾，缓慢进针，至患者感肢体发麻时，即出针。余穴均采用紧插慢提之补法，留针 15 ~ 30 分钟。留针期间，间隔施以补法。去针后，命门、气海、关元、脾俞等用无瘢痕着肤灸法 3 ~ 7 壮。在颈、脊柱两旁及肌肉萎缩处，用皮肤针做中度叩刺，以皮肤潮红、轻度出血为宜。可配合推拿，主要用推法、揉法、点按法。施推法时顺经推，以皮肤发烫为佳，时间 5 ~ 8 分钟左右。施揉法时，根据肌肉的承受情况，力度适中，主要以顺经揉为主，时间约 8 分钟。接着顺经点按，重点点按脾俞、肾俞、肝俞、命门，每穴点按时间以 10 ~ 15 秒/次。重复以上操作 2 ~ 3 遍。上述治疗均以阳明经为主，辅以太阳经、少阳经和督脉。以上治法，第一疗程，每日 1 次；第二疗程起，隔日一次。10 次为一疗程，疗程间隔 3 ~ 5 天。一般须连续治疗 6 ~ 9 个疗程以上。

严重肌萎缩患者可辅以理气活血中药治疗：以木香 10g、香附 10g、枳壳 10g、青皮 10g、茯苓 10g、鸡血藤 10g 等加减。

（三）疗效评价

基本治愈：临床症状和体征消除，恢复工作能力，生存质量良；显效：临床症状改善，恢复简单的工作能力，生存质量较好；有效：症状有所改善，一般生活可以自理，生存质量一般；无效：症状无改善，生活无法自理，生存质量低下。

以上法共治 34 例，1 例为验案。余 33 例中，14 例基本治愈，2 例显效，9 例有效，8 例无效（包括死亡 1 例），总有效率为 75.8%。

四、针灸

（一）取穴

主穴：①督脉胸$_1$ ~ 腰$_5$，每棘突下为穴；②百会、风池、脾俞、胃俞、合谷、曲池、足三里、丰隆、华佗夹脊。

（二）治法

主穴二组交替应用，每日取 1 组穴。第一组穴用艾灸温通法，行雀啄灸，每穴灸 1 ~ 2 分钟，使病者有温热下行感为佳。第二组穴用针刺法，诸穴常规消毒后，百会穴呈 30°角进针，用快速捻转法行针 1 分钟；风池穴，针向对侧眼球方向，进针 1 ~ 1.5 寸，病人有酸胀感后，以捻转法行针 1 分钟；脾俞、胃俞、华佗夹脊穴，垂直进针，进针后针尖稍向脊柱方向，得气后，行提插补法；合谷、曲池、丰隆穴，行平补平泻法；足三里行补法。行针后，均留针 30 分钟。每两周为一疗程。

（三）疗效评价

显效：症状基本消失，功能恢复，能正常参加工作。有效：症状明显减轻，功能部分恢复。无效：症状同前，功能无改善。

以上法治疗 10 例，结果：显效 3 例，有效 4 例，无效 3 例。总有效率为 70.0%。

（刘文郁）

第六节　糖尿病

一、概述

糖尿病是一组常见的代谢内分泌疾病。分原发性和继发性二类，前者占绝大多数，并有遗传倾向。临床上早期无症状，至症状期才有多食、多饮、多尿、烦渴、善饥、消瘦、疲乏等症状群。久病者，常伴发心血管、肾、眼及神经等病变。其中原发性糖尿病又分胰岛素依赖型（患者多为幼年或幼年起病，症情较重）和非胰岛素依赖型（多为成人中老年，起病较慢，病情较轻，分不胖和肥胖二类）。针灸主要治疗后者。据 2011 年统计，我国糖尿病发病率达到 6.7%，约有 1.5 亿，已高过世界平均水平 6.4%。而且，中国糖尿病高危人群也在扩大。因此，积极防治本病已是刻不容缓。

糖尿病与中医学中的消渴病基本一致。

针灸治疗本病的记载，可追溯到《足臂十一脉灸经》。而最早的针灸医案则见于《史记·扁鹊仓公传》。《针灸甲乙经》首先记载了消渴病的具体取穴。《备急千金要方》则进一步将《针灸甲乙经》中的 6 个治消渴穴扩至 35 个，并提出早期治疗的观点："初得患者，可如方刺灸之，佳。"另外还强调，"凡消渴经百日以上者不得灸刺，灸刺则于疮上漏脓水不歇，遂致痈疽，羸瘦而死"（《备急千金要方·卷二十一》），则说明，已观察到消渴病程长，在针具未消毒的情况下，易引起皮肤感染。宋代《扁鹊心书》中，记述了作者窦材取关元、气海各急灸三百壮配服四神丹治愈一例"频饮水而渴不止"的消渴病人。《扁鹊神应针灸玉龙经》则强调对多食、身瘦者应灸脾俞、胃俞。明《普济方》搜集了明以前治疗消渴病的穴方，达 44 个之多。《针灸集成》则在针灸分型论治方面进一步具体化。

现代应用针灸治疗糖尿病的临床报道首见于 1943 年，日本医师代田文志报告其师用灸法在 1927 年治愈 1 例严重糖尿病人。我国最早的临床文章发表于 1951 年。20 世纪 60 年代后，出现多病例观察，除用针灸之外，还用梅花针、刺激神经疗法及穴位注射等。从 80 年代起，随着我国本病发病率的增加，本病及其并发症的防治引起针灸界的较大关注，据文献统计，从 1978 年至 1992 年的 15 年间，针灸治疗本病及其并发症的临床文献仅 6 篇，而从 1997 年至 2005 年的 9 年中，竟达到 129 篇之多。其增长之速，可见一斑。通过古今医家，特别是近半个多世纪的努力，针灸治疗糖尿病及其并发症的工作取得了较大的进展，并对临床治疗规律有一定认识。这就是：①针灸疗效与病型关系密切，对 1 型糖尿病疗效较差；②病程短，轻、中型病人针灸效果好，重型较差；③2 型糖尿病中，肥胖与中等体型者的效果超过消瘦型者；④坚持规律治疗、综合治疗者，效果较明显；⑤针灸对糖尿病并发症者主、客观效果均较好，其中以防治膀胱病变和神经病变者效果更满意。

在用穴上，经对 1989 至 2006 年 53 篇相关临床文章统计，主要穴位按使用频次排序依次为足三里、三阴交、肾俞、脾俞等。用于糖尿病治疗的穴位刺激方法颇多，究以何种方法为更佳，曾有多篇文章对针刺、艾灸、针加灸三种方法进行比较，结果表明三者尽管对改善糖尿病患者的临床症状和体征均有明显作用，但以针加灸组的疗效最佳（$P < 0.01$）。虽然这只是一个初步结论，但至少表明，多种刺灸法的综合可能有助于提高疗效。

从已有的临床经验看，针灸可作为糖尿病及其并发症的重要辅助疗法，不仅与药物治疗有协同作用，而且还能减轻药物的毒副作用。

二、古籍记载

（一）取穴

承浆、脾俞、胃俞、下脘、隐白、行间、三焦俞、肾俞、中脘、肺俞、太溪、足三里。

（二）操作

每次取 3~5 穴。背俞穴均采用无瘢痕着肤灸，3~5 壮。余穴针刺，泻法，留针 15~20 分钟。

（三）古方选辑

《针灸甲乙经·卷之十一》：消渴嗜饮，承浆主之。消渴，腕骨主之。阴气不足，热中，消谷善饥，腹热身烦，狂言，三里主之。

《备急千金要方·卷二十一》：消渴，咽喉干，灸胃管下输三穴各百壮，穴在背第八椎下横三寸间寸，灸之。消渴口干不可忍者，灸小肠输百壮，横三间寸，灸之。消渴小便数，灸两手小指头及足两小指头，并灸项椎佳。

《针灸资生经·卷三》：承浆、意舍、关冲、然谷，主消渴嗜饮。隐白主饮渴，劳宫主苦渴食不下。……行间、太冲主嗌干善渴，意舍、中膂俞治肾虚消渴，汗不出。

《针灸集成·卷二》：消渴饮水：人中、兑端、隐白、承浆、然谷、神门、内关、三焦俞。肾虚消渴：然谷、肾俞、腰俞、中膂俞，在第二十椎下两傍各二寸挟脊起肉端，灸三壮。食渴：中脘（针）、三焦俞、胃俞、太渊、列缺，针皆泻。

三、体针

（一）取穴

主穴：胰俞、脾俞、膈俞、足三里。
配穴：胰穴、地机、阴陵泉、复溜、太溪、三阴交、肺俞、肾俞、关元、华佗夹脊。
胰俞穴位置：第 8 胸椎下旁开 1.5 寸。
胰穴位置：6~8 胸椎旁压痛点。

（二）治法

主穴每次均取，配穴每次取 2~3 个穴，可轮流选用。垂直进针，得气后留针 30 分钟。进针得气后，先紧按慢提十数下再慢按紧提十数下，并结合捻转。留针 30 分钟，出针前再行手法 1 次，出针后指压针孔。去针后，可在胰俞穴用艾条做温和灸，距皮肤 25cm 左右，持续灸 30 分钟。每日 1 次，10 次为一疗程，停针 3~5 天后，再继续下一疗程。另，患者宜根据自己情况，可配合运动，选择每分钟 60~90 米的速度，于 3 餐后 1 小时各步行 30 分钟。

（三）疗效评价

显效：在严格控制饮食的情况下，临床症状完全消失，空腹血糖 < 7.2mmol/L，餐后 2 小时血糖 < 8.3mmol/L，尿糖转阴或 24 小时尿糖定量 < 10g，或血糖、24 小时尿糖下降 > 30%；有效：临床症状明显减轻，空腹血糖 < 8.3mmol/L，餐后 2 小时血糖 < 10mmol/L，24 小时尿糖含量 < 25g，或血糖、24 小时血糖下降 > 10%；无效：临床症状无明显改善，血糖和尿糖未达到上述指标。

共用上法治疗 465 例，有效率在 71.4%~96.0% 之间。其中 207 例按上述或类似标准评定，显效 104 例，有效 73 例，无效 30 例，总有效率为 85.5%。另有 80 例患者，经观察发现在针刺后加灸胰俞，或配合运动后，均有助于进一步提高疗效（P < 0.05 或 < 0.01）。

四、温针

（一）取穴

主穴：胰俞、阳池、三焦俞。

配穴：阴虚热盛型加肺俞、胃俞、大椎、合谷；气阴两虚型加肺俞、脾俞、三阴交；阴阳两虚型加脾俞、肾俞、肝俞、三阴交。

（二）治法

主穴均用，取双侧。配穴据症酌加。主穴用隔橘皮温针灸法：先将纯艾条切成 1.5~2.0cm 长之艾段，另备鲜橘皮若干，越薄越好，如无鲜橘皮，可用陈皮于温水中泡软后备用。将橘皮剪成约 2cm×2cm 大小之片块，再从边缘至中心剪一长约 1cm 的切口。穴位常规消毒后，用 0.25~0.30mm×40~50mm 之毫针，液门穴直刺，胰俞和三焦俞略斜向脊柱刺入，施平补平泻手法，针感显著后留针。然后，将艾条段插在针柄顶端，艾条段顶部与针柄顶部宜平齐，再把剪好之橘皮套进针身贴近皮肤，橘内皮朝皮肤侧，橘皮与艾段间隔一硬纸片，以防艾火灼伤肌肤。然后在艾段之下端点燃。须用泻法者，可吹火助燃，用补法者则令其自燃。燃尽取针，出针前亦可再施平补平泻手法 1 次。配穴用常规温针法，选用 0.30mm×40~50mm 毫针针刺，其中阴虚热盛型大椎、合谷针用泻法，肺俞、胃俞针用平补平泻法，其他两型皆用补法。诸穴得气后将艾段置于针柄上点燃，其中阴虚热盛型大椎、合谷宜助燃，余皆自燃。燃烧完毕留针 20 分钟。每日 1 次，10 次为一疗程，疗程间隔 3~5 天。一般须 10 个疗程以上。

（三）疗效评价

以上法共治 245 例，结果显效 24 例，有效 203 例，无效 18 例，总有效率 93.0%。其中阴虚热盛型显效率显著高于气阴两虚型和阴阳两虚型。

五、艾灸

（一）取穴

主穴：分 8 组。①足三里、中脘、三阴交；②命门、脾俞、身柱；③气海、复溜、关门；④脊中、太溪、肾俞；⑤华盖、梁门；⑥大椎、命门、肝俞；⑦行间、中极、腹哀；⑧肺俞、膈俞、肾俞。

配穴：口渴甚加金津、玉液、内关、鱼际、少府；易饥加大都、胃俞；多尿加然谷、涌泉、复溜。

（二）治法

每次选主穴1组，配穴随证加配。主穴一般用隔姜灸法。艾炷直径为1.5cm，高2cm，重0.5g。鲜姜片厚3~4mm，直径2cm。每穴灸治10~30壮，每次治疗时间约为210分钟。配穴中，金津、玉液用毫针或消毒三棱针点刺出血。余穴用艾条做温和灸法。主穴轮流选组，隔日治疗1次，50天为一疗程。

主穴亦可用黄豆大艾炷做无瘢痕着肤灸，但须注意避免烫伤造成的感染。因感染之后，重者可在以灸痕为中心直径3~5cm处范围出现溃烂，很难愈合，应严加注意。

（三）疗效评价

以上法治疗290例，显效80例，有效171例，无效39例，有效率为86.6%。坚持艾灸治疗可以减少用药量，维持血糖浓度稳定。

六、耳针

（一）取穴

主穴：胰胆、内分泌、交感。

配穴：肾、三焦、耳迷根、神门、心、肝、肺。

（二）治法

主穴每次均取，配穴选1~2穴。可采用以下三法：①一疗程用针刺法，一疗程用耳穴贴压法；②仅用压丸法；③主穴用压丸法，配穴用针刺法。针刺法：双侧均针，行常规消毒后，用30号0.5寸毫针缓慢进针，得气后留针1小时，每10分钟捻针1次。压丸法：用王不留行籽或磁珠（380Gs强度）1粒，置于0.7cm×0.7cm的小方胶布上。取双侧耳穴，在选定耳穴上寻得敏感点后，即贴敷其上，用食、拇指捻压至酸沉麻木或疼痛为得气。嘱患者每天自行按压3次。每周2次，3个月为一疗程。

（三）疗效评价

耳针法共治266例。其中，按以上或类似标准评定共226例，显效90例，有效118例，无效18例。总有效率为92.0%。耳针法主要用于轻症糖尿病患者，据观察，尿糖可逐渐减少或转为微量，但空腹血糖控制较慢。本法对重型糖尿病患者效果差。另，本法对消除自觉症状效果较好，亦可治疗多发性毛囊炎、皮肤瘙痒等糖尿病并发症。

七、穴位注射

（一）取穴

主穴：足三里、胰俞。

配穴：三阴交、脾俞。

（二）治法

药液：黄芪注射液、甲氧氯普胺注射液 10mg（10mg/1ml）加甲钴胺注射液 0.5mg（0.5mg/1ml）。

主穴和配穴可交替应用，双侧均取。上述药液任取一种。以 5 号针头 10ml 一次性注射器抽取黄芪注射液 8ml（每 1ml 相当于黄芪 2g），或用 5ml 注射器抽取甲氧氯普胺注射液 10mg 和甲钴胺注射液 0.5mg。选准穴位，常规消毒，进针提插数次得气后分别用 6 号针头执笔式快速刺入皮肤后缓缓进针，得气后回抽无回血，注入药物。黄芪注射液分别注入 4 个穴区，每穴注射 2ml；甲氧氯普胺注射液加甲钴胺注射液可分注入 2 个穴区。注射完毕，快速出针，用消毒干棉球按压 2 分钟。每日或隔日一次，20 次为一疗程。

（三）疗效评价

以上法共治 66 例，显效 27 例，有效 35 例，无效 4 例。总有效率为 93.9%。

八、穴位贴敷

（一）取穴

主穴：气海。

配穴：神阙。

（二）治法

敷贴方：方一：消渴膏：由阿魏、海龙、海马、人参、鹿茸、珍珠、郁金、沉香、乳香、没药、冰片、黄芪等组成，接黑膏药工艺制成。方二：生地 10g、生黄芪 10g、丹参 10g、鬼箭羽 30g、肉桂 10g、当归 20g、云南白药 12g、阿司匹林 5g，共研细粉，装瓶备用。

一般仅取主穴，效不显时改用配穴。主穴治法，取准气海穴，针刺得气后施以提插补法，待出现较强针感后留针 15 分钟，起针后将已温热之消渴膏贴于气海穴处（忌敷肚脐）。每 10 天针刺、换药一次，1 个月为一疗程。

配穴治法，先将脐中及周围用清水洗净后，取药粉适量（有条件的加入少许麝香效果更佳）加入能量合剂 1～2 支共和匀如糊状，敷于脐中，将麝香壮骨膏贴盖其上，1 天换药一次，10 天为一疗程。

（三）疗效评价

以上法共治 409 例，显效 235 例，有效 151 例，无效 23 例，总有效率为 94.4%。

九、穴位埋植

（一）取穴

主穴：脾俞、胰俞、肝俞、肾俞。

配穴：足三里、丰隆、气海、关元、三阴交、阳陵泉。

（二）治法

主穴均取，双侧均用，酌加配穴。经常规消毒后，医生戴无菌手套，取一段适当长度的可吸收性外科缝合线，放入套管针的前端，后接针芯，用一手拇指和食指固定拟进针穴位，另一只手进针刺入穴位，达到所需的深度，给以适当提插捻转手法，当出现针感后，边推针芯，边退针管，将线埋植在穴位的肌肉或皮下组织内。拔针后用无菌干棉球（签）按压针孔止血，并用创可贴盖贴针眼，两日后取下创可贴。

（三）疗效评价

共观察60例，治疗12个月后所有观察指标均较治疗前有显著改善（P<0.05或P<0.01）。且经随访，有一定的远期疗效。

（刘文郁）

第七节　糖尿病膀胱病变

一、针灸

针灸可用于治疗糖尿病性膀胱病变。早期有排尿功能障碍及少量残余尿；晚期则可有大量残余尿，并继发尿路感染，甚至肾积水、尿毒症等。

（一）取穴

主穴：分2组。①气海、肾俞、关元、水道；②三焦俞、会阴、中膂俞、命门。

配穴：委阳、列缺、照海。

（二）治法

主穴每次选用一组，交替运用。酌加配穴。主穴用针后加灸法，配穴针刺。先针主穴，继针配穴。主穴针刺采取紧按慢提结合捻转之补法，腹背部穴要求向小腹或会阴部放射，运针数分钟，不留针。配穴（肢体穴）针感，以出现感传为宜，留针30分钟。主穴去针后用灸法。灸法可采用艾条灸，每穴以雀啄法灸15分钟，以局部潮红为度；亦可用隔盐灸，每穴5壮。针灸结合，隔日一次，10次为一疗程。一般治疗3个疗程。向患者说明膀胱功能锻炼的重要性及方法，指导患者不论有无尿意，隔3~4个小时排尿一次，并用双手在耻骨联合上方按摩帮助排尿，避免过分绷紧腹肌和过度用力，以弥补患者膀胱感觉功能的迟钝和收缩力下降。

（三）疗效评价

显效：尿频、尿急、尿失禁等症状消失，排尿能够控制，残余尿量在100ml以下；有效：尿频、尿急、尿失禁等症状改善，排尿比较通畅，能够部分控制，残余尿量100~200ml；无效：达不到上述标准者。

共观察62例，显效36例，有效21例，无效5例，总有效率为92.0%。

二、穴位注射

穴位注射可用于治疗糖尿病性膀胱病变。

（一）取穴

主穴：肾俞。

（二）治法

药液：甲钴胺注射液0.5mg（0.5mg/1ml）加维生素B_1注射液100mg（100mg/2ml）。

用 5ml 注射器抽取上述药液共 2ml，常规消毒双侧穴区皮肤，持针沿穿刺点垂直刺入，病人有胀麻感觉后回抽无血，每侧各注射 1ml，每日 1 次，15 天为一疗程，连用两个疗程。

（三）疗效评价

共治 34 例，显效 17 例，有效 12 例，无效 5 例，总有效率 85.2%。

三、电针

电针可用于治疗糖尿病性膀胱病变。

（一）取穴

主穴：次髎、秩边。

配穴：三阴交。

（二）治法

主配穴均取，双侧均用。患者俯卧，穴区局部常规无菌操作，使用 0.35mm × 50～100mm 之针灸针，次髎略向内下方深刺约 3.5 寸，进入骶后孔中，使触电样针感放射至会阴部；秩边深刺约 4.5 寸，使针感放射至会阴部；三阴交向下斜刺约 1.5 寸，局部酸胀感。然后分别连接 G6805 电针仪，频率 10Hz，疏密波形，渐增大电流至患者可耐受为度，持续电针 30 分钟，每日 1 次，治疗 10 次为一疗程，1 个疗程结束后停针 3 日，行下一疗程治疗，一般须治疗 2 个疗程以上。

（三）疗效评价

共治 40 例，显效 14 例，有效 22 例，无效 4 例，总有效率 90.0%。

（刘文郁）

第八节　糖尿病神经病变

一、针灸

针灸可用于治疗糖尿病性神经病变。该病症临床表现多端，几乎遍及各系统，轻者可无症状，重者可致残。周围神经病变可引起四肢麻木、疼痛、瘫痪，自主神经病变可引起心肌梗死、神经性腹泻等。

（一）取穴

主穴：胰俞、脾俞、肾俞。

配穴：周围神经病变加曲池、足三里；心脏自主神经功能紊乱加心俞、内关；慢性腹泻加天枢、公孙。

（二）治法

主穴每次取 3～5 个穴，据症酌加配穴。其中曲池、足三里用温针灸法；余穴先针刺，针后加艾条灸。先行针刺法：均用 0.25mm × 40mm 不锈钢毫针，刺至得气后，予平补平泻之法，留针 15～20 分钟。继用灸法：每穴用艾条做回旋灸 15 分钟，以局部潮红为度。曲池、足三里，刺至得气后，将纯净细软的艾绒捏在针尾上，或用长 1.5cm 的艾条段，插在针柄上，点燃施灸。若觉艾火烧灼皮肤发烫，可在皮肤上隔一厚纸片。待每个穴位燃完2个艾段，除去灰烬，将针取出。每周3次，15次为一疗程，停针3~5天后继续下一疗程。

（三）疗效评价

（1）周围神经病变：临床痊愈：麻木、疼痛感及感觉异常消失，肌电图显示神经传导速度恢复正常；显效：麻木、疼痛感及感觉基本消失，肌电图显示神经传导速度明显加快，接近正常；有效：麻木、疼痛感及感觉异常减轻，肌电图显示神经传导速度有所加快；无效：麻木、疼痛感及感觉异常无变化或加重，肌电图显示神经传导速度稍有提高或无变化。

（2）慢性腹泻疗效标准：显效：腹胀、腹痛消失，腹泻次数明显减少，由每天8~9次水样便减少为2~3次，大便基本成形；好转：腹胀、腹痛减轻，水样便腹泻减少，每日3~4次；无效：临床症状无明显改变，腹胀、腹痛、腹泻与治疗前无变化。

共治疗214例，其中，65例为并发周围神经病变患者，按上述标准临床痊愈23例，显效30例，有效12例。总有效率100.0%。并发腹泻65例，按上述标准，显效：38例，有效20例，无效7例，总有效率为89.3%。并发心脏自主神经功能紊乱40例，经治疗前后观察静心率、呼吸差等多项相关指标，表明有显著和非常显著改善（$P < 0.05$ 和 0.01）。另外44例中，包含各种周围神经病变，在临床症状和功能紊乱方面也有显著改善。

二、穴位注射

穴位注射可用于治疗糖尿病并发周围神经病变。

（一）取穴

主穴：曲池、合谷、足三里、三阴交、太溪。

配穴：关元、脾俞、肾俞。

（二）治法

药液：①维生素 B_1 注射液 100mg（100mg/2ml）加维生素 B_{12} 注射液 0.5mg（0.5mg/1ml）加注射用水 10ml；②甲钴胺注射液 0.5mg（0.5mg/1ml）。

主穴按病变部位，每次取2穴。任选一种药液。穴位常规消毒后，用1~5ml注射器抽取药物后，刺入穴内，上下缓慢提插，待有酸、麻、重、胀感后回抽无血，将药物注入，其中，药液第一组，注入双侧穴，每穴0.5~1ml；药液第二组注入单侧穴，每穴0.5ml，两侧交替。配穴针刺，均施以补法，留针30分钟，隔日一次。主穴穴位注射后尚可用温灸器温灸20分钟。8周为一疗程。

（三）疗效评价

显效：自觉症状消失，深浅感觉及腱反射基本恢复正常，肌电图示神经传导速度较前增加5m/s以上；有效：自觉症状明显减轻，深浅感觉及腱反射未能恢复正常，神经传导速度较前增加3~5m/s；无效：自觉症状、深浅感觉及腱反射无改善，肌电图示神经传导速度无变化。

共治疗138例，显效56例，有效71例，无效11例，总有效率为92.0%。

三、皮肤针

皮肤针可用于治疗糖尿病并发周围神经病变。

（一）取穴

主穴：阿是穴。

阿是穴位置：手足三阴经、三阳经皮部。

（二）治法

按以下操作步骤：第一步：患者坐位或卧位，将其病变部位皮肤严格消毒，用2%碘酒消毒后，再用75%乙醇脱碘。第二步：取消毒后的皮肤针在病变部位皮肤循经及局部叩刺。用中等刺激强度（患者稍感疼痛，感觉明显减退甚至消失者，以正常部位皮肤作参考），分别沿着手和（或）足的三阴、三阳经脉分属的皮部，从远端至近端，再由近端至远端来回叩刺，一条经脉叩完，接着叩下一条经脉，如此循环，至皮肤潮红（但无出血）即可。每周治疗3次，6周为一疗程。

（三）疗效评价

以本法共治71例，显效1例，有效50例，无效20例。总有效率为71.8%。

（杨东梅）

第九节　糖尿病足

一、艾灸

艾灸可用于治疗糖尿病足。

在基础治疗即糖尿病正规治疗的同时要进行足部溃疡处理：包括清除坏死组织，对坏死组织过多的创面可采用少量多次清创。对于感染较重和（或）渗出较多的伤口，给予雷夫奴尔纱布湿敷和换药等。

（一）取穴

主穴：阿是穴。

配穴：足三里、上巨虚、丰隆、解溪、阴陵泉、地机、三阴交、照海、涌泉。

阿是穴位置：病变区腧穴和病灶处。

（二）治法

可采用下列二法：一为热敏灸法，取主穴，将艾条的一端点燃，对准应灸的腧穴部位或患处距离皮肤2~3cm，依次使用温和灸、回旋灸、雀啄灸三步法施灸，先行温和灸温热局部气血，开通经络，再施以回旋灸、雀啄灸加强敏化，一般每穴灸2~3分钟，如此往返共约30分钟，移动范围3cm左右，每天1次，4周为一疗程。对顽固病及灸感传导过程不明显者，每次施灸1~2个小时，每天2次，4周为一疗程。为防止烫伤病人皮肤，操作者注意及时弹掉燃尽的艾灰并将食指、中指置于施灸部位两侧，通过医生的手来测知病人局部受热程度，以便及时调节施灸距离，掌握施灸时间。

二为用特制的艾灸按摩器施灸。艾条装入艾灸按摩器内，快速推按控制钳尾部，使艾条火头调到艾灸器头部通风处，用右手握住该艾灸器手柄部，在左手掌上测试温度高低，根据处方找准穴位区域，用力滚动按摩器，范围不超过3~4cm。穴位区域艾灸按摩到皮肤发红则转移到另外穴位区域，来回交替 2～3 次，以保证按摩的效果，同时可以用艾灸器头部点按各个穴位，对于可以触及疼痛或结节的地方重点点按、刮推。每次换药时进行艾灸按摩。4 周为一疗程。

（三）疗效评价

临床痊愈：溃疡创面完全愈合，临床症状消失；显效：足部皮肤感觉正常，足背动脉搏动有力，溃疡面缩小 80% 以上；有效：足部皮肤感觉部分恢复，足背动脉搏动较明显，溃疡面缩小 50%，分泌物减少；无效：足部皮肤感觉无好转，足背动脉搏动弱或消失，溃疡面无缩小，分泌物无减少。

以上法共治 67 例，临床痊愈 26 例，显效 19 例，有效 18 例，无效 4 例，总有效率为 94.1%。

二、温针灸

温针灸可用于治疗糖尿病足。

（一）取穴

主穴：分两组。①关元、阳陵泉、阴陵泉、悬钟、太溪；②气海、足三里、丰隆、三阴交。

配穴：阿是穴。

阿是穴位置：随坏疽部位不同，在相近部位选择无创伤皮肤局部 1～2 个穴位作配穴。

（二）治法

主穴每次选取一组，二组交替。配穴酌加。患者仰卧，充分暴露穴位，用络合碘及 75% 酒精常规消毒，术者手指及针具亦常规消毒。选用 0.30mm×50～75mm 毫针，快速进针，刺入一定深度后，行捻转手法，使局部有较强的酸、麻、胀感后停止行针。在针柄上插入 2cm 长的清艾条段，艾段与皮肤之间隔以阻燃物及隔热板，以防过热灼伤皮肤。艾段由近皮端点燃，燃尽无火后换下一炷，每穴 3 炷。每日 1 次，两组穴位交替应用，连续治疗 6 天后停治 1 天。4 周为一疗程。连续治疗 3 个疗程。注意事项：操作过程中严格消毒，杜绝皮肤灼烫伤，如发现烫伤应及时处理，更换相近穴位治疗。

（三）疗效评价

共治疗 43 例，临床痊愈 30 例，有效 9 例，无效 4 例。总有效率 90.7%。

（杨东梅）

第十节　恶性肿瘤

一、概述

肿瘤是指机体中成熟的或在发育中的正常细胞在不同有关因素长期作用下，呈现过度增生或异常分化而形成的新生物。恶性肿瘤则指这种增生或分化是无规律的，且能浸润和破坏组织。一般所说的癌就指恶性肿瘤。恶性肿瘤对人类健康和生命的威胁极大，它的治疗迄今仍为医学难题，大部分难以治愈，晚期多出现恶病质。

中医学对肿瘤早有认识，甲骨文中就有"瘤"字，而1171年出版的《卫济宝书》则首次提到"癌"。恶性肿瘤在中医古籍中被描述为"噎膈"、"岩"、"癌"、"茧唇"、"舌菌"、"石痈"等等。

针灸治疗恶性肿瘤，在古医籍中亦早有类似记载。如噎膈症，《灵枢·四时气》即已提到。在《备急千金要方》中，载述了"发肿至坚有根"的"石痈"的针灸。明·张景岳的《类经图翼》一书还涉及"乳岩"的针灸。同时代的针灸家杨继洲，对噎膈症不仅提出穴方，还对其机理加以探讨，认为是"脾绝胃枯"之症。古代所积累的经验，不少至今仍有借鉴意义。

现代应用针灸治癌的最早报道见于20世纪50年代初，但至60年代仍多以个案形式出现，内容集中于乳癌、子宫颈癌、食管癌等。70年代多病例的临床文章骤增，不少穴位刺激法都用于治癌。从80年代开始，海内外的针灸工作者从不同的角度进行了大量的实践，涉及宫颈癌、肝癌、胃癌、食管癌、乳腺癌、鼻咽癌、肺癌及皮肤癌等。另外尚有相当多的关于针灸治疗癌症一些临床症状的文献，如癌性高热、癌性疼痛以及治疗癌症在放化疗过程中所产生的毒副作用和手术治疗后的针灸康复。并摸索到不少宝贵的经验。首先，是关于针灸治疗癌症的地位和价值有了较明确的认识，针灸具有重要的辅助治疗作用，包括改善症状、缓解痛苦、提高患者生活质量、延长患者生存时间，特别表现在控制癌性疼痛和放、化疗以及手术所带来的形形色色的副作用。其次在穴位刺激方法上，也做了有益的探索，除针刺外，尚用艾灸、穴位注射、电热针、皮内针、割治、埋植等法。针刺手法则主张体质强者用凉泻、平补平泻法，弱者用热补、平补平泻法。

针灸治疗恶性肿瘤，从总体上来说，目前还处于探索性的阶段，其治疗规律和确切机理还有待更多的积累和研究。本节所总结的内容均以针灸作为辅助治疗的方法应用，除了控制癌症外，还包括止痛和对抗药物、手术及放射治疗所产生的毒副作用，供临床参考。

二、古籍记载

（一）取穴

噎膈：膈俞、膏肓、脾俞、膻中、太白、胃俞、中脘、中庭、足三里。

乳岩：肩髃、灵道、温溜、足三里、下巨虚。

石痈：阿是穴（患处）。

（二）操作

噎膈症，每次取4～6个穴。膏肓、膈俞，可施灸法，膈俞3～7壮，膏肓可灸百壮，直接灸法。脾俞、胃俞、足三里，针刺先补后泻，以补为主，取针后加艾卷灸至局部皮肤潮红。余穴针刺，施平补平泻之法。留针15～20分钟。

乳岩，每次取3～4个穴，均用灸法，每穴5～9壮，无瘢痕直接灸法。

石痈，于病变部位灸百壮，直接灸。

（三）古方选辑

《备急千金要方·卷二十三》：凡发肿至坚有根者，名曰石痈。治之法当上灸之百壮。

《普济方·卷四百二十》：治膈寒，食欲不下，腹胁满，胃弱少食，嗜卧，怠惰不欲动，身温不能食；又方主吐食，穴膈俞。

《类经图翼·十一卷》：诸隔证：心俞（七壮）、膈俞（七壮）、膏肓（百壮，以多为佳）、脾俞、膻中（七壮）、乳根（七壮）、中脘（七壮）、天府（七壮）、足三里（三七壮）。乳痈、乳疽、乳岩……肩髃、灵道（二七壮）、温溜（小人七壮、大人二七壮）、足三里、条口（乳痈）、下巨虚（各二七壮）。

《针灸大成·卷九》：五噎：劳宫、中魁、中脘、三里、大陵、支沟、上脘。……复刺后穴：脾俞、胃俞（以上补多泻少）、膻中、太白、下脘、食关。

三、针灸

本法主要治疗食管癌及胃癌。

（一）取穴

主穴：分2组。①大椎、身柱、神道、灵台、胸夹脊$_8$、脾俞、胃俞、足三里；②中脘、章门、足三里、行间、三阴交、膈俞、丰隆、公孙。

配穴：食管上段癌加天突、璇玑、华盖；食管中段癌加紫宫、玉堂、膻中；食管下段癌加鸠尾、巨阙、中庭；胃癌加上脘、中脘、下脘。另可配相应部位之华佗夹脊穴（食管上段：颈夹脊$_{6}$~胸夹脊$_2$；中段为胸夹脊$_{3~6}$；下段胸夹脊$_{7~10}$；胃癌为胸夹脊$_{11~12}$）。

（二）治法

主穴第1组为麦粒灸，每次取督脉穴2个或肢体穴1对。艾炷为麦粒大，以纯艾制成，用着肤灸（化脓灸法）。选定穴后，用蒜汁涂穴，粘住艾炷，施灸。为减轻疼痛，可用手在穴旁轻拍，一炷灸完再接一炷，每次灸7~9壮。灸完以生理盐水揩净灰烬，贴以灸疮膏，促其化脓。隔日灸1次，可顺次选穴，共6次，灸毕为一疗程。主穴第2组为针刺，每次选1~2个穴，并据病变部位酌加配穴。用0.35mm×50mm毫针，采取提插不留针手法，体弱者施弱刺激，小提插约10~20次，刺激时间为10~20秒；体强者施重刺激，大提插30~40次，刺激时间为30~40秒；一般用中等幅度提插，约20~30次，刺激时间为20~30秒。每周针3次，15次为一疗程，停针2周。两组可交替进行，亦可单用一组，视病人症情而行。

第二疗程仅取配穴，其中华佗夹脊穴用针刺法，手法同前。余穴用药饼灸法。

药饼制备：白附子、乳香、没药、丁香、细辛、小茴香、苍术、川乌、草乌各等份。共研成细粉，加蜂蜜、葱水调和捏成药饼，大如5分硬币，2分厚，中穿数个小孔。

第二疗程应在麦粒灸化脓期或针后2周进行，每次据病灶所在部位，选取3穴。灸时饼下垫丁桂散少许，上置艾炷，灸3~5壮。艾炷大小据症情而定。隔日一次，10次为一疗程。停针灸2周，第三疗程可用针刺主穴第2组加药饼灸配穴同时进行，亦为10次一疗程。

（三）疗效评价

临床痊愈：饮食正常，身健壮，X线造影癌瘤完全消失，食管脱落细胞检查，癌细胞消失；有效：吞咽困难症状明显缓解，能进食半流食或普通食物，X线造影癌瘤病变部位明显缩小，癌细胞未消失，或食管脱落细胞检查，癌细胞暂时消失但癌瘤病区无缩小；无效：症状未见改善或反有恶化。

共治353例食管癌、胃癌。其中50例配合内服中药等，有效24例，无效26例，有效率为48.0%。303例为配合放疗、化疗、手术、中药等法。其中，6例早期患者，5例临床痊愈，1 例有效；297 例晚期病人，癌瘤暂时消失率为 0.99%，癌瘤缩小率为 1.65%，而症状有效率为 96.4%。

四、电热针

本法主要治疗皮肤癌。

（一）取穴

主穴：阿是穴。

阿是穴位置：浅表恶性肿瘤局部。

（二）治法

据肿瘤的大小，在肿瘤局部以每平方厘米 2 支针的密度进针，进针方法可以采取单刺、傍针刺、齐刺、扬刺或丛刺等法。进针前先在局部做常规消毒，用 2% 利多卡因 1 ~ 4ml 局部麻醉。进针后，接通电热针仪，电流强度在 100 ~ 140mA 之间。进针 20 分钟后，开始测量肿瘤表面之温度，温度控制在 43 ~ 50℃ 之间，留针 40 分钟。每日或隔日一次，10 次为一疗程，疗程间隔 3 ~ 5 天。

（三）疗效评价

按国际抗癌联盟制定的实体瘤疗效标准。完全缓解：治疗期间肿瘤的迹象全部消失；部分缓解：肿瘤消失超过 50%（两个直径的乘积），治疗期间未出现新肿瘤的迹象；改善：肿瘤的缩小少于 50%（两个直径的乘积）；无变化：治疗期间肿瘤无变化。

共治 10 例皮肤癌（包括皮肤鳞癌、恶性组织细胞癌、角化上皮细胞癌等），结果 4 例完全缓解，3 例部分缓解，2 例无变化，1 例死亡，有效率为 70.0%。

五、电锟针

本法主要治肺癌。

（一）取穴

主穴：十二井穴。

（二）治法

每次在十二井穴中取 1 对，用电热锟针具激发感传，气至病所。治疗时室温控制在 20 ~ 25℃，穴位温度应在 20℃ 以上。锟针针尖温度在 35 ~ 38℃ 左右，或调至可耐受为度。针尖刺激时，方向应指向病灶部，刺激强度以舒适为宜，频率 1 ~ 2 次/秒，刺激 1 ~ 2 分钟。如出现感传，但传导不远者，可在感传所达到的穴位刺激，进行接力。如无感传可将频率迅速调到 3 000 ~ 4 000 次/分，此时如出现感传，再缓调至 500 次/分，多可使感传继续延伸。如再无感传，先将强度调节到零位，再增大强度，使穴周微见肌跳，无痛，以患者能耐受为度。在此基础上再增加频率，多可激发感传。每日一次，每次激发 1 条经，6 ~ 12 次为一疗程，停针 3 天，继续下一疗程。

（三）疗效评价

显效：临床症状、体征明显好转，可进行一般工作，肺部肿瘤缩小或消失；有效：临床症状和体征均减轻；无效：治疗后症状、体征无改善或死亡。

共治肺癌14例，结果显效4例，有效7例，无效3例。总有效率为78.5%。本法取效关键在气至病所。对肺癌患者有改善睡眠、增加体重和延长生存期等作用。

六、综合法（之一）

本法主要用于晚期食管癌及其他上消化道癌。

（一）取穴

主穴：分3组。①天鼎、止呕、璇玑、膻中、上脘、中脘；②咽喉、食管、贲门、胃、胸、膈（耳穴）；③足三里、脾俞、膈俞、胸夹脊$_{4\sim9}$。

配穴：分2组。①内关、公孙、三阴交、中魁；②交感、神门、三焦、内分泌、皮质下、肾上腺、肝、肾（耳穴）。

止呕穴位置：廉泉穴与天突穴连线中点。

（二）治法

以针灸为主，配以各法。

（1）针灸：主穴第1组与配穴第1组相配。主穴均取，配穴酌加。操作如下：以0.25mm×40mm毫针，天鼎穴双侧进针，针尖向天突穴斜刺；止呕穴横刺，针尖向下透向天突穴，其他穴位常规针法，以平补平泻手法，留针30～40分钟。如进食梗阻，舌苔厚腻，加艾条雀啄灸膻中、中魁10分钟；进食后突然梗阻，针内关，针尖向上，强刺激用泻法，并令患者剧咳，让其呕出大量痰液及食物。隔日一次。

（2）耳针：主穴第2组与配穴第2组相配。主穴均取，配穴选2～3个穴，以0.25mm×13mm毫针，于耳郭消毒后，测得敏感点，快速刺入，捻转至得气后留针40～60分钟。每次取一侧耳，两耳交替轮用。隔日一次。

（3）穴位注射：第3组主穴用于穴位注射，每次选2～4个穴，药液为肿节风注射液。以2ml一次性无菌注射器吸取药液，刺至穴位得气后，每穴分别注入0.5ml。穴位可轮用。亦为隔日治疗1次。

（4）敷贴：藤黄、干蟾、六神丸、生乳香、生没药、大蒜瓣、醋延胡索、人工麝香等各适量，碾极细末，用布袋装好备用。置于阿是穴（肿瘤相应部位之体表面）干敷并用膏药固定，每天6～8小时。

（5）拔罐：在中脘与上脘之间，双肋下各拔一火罐，以吸出水疱为度（一般需30～40分钟），隔日一次。如水疱过大，可放出液体并涂甲紫。

以上法连续治疗2个月为一疗程。上述疗法如第一疗程有效者，可进行第二、三疗程治疗，直至病情稳定。

（三）疗效评价

共治146例。其中84例晚期食管癌患者，经三个疗程治疗，结果，显效8例，有效21例，无效55例，有效率为34.5%。平均生存期为6.5月，较未用针灸治疗者明显为高（$P < 0.05$）。另62例均为中、晚期患者，其中食管癌18例，贲门癌5例，胃癌39例。经治疗后，食管癌、贲门癌患者症状缓解，生命延长8～15个月者4例，存活3～7年者11例，临床治愈8例；胃癌患者症状缓解、生命延长8～15个月者9例，存活3～7年者25例，临床治愈5例。

七、综合法（之二）

本法主要用于抑制肝癌、肺癌及胃癌之疼痛。

（一）取穴

主穴：百会、内关、大椎、阿是穴、神门（耳穴）、足三里。

配穴：肝癌加肝炎点、肝俞、肾俞；肺癌加肺俞、风门、定喘、丰隆；胃癌及胰腺癌加阳陵泉、胃（耳穴）、胰胆（耳穴）。

阿是穴位置：痛点。

肝炎点位置：右锁骨中线直下，肋弓下缘2寸处。

（二）治法

药液：20%胎盘组织液。

每次取主穴3~4个穴，配穴酌加。采用不同穴位刺激方法治疗：大椎、足三里，用穴位注射法。以20ml注射器，抽取药液4~6ml，分别注射于上穴中。耳穴用磁珠（380Gs）贴压。阿是穴用磁片贴敷（磁场强度1 500~2 000Gs，直径2~3cm不等圆片），在痛点即阿是穴贴敷时，应分别在痛点上或附近放置，如同时贴敷2块或以上时，以互不吸引的距离为准，或痛区躯体前后对贴，贴时要注意N极和S极相对，才能形成磁场，最后用胶布固定。余穴用针刺法，缓慢进针，得气为度，留针30分钟~1小时。如为肝癌，可轮流捻转3次后退针。上述方法，穴位注射为隔日或隔2日一次，穴位贴敷为每周1~2次，针刺为每日或隔日一次。10~15次为一疗程。

（三）疗效评价

有效：疼痛消失或减轻；无效：不能止痛或有增无减。

共观察49例，均有不同程度减轻，止痛时间可达10小时以上。另有34例肝癌患者，经穴位注射配合中西药物，疼痛大多得以控制，且其中2例占位病变消失，另3例带病生存9月~4.5年。

八、穴位注射

本法主要用于治疗恶性肿瘤持续发热和化疗后顽固性呕吐。

（一）取穴

主穴：足三里。

配穴：血海、肾俞。

（二）治法

药液：地塞米松注射液、甲氧氯普胺注射液、黄芪注射液。

一般仅选主穴，效不显时加用配穴。药液：治疗高热用地塞米松注射液，治疗顽固性呕吐在后二者中任选一种。取足三里穴时，令患者取卧位，两腿伸直平放，充分暴露穴区。治高热时，每次选一侧穴，两侧交替。将注射针头垂直刺入穴区后，采用捻转提插等法，使之得气，运针3~5分钟。回抽无血，推入药液1ml。每日1次，5日为一疗程。治疗顽固性呕吐，如取主穴，可取双侧；如加配穴，每次取1穴（二穴可轮用），则主配穴均取单侧，双侧交替。用 2ml 或 5ml 注射器 6 号针头吸取甲氧氯普胺注射液 1ml 或黄芪注射液 5ml，垂直刺入所选穴区，病人出现强烈针感（局部酸、麻、胀或向四周放射）后回抽无血，即可将药液缓慢注入，甲氧氯普胺注射液每穴注入 0.5ml，黄芪注射液每穴注入 2.5ml。每日 1～2 次，至 1 个疗程化疗结束为止。

（三）疗效评价

高热：

显效：结束后 30 日内，体温降至 36～37℃，以后发热再予治疗仍然有效；有效：疗程结束后 15 日内，体温降至 36～37℃，以后发热治疗仍然有效；无效：疗程结束后体温仍在 37℃ 以上者。

呕吐：

将呕吐的程度分为 4 级。即无呕吐为 0～Ⅰ级；每日呕吐 2～3 次为Ⅱ级；4～6 次为Ⅲ级；7 次以上为Ⅳ级。显效：治疗后呕吐为 0 级及Ⅰ级；有效：治疗后转为Ⅱ级；无效：治疗后仍在Ⅲ级或以上。

按上法共治疗 139 例，其中高热为 28 例，结果显效 21 例，有效 4 例，无效 3 例，总有效率为 89.3%。顽固性呕吐 111 例，按上述或类似标准评定，显效 67 例，有效 33 例，无效 11 例，总有效率为 90.1%。

九、穴位敷贴

本法主要用于脑部恶性肿瘤和其他恶性肿瘤的辅助治疗。

（一）取穴

主穴：太阳、百会、大椎。

配穴：阿是穴。

阿是穴位置：癌肿病灶和疼痛处。

（二）治法

敷药制备：①白芷 30g，地龙 15g，藁本 15g，白及 10g，桔梗 10g，川芎 15g，莪术 10g，桂枝 10g，仙鹤草 15g，土鳖虫 10g。水煎成膏为一贴，备用。②消癌膏：黄芪、三七、全蝎、制马钱子、火硝、雄黄、郁金、川贝母等。混合后粉碎制备成不同规格大小的膏药，装袋密封保存备用。

操作：脑部恶性肿瘤，主穴均取，太阳用双侧。用敷方①外敷。其他部位恶性肿瘤，取阿是穴，用敷方②贴敷。阿是穴，一般是指根据 CT 或 B 超定位确定肿瘤体表投影处，宜按照肿瘤面积大小，选取恰当的膏药规格。在贴敷时，可贴阿是穴，也可采取阿是穴前后对应部位同时贴敷。贴敷前宜清洁皮肤，将上述药膏加热使其软化后，平整贴敷在所选穴区，固定后，敷方①每 2 日换贴 1 次，宜治疗一个月以上；消癌膏每 3 天换药 1 次，每疗程 3 次，一般观察 2～3 个疗程以上。

（三）疗效评价

共治 104 例，其中脑部肿瘤 40 例（各部位恶性肿瘤导致脑转移瘤病人 35 例，脑胶质瘤病人 5 例）。治疗后病人恶心、呕吐、头晕、头痛、项强等高颅压表现均有不同程度好转，40 例中 35 例病人应用西药降颅压治疗次数减少，缓解时间延长。缓解率 87.5%。另 62 例为多种恶性肿瘤，用消癌膏贴敷后，控制疼痛效果：疼痛明显缓解 9 例，减轻 50 例，无效 3 例，总有效率 95.2%。

十、电针

本法主要用于配合化疗治疗多种癌症。

（一）取穴

主穴：足三里、太冲、合谷、内关。

（二）治法

主穴均取，双侧同用。予化疗前 30 分钟开始治疗，针刺得气后，接电针治疗仪的电极，调整电量，使毫针微微颤动，以患者舒适为度。留针 30 分钟。与化疗同步进行，每 3~4 周 1 个疗程，连用 2 个疗程。

（三）疗效评价

共治 32 例，包括乳腺癌、胃癌、肺癌、大肠癌、恶性淋巴瘤和食管癌。治疗后，完全缓解 5 例，部分缓解 13 例，稳定 8 例，恶化 6 例。有效率为 56.3%，优于仅用化疗的对照组（P<0.05）。另外，Kamofsky 评分好转率为 53.1%，体重增长好转率为 40.6%，症状好转率 59.4%，也均明显高于对照组（P<0.05）。

（王建林）

第十一节　艾滋病

一、概述

艾滋病（AIDS）又称获得性免疫缺陷综合征，系感染人类免疫缺陷病毒（HIV）所致。是一种以细胞免疫发生严重的不可逆性获得性免疫缺损，以及产生各种形式的条件性或社会性感染和某些罕见癌瘤为特征的综合病症。本病经性传播和血液传播。临床表现为持续性发热、盗汗、乏力、全身淋巴结肿大、食欲不振、腹泻、咳嗽或呼吸困难、咽痛或吞咽困难、出血（皮下黏膜、上消化道及便血、血尿）、体重下降等，并可发生 Kaposi 肉瘤。本病多侵犯青壮年。在感染本病病毒后，人体防御细胞几乎完全遭到破坏，死亡率极高。

艾滋病已成为严重威胁世界人民健康的公共卫生问题。据世界卫生组织报告，2010 年全世界存活 HIV 携带者及艾滋病患者共 3 400 万，新感染 270 万，全年死亡 180 万人。每天有超过 7 000 人新发感染。中国疾病预防控制中心估计，截至 2011 年底，我国存活 HIV 携带者及艾滋病患者约 78 万人，全年新发感染者 4.8 万人，死亡 2.8 万人。所以防治本病已引起全球范围的重视。近年来，国内外的医务工作者正在从传统的中医针灸学中开拓新的路子，并已取得了一些令人鼓舞的苗头。

本病可归属中医的"伏气温病"、"疫病"、"虚劳"等范畴。

本病发现至今已有 30 年。针灸治疗本病，国内较早的文献见于 20 世纪 80 年代中期。有学者统计了 1985 至 2001 年发表的中医中西医结合治疗艾滋病文献 176 篇中，针灸疗法治疗艾滋病为 17 篇，占总题录数的 9.7%。之后，本病的治疗一直受到针灸工作者的关注，并被国家列入重大科研项目。目前，在本病治疗的选穴上，以选有调整免疫功能和提高抗病能力的穴位为主，根据已有的文献，常用的治疗穴位有：足三里、肾俞、关元、大椎、肺俞、膏肓、三阴交、脾俞、天枢等。除已知的外，还发现一些具有这方面功能的穴位。如日本学者认为筑宾穴有祛毒作用，可用于艾滋病。在穴位刺激方法，除针刺外，尤重视艾灸。因灸法可以增强机体抵抗力。在治疗上，除针对艾滋病本身外，还用针灸治疗其并发症如腹泻、带状疱疹等。

鉴于艾滋病病重难治，临床上强调与中、西医综合治疗。从已有的资料看，针灸具有改善症状、延长生存期的作用，是一种颇有前景的辅助疗法。当然，还需要更多实践来进一步完善，包括对有效穴位和针灸技术的探索和优化，令人信服的疗效标准的建立等。

二、综合法

（一）取穴

主穴：关元、气海、肾俞、足三里、命门、三阴交、筑宾、神阙、大椎。

配穴：外感发热加曲池、合谷、肺俞、列缺；体虚加太白、太溪；出血加膈俞、血海；食欲不佳、体重减轻加脾俞、胃俞、中脘；慢性腹泻加天枢、大肠俞、上巨虚；体温升高、盗汗加复溜、阴郄；咳嗽加中府、肺俞、丰隆；瘙痒性皮炎加膈俞、血海；失眠加神门、内关；疼痛加交感、神门、肺、肝、脾、肾、内分泌、皮质下、神门、胃、肺、枕、大肠。（均为耳穴）

（二）治法

主穴每次取 3～5 个。因本病病情变化迅速，个体差异相当明显，故应据不同脏腑或经脉显现的证候取穴。配穴则据症选取。穴位力求少而精，为了不增加病人的消耗，留针时间宜短，一般不超过 20 分钟。除了早期病人采用补中寓泻外，余均用补法。主穴针刺得气后可加用电针，连续波，强度以患者舒适为宜。针后加用艾卷灸，可嘱病人在家中自行灸治，自己无法灸的背部腧穴，由家人代灸，用温和灸或回旋灸治疗，距穴位皮肤约 5～10cm，以微热不感烫为宜；10～15 分钟/次，以灸至局部出现红晕为宜。耳针用于止痛，留针时间可稍延长至 25 分钟。体质虚弱和慢性腹泻者，宜以灸法为主，前者，以主穴灸治（命门、膏肓、足三里、关元），配穴针刺；后者则灸关元、神阙、三阴交、气海。

操作时重视预防性技术操作。医生应戴消毒手套，使用一次性无菌针灸针。使用过的针具、消毒手套及擦拭过穴位的药棉，均应置于密封容器内，另做处理。针灸根据患者情况为每周 2～4 次，可不计疗程。

（三）疗效评价

针灸配合药物治疗艾滋病人 616 例。尽管没有达到治愈的目的，但针灸有下列效果：①改善患者的心理状态：接受针灸治疗后多表现为内心宁静，精神振作；②缓解症状和体征：在针灸期间，患者疲乏困倦、气短心悸均有不同程度改善，睡眠好转，水肿减轻，腹泻次数减少，体重增加，疼痛消除及肢端麻木无力有缓解等，有 2 例中等大的 Kaposi 肉瘤的患者，在针灸治疗后的头 2 个月消失。针灸尚对出血患者有良好的效果；③有助于病人克服对药物的毒性反应。一些与针灸同时进行化疗的病人，几乎未发现有副作用。针灸对艾滋病病毒感染者有明显的疗效，在高危险人群中，针灸具有预防感染的作用。

三、体针

(一) 取穴

主穴：分三组。

(1) 足三里、关元、大椎、膏肓、合谷、风池；兼肺气虚咳嗽加肺俞、列缺，兼脾虚腹泻加天枢、脾俞，精神抑郁加肺俞、太冲，偏肾阴虚加肾俞、太溪。

(2) 肺气阴两虚：肺俞、膏肓、足三里、关元、大椎、列缺、太渊；脾虚湿阻：足三里、脾俞、阳陵泉、天枢、中脘；肺郁气滞：肝俞、太冲、神门、膻中、足三里、天枢；脾肾亏虚：脾俞、肾俞、关元、足三里；肝肾阴虚：太溪、太冲、肾俞、足三里、大椎；痰浊阻滞：天井、少海、足三里、大椎、肾俞、曲池。

(3) 瘀血痰阻：肾俞、足三里、大椎、丰隆、少海、期门；热毒内蕴：大椎、足三里、曲池、合谷；痰蒙心神：神门、大陵、印堂、丰隆、水沟；肾阴阳两虚：肾俞、关元、足三里、太溪、命门。

配穴：如全身乏力者加膈俞、肾俞；自汗、盗汗者加阴郄、复溜；纳差、消瘦、便溏者加脾俞、中脘；皮疹、水疱者配血海、三阴交等。

(二) 治法

上述三组主穴，第 1 组穴用于本病初期，以扶正补虚，清热解毒；第 2 组穴用于艾滋病和艾滋病相关综合征期；第 3 组用于艾滋病并发症阶段。配穴据症而加。用一次性针具，一般用补法，虚寒者配合艾灸，热毒者可局部点刺放血。针刺得气后留针 15 ~ 20 分钟。隔日一次，15 次为一疗程。

(三) 疗效评价

共治艾滋病、艾滋病相关综合征患者及 HIV 阳性患者 186 例，其中 162 例，显效 24 例，有效 81 例，无效 57 例，总有效率为 64.8%。另 24 例各种症状均有明显改善。

四、针灸

(一) 取穴

主穴：按中医辨证，分 4 组。①肺胃阴虚：肺俞、内关、太渊、偏历、膏肓、足三里；②脾胃虚损：足三里、气海、中脘、胃俞、三阴交、膏肓、神阙；③脾肾两亏：关元、内关、三阴交、脾俞、肾俞、命门、涌泉；④热盛痰蒙：大椎、曲池、三阴交、曲泉、丰隆、内关。

(二) 治法

按分型每次取 5 ~ 6 穴。脾胃虚损型加灸神阙（隔盐）30 分钟；脾肾两亏型加灸足三里、涌泉，艾条温和灸 20 ~ 30 分钟。余穴均用毫针刺法，平补平泻，留针 15 ~ 30 分钟。每日或隔日一次，一般不计疗程。

(三) 疗效评价

共观察 59 例，其中 36 例经治疗后临床主要症状改善情况如下：发热 36 例，消失 17 例；乏力 34 例，消失 6 例；消瘦 35 例，治疗后体重增加 2 例；盗汗 33 例，消失 12 例；咳嗽 18 例，消失 5 例；腹泻 26 例，消失 17 例；纳呆 29 例，消失 4 例；肢体疼痛、麻木 26 例，消失 19 例。表明本法对临床症状的改善有一定作用。另 23 例，也证实针刺时加艾灸可明显改善患者的食欲不振、乏力、体重减轻、腹泻、咳嗽以及肢体麻木等症状。

五、艾灸

（一）取穴

主穴：关元、神阙、足三里。

配穴：天枢、中脘、阴陵泉。

（二）治法

主穴均取，加用配穴 1~2 个。或上午用主穴，下午用配穴，各取 2 穴。灸主穴时，可先灸双侧足三里，依次灸关元、神阙。清艾条点燃后悬于穴位皮肤上方约 5cm 处，以微热不痛为宜，每穴灸 15~20 分钟，皮肤潮红为度，每日 1 次。3 个月为一疗程，患者发热时暂停灸治，给予常规对症处理；若遇到不能灸治的情况，可依次顺延，但连续延误不能大于 3 天。

（三）疗效评价

按症状体征积分改善比 = ［（治疗前积分 － 治疗后积分）／治疗前积分］ ×100%，将疗效等级分为有效、稳定、无效三级。临床症状体征改善明显，改善比 ≥30% 为有效；临床症状体征改善不明显，改善比 <30% 为稳定；临床症状体征无改善或加重，总积分不变或有所增加为无效。

艾灸共治疗 55 例中，有效 30 例，稳定 20 例，无效 5 例，总有效率 90.9%。

（王建林）

第十二节　银屑病

一、概述

银屑病又叫牛皮癣，为一种无传染性的红斑鳞屑性皮肤病。根据皮损和全身症状，可分为寻常型、关节病型、红皮型及脓疱型。以寻常型多见，针灸生要用于本型。其临床表现为：皮损系钱币大或更大的覆有银白色鳞屑之淡红色浸润斑，境界清楚，鳞屑剥除后呈硬脂样光泽，继续剥刮则见筛状出血。发于全身，四肢伸侧多见，反复发作，与季节有关。本病病因尚未完全弄清，可能与感染、遗传或变态反应有关，现代西医学尚乏特效疗法。

中医学称本病为"白疕"，因脱屑如松皮，又名松皮癣。在《诸病源候论》中叫"干癣"。

现代应用针灸治疗银屑病，在 20 世纪 50 年代国内就有多病例报道。与此同时，国外（如奥地利）也开展了此项工作。早期在治疗方法上多以单纯针灸为主。从 70 年代后期起，临床文献逐渐增多，特别是 1993 年之后，出现了较为集中的报道，但从 2003 年以来，似有文献量下降之势，值得关注。取穴上，以大椎、肺俞、膈俞、曲池、血海及阿是穴等，使用频率较高；穴位刺激方法上渐趋向多样，包括埋线、割治、穴位注射、点刺拔罐、皮肤针叩刺、隔蒜灸等。且强调多种刺激法综合运用，如穴位割治加敷药、艾灸及配合中药内服外敷等。这样在一定程度上提高了治疗效果。关于针灸治疗银屑病的疗效，各地报道颇不一致，最低的为有效率60%，最高的达100%，多在80%～90%之间，这可能和所用的方法及所订的疗效标准不同有关。但从已有的经验看，针灸对寻常型的疗效优于其他类型，而在寻常型的三期中，则消退期＞进行期＞静止期，局限性发病优于泛发性患者。总的说，针灸对本病的远期疗效较差。

二、刺络拔罐

（一）取穴

主穴：①大椎、陶道、阿是穴；②肺俞、心俞、肝俞、脾俞、肾俞。

配穴：头部皮损加四神聪、上星、头维，颈项加翳明，背部加天宗，上肢加肩髎、曲池，腰部加肾俞，下肢加新环跳、血海、梁丘、阳陵泉、胸$_{5～6}$夹脊穴、腰$_{1～3}$夹脊穴。

阿是穴位置：皮损区。

新环跳位置：尾骨尖旁开3寸。

（二）治法

一般仅用主穴，如效不佳可加配穴。在选配穴时应视皮损分布及消退情况按顺序自上而下选择，如背部皮损未退或未退净，不宜取腰以下穴位。选穴宜少而精，主穴任选一组，第一组大椎、陶道，每次选1个，交替轮用，阿是穴仅在残留皮损时用，配穴取1～2个。第二组主穴，每次可均取。刺络拔罐操作如下：选定穴位常规消毒后，先以三棱针点刺，要求轻浅快，以拔出0.3～0.4ml血液为宜，留罐约10～15分钟，头顶部穴位可点刺不拔罐。残留少数皮损，可沿皮损四周和中间点刺数下，然后拔罐。配穴用针刺法，得气后，用平补平泻法。如上法疗效不显，则可在夹脊胸$_{5～6}$和腰$_{1～3}$，以0.30mm×50mm之毫针呈45°角斜向脊柱刺入或以针尖向臀部方向60°角刺入，务求针感，得气后留针20分钟或接通电疗仪，通电20～30分钟，连续波，强度以病人能耐受为宜。刺络拔罐每日或隔日一次，15次为一疗程，间隔3～5天，再行下一疗程。

（三）疗效评价

基本痊愈：皮损全部消退，症状消失，化验指标正常，积分值减少≥95%；显效：皮损大部分消退，症状明显减轻，或化验指标接近正常，95%＞减少的积分值≥70%；有效：皮损部分消退，症状有所改善，70%＞减少的积分值≥50%；无效：皮损消退不明显，症状未见减轻或反见恶化，积分值减少不足50%。

共治905例，基本痊愈469例，显效195例，有效157例，无效84例，总有效率为89.7%。

三、穴位埋植

（一）取穴

主穴：①阿是穴；②肺俞、灵台；③心俞、肝俞、肾俞、风门、膈俞。

配穴：曲池、足三里。

阿是穴位置：脊中线旁开2寸，自第7颈椎至第2骶椎分为5个等份，即5个埋线点，两侧共 10 点。

（二）治法

第 1、2 组穴属首选，如效不佳改用第 3 组穴，每次选 1 组。配穴据病灶位置情酌加，上肢皮损明显加曲池，下肢皮损明显加足三里。采用注线法埋植。用带芯腰穿针 1 支，将 0～2 号肠线剪成 1.5～2cm 长，装入针孔内，穴位消毒局麻后，针尖顺脊柱方向斜刺入肌层约 2.5cm 左右，当患者出现酸、胀、重时，然后将肠线注入，针眼盖以无菌纱布，用创可贴固定。每 2 周埋线一次，第 1 次埋线时可不加配穴。夏天慎用此法，以免引起感染。配穴尚可用自血疗法，即从耳背静脉，用装有 1ml 枸橼酸钠抗凝剂的注射器取 3～5ml 血注入。另亦可用 5 号注射针头，选择耳背后较显露的静脉，点刺出血，出血量 1～2ml 左右。术毕以棉球按压。上法 10～14 天一次，3 次为一疗程。

（三）疗效评价

以上法治疗 1 581 例。基本痊愈 781 例，显效 217 例，有效为 493 例，无效 90 例，总有效率 94.3%。对基本痊愈的患者中的 256 例进行为期 10 年随访，结果共 174 例复发（68.0%）。表明远期复发率较高。

四、割治

（一）取穴

主穴：①屏尖、对耳轮下脚、上耳背、中耳背；②神门、肺、内分泌、心、阿是穴。（均为耳穴）

配穴：大椎、跟平、阳溪、长强穴上 1 寸半。（均为体穴）

阿是穴位置：病损对应耳穴。

跟平穴位置：内、外踝连线与跟腱相交处。

（二）治法

敷药制备：Ⅰ号粉：麝香 1.5g、宫粉 15g、冰片 3g、白胡椒 3g、红矾 3g、苍耳子（炒）6g，共为细末，装瓶，高压消毒备用。Ⅱ号粉：皂角、白胡椒各 9g，共为细末，装瓶，高压消毒备用。Ⅲ号粉：海珍珠粉、白芥子各 100g，研末过 80 目筛后，高压消毒装瓶备用。Ⅳ号粉：艾炭、血余炭、野菊花、马齿苋、地榆、苦参、蛇蜕、大枫子、乳香、没药，煅后研细末，高压消毒装瓶备用。

以主穴为主，酌加配穴。每次任选或仅用一组主穴。第一组主穴，每次选 2～3 处，穴位可轮流取用。用眼科手术刀，屏尖穴，自上至下轻划 1～2 刀，见血为度；对耳轮下脚，刀尖垂直轻划 1～2 刀，深约 0.1cm；上、中耳背各做一条任一方向之切口，长约 3～4mm，见血为度，不可伤及软骨。屏尖及耳轮下脚切口后撒Ⅱ号粉，耳背不撒药，仅出血 4～5 滴。第二组穴均取，常规消毒后，左手将耳固定，右手持 11 号手术刀片，快而稳准地在穴位皮肤上划割约 5mm 长的切口，穴点在切口中央，深浅以出血为度，勿伤及软骨。然后把Ⅲ或Ⅳ号外敷药粉撒在切口上，观察片刻，无过多出血即可。上述穴位，亦可仅用磁疗片进行划痕，深度以不出血为宜。屏尖穴为小弧形划痕，其余穴位为直线划痕，划痕长度不宜超过 3mm。如划痕出血立即用于棉球擦净血迹，常规消毒伤口，不做撒药。体穴割治法：大椎及长强上 1 寸均做"十"字刀口，余穴做"一"字刀口，均撒Ⅰ号粉，撒药后用艾条熏灸，待局部有烧灼感时移去艾条。每日或隔日割治一次，10次为一疗程。停治5~7日后再进行下一疗程。

严重患者，可在病损区配合涂轻红膏（轻粉15g、红粉15g、冰片15g、血竭15g、水杨酸15g，共研细末，加凡士林调成糊）。

（三）疗效评价

以上法共治1 018例，基本痊愈528例，显效243例，有效198例，无效49例，总有效率为95.2%。本法尚适用于神经性皮炎、白癜风等。在治疗时一定要注意严密消毒，以免引起感染。

五、穴位注射

（一）取穴

主穴：肺俞、曲池、大椎、血海、神阙。

配穴：头项皮损加百会、风池，背部加心俞、膈俞，上肢加外关、合谷、后溪，腰部加肾俞，下肢加风市、绝骨。

（二）治法

药液：当归注射液、混合注射液［共三种：①维生素 B_{12} 0.5mg（0.5mg/1ml）加盐酸异丙嗪25mg（25mg/1ml）；②山莨菪碱10mg（10mg/2ml）加维生素 B_1 100mg（100mg/2ml）；③醋酸曲安缩松注射液 mg（10mg/1ml）加维生素 B_{12} 0.5mg（0.5mg/1ml）加利多卡因2ml］。

上述药物每次任选一种，取主穴1~2个，配穴1~2个，轮流选用。常规消毒后，用5号齿科针头垂直或斜入穴位，得气后，略做提插使针感明显时猛推药液，使针感更为显著。注射神阙穴时，让患者仰卧位，双下肢呈屈曲式，在脐旁开约半寸处常规消毒，进针时倾斜30°左右角（具体据病人肥瘦程度而定），徐徐刺进脐中，待有酸、麻、胀感后缓慢注入药物。每穴注入量：当归注射液为0.5ml，混合注射液①为0.1~0.2ml，混合注射液②用于神阙穴，每次1ml，混合注射液③每穴1ml。然后迅速出针。隔日或隔二日注射一次，10次为一疗程。疗程间隔为7天。

尚可采用自血疗法，方法：肺俞穴为主，加配穴1~2穴。在耳郭做常规消毒，用1%普鲁卡因局麻，手术刀切开耳背1/3处的小血管1~2ml。用内装有2.5%枸橼酸钠0.5~1ml的注射器于切口处抽取血液2~5ml，并迅速注于所选的穴位内。亦可在严格无菌条件下，10ml注射器抽取病人自身静脉血4ml，轻轻摇匀，经2~3分钟后，迅速分别于所选穴位进行注射，进针深度以局部感到有酸、胀、麻等感觉为宜。每个穴位注射1ml，注射完毕后，应令病人休息5~10分钟。15~20天一次，3次为一疗程。病情顽固者隔2个月再进行一疗程。可在易发季节前做预防性治疗1~2次，以避免复发。

（三）疗效评价

共治782例，按上述标准，基本痊愈333例，显效183例，有效180例，无效86例，总有效率为89.0%。

六、体针

(一) 取穴

主穴：分2组。①阿是穴、大椎、肺俞、膈俞、合谷；②阿是穴、曲池、足三里、血海、三阴交。

配穴：头部皮损加风池，面部加迎香、素髎，上肢加支沟，下肢加阳陵泉。

(二) 治法

主穴每次取1组，两组交替轮用；按皮损严重部位，酌加配穴。阿是穴采用"围刺法"，即根据皮损大小，在其周围取4~6点，针尖由皮损边缘向中心平刺。余穴进针得气后，大幅度提插捻转，使感应强烈，运针约1分钟，留针20~30分钟。留针期间，施以间断行针，去针后，可在主要皮损部位，以皮肤针叩至微微出血，加拔火罐15分钟。每日或隔日一次，10~15次为一疗程，疗程间隔3~5天。

(三) 疗效评价

共治241例，其中115例按上述标准评定：临床痊愈25例，显效54例，有效19例，无效17例，总有效率85.2%。另126例，有效率为60.0%~100%。各家针刺取穴手法类似，但疗效相差悬殊，可能与疗效评价标准不同有关。

七、刺血

(一) 取穴

主穴：大椎、陶道、身柱、至阳、脊中、(腰)阳关。

配穴：肺俞、委中、三阴交、曲池穴。

(二) 治法

一般仅取主穴，如效不显可加用或改用配穴。操作方法：在大椎至腰阳关督脉段穴线上先进行消毒，用三棱针或粗毫针，在诸穴点刺或挑刺，出血少许，如出血不畅，可加以，按压。然后，以消毒干棉球拭去恶血。每日1次，10次为一疗程。注意保持所针穴区的清洁，以防感染。

(三) 疗效评价

共治疗325例，总有效率为92.3%~98.4%。

（李永富）

第十三节　白癜风

一、概述

白癜风是一种后天性局限性皮肤色素脱失的皮肤黏膜疾病。本病的主要临床表现为局限性大小不等的边缘清楚的色素脱失斑病损，病损处毛发可变白，无任何自觉症状，日晒后可有灼痒感。本病病因不明，一般认为与遗传、免疫、精神神经及内分泌代谢等有关，是这些因素致自身黑色素细胞破坏，从而导致皮肤色素局限性脱失。是一种易诊难治的疾病。

白癜风，中医学称为白驳风，但在隋唐时期，亦称"白癜"或"白癜风"。

针灸治疗本病，首见于《备急千金要方》和《千金翼方》，倡用灸法。后世医著，如《针灸资生经》、《普济方》虽有载述，但内容与上述二书基本类似，未见明显发展。至明清针灸医籍有关记载更为鲜见。

针灸治疗白癜风的现代文献，直至20世纪80年代初才陆续出现。不仅国内有多篇临床文章发表，国外（斯里兰卡）也有个案报告。而有关临床文献迅速增长则是在1996年之后，一直延续至今。表明了针灸界对这一难治性美容性皮肤病的关注和人们的需求。目前，针灸治疗白癜风的选穴上，有人根据有关文献，统计出使用频率较高的前6位分别是三阴交、血海、阿是穴、风池、曲池、合谷；耳穴则以内分泌穴、心穴使用较多。穴位刺激法应用颇为广泛，包括毫针、火针、三棱针、皮肤针叩刺、耳针、穴位埋线、穴位注射及艾灸治疗等等。就疗效而言，根据本文所收资料统计，其有效率在90%左右。应该指出的是，这是针对本病早期，病损比较局限的节段型皮损类型的情况而言。已有的临床疗效表明，节段型白癜风针灸疗效优于非节段型（后者多见，占三分之二以上），局限性白癜风针灸效果优于散发性和泛发性，不完全性白癜优于完全性白癜，稳定期疗效优于进展期，青少年疗效较之中老年为好。因此，针灸对大面积或全身性泛发的白癜风的效果评价，特别是远期疗效，还有待于进一步验证。

二、古籍记载

（一）取穴

多为奇穴。

（二）操作

均用灸法，宜无瘢痕着肤灸3壮，壮如麦粒至绿豆大，如效差，可增加壮数。

（三）古方选辑

《备急千金要方·卷二十三》：白癜风，灸左右手中指节去延外宛中三壮，未差，报之。

《千金翼方·卷十七》：治白癜白驳浸淫病疬著颈及胸前方。……灸法：五月五日午时，灸膝外屈脚当文头，随年灸，两处灸，一时下灸，不得转动。

《针灸资生经·卷七》：白癜风……著头颈胸前，灸两乳间，随年壮，立差。

三、火针

（一）取穴

主穴：阿是穴。

配穴：阳虚体弱者，加夹脊穴；脾胃虚寒者，加脾俞、胃俞、章门、中脘；肝气不舒者，加内关、公孙、足三里、太冲。

（二）治法

患者安静仰卧，先于局部皮肤常规消毒，消毒方法宜先用碘酒消毒，后用75%乙醇棉球脱碘，以防感染。局部常规消毒，并注射1%利多卡因局部麻醉，用26号火针二根，将其中一根针尖在酒精灯上烧红后，迅速点刺白色病损区，烧一次点一下，均匀点刺患处，一针接一针，直到整个患部布满针点为止。另将第2根火针加温备用。当第1根火针温度明显下降时，迅速更换第2根火针进行点刺。点刺时，以间隔1mm均匀点刺皮肤患面为宜，不可过深，达表皮即可。深度可根据肌肉厚薄、血管深浅而定。一般四肢、腰腹点刺稍深，胸背部穴位针刺宜浅。点刺频率一般为3～4次/秒。点刺完毕后，用无菌敷料敷于患处，避免水湿。配穴中，内关、公孙、足三里、太冲用毫针刺，其余配穴均用火针点刺。治疗后用消毒纱布包扎，7～10天后结痂脱落，进行第2次治疗，一般10次为一疗程，直到白色病区全部消失，皮色恢复正常即可停止治疗。开始治疗时往往看不到出血点，经过2～3次治疗后，局部毛细血管出现充盈，色素开始增多。如果边点边有血点出现即是接近痊愈的佳兆。

（三）疗效评价

临床痊愈：治疗后患处皮肤恢复正常肤色，随访2年无复发；有效：治疗后皮损范围明显缩小或接近正常肤色，随访2年无发作；无效：未能达到有效标准。

共治疗360例，临床痊愈170例，有效137例，中断治疗或无效者53例。总有效率为85.3%。

四、综合法

（一）取穴

主穴：侠下、癜风、阿是穴。

配穴：肺俞、血海、足三里、曲池、三阴交。

侠下穴位置：肱二头肌外侧缘中1/3与下1/3交界处稍上方。

癜风穴位置：中指末节指腹下缘，指间关节横纹中点稍上。

（二）治法

一般仅取主穴，如效欠佳，加配穴。侠下穴，以三棱针点刺出血，未出血者可于点刺处拔罐。每次取一侧，两侧交替进行，每周点刺1次。癜风穴，施无瘢痕着肤灸，麦粒大艾炷，灸3壮（不宜起水疱）。所用为药艾，灸药处方：五倍子、桑叶、威灵仙、当归、川芎、白蔻仁各100g，石菖蒲、白芥子各30g，全蝎10g，共研细末。亦为每周灸1次。阿是穴用艾条灸法。用皮肤针轻叩病变区域，直至皮肤潮红，以微微出血为度。一边叩刺，一边用消毒棉签擦拭血迹。一般一个部位叩刺5～10分钟左右。再将白纸剪一与皮损等大之洞，以遮住周围正常之皮肤，将艾条点燃后，对准白斑处，距离以患者能耐受为宜，可由外向内做回旋灸，逐渐缩小范围。开始时，每次将白斑灸至呈粉红色（高度充血），每日1次，连灸7～8日。以后每次灸至白斑部呈红色或接近正常肤色，改为每日灸1～2次，直至与正常肤色相同。再灸3～5次，以巩固效果。有条件者，可于灸后用电磁波治疗器（TDP灯）对阿是穴照射20分钟。

配穴用自血疗法。用5～10ml注射器（内加适量枸橼酸钠注射液）取患者肘部的静脉血，按常规操作抽出4ml血液，任取一侧的3～5个穴，穴位可轮用。把4ml血液分别注射到穴位内。两侧穴位交替进行，5～7天一次。

（三）疗效评价

临床痊愈：白斑全部或≥90%消退，恢复正常肤色。显效：白斑部分消退或缩小，恢复正常肤色的面积≥50%，有效：白斑部分消退或缩小，恢复正常肤色的面积占皮损面积≥10%，<50%。无效：白斑无变化或缩小，恢复正常肤色的面积<10%。

共治101例，临床痊愈20例，显效61例，有效16例，无效4例，总有效率为96.0%。

五、穴位埋植

（一）取穴

主穴：曲池、阳陵泉。

配穴：膈俞、肺俞、脾俞、胃俞、肾俞、膻中、关元、外关、三阴交。

（二）治法

以主穴为主，酌加配穴。每次取2~3对穴，穴位可轮流取用，采用埋线针埋植法。取0/2~1号肠线，剪成4~5cm长小段，消毒备用。选好穴后做标记，在穴位下0.6寸处为埋植点，消毒并局麻。局麻用1%~2%普鲁卡因注射液1~2ml，首先打出皮丘，然后在穴位中心边注药边进针，出针后再消毒1次。埋线时，左手持镊夹住肠线段，将线中央置于皮丘上，右手持埋线针，缺口向下压线，以15°角向穴位中心推入，直至线头全部进入皮内，再埋入0.5cm，针孔盖以消毒敷料。1~3个月埋植一次，见效者按期治疗。如埋植3次无效者，改用他法。

（三）疗效评价

共治113例，按上述标准，临床痊愈4例，显效34例，有效53例，无效22例，总有效率为80.5%。白斑由白转为粉红乃至正常肤色者，约需2~6个月时间。

六、隔药灸

（一）取穴

主穴：阿是穴。

（二）治法

先用75%酒精消毒阿是穴，上涂一层薄薄金黄膏或食用白醋，再用艾条做回旋灸30分钟，或做艾炷直接无瘢痕灸，每次灸数壮，至局部皮肤发红为度。泛发者可分区施治。灸后擦净患部，每日1次，12次为一疗程。加服还原丹，15岁以上者，每日1丸分3次；15岁以下者，每日1丸分2次。忌食辛辣、海鲜。

（三）疗效评价

共治185例，临床痊愈5例，显效53例，有效99例，无效28例，总有效率84.9%。

七、耳针

（一）取穴

主穴：肺、内分泌、肾上腺、神门。

配穴：阿是穴、膈、皮质下、缘中、交感。

阿是穴位置：亦指白斑皮损区。

（二）治法

每次选主穴 3～4 个穴，配穴 1～2 穴。开始可用埋针法，寻得敏感点后，将图钉形揿针刺入所选穴位，外用胶布固定，留针 3～5 天，再换贴，5 次为一疗程。从第二疗程起改为以王不留行籽或磁珠（380Gs）置于 0.7cm×0.7cm 小方块胶布上贴敷耳穴，每日按压数次，以加强刺激。证属虚寒者，手法轻，症属实热者，手法可重，每周贴换 1 次。以上均为贴敷一侧耳穴，两耳交替进行。在治疗过程，可在阿是穴用梅花针轻度叩刺，并艾条灸至局部皮肤潮红，以加强疗效。

（三）疗效评价

共治 361 例，临床痊愈 27 例，显效 138 例，有效 173 例，无效 23 例，总有效率为 93.6%。

八、拔罐

（一）取穴

主穴：阿是穴。

配穴：孔最、足三里、三阴交。

（二）治法

药液制备：以川芎、木香、荆芥各 10g，丹参、白蒺藜、当归、赤芍、牡丹皮各 15g，鸡血藤 20g，灵磁石 30g，投入适量 95% 酒精中浸泡 10 天，去渣取汁 200ml，贮于玻璃瓶中密封备用。

阿是穴视皮损大小而定，白斑范围小者用 1 只火罐于皮损处拔之，白斑范围较大，取 2～5 只火罐于皮损边缘处拔罐。配穴，每次取一侧穴，每侧穴位连续拔罐 10 次，再改取另一侧，交替进行。操作方法：以指头大小脱脂棉球放到药液中浸透，将其贴于火罐之中段，用火点燃吸拔。每次拔 15～20 分钟。皮损处起罐后涂以中药酊剂（红花、白蒺藜、川芎各等份，用适量 30% 酒精浸泡），并在日光下晒 5～20 分钟。每日 1 次，30 次为一疗程。

（三）疗效评价

共治 40 例，临床痊愈 13 例，显效 9 例，有效 14 例，无效 4 例，总有效率为 90.0%。

（李永富）

第十四节　红斑性狼疮

一、概述

红斑性狼疮是一种多发于青年女性的累及多脏器的自身免疫性炎症性结缔组织病。临床上分为盘状红斑性狼疮、亚急性皮肤型红斑狼疮、深部红斑狼疮和系统性红斑性狼疮四种类型。盘状红斑性狼疮以在人体暴露部位出现边缘鲜明的红色或淡红色斑点状皮疹为临床特征，初起多发生于面部、头皮及耳等部位，常以鼻梁为中心，作蝶形或盘状分布。盘状损害可因暴晒太阳或劳累而加剧。系统性红斑性狼疮则可表现为皮疹、关节痛、发热、头痛、纳差等一系列症状，并涉及机体多个器官和系统。此两型为针灸治疗的主要对象。其他二型属中间类型。本病病因不明，现代西医学尚无特效疗法。

在中医学中，一般认为"茱萸丹"、"马瘿丹"、"阴阳毒"等一类以面部红斑性皮肤损害为主的病症，与盘状红斑性狼疮颇为类似。而系统性红斑性狼疮，特别是缺乏皮疹，甚至无临床症状者，则很难找到与之描述相同的病症。

针灸治疗本病，在古医籍中尚未发现有关记载。

现代，早期针灸主要试用于盘状红斑狼疮的治疗，首见于1960年。在20世纪70年代，有应用粗针或耳针治疗，取得一定效果。80年代以来，进一步运用辨证论治之法治疗系统性红斑性狼疮。进入新世纪之后，有关报道不多，而多倾向于耳穴治疗。还发现了一些与本病患者部分与电学改变有着密切相关的耳穴，如膀胱、小肠、神门、肾上腺、内分泌、膝关节、胸、胃等。目前，在治疗方法上主要用耳针、体针和穴位注射等，以早期患者和盘状红斑狼疮为主。从已积累的经验看，针灸治疗红斑性狼疮的有效率在80%左右，但痊愈率尚低。虽然总体上有关文献不多，但有学者认为作为一种配合中西医药物治疗的辅助疗法应是可行的。

二、体针加穴位注射

（一）取穴

主穴：按辨证分型，每型分2组。热毒炽盛型：①大椎、委中、陷谷、大陵、阳陵泉；②肾俞、太溪、三阴交。阴血亏虚型：①曲池、合谷、迎香、风池、劳宫、涌泉；②膈俞、肝俞、肾俞、太冲、三阴交。阳气虚衰型：①百会、曲池、合谷、足三里、命门、商丘；②脾俞、肾俞、关元、天枢、中脘。气滞血瘀型：④膻中、气海、合谷、太冲、章门、内关、印堂；②肝俞、膀胱俞、血海、三阴交、背俞穴有阳性结节者。

（二）治法

按辨证取穴，第一组穴，为毫针刺，第二组穴为穴位注射。针刺法：每次穴位均按分型选取，进针得气后，以捻转结合提插，施平补平泻之法，留针30分钟。隔日针1次。

穴位注射法：热毒炽盛型用三黄注射液；阴血亏虚型用生脉注射液；阳气虚衰型用维生素 B_1 加维生素 B_{12} 注射液或三磷酸腺苷注射液；而气滞血瘀型用当归注射液或红花注射液。上述药液，每型每次仅用一种，可交替轮用。将药液吸入注射器后，用5号齿科针头，刺入穴位，得气后施雀啄法提插，感应强烈后推药。每次选3~4个穴，每穴推入药液0.3~0.5ml。穴位注射亦隔日一次，可和针灸交替使用，

（三）疗效评价

基本治愈：发热及红斑退清，可不用激素，各项检查正常，狼疮细胞和抗核因子转阴，能恢复工作；有效：体温正常，红斑明显消退，大部分检查已趋正常，激素不用或减少，生活能自理；无效：症状和检查无改善，仍需用激素维持。

共治8例系统性红斑性狼疮患者和4例盘状红斑性狼疮患者，结果治愈6例，有效4例，无效2例，总有效率为83.3%。

三、耳针

(一) 取穴

主穴：面颊、外鼻、肾上腺、肺、肾、阳性点。

配穴：眠差加神门、心；纳呆加脾、胃；月经不调加内分泌。

阳性点位置：在与病变对应的耳区寻找，可为敏感点，亦可为局部形态或色泽变化处。

(二) 治法

每次取主穴 3~4 个穴，据症加配穴 1~2 穴。双侧均取。可选用下列一法。一为针刺法，以 0.5~1 寸毫针，快速在敏感点进针，深度以不穿透对侧皮肤为宜。留针 30~45 分钟，每隔 5~10 分钟行针 1 次。每日或隔日一次。10 次为一疗程，疗程间隔 3~4 天。如症情改善后，可改用埋针法。每次选 3~4 个穴，在一侧耳穴用揿钉式皮内针埋入，3~5 天 1 次，两耳交换。一为耳穴贴压法：每次取一侧耳穴。先以 75% 乙醇清洁耳郭，用探棒在选定穴位处按压寻得敏感点后，将粘贴有王不留行籽的医用胶布，敷贴于穴区并稍加压力，使患者感到酸痛、麻胀、发热感。嘱患者每日自行按压 3~5 次，每次每穴按压时间不少于 30 秒，以使耳郭发红、发热为度，左右耳交替贴压，3 日更换 1 次，连续 4 周为 1 个疗程。

(三) 疗效评价

临床痊愈：皮损消失，仅遗色素沉着斑，自觉症状消失；显效：皮损明显吸收好转，趋向稳定，自觉症状明显减轻；有效：皮损及自觉症状均有减轻；无效：经 4 个疗程治疗，皮损及症状均无改善或有发展。

共治 81 例，其中 15 例为盘状红斑性狼疮，临床痊愈 10 例，显效 3 例，无效 2 例，总有效率为 86.7%。66 例为系统性红斑狼疮的患者，在常规治疗的基础上，应用耳穴治疗后，其中 33 例的血清白介素 -2（IL-2）、肿瘤坏死因子 -α（TNF-α）和白介素 -6（IL-6）等细胞因子的水平及 SLEDAI 积分均有显著变化，提示耳针辅助治疗本病可显著提高疗效。另外 30 例为系统性红斑狼疮的白细胞减少症患者，用上法治疗 7 天后，白细胞水平显著升高而且失眠、乏力、纳差等均有明显改善（P 均 <0.05）。

四、穴位注射

(一) 取穴

主穴：合谷、百会、太冲透涌泉、阳陵泉透阴陵泉、风府、大椎、曲池、风池、血海、膈俞、身柱透灵台、肾俞透大肠俞、关元俞透膀胱俞、关元透气海。

配穴：失眠、心悸加少海、神门透通里；头痛加头临泣、足临泣、神庭透上星；浮肿加照海、水分；发热加列缺、尺泽；便秘加天枢、大横；皮肤损伤加肺俞、列缺。

(二) 治法

药液：维生素 B_1 注射液（100mg/2ml）、维生素 B_{12} 注射液（0.5mg/ml）、鱼腥草注射液、复方柴胡注射液、当归注射液、胎盘组织液。任选一种，交替使用。

选用 5ml 注射器，6 号针头，穴区消毒后，快速刺入穴内，回抽无血后再将药液缓慢注入。透刺时应先深刺，得气后退到浅层，更换方向注入药液。每次选 12~16 个穴，每穴注入 0.3 ~ 2ml 药液。隔日 1 次，15 次为一疗程，疗程间隔 3 ~ 4 天。

（三）疗效评价

共 10 例。经 3 个月至 2 年治疗，临床痊愈 1 例，显效 7 例，有效 2 例，总有效率为 100%。

（李永富）

第十五节 类风湿关节炎

一、概述

类风湿关节炎是一种以关节滑膜炎为特征的慢性全身性自身免疫疾病。主要临床表现为：对称性多关节炎，病变常从四肢远端的小关节开始，再累及其他关节，近侧的指间关节最常发病，初呈梭状肿大，最后病变关节僵硬而畸形。晨间关节僵硬，肌肉酸痛，适度活动后僵硬现象可减轻。病变还存在于眼、心、肺、血管等器官。现代西医学至今尚无特效疗法。

中医学中一般倾向于将类风湿关节炎归属于"历节病""骨痹"的范畴。

关于针灸治疗本病的记载，在古籍中，最早见于《素问·痹论》。《灵枢·寒热病》还具体记述了骨痹的取穴和针法。《针灸甲乙经》亦提及骨痹的针灸。《备急千金要方》中，孙思邈指出用艾灸痛处的办法治疗历节病，《针灸资生经》和《普济方》均设"历节风"专节，讨论针灸治疗。在明清医籍中亦多有载述。

应用针灸治疗类风湿关节炎的现代报道最早刊于 1955 年。从 20 世纪 60 年代开始，不仅观察例数大幅度增加，且在穴位刺激方法上也做了较多的实践和探索。从 80 年代迄今的 30 年，针灸治疗类风湿关节炎有较大的进展，其文献量逐年增加，在大量实践的基础上，不断提高疗效的同时逐步掌握了一定的临床规律。如在介入时机上，早期介入固然重要，但应当在急性期药物控制过后的缓解期，以病变初期关节尚未变形时针灸效果最佳，而当关节出现严重畸形，疗效较差。在取穴上多为手足三阳经、督脉，而足太阴脾经的选穴亦多。使用频率较高的穴位，依次为足三里、曲池、阳陵泉和大椎。在治法上，特别重视运用综合疗法，或各种刺激法同时应用，或针灸与中、西药物配合。在穴位刺激法上，一方面挖掘传统之法，如用温针、铺灸、隔物灸、刺络拔罐等，一方面开拓新的方法，如电热灸、头皮针、穴位注射等法。在疗程上，则不必拘泥，应坚持治疗至症状全部消失为止。关于针灸对类风湿关节炎的疗效问题，有学者应用循证医学 Meta 分析法对 1995 至 2007 年发表的 206 篇有关本病的文献进行研究，结果表明，针灸对类风湿关节炎的疗效显著优于对照组，且未见不良反应出现，但对照组却出现较多。由此可证实针灸完全可以作为本病的重要治疗方法之一。

二、古籍记载（历节风）

（一）取穴

飞扬、商丘、曲池、外关、膝关、合谷、中渚、涌泉、阿是穴（痛点）、内外踝尖、颔厌、解溪。

（二）操作

阿是穴及内外踝尖均采用着肤灸法，灸 3～7 壮，以无瘢痕灸为宜。余穴每次选取 3～5 个穴，毫针刺，采用先泻后补或平补平泻之法。用提插捻转，留针 20～30 分钟。

（三）古方选辑

《针灸甲乙经·卷之十》：骨痹烦满，商丘主之。

《备急千金要方·卷八》：历节风著人久不治者，令人骨节蹉跌。……但于痛处三七壮佳。

《针灸资生经·卷七》：飞扬、涌泉、颔厌、后顶主历节风。飞扬治历节风，足指不得屈伸。

《类经图翼·十一卷》：受湿手足拘挛：曲泉、尺泽、腕骨、外关、中渚。白虎历节风：膝关。足腕肿痛：解溪、丘墟。

《医学纲目·卷之十二》：白虎历节风痛：两踝尖（在内外两踝尖灸之）。浑身疼痛，往来上下无常：阳辅。如足跟不得履地：风池。如膝盖肿起：曲池（一寸半）、阳陵泉（一寸半）。

三、体针

（一）取穴

主穴：曲池、外关、阳陵泉、足三里、悬钟。

配穴：膈俞、风池、合谷、血海、阴陵泉、解溪、丘墟、八邪、八风。晚期加大椎、至阳、筋缩、肾俞、曲泽、委中。

（二）治法

主穴必取，配穴酌加。主穴用意气热补法：针刺入穴位得气后谨守勿失，全神贯注于针尖，将针小幅度徐进疾退提插 3～5 次，以插针结束；然后用拇、食指朝向心方向微捻其针约 180°，紧捏针柄，保持针体挺直不颤动，意守针尖，以意行气至病所后守气，使气聚生热。八邪、八风点刺出血，曲泽、委中刺络放血。余穴施用滞针手法，其操作如下：先将针迅速刺入穴位，达到一定深度并得气，然后将针稳定于该处，右手拇指向前、食指向后，轻轻将针柄向同一方向捻转 3～5 转，至肌肉缠针、针体不动，出现滞针现象，此时医者可明显感到针下沉重紧涩，患者则感觉局部针感较强烈。早期患者留针 20 分钟，日一次；晚期患者留针 40 分钟，隔日一次。15 次为一疗程。

（三）疗效评价

基本痊愈：关节疼痛消失，外观如常，无压痛，屈伸无障碍，无晨僵，实验室检查正常，随访 6 个月无复发。显效：关节疼痛明显减轻，略肿胀，轻压痛，屈伸稍受限，晨僵不明显。实验室检查基本正常。有效：关节疼痛减轻，仍肿胀，有压痛，屈伸受限，晨僵尚存。实验室检查改善。无效：治疗前后无变化。

共治 243 例，按上述标准或类似标准评定：基本痊愈 88 例，显效 90 例，有效 52 例，无效 13 例。总有效率为 94.6%。

四、穴位注射

（一）取穴

主穴：①上肢组：曲池、外关、合谷；②下肢组：阳陵泉、绝骨、解溪；③腰背组：大椎、身柱、大杼、至阳、阳关、命门，或上述穴位之夹脊穴。

配穴：上肢加八邪、阳溪、中渚、手三里；下肢加八风、复溜、丘墟、照海。

（二）治法

药液：追风速注射液（主要成分为：凤仙透骨草、骨碎补）、正清风痛宁（主要成分为青风藤提取物青藤碱）、丹参注射液、当归注射液、祖师麻注射液、维生素 B_{12} 注射液。

上述药液任选一种。根据病变部位，每次选主穴 3~6 个穴，以 5 号齿科针头吸入药液后，快速刺入选定之穴位，当产生酸胀时立即固定针头，抽吸无回血后，缓缓推入药液，每穴注入 0.5~0.8ml。督脉穴宜用后四种药液之一，须深刺达硬膜外腔后注药，出针后用棉球按压片刻，嘱患者卧床休息 10 分钟。

配穴主要用于有下列症状者：关节有灼热感，指关节肿胀，触之不热，苔白，脉弦滑或数者。施以毫针刺，得气后用泻法或平补平泻的手法，留针 15~20 分钟，在留针期间，间断予以运针。穴位注射和针刺每日或隔日一次，10 次为一疗程。3 个疗程后休息 2~4 周，再继续治疗。

（三）疗效评价

共治疗 1 234 例，按上述或类似上述标准评定，基本痊愈 249 例，显效 510 例，有效 440 例，无效 35 例，总有效率为 97.2%。发现，疗效与疗程有密切关系，病情短，未用过激素者，疗效较好，反之则差。

五、温针

（一）取穴

主穴：分二组。①水沟、极泉、委中。②曲池、外关、阳陵泉、足三里。

配穴：分三组。①上肢组：八邪、阳溪、阳谷、小海、天井、肩髃、肩髎、肩贞；②下肢组：八风、解溪、丘墟、照海、申脉、昆仑、阳陵泉、秩边、环跳；③腰背组：华佗夹脊。

（二）治法

主穴每次取一组，每穴均取。配穴据病变部位而取，穴位酌选。主穴第一组，采用毫针刺，方法如下：水沟，进针后行雀啄术，使局部针感强烈；极泉，将上肢举过头取穴，直刺，反复提插结合小幅度捻转，使针感向手指传导；委中，令患者平卧，直腿抬高约 60°角，直刺，亦做提插结合小捻转手法，使针感传导至足。行针 1 分钟即出针，不留针。

主穴第二组及配穴之肢体穴，行温针法。配穴据病变部位症情，每次选择 8~10 对穴位。可于上午进行。预先将艾条切成 5cm 长。进针得气后，将艾条段套在针柄上点燃（注意从上端点燃），待艾条燃尽即去针。为避免烫伤，可用一圆形硬纸片，剪一缺口，套在针下面。

配穴之华佗夹脊穴，可在下午针刺，用 0.30mm × 40mm 之毫针，针刺时略斜向脊柱，深刺至有阻力感，并明显得气时，略略退针，施平补平泻手法，5 分钟行针 1 次，每次选 15 对夹脊穴，两侧均用，进行排刺，留针 20 分钟。

上述针法，每日 1 次，配穴轮换进行，12 次为一疗程。停针 3～5 天继续第二疗程，根据症情好转，可改为隔日一次。

（三）疗效评价

以上法共治 624 例，用类似前述标准评定，基本痊愈 133 例，显效 208 例，有效 261 例，无效 22 例，总有效率为 96.4%。

六、铺灸

（一）取穴

主穴：自大椎穴至腰俞穴之督脉。

（二）治法

药物：①斑麝粉（麝香 50%，斑蝥粉 20%，丁香粉 15%，肉桂粉 15%）1.0～1.8g，去皮大蒜捣泥 500g，陈艾绒 200g。②辛芥粉（白芥子、细辛、斑蝥粉、麝香等）3g，生姜捣泥，陈艾条。

选三伏天施灸。嘱病人俯卧床上，裸露背部。①斑麝粉灸法：在脊柱上做常规消毒。并于灸穴中线上先敷斑麝粉，再在其上铺 5cm 宽，2.5cm 高之蒜泥一条，蒜泥上铺 3cm 宽，2.5cm 高，截面成等腰三角形的长蛇形艾炷，点燃头、身、尾三点，让其自然烧灼。灸完后，继续铺艾炷施灸，以 2～3 壮为宜。灸毕，移去蒜泥，用湿毛巾轻轻揩干。②辛芥粉灸法：在脊柱穴区上做常规消毒，涂上生姜汁，再敷辛芥粉 3g，其上敷桑皮纸，纸上再铺姜泥呈梯形，宽约 4cm，厚约 2.5cm，姜泥上置艾条段（每段约 4.5cm）点燃艾条，燃尽后再继续铺艾条施灸，以 3～5 壮为宜。灸毕移去姜泥，用湿毛巾轻轻揩干。上述二法可任选一种：灸后均可起水疱，嘱患者不要自行弄破，至第 3 天用消毒针挑破引流，药棉揩干后，涂上甲紫药水（隔日涂 1 次）。然后覆以消毒敷料，用胶布固定，直至结痂脱落为止。灸后 1 月，须忌食生冷辛辣之品及冷水淋浴等。

（三）疗效评价

共治 244 例，用类似前述标准评定，基本痊愈 38 例，显效 72 例，有效 107 例，无效 27 例，总有效率为 88.9%。

七、隔物灸

（一）取穴

主穴：分两组。①膻中、中脘、足三里；②膈俞、肝俞、脾俞、命门。

（二）治法

采用隔附子饼或隔姜灸法，附子饼用附子、肉桂、细辛等药物研细，用饴糖、姜汁拌和，做成厚 8mm，直径 30mm 饼状；或用较大的生姜切成 10mm 厚的姜片。治疗时将底径 15～20mm 和高 12～20mm 的纯艾绒艾炷置于上述穴位上，中间隔附子饼或姜片，进行燃灸，以不灼伤皮肤为度。每次灸 4 壮，两组穴位交替使用，每天用一组穴位。50 次为一疗程，每一个疗程结束后停止 10 ~ 15 天继续下一个疗程，需连续治疗 2 ~ 3 年。

（三）疗效评价

共治 68 例，其中 64 例按上述标准评定，结果，基本痊愈 3 例，显效 25 例，有效 30 例，无效 6 例。总有效率 90.6%。另 4 例在治疗 1 年后均获痊愈。

八、刺络拔罐

（一）取穴

主穴：分区选穴。①上肢前区：包括肩前部、上肢内侧、手掌部，主要取手三阴经的穴位及患部。②上肢后区：包括肩后部、上肢外侧、手背部，主要取手三阳经的穴位及患部。③下肢前区：包括股前部、膝关节前部、胫前部，主要取胃经、胆经、脾经的穴位及患部。④下肢后区：包括髋关节、股后部、腘窝及腓肠肌处，主要取膀胱经的穴位及患部。⑤足背区：包括足背部和内外踝，主要取胃经、脾经、肾经、膀胱经、胆经的穴位及患部。

（二）治法

药物：防风、麻黄、川芎、透骨草、生地、蕲艾、杜仲、牛膝、木瓜、当归、川椒、寄生各 12g。

用具：竹罐（以四川产淡竹制作），长 4 ~ 6cm，内径 1 ~ 4cm，数十具；特制的梅花针式三棱针以及一个用来叩击针柄的针槌。

令病人取适当体位，根据具体情况从上述五区中选择有关治疗穴区。

（1）刺络法：常规消毒皮肤，左手持针柄，使针尖贴近皮肤，右手握针槌叩击针柄前端，叩到即可，使针尖刺入皮肤后马上提起，相当于皮肤针弹刺。刺激量分为两种：重刺激，叩刺后马上出血，主要用于体质好、症情重、肌肉丰厚处；轻刺激：叩刺后不出血，须待拔罐后才出血，主要用于体质差、症情轻、肌肉浅薄处。每次治疗叩刺次数一般依据病变部位大小决定，前者多而后者少，平均约数十次左右，每次出血 3 ~ 10ml。

（2）拔罐法：先将前述之中药用布包好，以凉水浸泡，然后放入开水内煮 15 分钟，再将竹罐放入中药水内煎 10 分钟即可使用，水温宜降至 65 ~ 75℃ 左右为合适，过低不易吸附，过高则易造成烫伤。可根据部位、病情及病程、病人耐受能力适当调节水温。操作时，将煮好的竹罐迅速倒掉药水，用于热毛巾擦干罐口后，立即将其扣在刺络之处。留罐 15 ~ 20 分钟，以针孔出血、局部深红为度。取罐后宜用消毒敷料擦净血迹，进行消毒，以防感染。

每次取 1 个区（双侧）即可，一般每周治疗两次，10 次为一个疗程，三个疗程后停治两周，如体质强壮，病情较重或多关节受损时，每周治疗 3 次。

（三）疗效评价

以上法共治 137 例，结果总有效率为 88.6% ~ 95.6%。

九、针灸

（一）取穴

主穴：①大椎、命门、肝俞、脾俞、肾俞；②阿是穴。

配穴：肩贞、肩髃、曲池、合谷、手三里、环跳、风市、足三里、阳陵泉、昆仑、丘墟。

（二）治法

一般主配穴均用。主穴第一组每次取 2 ~ 3 个穴，可轮用；配穴据病变所在而取，约 4 ~ 5 对。均取双侧。主穴第一组用附子饼灸法。附子饼按附子：丁桂：冰片以 40 ： 9 ： 1 比例制成。以纯艾炷隔附子饼灸，约 5 分钟左右灸 1 壮，每穴灸 3 壮。主穴第二组，用灸加刺络拔罐法：在关节肿胀疼痛、局部发凉处，将艾绒捏成麦粒大小的艾炷做无瘢痕灸，灸 5 壮，至局部皮肤潮红、有温热感为度。用梅花针叩刺病关节处，使局部微渗血，再于叩刺处拔罐，真空抽气罐拔 5 分钟，玻璃火罐时间可延长至 10 ~ 15 分钟。配穴用针刺法，患者体质较壮，发病时间较短，疼痛较著者，针刺宜深，用泻法，使气达病所；体质较弱、病程长、反复发作不愈者，宜浅刺，平补平泻。均留针 30 分钟，每日针 1 次，15 次为一疗程。

（三）疗效评价

以上述方法治疗类风湿关节炎（包括部分风湿关节炎）共 564 例，结果，基本痊愈 117 例，显效 195 例，有效 214 例，无效 38 例。总有效率为 93.3%。

十、蜂针

（一）取穴

主穴：上肢：天宗、肩髎、肩髃、曲池、手三里、尺泽、支沟、外关、阳池、阳溪、中渚、八邪；下肢：环跳、秩边、居髎、血海、鹤顶、膝眼、足三里、阳陵泉、三阴交、解溪、太冲、束骨、八风；背部：大椎、肺俞、肝俞、脾俞、心俞、肾俞、命门。

（二）治法

先做皮试，给患者前臂内侧皮内注射蜂毒皮试液，半小时内红肿反应直径不超过 5mm，24 小时内无全身反应者，即可开始治疗。根据患者病变部位及疾病轻重选取穴位，局部常规消毒，取活蜜蜂，用镊子轻夹其胸部，将尾部螫针对准穴位，接触皮肤，则蜜蜂自动将螫针刺入，移开蜜蜂，蜂针留于皮肤内 15 分钟。1 只蜜蜂螫刺 1 个穴位，首次用蜂量控制在 2 ~ 5 只之内，以后依据病人的敏感程度和病情增减，一般一次用量为 10 ~ 20 只蜂，可 1 ~ 2 天治疗一次，也可一周治疗一次，10 次为一个疗程。可连续治疗数个疗程。

蜂毒反应及其处理：在开始治疗时患者可有不同程度的发热、局部红肿瘙痒等情况，可嘱患者多饮水。反应轻微者，一般不需要处理；若反应明显，可减少蜂量及延长间歇时间，并对症处理，如口服抗过敏药等。

（三）疗效评价

共治疗 290 例，结果：临床痊愈 29 例，显效 89 例，有效 148 例，无效 24 例。总有效率为 91.7%。

十一、火针

（一）取穴

主穴：阿是穴

配穴：夹脊穴。

（二）治法

主穴为主，一般先选小关节部位，再选大关节部位，宜交替取用。配穴后刺，华佗夹脊穴，上肢主取颈$_4$~胸$_3$，下肢主取腰$_1$~腰$_5$。每 10 天取全部夹脊穴 1 次。以上诸穴，可依局部穴位之疏密，分 2 次交替选穴针刺，也可在每一疗程始末选取患部周围全部穴位进行针刺，以起到加强作用。

操作：多选用细火针和中火针，手法用浅而点刺法或深而速刺法。小关节多选细火针，用酒精灯将针烧至通红，迅速刺入已严格消毒的穴位，深度多为 0.1~0.5 寸，速入疾出，浅而点刺。较大关节、大关节、华佗夹脊穴多用中火针，用酒精灯将针烧至白亮，迅速刺入，角度以所选穴的解剖结构而定，深度多为 0.5~2 寸，深而速刺，速刺速出。刺毕一针，即以无菌棉球用力按压，可减少疼痛，不可揉搓，以免出血。每周针刺治疗 3 次，10 次为 1 个疗程，3 个疗程为一个治疗阶段。

（三）疗效评价

以上法共治 70 例，结果按上述或类似标准评定，基本治愈 23 例，显效 20 例，有效 21 例，无效 6 例。总有效率 91.5%。

十二、穴位敷贴

（一）取穴

主穴：①大椎、外关、足三里；②风门、合谷、三阴交。

配穴：神阙、肾俞、曲池、阳陵泉、阿是穴。

（二）治法

敷物制备：①复方雷公藤多苷液：将雷公藤多苷片研粉，每 100mg 粉末用 5ml 95% 的酒精浸渍过滤，得滤液Ⅰ备用。中药红花、细辛、乳香、没药、威灵仙、独活、洋金花按比例配制并粉碎、过筛，每 200g 粉末加 80% 酒精 1 000ml 浸渍 7 日，过滤得滤液Ⅱ。两种滤液分别用减压蒸馏，使滤液分别浓缩至原来的 1/4，然后将两种滤溶液按 1 ：400 混合，再加入 1：1：1 的樟脑、冰片、薄荷脑的共溶液，使其最终含量为 1%。用吐温 80 助悬得棕色混悬液，再加入皮肤促渗剂——月桂氮草酮和占总量 5% 的甘油保湿，摇匀液体即可制得（雷公藤多苷的终浓度为 0.5%）。②关节炎Ⅲ号；雷公藤、川乌头、草乌头、马钱子、麻黄、洋金花、天南星、半夏等祛风寒湿、通络止痛为主药，共 32 味。制备而成。

操作：主穴为主，每次选一组，二组交替。配穴轮用，每次一般选用 10~12 个穴位（两侧同名穴作两个计算）。将"复方雷公藤多苷液"或"关节炎Ⅲ号"（任选一种）注射于特制穴贴外壳中，每穴药液用量均为 0.5ml（可将"盖无力"药片包装壳中加入干棉球，注入药液或药渣 0.5ml，再用微孔胶布覆盖，每一药片壳为一穴贴）。先定好穴位位置，用 75% 乙醇消毒待干后，将穴贴贴敷于穴位，并行固定。每次贴 48 小时后取下，停 24 小时后继续贴敷。3 次为一疗程，平均 9~10 个疗程为一治疗阶段。

（三）疗效评价

共治 62 例，临床痊愈 6 例，显效 36 例，有效 6 例，无效 14 例。总有效率 77.5%。

十三、穴位埋藏

（一）取穴

主穴：大椎、命门、肾俞、足三里、气海、关元、三阴交。

配穴：阿是穴。

（二）治法

埋物制备：采用生物纯化、自然分离、低温制取验方中紫苏、威灵仙、生大黄等中药的生物活性成分，调整 pH 值至 5.5～6.5，在 32℃ 温度以下制成药丸，每丸重 20mg，细菌培养（-）后，装在无菌瓶里密封备用。

操作：主穴为主，每次取数穴，酌加病变较明显的阿是穴。对所取穴位皮肤按常规消毒，用利多卡因局麻，皮丘直径 0.5cm 许，然后用 11 号手术刀片切开皮肤 0.3cm 许，深度至皮下，并用血管钳轻提插刺激穴位，再用血管钳夹持制剂 1 丸，植入穴位皮下，缝合一针，盖无菌纱布即可。拆线一般在 15 日后，拆线前忌食香菇等发物。

（三）疗效评价

临床痊愈：症状消失，功能恢复。显效：症状基本消失，强直功能有改善，气候变化偶发疼痛，但不用服止痛剂，也不影响工作。有效：畸形强直的关节疼痛消失，功能改善或服止痛剂量减少 1 半以上者。无效：排异反应明显，症状、体征无改善者。

共治 1 770 例中，临床痊愈 1 433 例，显效 204 例，有效 98 例，无效 35 例。总有效率为 96.7%。

（王建林）

第十六节　失眠

一、概述

失眠是指无法入睡或无法保持睡眠状态，导致的睡眠不足。又称入睡和维持睡眠障碍，系各种原因引起入睡或续睡困难、睡眠深度或频度过短、早醒及睡眠时间不足或质量差等。失眠是最常见的睡眠障碍。目前现代医学除了应用催眠镇静类药物之外，尚无良策，而长期使用此类药物可产生成瘾性和一定的副作用。

失眠，中医又称不寐、不得眠等。

古代医家应用针灸治疗失眠留下大量文献。最早可追溯到《阴阳十一脉灸经》："足太阴之脉：其所产病……不能食、不能卧、强欠。"据有学者统计，从《内经》直至清代的《周氏经络大全》的主要医学类著作，所载有关针灸治疗本病的条文有 54 条之多，涉及穴位 65 个，以公孙、胆俞、隐白、气海应用频次最高；在组方上则强调循经取穴（多用膀胱、脾、胃经穴和任脉穴）、分部取穴（以上背、小腹、四肢末端及头部为主）；在针灸操作上，多用针法并讲究辨证补泻，灸法则重温补，用于虚寒型失眠。另还有关于用烙法治疗失眠的记载。有关内容均值得我们临床上深入研究和进一步借鉴。

近现代针灸治疗失眠的报道首见于 1936 年。在 20 世纪 50 年代已有多病例的临床观察资料。除针刺外，还采用穴位注射等法治疗本病。与此同时，还翻译介绍了日本医家灸治失眠的经验。从70年代起，更多的穴位刺激法被引入本病的治疗，诸如耳穴贴压、皮肤针、头皮针、穴位埋针、静电针法等，都有较好的效果。自90年代开始，文献量开始激增，仅从1994年至2005年，国内有关文献就有近二百篇之多，成为精神和行为障碍系统西医疾病中的第一大针灸病谱。

根据已有的临床文献分析和笔者经验体会，针灸治疗原发性失眠的疗效优于继发性失眠，治疗病程短、症状轻的患者较病程长、重度失眠者效果显著；对长期服安眠镇静药物者，建议逐步减量，不可骤停。在取穴上，多取头、颈部特别是督脉的头面部穴和心经、心包经穴以及夹脊穴组方，常用的有百会、四神聪、印堂、风池、安眠、神庭、神门、内关、三阴交等。针刺方法上，针刺为主，由于耳穴贴压可嘱患者在睡前自行按压，以提高效果，也常为针灸界所应用。在针灸时机上，有学者建议下午或临睡前几小时针灸，对其实际效果和可操作性还有待探讨。

二、古籍记载

1. 取穴　风池、内关、三阴交、心俞、肝俞、关元、气海、强间、涌泉。

2. 治法　上穴每次据症取4～5个穴，穴位可轮用。依据证候虚实进行补泻。留针时间可略长一些。关元、气海、涌泉可用艾灸法。以温热舒适为宜。可于下午针灸，每日1次。

3. 古方选辑

《针灸甲乙经·卷十二》：惊不得眠……三阴交主之。

《备急千金要方·卷三十》：阴交、气海、大巨，主惊不得卧。

《太平圣惠方·卷一百》：噫嘻：劳损虚乏，不得睡。

《扁鹊神应针灸玉龙经·六十六穴治症》：后溪：难卧。

《神应经·心脾胃部》：烦闷不卧：太渊、公孙、隐白、肺俞、阴陵泉、三阴交。

《针灸集书·卷上》：气冲、章门、期门、隐白、天府、阴陵泉、公孙、攒竹，以上并治不得卧。

《针灸集成·卷二》：无睡：阴交……灸百壮。

三、体针

（一）取穴

主穴：①百会、神庭、四神聪；②丝竹空透率谷、风池。

配穴：①神门、足三里、三阴交；②大陵、失眠；③照海、申脉；④缘中、神门（耳穴）。

失眠穴位置：第二掌骨桡侧反应点，轻按即有酸麻胀或痛感处即是，如反应点不明显则取第二掌指关节后1寸，第二掌骨桡侧缘。

（二）治法

每次取一组主穴，二组可单用，亦可轮用。配穴亦取一组，可单用或轮用。病人取安静仰卧位，穴位常规消毒，先取百会，医者立于患者头前，拇、食指持（0.25～0.30）mm×40mm毫针以15°夹角，逆督脉循行方向，沿头皮与颅骨骨膜间快速进针，深度要求在一寸左右。也可将针快速刺入帽状肌腱膜下，然后再将针向前顶穴方向平行刺入1.2寸左右。施抽气法，即用爆发力向外速提，提时针体最好不动，至多提出一分许，连续3次后再缓慢地将针进至原处行针2分钟，使患者头皮产生沉麻胀痛感并向前额部传导。神庭穴，选用0.25mm×25mm毫针逆督脉循行方向刺入0.3~0.5寸，四神聪穴与百会穴进针方向及深度均相同，以快速捻转手法，局部有胀感后留针。留针期间嘱患者闭眼深呼吸。留针30分钟，每隔10分钟行针一次，以捻转手法为主。如患者当时能入睡，可适当延长留针时间，以不超过2小时为限。第二组主穴，患者亦取仰卧位，用0.25mm×75mm毫针，从丝竹空浅针横刺，向率谷穴水平方向透刺，小幅度捻转，使局部产生较强的重胀感。其余穴位按常规刺法，均取得较强针感后，留针60分钟。配穴针法：第一组配穴，针刺得气后，施平

平泻法；第2组配穴，大陵穴取0.30mm×25mm毫针直刺13~20mm，得气后行平补平泻法，留针30分钟；"失眠"穴取0.30mm×50mm毫针，先垂直向下进针至针尖平掌骨前缘后，针尖转为沿掌骨前缘向掌心方向平刺进针38~50mm，患者有强烈麻胀感后，顺时针转针3圈，留针30分钟。第三组配穴，均采用呼吸补泻法，照海用补法进针13mm，申脉用泻法进针13mm，配穴进针13~25mm。留针30分钟。第四组配穴，用王不留行籽贴压一侧耳穴，每3日换贴1次。并让患者每天自行按压2~3次，每次10~15分钟，以其能够忍受，耳部发热、发红、发胀为度，左右耳交替贴压。上述针刺法均为每日1次，一般12次为一疗程，疗程间停针3~5天。针刺期间逐步停用安眠药。

（三）疗效评价

临床痊愈：睡眠时间恢复正常或夜间睡眠时间在7小时以上，睡眠深沉，醒后精力充沛；显效：明显好转，睡眠时间增加5小时以上，睡眠深度增加；有效：睡眠时间延长，伴有症状改善；无效：治疗后失眠无明显改善或反而加重者。

以上法治疗共460例，按上述或类似标准评定，临床痊愈317例，显效77例，有效46例，无效20例。总有效率95.6%。

四、电针

（一）取穴

主穴：①四神聪、印堂；②安眠、太阳穴。

配穴：风池、百会、神庭。

安眠穴位置：风池与翳风连线中点。

（二）治法

一般仅取一组主穴，二组单用或轮用均可。如效不显可改用配穴。第一组穴针法：令患者取仰卧位或坐位，先选定四神聪穴，皮肤常规消毒。医者立于患者头前，拇食指持0.30mm×40mm的毫针以15°夹角，逆督脉循行方向，沿头皮与颅骨骨膜间快速进针，平刺10mm左右，再取印堂穴向鼻尖方向平刺进针，得气后持续捻转施平补平泻手法，中等刺激强度，5分钟后，将电针导线正极连接印堂，负极连接前神聪，选用连续波，频率6Hz，强度以患者能耐受为度。第二组针法：双侧同时取穴。太阳穴先刺入皮下，然后沿皮下向耳部平行推进0.5~1寸。太阳、安眠穴都提插捻转得气后，接电针仪，选择连续波（频率0.8~1.6Hz），强度以患者能忍受为度。配穴针法：取双侧风池穴，向鼻尖方向刺入1~1.2寸，

手法宜轻柔和缓，百会、神庭穴逆督脉循行方向，向后平刺 1 寸，三穴均以得气为度。风池穴连接电针仪，用连续波，频率 15～18Hz，强度以头颈部微微振动，患者自觉舒适为宜。上述针法留针 25～30 分钟。每日 1 次，7 天为一疗程，疗程间停针 2 天，一般连续治疗 3 个疗程。

（三）疗效评价

疗效评定标准：临床痊愈：症状消失，睡眠率（实际入睡时间/上床至起床总时间×100%）达 75% 以上，停服安眠药；显效：症状缓解，睡眠率达 65% 以上，停服安眠药；有效：症状改善，睡眠率达 55% 以上，基本停服安眠药或药量减少 3/4；无效：症状如前，睡眠率在 40% 以下，靠安眠药维持。

以上法共治 212 例，按上述或类似标准评定，临床痊愈 107 例，显效 35 例，有效 62 例，无效 8 例。总有效率为 96.2%。

五、耳穴贴压

（一）取穴

主穴：心、缘中、神门、皮质下。

配穴：肾、枕、阳性反应物、内分泌、脾。

（二）治法

一般仅取主穴，效不显时加选配穴。可选下面二法之一：

（1）压丸法：压物可用大小均匀，硬度适中，表面光滑王不留行籽、绿豆或预先制备成米粒大颗粒之冰片，置于剪好的方形小胶布中央，贴压于双侧所选穴区上。然后按压 1 分钟，使耳郭充血发热。令患者每日自行按压耳穴 3～5 次，睡前必须按压 1 次，时间约 1～2 分钟。隔日换贴 1 次，5 次为一疗程，疗程间隔 4 天。待出现疗效后，可改为贴压一侧穴，二侧交替。方法同上。

（2）埋针法：严格消毒耳穴后，将揿钉形皮内针埋入，上以胶布固定，令患者每日自行按压 3～4 次，以感到轻微疼痛、胀、发热为佳。每次一侧耳，双耳交替。5～7 天换埋针 1 次，2 次为一疗程。亦可在耳郭严密消毒后，以 0.5 寸毫针快速垂直刺入，进皮后快速捻针（免提插），因人而异，给予一定强度的刺激量，至穴区发红或患者觉耳郭发热为度。每隔 20 分钟行针 1 次，留针 1 小时。每日 1 次，每次取单侧耳穴治疗，两侧耳穴交替使用，10 次为一疗程。

（三）疗效评价

共治 1 117 例，结果临床痊愈 510 例，显效 193 例，有效 350 例，无效 64 例，总有效率 94.3%。临床对比观察发现，其疗效优于服西药者，且单侧埋针与双侧同时埋针疗效基本相同。

六、穴位注射

（一）取穴

主穴：安眠、三阴交。

配穴：风池、神门。

（二）治法

药液：甲钴胺注射液、当归注射液、清开灵注射液。

主穴为主，如效不显，可改用配穴或与配穴轮用，均取双侧。上述药液任选一种。患者取坐位，医者用一次性2ml或5ml注射器，吸取药液。取两侧安眠穴，穴位常规消毒后，迅速刺入皮下，缓慢进针至一定深度，轻轻提插，有针感后，回抽无血，缓慢推药。如为甲钴胺注射液，吸取1ml（0.5mg/1ml），多用于双侧安眠穴，每侧穴注射药液0.5ml。如为当归注射液，安眠、风池、神门三穴各侧可注入0.5ml，三阴交穴可每侧注入1ml。如为清开灵注射液，在风池或安眠穴注入1~2ml。

一般隔日一次，10次为一疗程。不愈者停针1星期后继续下一疗程。

（三）疗效评价

以上法共治274例，结果，临床痊愈175例，有效86例，无效13例。总有效率为95.3%。

七、艾灸

（一）取穴

主穴：百会。

配穴：涌泉。

（二）治法

可仅选主穴。效不显时加用配穴。取质量好的清艾条一支，用温和灸法灸百会穴，以患者觉头顶部温热为宜，灸15~20分钟。疗效不满意时，可嘱患者于每晚临睡前，自己用艾条温和灸百会穴15分钟，涌泉穴15分钟。每天1次，10天为一疗程，停针2天后进行第2疗程。

（三）疗效评价

共治疗168例，结果显效115例，有效46例，无效7例。总有效率为95.8%。

八、刺血

（一）取穴

主穴：阿是穴、大椎。

配穴：内中魁。

阿是穴位置：多位于两耳根之上半部。

内中魁穴位置：手中指掌侧正中线，近指侧节横纹中点1个穴，前后1分各1穴，左右共6穴。

（二）治法

主穴每次仅用一穴。如用阿是穴，可先以耳穴探测仪或探测棒在耳根部仔细测出敏感点，做好标记。常规消毒后，用消毒弹簧刺针或三棱针迅速点刺，出血如绿豆大。每次只刺一侧，两耳交替。治疗时间以上午或下午为佳，夜晚进行者效果较差。如用大椎时，先在穴区周围常规消毒，用三棱针在大椎穴迅速地前后左右均刺中血络，使之出血。用闪火法，将大号广口玻璃罐迅速扣在穴上，置留 10～15 分钟（视其出血量多少而定，一般不要超过 10ml），然后将罐起下，擦干血迹，盖上敷料。疗效不明显者可加刺另一侧之内中魁穴。阿是穴，每日或隔日一次，5～7 次为一疗程。大椎穴每周治疗 2 次，4 次为一疗程。

（三）疗效评价

共治 332 例，结果显效 226 例，有效 89 例，无效 17 例，总有效率为 94.9%。

九、穴位敷贴

（一）取穴

主穴：膻中、风池、涌泉。

配穴：①百会、四神聪；②三阴交、内关穴。

（二）治法

敷药制备：①取珍珠粉、朱砂粉、大黄粉、五味子粉适量混匀。每次取 3g，用鲜竹沥调成糊状，均分两份，集中涂于 5cm×5cm 大小的医用胶布上备用。②失眠散：朱砂 6g，龙骨 180g，琥珀 18g，肉桂 6g，磁石 180g。用粉碎机把药物制成粉末，用醋和凡士林调和成稠糊状，放入容器中备用，每次取 6g 左右。③夜交藤、珍珠母、合欢花、远志、何首乌、女贞子、黄连各等份，研末，取 4g 药物，加蜂蜜少许调匀呈膏状备用。

主穴可仅取涌泉一穴，疗效不明显时加其他主穴或配穴。入睡前，用加入适量醋的热水泡脚 30 分钟，擦干足部并晾干，任取上述三个处方之一（第一方为首选）分贴于左右涌泉或（和）其他主穴，或配穴第二组的穴区。贴后短时间内即有局部瘙痒、热痛等感觉，严重者应马上取下，若无不适可至次日睡醒后取下，取下后应清洁皮肤，为防止皮肤起疱及皮肤感染，可在清洁皮肤后于在穴位处涂抹 70% 酒精。如贴敷后，效果不明显或重症失眠者，可加用配穴第一组，采用针刺之法：先针百会，向前横刺 1 寸，施快速均匀左右捻转手法，持续 2 分钟，间隔 10 分钟，再行前法，反复 3 次，令患者带针 48 小时。百会起针后，继针四神聪，均向前横刺 1 寸，以提插手法，轻、快、匀运针 2 分钟，间隔 10 分钟，再行前法，反复 3 次，令患者带针 24 小时。出针后，再针百会如前法。

上述方法，连续 9 天为一疗程，疗程间隔 3 天。

（三）疗效评价

共治 296 例（其中重症失眠患者为 168 例），结果：临床痊愈 124 例，好转 142 例，无效 30 例，总有效率 89.9%。

十、皮肤针

（一）取穴

主穴：肩胛部、膀胱经在背腰部的第一侧线、督脉背部段。

配穴：百会、风府、风池、神门、足三里、三阴交。

（二）治法

可用以下二法：一为皮肤针法。主穴前二部位，酌加配穴。以皮肤针肩胛冈由外向内叩击至膀胱经的第一侧（相当于肺俞穴）叩一条线，再沿膀胱经的第一侧线由上向下（相当于由肺俞至肾俞）叩击，每一叩击之间的距离为 1~2cm，反复叩击 5 分钟，以皮肤潮红为度。重点叩击第一侧线上的敏感点、结节和条索状物，即阳性反应点或阳性反应物，可叩至皮肤微出血。配穴叩刺法：在穴位表面 0.5~1.5cm 范围内按常规叩刺 50~60 下。手法同前。上法每日或隔日一次，12 次为一疗程，疗程间隔一周。二为滚针法：取主穴后二部位。采用滚针器械针具，从背部足太阳膀胱经第一线肺俞穴至肾俞穴，由上而下顺经脉循行滚动；第二线从大杼穴至志室穴，由上而下滚动（循经方向滚动刺激）；督脉从命门穴至大椎穴由下而上顺经脉循行滚动；以较慢速度循经滚动 10 次左右，用力大小因人而异，以患者感到舒适、皮肤红润为度。每次治疗滚动 15~20 分钟左右。每周治疗 5 天，停治 2 日。

（三）疗效评价

临床痊愈：患者能获得正常睡眠，心情舒畅，无头晕、头痛、心悸等不适，随访 3 个月无复发者。显效：睡眠明显好转，每晚能睡 6~7 小时，自觉症状消失。有效：睡眠好转，每晚能睡 4~5 小时，自觉症状消失，但可因情志波动、劳累而复发。无效：睡眠无好转，症状改善不明显。

以上法共治 292 例。结果：临床治愈 129 例，显效 24 例，有效 117 例，无效 22 例。总有效率为 92.5%。

十一、腹针

（一）取穴

主穴：中脘、下脘、气海、关元、滑肉门。

配穴：心脾亏损型加天枢；心肾不交型加阴都、气旁；心胆气虚型加右上风湿点；肝阳上扰型加右上风湿点、气旁、气穴；脾胃不和型加天枢、大横。

上风湿点位置：滑肉门旁开 5 分上 5 分处。

气旁穴位置：气海穴旁开 5 分处。

（二）治法

主穴均取，配穴据证而加。采用 0.25mm×40mm 不锈钢毫针，避开毛孔进针，只捻转不提插，不要求得气，每隔 10 分钟行针 1 次，留针 30 分钟。留针期间心脾亏损型、心肾不交型、心胆气虚型患者加用 TDP 照射腹部。隔日一次，治疗 8 次为一疗程。

（三）疗效评价

以腹针法治疗 94 例，结果临床痊愈 19 例，显效 33 例，有效 26 例，无效 16 例，总有效率为 83.0%。

（周　斌）

第十七节　抑郁症

一、概述

抑郁症，又称抑郁性神经症，是一种常见的心境障碍。以显著而持久的心境低落为主要临床特征，且心境低落与其处境不相称。临床表现可从闷闷不乐到悲痛欲绝，甚至发生木僵，部分病例有明显的焦虑和运动性激越，严重者可出现幻觉、妄想等精神病性症状。多数病例有反复发作倾向，每次大发作后可以缓解，部分可有残留症状或转为慢性。目前，抑郁症已成为全球第四大疾病，预计到 2020 年将成为可能仅次于心脏病的人类第二大疾病，是 21 世纪人类主要杀手之一。抗抑郁药是当今治疗抑郁症的主要药物，但存在很多不良反应。

抑郁症一般将其归属于中医的癫病和郁病。

癫病的针灸治疗，早在《内经》中就辟有专门的篇章——《灵枢·癫狂》进行介绍，其中针灸是主要的治疗方法。如："癫疾始生，先不乐，头重痛，视举目赤，其作已而烦心，候之于颜，取手太阳、阳明、太阴，血变而止。"除经脉刺血治本病，尚有艾灸穴位治本病。在之后的历代医学著作中，不仅在针灸专著中多有本病的介绍，而且在相当多的其他中医药书籍中也载述了大量针灸治疗癫病的内容。包括《脉经》、《肘后备急方》、《备急千金要方》、《外台秘要》、《太平圣惠方》、《医心方》等重要典籍，为后世保存了丰富的资料。

现代针灸治疗癫病首见于 1954 年，而明确见本病病名的针灸文献较早见于 20 世纪 80 年代中期，但直至 1997 年以后，临床文章才迅速增加，并一直沿续至今。本病已成为针灸工作者近期所重视的一个新病谱，对针灸治疗本病的临床特点已有一定认识：在取穴上，头面部的督脉穴、部分背俞穴及四肢的一些穴位对本病存在着一定的特异性作用；在治疗方法上，多种针灸之法诸如体针、电针、头皮针、耳针、艾灸、穴位埋线等法均有不同程度的效果，但如能强调操作技术和综合应用可能更有助于提高疗效；在治疗效果上，已有工作表明，抑郁程度轻、病程短、原发性患者，针灸疗效更为明显。

2012 年 10 月 9 日，世界卫生组织宣布，全球有 3.5 亿人患有抑郁症，但只有不到一半的患者得到所需要的护理。在每年近一百万自杀人群中，半数以上患有本病。因此，针灸的临床价值是显而易见的。

二、古籍记载

1. 取穴 百会、神庭、上星、风池、水沟、曲池、后溪、承山、穷骨（位于尾骶骨，一般指长强穴）。

2. 操作 以头面部穴为主，用毫针刺法。穷骨穴用雀啄灸或无瘢痕直接灸法。承山穴针刺不留针，针后用温和灸法。

3. 古方选辑

《灵枢·癫狂》：治癫疾者……灸穷骨二十壮。

《针灸甲乙经·卷九》：癫疾，上星主之，先取譩譆，后取天牖、风池。

《肘后备急方·卷三》：治女人……独言独笑，悲思恍惚者……欲因杖针刺鼻下人中近孔内侧空停针，两耳根前宛宛动中停针，又刺鼻直上入发际一寸，横针又刺鼻直上入。

《千金翼方·卷二十六》：神庭一穴，灸之则愈癫疾。

《神应经·心邪癫狂》：癫疾：上星、百会、风池、曲池、尺泽、阳溪、腕骨、解溪、后溪、昆仑、商丘、然谷、通谷、承山（针三分，速出，灸百壮）。

三、电针

（一）取穴

主穴：印堂、百会、风池、足三里。

配穴：①神庭、大椎、三阴交、内关、合谷、太冲；②神门、皮质下、心、肾、肝、交感（耳穴）。

（二）治法

主穴每次取 2 个穴，可轮用；配穴第 1 组，酌加 2～3 穴；第 2 组穴位均取，每次一侧耳。患者取坐位或卧位。百会穴平刺入帽状腱膜下 0.5～0.8 寸，印堂穴针尖向下平刺 0.3～0.5 寸，风池向鼻尖方向刺入 0.8～1.2 寸，足三里直刺 1.2～1.5 寸。其余穴位常规刺法。针刺得气后，每穴均采用导气针法，医者反复缓慢提插捻转，使出现柔和、舒适、持久的针感。然后主穴连接电针，其中，两侧风池、印堂和百会、两侧足三里，各为一对。应用 G6805 电针仪（或韩氏电针仪），用疏密波，频率 2Hz/（15～200）Hz，电流强度 0.1mA，以局部肌肉轻微抽动、患者感舒适为度。每次刺激时间 30 分钟。耳穴：耳部常规消毒。以粘有王不留行籽或磁珠的胶布，贴压所选耳穴，稍用力按压片刻以加强刺激，嘱患者每日按压 3～4 次。耳穴每周更换 2 次，双耳交替。

电针每日或隔日一次。10 次为一疗程，一般须治疗 3 个疗程。

（三）疗效评价

疗效评定标准：采用汉密尔顿量表（HAMD）进行评分，判定疗效。临床疗效以 HAMD 总分的减分率作为评价。减分率＝［（治疗前总分－治疗后总分）÷治疗前总分］×100%。临床痊愈：HAMD 减分率≥75%；显效：减分率≥50%，且＜75%；有效：减分率≥25%，且＜50%；无效：减分率＜25%。

共治疗 380 例，其中 361 例，按上述方法评估：临床痊愈 41 例，显效 221 例，有效 83 例，无效 16 例，总有效率为 95.6%。另 19 例，总有效率为 94.7%。

四、针灸

（一）取穴

主穴：合谷、太冲、百会、印堂、大椎、风府、神庭、内关、三阴交。

配穴：膈俞、胆俞、心俞、肝俞。

（二）治法

主穴为主，效不佳时加用配穴。主穴用针刺法，穴位常规消毒，采用 0.35mm×25～40mm 毫针进行针刺。四关穴（合谷、太冲）垂直进针 10～12mm，行均匀提插捻转手法，以得气为度。刺百会时针与头皮呈 30°夹角，进针深度 4～5mm。印堂穴针刺时提捏局部皮肤，针与前额呈 30°夹角刺入，深度 4～5mm，百会、印堂均采取均匀捻转，得气即止。配合导气针法，要求手法缓和，捻转角度小于 90°，提插幅度不超过 1～2mm，频率每分钟约 60～100 次。针法操作幅度、频率应相等，始终如一而有连续性。行针时间每穴需 2～3 分钟。留针 30 分钟。留针期间，嘱患者用鼻进行深呼吸，排除杂念养神。

针后配用灸法，先选百会、大椎。灸百会穴可采取仰卧位或俯卧位，用手或纱布将患者头发压平，避免艾火燃烧头发。灸大椎穴可采取坐位或俯卧位，点燃艾条，吹至红火状态开始施灸。将艾条垂直悬于穴位上方 1.5～2cm 处灸治，每燃烧 2 分钟，掸去艾灰 1 次，以保持艾条红火状态。若患者灼痛难忍时，可稍抬高艾条，不做旋转等动作。每穴灸治 15 分钟。效不显者加用膈俞、胆俞，用无瘢痕艾炷灸法：在所选穴位上均匀涂擦万花油后，将搓成直径 1cm、高 1cm 的圆锥形艾炷放置灸穴上，用线香点燃。艾炷燃烧接近 2/3，且患者有温热或轻微灼痛感时，即用棉签将未燃尽的艾炷移去，每个穴位各灸 5 壮。百会也可用艾条灸。应注意防止烫伤，以患者耐受为度。

心俞、肝俞可埋皮内针：用止血钳夹住麦粒型皮内针（0.22mm×5mm）的针柄，由外侧向脊柱方向，沿皮下横向平刺，将皮内针针身全部刺入，针柄留于皮外，先用医用胶布（5mm×5mm）贴在针柄金属圈下的皮肤上，然后用医用胶布（15mm×15mm）粘贴固定，留置 2 天后撕下胶布，取出皮内针。

上述针灸之法，每日 1 次，5 次为一疗程，停治 2 天。4 个疗程为一治疗阶段。

（三）疗效评价

共观察 161 例，按上述标准进行评定。临床痊愈 62 例，显效 77 例，有效 18 例，无效 4 例，总有效率为 97.5%。

五、体针

（一）取穴

主穴：①中脘、合谷、太冲；②肺俞、心俞、肝俞、脾俞、肾俞、膈俞。

配穴：百会、印堂、四神聪、神庭、内关、足三里、三阴交。

（二）治法

主穴取一组，二组交替轮用，也可仅用一组。酌加配穴。局部皮肤常规消毒，第一组主穴，先针中脘，用直径 0.38~0.45mm、长 65~90mm 的毫针。对于辨证为肝气郁结证者，毫针刺入皮肤后，嘱患者吸气，刺入 40~80mm，至针下有沉紧感时，嘱患者呼气，同时向上提针至皮下，反复 3 次；对于辨证为心脾两虚证者，毫针直刺入皮下后，嘱患者呼气，刺入 40~80mm，至针下有沉紧感时，嘱患者吸气，同时向上提针至皮下，反复 3 次，然后将中脘处毫针刺入 20~40mm 深度。四关穴（合谷、太冲），选用 0.30mm×40mm 毫针垂直进针，进针深至 15mm，行均匀提插捻转手法至得气。主穴第二组，令患者俯卧位，穴位局部常规消毒后，选用直径 0.32mm×（25~50）mm 针灸针，针刺背俞穴时，针尖朝向脊柱方向与皮肤呈 45°角斜刺 5~10mm，得气后行捻转补法，以产生酸胀感为度。配穴选用 0.30mm×（25~40）mm 毫针，四神聪向百会方向平刺 10~20mm，施捻转补法 1 分钟外，余穴均按常规直刺至得气后行平补平泻手法。均留针 30 分钟。

上法每周治疗 5 次为一疗程，间隔 2 天。一般须治疗 6~8 个疗程。

（三）疗效评价

共治疗 201 例，按上述标准评价临床痊愈 57 例，显效 72 例，有效 46 例，无效 26 例，总有效率为 87.1%。发现针刺法对肝郁脾虚型效果较其他类型更佳。与口服盐酸氟西汀（百优解胶囊）相比，疗效相当，但副作用明显减少。

六、头皮针

（一）取穴

主穴：额中线、额旁 1 线（双侧）、额旁 2 线、顶中线。

配穴：肝郁气滞型加肝俞、胆俞、太冲；肝郁脾虚型加肝俞、脾俞；心脾两虚型加心俞、脾俞、足三里、三阴交；肝肾阴虚型加肝俞、肾俞、太溪；气郁化火型：行间、侠溪；痰气郁结型：丰隆、阴陵泉。

（二）治法

主穴均取，配穴为经穴，据症而加。让患者取坐位或卧位，局部常规消毒后，以0.25mm×50mm毫针沿头皮呈15°角快速进入皮下，到达帽状腱膜下后，行快速捻转，频率为180~200次/分，每次捻转2~3分钟，得气后留针30分钟，每5~10分钟行针1次。也可使用电针，频率100Hz。背俞穴向脊柱方向斜刺0.5~0.8寸，静留针，其余穴位常规刺法。亦留针30分钟。每日或隔日一次，15次为一疗程，疗程间隔5天。

（三）疗效评价

共治疗120例，临床痊愈31例，显效43例，有效24例，无效22例，总有效率为81.7%。

七、穴位埋植

（一）取穴

主穴：心俞、肝俞、脾俞、肾俞。

配穴：额厌、百会、神门、丰隆、太冲。

（二）治法

主穴为主，或主穴与配穴交替应用。取一次性医用7号注射针头作套管，直径0.3mm、长50mm不锈钢毫针（剪去针尖）作针芯。将"0"号医用羊肠线剪成长1~1.5cm线段若干，浸泡在75%的乙醇内备用。手持针具，将针芯退出少许，用镊子把羊肠线穿入针头内。病人取坐位或俯卧位，穴位碘伏消毒。主穴注线时，左手绷紧皮肤，右手持针快速刺入皮内，破皮后将针平刺（针身与皮肤夹角呈15°）至得气后（注意不可针刺过深，以免伤及内脏）将肠线埋入；配穴操作：额厌斜向后侧平埋2cm，百会向后侧平埋2cm，神门向上斜埋1cm，丰隆直埋3cm，太冲直埋1.5cm。以上各穴均行提插得气后，左手将针芯往里推，同时右手将腰穿针往外抽，使肠线留于穴内，然后将针退出。消毒针孔，创可贴固定24小时。2周埋线1次，治疗4次为一疗程，再间隔1个月后进行下一疗程。

（三）疗效评价

以前述汉密尔顿抑郁量表HAMD总分的减分率作为疗效评价标准。共观察195例，临床痊愈71例，显效58例，有效48例，无效18例，总有效率为90.7%。

（周　斌）

第十八节　戒断综合征

一、概述

吸毒，今天已成为一个全球性的问题，它不仅危害人类健康，而且带来一系列难以解决的社会问题，已引起国际范围的广泛关注。每年的6月26日被定为世界戒毒日。现代医学认为，长期吸毒可导致神经介质分泌紊乱，脑啡肽的分泌受抑制，一旦外源性成瘾物质停止供应，就会出现体内阿片类物质缺乏状态，诱发出一系列难以忍受的戒断综合征，诸如烦躁不安、失眠、腹痛、胸闷、肢体酸痛、连打喷嚏呵欠、涕泪交出，甚则虚脱、意识丧失，乃至危及生命。西药戒毒在控制戒断症状方面虽然取得了一定的成功，但目前尚无成熟的方案。

针灸戒毒，系1972年香港外科医生 H. L. Wen 等人在香港为患者行针麻手术时偶然发现，之后在美国得到进一步研究，取得了较好的效果。

我国大陆应用针刺戒毒起步较晚，最早的临床文章发表于20世纪80年代末。在方法上，常用的为体针、电针、耳针及针刺结合药物戒毒法，国外医生多用耳针法，国内针灸工作者则倾向于体针，亦有用火针、头皮针及梅花针等；取穴则以头部穴为主，配以四肢部穴位；疗效上，有人曾统计国外文章21篇，涉及2 500多例吸毒者使用针刺戒断的临床研究文献，分析表明，平均即时戒断率在46%左右，随访1年时的戒断率约为10%。国内通过针灸工作者近20多年的努力，也积累了相当多的经验。目前，工作的重点聚焦于慢性戒断症状即稽延性戒断症状的治疗和降低复吸率上。

二、耳针

（一）取穴

主穴：肺。

配穴：交感、内分泌、神门、皮质下、肝、肺、肾。

（二）治法

仅取主穴，或酌加配穴，或改用配穴。主穴取双侧耳郭，用0.25mm×13mm长毫针，针刺得气后，通以电针，连续波，频率以300～1 000Hz为宜，强度以能耐受为佳，电针时间30分钟至1小时。配穴取单侧，二穴交替，亦用0.25mm×13mm毫针刺至胀痛，留针1小时。每日1～2次，8天为一疗程。主穴亦可于前3天每天针刺2～3次，后5天每天针刺1次。

（三）疗效评价

共治1 559例。单用主穴治疗59例吸毒成瘾者，结果58例戒断，仅1例未能戒断；对19例戒断成功者进行随访，3例复发。单以配穴治疗1 500例，仅15%的吸毒者未能完成疗程。另有以上法加针刺体穴内关、神门、三阴交治疗两例伴有严重睡眠障碍的吸毒患者，亦收到满意的镇静安眠效果。

三、体针

（一）取穴

主穴：内关。①四神聪、大椎；②水沟、素髎。

配穴：分3组。①少冲、神门；②商阳、足临泣；③肠道功能紊乱加合谷、足三里或公孙、支沟，失眠加百会、三阴交、涌泉，神志不清加水沟、涌泉、至阳，烦躁加中冲、劳宫、十宣。

（二）治法

主穴内关必取，另加①组、②组交替。配穴，第一天加①组穴，第二天加②组穴，第三天据症选③组穴。先刺内关，直刺 1 寸，施提插捻转泻法。四神聪用平补平泻法，大椎用重提轻插之泻法。水沟，进针 0.5 寸，施雀啄手法，至流泪或眼球湿润为度；素髎，直刺 0.3 寸。配穴做大幅度捻转 2～5 分钟或行平补平泻手法。留针 20～30 分钟，其间同法行针 1～2 次。十宣用点刺放血法。至阳可刺络拔罐。每日 1 次，亦可前 3 天，每天治疗 2 次（上午 9～11 时，下午 3～5 时），后 7 天每日 1 次（下午 3～5 时）。10 天为一疗程，疗程间停针 1～3 天，继续下一疗程。一般观察 1～2 个疗程。

（三）疗效评价

共治 193 例，总有效率 95%～100% 之间。逐日戒断症状总分优于口服盐酸洛非西定片的对照组（$P < 0.05$）。大多病例经 1～3 天治疗均能顺利度过戒断高峰期，20 例在 10 天后，尿测海洛因全部呈阴性。而针刺改善海洛因依赖者戒断症状的优势主要表现在治疗的第 6 天以后，改善渴求心理的优势表现在第 8 天以后，且无明显副作用。表明针刺具有防复吸潜力，可作为解决稽延性戒断症状和消除心理依赖的治疗方法。

四、耳穴贴压

（一）取穴

主穴：肝、心、肾、肺、内分泌、皮质下、交感。

配穴：闭经：三焦、卵巢、盆腔；肌肉痉挛疼痛：皮质下、神门；胃肠功能紊乱：胃、脾、大肠、交感；精神烦躁：神门、心、小肠；腰痛或腰膝酸软无力：膀胱、腰椎。

（二）治法

停用海洛因后，头 3 天大剂量用美沙酮控制戒断症状，第 4 天起每日递减，采用耳穴治疗。一般仅取主穴，据症加用配穴。双侧耳穴均取，常规消毒，取直径为 0.15cm 的磁珠，用 0.7cm×0.7cm 胶布贴在上述穴位上，令患者每日按压耳穴 3～5 次，每次 30 下，以自感耳郭充血、发热、胀痛为度，10 天为一疗程。

（三）疗效评价

本法主要治疗海洛因稽延性戒断症状。

疗效评定标准：临床控制：经 1 个疗程治疗，观察 1 个月，停药后能自行入睡，无烦躁不安；有效：能借助常规剂量安眠药物入睡，无烦躁不安；无效：睡眠无明显改善，烦躁不安。

共治 170 例。其中 89 例配服中药，按上述标准评定，结果：临床控制 40 例，有效 33 例，无效 16 例，总有效率 82.0%。60 例配用西药美沙酮，表明其疗效明显优于单纯用美沙酮的戒毒疗效（$P < 0.01$），其复吸率也低（$P < 0.01$）。另 21 例为治疗女性吸毒者继发性闭经及稽延性戒断症状，均有较好的疗效。

五、耳针加电针

（一）取穴

主穴：神门、肺、交感、皮质下、脾、内分泌、耳背心。

配穴：分3组：①水沟、百会、翳风；②足三里、筑宾、复溜；③内关、合谷、劳宫。

（二）治法

主穴每次取3~4个，配穴每次取一组。主穴一侧耳用5分毫针刺至软骨，加用电针。另一侧用王不留行籽贴敷，并进行按压，每日3次，每次5分钟，以耳郭出现潮红、发热为度。配穴针刺，进针得气后，做捻转手法，以平补平泻为主2~5分钟，留针25分钟，留针期间行针2次。其中合谷透劳宫，加用电针。耳穴和体穴的电针刺激，均用疏密波，2Hz和100Hz（低频与高频交替），强度以患者可忍受为度。每次针30~60分钟。每日1次，10次为一疗程，疗程间隔3~5天。

（三）疗效评价

以上法共治195例，结果总有效率为90.0%~100%。针霖平均戒断时间为4天。发现针灸对心理渴求、厌食、呕吐、腹痛、肌肉骨痛等症状控制良好，但对瞳孔散大这一症状的控制不彻底。

六、电针

（一）取穴

主穴：①胸夹脊穴（T_5~T_7）、肾俞。②内关、合谷、劳宫、外关。

配穴：神门、足三里、三阴交。

（二）治法

可仅取第一组主穴或配穴，或二者交替轮用。穴位选定常规消毒后，以0.32mm×50mm规格不锈钢毫针，采用爪切法或夹持法进针，主穴刺入25~30mm，配穴刺入25~45mm，以得气为度，再施以平补平泻手法，要求局部有酸麻重胀感，持续运针2分钟。然后主穴选T_7和肾俞，或配穴选足三里、三阴交，共二对穴位，连接G6805-2b低频电针仪，频率5Hz，峰值电流5mA，每次治疗20分钟，每周3次，10周为一疗程。

第二组主穴，用韩氏戒毒治疗仪治疗，穴位：频率：2Hz/100Hz。强度：上肢12~16mA，下肢16~26mA。每天4次，每次30分钟；3天后每天2次，7天后每天1次，共15天。

（三）疗效评价

以上法共治疗281例，结果：发现电针可明显改善稽延性戒断症状，减轻焦虑、抑郁情绪和睡眠障碍。同时，发现在近期效果上，电针夹脊穴似明显优于四肢穴位；但在远期效果即降低复吸率上，配穴优于主穴。

（杨东梅）

第十九节　慢性疲劳综合征

一、概述

慢性疲劳综合征于1988年被美国疾病控制中心正式命名。它是一种以不明原因疲劳为主要症状，并伴有低热、咽喉痛、淋巴结疼痛、肌无力、肌肉痛、关节痛、头痛、睡眠障碍和神经精神症状（如易激惹、健忘、注意力不集中、思维困难、抑郁）的综合征。本综合征的疲劳不能通过休息得到有效缓解，病程多持续半年以上。体检和实验室常规检查一般无异常发现。以青年女性多见。目前，慢性疲劳综合征在全球的发病率呈逐年增加的趋势，科学家预测，本病将成为 21 世纪影响人类健康的主要问题之一。现代医学尚无有效的根治之法。

慢性疲劳综合征可归属于中医"虚劳"、"郁证"的范畴。

关于虚劳的针灸治疗，在我国古籍中多归属于养生保健内容，并积累了一些经验。早在唐代，《备急千金要方》就提到"诸虚疾……当灸腹背"。南宋王执中也在《针灸资生经》中记载了本人的体会："予旧多病，常恐气短，医者教灸气海，气遂不促，自是每岁须一二次灸。"另外在《太平圣惠方》、《扁鹊心书》、《医学入门》、《寿世保元》等均有载述。

现代，明确为慢性疲劳综合征的针灸治疗最早国内临床文献见于 1994 年，从 2002 年开始，有关文献呈现明显的增长趋势，仅 2002—2005 年 4 年间的文献量，超过之前针灸治疗本病文献总量的 3/4，表明本病是针灸界近年来关注的新病谱之一。

通过 10 余年来的实践，针灸治疗本病已积累了相当经验。在针灸技术上，以针刺加拔罐用得较多，但也采用灸法、穴位敷贴、耳穴贴压、皮肤针叩刺和穴位按摩等；在取穴组方上，则多取用滋补强体之穴如：气海、关元、肾俞、命门、足三里等进行配伍。在疗效上，通过近年来一系列的临床随机对照观察，肯定了针灸的效果。最近，有人还对应用埋线法治疗运动性疲劳进行了疗效和机理的研究，也证实了针刺的效果。

以往的工作证明，针灸可以预防疲劳的发生，促进疲劳恢复，从而增进健康。近年的临床进一步显示，慢性疲劳综合征非常有可能成为一个新的针灸优势病种。

二、古籍记载

1. 取穴　膏肓、关元、气海、足三里、神阙、肾俞、命门。

2. 治法　每次取 2 ~ 3 个穴，神阙用隔盐灸或隔药末灸；余穴可采用直接灸法（化脓灸或无瘢痕灸）。穴位可轮用，宜不计疗程长期灸。

3. 古方选辑

《太平圣惠方·卷一百》：三里：……华佗云，亦主五劳羸瘦，七伤虚乏。

《扁鹊心书·卷上》：灸取关元功力多，健体轻身无病患。

《针灸资生经·卷一》：柳公度日，吾养生无它术，但不使元气佐喜怒，使气海常温尔。

《医学入门·卷一》：彭祖固阳固蒂长生延寿丹：入脐眼内……艾火灸之，无时损易，壮其热气，或自上而下，自下而上，一身热透，患人必倦沉如醉，灸至五六十壮，遍身大汗，上至泥丸宫，下至涌泉穴，如此，则骨髓风寒暑湿，五劳七伤，尽皆拔除。

三、体针加罐

（一）取穴

主穴：华佗夹脊穴。

配穴：①大椎、至阳、膈俞、命门、长强；②肺俞、心俞、肝俞、脾俞、肾俞。

（二）治法

仅取主穴，如效不显，改用配穴。主穴采用盘龙刺法：患者取俯卧位，充分暴露腰背部皮肤，选用 0.30mm×25mm 或 40mm 毫针，常规消毒后，采用自上而下左右交替针刺的方法进行针刺，向脊椎方向斜刺 15～25mm，运用捻转法平补平泻，以患者得气为度，留针 30 分钟。留针期间行针 2～3 次。因针刺后其状如"一条龙"盘踞在患者的背部，故名"盘龙刺"。在留针过程中，可进行心理治疗，多和患者进行交谈，了解患者是否体力或心理负荷过重，是否多梦、早醒、头胀、头昏或头痛，有无食欲不振，有无不定位的肌痛和关节痛，有无心情抑郁、焦虑或紧张的情况等单纯症状标准。然后，因人制宜，进行心理矫正。

配穴每次选一组，第一组，用常规刺法，毫针刺入后行平补平泻法，中等刺激量，得气后留针 40 分钟。主穴和第一组配穴，均于出针后在背部督脉与膀胱经线行推罐法：选用罐口较厚且光滑的大玻璃罐，先在罐口和走罐部位薄涂润滑剂，以闪火法将罐吸拔于背部皮肤，然后用左手扶住并拉紧皮肤，右手握住火罐或用双手握住罐底顺着肌纤维走向沿经线往返平推或稍倾斜推，使皮肤潮红、深红或起丹痧点，患者背部感到发热时结束治疗，用消毒棉球擦净局部。第二组配穴，采用半刺法，患者先取俯卧位，用 1.5 寸毫针在背俞穴上用半刺法（浅刺疾出针）刺后拔罐，留罐 15 分钟。每日针刺 1 次，7 次为一疗程；拔罐，隔 2 日治疗 1 次，3 次为一疗程。均间歇 3 日，再行第 2 疗程。

（三）疗效评价

疗效评定标准：临床痊愈：症状完全消失，恢复正常工作和生活。显效：症状基本消失，恢复正常工作。有效：症状有明显改善，但不能正常工作。无效：症状无明显改善，仍不能恢复正常工作和生活。

以上法共治 460 例，结果，临床痊愈 267 例，显效 119 例，有效 57 例，无效 17 例，总有效率为 96.3%。

四、体针

（一）取穴

主穴：①印堂、内关、足三里；②三阴交、关元、百会。

配穴：肾虚配肾俞、命门，脾虚配脾俞、天枢，痰湿配丰隆，心虚配心俞、神门，肺虚配肺俞、列缺，肝郁气滞配肝俞、太冲，咽痛取合谷或曲池，头痛加太阳或风池。

（二）治法

主穴每次取一组，二组交替使用。配穴据症而取。选用 0.25mm×（25～40）mm 不锈钢毫针，指弹速刺进针，用捻转提插法，针用补法或平补平泻，行针后留针 30 分钟，每日治疗 1 次，15 次为一疗程，休息 5 天再行下疗程，共治 3 个疗程。每日 1 次，10 次为一疗程，观察 2～3 个疗程。

（三）疗效评价

以上法共治疗 97 例，按上述标准评定，临床痊愈 9 例，显效 56 例，有效 24 例，无效 8 例，总有效率为 91.7%。

五、针灸

（一）取穴

主穴：中脘、膻中、阳陵泉、太渊、悬钟。

配穴：膈俞、大杼、章门。

（二）治法

主配穴均取。先针主穴，嘱患者平卧位。选0.30mm×（25～40）mm之毫针，常规消毒后进针，中脘穴直刺（13～25）mm；膻中穴针尖向下平刺8～13mm，捻转后使针感扩散至脘腹部；阳陵泉穴直刺25～40mm；太渊穴于桡动脉桡侧直刺5～8mm；悬钟穴直刺13～20mm。诸穴行平补平泻手法，得气后留针30分钟，每10分钟行针1次，留针期间中脘穴行艾条温和灸。再针配穴，嘱取俯卧位。针章门穴时以左手拇指固定在第11肋缘下，右手持针在第11肋端上约0.1寸进针，针尖与皮肤呈45°角向下斜刺13～20mm达第11肋端肋骨面，使局部有酸胀感；大杼、膈俞穴针体与皮肤呈45°角向脊柱方向斜刺13～20mm，手法同前。均留针30分钟，留针期间大杼、膈俞穴行艾条温和灸。以上方法每日1次，10次为1个疗程，间隔3日再行下一个疗程，共治疗3个疗程。

（三）疗效评价

共治30例，结果临床痊愈8例，显效9例，有效10例，无效3例；总有效率为90.0%。

六、穴位注射

（一）取穴

主穴：足三里。

（二）治法

药液：黄芪注射液。

双侧穴位均取。患者取自然坐位或仰卧位，每侧足三里穴位常规消毒后用5ml注射器抽取4ml药液，分别垂直刺入双侧足三里穴约深4cm，适当提、插，待有酸胀感出现后，将药液推入，每穴2ml，每天1次，10次为一疗程。停止治疗5天后再行下一疗程治疗。

（三）疗效评价

以上法共治疗32例，结果临床痊愈8例，显效12例，有效10例，无效2例，总有效率93.7%。

七、穴位敷贴

（一）取穴

主穴：神阙。

（二）治法

敷药制备：由白人参30g，黄芪30g，当归15g，生、熟地各15g，丹参30g，苦参30g，紫草30g，郁金15g，茯苓15g，白术15g，败酱草30g，陈皮10g，共13味药组成。干燥、粉碎，过100目筛，入包装袋密封备用。

取神阙穴，贴药前温水洗净脐部，再以75%酒精棉球擦拭，取贴药0.3～0.5g，用2%氮酮3～5ml，调成糊状，采用"填贴混合法"将药糊填满脐窝，外用麝香膏严密固封。贴药后用BR30－A型电热机，放在穴位上20分钟热敷理疗，以利药物吸收及迅速发挥药效，

24 小时后取下，用温水洗净脐部药渣。隔日治疗 1 次，10 次为一疗程，每疗程间隔 7 日，共治疗 3 个疗程。

（三）疗效评价

以上法共治疗 32 例，按前述标准评定，结果：显效 15 例，有效 13 例，无效 4 例。总有效率为 87.5%。

八、电针加罐

（一）取穴

主穴：百会、膻中、中脘、关元、内关、足三里。

配穴：从大椎穴水平至腰阳关穴水平沿督脉及膀胱经段。

（二）治法

常用穴针刺法，每次选取 4～5 穴。患者取仰卧位，以 0.25mm×40mm 毫针，采用快速进针，缓慢提插捻转手法使之得气，施平补平泻法，中等刺激量。每穴运针 0.5 分钟后，接通电针治疗仪，选用连续波，施以低频率（60～80 次／分）、低强度的刺激，以患者感到舒适为度，留针 30 分钟。

备用穴用拔罐法。患者裸背俯卧，将枕头置于胸下，使其肩项得以伸展放松。然后选用罐口较厚且光滑的直径为 3.5cm 的玻璃火罐，先在罐口和走罐部位薄涂润滑剂，用双手握住罐底平推或稍倾斜推，自上而下缓慢拔走罐，反复拔 5 遍以上，至皮肤潮红、深红或起丹痧点，患者背部感到发热时结束治疗。每周治疗 2 次，6 次为一疗程，间歇 5 日，再行第 2 个疗程。

（三）疗效评价

以上法共治 81 例，按前述标准评定，结果：显效 58 例，有效 19 例，无效 4 例，总有效率为 95.1%。

九、皮肤针法

（一）取穴

主穴：背俞穴（肺俞至膀胱俞）。

（二）治法

取双侧穴，将皮肤针针具及穴区皮肤常规消毒后，针头对准穴位从肺俞到膀胱俞逐穴叩刺，操作时将针头垂直叩打在穴区皮肤上，并立即提起，反复进行，每穴 50～60 下，使局部皮肤潮红，或微微渗血为宜，每次治疗 20 分钟左右，2 日 1 次，5 次为一疗程，停治 5 日后，继续第 2 个疗程。

（三）疗效评价

共治 34 例，按前述标准评定，显效 19 例，有效 12 例，无效 3 例。总有效率 91.2%。

（杨东梅）

第二十节 竞技综合征

一、概述

竞技综合征，又称考试（前）综合征，系指竞技（比赛或考试）前或竞技过程中所出现的一系列证候，如心悸、气急、头晕、烦躁、失眠、口干、食欲不振、恶心呕吐、腹痛腹泻，或便秘、月经紊乱、视物模糊、双手颤抖、小腿痉挛、智力减退、思维僵化、血压急剧上升等。甚至可精神变态、晕厥，乃至猝然死亡。以学生和运动员多见。对竞技综合征的防治，已日渐引起全球医务工作者的关注。

20世纪80年代中期，我国的一些针灸医师率先探索用针灸防治竞技综合征，特别是考场综合征，取得了较为满意的效果，在一定程度上还能提高考生的成绩。在方法上，无论是预防和治疗，报道最多的是操作方便而又易为患者接受的耳穴贴压法，体针也较为常用，另外，电针和穴位注射也有观察。

对针灸来说，本病是一个新病谱，未见古代及近代的载述，但从近20多年来的针灸文献看，以1986年至1992年较为集中，进入新世纪后并不多见。从已有文献分析，针灸防治本病的效果是确切的，有必要进一步加强临床应用研究。

二、耳穴贴压（防治）

（一）取穴

主穴：分耳背和耳前二组：①耳背穴：耳背心、耳背肾、耳背肝、耳背肺、耳背脾；②耳前穴：神门、心、皮质下、交感、脾。

配穴：交感、肝、胃、大肠、额、缘中、枕。

（二）治法

一般仅用主穴，如预防过程中出现某些症状时，再据症酌配辅助穴。一般于考前或竞赛前1个月至2周施术。每次取一侧耳穴，用耳穴探棒找准穴位（以穴区压痛点为佳）。常规消毒后，用蚊式弯血管钳夹住备用的胶布，贴于选好的一侧耳穴上，给予适当按压刺激，使耳部有发热、胀痛感。用黄荆籽、王不留行籽或磁珠（380Gs），黏附在0.6cm×0.6cm大小的方形胶布中央，贴敷于所选穴区，令被防治者自行按压，每日3~5次，每次按压10~20分钟，以耳穴有压痛感为宜。失眠者，另于睡前20分钟常规按压一次，以局部发红、发热为佳。每次一侧耳，双耳交替，3~5日更换一次，直至考试或竞赛结束。

（三）疗效评价

疗效评定标准：临床痊愈：症状全部消失，睡眠时间在8小时左右；显效：症状基本消失，睡眠时间每晚达6小时以上者；有效：症状明显减轻，睡眠每晚达5小时以上者；无效：耳压后诸症状无明显改善者。

共防治835例，其中预防性治疗749例，按上述标准评定为712例，结果临床痊愈406例，显效92例，有效185例，无效29例，总有效率95.9%；另37例，总有效率为90.9%。预防对照观察86例，仅8人出现轻度症状，发病率为9.3%；而不进行预防的空白对照组 86 例，发病 52 例，发病率为 60.5%。

三、耳穴埋针

（一）取穴

主穴：额、太阳、皮质下、枕、神门。

（二）治法

每次根据症状在耳部选取 3～4 穴，也可用耳穴探测仪，探测敏感点（良导点），按耳轮部位的特点，分别选用揿钉式或颗粒状皮内针刺入。并嘱患者每日按压 2～3 次，每次每穴（点）按压 10～20 下。3～5 日取针。必要时在另一耳或换新穴（点）埋入。

（三）疗效评价

共治疗 200 例，其中 100 例按探测的敏感点取穴，100 例按上述取穴方法取穴。经 1～3 次治疗，临床痊愈 99 例，有效 95 例，无效 6 例。总有效率为 97.0%。

四、体针

（一）取穴

主穴：四神聪、大椎、风池、神门、内关、足三里。
配穴：百会、印堂。

（二）治法

本法预防治疗用于考试前，考前一般在一个月前开始，此时取主穴。以毫针 0.25mm ×（25～40）mm 的针具，常规进针，四神聪要求平刺深达 1.2 寸，得气后用轻度刺激行复式补泻之补法。包括迎随、徐疾、提插、九六、开合等单式手法，留针 20 分钟。每日 1 次。

考前 1～2 日改取配穴。取 0.25mm × 25mm 毫针，常规消毒穴区后，快速进针至得气，拇指向前紧按慢提九数，拇指向前捻针稍停即出针，按压针孔。印堂消毒后轻刺激不留针。百会留针 8 小时，一般在考试前一天晚上针刺，于清晨起床前起针。午后考试比赛者可在午前针刺，留针 2 小时。留针期间可结合心理暗示治疗。

（三）疗效评价

痊愈：临床症状完全消失，考试期间头脑清醒，精力充沛，能发挥出应有的水平。显效：头痛、头晕消失，精力集中，记忆力增加，考试期间头脑基本清醒。有效：临床症状有不同程度的减轻，考试期间不头痛、头晕，但精力不足。无效：治疗前后无明显的变化。

共防治 943 例，其中按上述标准评定的为 237 例，治愈 189 例（79.7%），显效者 30 例（12.7%），有效者 11 例（4.6%），无效 7 例（3.0%），总有效率 97.0%。596 例为单用百会穴治疗，于考前头天晚上留针 8 小时，不仅多数被预防者睡眠改善，而且考试时心理状态稳定，每人每科考分较对照组平均高 3.4 分，并以用补法针灸效果为佳。另 110 例结合心理疏导，经 3～7 次治疗，有 107 例症状全部消除，疗效满意。

五、穴位注射

（一）取穴

主穴：太阳、风池、百会。

（二）治法

药液：利多卡因 80mg 加维生素 B_1 注射液 100mg（100mg/2ml）。

主穴均取。用一次性无菌针管 10ml 配一次性 5 号无菌针头抽取上述混合液，并用生理盐水稀释至 9ml，选择双侧太阳、风池、百会穴，常规消毒后注射，注射时局部抽吸见无回血后依次缓慢将药液注入。百会穴斜刺深度为 1cm，注射 1ml；双侧太阳穴斜刺深度为 1.5cm，各注射药液 2ml；风池穴直刺深度 1.5cm，各注入药液 2ml。注射速度要适宜，遇有阻力宜略退针，避免损伤颅骨。注射后 4～10 分钟感头脑清晰，视力较前清楚，头颈部较前轻松。隔日注射 1 次，疗程以完全控制症状为准，也可加注 2 次巩固疗效。

（三）疗效评价

以上法共治疗 82 例，按上述标准评定，显效 41 例，有效 35 例，无效 6 例。总有效率为 92.7%。

六、电针

（一）取穴

主穴：百会、印堂、风池。

配穴：失眠、多梦、易醒明显者，可加神门、三阴交；心悸、焦虑明显者可加内关、心俞。

（二）治法

主穴每次取二穴，百会必取，印堂、风池仅取一穴（此二穴或交替或单独应用）。配穴酌加。选准穴区后，经常规消毒后，以 0.30mm×（25～50）mm 无菌针灸针进针，百会穴针刺由前向后用轻柔舒缓手法沿头皮平刺，以患者不感到疼痛为宜；印堂进针由上向下刺入，进针约 1.5 寸，有酸、麻、胀得气感向前额扩散为宜。针刺风池穴时针向鼻尖方向刺入 1～1.2 寸，得气后，行捻转手法 1 分钟，捻转频率约为 60～80 转/分，手法以补法为主。然后，连接 G6805-2 型治疗仪，如为百会和印堂，正极接百会，负极接印堂，电量以患者能够忍受为宜，留针 10～15 分钟。如为百会和风池，则双侧风池穴相连。连续波，频率 80 次/分，电流强度以缓慢调整至病人能够耐受为宜，留针 20 分钟。配穴均不留针，以得气为度。每日 1 次，10 日一疗程。

（三）疗效评价

共以电针法治疗 78 例，结果，痊愈 58 例，有效 16 例，无效 4 例。总有效率为 94.9%。

（魏千程）

第二十一节　子宫肌瘤

一、概述

子宫肌瘤，又称子宫平滑肌瘤，发于子宫肌层，是女性生殖器最常见的一种良性肿瘤。多无症状，少数表现为阴道出血，腹部触及肿物以及压迫症状等。如发生蒂扭转或其他情况时可引起疼痛。以多发性子宫肌瘤常见。本病确切病因不明，现代西医学采取性激素或手术治疗，尚无其他理想疗法。

子宫肌瘤属于中医学妇女病癥瘕范畴，而更类似于"石瘕"。

针灸治疗本病，在古籍中多载述于妇科病癥瘕中。在《备急千金要方》、《针灸资生经》及《类经图翼》、《神灸经纶》等书中，均有详略不等的记载。

现代以针灸治疗本病的早期报道见于20世纪50年代中期，在60年代初还出现过采用火针阿是穴和针刺远道穴结合的百例以上大样本的观察。自80年代后期迄今，有关临床报道始终不减，据统计，有关文献量，已居肿瘤针灸病谱的第二位。通过长达半个多世纪的针灸实践，已总结出了一些行之有效的经验。在诊断上，有人采用耳穴触诊法来诊断子宫肌瘤，以金属棒在双侧子宫、内分泌穴触诊，凡皮下组织内有1mm粗细之条索触之不消失者，即为触诊阳性，这有待更多的实践来验证。在取穴上，体穴以及包括阿是穴（病灶处）在内的下腹部穴使用频次较高，耳穴也受到重视；在治疗上，多种刺灸之法均有所应用，诸如毫针、耳针、火针、电针、温针、芒针、穴位敷贴、艾灸、穴位埋线等，且趋向于综合治疗，如体针为主，配合耳针，也有显著效果。从已有的经验看，针灸不仅有一定的缩小甚至吸收瘤体的作用，更能明显缓解相关症状。因此可作为较好的治疗手段之一。

二、古籍记载

1. 取穴　水道、肾俞、脾俞、子宫、子户、天枢、气海、中极、三焦俞。

2. 操作　每次选3~5个穴，针刺得气后，行平补平泻法。针后腹部穴，可施隔姜灸法，3~7壮，艾炷如小指大。

3. 古方选辑

《备急千金要方·卷十一》：久冷，及妇人癥瘕，肠鸣泄利，绕脐绞痛，天枢百壮。三报之，万勿针。

《针灸集书·卷上》：中极、下极、曲泉、阴交，并治血结成块。

《类经图翼·十一卷》：癥瘕：三焦俞、肾俞、中极、会阴、子宫、子户……复溜。

《神灸经纶·卷四》：癥瘕：胃俞、脾俞、气海、天枢、行间、三焦俞、肾俞、子宫、子户、中极、会阴、复溜。

三、体针

（一）取穴

主穴：阿是穴、子宫、曲骨、横骨。

配穴：①皮质下、子宫、内分泌（耳穴）；②三阴交、次髎、血海、肾俞、照海。

阿是穴位置：瘤体在体表投影部位。

（二）治法

主穴每次取 1~2 个，可交替使用，酌加配穴。体穴均取双侧，耳穴取单侧。针前嘱患者排空膀胱，阿是穴针 3~4 针，直刺入 0.6~0.8 寸；子宫穴斜刺 1.2~1.5 寸，曲骨和横骨均直刺 0.8~1.0 寸，以得气为度，施平补平泻手法。配穴第一组为耳穴，用埋针法或磁珠贴敷；第二组体穴，每次取 2~3 个穴，针刺得气后，手法同主穴。留针 15~20 分钟，其间行针 1~2 次，针刺隔日一次，10 次为一疗程。耳穴每周埋针或贴敷 2 次，两侧耳穴交替轮用。15 次为一疗程。

（三）疗效评价

疗效评定标准：临床痊愈：B 超探查肌瘤消失，临床症状消失；显效：临床症状减轻或消失，肌瘤缩小 1/2 以上者；有效：症状减轻或消失，肌瘤缩小 1/3 者，或停药以后肌瘤稳定，症状消失，持续半年以上者；无效：症状无改变，肌瘤未见明显缩小。

共治 573 例，临床痊愈 440 例，显效 90 例，有效 40 例，无效 3 例。总有效率达 99.5%。曾对部分病例做 3 个月~2 年的随访，未见复发。

四、温针

（一）取穴

主穴：子宫、中极。

配穴：①次髎、肾俞、三阴交；②关元、天枢、阴陵泉。

（二）治法

主穴每次仅取一穴，二穴交替应用。采用温针灸法：中极穴采用梅花形取穴法，即取中极穴，并以中极穴为中心上下左右各旁开 1 寸取一穴点。以 0.30mm×75mm 之毫针垂直慢慢刺入，深度估计到达腹膜部位即可，捻转（勿提插），使患者有较强的酸胀感，然后把艾条裁成 2cm 长艾段，点燃后分别插在针柄上，艾段距皮肤约 2.0~2.5cm，艾段下的皮肤上垫一 1mm 厚有刺孔的姜片，待艾段燃尽后再换一段，共 3 壮，使患者有温热感觉直达腹内。子宫穴二侧均取，与上法相同做温针灸。配穴每次选一组，二组交替，毫针刺至得气后，用平补平泻法施术 2 分钟后留针 30 分钟。每日或隔日一次。15 次为一疗程，一般要治疗 2 个疗程以上。为了提高疗效，宜配合耳针法，可参考前节。

（三）疗效评价

以上法共治 124 例，临床痊愈 26 例，显效 41 例，有效 46 例，无效 11 例，总有效率为 91.2%。

五、电针

（一）取穴

主穴：关元、子宫、秩边。

配穴：气海、血海、阳陵泉、三阴交。

（二）治法

穴位局部消毒，以 0.25mm×50mm 之毫针直刺穴位。得气后，接通电针仪，连续波，输出频率为 70Hz，强度以患者可耐受为度。每次刺激 10 分钟，每日 1 次，15 次为一疗程，疗程间停针 7 天。

（三）疗效评价

用上述方法共治疗 42 例，结果临床痊愈 33 例，有效 9 例，有效率达 100%。

六、火针

（一）取穴

主穴：中极、关元、水道、归来、痞根。

配穴：曲池、合谷、足三里、肾俞。

（二）治法

主穴及配穴肾俞用火针法，余用毫针法。主穴每次均取，配穴酌加。火针为长 50mm，粗 0.8mm 的钨锰合金针具，针尖在酒精灯火焰上 1cm 处加热约 5 秒钟，以针体前 3cm 部分呈鲜红为度，将针快速地刺入穴位，再快速出针，全过程应在 1 秒钟内完成。针刺深度：腹部穴为 3cm，肾俞和痞根为 1.5cm。腹部穴可加用温和灸 15 分钟。配穴中照海、足三里行提插捻转补法，余穴用泻法，留针 15～20 分钟。每周治疗 3 次，12 次为一疗程，一般须 3 个疗程。

（三）疗效评价

共治 50 例，临床痊愈 7 例，显效 18 例，有效 17 例，无效 8 例，总有效率 84.0%。

七、穴位敷贴

（一）取穴

主穴：关元、气海、中极。

配穴：石门、足三里。

（二）治法

敷药制备：①三棱、莪术、大黄等中药，将药物研成粉末，加上甘油、PVP 等物质调配成膏状，将药膏置于纱布块上制成 5cm×8cm 大小，厚度约 2cm 的膏贴，备用。②芡实一粒和甘草一截，分别捣烂备用。

一般仅取主穴，均选用，将膏药敷于所选穴区。每日 1 次，每次 6～8 小时，3 个月为一疗程，连续治疗 2 个疗程。如效不显，可改用配穴：取 1 粒芡实敲碎，敷在石门穴处，取一小截甘草捣软或捣碎，贴在右侧足三里穴上，均用纸胶布固定，晚上敷，次日早上取下，经期停用。1 个月为一疗程，须治疗 2～3 个疗程。敷贴期间可配合服用散结镇痛胶囊或宫瘤清胶囊。

（三）疗效评价

共治 60 例，临床痊愈 26 例，显效 7 例，有效 19 例，无效 8 例。总有效率 86.7%。

八、耳针

(一) 取穴

主穴：子宫、内分泌、交感、三焦。

配穴：肾、皮质下、肾上腺。

(二) 治法

主穴为主，效不显时加用配穴。先取一侧耳穴，严格消毒后，寻得穴区敏感点，以毫针刺，至有痛胀等得气感后，行中强度刺激，留针30分钟。起针后，在另一侧耳穴行压丸法：以王不留行籽置于小方胶布 (0.6cm×0.6cm) 中，贴压于所选耳穴。嘱患者自行按压所贴之穴，1～2次/日，5～10分钟/次，强度以有胀痛感为宜。针刺、贴压可两耳轮流进行。每周2次。1个月为一疗程。经期停用。一般须治疗3～12个月。

可配服下方，药用：三棱、莪术各6g，穿山甲15g，皂角刺10g，当归15g，生牡蛎20g，夏枯草15g，桂枝、蒲公英、连翘各10g，何首乌、白芍、菟丝子、川续断各15g。上方水煎服，于月经周期第15天开始服药，每次150ml，早晚各服1次，连服至经潮，经期停服。

(三) 疗效评价

共治148例，显效63例，有效65例，无效20例，总有效率86.5%。

九、艾灸

(一) 取穴

主穴：子宫。

配穴：关元、中极、气海、三阴交、阴陵泉。

(二) 治法

主穴为主，酌加配穴。主穴采用隔姜灸，具体操作方法：将鲜姜切成厚度0.2～0.3cm (约5分硬币厚度)，面积大于艾炷底面，姜片中央穿刺数个小孔，姜片上放一底面直径约2cm、高2～3cm圆锥形艾炷，由炷顶点燃艾炷施灸，至患者感到灼热不可忍耐时，连同生姜片一起提起，片刻再灸或更换姜片，连灸3壮，使温热之气透入皮肤，以局部皮肤潮红、不发疱为度。配穴每穴用平补平泻法施术2分钟后留针30分钟。每周5次，15次为一疗程。一般须2个疗程以上。

(三) 疗效评价

共治42例，临床痊愈15例，显效16例，有效9例，无效2例，总有效率为95.2%。

十、穴位埋植

(一) 取穴

主穴：八髎、关元、子宫。

配穴：失眠取三阴交、神门，便秘取支沟、上巨虚，心烦易怒加阳陵泉、太冲，月经量多加血海、膈俞。

（二）治法

主穴均取，配穴据症而加。用注线法：选用 00 号羊肠线，剪成小段备用。主穴选线长 1cm，配穴选线长 0.2～0.5cm，其中三阴交、神门、支沟、太冲用线长 0.2cm。用络合碘消毒穴位，以 6 号半注射针针头作套管，将剪好羊肠线放入针头内，右手持针，刺入到所需深度，当出现针感后左手推针芯，同时右手退针管，将羊肠线埋植在穴位的皮下组织或肌肉层内，棉球按压针孔片刻后结束。治疗后 2～3 小时内出现局部酸痛，为正常反应，无需特殊处理。每星期注线一次，经期暂停。配合内服中药桂枝茯苓胶囊，每次 4 粒，每日 3 次，饭后服用，经期停服。疗程为 3 个月。

（三）疗效评价

共治 46 例，临床痊愈 2 例，有效 41 例，无效 3 例。总有效率为 93.5%。

（孙　洁）

第二十二节　子宫内膜异位症

一、概述

子宫内膜异位症简称内异症，是指子宫内膜组织在子宫腔以外的部位出现、生长、浸润，致周期性出血，并引发疼痛、不孕、结节包块等。其临床主要表现为疼痛（包括痛经、慢性盆腔痛、性交痛等）、不孕、月经异常、盆腔包块等。其虽为良性病变，但具有类似恶性肿瘤远处转移和种植生长能力。异位内膜最常见的种植部位是盆腔脏器和腹膜，其中以侵犯卵巢者最为常见，也可出现在身体其他部位。该病的高发年龄段是 25～45 岁的育龄妇女，近年来的发病率有所上升，可达 10%～15%，是不孕症的主要原因之一。该症目前尚无满意的治疗方法，西医治疗多采用激素或手术切除治疗。

子宫内膜异位症属于中医血瘕范畴。

针灸治疗血瘕，在古医籍中一般表述为女子瘕聚、积聚，首见于《素问·骨空论》："任脉为病……女子带下瘕聚。"其具体针灸穴方，从两晋时期的《脉经》、《针灸甲乙经》，唐宋时期的《备急千金要方》、《太平圣惠方》，直至明清的《神应经》、《医宗金鉴》等数十部医著中多有记载。其中，《子午流注针经》、《扁鹊神应针灸玉龙经》、《针灸聚英》等，多部著作还明确提到血瘕的取穴及针灸之法。当然，古人所说的血瘕或瘕聚，并不一定仅指本病，其含义要更广一些。

现代针灸治疗本病，较早的文献出现于 20 世纪 80 年代后期。90 年代，出现了病例量较大的临床观察文章。而从本世纪开始，本病的治疗日益为针灸界所重视，文献量迅速上升。从已积累的经验看，在取穴上，以下腹部穴为主，配合腰骶部穴和下肢相关经穴；方法上，强调灸法或针灸结合，以温经活血化瘀消瘕，另用耳针之法，重在止痛。已有的实践表明，针灸在缓解症状、调经助孕、改善痛经症状等方面疗效突出。因此，本病可列入新的针灸病谱。

二、古籍记载

1. 处方　天枢、气海、中极、子宫、子户、膈俞、三焦俞、肾俞、曲泉、照海、复溜。

2. 操作　腹部穴，灸法为主，或针后加灸；背部穴及下肢穴，针刺为主，平补平泻，或补泻结合。

3. 古方选辑

《针灸甲乙经·卷八》：腹中痛，积聚……膈俞主之。

《备急千金要方·卷十六》：胀满积聚，滞下疼冷，灸气海、百壮。

《子午流注针经·卷下》：曲泉肝合胻骨中，女人血瘕腹肿痛。

《类经图翼·卷十一》：癥瘕：三焦俞、肾俞、中极、会阴、子宫子户（左子宫，右子户，在关元旁各开三寸）……复溜。

《灸法秘传·癥瘕》：倘因气滞而成者，灸气海；因血凝而致者，灸天枢可耳。

三、隔药饼灸

（一）取穴

主穴：①关元、子宫；②神阙、水道、四满。

配穴：次髎、足三里、血海、三阴交。

（二）治法

药饼制作：①黄芪、当归、细辛、威灵仙、附子、艾叶各等份，和匀制成粗末。②七厘散研末。③千年健 30g，续断 30g，追地风 30g，花椒 10g，五加皮 30g，白芷 80g，桑寄生 30g，艾叶 30g，透骨草 30g，羌活 40g，独活 30g，赤芍 30g，当归尾 30g，血竭 10g，乳香 30g，没药 30g，共碾粗粉。④附子、鹿角霜、肉桂、乳香、五灵脂以 5∶2∶1∶1∶1 比例研末。上述处方任选 1 个。临用时以黄酒调和，把药粉制成厚 0.4cm、直径 2cm 的药饼，并用针在其上戳几个小孔。

主穴行隔药饼灸。每次选一组，二组交替使用。将药饼置于所选穴区，以优质纯艾绒制成重约 2g 的锥形艾炷，安放在药饼上，点燃施灸。每次灸 3～5 壮。配穴可采用穴位注射法：药液为复方丹参注射液。每次选用 2 穴（双侧），交替轮用。以 5ml 注射器抽取药液 4ml，刺至穴区得气后，每侧穴注入药液 1ml。

上法隔日一次，12 次为一疗程，一般要求 3 个疗程以上。

（三）疗效评价

疗效评定标准：临床痊愈：症状、体征完全消失。显效：症状消失或显著好转，主要体征改善，包块消失或仍有无痛性瘢痕及硬结；不孕者经治疗后妊娠。有效：症状和体征改善并稳定。无效：症状及体征均无改善或只有一项改善但有反复。

以上法共观察 196 例，结果临床痊愈 35 例，显效 81 例，有效 44 例，无效 36 例，总有效率为 81.6%。

四、针灸

（一）取穴

主穴：关元、中极、子宫、血海。

配穴：八髎、三阴交。

（二）治法

主穴为主，效不显时加用配穴。主穴每次均取，常规消毒局部后，用 0.30mm×40mm 的毫针以指切进针法快速刺入穴位，得气后行平补平泻法。针刺子宫和关元穴，针尖略斜向下腹，要求患者有下腹酸胀感为宜。得气后用自制的立体长方形艾灸盒放置在下腹部，以不碰到毫针为度，将两节长约 2cm 的清艾段各点燃一端后对置放入盒内施灸。配穴，八髎穴每次可选两对针刺，进针至得气后，行较大幅度的平补平泻手法至有明显得气感后出针，再将艾灸盒放在骶部，按上法施灸。三阴交针至得气后，留针。留针时间均为 30 分钟。

随月经周期施治。于月经干净后，每日选取一组穴位针灸，两组穴位交替使用，连续针灸 10 日为一疗程，间歇 5 日再行针灸，至月经来潮为止，经期不针灸。根据病情，治疗 3~9 个周期。

（三）疗效评价

共治疗 156 例，临床痊愈 58 例，显效 45 例，有效 41 例，无效 12 例，总有效率为 92.3%。

五、腹针

（一）取穴

主穴：引气归元（中脘、下脘、气海、关元）、中极。

配穴：下腹痛为主加外陵、水道；下腹痛、肛门坠胀为主加外陵、水道、气穴；下腹痛、腰骶部痛为主加外陵、水道、气旁。

（二）治法

主穴均取，据症加用配穴。穴区局部皮肤消毒后，根据中脘、下脘、气海、关元、中极、外陵、水道、气穴、气旁的顺序，将针分别刺入地部、人部、天部。然后外陵留人部，余穴均留地部，留针 30 分钟。以预计经前 7 日为治疗开始日，第 1~3 天，每日 1 次，此后隔日治疗 1 次至月经来潮 4 日，约 7 次为 1 个疗程，连续治疗 3 个月经周期。治疗后再观察 3 个月经周期。

（三）疗效评价

本法主要用于治疗子宫内膜异位症的疼痛症状。

疗效评定标准：临床痊愈：经期腹痛及其他症状消失，积分为 0，连续 3 个月经周期未见复发；显效：治疗后积分降至治疗前积分的 1/2 以下，腹痛明显减轻，其他症状减轻，不服止痛药能坚持工作；有效：治疗后积分降至治疗前积分的 1/2~3/4，腹痛减轻，其余症状好转，服止痛药能坚持工作；无效：腹痛及其他症状均无改善。

共治疗 65 例，其中 35 例按上述标准评定，结果临床痊愈 5 例，显效 13 例，有效 14 例，无效 3 例，总有效率为 91.4%。另 30 例与服用中药组进行 6 个相关项目对照，腹针组明显优于中药组。

六、耳穴贴压

（一）取穴

主穴：子宫、卵巢、皮质下、神门、内分泌、肝、肾、交感。

（二）治法

主穴均取，每次选一侧耳，两耳交替轮用。先对耳郭行常规清洁，再用探针探得所选耳穴压痛最明显处，以市售之王不留行籽（或磁珠）耳穴贴膏，进行贴压。粘紧后宜按压数下，至穴区出现胀痛或局部发红发热。每隔3日一换。嘱患者每日自行按压10余次，每次每穴按压十多下，使局部产生胀痛，并以能忍耐为度。注意不可揉搓，以免损伤表皮引起感染。对疗效不佳者，可改用埋针法：每次选4~5个穴，穴位可轮用。先用碘酒消毒耳郭，再以75%的酒精脱碘，在所选穴区探得敏感点后，以一次性图钉形撤针刺入并粘贴固定。每日自行按压2~3次。每次一侧耳，两耳轮用。每隔3日一换。

（三）疗效评价

本法主要用于子宫内膜异位症之痛经症状的治疗。

共观察了69例，以上述标准评定，结果，临床痊愈19例，显效31例，有效14例，无效5例，总有效率为92.8%。

七、体针加穴位敷贴

（一）取穴

主穴：中极、关元、子宫、三阴交。

配穴：气滞血瘀型加太冲、血海，寒凝血瘀型加气海、命门，肾虚血瘀型加太溪、肝俞、肾俞。

（二）治法

敷药制备：三棱、莪术、乳香、没药、生蒲黄各15g，全蝎、乌药、干地龙各9g，研磨成粉，与生姜汁调成湿药末，备用。

主穴均取，配穴据针而加。先行针刺，常规针法，得气后留针30分钟。取针后，将湿药末敷于关元、中极、子宫穴，外用透气医用胶布固定，每次6~8小时。每日1次，14天为一疗程，均于经前1周开始治疗（以基础体温测定为准）。一般须治疗3个月经周期以上。

（三）疗效评价

本法亦用于子宫内膜异位症之痛经症状的治疗。

共治34例，按上述标准评定，近期疗效（3个月内）为：临床痊愈19例，显效8例，有效4例，无效3例，总有效率为91.2%；远期疗效（6个月）为：临床痊愈18例，显效9例，有效6例，无效1例，总有效率为97.1%。

（常万基）

第二十三节　慢性盆腔炎

一、概述

慢性盆腔炎是指女性内生殖器及其周围结缔组织、盆腔腹膜的慢性炎症。其主要临床表现为月经紊乱、白带增多、腰腹疼痛及不孕等，如已形成慢性附件炎，则可触及肿块。本病是妇科常见而又较为顽固难治的病症，目前西医尚缺乏有效的根治之法。

慢性盆腔炎，特别是慢性附件炎，亦属于中医妇科癥瘕范畴。

针灸治疗本病，早在《针灸甲乙经》中就有类似的记载："小腹胀满痛，引阴中，月水至则腰脊痛，胞中瘕，子门有寒，引髋髀，水道主之。"后世医著如《备急千金要方》、《针灸资生经》、《神应经》等都有载述。

现代用针灸治疗慢性盆腔炎的报道，始于 20 世纪 50 年代后期，至 60 年代临床资料逐渐增多。从 70 年代起，穴位注射之法应用广泛。在 80 年代，临床工作者对穴位激光照射治疗本病表现出浓厚的兴趣，隔姜灸用得也较多。而本病真正临床文献量的急剧增加则在 90 年代中期之后，据统计，1995 年至 2005 年期间 11 年发表的有关文献，占本病从 1978 年至 2005 年 28 年总文献量的 93.4%。总体上说，针灸治疗本病，取穴多以下腹部和腰骶部为主，刺灸方法除上述外，还应用艾灸、拔罐、神灯照射等多种方法。疗效上，针灸对本病早期有较确切的效果，可作为主要的治疗方法；对病程长、症情较复杂者，针灸也可作为重要的辅助疗法。

二、古籍记载

1. 取穴　气海、关元、天枢、膀胱俞、三焦俞、曲泉、阴陵泉、带脉。

2. 操作　每次选 3～4 个穴，针刺得气后，用平补平泻之法。腹部穴，针后加灸，无瘢痕灸，3～10 壮，炷如黄豆大。

3. 古方选辑

《针灸资生经·卷四》：癥瘕，灸内踝后宛中随年壮，又气海百壮……膀胱俞，治女子瘕聚，脚膝无力。妇人瘕聚瘦瘠，三焦俞百壮，三报。

《卫生宝鉴·卷十八》：关元：主妇人带下癥瘕。

《灸法秘传·癥瘕》：癥瘕：倘因气滞而成者，灸气海；因血凝而致者，灸天枢可耳。

二、穴位注射

（一）取穴

主穴：阿是穴、维胞、中极、归来、子宫、关元。

配穴：足三里、三阴交。

阿是穴位置：耻骨联合上 3 横指，腹正中线旁开 3 横指。

（二）治法

药液：生理盐水 10ml 加利多卡因 3ml 加克林霉素磷酸酯 300mg 加地塞米松 3mg 加糜蛋白酶 5mg（5mg/1ml）、胎盘组织液、当归注射液、维生素 B_1 注射液 100mg（100mg/2ml）加 5ml 生理盐水、黄芪注射液。

主穴中可选阿是穴加配穴 1 个，或选主穴 2 个加配穴 1 个。阿是穴用第一种药液，患者排空膀胱，取仰卧位，自经期第一日开始，每次取一侧，双侧交替注射，连续 5 日。其余穴位，可任选其他药物，每次任取一种药液注射，亦可用不同药液在不同穴位注射。每次每穴注入 0.5～1ml 药液。穴位可轮用。注射时，进针不可过深，以得气为度，缓缓推入药液。每日或隔日一次，6～10 次为一疗程。

（三）疗效评价

疗效评定标准：临床痊愈：临床症状、体征消失，B超检查未见异常；显效：症状、体征明显好转，B超检查炎症包块较前缩小1/2；有效：症状、体征有所减轻，包块较前缩小1/3；无效：经治疗后症状无改善。

共治588例，以上述或类似标准评定，临床痊愈101例，显效281例，有效192例，无效14例，有效率为97.6%。

四、穴位激光照射

（一）取穴

主穴：子宫。

配穴：分3组。①关元、中极、气海、肾俞、血海、足三里、关元俞、三阴交；②八髎；③子宫、内分泌、盆腔、卵巢（均为耳穴）。

（二）治法

主穴每次必取，如为附件炎、输卵管不通等症，加取第1组配穴，每次照射共4穴；如为盆腔内肿块，加第2组配穴。效不显时，酌加第3组。

用氦-氖激光治疗仪，波长632.8nm。主穴加第1组配穴，每次取3~4个穴，可轮流取用，输出功率为3~5mW，主穴照射10分钟，配穴每穴照5分钟；主穴加第2组配穴，输出功率为25mW，每次共照射20分钟。耳穴用导光纤维直接接触皮肤，输出功率为7mW，光斑直径4mm，面积为12.56mm²。每次选5个穴点，每穴照射5分钟。共照射25分钟，均为每日1次，15次为一疗程。

（三）疗效评价

共治1 129例。其中1 002例，以3~5mW激光照射穴位，共治疗附件炎824例，输卵管不通或积水136例，炎性肿块34例，卵巢囊肿8例，其有效率在76.9%~98.8%之间；25mW氦-氖激光照射穴区治疗盆腔炎性肿块127例，总有效率93.7%。其中，758例中合并不孕症405例，治疗后妊娠的有179例，妊娠次数184次，妊娠率为45.4%。

五、艾灸

（一）取穴

主穴：关元、气海、中极、归来。

配穴：大肠俞、次髎、三阴交。

（二）治法

以主穴为主，效不显时加配穴。每次取2~3穴。操作可用传统隔姜灸、艾条灸或艾盒灸法，亦可用经穴灸疗仪灸照。

隔姜灸法：取纯艾做成直径1.5cm、高1.8cm的艾炷，置于0.4cm厚之鲜姜片上点燃，每穴灸3壮，每壮约需6~7分钟。

艾条灸法：用悬灸法，施以雀啄灸法，平均每个穴位灸5分钟左右。以局部潮红为主。也可采用热敏灸法：在所选穴位，分别按以下步骤依次进行回旋、雀啄、往返、温和灸4步法施灸操作：先行回旋灸 3 分钟温通局部气血，继以雀啄灸 2 分钟加强敏化，循经往返灸 3 分钟激发经气，再施以温和灸发动感传、开通经络。只要出现以下一种以上（含 1 种）灸感反应就表明该腧穴已发生热敏化，如：透热，扩热，传热，局部不热远部热，表面不热深部热，施灸部位或远离施灸部位产生酸、胀、麻、痛等非热感。施灸最佳剂量以每穴完成灸感 4 相过程为标准，灸至感传完全消失为止。

艾盒灸法：艾条 1 支，切成数段后，置于自制灸盒（长 18cm、宽 14cm、高 10cm、距盒底面 6cm 处镶铁丝网）内，置于腹部穴位上施灸。

灸照法为：用经穴灸疗仪，灸头固定在穴位上，穴上置 0.2cm 厚之鲜姜片，每次灸照 20 分钟，温度以病人感到舒适为度。上述均为每日 1 次，10 次为一疗程，疗程间隔 3～5 天。约需 2～3 个疗程。

（三）疗效评价

共治 293 例，临床痊愈 113 例，显效 102 例，有效 64 例，无效 14 例，总有效率为 95.2%。

六、体针

（一）取穴

主穴：关元、水道、足三里、三阴交、归来、蠡沟。

配穴：湿热型加中极、阴陵泉；瘀血型加血海、地机、府舍；虚寒型取气海、肾俞。

（二）治法

每次选主穴 2～3 个穴，据症型酌加配穴。取 0.35mm×50mm 毫针，关元穴针感要求达到阴道，水道、归来宜往附件部放散；手法要求提插轻匀，并结合小幅度捻转，重在激发得气，以停针时，患者感到腹内有一阵阵如发病时的腹痛感为佳。湿热型和瘀血型均用泻法，虚寒型用补法，其余穴得气后，做平补平泻手法。均留针 20～30 分钟，腹部穴留针时对虚寒型及瘀血型者可加用温针或艾条悬灸：取艾条 2 根依序对关元穴进行回旋灸 2 分钟，继以雀啄灸 2 分钟，再循经往返灸 2 分钟，再施以温和灸至患者自觉热感向深部透至腹腔，再灸至腹腔热感消失。针刺时，不宜直接刺炎症部位和包块区。月经期暂不用温针。每日或隔日一次，10 次为一疗程。疗程间隔 3～5 天。并认为在月经后 5～7 天治疗本病疗效较好。

（三）疗效评价

共治 276 例，临床痊愈 129 例，有效 126 例，无效 21 例，总有效率为 92.4%。

七、穴位敷贴

（一）取穴

主穴：神阙、关元、子宫、阿是穴。

配穴：瘀血阻滞型：府舍、三阴交、水道、血海；久病肾亏型：命门、气海、八髎；胞寒血瘀型：中极、府舍、石门、肾俞、水道。

阿是穴：腹内包块相应体表投影处。

（二）治法

敷药制备：①炮姜 30g，草红花 24g，肉桂 15g，白芥子、胆南星各 18g，麻黄、生半夏、生附子各 21g，红娘子、红芽大戟各 3g。用香油 5 斤将上药炸枯去渣，按每斤油加入樟丹 240g，1.5 斤油加麝香 4g、藤黄末 30g，摊成大膏药每张重 6g，小膏药每张重 3g，备用。②定痛膏：香附 30g，青皮 20g，延胡索 40g，姜黄、乳香、没药、三七、大黄、黄柏、大贝母各 20g，皂角刺 30g，穿山甲 20g，苍术 30g，桂枝 20g，白芷 30g；散瘕膏：三棱、莪术各 40g，阿魏、乳香、没药、三七、桂枝、吴茱萸各 30g，艾叶 40g，干姜 20g，苍术、白芷、延胡索各 30g；化瘀膏：赤芍、蒲黄、虻虫、皂角刺、穿山甲、没药、威灵仙、干漆各 60g，红娘、露蜂房、藤黄各 30g，铅丹、血竭各 35g，麝香 1g，沉香 20g。上述三方均按常规熬制黑膏药方法制备，前二方每贴重 5g，后一方摊成直径 4cm、厚 3mm 的膏药。③千金妇炎膏：当归、川芎、红花、延胡索、穿山甲、制乳没、大黄、榧子、黄芩、黄连、川椒、麝香、冰片等。上药按一定比例，依照传统工艺，铁质容器、纯香油基质，改进为可控火源，延长药物渗透及低温炼制时间，促进有效成分溶出，炼膏后摊涂于纯棉树脂布备用。

主穴为主，据证选用配穴。使用时将所选穴区洗净拭干。第一组膏药用法，把膏药加温烘烊后贴穴，除阿是穴用大膏药，余均用小膏药。夏季 12 小时换药一次，冬季二日换药一次。月经期停用，12 次为一疗程。第二组膏药，同上法据证而选用贴敷 7 天后，揭去，间隔 3 天再行下次，3 次为一个疗程。共 3 个疗程。贴敷膏药的同时，可配合艾灸，用温和灸，每处灸 5～10 分钟，每日 1 次，疗程同上。第二组千金妇炎膏则可根据病变部位进行腹背部穴位对贴。如在下腹一侧或两侧子宫穴与尾骶部的八髎穴对贴，或于下腹正中之关元穴与八髎穴对贴，保持 14 日为一疗程，连用 3 个疗程，每疗程间停用 7 日。治疗期间停用其他药物。

（三）疗效评价

以本法共治 771 例，结果临床痊愈 332 例，显效 189 例，有效 198 例，无效 52 例，总有效率为 93.3%。

八、温针

（一）取穴

主穴：关元、归来、带脉、胞门、足三里。

配穴：气海、三阴交、子宫、肾俞。

（二）治法

主穴为主，配穴酌加。先让患者排空小便，针刺腹部及下肢穴位时取仰卧位，针刺腰背部穴位取俯卧位。选定穴位，常规皮肤消毒，针具选用 0.35mm×（50～75）mm 的一次性不锈钢针，用中等刺激，得气后施补法 1～2 分钟。在针柄套上 2.5cm 长的艾条段，艾段距皮肤约 2.5～4.0cm，点燃艾条施灸，以患者感到皮下组织发热，舒适为度。每穴灸 2～3 壮或温灸 30～40 分钟，待艾段燃尽冷却后全部起针。为防烫伤，可在穴区放一纸垫。每日或隔日一次，10 次为一疗程，疗程间隔 3 天，经期停止治疗。一般要 3 个疗程。治疗期间忌食辛辣刺激之品。

（三）疗效评价

共治 422 例，临床痊愈 202 例，显效 150 例，有效 50 例，无效 20 例。总有效率为 95.3%。

九、拔罐

（一）取穴

主穴：关元、肾俞、三阴交、第十七椎下。

配穴：气海、腰眼、大椎、八髎。

（二）治法

主穴为主，效欠佳时加取或改取配穴。每次选用 2～3 个穴，先按摩穴位，待周围络脉显露后，即用三棱针点刺，按症情轻重而决定点刺数量及深浅，再以投火法或抽吸法拔罐 5～10 分钟。出血量 3～15ml。亦可先吸拔留罐 15～20 分钟，再以三棱针（亦可用皮肤针）迅速点刺十数下，散刺轻刺，以微出血为准。主穴再用艾条熏灸 15 分钟。

上穴方法每日或隔日一次，穴位交替轮用，10 次为一疗程。

（三）疗效评价

以上法共治 220 例，结果临床痊愈 148 例，显效 22 例，有效 44 例，无效 6 例，其总有效率为 97.3%。

十、穴位埋植

（一）取穴

主穴：分 2 组。①关元、次髎、三阴交、肾俞；②中极、归来、脾俞、足三里。

配穴：湿热加蠡沟、阴陵泉，寒湿加地机、阴陵泉，瘀血加中都、地机。

（二）治法

主穴，两组穴位交替使用，配穴据症而加。暴露埋线部位，在穴位上画"十"字定位，常规严格消毒。用利多卡因在穴位上进行局部注射麻醉，接着将肠线根据需要截取不同长度（四肢线长 1～1.5cm，腹部、背部、臀部线长 2～4cm 为宜），用生理盐水浸后穿入准备好的套管针，背部穴位针尖斜向脊柱方向刺入 2.5～3cm，有针感后注入肠线；腹部穴位直达肌层注入肠线。肠线不能露出皮肤，埋线后，穴位用创可贴覆盖保护，防止感染。嘱咐患者针眼位置 3 天不能沾水。前 3 次每隔 15 天治疗一次，后 3 次每隔 1 个月治疗一次，6 次为一疗程。

（三）疗效评价

共治疗 125 例，临床痊愈 62 例，显效 35 例，有效 22 例，无效 6 例，总有效率 95.2%。

十一、火针

（一）取穴

主穴：关元、中极、水道、归来、三阴交、次髎。

配穴：寒湿加肾俞、阴陵泉，湿热加阴陵泉、蠡沟，肝郁加肝俞、太冲，脾虚加脾俞、足三里。

（二）治法

主穴为主，用火针治疗。配穴据症而加，用毫针刺法。火针操作：先让患者取仰卧位，局部常规消毒后，选择中粗火针，将针烧红至白亮迅速刺入选定部位，只点刺不留针，腹部穴位刺 3～5 分，三阴交刺 2～3 分。然后再令患者俯卧位，局部消毒后，火针点刺次髎，深度约 2～3 分。针毕均用消毒干棉球按揉穴位。隔日一次，7 次为一疗程，间隔 3 天进行下一疗程，一般须 3 个疗程。

（三）疗效评价

共治 91 例，临床痊愈 63 例，显效 17 例，有效 9 例，无效 2 例，总有效率为 97.8%。

（常万基）

第二十四节　女性尿道综合征

一、概述

女性尿道综合征是指以下尿路刺激症状为主，而无膀胱尿道器质性病变、无明显菌尿的、为许多疾病所共有的一组症状群。主要表现为反复发作尿频、尿急、尿痛、尿量减少，不少病人还伴有会阴部、耻骨上区和下腹部的坠胀、疼痛。排尿次数可越来越多，急迫感和下坠感十分剧烈，甚至离不开便器。现代医学对本病尚缺乏有效的根治之法。

尿道综合征，在中医学中归于淋证范畴。

针灸治疗淋证，在我国晋代的《脉经》中就已采用刺足少阴和横骨来治疗。至唐代，《备急千金要方》则已将淋证分为气淋、劳淋、血淋、石淋等，并提出分别取穴灸治之法，女性尿道综合征颇类似气淋和劳淋。宋代的《太平圣惠方》、《铜人腧穴针灸图经》，载述了多个淋证的主治穴位，特别是《医心方》指出灸足外踝中央和脐中，对气淋有效。至明清的《神应经》、《医学纲目》、《针灸大成》、《针灸集成》等著作，更汇集了前代医家的成方和经验。

现代针灸治疗女性尿道综合征首见于 1986 年。从 1997 年开始，不仅文献量增加，而且临床研究的质量也不断提升，且一直持续至今，成为针灸又一个新的病谱。通过针灸工作者坚持不懈的深入观察，在穴位上，已发现了数个对本病具有相对特异性的效穴，如会阳、中膂俞等；在针刺技术上也总结了一些行之有效的技术，如芒针深刺加脉冲电刺激等；在疗效上，通过设计较为严谨的随机对照观察，证实针灸确可明显改善尿道综合征的症状，有效率高于常规中西药物治疗。总之，本病是一个有潜力的值得在临床推广的优势针灸病谱。

二、古籍记载

1. 处方　神阙、关元、曲骨、中极、复溜、阴陵泉、太冲、气海。
2. 操作　神阙隔盐灸三壮，其他腹部穴可用无瘢痕着肤灸法。灸七壮至七七壮。余穴针刺，平补平泻法。
3. 古方选辑

《备急千金要方·二十一》：治气淋方：脐中着盐，灸之三壮。……气淋，灸关元五十壮，又灸侠玉泉相去一寸半三十壮。

《铜人腧穴针灸图经·卷五》：阴陵泉，气淋。

·611·

《圣济总录·卷一百九十三》：关元一穴，脐下三寸，主诸淋，灸三壮。

《针灸集成·卷二》：五淋：复溜、绝骨、太冲、气海、中极百壮，曲骨七壮至七七壮。

三、针灸

（一）取穴

主穴：①气海、关元、水道、大赫、横骨、三阴交、太溪；②命门、肾俞、气海俞、三焦俞、中膂俞、会阳、委阳。

配穴：肾气不足型：阴谷、肾俞、三焦俞、气海、维道；湿热下注型：三阴交、阴陵泉、膀胱俞、中极。

（二）治法

一般仅取主穴，疗效欠佳时改用配穴。主穴两组穴位交替使用。每次选穴3~4个。其中气海、关元、命门、肾俞4穴采用隔药饼灸（药饼主要由附子、肉桂、仙茅、淫羊藿、王不留行籽等补肾温阳药组成），每次艾灸3壮，如无药饼可用艾条行温和灸，每穴5~10分钟。其他穴位的操作手法均使用提插捻转补法，其中中膂俞和会阳2穴必须使用长针深刺，针感以放射至小腹部或尿道口附近为最佳感应。对伴有尿道灼热不适者可加用阴陵泉和交信二穴，手法采用提插捻转泻法。中膂俞、会阳、水道、大赫4穴加用电针，使用连续波或断续波，刺激强度调节至患者能够忍受为宜。配穴，第一组，常规针法，用补法，肾俞、气海，取针后加温和灸，每穴位5分钟；第二组穴用泻法，不灸。上述穴位，均留针20~30分钟。每周治疗3次，10次为一个疗程，连续治疗2~3个疗程。治疗后病情明显改善者可酌情改为每周治疗1~2次，以巩固治疗效果。

（三）疗效评价

疗效评定标准：近期治愈：临床症状评分基本正常；显效：临床症状评分比治疗前改善2/3以上；有效：临床症状评分比治疗前改善1/3以上；无效：临床症状评分比治疗前改善1/3以下。

共治疗434例，近期治愈74例，显效175例，有效145例，无效40例，总有效率为90.8%。

四、电针

（一）取穴

主穴：①中极、大赫、水道、肾俞、中膂俞、会阳；②骶四针。

配穴：足三里、三阴交、委中。

骶四针位置：分上、下穴点，双侧共四穴点。上穴点位于骶骨边缘旁，平第4骶后孔水平处；下穴点位于尾骨尖旁开0.5寸处。

（二）治法

主穴任取一组，配穴酌加。两组主穴交替使用。第一组主穴针法：腹部穴位以45°角斜刺（深度为50mm左右），使针感传至膀胱及尿道为度；骶部穴位使针感传至膀胱及尿道为度。针刺得气后行捻转补法，捻针频率为120转/分钟，行针1分钟，然后，连接电针

G6805 型电针治疗仪，疏密波（疏波 4Hz，密波 20Hz），强度以患者可耐受为度。留针 20 分钟。第二组主穴针法：四穴点每次均取。上穴点，使用 0.40mm×100mm 长针直刺，针刺深度为 3~3.5 寸，使针感达尿道或肛门。下穴点使用 0.40mm×（100~125）mm 长针，向外侧（坐骨直肠窝方向）斜刺 3.5~4.5 寸深，使针感达尿道。针感达上述部位后，每侧针的针柄接 G6805 电针仪。上穴点针连正极，下穴点针接负极。电针采用连续波，频率为 2Hz，强刺激以患者不感到难受为度，每次持续 60 分钟。电针期间需保持盆底肌有以尿道为中心有节律地向上（头部方向）强烈收缩的感觉。配穴常规针法，不通电。

以上治疗隔日一次，治疗次数视病情而定，不计疗程。

（三）疗效评价

依据患者对生活质量的满意度来评价排尿状况的改善效果。具体分为非常好、好、多数满意、满意和不满意各半、多数不满意、不愉快、很痛苦等 7 个级别，以 0~6 分计分。

疗效评定标准：近期痊愈：临床主要症状消失，生活质量评分为 0~2；显效：临床主要症状基本消失，治疗后总评分较治疗前减少 2/3 以上，生活质量评分为 3；有效：临床主要症状部分消失，治疗后总评分较治疗前减少 1/3~2/3 之间；生活质量评分为 3；无效：临床主要症状存在，治疗后总评分较治疗前减少 1/3 以下，生活质量评分为 4 或以上。

共治疗 230 例，临床痊愈 55 例，显效 103 例，有效 49 例，无效 23 例，总有效率 90.0%。

五、温针

（一）取穴

主穴：中脘、天枢、气海、关元、曲骨。

配穴：足运感区（头皮穴），百会、四神聪、足三里、三阴交。

（二）治法

主穴每次取 3~4 个穴，配穴酌加。穴位均交替轮用。常规消毒后，用 0.3mm×50mm 不锈钢毫针进针。足运感区、百会、四神聪，以快速捻转手法刺激达 1 分钟后留针。针刺曲骨穴时针感要放射到会阴部。除足运感区、百会、四神聪，其余穴位得气后在针柄上插约 2cm 长的清艾条段，点燃，待艾条燃尽（约 20 分钟）后再灸 1 壮，3 壮燃尽后拔针。其中为防止烫伤皮肤，在施术腧穴皮肤上衬垫厚纸片。每日温针 1 次，10 次为一个疗程。

（三）疗效评价

共治 30 例，结果临床痊愈 7 例，显效 12 例，有效 10 例，无效 1 例，总有效率为 96.6%。

六、穴位注射

（一）取穴

主穴：三阴交、关元。

（二）治法

药液：山莨菪碱（654-2）注射液。

主穴均取，选准穴位后，行常规消毒。3 个穴点均使用 1ml 的一次性注射器。进针得气后，每穴注入山莨菪碱（654-2）1mg。推药时速度宜慢，以局部有酸胀感为佳。注射关元穴前嘱患者排空小便。每日注射 1 次，7 次为 1 个疗程，3 个疗程为 1 个治疗周期，治疗过程不超过 2 个治疗周期，无效者改用其他治疗方法。

（三）疗效评价

共治 36 例，按上述标准评定，临床痊愈 1 6 例，有效 15 例，无效 5 例。总有效率为 86.1%。

七、体针

（一）取穴

主穴：百会、列缺、三阴交、次髎。

配穴：精神不振、气短乏力，头晕耳鸣、腰膝酸软：气海，肾俞；兼精神萎靡、面色㿠白、形寒肢冷、舌淡白、脉沉细弱：命门，关元；郁怒之后少腹胀满甚或疼痛：太冲；溲黄赤、口干苦、苔黄腻：阴陵泉。

（二）治法

主穴均取，配穴据症而加。先取仰卧位，常规针刺百会、列缺、三阴交，留针 20 分钟；再取俯卧位以 0.30mm ×（50～60）mm 之毫针向下斜刺入第二骶后孔中 1.5～2 寸，要求触电样感觉放射至前阴，静留针 15 分钟。

配穴常规针法，气海、肾俞、命门，均用补法；关元用雀啄灸法，5 分钟；太冲、阴陵泉用泻法。均留针 20 分钟。隔日治疗一次，5 次为一疗程，疗程间隔 3 天，继续下一疗程。

（三）疗效评价

以上法共治 45 例，结果显效 24 例，有效 15 例，无效 6 例。总有效率 86.6%。

（常万基）

第二十五节　外阴营养不良

一、概述

外阴营养不良，或称慢性外阴营养不良，以往又曾称为外阴、白色病变、外阴白斑，系指一组女阴皮肤、黏膜营养障碍而致的组织变性及色素改变的疾病。以外阴干痒，出现白色斑片并逐渐表面角化、粗糙变硬乃至皲裂为主要临床表现。可分增生型、硬化苔藓型及混合型三型。以 30 岁以上妇女多见。本病病因不明，晚期少数可发生癌变。现代西医学以往主张手术，但复发率甚高，且可造成泌尿生殖屏障功能损伤。目前多采取局部用药。

外阴白色病变，在中医学中无类似病名，可归属于"阴痒"、"阴疮"范围。

针灸治疗本病，在古文献中尚未查阅到有关记载。

现代较早的报道，见于 20 世纪 70 年代末。从 80 年代开始，不少医疗单位开展对本病的治疗并且取得了较好的效果。但较为集中的报道则在 1996 年之后，一直延续至本世纪初。在选穴上，多用阿是穴（病灶区）和下腹部穴，在针灸之法上，除了采用传统的毫针刺、火针、艾灸、皮肤针，以及耳针、穴位注射、穴位激光照射等外，还做了多方面的探索：如挖掘民间传统的麻线灸法、开发应用电热针法等。不过用得较多的则是穴位注射法。关于本病针灸的疗效，据历年报道有效率在 90% 以上。虽然还缺乏更多严格意义上的验证资料，但针灸仍可作为本病重要的保守疗法。

二、穴位注射

（一）取穴

主穴：会阴、阿是穴。

配穴：气海、曲泉、血海、气穴、足三里、三阴交。

阿是穴位置：皮损处（下同）。

（二）治法

药物：①复方丹参注射液；②干扰素 100 万单位加生理盐水 2ml 和利多卡因 0.5ml，③胎盘组织液 2ml 加维生素 B_{12} 1ml（0.1mg/1ml）。

主穴为主，每次取一穴，可单用，也可轮用。配穴每次取 3 个穴，亦可交替轮用。会阴穴穴注法：嘱患者取截石位，以碘酒、酒精常规消毒皮肤，用一次性 5ml 注射器抽取复方丹参注射液 4ml，直刺进针，回抽无血后推入药液。注射后患者多有便意和酸胀麻感。阿是穴，用第二组药，用 1ml 针具抽吸药物，在皮损处选择 4～5 处，每处注药 0.1～0.15ml，做点状散在的皮丘；配穴用 10ml 注射器，5 号针头，选第三组药物，刺至酸、麻、胀后，再注射药物，每穴注入 1ml。上述每日或隔日注射一次，10 次为一疗程，疗程间停用 2～3 天。

（三）疗效评价

疗效评定标准：临床痊愈：阴痒、疼痛、皲裂、溃破等症状和体征消失，患处色泽复原，增生或萎缩恢复正常，皮肤弹性正常；显效：阴痒、皲裂、溃破消失，病变局部色泽呈粉红或灰黄色，增生或萎缩明显减轻，皮肤弹性基本恢复；有效：症状、体征部分消失或减轻，患处色泽有所改观；无效：经 3 个疗程治疗，症状、体征无变化或加重者，或经 1 个疗程治疗后，中断治疗者。

共治疗 314 例，按上述或类似标准评定，临床痊愈 71 例，显效 199 例，有效 41 例，无效 3 例。总有效率 99.0%。并发现，其中以增生型的疗效最佳，硬化苔藓型和混合型次之，伴上皮非典型增生型疗效较差。

三、电热针

（一）取穴

主穴：分 2 组。①会阴、曲骨；②阿是穴。

配穴：中极。

（二）治法

每次仅用 1 组主穴，如疗效不显再加中极，或两组主穴同时应用。进针时，均采取平刺或斜刺法，针体与皮肤呈 15°～45° 角。进针方向，腧穴均朝病变部位，阿是穴不论。进针深度为 1.5～2.0cm。其中萎缩型者表皮菲薄，皮下血管少，宜深刺其病变处；而增生型皮肤增厚或水肿，皮下血管较前者丰富，可浅刺。体穴每穴进 1 针，阿是穴进针根数据病损面积大小而定。针毕开动电热针机，电流强度为 50～70mA。进针后 5～10 分钟，测皮肤温度，控制在 37~42℃。留针 30~40 分钟。治疗初期宜每日 1 次，7~10 日后改为隔日一次，30 次为一疗程。

（三）疗效评价

共治 430 例，按上述标准，临床痊愈率为 66.0%~88.0%，有效率为 95.0%~100%。曾对停针半年以上的 62 例病人进行随访，有随访结果的 58 例，其中疗效巩固在出院水平者 52 例（89.7%），说明有一定远期疗效。

四、穴位埋植

（一）取穴

主穴：阿是穴、横骨、曲骨、血海。

配穴：阿是 1、阿是 2。

阿是 1 位置：大阴唇上端。

阿是 2 位置：坐骨结节内上 1 寸。

（二）治法

主穴可取一组，配穴选 1 穴。阿是穴埋线法：根据病损区的大小来确定病变区埋线的针数，一般 2cm×2cm 范围埋线 1 段，把灭菌 0－2 羊肠线（每段线长为 2cm），经 75% 酒精浸泡 10 分钟，在穴位上做标记，消毒铺巾，将所需长度的羊肠线穿入 9 号穿刺针内，以进入肌肉层为佳。得气后边推针芯，边退出针，埋线深度 1.5cm。其他穴位操作法：将消过毒的 3cm 长的 3 号肠线插入腰穿针内，对准穴位，快速刺入皮下，再慢慢送至适当深度，避开血管，待病人有酸、胀、麻的感觉时，将肠线轻轻推出，出针时用无菌纱布轻压针孔。其中，横骨透曲骨，横刺；阿是 1 从大阴唇两侧的上端，直刺到下端；血海穴要顺经斜刺，深 0.5 寸，此穴一般线长只需 1cm。注线结束后用消毒棉球覆盖针孔，创可贴固定，以防感染。上法，20~30 天一次，3 次为一疗程。

（三）疗效评价

共治疗 94 例，以上述或类似标准评定：临床痊愈 44 例，显效 33 例，有效 14 例，无效 3 例。总有效率 96.8%。

五、综合法

（一）取穴

主穴：曲骨、横骨、肾俞、阴阜穴、三阴交。

配穴：外生殖区、皮质下、神门（均为耳穴）。萎缩加脾俞、血海、坐骨点；瘙痒加阴廉、太冲。

阴阜穴位置：阴蒂上方旁开 1 横指处。

坐骨点位置：坐骨棘处。

（二）治法

主穴，每次取 4~5 个穴，要用毫针刺法。曲骨、横骨，直刺 2~2.5 寸深，使针感放射至会阴部。可在针柄上加 1 寸长之艾段施温针。肾俞，斜刺向脊柱，呈 75°角，局部得气后，施捻转补法。阴阜穴，沿皮顺大阴唇向下刺，达阴道口水平，以两侧大阴唇有膨胀感为度。三阴交，针尖略向上进针，用提插探寻法，使针感上传，用平补平泻法。均留针20～30分钟。

配穴据症选用。耳穴，用毫针刺法，得气后留针30分钟至1小时，亦可用埋针法，均每周2次。前者双侧同用，后者只用1侧，左右交替。脾俞、血海、坐骨点，采用穴位注射法，药液为维生素B$_{12}$1ml（0.1mg/ml）或丹参注射液，每穴注入1～2ml，每次选1～2对穴。其中坐骨点宜选用长针头，针向阴道口方向呈45°角刺入，刺入1.5～2寸，针感向阴道口上下放射，缓缓推入药液。其他配穴，用针刺法，得气后平补平泻，留针20～30分钟。上述方法均为隔日一次（耳穴埋针除外），10次为一疗程。停针5～7日后，继续下一疗程。

（三）疗效评价

共治123例，结果，临床痊愈23例，显效49例，有效46例，无效5例，总有效率为95.9%。其中，以瘙痒、疼痛及外阴色素减退或恢复正常，效果较好，而萎缩恢复较差。

六、穴位激光照射

（一）取穴

主穴：横骨、会阴。

配穴：血海、神门。

（二）治法

以主穴为主，酌加配穴，每次取2～3穴（均双侧）。应用激光针灸治疗仪，波长632.8nm，功率3～5mW，光斑直径2mm左右，照射距离为2～5cm，每穴照射5分钟。每日或隔日一次，12次为一疗程，疗程间隔5～7天。

（三）疗效评价

共治疗35例，临床痊愈10例，显效13例，有效8例，无效4例，总有效率为88.6%。

七、麻线灸法

（一）取穴

主穴：阿是穴。

（二）治法

药麻线制备：将元麻（黄麻）搓成棉线粗细一条，放在20%雄黄酒中浸泡8～10天，取出阴干，放入瓶内，再加少许麝香、雄黄、艾绒，密闭瓶口备用。

操作法：先以消斑洗剂熏洗外阴部，然后将点燃之药麻线快速点状触灼阿是穴。灸毕以香油调搽剂敷患处；如为干痒明显者，可用软膏涂敷。麻线灸每日2～3次。配内服药，每日1剂。30日为一疗程。

消斑洗剂：苦参、蛇床子各15g，黄柏、荆芥各9g，蜂房、花粉各6g，白鲜皮30g，水煎成3000ml。

搽剂制备：硫黄、青黛各15g，黄柏粉3.5g，冰片0.6g，研极细面。用时以香油调敷。

软膏制备：生石灰9.5g，硫黄7.5g，雄黄、麝香各0.5g，巴地草灰0.2g，苦麻菜根粉

0.4g，共研细末，用生猪板油70g调成软膏。

内服药：当归、苍术、白术各9g，薏苡、泽泻、白鲜皮各12g，茯苓、黄柏、丹皮、蒲公英各15g，蜂房、生甘草各6g。水煎：日服2次。

（三）疗效评价

以上法共治50例，结果临床痊愈26例，有效24例，总有效率为100%。

八、温针

（一）取穴

主穴：曲骨、横骨、会阴、阴廉、阴阜。

配穴：肝俞、肾俞、脾俞、足三里、血海、三阴交、太溪。

阴阜穴位置：阴蒂上1寸，旁开1.5寸。

（二）治法

主穴、配穴均选用，主穴用温针法，配穴用一般毫针刺法。嘱病人排空小便，以免刺伤膀胱。取膀胱截石位。各穴常规消毒，阴阜穴用0.25mm×75mm之毫针向下斜刺，以局部有酸胀感为度；其余穴位用0.25mm×40mm之毫针，行平补平泻。四肢部针感须沿肢体向上传导，躯干部穴应使针感放射到会阴部。然后，取清艾绒少许放于掌心中搓匀如枣核大，用手指将艾绒压凹，包绕于针柄上捻转，使艾绒缠绕在针柄上，尽量使艾绒紧密地缠绕在针柄上，且使艾绒的表面光滑，以避免燃着的艾绒掉落烫伤局部皮肤，从枣核状艾绒的上端点燃，可使燃尽后的艾灰仍保持于针柄上，待艾火完全熄灭冷却后将艾灰去除，每一主穴均灸3壮，留针30分钟。起针后，再取俯卧位，各穴进行针刺，采用平补平泻手法，留针30分钟。1周治疗3次，3周为一疗程，疗程间停治7天。可配合下方外敷：补骨脂、淫羊藿、防风、白鲜皮、覆盆子各30g，紫草10g，以上各药共研为末，鱼肝油适量调敷患处，每晚睡前外敷一次，清晨去除。疗程同上。一般须治2～4个疗程。

（三）疗效评价

共治46例，临床痊愈11例，显效23例，有效9例，无效3例。总有效率为93.5%。

（周 斌）

第二十六节　习惯性流产

一、概述

凡妊娠不到20周，胎儿体重不足500g而终止者，称流产。习惯性流产是指流产连续发生3次以上者。其临床症状以阴道出血，阵发性腹痛为主。习惯性流产病因复杂，现代西医学尚缺乏理想的治疗方法。

中医学中称习惯性流产为"滑胎"。

在古籍文献中，如《针灸资生经》、《类经图翼》及《神灸经纶》等医学著作，都有关于针灸治疗本病的记载。

现代针灸治疗习惯性流产的报道尚不多。20世纪20年代曾有人据古人经验提出安胎的针灸之法，应包括本病在内。在60年代，有以黄体酮注射足三里以预防习惯性流产者的先兆流产。80年代，有的学者根据《济阴纲目》转载北宋徐之才"胎属十二经"的学说，做了用针灸防治习惯性流产的尝试，通过10余年观察，初步获得成功。表明针灸一可用作预防，于病人妊娠之后，在其流产好发月份针灸进行防治；一可用作治疗，在妊娠出现流产的先兆症状时，据其妊娠月份，选相应经穴治疗。近年来，针灸工作者进一步在取穴和刺灸方法上做了有益的探索，如取穴上偏重于下腹部如关元、神阙等；在方法上，采用温针、拔罐、艾灸及穴位敷贴多法。当然，总的来说，针灸对本病还属探索治疗阶段。

二、古籍记载

1. 取穴　命门、肾俞、中极、交信、然谷。
2. 操作　均采用灸法。每次选3~4个穴，做无瘢痕着肤灸7~10壮。
3. 古方选辑

《针灸资生经·卷七》：妊不成，数堕落。玉泉（即中极），五十，三报；又龙门（阴唇前联合部）二十壮。

《类经图翼·十一卷》：胎屡堕：命门、肾俞、中极、交信、然谷。

三、体针

（一）取穴

主穴：分9组。①太冲、曲泉；②阳陵泉、带脉；③神门、少海；④阳池、支沟；⑤阴陵泉、地机；⑥足三里、天枢；⑦尺泽、太渊；⑧曲池、臂臑；⑨太溪、石关。

配穴：①中极、归来、漏谷、足三里；②曲骨、子宫、地机、三阴交。

（二）治法

主穴为主，如效不显，可改用配穴。主穴9组穴位，系指按妊娠或流产好发的不同月份选用不同的穴组，如妊娠或流产好发于1月，取第1组，妊娠或流产好发于2月，取第2组，以此类推。在防治时，具体取法为：预防性针灸，据其流产好发的月份选取，隔日一次，10次为一疗程，治疗三个疗程。治疗性针灸，在妊娠出现流产的先兆症状时，选与妊娠月份相应组的经穴针刺，隔日一次不计疗程，当症状缓解后停止治疗，继续观察。上述均用补法，留针30分钟。

配穴：怀孕<5月者，针第一组；怀孕≥5月，胎位下坠至临盆者针第二组穴。下腹部穴位，进针得气后用补法；下肢穴位平补平泻法。留针30分钟。隔日一次，不计疗程。

（三）疗效评价

以上法共防治565例，其有效率为86.0%~93.4%。本法也说明，孕妇禁针之说，不一定可靠。

四、温针

（一）取穴

主穴：百会。

配穴：足三里、外关、行间、三阴交、血海、关元。

（二）治法

主穴必取，配穴酌情交替选用。用银、铜合成的 20 号银针，用 2 寸针向前横刺百会穴，施以捻转手法，行针得气后留针，在针尾装艾卷，点燃加温。以 3 寸针针刺足三里、外关、三阴交、血海、关元等穴，均直刺，施以提插手法；行间穴向上斜刺。得气后均按上法温针。每日 1 次，10 次为一疗程。

（三）疗效评价

本法共治疗 41 例，其中 27 例 30~40 周分娩，婴儿体重 2 600~3 800g，4 例孕妇 31~33 周早产，10 例无效。

五、综合法

（一）取穴

主穴：神阙。

（二）治法

敷药制备：寿胎丸原方 1 剂（菟丝子 120g、川续断 60g、桑寄生 60g、真阿胶 60g）加黄芪、党参各 20g，以上 6 味药物研极细末，备用。临用装入茧壳内，以茧壳装满为度。

于患者末次流产清宫术后（或初诊病人），先行神阙穴拔罐，留罐 2~3 分钟。去罐后，再以艾条温和灸神阙穴 20~30 分钟。灸毕，将装好药粉的家蚕茧壳（破洞口朝上）贴敷于脐眼中，以胶布固定之。每隔 3 日重复 1 次，每于拔罐前 2~6 小时去脐部茧壳。10 次为一个疗程。疗程间相隔 10~15 日。一般要求 2 个疗程以上。

（三）疗效评价

疗效评定标准：痊愈：治疗 2~4 个疗程后，再次怀孕不用保胎药物而顺利妊娠至足月分娩。显效：治疗 3~5 个疗程，再次怀孕后，有先兆流产症状，用少量药物保胎，妊娠继续至足月分娩。有效：治疗 3~6 个疗程后，再次怀孕后仍用部分药物保胎，流产时间较以往推迟 2~3 个月。无效：经治 3~6 个疗程，再次怀孕后如期出现流产先兆，采取或未采取其他保胎措施仍出现流产。

以上法共治疗 351 例，结果临床痊愈 161 例，显效 72 例，有效 74 例，无效 44 例，总有效率为 87.5%。

（周　斌）

第二十七节　小儿脑病后遗症

一、概述

本节所讨论的小儿脑病，主要是指各种因脑炎或其他先、后天因素所致的脑实质性损伤，包括各类脑炎、严重的脑膜脑炎及脑发育不全、精神迟滞等病症。由于预防或治疗不及时，多可出现后遗症状。这些症状在临床上可表现为以下几类：①智力障碍：又称精神发育迟滞，其程度不等，包括白痴、痴愚、鲁钝等三种，以白痴最为严重。②肢体瘫痪：可分中枢性瘫痪（即单肢或多肢痉挛性瘫痪）和锥体外系性瘫痪。以出现无目的的、不自主的动作为特征，包括共济失调、步态不稳、快慢变轮换动作差等三种。③其他神经、精神改变：诸如失语或口齿不清，视觉或听觉丧失或减退，吞咽困难，出现抽搐或癫痫样发作等症状。现代医学迄今尚无特效疗法。

小儿脑病后遗症在中医学中无同类病名。一般归属于"手足拘挛"、"痿症"、"耳聋"、"目盲"、"痴呆"、"五迟五软"等范畴。

针灸对本症的治疗，早在《素问·痿论》中就对热病瘫痪期的一些肢体运动障碍等症，提出了"治痿者，独取阳明"的治则。虽然"痿症"所指范围较广，但也应包括小儿脑病的瘫痪症状在内。在之后的一些专著中，如《针灸资生经》、《黄帝明堂灸经》、《针灸聚英》及《针灸大成》等均有所记载。

现代关于小儿脑病后遗症针灸的治疗，在二十世纪五六十年代以乙脑后遗症的针灸治疗为多，也有中毒性脑病等其他脑病后遗症的资料。咱70年代中期之后，特别是从80年代以来，针灸的方法已从单一针刺或电针，逐步多样化，由于各种穴位刺激之法日益增多，使有效率不断获得提高。从1997年开始，有关文献更呈大幅度上升趋势，充分表明针灸工作者对本病关注的程度。在治疗方法上，近年来特别注重头针的应用，如靳三针及林氏头皮针等，临床显示对患儿智力和运动、情感等方面的障碍均有较明显的改善。穴位注射和体针也有较好的效果，前者要求对药物的选择而后者重视手法的应用。国外用针灸治疗小儿脑病后遗症的报道，以日本较多，方法亦与我国类似。美国有人采用穴位按压法配合"机体反应教育系统"（Physical Response Education System）训练计划，治疗各种小儿脑病后遗症。总之，针灸对于本病具有其他疗法所难以替代的作用。

二、古代记载

（一）取穴

痿症（手足筋急不能伸展）：环跳、足三里、阳池、合谷、曲泽、曲池、中渚、冲阳、仆参、飞扬、复溜、完骨、风市、绝骨、肾俞。

痴呆：神门、心俞。

舌强：哑门、少商、鱼际、二间、中冲、阴谷、然谷。

目盲：承光、睛明、肝俞。

耳聋：肾俞、翳风、听宫、外关、偏历、合谷。

（二）操作

据证取穴，一般平补平泻不留针。手足筋急不能伸展者，可用圆利针取手足上4～5个穴，贯刺其筋，然后由人夹住，令其强行活动。少商等井穴可点刺出血。

（三）古方选辑

《备急千金要方·卷六上》：眼暗：灸大椎下，数节第十当脊中，安灸二百壮，惟多为佳。至验。

《针灸资生经·卷五》：阴交主手足拘挛，大陵主手挛不伸。心俞、肝俞，主筋急手相引。……少冲疗手卷不得伸。足不能行……当灸肾俞……环跳、风市、犊鼻、膝关、阳陵泉、阴陵泉、三里、绝骨等穴。

《通玄指要赋》：神门去心性之呆痴。

《神应经·鼻口门》：舌强：哑门、少商、鱼际、二间、中冲、阴谷、然谷。

《神应经·耳目门》：重听无所闻：耳门、风池、侠溪、翳风、听会、听宫。

《针灸大成·卷九》：失志痴呆：神门、鬼眼、百会、鸠尾。舌强难言：金津、玉液、廉泉、风府。

《针灸集成·卷二》：手足筋挛蹇涩：以圆利针贯刺其筋四五处后，令人强扶病人病处，伸者屈之，屈者伸之，以差为度，神效。

三、穴位注射

（一）取穴

主穴：分4组。①哑门、肾俞；②风池、足三里；③大椎、内关；④副哑门、百会；⑤运动区、感觉区、平衡区。

配穴：上肢瘫痪：肩髃、肩髎、曲池、外关、尺泽、合谷；下肢瘫痪：环跳、殷门、委中、髀关、阳陵泉、血海、昆仑、解溪；吞咽咀嚼困难：上廉泉、合谷、颊车、翳风；语言障碍：上廉泉、通里；视力障碍：承泣、球后；听力障碍：耳门、翳风；多动、扭转症状：身柱、筋缩、命门。

副哑门穴位置：哑门穴下旁开1寸处。

（二）治法

一般采用营养神经及肌肉的药物：乙酰谷酰胺注射液、胎盘组织液、吡拉西坦注射液、复方麝香注射液、维生素 B_1 注射液 2ml（100mg/2ml）、脑蛋白水解液注射液。眼部用维生素 B_{12} 注射液 1ml（0.1mg/1ml）或眼宁注射液。

每次选一组主穴，据症酌加配穴。任取上述药物之一种。按一般穴位注射要求，每穴注入0.3~2ml不等。药量据病情需要、注射部位、药物性质与浓度而定。头面及肌肉浅薄处药量宜少，四肢及腰背部肌肉丰厚处宜多。头穴宜斜刺进针至帽状肌腱下，每穴注入脑蛋白水解液注射液0.5~1ml。隔日一次，10次一疗程，间隔7~10天再做下一疗程。一般要求坚持三个疗程。

（三）疗效评价

临床痊愈：异常姿势消失，Vojto 姿势反射7项均正常，头颅CT正常；显效：异常姿势基本消失，Vojto 姿势反射3~5项正常，运动功能在20天内提高2个月龄以上，肌张力接近正常，头颅CT好转或无变化；有效：异常姿势好转，Vojto 姿势反射1~2项正常，运动功能在20天内提高1个月龄以上，肌张力好转，头颅CT无变化；无效：各项指标均无明显变化。

以上法治疗671例，总有效率64.8%~96.8%。其中58例按此标准评定，临床痊愈15例，显效25例，有效13例，无效5例，总有效率为91.4%。

四、头皮针（之一）

（一）取穴

主穴：①四神针、智三针、颞三针、脑三针；②顶中线、顶旁线、枕中线、枕旁线、颞线。

配穴：好动难静属阳证者加太冲、合谷、内关、劳宫、涌泉；喜静少动属阴证者，加哑门、通里；运动障碍加曲池、肩髃、外关、环跳、阳陵泉、悬钟；久病体弱，加心俞、肺俞、脾俞、肝俞、肾俞。

四神针位置：位于百会穴前后左右旁开 1.5 寸，共四针。

智三针位置：即神庭穴一针，左右本神穴各一针，共三针。

颞三针位置：耳尖直上入发际 2 寸为第 1 针，第 1 针同一水平线上前后各 1 寸为第 2、3 针；左右共 6 针。

脑三针位置：脑户一针，左右脑空各一针。

顶中线位置：督脉，头部正中线入前发际 0.5 寸处为进针点。

顶旁线位置：膀胱经，头部正中线旁开 1.5 寸，入前发际 2.5 寸处为进针点。

枕中线：督脉，头部正中线入后发际上 2.5 寸处为进针点。

枕旁线：膀胱经，头部正中线旁开 1.3 寸，后发际直上 2.5 寸处为进针点。

颞线：耳尖直上 2 寸处为进针点

（二）治法

主穴任选一组，均取；配穴据症而加。用 0.30mm×25mm 一次性不锈钢针。第一组主穴头部平刺进针 1 寸左右。第二组主穴针法：顶中线：第 1 针从神庭进针，沿该线向后透刺 20mm；第 2 针从神庭与百会的中点处刺入，沿表皮向百会透刺 20mm；第 3 针从百会刺入，沿线向后透刺 20mm；顶旁线：将该线等分，第 1 针从承光穴进针，沿线向后透刺 20mm；第 2 针从该线中点处刺入，沿线向络却透刺 20mm；枕中线：从脑户进针，向下透刺 20mm。枕旁线：从玉枕进针，向下透刺 20mm；颞线：耳尖直上 2 寸处向下透刺 20mm，均呈 15。角进针，刺入帽状腱膜下，沿线透刺 20mm。进针后，不论第一组或第二组主穴，均采用快速捻转手法，操作者右手食指第 1、2 节呈半屈曲状，用食指桡侧面与拇指掌侧面捏拉针柄，然后以食指掌指关节不断屈伸，使针体转动，每穴行针 5～10 秒（按年龄大小、体质强弱，确定行针时间）。留针 30 分钟，中间行针 1 次，手法同上。

配穴直刺进针至常规深度，得气后留针 30 分钟，间隔 10 分钟捻转行针一次，平补平泻。阴阳偏胜者，随症施用补泻手法。前 20 天每日针刺一次，以后隔日一次，全疗程 4 个月。

（三）疗效评价

本法主要用于治疗智力低下。

本法主要用于弱智儿童，以记忆力、计数力、理解力、语言能力以及表情、反应、下肢跛行（走路不稳）、手软或头项无力、多动共 9 项观察指标综合评判衡量。显效：前四项中有三项提高，或前四项中有二项、后五项中有四至五项改善者；有效：前四项中有二项提高者，或前四项中有一项，后五项中有二至三项改善者；无效：前四项均无明显变化或仅有一项略有提高，或仅有后五项中之一项改善者。

以上法共治疗 598 例，以上述或类似标准评定，显效 137 例，有效 340 例，无效 121 例，总有效率为 89.8%。

（header）现代难病针灸治疗 第二十六章

五、头皮针（之二）

（一）取穴

主穴：分2组。①运动区、平衡区、震颤控制区、足运感区，语言一、二、三区，视区；②颞3针、额5针、运动前区、精神情感区。

配穴：①风池、百会、四神聪、印堂、廉泉。②任脉从廉泉至曲骨，督脉从哑门至腰阳关，手阳明经从肩髃至合谷，手厥阴经从曲泽至大陵，足阳明经从髀关至解溪，足太阴经从箕门至三阴交。

精神情感区位置：在血管舒缩区和胸腔区之间，平行于前后正中线，左右各旁开2cm，进针至胸腔区的上点。

（二）治法

可采用穴位注射和针刺头皮针穴二法。

药液：乙酰谷酰胺2ml（100mg/2ml）和呋喃硫胺2ml（20mg/2ml）。临用时将上药各1支混合。

患儿取抱坐位，助手或家长固定患儿头部。主穴第一组可用穴位注射法，穴区常规消毒，以5号齿科针头沿皮下刺入，进针约4cm，然后边推药边缓慢退出注射针头。每穴注药1ml，拔出针头后局部按压20分钟，防止出血，并在6小时后热敷，以促进药液吸收。主穴第二组用针刺法：选用0.30mm×25mm之毫针，深度最好至帽状肌腱膜下，不捻转，不强刺激，留针90～120分钟，留针期间要求患者自由活动，治疗结束取下毫针，以消毒棉球按压穴区皮肤。

配穴任选一组，以针刺法。第一组，进针至得气后运针1～2分钟即去针。第二组在选取的上述6条经脉上从上至下每隔10mm距离速刺所选经络，快速针刺，深度10mm，不留针，将所选6条经络完全针刺一遍，约用时3分钟。

每日或隔日一次，10次为一疗程，间隔3天。120次为一总疗程，病情严重者要求治疗二三个总疗程。

在上述治疗的基础上可配合运动疗法，内容包括卧位姿势、翻身坐位、爬行、跪立位及站立位、行走等练习，每次45分钟，每日2次，每周5次。

（三）疗效评价

共治241例，显效106例，有效114例，无效21例，总有效率91.3%。

六、体针

（一）取穴

主穴：分2组。①肾俞、三阴交、脾俞、中脘、气海、悬中、命门；②四神聪（或四透穴）、印堂、风池、角孙、水沟。

配穴：手足拘挛加太冲、合谷；肢体瘫痪加肩髃、足三里，阳陵泉透阴陵泉，曲池透少海、外关；痴呆加心俞、通里、神门、丰隆；失语加哑门、廉泉；耳聋加听宫、耳门；目盲加睛明、四白；吞咽困难加天突、人迎、风府；流涎加地仓、颊车、合谷；小便淋涩不尽加关元、中极、三阴交。

四透穴位置：指前顶、后顶穴及左右络却穴，四穴均针刺沿皮透向百会穴。

（二）治法

主穴每次任选1组，2组交替轮用；配穴据症酌加。快速进针至皮下，然后持针向下捻进，持续捻转5分钟。进针后，则按"实则泻之、虚则补之"的原则，运用手法。先求得气，当出现沉、涩、紧等手感时，予以徐疾补泻手法，根据患儿配合情况，6岁以内有针感后捻转数次即出针。7岁以上留针20分钟，每隔5分钟运针1次，要求保持良好的针感，以加强疗效。

配穴，其中太冲、合谷两穴均宜用泻法，紧提慢按，反复运针2分钟，留针10分钟。再用紧按慢提之补法，反复运针2分钟，留针10分钟。余穴用补中寓泻之法，即先进针至天部（浅部1/3处），紧按慢提数下，得气后插至地部（即应针的深度），旋以紧提慢按之法数次，留针15~20分钟，其间按上法运针3次。睛明穴宜缓缓进针，深度达1寸左右。

上述诸法宜每日或隔日一次，15次为一疗程，间隔2~3日后，继续下一疗程。

（三）疗效评价

以上法共治253例，总有效率84.1%~90.0%。其中88例，基本痊愈22例，显效36例，有效16例，无效14例，总有效率为84.1%。

七、皮肤针

（一）取穴

主穴：督脉项~骶段，相应夹脊穴。
配穴：运动区、感觉区、平衡区、足运感区、四神针、额五针。

（二）治法

主穴均取，配穴据患儿证候而加。主穴用梅花针法：患儿取俯卧位，控制患儿异常姿势，局部皮肤常规消毒后，取牛角烟斗式小号梅花针，沿项背腰骶部督脉和夹脊穴依次由上到下重手法叩刺，用腕力叩刺，手法正确，落针要稳准，针尖与皮肤呈垂直接触，提针要快，发出短促清脆的"哒"声。叩刺的力量一定要用腕部的弹力，叩刺时一定要弹刺，频率一般每分钟70~100次。夹脊穴及督脉穴每穴叩刺2~3下，连续叩刺3~5遍，以隐隐出血为度，再用消毒干棉球擦干血液。

配穴操作：患儿取正坐位，用0.35mm×25mm不锈钢毫针，局部皮肤常规消毒后，与头皮水平线呈15°~30°角快速进针，深度达帽状腱膜下，快速捻转，每分钟200次左右，持续0.5~1分钟，留针1小时。

以上方法均为每天治疗1次，20次为一疗程，疗程间休息10天，共治疗3个疗程。

（三）疗效评价

以上法共治30例不随意运动型患儿，结果显效16例，有效10例，无效4例，总有效率为86.6%。

八、耳穴贴压

（一）取穴

主穴：心、肾、脾、皮质下、内分泌、神门、肾上腺、枕、脑。

配穴：上肢障碍：肩、肘、指；下肢障碍：腰、膝、趾；语言障碍：口、舌。

（二）治法

本法用于治疗智力障碍。主穴必取，配穴据症而加。常规清洁耳郭。将脱敏胶布剪成 8mm×8mm 方块，中央放 1 粒王不留行籽或磁珠，贴于所选耳穴上，每次贴一侧，2~3 日更换一次，双耳轮换。嘱患者每日按压 3~5 次，以有轻微痛感为佳。3 个月为一个疗程。

（三）疗效评价

共观察了 485 位弱智儿，其中智商提高一级 254 例；提高二级者 89 例，提高三级者 68 例，无效 74 例，总有效率为 84.8%。

（王旭光）

第二十八节　小儿麻痹后遗症

一、概述

小儿麻痹后遗症，亦称脊髓灰质炎后遗症。它是脊髓灰质炎急性期所出现的瘫痪未得到积极的治疗所造成的。以受累肌群明显萎缩、肢体变形、骨骼发育受阻为主要特征。近年来，随着预防工作的全面开展，发病率已大为减少。但据不完全统计，在 20 世纪 90 年代末，全国尚有此类病人达三百万之多。现代西医学迄今为止，对促进本病瘫痪的恢复，尚无理想之法。

小儿麻痹后遗症归属于中医学的痿病范畴。

针灸治疗痿症，尤其是热病所致的痿躄，《内经》中早有论述，并提出"治痿者，独取阳明"的针灸取穴原则。《针灸甲乙经》，更以"热在五脏发痿"为篇名，专门讨论据症取穴之法。唐宋的医著中，多将其归入四肢病中。明代的《神应经》中还立了"足麻痹"的针灸穴方。

针灸治疗小儿麻痹症，在 20 世纪 50 年代早期就有大量文章发表，不少已集中百例乃至数万例的临床观察。1956 年 3 月 16 日，《健康报》还专门刊登了"用针灸治疗小儿麻痹症的体会"。50 年代末起，针灸工作者逐步将小儿麻痹后遗症作为治疗的重点，采用针刺、熏灸、穴位注射之法来提高治疗效果。60 年代末至 70 年代中，在我国针灸界曾掀起过治疗小儿麻痹后遗症的热潮，创制了穴位刺激结扎法为主的一套治疗方法，同时还发现了一些经外穴。从 80 年代至 90 年代中期，在治疗方法上多沿用或综合运用上述方法，但也增加了一些新的内容，如芒针透刺、电排针法。由于我国普遍推广免疫疫苗，本病发病率不断下降，进入本世纪以来，有关文献仅有间断报道。据所及文献分析，目前针灸及其他穴位刺激法治疗小儿麻痹后遗症的有效率达 90% 以上，而基本痊愈率在 30% 左右。

二、古籍记载

（一）取穴

风市、环跳、阴陵泉、阳陵泉、阳辅、太溪、至阴、光明、昆仑、申脉、太冲、复溜、足三里、鹤顶、中封、阴谷、涌泉、公孙、绝骨。

（二）操作

每次取5~6个穴，轮流选用。鹤顶用无瘢痕直接灸法，5~7壮。余穴针刺，用平补平泻之法，刺激量宜大。风市、足三里、太冲、涌泉、阳辅、阴谷等，针后用艾条灸15分钟。

（三）古方选辑

《针灸甲乙经·卷之十》：虚则痿躄，坐不能起；实则厥，胫热膝痛，身体不仁，手足偏小，善啮颊，光明主之。

《神应经·手足腰腋门》：足痿不收：复溜。

足麻痹：环跳、阴陵、阳陵、阳辅、太溪、至阴。

《古今图书集成·医部全录·卷三百二》：脚弱无力，行步艰难，灸太冲、厉兑补之，又灸风市。又法：取太冲五分，泻八吸，忌灸。又取中封五分，泻八吸；三里一寸，泻十吸。又法：公孙灸半寸，又取三里、绝骨、申脉，不已，取昆仑、阳辅。两足瘫痪，两腿无力，灸鹤顶七壮，在膝盖骨尖上。

《神灸经纶·卷四》：痿症：涌泉、阴谷、阳辅。

三、综合法

（一）取穴

主穴：肩髃、臑、曲池、手三里、合谷、环跳、风市、四强、阳陵泉、足三里、绝骨、髀关。

配穴：肝俞、脾俞、肾俞、天宗、秩边。

四强穴位置：膑骨上缘中点直上4.5寸。

（二）治法

本法包括针刺、穴位注射、穴位埋植、电兴奋等法，据不同症情，综合治疗。

（1）针刺：每次选主穴2~3个，据瘫痪部位而定。采用短促而强的刺激，不留针，待肢体功能恢复后，改用平补平泻手法并加用低频电脉冲刺激，留针15~20分钟。本法用于弛缓性瘫痪程度不重者。

（2）穴位注射：维生素B注射液、麻痹灵注射液，任选一种。用于肌肉轻度萎缩，臂或腿细无力，瘫痪程度较重者。每次选3~4个穴，其中主穴2~3个穴，配穴1穴。进针行短促提插刺激，待得气明显后，注入药液，每穴0.5~0.8ml，每周2次。

维生素B注射液：维生素B_1注射液100mg×1支，维生素B_{12}注射液0.1mg×1支，临用时混合配制。

麻痹灵：加兰他敏1mg×160支，硝酸士的宁2mg×60支，当归注射液2mg×120支，维生素B_1注射液100mg×120支，维生素B_{12}注射液0.5mg×80支。混合制成2ml瓶装400支。

（3）穴位埋植：适用于腰臀部、肩臂部及腿部肌肉瘫痪，并有明显萎缩者。每次埋植一个部位，选1~2个穴位。局部常规消毒后，浅层麻醉，做3~5mm切口，以血管钳插入穴内，进行局部按摩，直至患者感觉较强烈的酸麻感。然后，根据部位和瘫痪情况分别采用穴位结扎、皮肤针穿线埋植或将1cm长的埋线直接置于切口内。一般而言，肩、臀部瘫痪、萎缩较重时，用结扎埋植法；腰部用穿线埋植法；臂、腿部或萎缩不明显者用埋线法。每

20 天进行 1 次。

（4）电兴奋：可采用直流感应电疗机或点送电疗机。本法适宜于无肌肉萎缩之瘫痪肢体。每次选 3～4 穴。取圆柱形电极上包 3～4 层纱布，用生理盐水湿润后，进行放电刺激，刺激量不宜过强。每日或隔日一次，穴位可轮用。

（5）艾灸：用艾条灸。适用于肢体发凉、瘫痪明显者。每次选 4～5 个穴，回旋灸，每穴 15～20 分钟，以局部潮红为宜。每日 1 次，可嘱患者或家属代灸。

（三）疗效评价

临床痊愈：肢体功能恢复正常，或基本恢复正常；有效：肢体畸形及功能有所恢复，肌肉萎缩改善，一般生活能自理；好转：肌力略有增强，皮肤温暖，肢体畸形和功能活动稍有恢复；无效：症状和体征治疗前后无变化者。

共治 1 105 例，其中 1 085 例按上述标准评定，临床痊愈 349 例，显效 509 例，有效 222 例，无效 5 例，总有效率为 99.5%。另 20 例，总有效率也达 92.8%。

四、电排针

（一）取穴

主穴：分 2 组。①脾经、胃经经线及穴位，如髀关、梁丘、足三里、丰隆、解溪、箕门、血海、阴陵泉、三阴交等。②胆经、膀胱经线及穴位，如环跳、风市、阳陵泉、阳辅、丘墟、临泣、秩边、殷门、委中、承山、昆仑等。

配穴：任督脉经穴，如大椎、身柱、命门、气海、中脘、关元等。

（二）治法

主穴两组交替轮用。配穴每次选 2～3 穴。取穴时应据患者病变部位，经络循行走向，并结合麻痹肌群的分布和功能状态进行选样。针刺时间按子午流注纳子法，在脾胃经气血旺盛的辰、巳（即上午 7 时至 11 时）时操作为宜。

操作法：在确定有关经线后，从受损部位的始端起，依次进针，宁失穴而不失经，针间距约 3cm，相连成排，每次用两条经线之穴位。然后，依次运针，激发得气，得气后加大指力，以插为主，插多提少，诱发针感循经上下传导，使针感直达病变经络。最后，用细铜丝缠绕，联结各针。然后，接通脉冲电针仪，进行电刺激。刺激方法为，先密波刺激 1 分钟，疏波 7 分钟，疏密波 2 分钟，最后为断续波 10 分钟。电流强度随波形变化而逐步增强。每次共治疗 20 分钟。每日针 1 次，12 次为一疗程，疗程间隔 1 周。三个疗程为一阶段，停针 6 个月后，再做下一阶段治疗。

（三）疗效评价

显效：跛行纠正或基本纠正，能跑步，或行走 5 千米以上，患肢蹬力 15～20kg，单肢跳 20～50 次，肌力差缩小 3/4 以上，肢围差缩小 1/3 以上，腱反射近似健侧；有效：治前拄单拐或扶腿助行，治后弃拐行，或扶双拐改单拐，患肢蹬力 10～15kg，肌力差缩小 1/2 以上，肢围差缩小 1/4 以上，腱反射弱于健侧；好转：运动功能及肌力较治前好转；无效：症状及体征无改善。

共治 1 000 例，结果显效 360 例，有效 340 例，好转 260 例，无效 40 例。总有效率为 96.0%。

五、芒针

（一）取穴

主穴：长强透命门；命门透至阳；至阳透大椎。

配穴：上肢麻痹加肩髃透曲池，外关透曲池；下肢麻痹加委中透承扶；足外翻加内踝尖透三阴交；足内翻加外踝尖透光明；膝关节后倾加足三里透膝阳关。

（二）治法

主穴每次均取，配穴据症而选。取6～8寸之26号芒针。快速进针，破皮后，将针体与皮肤呈15°夹角，沿皮快速透刺，待针尖抵达透穴后，行抽插3～5次。初期针刺不留针，至患儿不惧针后，可适当留针5～10分钟。每日针1次，10次为一疗程，疗程间隔3～5天。

（三）疗效评价

本法较适宜于恢复期，或症状较轻的后遗症患者。共治疗310例，临床痊愈158例，显效110例，有效39例，无效3例，总有效率为99.1%。

六、穴位激光照射

（一）取穴

主穴：肩髃、曲池、外关、合谷、髀关、伏兔、梁丘、足三里、下巨虚、解溪、血海、阴陵泉、大肠俞、秩边、环跳、承扶、太溪、绝骨。

配穴：足内翻加正扬、丘墟；足外翻加三阴交、商丘。

（二）治法

主穴为主，据症加配穴。每次取4～6个穴，以氦－氖激光治疗机照射，波长632.8nm，输出功率5～7mW，功率密度9 600mW/cm^2，光纤芯径<200μm，每穴直接照射8分钟。每日1次，12次为一疗程。疗程间隔1周。3个疗程为一阶段，阶段间隔3个月。

（三）疗效评价

共治100例，显效36例，有效34例，好转26例，无效4例，总有效率96.0%。

（王旭光）

参考文献

[1] 林腾凤, 等. 针刺配合中药治疗风湿性心脏病的疗效观察. 湖北中医杂志, 2011, 33 (7): 68.

[2] 陈义良, 等. 针药结合治疗帕金森病合并膀胱过度活动症. 中国针灸, 2012, 32 (3): 215.

[3] 高希言. 针灸学临床. 北京: 人民军医出版社, 2006.

[4] 杨兆民. 刺法灸法学. 上海: 上海科学技术出版社, 2007.

[5] 李凌鑫, 孟智宏, 樊小农, 等. 经穴效应特异性研究进展. 中国针灸, 2011, 31 (11): 1053 - 1056.

[6] 常学辉, 等. 针药结合治疗帕金森病疗效观察. 中国针灸, 2008, 28 (9): 644.

[7] 翁国盛. 针灸配合推拿治疗运动神经元病变 23 例. 福建中医药, 2010, 41 (1): 37.

[8] 周厚强, 等. 皮肤针治疗糖尿病周围神经病变 75 例疗效评价. 世界中医药, 2011, 6 (4): 327.

[9] 王富春. 针法医鉴. 北京: 科学技术文献出版社, 2011.

[10] 陈万红, 等. 艾灸按摩治疗糖尿病足疗效观察. 广东医学, 2010, 31 (7): 914.

[11] 闫滨. 针灸治疗糖尿病胃肠功能紊乱腹泻. 昆明医学院学报, 2007, 28 (5): 136.

[12] 丁习益. 皮内针疗法的临床应用. 上海针灸杂志, 2012 (6): 414 - 416.

[13] 夏琼, 等. 耳穴按压对系统性红斑狼疮患者白细胞减少症的影响. 中华医学护理杂志, 2010, 20 (12): 15.

[14] 吴绪平, 张淑蓉, 金来星. 现代针灸治疗大成. 北京: 中国医药科技出版社, 2006.

[15] 高树中, 刘兵. 拔罐技术的标准化研究. 中国针灸, 2010, 30 (2): 157 - 159.

[16] 王富春. 针法大成. 北京: 人民卫生出版社, 2011.

[17] 甘子义, 等. 针灸配合药物治疗艾滋病 266 例疗效和 CD4$^+$ 变化观察. 中国疗养医学, 2010, 19 (7): 642.

[18] 卢义肖, 等. 中药膏外敷穴位治疗颅内恶性肿瘤的临床观察. 中国中医药咨讯, 2011, 3 (13): 159.

[19] 蒋翘. 中医综合疗法治疗上消化道恶性肿瘤 62 例. 国医论坛, 2003, 18 (3): 20.

[20] 何书丽. 自制消癌膏穴位贴敷治疗癌性疼痛 62 例. 中国民间疗法, 2011, 19 (8): 18.

[21] 刘岚, 等. 快速经络针刺合头针疗法治疗小儿脑性瘫痪. 中国针灸, 2010, 30 (10): 826.

[22] 吴振英. 拔罐疗法临床应用进展. 中国中医急症, 2005.

［23］杨华元，马忆南．现代针灸治疗仪器的研究现状．中国医疗设备，2011，26（4）：46－49．

［24］严洁，朱兵．针灸的基础与临床．长沙：湖南科学技术出版社，2010．

［25］韩雪，等．梅花针叩刺督脉和夹脊穴为主治疗不随意运动型小儿脑瘫疗效观察．中国针灸，2010，30（5）：359．

［26］罗顺元，等．针灸治疗类风湿关节炎的 Meta 分析．中国卫生统计，2009，26（4）：431．

［27］陈云龙，等．自血穴位注射治疗寻常型银屑病多中心疗效观察及对外周血 IL－8、TNF－α 的影响．甘肃中医学院学报，2011，28（3）：49．

［28］洪寿海，吴菲，卢轩，等．拔罐疗法作用机制探讨．中国针灸，2011，31：（10）：932－934．

［29］中国高血压防治指南修订委员会．中国高血压防治指南2010．中华心血管病杂志，2011，39（7）：579－616．

［30］中华中医药学会．中医内科常见病诊疗指南．北京：中国中医药出版社，2008．